Migrations- und Flüchtlingsmedizin

Migrations- und Flüchtlingsmedizin

Aristomenis Exadaktylos, Osnat Keidar, David Srivastava, Daniel H. Paris (Hrsg.)

Programmbereich Medizin

Aristomenis Exadaktylos
Osnat Keidar
David Srivastava
Daniel H. Paris
(Hrsg.)

Migrations- und Flüchtlingsmedizin

Ein Praxisleitfaden für die Primär- und Grundversorgung

Unter Mitarbeit von

Charles Abongomera
Nina Bischoff
Johannes Blum
Patrick Bodenmann
Adam D. Brown
Anne-Valérie Burgener-Gasser
Afona Chernet
Stefanos Demertzis
Melissa Dominicé Dao
Niklaus Egloff
Aristomenis Exadaktylos
Oscar Franco
Daniel Garcia
Susanna Grego
Andrea Grossenbacher
Gunar Günther
Patricia Iseli
Anne Jachmann
Yves Jackson
Fabienne Jäger
Osnat Keidar (†)
Heinrich Kläui
Ourania Kotsiou
Niklaus D. Labhardt
Jessica Laue
Anna Leissing
Angelo Lottaz
Olivia Magwood
Mariana Marti
Christina Mesa Vieira
Maude Montani
Teymur Noori
Brigit Obrist
Daniel H. Paris
Kendall Pfeffer
Kevin Pottie
Luciano Ruggia
Sylvie Schuster
David Srivastava
Cornelia Staehelin
Julia Superka
Véronique Sydow
Birgitte Sylta
Philip Tarr
Pascale Vonaesch
Francis Vu
Martin Wälchli
Matthias Wilhelm
Frank Wösten

hogrefe

Prof. Dr. med. Aristomenis Exadaktylos (Hrsg.)
Direktor und Chefarzt
Inselspital, Universitätsspital Bern
Universitäres Notfallzentrum
Freiburgstrasse 16C
CH-3010 Bern
aristomenis.exadaktylos@insel.ch

Prof. Dr. med. Daniel H. Paris (Hrsg.)
Medical Director; Head, Department of Medicine
Swiss Tropical and Public Health Institute (Swiss TPH)
Kreuzstrasse 2
CH-4123 Allschwil
daniel.paris@swisstph.ch

PD Dr. med. David Srivastava (Hrsg.)
Chefarzt
Klinik für Allgemeine Innere Medizin
Solothurner Spitäler AG
Bürgerspital Solothurn
Schöngrünstrasse 42
CH-4500 Solothurn
david.srivastava@spital.so.ch

Bibliografische Information der Deutschen Nationalbibliothek
Die Deutsche Nationalbibliothek verzeichnet diese Publikation in der Deutschen Nationalbibliografie; detaillierte bibliografische Daten sind im Internet über http://www.dnb.de abrufbar.

Anregungen und Zuschriften bitte an:
Hogrefe AG
Lektorat Medizin
Länggass-Strasse 76
3012 Bern
Schweiz
Tel. +41 31 300 45 00
info@hogrefe.ch
www.hogrefe.ch

Lektorat: Susanne Ristea, Lisa Maria Pilhofer, Wiebke Erchinger
Bearbeitung: Martin Kortenhaus, MT-Medizintexte GbR, Senden
Herstellung: René Tschirren
Umschlagabbildung: Getty Images/FatCamera
Umschlag: Claude Borer, Riehen
Infografiken Herkunfts-/Transitländer: René Tschirren
Satz: Claudia Wild, Konstanz
Druck und buchbinderische Verarbeitung: Finidr s.r.o., Český Těšín
Printed in Czech Republic

1. Auflage 2025

(E-Book-ISBN_PDF 978-3-456-95986-3)
(E-Book-ISBN_EPUB 978-3-456-75986-9)
ISBN 978-3-456-85986-6
https://doi.org/10.1024/85986-000

Inhaltsverzeichnis

Widmung

Voller Bewunderung und Respekt möchten wir dieses Buch Dr. Osnat Keidar widmen (gestorben am 6. Januar 2022). Ihre Vision, ihre Tiefgründigkeit und ihre Menschlichkeit sind vollumfänglich in die Essenz dieses Handbuchs eingewoben.

Ihre leidenschaftliche Hingabe und unschätzbare Inspiration welche – gekennzeichnet durch die unermüdlichen gemeinsamen Arbeitsstunden, die unzähligen bereichernden Diskussionen und das stets geduldige Lernen – in dieses Werk geflossen sind, haben aus diesem Werk mehr gemacht als ein Handbuch: es regt an, lässt nachdenken und weckt den Handlungsbedarf. So wird die Art von Dr. Osnat Keidar auch stets in Erinnerung behalten und nie vergessen.

In aufrichtiger Verbundenheit und im Gedenken an Dr. Osnat Keidar möge dieses Buch ein Werkzeug der Empathie und Fürsorge für all seine zukünftigen Leserinnen und Leser sein.

Aristomenis Exadaktylos,
David Srivastava,
Daniel H. Paris

Vorwort

Aktuell befinden sich so viele Menschen auf der Flucht wie noch nie zuvor in der Geschichte der Menschheit. Im Jahre 2022 waren es erstmals über 100 Millionen Menschen, die global gesehen gewaltsam vertrieben wurden – als Folge von politischen Konflikten, Armut, Krankheit und den rasant zunehmenden Auswirkungen des Klimawandels (UNHCR).

In dieser von globaler Migration gezeichneten Welt, wo nach sicheren Zufluchtsorten und Integration gesucht wird, erhält die Gesundheit einen neuen Stellenwert – und die Gesundheitssysteme erhalten neue Herausforderungen. In Notfallzentren, Praxen und in der medizinischen Grundversorgung treffen die Fachkräfte auf komplexe und vulnerable Patient*innen aus unterschiedlichen Ländern und mit verschiedensten Hintergründen. Die Erstellung von Differentialdiagnosen und Einleitung adäquater Maßnahmen trifft auf kommunikative Hürden, wodurch interkulturelle Kompetenz zu einem wichtigen Baustein wird – und dies bei oft knappen zeitlichen und personellen Ressourcen. Die Interdisziplinarität der Migrations- und Flüchtlingsmedizin stellt ein dynamisches und sehr anspruchsvolles Tätigkeitsfeld dar.

Die folgenden Seiten lassen die Leser*innen in das komplexe transdisziplinäre und interprofessionelle Geflecht der Medizin für Flüchtlinge und Migrant*innen eintauchen und unterstützen dabei den Zugang zu Fachwissen von lokal und international tätigen Fachleuten, um einen ganzheitlichen Ansatz zu schaffen. Ziel ist es, eine mehrdimensionale Perspektive auf die Migrations- und Flüchtlingsmedizin zu eröffnen, die sowohl die medizinischen und gesundheitlichen Herausforderungen wie auch die sozialen Dimensionen, die das Leben von geflüchteten Menschen prägen, beleuchtet. Somit soll dieses Buch eine wichtige Ressource für all diejenigen werden, die in die Betreuung und Unterstützung von Flüchtlingen und Migranten involviert sind – gleichermaßen für Ärzt*innen, Pflegende, Sozialarbeitende, Rechtsberatende wie Verantwortliche in Administration oder Logistik.

Dieses Buch ist nicht nur für die Hände von Gesundheitsfachleuten bestimmt: jeder Mensch, der mit Migration konfrontiert wird, kann darin wichtige Informationen finden, denn auf der Flucht vor lebensbedrohlichen Umständen werden geografische und kulturelle Grenzen überschritten, und in der medizinischen Versorgung dieser Menschen verschwimmen oft die Grenzen zwischen Berufsgruppen und Ideologien. Letztendlich ist es auch ein Appell an unsere gemeinsame Verantwortung, jene zu unterstützen, die gezwungen wurden, ihre Heimat zurückzulassen.

In diesem Sinne kann und darf „Migrations- und Flüchtlingsmedizin“ mehr sein als nur ein Buch. Es ist ein Aufruf zur Tat, eine Bitte um Empathie und ein Leitfaden für diejenigen, die einen positiven Einfluss im Leben derer ausüben möchten, die entwurzelt wurden.

Bern und Basel im Herbst 2024

Aristomenis Exadaktylos
David Srivastava
Daniel H. Paris

Einleitung

Die globale Migration von Menschen nimmt stetig zu. Gemäß UNHCR befanden sich Ende 2022 erstmals über 100 Millionen Menschen (108,4 Millionen) weltweit auf der Flucht – hauptsächlich aufgrund von Verfolgung, Konflikten, Gewalt, Menschenrechtsverletzungen oder Ereignissen, die die öffentliche Ordnung ernsthaft stören [1].

Zu der internationalen Migration, welche durch wirtschaftliche, demografische, soziokulturelle und politische Faktoren bestimmt wird, kommen deutlich mehr Konflikt- oder Klima-assoziierte Migrationsepisoden hinzu, und diese bringen neue Herausforderungen mit sich. Die oftmals resultierende Überlastung einer Gesundheitsversorgung wird durch Schwierigkeiten in der Kommunikation und mangelndes Verständnis medizinischer Probleme weiter verstärkt.

Diese dynamische Situation und die wechselnde kulturelle Zusammensetzung der von Migration betroffenen Menschen fordern Anpassungsfähigkeit und eine neue Form von Medizin; diese muss zunehmend sensibilisiert sein für die Migrations-assoziierten medizinische Probleme und mit einer anpassungsfähigen Koordination und außerordentlichen Kommunikationsfähigkeit gekoppelt werden.

Die Herausforderungen, mit denen die medizinische Grundversorgung zunehmend konfrontiert werden, sind weniger die Schwierigkeiten im Zusammenhang mit Krankenversicherungen oder die Impfakzeptanz bei Flüchtlingen, Asylsuchenden und Migranten, sondern vielmehr die zeitlichen Beschränkungen für Konsultationen und eine angemessene Kostenerstattung der oftmals langen und komplexen Visiten, sowie die Sprachbarriere, welche besonders bei psychosozialen Konsultationen problematisch ist.

Eine stärkere Vernetzung der medizinischen Grundversorgung mit Brückendiensten und Asylzentren wird von allen Fachkräften gewünscht, sowie verbesserte Weiterbildungsmöglichkeiten in der Migrationsmedizin mit regelmäßigen Aktualisierungen der Behandlungs- und Präventivleitlinien. Ebenso würde eine Standardisierung der Gesundheitsdokumentation, d.h. ein digitales/papierbasiertes „Gesundheitsheft“ oder ein „Gesundheitspass“, den Austausch medizinischer Daten zwischen Arzt und Patient enorm erleichtern.

Der Bedarf an evidenzbasierten Leitlinien für die medizinische Grundversorgung von Flüchtlingen, Asylsuchenden und Migranten ist in den letzten Jahren dramatisch angestiegen. Zudem bedürfen die anfallenden medizinischen Probleme viel mehr einer koordinierten multidisziplinären Vorgehensweise. Die nötigen Kompetenzen können unmöglich von einer Fachperson allein abgedeckt werden, und es braucht Verstärkung von effizienter Koordination und Kommunikation zwischen der Primärversorgung und den assoziierten Anlaufstellen.

Warum brauchen wir eine „Migrations- und Flüchtlingsmedizin“?

Die Leitfrage, warum wir eine „Migrations- und Flüchtlingsmedizin“ brauchen, umfasst die Anpassung der Versorgung an die anfallenden medizinischen Bedürfnisse, die sich aus der heranwachsenden Migrationssituation ergeben.

Die Migrations- und Flüchtlingsmedizin umfasst den medizinischen Bereich, der sich mit den spezifischen Gesundheitsbedürfnissen von Migranten und Flüchtlingen befasst, sowohl im Hinblick auf die öffentliche Gesundheit als auch auf die Primärversorgung.

Im Kontext der öffentlichen Gesundheit bezieht sich Migrations- und Flüchtlingsmedizin auf die Erfassung und Analyse der gesundheitlichen Bedürfnisse und Risiken von Menschen, die aufgrund von Migration oder Flucht ihre Herkunftsländer verlassen haben. Dies beinhaltet die Untersuchung von Faktoren wie der sozioökonomischen Situation, der psychischen Gesundheit, der Zugang zu Gesundheitsversorgung, Infektionskrankheiten und übertragbare Krankheiten. Ein wichtiger Aspekt besteht darin, die besonderen Bedürfnisse und Herausforderungen dieser Bevölkerungsgruppe zu berücksichtigen. Dies umfasst sprachliche und kulturelle Barrieren, traumatische Erfahrungen, mangelnde Gesundheitskompetenz und spezifische Krankheitsprofile.

Im Zusammenhang mit der Primärversorgung bedeutet Migrations- und Flüchtlingsmedizin die Bereitstellung von medizinischer Versorgung und adäquater Behandlung für Flüchtlinge, Asylsuchende und Migranten. Dies beinhaltet die Identifizierung und Behandlung von akuten und chronischen Erkrankungen, Impfungen, präventive Maßnahmen, Schwangerschaftsvorsorge und die Förderung der Gesundheit durch Gesundheitsbildung und Aufklärung, aber auch die Einbettung in die Zusammenarbeit mit Dolmetschern, kultursensiblen Gesundheitsfachkräften und Fachleuten für psychosoziale Unterstützung. Dies ist entscheidend, um eine wirkungsvolle und qualitativ hochwertige Versorgung zu gewährleisten.

Die Bedürfnisse dieser vulnerablen Populationen können durch bestehende Expertisen genügend gedeckt werden, wobei das Spektrum der Multidisziplinarität nahezu die ganze Medizin umfasst. Die globale Migration hat deutliche Schwächen v. a. in der Koordination und Kommunikation innerhalb unserer Gesundheitssysteme aufgedeckt, und aufgrund des Ausmaßes der Situation bewegen wir uns vielmehr in Richtung einer „Migrations-sensibilisierten Medizin“.

Eine „Migrations-sensibilisierte Medizin“ sollte sich auf die Verbesserung der Gesundheit und das Wohlbefinden von Flüchtlingen, Asylsuchenden und Migranten ausrichten und gleichzeitig die öffentliche Gesundheit schützen. Durch den Zugang zu adäquater Gesundheitsversorgung und eine umfassende Public-Health-Perspektive können die Auswirkungen von migrationsspezifischen Gesundheitsrisiken minimiert und die Integration und Partizipation der betroffenen Bevölkerung in der Gesellschaft unterstützt werden. Um eine bessere Wahrnehmung und Umsetzung in Bezug auf die verschiedenen existierenden Disziplinen zu schaffen, sollte ein Schwerpunkt auf der besseren Koordination und Kommunikation innerhalb unserer Gesundheitssysteme liegen.

Über dieses Buch

Dieses Buch soll eine wichtige Lücke adressieren und ein Wissenskompendium für die Migrations-assoziierten medizinischen Problemen darstellen, den Zugriff auf Informationen und Evidenz vereinfachen, direkte Hilfe während Konsultationen bieten, Verknüpfungen mit Brückendiensten und Asylzentren unterstützen, sowie den Zugang zu Behandlungs- und Präventivleitlinien vereinfachen.

Dieses Buch soll ein praktischer Begleiter im Alltag darstellen und ein Leitfaden sein, der dabei hilft, schnell zu gezielten Informationen zu kommen, wobei genügend Hintergrund geboten wird, um den Kontext zu verstehen. Am Ende eines jeden Kapitels findet der Leser eine Zusammenstellung von nützlichen und praktischen Internetlinks zu Homepages mit Informationsquellen, Zugang zu weiteren Angaben, spezifischer Unterstützung oder Beratungen, zu speziellen Fachgebieten oder Institutionen, die weiterhelfen können in Bezug auf das jeweilige Thema.

Das Buch ist in sechs Sektionen eingeteilt, die sich wie folgt zusammensetzen:

Die Sektion „Einführung“ umfasst die rechtlichen Rahmenbedingungen, die unterschiedlichen Prinzipien der Asylverfahren und Gesundheitsversorgung von Flüchtlingen, Migranten und Asylsuchenden in Deutschland, Österreich und der Schweiz. Die Zusammenhänge der Gesundheit im Kontext ihrer sozialen Determinanten; der Einfluss des Integrationsprozesses eines Menschen in eine neue Kultur; wie man Menschen befragt, wenn sie der Armut, Not oder Ausgrenzung ausgesetzt werden und wie ihre Antworten gedeutet werden; die Eckpfeiler einer psychosozialen Anamnese sowie die zentralen Aspekte der transkulturellen Kompetenz und Resilienz im klinischen Alltag; die Erfahrungen aus der COVID-19 Pandemie zu Migration und Gesundheit.

Die Sektion „Profile von Herkunfts- und Transitländern“ bietet eine systematische Übersicht über Bevölkerungsstruktur, Religion, soziodemografische und Gesundheitsdaten von 20 Ländern, die auf den aktuellen Migrationswegen berücksichtigt werden sollten, sowie tabellarische Zusammenstellungen der klinischen Epidemiologie von relevanten Infektionskrankheiten.

Die Sektion „Medizinischer Hintergrund bei verschiedenen Gesundheitsaspekten – körperliche Gesundheit“ beinhaltet umfassendes medizin-spezifisches Wissen in Bezug auf Infektionskrankheiten, Impfungen, chronische und nicht-übertragbare Krankheiten von Flüchtlingen, Asylsuchenden und Migranten. Dies beinhaltet das Vorgehen bei Erstaufnahmeuntersuchungen; spezielle Überlegungen zur klinischen Untersuchung, Abklärungen, Anamnese und Impfstatus; spezielle Eigenheiten in der Diagnostik und Behandlungsempfehlungen bzw. Handhabung von Leitlinien und präventive Maßnahmen.

Die Sektion „Medizinischer Hintergrund bei verschiedenen Gesundheitsaspekten – psychische Gesundheit“ stellt aufgrund der Häufigkeit dieser Gesundheitsaspekte eine eigenständige, dezidierten Übersicht zur psychischen Gesundheit von Flüchtlingen, Asylsuchenden und Migranten dar. Diese Sektion fasst die wichtigsten Aspekte betreffend Exposition und Folgen von Gewalt, Trauma und Folter, Misshandlung, geschlechtsspezifische Gewalt und Suizid zusammen. In dieser vulnerablen Population sind diese Aspekte oft von zentraler Bedeutung und kommen meist in Kombination mit anderen somatischen Erkrankungen zu erachten.

Die Sektion „Flüchtlinge in besonderen Lebensabschnitten“ umfasst die wichtigen Gesundheitsaspekte von Mutter, Kind und älteren Menschen. Hier wird auf die sexuelle und reproduktive Gesundheit eingegangen, die aufgrund der jeweiligen kulturellen Kontexte oft mit sehr unterschiedlichen Wahrnehmungen einhergeht; die Gesundheitsprobleme bei Kindern und Jugendlichen, sowie älteren Menschen; Vorgehensweise bei Abklärungen und speziellen Situationen wie weibliche Beschneidungen, Schwangerschaft und Verhütung, sexuelle Gewalt und damit assoziierte Erkrankungen.

Die letzte Sektion „Zusätzliche Informationen“ stellt eine umfassende Auflistung von praxisnahen „Tools“ aus dem Gesundheitsbereich sowie relevante Guidelines, Informationsquellen und Hilfsmittel um die Zusammenarbeit von Gesundheitspersonal mit Flüchtlingen, Asylsuchenden und Migranten zu erleichtern. Hier finden sich Links und Verweise zu nationalen Richtlinien, Empfehlungen für z. B. Impfungen, um Hautprobleme erkennen, Wegweisern für Brückendiensten, hilfreiche Screening Tools, Zugang zu multi-kulturellen Dolmetscher, Informative Webpages und vieles mehr.

Dieser praktische Leitfaden mit seinem umfassenden themenspezifischen Wissen wird aufgrund des praxisnahen Inhalts und den vernetzenden Optionen zur weiterführenden Betreuung, Unterstützung und Literatur ein wichtiger Begleiter, um die Welt der Migrations- und Flüchtlingsmedizin einfacher zu navigieren.

Kurze Erläuterung zu Schreibweisen und Begriffen

Differenzierung der Begriffe „Flüchtlinge“, „Asylsuchende“, „Migranten“

Der Gebrauch und die Differenzierung der Begriffe „Flüchtlinge“, „Asylsuchende“, „Migranten“ erfolgt gemäß den folgenden Definitionen:

Als Flüchtlinge bezeichnet man gemäß Artikel 1A der Genfer Flüchtlingskonvention [2] Personen, die ihr Land verlassen müssen, weil sie dort aufgrund ihrer Ethnie, Religion, Nationalität, politischen Überzeugung oder Zugehörigkeit zu einer sozialen Gruppe verfolgt werden und/oder sich in Lebensgefahr befinden [3, 4, 5].

Als Asylsuchende gelten Personen, die in ein anderes Land als ihr Herkunftsland eingereist sind und bei der dort zuständigen Behörde formal einen Antrag auf Asyl, d. h. ihre offizielle Anerkennung als Flüchtlinge, gestellt haben. „Sie stehen unter dem Schutz der Allgemeinen Erklärung für Menschenrechte“ [3], wo es in Artikel 14 heißt: „Jeder hat das Recht, in anderen Ländern vor Verfolgung Asyl zu suchen und zu genießen“ [6].

Als Migranten werden abgrenzend alle Personen bezeichnet, die ihren Heimatort aus eigenem Antrieb verlassen, um sich woanders (entweder innerhalb ihres Landes oder in einem anderen Land) niederzulassen mit dem Ziel, eine Verbesserung ihrer individuellen Lebensbedingungen zu erreichen [3, 4]. Völkerrechtlich wird eindeutig zwischen „Migranten“ und „Flüchtlingen“ differenziert; so sind Migranten dem internationalen Flüchtlingsschutzsystem nicht unterstellt [5].

Da die Beiträge in diesem Buch von verschiedensten Fachpersonen und Expert*innen stammen, die jeweils in unterschiedlichen Kontexten und Institutionen tätig sind, kann es in den Kapiteln etwaige Abweichungen (z. B. die Verwendung eines Oberbegriffs) von den hier aufgeführten Definitionen geben.

Hinweis zu den verwendeten Genderformen in diesem Buch

Abschließend möchten wir die Leser gerne darauf hinweisen, dass in diesem Buch aus Gründen der Lesbarkeit für die Bezeichnung von geschlechtsunspezifischen Personen- und Berufsgruppen primär das generische Maskulinum, das Plural oder eine neutrale Sprachform verwendet wurde, die alle Geschlechter (männlich, weiblich, divers) miteinschließt. Etwaige Abweichungen sind möglich.

Literatur

1. United Nations High Commissioner for Refugees (UNHCR). Figures at a glance. Genf: UNHCR; 2023 [abgerufen am 26.01.2024]. Verfügbar unter: https://www.unhcr.org/about-unhcr/who-we-are/figures-glance
2. United Nations High Commissioner for Refugees (UNHCR). Abkommen über die Rechtsstellung der Flüchtlinge vom 28. Juli 1951. Genf: UNHCR; 1951. Verfügbar unter: https://www.unhcr.org/dach/wp-content/uploads/sites/27/2017/03/Genfer_Fluechtlingskonvention_und_New_Yorker_Protokoll.pdf
3. Amnesty International. Asyl und Migration. Grundlagen und Begriffe. Bern: Amnesty International; o. D. [abgerufen am 26.01.2024]. Verfügbar unter: https://www.amnesty.ch/de/themen/asyl-und-migration/zahlen-fakten-und-hintergruende/grundlagen-und-begriffe?gad=1&gclid=EAIaIQobChMIuKSoutj0gAMVLREGAB24cg3bEAAYAiAAEgL6GPD_BwE#
4. Pöhle S, Hodali D. Migrant? Flüchtling? Asylbewerber? Bonn: Deutsche Welle; 2015 [abgerufen am 26.01.2024]. Verfügbar unter: https://www.dw.com/de/migrant-fl%C3%BCchtling-asylbewerber/a-18677627
5. Bundesministerium für wirtschaftliche Zusammenarbeit und Entwicklung (BMZ). Lexikon der Entwicklungspolitik. Migrantinnen und Migranten. Berlin: BMZ; o. D. [abgerufen am 26.01.2024]. Verfügbar unter: https://www.bmz.de/de/service/lexikon/migranten-21858
6. United Nations (UN). Universal Declaration of Human Rights – German (Deutsch). Genf: UN; 1948 [abgerufen am 26.01.2024]. Verfügbar unter: https://www.ohchr.org/en/human-rights/universal-declaration/translations/german-deutsch?LangID=ger

Einführung

1 Rechtliche Rahmenbedingungen für Asylsuchende in Deutschland, in der Schweiz und in Österreich

Anne Jachmann

1.1 Deutschland

1.1.1 Asylverfahren

Asylsuchende werden nach der Stellung eines Asylgesuchs registriert, was die Aufnahme persönlicher Daten, Fotos und bei allen Personen über dem 6. Lebensjahr die Sicherstellung der Fingerabdrücke beinhaltet [1, 2]. Diese Daten werden im Ausländerzentralregister gespeichert und mit bereits vorhandenen Daten sowie mit denen des Bundeskriminalamtes abgeglichen, um u.a. mittels der EURODAC-Datenbank feststellen zu können, ob es sich um einen ersten Antrag handelt oder ob bereits in einem anderen Land ein Antrag auf Asyl gestellt wurde [2]. Anschließend erhalten Antragsteller einen Ankunftsnachweis, der zum Aufenthalt in Deutschland sowie zum Bezug staatlicher Leistungen, wie dem Zugang zu medizinischer Versorgung, berechtigt [2]. Die Verteilung der Asylsuchenden auf die Aufnahmeeinrichtungen der verschiedenen Bundesländer erfolgt zu derjenigen Außenstelle des Bundesamtes für Migration und Flüchtlinge (BAMF), das Anträge des Heimatlandes bearbeitet und gemäß dem Königsteiner Schlüssel, der sich nach der Einwohnerzahl und den Steuereinnahmen der Länder richtet [1]. In den Aufnahmeeinrichtungen erhalten die Asylsuchenden – bei einer maximalen Aufenthaltsdauer von 6 Monaten – Unterkunft, Verpflegung, Angebote für Integrationsmaßnahmen, Sachleistungen und eine monatliche Geldzulage [2]. Die Aufenthaltsgestattung ist räumlich auf den Bezirk der Aufnahmeeinrichtung begrenzt und kann frühestens nach 3 Monaten auf das ganze Bundesgebiet erweitert werden [1]. Seit August 2018 gibt es neben den regulären Ankunftszentren vereinzelt sog. AnkER-Zentren, in denen das ganzheitliche Asylverfahren vollzogen und verschiedene Anlaufstellen, wie BAMF, Jugendamt, Bundesagentur für Arbeit, Justiz- und Ausländerbehörden, vor Ort gebündelt werden. AnkER steht für An(kunft), k(ommunale Verteilung), E(ntscheidung) und R(ückkehr) [2]. Die Änderung des Asylgesetzes im Dezember 2022, die u.a. mit dem „Gesetz zur Beschleunigung der Asylgerichtsverfahren und Asylverfahren" am 01.01.2023 in Kraft getreten ist, hat u.a. zur Folge, dass die Asylverfahrensberatung neu behördenunabhängig erfolgt, wodurch besonders vulnerable Gruppen stärker berücksichtigt werden sollen sowie Rücknahme- und Widerrufsverfahren von Asylbescheiden nur noch anlassbezogen durchgeführt werden [1, 3, 4].

Anhörung und Entscheid des Asylverfahrens

Nach einer Vorbereitungsphase, in der sich die Antragsteller in den AnkER-Zentren oder bei Hilfsverbänden beraten lassen können, werden sie zu den Gründen für das Einreichen eines Asylgesuchs angehört. Diese Anhörung wird von sog. „Entscheidern" des BAMF geleitet, die mit den Gegebenheiten der Herkunftsländer vertraut sind und bei Bedarf können zusätzlich Dolmetscher, Vertreter des Rechts oder der UNHCR anwesend sein [2]. Zusammen mit den eingereichten Dokumenten prüft das BAMF, ob eine der 4 Schutzarten (Details s. Ab-

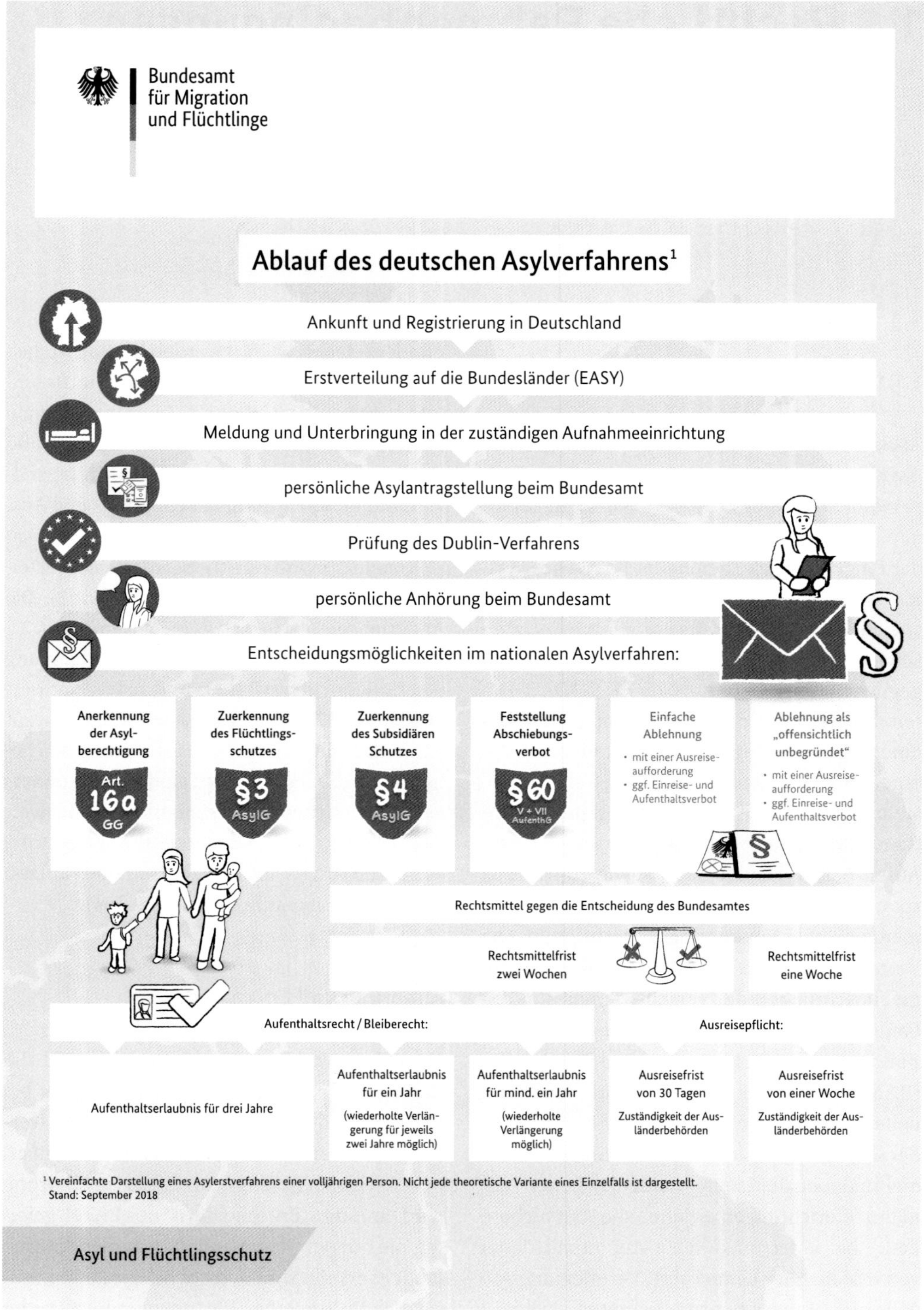

Abbildung 1-1: Ablauf des deutschen Asylverfahrens gemäß dem Bundesamt für Migration und Flüchtlinge (BAMF). Abgedruckt mit freundlicher Genehmigung vom BAMF [5].

bildung 1-1) erfüllt ist [1]. Ist dies nicht der Fall, wird das Asylgesuch abgelehnt, wogegen die Betroffenen Klage einreichen können. Dabei wird die einfache Ablehnung mit einer Ausreisefrist von 30 Tagen von einer „offensichtlich unbegründeten" Ablehnung mit einer Ausreisefrist von einer Woche unterschieden (Abbildung 1-1) [5]. Wenn der Antragsteller nach einem negativen Bescheid nicht ausreist oder aus einem sicheren Heimatland kommt, kann ein Einreise- und Aufenthaltsverbot erlassen werden, das für den gesamten Schengenraum gilt [2]. Ein positiver Bescheid kann widerrufen werden, wenn Hinweise für falsche Angaben bekannt werden, das Heimatland als sicher eingestuft wird, Straftaten vorliegen oder die öffentliche Sicherheit gefährdet ist [1, 2].

Dublin-Verfahren

Nach Antragsstellung erfolgt die Prüfung, ob im Rahmen des Dublin Verfahrens ein anderer Staat für das Asylverfahren zuständig ist. Dabei werden die Asylsuchenden in einem persönlichen Gespräch befragt und können an dieser Stelle auch Gründe angeben, die gegen eine Überstellung in das zuständige Land vorliegen [2]. Falls ein anderer Staat für die Durchführung des Asylverfahrens zuständig ist und der Überführung des Asylsuchenden zustimmt, erfolgt die Abschiebung. Dagegen kann der Asylsuchende Klage erheben, wodurch er bis zu dem Beschluss nicht überstellt werden darf und die Überstellungsfrist von 6 Monaten (12 Monate bei Häftlingen und 18 Monate bei Flüchtigen) pausiert wird [2].

Beschleunigtes Verfahren

Das Asylverfahren kann beschleunigt, d.h. innerhalb einer Woche durchgeführt werden, wenn eine der folgenden Voraussetzungen erfüllt sind [1]:

- sicheres Heimatland
- Identitätstäuschung oder mutwillige Vernichtung von Identitätsdokumenten
- Verweigerung der Abnahme von Fingerabdrücken
- Gefährdung der öffentlichen Sicherheit
- Folgeantrag

Kann das Verfahren dabei nicht binnen einer Woche durchgeführt werden, dann wird es in ein reguläres Verfahren überführt.

Aufenthaltsstatus

Ab Ankunftsdatum in Deutschland, spätestens jedoch ab Beantragung des Asylgesuchs bis zum Beschluss, dürfen sich Gesuchsteller im Land aufhalten (Aufenthaltsgestattung) und unter Erfüllung gewisser Voraussetzungen auch arbeiten [1]. Ob eine Arbeitserlaubnis besteht, ist auf der Aufenthaltserlaubnis erfasst, wobei ein generelles Arbeitsverbot während des Aufenthalts in Aufnahmeeinrichtungen besteht [6].

Während des Asylverfahrens entscheidet das BAMF über 4 Schutzarten: Flüchtlingsschutz, Asylberechtigung, Abschiebungsverbot und subsidiärer Schutz [1, 2]:

- Asylberechtigung: Politisch Verfolgte, denen bei Rückkehr in ihr Heimatland schwerwiegende Konsequenzen drohen, erhalten eine Asylberechtigung. Ihnen wird eine Aufenthalts- und uneingeschränkte Arbeitserlaubnis für 3 Jahre gewährt, die anschließend (vorausgesetzt, der Antragsteller verfügt über genügende Sprachkompetenz in Deutsch und kann für seinen eigenen Lebensunterhalt aufkommen) in eine unbefristete Niederlassungs- und Arbeitserlaubnis umgewandelt oder verlängert werden kann.
- Flüchtlingsschutz: Der Genfer Flüchtlingskonvention folgend wird auch Flüchtlingen mit nicht staatlicher Verfolgung (z.B. aufgrund der Religion) Asyl gewährt. Bezüglich Aufenthalts- und Arbeitsbewilligung gelten die Regelungen wie für Asylberechtigte.
- Subsidiärer Schutz: Verfolgte Personen, denen weder Asyl- noch Flüchtlingsschutz gewährt werden kann, denen aber schwerwiegende Konsequenzen in ihrem Heimatland drohen (z.B. Folter), erhalten einen subsidiären Schutz. Er berechtigt zu einer Arbeits- und Aufenthaltsdauer von einem

Jahr, die für 2 Jahre verlängert werden kann. Bei erfüllten Voraussetzungen (s. Asylberechtigung) kann der subsidiäre Schutz nach 5 Jahren in eine Niederlassungsbewilligung umgewandelt werden.

- Nationales Abschiebungsverbot: Wenn die zuvor genannten Schutzarten nicht gewährt werden können, kann – bei unmittelbarer Gefahr oder Verstoß gegen die Europäische Konvention zum Schutz der Grundfreiheiten bei Rückkehr ins Heimatland – ein Abschiebungsverbot ausgesprochen werden (Duldung). Dem Antragsteller wird eine Aufenthaltserlaubnis für mindestens 1 Jahr ausgestellt mit der Möglichkeit multipler Verlängerungen. Eine Niederlassungs- (s. subsidiärer Schutz) und Arbeitserlaubnis kann unter bestimmten Bedingungen erteilt werden.

1.1.2 Gesundheitsversorgung von Asylsuchenden

Gesundheitsuntersuchung in den Aufnahmeeinrichtungen

Nach § 62 des Asylgesetzes sind Asylsuchende, die in einer Aufnahme- bzw. Gemeinschaftsunterkunft untergebracht werden, dazu verpflichtet, sich vor oder kurz nach Ankunft in diesem Zentrum einer Untersuchung auf übertragbare Krankheiten zu unterziehen [1]. Der genaue Umfang und Inhalt dieser Erstuntersuchung wird von den jeweiligen Bundesländern bestimmt. Diesbezüglich hat das Robert-Koch-Institut Mindeststandards empfohlen, wonach die Erstaufnahmeuntersuchung Folgendes beinhalten sollte [7]:

- Aufklärung über Zweck der Untersuchung
- Erfassung demografischer Daten
- Impfausweiskontrolle sowie Angebot und ggf. direkte Durchführung fehlender Impfungen
- Erhebung der Anamnese, einschließlich Abfrage einer möglichen Schwangerschaft (auch selbstständig möglich durch Ausfüllen von Anamnesebögen, die in verschiedenen Sprachen verfügbar sind)
- allgemeine körperliche Untersuchung auf Anzeichen für übertragbare Krankheiten
- Untersuchung auf infektiöse Lungentuberkulose bei allen Personen > 15 Lebensjahre mittels Röntgen der Lunge (Ausnahme: Schwangere [immunologische-/Sputumuntersuchung] und Kinder (immunologische Tests [IGRA], für Kinder < 5. Lebensjahre Tuberkulin-Hauttest [8])).

Umfang der Gesundheitsversorgung

Gemäß § 4 des Asylbewerberleistungsgesetzes hat jeder Asylsuchende Anspruch auf medizinische und zahnmedizinische Versorgung akuter Krankheits- oder Schmerzzustände sowie auf Vorsorgeuntersuchungen (einschließlich Schutzimpfungen) als präventive Maßnahmen [9]. Dies schließt eine medizinische Versorgung von Schwangeren und Wöchnerinnen mit ein. Gemäß § 6 können weitere medizinische oder sonstige Leistungen im Einzelfall gewährt werden, wenn diese zur Sicherung des Gesundheits-/Lebensunterhalts notwendig sind oder besondere Bedürfnisse (z. B. nach Erleiden von psychischer oder physischer Gewalt) von Personen mit gültiger Aufenthaltserlaubnis vorliegen [9].

Zugang zur Gesundheitsversorgung

Solange Asylsuchende keiner Arbeit nachgehen, wird ihre Gesundheitsversorgung von staatlicher Stelle bzw. von den Ländern durch die zuständigen Sozial-/Gesundheitsämter finanziell getragen [10]. Dabei entscheidet jedes Bundesland für sich, in welcher Form es den Zugang zum Gesundheitssystems gewährleistet. In einigen Bundesländern müssen Asylsuchende vor jedem Arztbesuch zunächst einen Behandlungsschein beim zuständigen Amt beantragen, das über die Bewilligung oder Ablehnung einer Behandlung entscheidet [11]. Spätestens nach 15 Monaten – und in einigen Bundesländern direkt – erhalten alle Asylsuchende eine elektronische Gesundheitskarte, die es ihnen ermöglicht, ohne vorangehende Bewilligung einen Arzt aufzusuchen

[10, 11]. Mit der Gesundheitskarte haben Asylsuchende bis auf wenige Beschränkungen Zugang zu den gleichen Leistungen wie gesetzlich Versicherte [11].

Ein Sonderfall ist der Zugang zur Psychotherapie: Im Rahmen einer akuten Situation haben Asylsuchende dem Asylbewerberleistungsgesetz zufolge Anspruch auf psychiatrische Behandlung und ggf. auch auf kurzzeitige Psychotherapie [9, 11]. Die Kostenübernahme für eine langfristige Psychotherapie und Dolmetscherleistungen ist jedoch nicht geregelt und somit eine individuelle Ermessensentscheidung des zuständigen Amtes [11].

1.2 Schweiz

Mit Inkraftsetzung des revidierten, neuen Asylgesetzes (01.03.2019) werden die Asylverfahren dezentralisiert in regionalen Bundesasylzentren durchgeführt [12]. Die Asylsuchenden werden dabei bevölkerungsproportional innerhalb von 6 Regionen verteilt: Zentralschweiz und Tessin, Westschweiz, Ostschweiz, Nordwestschweiz, Zürich und Bern [13]. Ziel dieser Umstrukturierung ist eine Verkürzung der Bearbeitungsdauer, wodurch ca. zwei Drittel aller Asylsuchenden innerhalb von 5 Monaten einen rechtsgültigen Bescheid über ihren Aufenthaltsstatus erhalten und somit weniger den Kantonen zugewiesen werden sollten [14]. Dabei werden Bundesasylzentren mit Verfahrensfunktion (BAZ m.V.) von Bundesasylzentren ohne Verfahrensfunktion (BAZ o.V.) unterschieden [13]. Alle Asylsuchenden werden innerhalb von 72 Stunden ab Gesuchsstellung einem BAZ m.V. zugeteilt, wo neben der Registrierung und den Vorabklärungen auch die Anhörung zu den Gründen erfolgt [14, 15]. In den BAZ o.V. werden diejenigen Personen untergebracht, die einen negativen Entscheid erhalten haben und die Schweiz verlassen müssen oder auf ihren Verfahrensentscheid warten [13, 16].

1.2.1 Asylverfahren

Es werden insgesamt 3 Asylverfahren unterschieden: beschleunigtes Verfahren, Dublin-Verfahren und erweitertes Verfahren. Nach einer Vorbereitungsphase von maximal 10 Arbeitstagen im Dublin-Verfahren oder 21 Arbeitstagen im beschleunigten oder erweiterten Verfahren erfolgt eine Anhörung der Gründe für das Einreichen eines Asylgesuchs im BAZ m.V., wobei den Asylsuchenden über die gesamte Dauer des Verfahrens eine Rechtsvertretung zur Verfügung gestellt wird (Abbildung 1-2, Abbildung 1-3) [14, 17].

Dublin-Verfahren

Wenn bereits ein Asylgesuch oder eine illegale Einreise in einem anderen Staat erfolgt ist, der im Dublin-Abkommen vertreten ist und dieser Staat der Rückführung zustimmt, dann erfolgt diese direkt ab dem BAZ m.V. [14, 16]. Sollte keine Rückführung möglich sein, wird das Asylverfahren in ein beschleunigtes oder erweitertes Verfahren überführt.

Beschleunigtes Verfahren

Bei diesem Verfahren kann innerhalb von 8 Arbeitstagen ein Asylentscheid in erster Instanz beschlossen werden, wenn die Faktenlage bei der Anhörung für die Gründe des Asylgesuchs klar erscheint und keine weiteren Abklärungen notwendig sind [14, 16]. Personen mit positivem Bescheid oder einer vorläufigen Aufnahme werden bevölkerungsproportional einem Kanton zugewiesen [12]. Bei Asylsuchenden mit negativem Bescheid wird die Wegweisung direkt ab dem BAZ m.V. ausgeführt, wobei der Aufenthalt in diesen Zentren auf maximal 140 Tage (bis auf wenige Ausnahmen) begrenzt ist [12, 14, 17].

Erweitertes Verfahren

Sobald weitere Abklärungen für die Entscheidung über das Asylgesuch notwendig sind, kommt es zum erweiterten Verfahren, wofür die Asylsuchenden einem Kanton zugewiesen werden mit dem Ziel, einen Asylentscheid in

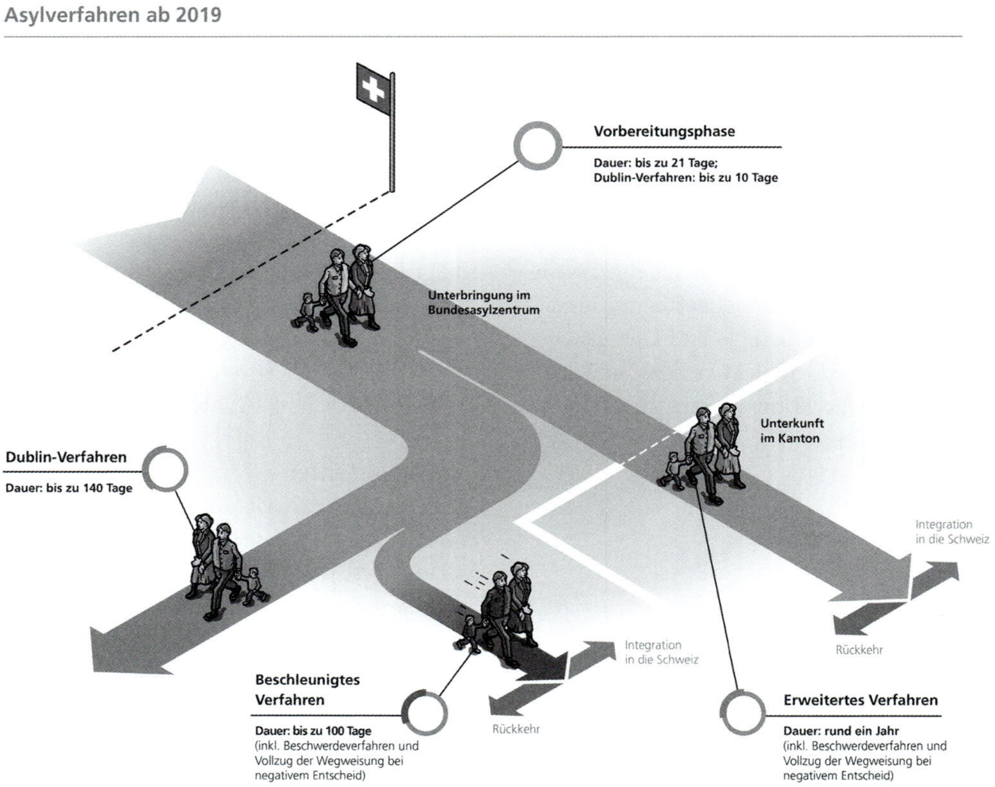

Abbildung 1-2: Ablauf des Asylverfahrens in der Schweiz gemäß Staatssekretariat für Migration (SEM), schematische Darstellung des Asylverfahrens, 09.12.2020. Abgedruckt mit freundlicher Genehmigung vom SEM [14, 16].

erster Instanz binnen 2 Monaten zu beschließen [12, 14]. Unabhängig vom Entscheid bleibt die Zuständigkeit beim zugewiesenen Kanton.

Aufenthaltsstatus

Ab Beantragung des Asylgesuchs bis zum Beschluss dürfen sich Gesuchsteller in der Schweiz aufhalten, jedoch während der ersten 3 Monate und während des gesamten Aufenthaltes im BAZ nicht arbeiten [17]. Optionale Ausweise für die Flüchtlinge sind [12, 17, 18, 19]:

- N-Ausweis: Dies ist keine Aufenthaltsbewilligung, sondern ein Nachweis, dass ein Asylgesuch eingereicht wurde und ein Beschluss noch aussteht. Unter bestimmten Voraussetzungen kann eine Arbeitserlaubnis erteilt werden (wenn keine Person mit Schweizer Pass oder mit einer Aufenthaltsbewilligung über das Stellen-Anforderungsprofil verfügt und ein Arbeitgeber darum ersucht, die asylsuchende Person einstellen zu dürfen) [20].
- F-Ausweis: Diesen Ausweis erhalten vorläufig aufgenommene Flüchtlinge, die zwar als Flüchtling anerkannt sind, bei denen aber Asylausschlussgründe (z.B. Gefährdung der inneren/äußeren Sicherheit) vorliegen. Außerdem erhalten diesen Ausweis vorläufig aufgenommene Ausländer, die aus der Schweiz ausgewiesen wurden, deren Ausweisung aber unzumutbar, unzulässig oder unmöglich ist. Der F-Ausweis ist eine Anwe-

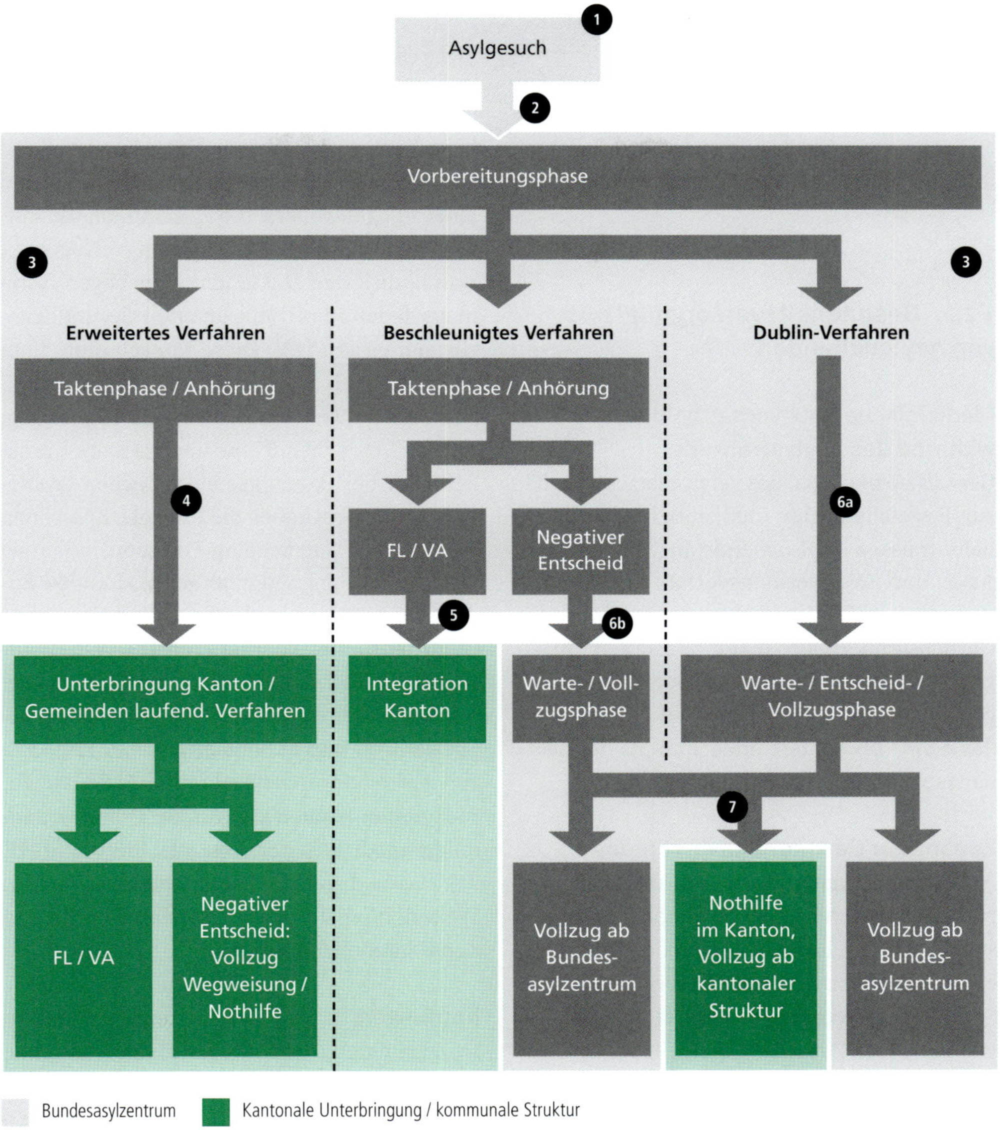

Abbildung 1-3: Verteilmechanismus entlang des Verfahrensablaufs gemäß SODK, KKJPD, SEM. Faktenblatt 6 zur Neustrukturierung Asyl: Verteilmechanismus. 13.07.2020. Abgedruckt mit freundlicher Genehmigung vom SEM [16].

senheitsberechtigung für die Dauer eines Jahres und schließt eine Berechtigung zur Erwerbstätigkeit ein (jede Arbeitsaufnahme muss gemeldet werden).

- S-Ausweis: Dies ist keine Aufenthaltsbewilligung, sondern ein vorübergehender Schutz für Flüchtlinge in großer Gefahr (für Massenfluchtsituationen). Der Ausweis wurde erstmals am 11.03.2022 aktiviert. Ein Asylverfahren wird nicht durchgeführt. Der S-Status berechtigt zur Erwerbstätigkeit (jede Arbeitsaufnahme muss vorgängig bewilligt werden).
- B-Ausweis: Diese Aufenthaltsbewilligung Typ B erhalten anerkannte Flüchtlinge, de-

nen Asyl gewährt wird. Der B-Ausweis berechtigt auch zur Erwerbstätigkeit (jede Arbeitsaufnahme muss gemeldet werden). Bei guter Integration kann nach frühestens 5 Jahren ein C-Ausweis und somit eine Niederlassungsbewilligung beantragt werden.

1.2.2 Gesundheitsversorgung von Asylsuchenden

Medizinische Sachverhaltsabklärung während des Asylverfahrens

Gemäß Artikel 26a des Asylgesetzes (AsylG) zur Feststellung des medizinischen Sachverhalts müssen Asylsuchende im Rahmen des Asyl- und Wegweisungsverfahrens bei Gesuchseinreichung (spätestens zur Anhörung der Gesuchsgründe), die ihnen bekannten „maßgeblichen gesundheitlichen Beeinträchtigungen“ angeben [17]. Anschließend entscheidet das SEM, ob weitere medizinische Sachverhaltsabklärungen notwendig sind [15, 17].

Zugang zur Gesundheitsversorgung

Asylsuchende unterliegen – wie die Schweizer Normalbevölkerung – der obligatorischen Krankenversicherungspflicht, wobei der Zugang zu einer medizinischen Grundversorgung über die Sozialhilfe gewährleistet wird [15, 17]. Dabei werden ihnen dieselben medizinischen Leistungen gewährt wie allen anderen in der Schweiz ansässigen Personen, wobei die Wahl der Krankenversicherung bzw. -modelle durch Bund oder Kantone eingeschränkt werden kann [17, 21].

Gesundheitsversorgung innerhalb der Bundesasylzentren

Im Rahmen der Umsetzung des revidierten Epidemiengesetzes (EpG) von 2016 erhalten Asylsuchende seit Januar 2018 innerhalb der ersten 3 Tage im BAZ eine medizinische Eintrittsinformation durch eine geschulte Pflegefachperson mittels eines Informationstools [15, 21]. In vielen verschieden Sprachen werden sie dabei über den Zugang zur Gesundheitsversorgung, Infektionskrankheiten (einschließlich ihrer möglichen Symptome) und über weitere Gesundheitsthemen informiert [21]. Anschließend können sie eine freiwillige Erstkonsultation bei einer Pflegefachperson wahrnehmen, die mittels in verschiedenen Sprachen verfügbaren standardisierten Dokumentationsbögen systematisch den Impfstatus und den Gesundheitszustand erfasst [15]. Diese Konsultation dient gleichzeitig als Triage für die Dringlichkeit einer evtl. notwendigen ärztlichen Vorstellung, z. B. bei Verdacht auf eine übertragbare Krankheit oder bei akuten gesundheitlichen Problemen [21]. Dabei haben die Pflegefachpersonen der BAZ eine Gatekeeping-Funktion, indem sie tägliche Sprechstunden anbieten und den Zugang zur primären ärztlichen Grundversorgung (Zentrumsärzte) koordinieren [15]. Die Zentrumsärzte übernehmen wiederum als Gatekeeper die Koordination der Weiterbehandlung bei Spezialisten und in Spitälern, wobei sie jederzeit auf telefonische Dolmetscherdienste zurückgreifen können und für die Dokumentation der medizinischen Akte zuständig sind [15, 21]. Das medizinische Patientendossier wird bei Weiterleitung der Asylsuchenden vom BAZ zu den Kantonen übertragen.

Impfungen

In Zusammenarbeit mit der Eidgenössischen Kommission für Impffragen verfasst und veröffentlicht das Bundesamt für Gesundheit (BAG) gemäß Art. 20 EpG einen nationalen Impfplan und Impfempfehlungen [22]. Im BAZ angebotene Basisimpfungen umfassen die Kombinationsimpfungen Masern, Mumps, Röteln (MMR) und Diphtherie, Tetanus, Pertussis (DTP) sowie Varizellen, Polio und zum Teil Hepatitis B und Haemophilus influenzae Typ B [15, 21].

Public-Health-Maßnahmen

Im Rahmen des „Konzepts zur Sicherstellung der Erkennung, Behandlung und Verhütung von übertragbaren Krankheiten sowie des Zugangs zur notwendigen Gesundheitsverordnung“ wurden Standards und Richtlinien für Hygiene und Ausbruchsmanagement von übertragbaren Krankheiten (einschließlich eines Meldesystems und Isolationsmanagement) für die Asylzentren entwickelt [23]. Des Weiteren wurden präventive Maßnahmen eingeleitet, z. B. Aufklärung, Verteilung von Präservativen (zur Verhütung sexuell übertragbarer Krankheiten) und von sterilem i.v. Spritzenmaterial für Drogenabhängige, und eine engmaschige Zusammenarbeit mit Gesundheits- und psychosozialen Beratungsstellen etabliert [15].

1.3 Österreich

1.3.1 Asylverfahren

Das Bundesamt für Fremdenwesen und Asyl (BFA), zuständig für die Asylverfahren, hat neben der zentralen Direktion in Wien in allen Bundesländern Regionaldirektionen und 3 Erstaufnahmestellen (EAST): Ost, West und Flughafen [24]. Ab Stellung eines Antrags auf Asyl, der bei jedem Sicherheitsdienst/-behörde gestellt werden kann, gilt ein „faktischer Abschiebeschutz“ bis zu der Erlassung einer Entscheidung [25]. Dabei wird die antragstellende Person kurz befragt, ihre Fingerabdrücke und Daten werden registriert, diese Informationen an das BFA weitergeleitet und abschließend eine Prognoseentscheidung getroffen (Abbildung 1-4) [24, 26]. Damit wird über den weiteren Verbleib der asylsuchenden Person in Österreich entschieden. Wenn es sich um einen Folgeantrag oder einen unbegleiteten Minderjährigen handelt, die Identität unklar ist oder Österreich mit hoher Wahrscheinlichkeit nicht zuständig ist, wird die asylsuchende Person in eine Erstaufnahmestelle überstellt, bei allen übrigen Fällen in ein regionales Verteilerquartier des Bundes [24]. Dadurch wird ein Zulassungsverfahren beim BFA eröffnet, und sowohl die Identität des Asylsuchenden als auch die Zuständigkeit Österreichs für die Durchführung des Asylverfahrens geprüft [26]. Die Basis dieses Verfahrens bildet eine ausführliche Befragung in Anwesenheit eines Dolmetschers nach Gründen und Ablauf der Flucht sowie der persönlichen Sachlage [25, 26]. Ist das Ergebnis dieser Befragung, dass Österreich nicht zuständig ist, kann das Asylverfahren direkt im Zulassungsverfahren abgewiesen werden [24]. Der antragstellenden Person bleibt dann die Möglichkeit, Einspruch in Form einer Beschwerde zu erheben, wofür ihr ein Rechtsberater zur Seite gestellt wird [26]. Wird diese Entscheidung nicht binnen 20 Tagen getroffen, muss der Antrag zugelassen werden – mit der Ausnahme der Prüfung der Zuständigkeit eines anderen Landes, z. B. im Rahmen eines Dublin-Verfahrens [25]. Bei Zulassung des Asylverfahrens wird die asylsuchende Person in eine Außenstelle/Regionaldirektion für die Durchführung eines Normverfahrens weitergeleitet [26].

Dublin-Verfahren

Im Dublin-Verfahren wird u. a. mittels der EURODAC-Datenbank überprüft, ob sich die antragstellende Person bereits in einem anderen Land des Dublin-Abkommens registriert hat. Ist dies der Fall, wird bei diesem Staat die Übernahme der asylsuchenden Person angefragt. Wird diesem Gesuch zugestimmt, sollte die Überstellung innerhalb von 6 Monaten erfolgen, wobei diese Frist in Ausnahmefällen (bei unklarem Aufenthaltsort oder Haftstrafe der antragstellenden Person) auf 18 Monate verlängert werden kann [24, 25].

Normverfahren

Ist Österreich für das Asylverfahren zuständig, wird die asylsuchende Person im Rahmen einer Einzelfallprüfung (Einvernahme-Interview) in Anwesenheit eines Dolmetschers – und bei Bedarf eines Rechtsvertreters – angehört [24]. Die Dauer ist nicht eingeschränkt, da alle Beweggründe und Angaben zur Flucht vorgebracht werden sollten. Gemäß dem Allgemeinen Verwaltungsverfahrensgesetz sollte das Asylverfahren ab Antragstellung bis zum Erlass einer

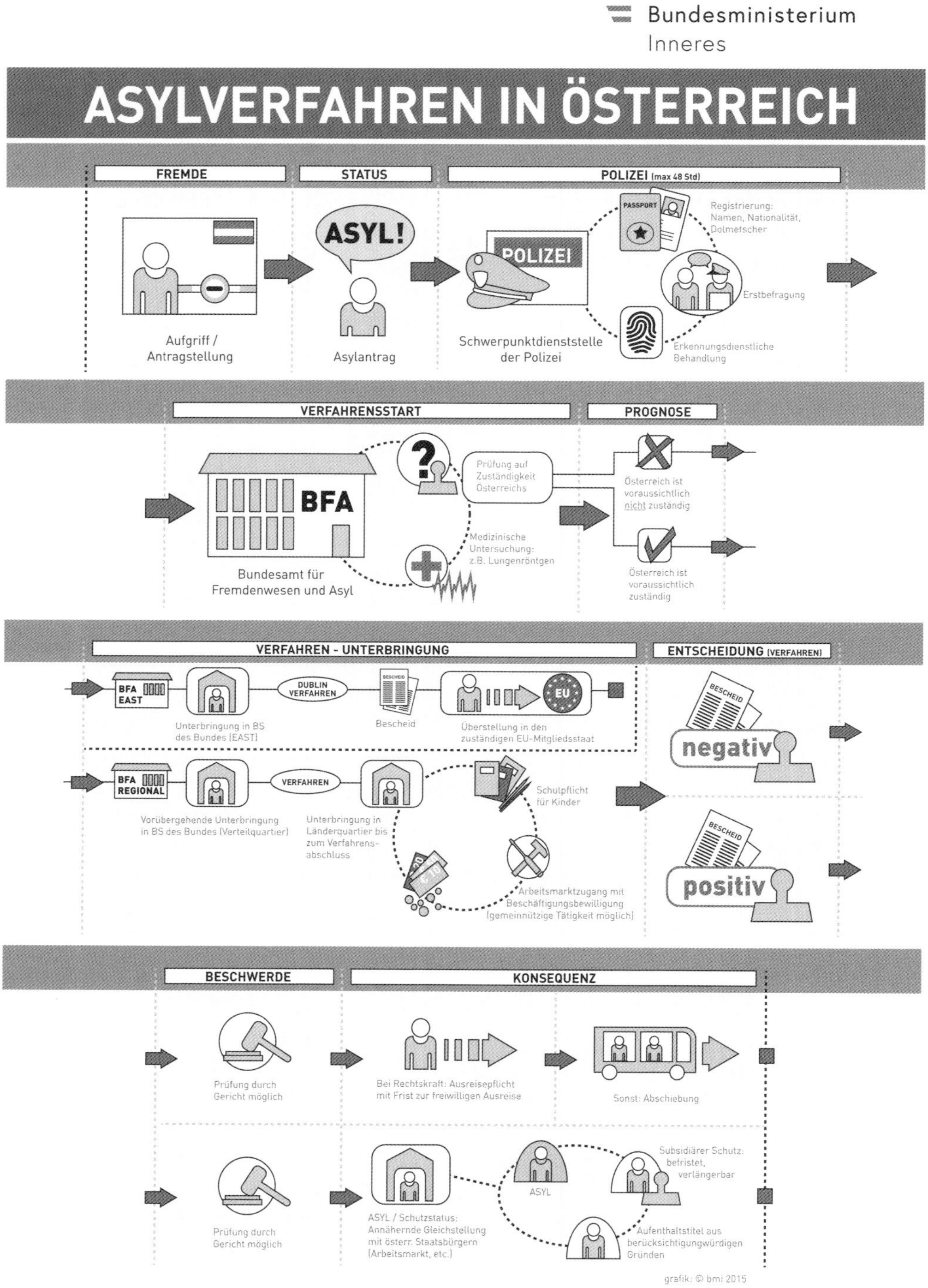

Abbildung 1-4: Asylverfahren in Österreich gemäß dem Österreichischen Bundesministerium für Inneres, Bundesamt für Fremdenwesen und Asyl (BFA), 2023. Abgedruckt mit freundlicher Genehmigung vom Österreichischen Bundesministerium für Inneres [28].

Entscheidung eine Dauer von 6 Monaten nicht überschreiten [27].

Fast-Track-Verfahren

Beschleunigte Verfahren werden angewandt, wenn Gesuchsteller aus einem sicheren Herkunftsland nach Österreich einreisen, wobei die Bundesregierung entscheidet, welche Länder als sichere Herkunftsländer eingestuft werden [24].

Aufenthaltsstatus

Sobald sich eine asylsuchende Person im Zulassungsverfahren befindet, erhält diese eine grüne Verfahrenskarte, die jeweils für ein bestimmtes Gebiet ausgestellt wird, in dem sich der Antragsteller ständig aufhalten sollte [24, 29]. Wird ein Asylverfahren zugelassen, erhält der Gesuchsteller eine weiße Aufenthaltberechtigungskarte, die einen rechtmäßigen Aufenthalt in Österreich bescheinigt [24]. Zu unterscheiden sind:

- Asylberechtigung (blaue Karte): Sind die Kriterien der Genfer Flüchtlingskonvention erfüllt, erhält die asylsuchende Person in Österreich einen positiven Asylbescheid und somit eine Arbeits- und Aufenthaltsberechtigung für zunächst 3 Jahre, welche anschließend bei anhaltender Bedrohung im Herkunftsland in eine unbefristete Berechtigung übergehen kann [29]. Für Reisen in andere Länder kann ein Konventionspass beantragt werden [24].
- Subsidiärer Schutz (graue Karte): Bei Bedrohung der Unversehrtheit oder des Lebens im Herkunftsland kann bei Nichterfüllung der Genfer Flüchtlingskriterien ein subsidiärer Schutz zugesprochen werden [25]. Dieser berechtigt für eine Aufenthalts- und Arbeitserlaubnis für ein Jahr und kann anschließend bei anhaltender Bedrohung für 2 Jahre verlängert werden [29]. Falls kein Reisepass aus dem Herkunftsland vorhanden ist, kann ein Fremdenpass für Reisen in andere Länder beantragt werden [24].
- Humanitäre Aufenthaltstitel: Falls weder Asyl noch subsidiärer Schutz gewährt wird, können humanitäre Aufenthaltstitel aus berücksichtigungswürdigen Gründen (z.B., wenn sich die Familie und der Lebensmittelpunkt in Österreich befinden) erteilt werden [25]. Dabei werden 3 verschiedene Aufenthaltstitel unterschieden, die alle für ein Jahr befristet sind [30]:
  - Aufenthaltsberechtigung Plus: unbeschränkte Aufenthalts- und Arbeitserlaubnis unter der Voraussetzung, dass die antragstellende Person Deutsch auf mindestens Niveau A2 spricht oder bereits einer Tätigkeit nachgeht mit einem Einkommen oberhalb der Einkommensgrenze
  - Aufenthaltsberechtigung und Aufenthaltsberechtigung besonderer Schutz: für die Aufnahme einer Beschäftigung muss eine Bewilligung nach dem AuslBG vorliegen

1.3.2 Gesundheitsversorgung von Asylsuchenden

Ab Stellung eines Asylantrags werden die Antragsteller in die Grundversorgung aufgenommen, welche die Gesundheitsversorgung (Anmeldung bei einer Krankenversicherung, Bezahlung der Beiträge sowie bei Bedarf weiterer Gesundheitskosten, die von der Versicherung nicht abgedeckt sind) und weitere Leistungen umfasst (z.B. Bereitstellung einer Unterkunft und Verpflegung) [31, 32]. Die Kosten werden von Bund und Ländern übernommen.

Die Leistungen der Krankenversicherung beinhalten die Gewährleistung notwendiger medizinischer Behandlungen einschließlich ambulanter, Krankenhaus- und psychischer Versorgung sowie Übernahme der Kosten für Medikamente [31, 32]. Bei den Medikamentenkosten sind Asyl-Gesuchsteller von den Kosten für einen Selbstbehalt befreit – im Gegensatz zu österreichischen Staatsbürgern oder bewilligten Asylberechtigten, die dies beantragen können, wenn ihr Einkommen unter die Einkommensgrenze fällt [32]. Es wird entweder eine E-Card oder ein Ersatzbeleg in Papierform ausgestellt, um Leistungen der Krankenversicherung beziehen zu können.

Gesundheitsuntersuchung in den Aufnahmeeinrichtungen

Nach Ankunft in einer Aufnahmeeinrichtung wird in der Regel binnen 24 Stunden eine obligatorische medizinische Untersuchung durchgeführt [33]. Sie beinhaltet einen Check-up für Vitalzeichen, Verletzungen und Anzeichen auf übertragbare Krankheiten einschließlich Tuberkulose (Röntgen mit Ausnahme von Kindern jünger 6 Jahren und Schwangere) sowie eine medizinische Anamnese [33, 34]. Bei Verdacht auf eine falsche Altersangabe sind weitere Untersuchungen zur Feststellung des tatsächlichen Alters möglich [25], z. B. eine zahnärztliche Untersuchung, eine ärztliche Untersuchung des Körpers, Röntgenaufnahmen der Hand und des Gebisses sowie in einigen Fällen eine CT-Bildgebung des Brust-/Schlüsselbeins [29, 33].

Literatur

1. Asylgesetz (AsylG). Ausfertigungsdatum: 26.06.1992 zuletzt geändert durch Art. 1 G v. 21.12.2022.
2. Bundesamt für Migration und Flüchtlinge (BAMF). Ablauf des deutschen Asylverfahrens. Ein Überblick über die einzelnen Verfahrensschritte und rechtlichen Grundlagen. Nürnberg: Bundesamt für Migration und Flüchtlinge; 2021.
3. Bundesministerium des Innern und für Heimat (BMI). Asylverfahrensberatung bietet Rechtsberatung für queere Schutzsuchende, Folteropfer und andere besonders vulnerable Gruppen. Berlin: BMI; 31.01.2023. Verfügbar unter: https://www.bamf.de/SharedDocs/Pressemitteilungen/DE/2023/230131-asylverfahrensberatung.html
4. Bundesministerium des Innern und für Heimat (BMI). Gesetz zur Beschleunigung der Asylgerichtsverfahren und Asylverfahren 2023. Berlin: BMI; 2023 [abgerufen am: 01.02.2023]. Verfügbar unter: https://www.bmi.bund.de/SharedDocs/gesetzgebungsverfahren/DE/beschleunigung-asylgerichtsverfahren.html
5. Bundesamt für Migration und Flüchtlinge (BAMF). Ablauf des deutschen Asylverfahrens (DIN A4). Berlin: BAMF; 2019 [abgerufen am: 01.02.2023]. Verfügbar unter: https://www.bamf.de/SharedDocs/Anlagen/DE/AsylFluechtlingsschutz/Asylverfahren/schema-ablauf-asylverfahren-a4.html?nn=282388
6. Bundesamt für Migration und Flüchtlinge (BAMF). Zugang zum Arbeitsmarkt für geflüchtete Menschen. Berlin: BAMF; Mai 2017 [abgerufen am: 01.02.2023]. Verfügbar unter: https://www.bamf.de/SiteGlobals/Forms/Suche/Expertensuche_Formular.html?cl2Categories_Bereich=asylfluechtlingsschutz&cl2Categories_Typ=faq&cl2Categories_Themen=zugangarbeitsmarkt&sortOrder=title_text_sort+asc&pageLocale=de
7. Robert Koch-Institut (RKI). Vorscreening und Erstaufnahmeuntersuchung für Asylsuchende: Standardisierte Erstaufnahmeuntersuchung gemäß Asylgesetz, Mindeststandard aus Sicht des RKI. Berlin: RKI; 2015.
8. Pfeil J, Assaad K, von Both U, et al. Aktualisierte Empfehlungen zur infektiologischen Versorgung von Flüchtlingen im Kindes-und Jugendalter in Deutschland (abgerufen am 30. März 2022), angemeldet als S1-Leitlinie (AWMF-Register Nr. 048-017). Monatsschrift Kinderheilkunde. 2022;170:632–647.
9. Asylbewerberleistungsgesetz (AsylbLG). In der Fassung v. 5.8.1997 zuletzt geändert durch Art. 4 G v. 23.5.2022.
10. Bundesministerium für Gesundheit (BMG). Ratgeber Gesundheit für Asylsuchende in Deutschland. Berlin: BMG; 2016.
11. Frank L, Yesil-Jürgens R, Razum O, et al. Gesundheit und gesundheitliche Versorgung von Asylsuchenden und Flüchtlingen in Deutschland. Journal of Health Monitoring. 2017;2(1):24–46.
12. Asylverordnung 1 über Verfahrensfragen (AsylV 1). SR 142.311. 11. August 1999. (abgerufen am: 01.01.2023).
13. SODK, KKJPD, SEM. Faktenblatt 3 zur Neustrukturierung Asyl: Regionen und Bundesasylzentren. 2020. In: Neustrukturierung des Asylbereichs: Faktenblätter. Bern: SODK, KKJPD, SEEM; 2020 [abgerufen am: 01.02.2023]. Verfügbar unter: https://www.sem.admin.ch/dam/data/sem/asyl/beschleunigung/infoveranstaltungen/themen/3-regionen-baz-d.pdf

14. SODK, KKJPD, SEM. Faktenblatt 2 zur Neustrukturierung Asyl: Asylverfahren. 2020. In: Neustrukturierung des Asylbereichs: Faktenblätter. Bern: SODK, KKJPD, SEEM; 2020 [abgerufen am: 01.02.2023]. Verfügbar unter: https://www.sem.admin.ch/dam/sem/de/data/asyl/beschleunigung/infoveranstaltungen/themen/2-asylverfahren-d.pdf.download.pdf/2-asylverfahren-d.pdf
15. Bundesamt für Gesundheit (BAG), Staatssekretariat für Migration (SEM). Gesundheitsversorgung für Asylsuchende in Asylzentren des Bundes und in den Kollektivunterkünften der Kantone 2017. Bern: BAG, SEM; 2017.
16. SODK, KKJPD, SEM, Hrsg. Faktenblätter – Neustrukturierung des Asylbereichs. Bern: SODK, KKJPD, SEM; 2018 [abgerufen am 01.02.2023]. Verfügbar unter: https://www.sem.admin.ch/sem/de/home/asyl/asylverfahren/asylregionen-baz/faktenblaetter.html
17. Asylgesetz (AsylG). 142.31. 26. Juni 1998 (abgerufen am: 22. November 2022).
18. Staatssekretariat für Migration (SEM). Aufenthaltsbewilligungen für Nicht-EU/EFTA-Angehörige 2023. Bern: SEM; 2023 [abgerufen am: 01.02.2023]. Verfügbar unter: https://www.sem.admin.ch/sem/de/home/themen/aufenthalt/nicht_eu_efta.html
19. Schweizerische Flüchtlingshilfe (SFH). Aufenthaltsstatus. Asylrechtliche Ausweise und die wichtigsten Statusrechte. Bern: SFH; 2023.
20. Kanton Bern. Asyl und Flüchtlinge, Arbeit: Stellenantritt mit Ausweis N. Bern: Kanton Bern; 2023 [abgerufen am 01.02.2023]. Verfügbar unter: https://www.asyl.sites.be.ch/de/start/arbeit/stellenantritt-mit-ausweis-n.html
21. SODK, KKJPD, SEM. Faktenblatt 11 zur Neustrukturierung Asyl: Gesundheitsversorgung von Asylsuchenden. 2020. In: Neustrukturierung des Asylbereichs: Faktenblätter. Bern: SODK, KKJPD, SEEM; 2020 [abgerufen am: 16.02.2023].
22. Bundesgesetz über die Bekämpfung übertragbarer Krankheiten des Menschen (Epidemiengesetz EpG). 818.101. 28. September 2012. (abgerufen am: 01.01.2023).
23. Notter J, Ehrenzeller S, Tarr P. Empfehlungen für Impfungen sowie zur Verhütung und zum Ausbruchsmanagement von übertragbaren Krankheiten in den Asylzentren des Bundes und den Kollektivunterkünften der Kantone. Bern: BAG, SEM; 2019.
24. Bundesamt für Fremdenwesen und Asyl (BFA), Hrsg. Asylverfahren. Ablauf & Verfahren in Österreich. Wien: BFA; 2017 [abgerufen am 01.02.2023]. Verfügbar unter: https://www.bfa.gv.at/402/files/01_Broschueren/Informationsbroschuere_Asylverfahren_in_Oesterreich.pdf
25. Asylgesetz (AsylG). 2005: StF: BGBl. I Nr. 100/2005, in der Fassung vom 09.02.2023.
26. Bundesministerium für Inneres. Asylverfahren (01.02.2023). Wien: Bundesministerium für Inneres; 2023 [abgerufen am 01.02.2023]. Verfügbar unter: https://www.oesterreich.gv.at/themen/leben_in_oesterreich/asyl/Seite.3210002.html
27. Allgemeines Verwaltungsverfahrensgesetz (AVG). 1991 in der Fassung vom 09.02.2023.
28. Bundesministerium für Inneres (BMI), Bundesamt für Fremdenwesen und Asyl (BFA). Asylverfahren in Österreich. Wien: BMI, BFA; 2023 [abgerufen am: 01.02.2023]. Verfügbar unter: https://www.bfa.gv.at/201/Ablauf_Asylverfahren/files/2020_580_Infografik_Asylverfahren_in_OEsterreich_Deutsch_V20201201_web.pdf
29. UNHCR Österreich, BFA. Dein Asylverfahren in Österreich – Your asylum procedure in Austria. 6. Auflage. Wien: UNHCR Österreich, BFA; 2018.
30. Hinterberger KF, Klammer S. Regularisierungen – Aufenthaltstitel aus berücksichtigungswürdigen Gründen. In: Eppel R, Reyhani AN, Hrsg. Handbuch Asyl- und Fremdenrecht. Kissing: WEKA-Verlag; 2016. 96–113.
31. Grundversorgungsvereinbarung – Art. 15a B-VG. StF: BGBl. I Nr. 80/2004 (NR: GP XXII RV 412 AB 448 S. 55. BR: AB 7028 S. 707.). In der Fassung vom 09.02.2023.
32. Kohlenberger J, Buber-Ennser I, Rengs B, et al. Barriers to health care access and service utilization of refugees in Austria: Evidence from a cross-sectional survey. Health Policy. 2019;123(9):833–839. https://doi.org/10.1016/j.healthpol.2019.01.014
33. Asylum Information Database (AIDA). Country report: Austria, Asylkoordination Österreich, European Council on Refugees and Exiles. Brüssel: AIDA, ECRE; 2018.
34. Bundesministerium für Inneres (BMI). Asyl: Begriffsbestimmungen: Ärztliche Versorgung. Wien: BMI; 2023 [abgerufen am: 01.02.2023]. Verfügbar unter: https://www.bmi.gv.at/301/Allgemeines/Begriffsbestimmungen/start.aspx#be_09

2 Migration im Kontext von sozialen Determinanten der Gesundheit

Véronique Sydow, Afona Chernet, Brigit Obrist, Daniel H. Paris

2.1 Bedeutung der Migration

Das Konzept der sozialen Determinanten der Gesundheit untersucht den Einfluss sozialer und ökonomischer Bedingungen auf die Gesundheit. Psychische und soziale Einflussfaktoren, in denen Menschen geboren werden, aufwachsen, leben, arbeiten und altern, wirken sich auf ihren Gesundheitszustand und ihre Lebensdauer aus [1, 2]. Es wird gemeinhin angenommen, dass der sozioökonomische Status den stärksten Einfluss auf die Gesundheit von Migrantinnen und Migranten – oder genauer „Geflüchteten" oder „Schutzsuchenden" – hat, und deren Gesundheit von den gleichen Determinanten wie die der aufnehmenden Gesellschaft beeinflusst wird (Abbildung 2-1).

Gemäß neueren Erkenntnissen wirken sich jedoch die Bedingungen im gesamten Migrationsprozess nachhaltig auf die Gesundheit aus. Migration ist ein eigener bestimmender Faktor [3], die Erfahrung der Migration und die mit ihr einhergehenden strukturellen Ungleichheiten haben einen enormen Einfluss auf das Wohlbefinden, die physische und psychische Gesundheit.

Je nach Kontext kann die Migration zwar neue Lebenschancen, Schutz und ökonomische Möglichkeiten bieten und sich protektiv und präventiv auswirken, andererseits gehen die Ursachen und Auswirkungen der Migration aber mit zahlreichen Belastungen einher. Die Gründe für die Migration sind ebenso vielfältig wie die Menschen, die sich dafür entscheiden, ihre Heimat zu verlassen. Sie reichen von politischen, ethnischen und religiösen Konflikten und Menschenrechtsverletzungen bis hin zur Suche nach einem besseren Leben mit Arbeit, Bildung und Zugang zu Gesundheitsdiensten. Was die meisten Menschen, die fliehen oder auswandern, verbindet, ist die Erfahrung eines herausfordernden, langen und unsicheren Verlaufs ihrer Reise und ihres Einlebens, bis sie sich in der Ankunftsgesellschaft etabliert haben.

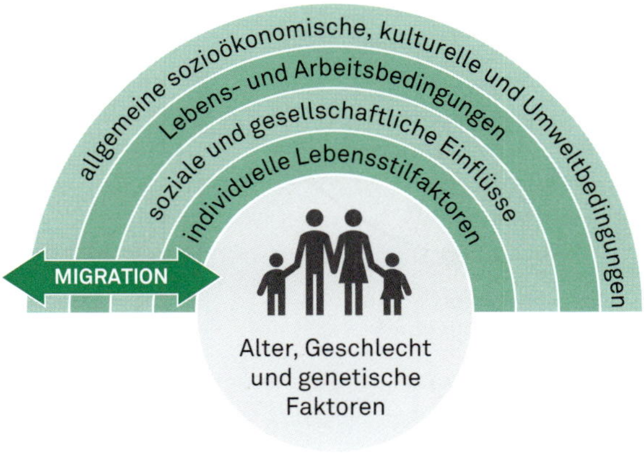

Abbildung 2-1:
Der Migrationsprozess als soziale Determinante für Gesundheit nach dem Modell von Dahlgren und Whitehead aus dem Jahr 1991.
Quelle: International Organization for Migration (IOM). Health of Migrants: Resetting the Agenda. Genf: IOM; 2017. 14. Abgedruckt mit freundlicher Genehmigung von der IOM [4].

Die Unterstützungsplattform für Migration und Gesundheit (MILSA) in Schweden entwickelte das Modell einer Gesundheitskurve im Bezug zur Integration: Der Gesundheitszustand der Geflüchteten oder Schutzsuchenden verschlechtert sich im Rahmen ihres Migrationsprozesses aufgrund diverser Probleme und Herausforderungen nach Ankunft im Aufnahmeland. Im weiteren Verlauf verbessert sich der Zustand wieder durch den Zugang zu Gesundheitsdiensten, den Erwerb der Sprache und neuer Fähigkeiten, Ausübung eines (geeigneten) Berufes sowie der Anpassung an die Umwelt. Interventionen, welche die Integration vereinfachen – wie das Erlernen der Sprache, Förderung bestehender Kompetenzen/Fähigkeiten, berufliche Ausbildung, Einbezug in Arbeitsprogramme bzw. Finden einer Arbeitstelle – beschleunigen die Integration, was mit einer schnelleren Erholung des Gesundheitszustandes einhergeht (Abbildung 2-2). Schlüsselfaktoren zur Verbesserung der Gesundheit sind Interventionsprogramme zur Unterstützung der Integration im Ankunftsland.

Die Zusammenhänge von Migration und Gesundheit sind komplex und multifaktoriell beeinflusst. Sie stehen in enger Wechselwirkung mit weiteren sozialen Determinanten – z.B. mit Alter, Geschlecht, sozioökonomischem Status, aber auch mit Arbeit, Wohnung, Familie, sozialer Unterstützung bzw. Ausgrenzung – und mit einer durch eine Kombination dieser und weiterer Faktoren verursachten Ungleichheit. Mit längerer Aufenthaltsdauer nimmt die Bedeutung der Lebensbedingungen im Herkunftsland (z.B. Krieg, Gewalt, schlechtere Hygiene und Gesundheitsversorgung) ab und der Einfluss der Lebensumstände im Ankunftsland zu.

Die Arbeitswelt ermöglicht durch Arbeitsschutz und betriebliche Gesundheitsförderung eine Verbesserung der Gesundheit der Erwerbstätigen. Menschen ohne Arbeit, in prekären Arbeitsverhältnissen, ohne Aufenthalts- oder Arbeitserlaubnis bleibt diese Möglichkeit zur Prävention und Behandlung vorenthalten, sie sind im Vergleich häufiger von Gesundheitsproblemen, Krankheiten und Arbeitsunfällen betroffen. Arbeitslosigkeit gefährdet die Gesundheit durch psychologische Folgen und kann finanzielle Schwierigkeiten sowie Armut nach sich ziehen. Auch die Unsicherheit, seinen Arbeitsplatz zu verlieren, sowie Stress am Arbeits-

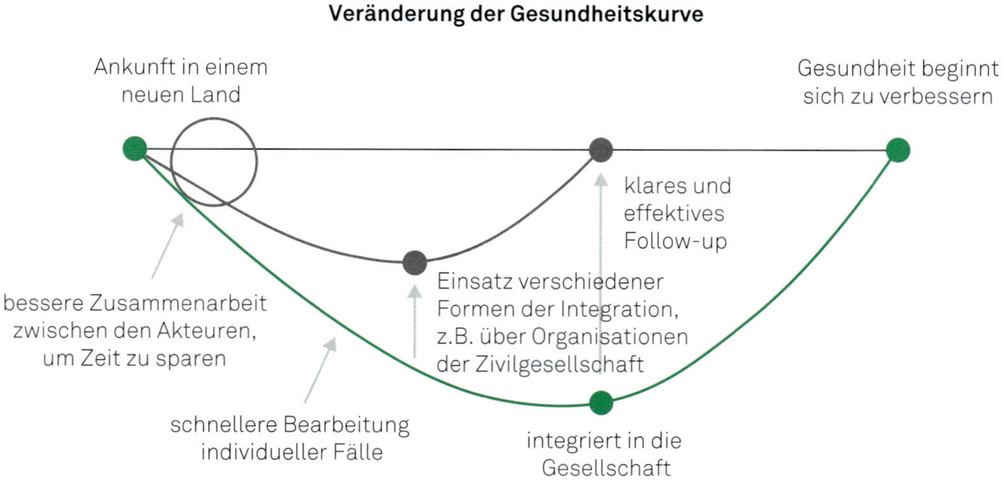

Abbildung 2-2: Gesundheitskurve von neu ankommenden Migranten und die Verbesserung der Gesundheit im Zusammenhang mit Integration in die Gesellschaft. Abgedruckt mit freundlicher Genehmigung von der Malmö University [5].

platz verstärken das Krankheitsrisiko. Angst, Depressionen und Herzkrankheiten werden häufiger beobachtet. Der Verlust des Arbeitsplatzes und Arbeitslosigkeit kann mit einem erhöhten Risiko für psychische Störungen und schlechterer körperlicher Gesundheit einhergehen – unabhängig vom Migrationsstatus [6]. Neben den Rechtsgrundlagen sind zahlreiche weitere Faktoren, wie die Sprache, die Ausbildung, fehlende Dokumente und Nachweise, wichtige Einschränkungen auf der Suche nach angemessener Arbeit. Neben fehlender Qualifizierung führt auch Überqualifizierung zu gesundheitlichen Entbehrungen [7].

Nicht nur die Arbeits-, sondern auch die Wohnsituation während der Reise und im Ankunftsland beeinflusst die Gesundheit. Das Leben in Flüchtlingscamps und Sammelunterkünften bedeutet aufgrund des engen Zusammenlebens und der möglicherweise fehlenden Rückzugsorte ein Risiko für die mentale und körperliche Gesundheit. Zudem haben es gerade Geflüchtete oder Schutzsuchende mit unsicherem Aufenthaltsstatus, niedrigem Einkommen oder fehlenden Sozialkontakten schwer, auf dem knappen Wohnungsmarkt eine passende Unterkunft zu finden. Am Zusammenspiel von den sozialen Bestimmungsfaktoren „Wohnen“ und „Arbeit“ wird deutlich, dass Geflüchtete oder Schutzsuchende je nach ihrem Status von mehrfacher Ungleichheit betroffen sein können. Zudem zeigt dieses Beispiel, wie sehr die aufnehmende Gesellschaft inkl. ihrer rechtlichen Grundlagen einen Einfluss auf das Wohlbefinden und die mentale und körperliche Gesundheit von Migrantinnen und Migranten hat [8].

Geflüchtete, Schutzsuchende, Angehörige ethnischer Minderheiten sowie Menschen mit Behinderung, ohne Arbeit oder Obdach sind besonders für Not, Armut und soziale Ausgrenzung gefährdet. Je länger Vereinsamung und soziale Ausgrenzung anhalten, desto vielfältiger sind die Gesundheitsbeschwerden. Das können z. B. Depressionen, chronische Erkrankungen, frühzeitigeres Sterben und Schwangerschaftskomplikationen sein. Soziale Ausgrenzung und Vereinsamung ist auch eine Folge von Rassismus, Diskriminierung, Stigmatisierung und Ablehnung.

Soziale Verbunden- und Eingebundenheit sind assoziiert mit guter Gesundheit und gesundheitsförderlichem Verhalten. Im Umkehrschluss sind die Trennung von der Familie oder gar ihr Verlust weitere Belastungsfaktoren. Nicht nur Familien, sondern auch Freundschaften, gute Beziehungen und ein stützendes soziales Netz verbessern die Gesundheit und bilden einen stark protektiven Faktor. Geschiedene und alleinerziehende Frauen oder Männer sind besonders betroffen [9]. Sozialer Zusammenhalt geht mit einer geringeren Inzidenz für Herz-Kreislauf-Erkrankungen einher, und körperliche Reaktionen auf Stress werden durch gute soziale Beziehungen gemildert.

Info für die Praxis

Geflüchtete, Schutzsuchende, Angehörige ethnischer Minderheiten sowie Menschen mit Behinderung, ohne Arbeit oder Obdach sind besonders für Not, Armut und soziale Ausgrenzung gefährdet. Je länger Vereinsamung und soziale Ausgrenzung anhalten, desto vielfältiger sind die Gesundheitsbeschwerden. Umgekehrt sind soziale Verbunden- und Eingebundenheit assoziiert mit guter Gesundheit und gesundheitsförderlichem Verhalten.

2.2 Bedeutung der sozialen Determinanten in der medizinischen Versorgung

Die Datenlage in Europa ist unzureichend, es fehlen präzise Informationen z. B. zu Herkunftsländern, Altersgruppen und Migrationsursachen. Geflüchtete oder Schutzsuchende schätzen im Allgemeinen ihre Gesundheit schlechter ein und unterscheiden sich in der Inanspruchnahme des Gesundheitssystems, d.h., sie nehmen Leistungen der gesundheitlichen Versorgung seltener in Anspruch. Der Zugang zur medizinischen Versorgung und Prävention wird aufgrund von kulturellen und ökonomischen Ursachen und Sprachbarrieren schlechter. Eine mangelhafte gesundheitspräventive Einstellung kann sich z.B. in schlechterer Zahnhygiene, häufigeren durch Impfungen vermeidbaren Erkrankungen, mangelnder Vorsorge von Kindern und Schwangeren, höherem (altersjustiertem) Müttersterblichkeitsrisiko und häufigeren Erstdiagnosen von Krankheiten im Spätstadium u.a. widerspiegeln.

Info für die Praxis

Zusammengefasst sind die häufigsten sozialen Bestimmungsfaktoren für die psychische Gesundheit von Geflüchteten oder Schutzsuchenden in der Zeit nach der Migration die Beschäftigungs- und Wohnsituation, das Einkommensniveau, Sprachbarrieren, die Asylbearbeitungszeit, soziale Unterstützung und soziale Isolierung von der lokalen Bevölkerung sowie die Erfahrung von Diskriminierung [6].

Ihre erheblichen Auswirkungen auf die Gesundheit nach der Migration zu verstehen, ist von medizinischer Bedeutung [10]. Es gilt deshalb, diese Faktoren früh zu erfragen und zu verstehen (Tabelle 2-1). Beachtet werden sollte, dass traumatische Erlebnisse, die von Menschen verursacht worden sind („man-made disasters"), als schwerwiegender einzustufen sind als das Erleben von Naturkatastrophen. Müller et al. identifizierten deshalb 3 Hauptfaktoren in der Erfassung mentaler und körperlicher Gesundheit von Geflüchteten und Schutzsuchenden [11]:

- das Herkunftsland
- die Fluchtroute (inkl. Flüchtlingsleben)
- der Einwanderungsprozess (im Aufnahmeland)

Deshalb sollten die migrationsspezifischen Anteile der Lebensgeschichte behutsam erfragt (evtl. nicht alle Themen auf einmal), aber explizit erfasst werden [12]. Dazu gehören:

- die Herkunftsgeschichte (z.B. soziale Lage, ökonomische Situation, Gesundheitsverhalten im Herkunftsland)
- die Migrationsgeschichte (z.B. Motivation, Flucht, Verlauf, Traumatisierungen)
- die Integrationsgeschichte (rechtliche und soziale Lage, ökonomische Situation)
- das Gesundheitsverhalten im aktuellen Land
- die Remigrationsanamnese (Remigrationsdruck, Pläne zur Remigration)
- die Migrationsbilanz (Vergleich der Ziele bei der Migration mit dem Erreichten)
- die eigenen Vorstellungen zum Leiden, zum Körper und zur Behandlung

Die Behandlungsansätze sollten nicht nur auf den definierbaren Handlungsebenen (z.B. Medikamente, Physiotherapie) beruhen, sondern müssen in verschiedenen Lebensbereichen von Migranten wirksam werden – z.B. Körper, soziale Netzwerke, Arbeit oder Aufgaben innerhalb der Familie, Sicherheit, Wertvorstellungen. Folgende Fragen helfen, den Bedeutungszusammenhang der mentalen oder körperlichen Problematik besser zu deuten [12, 13]:

- Wie benennt man die Beschwerden in Ihrer Muttersprache?
- Kennen Sie jemanden, der ähnliche Beschwerden hat?
- Was hat Ihrer Ansicht nach Ihre Beschwerden verursacht?
- Warum traten Ihre Beschwerden gerade zu diesem Zeitpunkt auf?
- Warum gerade bei Ihnen?
- Was sagen Ihre Familie und Ihre Freunde zu Ihren Beschwerden?
- Was, glauben Sie, machen Ihre Beschwerden mit Ihnen? Wie funktioniert das?
- Wie ernst sind Ihre Beschwerden? Werden sie einen langwierigen oder einen kurzen Verlauf nehmen?

Tabelle 2-1: Einflussfaktoren auf die mentale und körperliche Gesundheit von Geflüchteten oder Schutzsuchenden.

Thema	Faktoren
Beruf, Ausbildung, Einkommensniveau	• Arbeitslosigkeit • Einschränkung Arbeit zu finden, Arbeitserlaubnis • finanzielle Schwierigkeiten, Armut
sozioökonomischer Status	• Einkommen • Beruf • sozialer Status • Lebensstandard
Familie	• familiäre Lebensform • fehlende Familie, Familientrennung, Verluste • familiäre Konflikte, häusliche Gewalt
Wohnsituation	• Einschränkung, Wohnraum zu finden • Wohnraum, Lärm, Privatsphäre • Flüchtlingslager, Sammelunterkunft
Flucht	• Dauer, Route, Transitländer, Lageraufenthalt • Schmuggel, Menschenhandel
belastende Erlebnisse, Trauma	• Naturkatastrophen, Krieg • Vertreibung, Gewalt, Folter, Inhaftierung, Hass, Rassismus • Vergewaltigung, Prostitution
Sprache	• Verständigung • Sprachbarrieren
Aufenthaltsstatus	• Unsicherheit über den Aufenthaltsstatus • illegaler Aufenthalt • Dauer der Asylbearbeitungsphase • Ungewissheit, drohende Abschiebung
soziale Unterstützung	• Gemeinschaft • Freunde • Kollegen • Bezugspersonen
soziale Ausgrenzung	• Isolation z. B. von der lokalen Bevölkerung • fehlende kulturelle Eingliederung • fehlende Gemeinschaft • Fremdenfeindlichkeit, Diskriminierung, Stigmatisierung • Einsamkeit
Stress	• Identitätsverlust • Adaptation • Delegation, Erwartungsdruck der Familie • Hoffnungslosigkeit, Perspektivlosigkeit, Enttäuschung
Geschlecht	• Geschlechterrolle
Lebensstil	• Ernährung und Bewegung • Suchtprobleme

Im Gespräch gilt es den Status vor, während und nach dem Migrationsprozess zu erfassen und wie er sich in den entsprechenden Phasen verändert hat.

- Welche Behandlung sollten Sie Ihrer Meinung nach erhalten?
- Welche wichtigsten Resultate erhoffen Sie sich von dieser Behandlung?
- Welche wichtigsten Probleme haben Ihnen die Beschwerden gebracht?
- Wovor haben Sie im Zusammenhang mit Ihren Beschwerden am meisten Angst?

2.3 Psychosoziale Anamnese

Ärzte und medizinisches Personal sollten sich auch ein umfassendes Bild der Lebensumstände der Patientinnen und Patienten erstellen. Oft wird dies nur ungenügend erfasst, ist aber zentral zur ganzheitlichen Behandlung von Migranten. Ein umfassendes Verständnis der Situation ist mittels psychosozialer Anamnese zu erheben (Tabelle 2-2). Diese beinhaltet u.a. Fragen zu Familie, Freunden, Beruf, Arbeit, Religionszugehörigkeit, Aufenthaltsstatus, finanzieller und

Tabelle 2-2: Psychosoziale Anamnese.

Dimensionen	Fragen (Beispiele)
Sprache	• Brauchen Sie einen Übersetzer? • Welche Sprachen sprechen Sie? • Können Sie lesen und schreiben? • Besuchen Sie einen Sprachkurs?
familiäre Situation	• Sind Sie verheiratet? • Haben Sie einen Partner? • Haben Sie Kinder? • Wie alt sind Ihre Kinder?
Wohnsituation	• Wo wohnen Sie? • Leben Ihre Kinder bei Ihnen? • Leben Sie mit Ihrem Partner/Ihrer Partnerin? • Leben Sie allein? • Sind Sie mit Ihrer Wohnsituation zufrieden?
Arbeit und Bildung, berufliche und finanzielle Situation, Abschluss, Ausbildung, Beschäftigung	• Was ist Ihr Beruf und arbeiten Sie in diesem? • Macht Ihnen Ihre berufliche Tätigkeit Freude? • Gibt es in Ihrem beruflichen Alltag Probleme? • Wie lange sind Sie schon arbeitslos? • Haben Sie Aussicht auf Arbeit? • Sind Sie Rentner/ Pensionär?
Interessen, Freizeitverhalten, Nebentätigkeiten	• Was machen Sie in Ihrer Freizeit? • Haben Sie Hobbys? • Treiben Sie Sport? • Sind Sie in einem Verein?
Religionszugehörigkeit	• Gehören Sie einer Religionsgemeinschaft an? • Wenn ja, welcher?
besondere biografische Ereignisse (z.B. Flucht, Vertreibung, Folter)	• Warum haben Sie Ihr Heimatland verlassen? • Wie lange waren Sie unterwegs? • Was haben Sie erlebt? • Was waren Ihre beste und Ihre schlimmste Erfahrung?

Wohnsituation, besonderen Interessen und wichtigen biografischen Ereignissen. Diese sehr persönlichen Informationen sollten unter möglichst vertrauensschaffenden Umständen erhoben werden und ermöglichen es, Ansätze zur Optimierung der psychosozialen Einbettung und Weiterbetreuung zu identifizieren.

Menschen mit Einwanderungsgeschichte sind nicht zwangsläufig kränker als Einheimische, aber die möglichen Unterschiede zur einheimischen Bevölkerung müssen erfasst werden. Diese sind z. B.:

- jüngeres Durchschnittsalter
- Unterschiede in Gesundheitswahrnehmung und gesundheitsrelevantem Verhalten (Bewegung/Sport, Ernährung, Prävention, Alkohol, Tabak und evtl. Konsum weiterer Drogen)
- Unterschiede in sozialer Situation mit einem erhöhten Risiko für Benachteiligung und erhöhtem Armutsrisiko (Zugang zu Bildung, Arbeit und Wohnen erschwert, ebenso verminderte Inanspruchnahme und Zugang zum Gesundheitssystem durch sprachliche, kulturelle und finanzielle Barrieren)
- verminderte präventive Vorsorgemaßnahmen (Impfstatus, Abklärungen bei chronischen Krankheiten, Dokumentation von medizinischer Vorgeschichte)
- erhöhte Risiken für seelische und körperliche Traumatisierungen mit höheren Prävalenzen für Depressionen, posttraumatischen Belastungsstörungen und anderen psychischen Problemen
- Risiken für Infektionen aus Herkunfts- und Transitländern und nach Ankunft

2.4 Besonders gefährdete/vulnerable Gruppen

2.4.1 Nicht legale Immigranten

Nicht legale Immigranten zeigen sich gesundheitlich besonders gefährdet [14, 15] durch einen zusätzlich erschwerten Zugang zu Gesundheitsdiensten aufgrund

- fehlender schützender Rechtsvorschriften
- der Gefahr einer Abschiebung
- Befürchtungen, zu ihrer Arbeitserlaubnis befragt zu werden
- Diskriminierung
- eines niedrigeren oder fehlenden Einkommens

2.4.2 Frauen und Gewalt

Besonders Frauen leisten oft schwere körperliche Arbeit in Niedriglohnbranchen, leben in engen Wohnverhältnissen und sind psychoso-

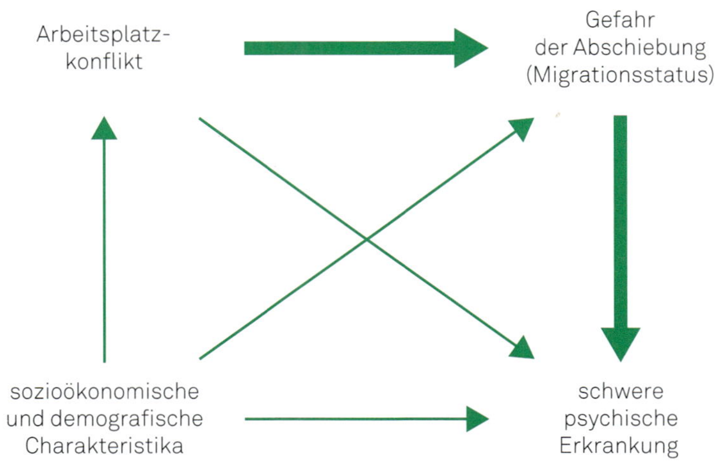

Abbildung 2-3: Einfluss des Aufenthaltsstatus einschließlich der Gefahr der Abschiebung und der Arbeitssituation auf die psychische Gesundheit [14].

zialen Belastungen ausgesetzt. Schwierige Lebensverhältnisse und Diskriminierung erzeugen Stress und wirken sich nachteilig auf die Gesundheit aus (Abbildung 2-3). Eine Studie mit afrikanischen Migrantinnen in Italien ergab, dass 93 % der Studienteilnehmerinnen während ihrer Flucht Opfer sexueller Gewalt wurden, wobei 59 % der Frauen in Libyen missbraucht wurden [16]. Giussy et al. berichten, dass 5 von 11 sexuell missbrauchten neu eingetroffenen Migrantinnen im Jahr 2016 im ersten Trimenon schwanger waren [17]. Die Folterungen und Traumatisierungen von gefährdeten Migranten und insbesondere Migrantinnen enden allerdings nicht mit der Migrationsreise.

Info für die Praxis

Studien zeigen, dass bei Frauen auch nach der Migration das Risiko erhöht ist, weiterhin Missbrauch und Belästigung zu erleben. Eine in Israel durchgeführte qualitative Studie über sexuelle Gewalt und Ausbeutung unter asylsuchenden Frauen aus Eritrea zeigte ein erhöhtes Risiko von Missbrauch im Ankunftsland sowie für Prostitution und Drogenkonsum nach der Flucht [18].

2.5 Nützliche Informationsquellen

Informationsquellen zu Migration und Gesundheit sind in Tabelle 2-3 zusammengestellt.

Tabelle 2-3: Nützliche Informationsquellen

Bezug	Informationen
International	• UNHCR Health Information System (HIS) Toolkit: https://www.unhcr.org/protection/health/4a3374408/health-information-system-toolkit.html • WHO, regional office for Europe https://www.who.int/europe/health-topics/social-determinants-of-health#tab=tab_1 • IOM (International Organization for Migration) https://www.iom.int/migration-health • Migrant health guide, from the UK https://www.gov.uk/topic/health-protection/migrant-health-guide • Evidence-based clinical guidelines for immigrants and refugees, from Canada https://www.cmaj.ca/
Deutschland	• Robert Koch Institut Migration und Gesundheit: https://www.rki.de/DE/Content/Gesundheitsmonitoring/Themen/Migration/migration_node.html • Bundeszentrale für gesundheitliche Aufklärung – Anlaufstellen und Gesundheitsversorgung für Geflüchtete: https://infodienst.bzga.de/migration-flucht-und-gesundheit/ – mehrsprachige Gesundheitsinformationen für Flüchtlinge und Ärzte: https://www.infodienst.bzga.de/migration-flucht-und-gesundheit/weiterfuehrende-links/mehrsprachige-gesundheitsinformationen-fuer-fluechtlinge-und-aerzte/
Schweiz	• Sprache CH: https://www.heks.ch/ • BAG (Bundesamt für Gesundheit) Migration und Gesundheit: https://www.bag.admin.ch/bag/de/home/strategie-und-politik/nationale-gesundheitsstrategien/gesundheitliche-chancengleichheit/programm-migration-und-gesundheit-2002-2017.html • UMA CH: www.enfants-migrants.ch, www.ssiss.ch, www.sodk.ch • Schweizerisches Rotes Kreuz Portal für gesundheitliche Chancengleichheit https://www.migesplus.ch/
Österreich	• Öffentliches Gesundheitsportal Österreich https://www.gesundheit.gv.at/gesundheitsleistungen/gesundheitsfoerderung/migration-gesundheitsfoerderung • Gesundheit und Migration – Wiener Programm für Frauengesundheit https://www.wien.gv.at/gesundheit/beratung-vorsorge/frauen/frauengesundheit/schwerpunkte/chancengerechtigkeit/migration.html

Literatur

1. WHO. Rio Political Declaration on Social Determinants of Health. Genf: WHO; 2011. Verfügbar unter: https://cdn.who.int/media/docs/default-source/documents/social-determinants-of-health/rio_political_declaration.pdf?sfvrsn=6842ca9f_5&download=true
2. WHO. Social Determinants of Health: About Social Determinants of Health. Genf: WHO; 2015.
3. Castañeda H, Holmes SM, Madrigal DS, et al. Immigration as a social determinant of health. Annual Review of Public Health. 2015;36:375–392. https://doi.org/10.1146/annurev-publhealth-032013-182419
4. International Organization for Migration (IOM). Health of Migrants: Resetting the Agenda. Report of the 2nd Global Consultation. Genf: IOM; 2017. Verfügbar unter: https://publications.iom.int/books/health-migrants-resetting-agenda
5. Malmö Institute for Studies of Migration, Diversity and Welfare (MIM). MILSA. Support Platform for Migration and Health. Laying the foundation. Malmö: MIM; 2015.
6. Hynie M. The Social Determinants of Refugee Mental Health in the Post-Migration Context: A Critical Review. Canadian Journal of Psychiatry. 2018;63:297–303. https://doi.org/10.1177/0706743717746666
7. Gleeson C, Frost R, Sherwood L, et al. Post-migration factors and mental health outcomes in asylum-seeking and refugee populations: a systematic review. European Journal of Psychotraumatology. 2020;11:1793567. https://doi.org/10.1080/20008198.2020.1793567
8. Chen W, Wu S, Ling L, Renzaho AMN. Impacts of social integration and loneliness on mental health of humanitarian migrants in Australia: evidence from a longitudinal study. Australian and New Zealand Journal of Public Health. 2019;43:46–55. https://doi.org/10.1111/1753-6405.12856
9. Vos SR, Clark-Ginsberg A, Puente-Duran S, et al. The family crisis migration stress framework: A framework to understand the mental health effects of crisis migration on children and families caused by disasters. New directions for child and adolescent development. 2021;2021(176):41–59.
10. Li SS, Liddell BJ, Nickerson A. The Relationship Between Post-Migration Stress and Psychological Disorders in Refugees and Asylum Seekers. Current Psychiatry Report. 2016;18(9):82. https://doi.org/10.1007/s11920-016-0723-0
11. Müller M, Khamis D, Srivastava D, et al. Understanding Refugees' Health. Seminars in Neurology. 2018;38(2):152–162. https://doi.org/10.1055/s-0038-1649337
12. Sabbioni M, Enz Kuhn M. Die migrationsspezifische Anamnese. PrimaryCare. 2004;4:191–193. Verfügbar unter: https://primary-hospital-care.ch/journalfile/download/article/ezm_phc/de/pc-d.2004.06074/57e80cec98adeda66bd1243dfe55b95e7c39d2d2/2004_10_481.pdf/rsrc/jf
13. Kleinman A, Eisenberg L, Good B. Culture, illness and care: clinical lessons from anthropological and cross-culutural research. Annals of Internal Medicine. 1978;88(2):251–258. https://doi.org/10.7326/0003-4819-88-2-251
14. Harrigan NM, Koh CY, Amirrudin A. Threat of Deportation as Proximal Social Determinant of Mental Health Amongst Migrant Workers. Journal of Immigrant and Minority Health. 2017;19(3):511–522. https://doi.org/10.1007/s10903-016-0532-x
15. Fleischman Y, Willen SS, Davidovitch N, Mor Z. Migration as a social determinant of health for irregular migrants: Israel as case study. Social Science and Medicine. 2015;147:89–97. https://doi.org/10.1016/j.socscimed.2015.10.046
16. Castagna P, Ricciardelli R, Piazza F, et al. Violence against African migrant women living in Turin: clinical and forensic evaluation. International Journal of Legal Medicine. 2018;132(4):1197–1204. https://doi.org/10.1007/s00414-017-1769-1
17. Barbara G, Collini F, Cattaneo C, et al. Sexual violence and unwanted pregnancies in migrant women. Lancet Global Health. 2017;5(4):e396–e397. https://doi.org/10.1016/S2214-109X(17)30075-X
18. Gebreyesus T, Sultan Z, Ghebrezghiabher HM, et al. Violence en route: Eritrean women asylum-seekers experiences of sexual violence while migrating to Israel. Health Care for Women International. 2019;40(7-9):721–743. https://doi.org/10.1080/07399332.2019.1566336

3 Transkulturelle Kompetenz im klinischen Alltag: Erfahrungen in der Westschweiz

Patrick Bodenmann, Melissa Dominicé Dao, Francis Vu

Der Inhalt dieses Kapitels wurde dem Buch „Vulnérabilités, équité et santé“ (nur in französischer Sprache erschienen, etwa „Schutzbedürftigkeit, Gleichbehandlung und Gesundheit“), 1225 Chêne-Bourg, RMS éditions/Médecine et Hygiène, 2018 von Bodenmann P, Jackson Y, Wolff H in Zusammenarbeit mit Vu F entnommen und aus mehreren Kapiteln zusammengestellt.

3.1 Einführung [1]

Aufgrund der beträchtlichen Diversität in der schweizerischen Bevölkerung sowohl im Hinblick auf die Herkunft eines Individuums als auch auf die jeweilige(n) gesprochene(n) Sprache(n) sollte jeder Arzt – und umso mehr jeder Pflegende – im Umgang mit ausländischen Patienten geschult sein. Gerade bei Migranten unterschiedlicher Herkunft und bei Angehörigen von Minderheiten müssen deren besondere Bedürfnisse im Kontext ihrer Erkrankung und ihrer individuellen Lebensumstände berücksichtigt werden. Die dafür erforderlichen Fähigkeiten werden als transkulturelle Kompetenz im klinischen Alltag („compétences cliniques transculturelles“, CCT) bezeichnet und sind häufig definiert als „die Fähigkeit jedes Individuum mit seinem persönlichen Lebensweg und Umfeld wahrzunehmen und zu verstehen, und dann auf geeignete Weise zu handeln“ [2]. Dazu gehören einerseits eine unvoreingenommene innere Haltung und Denkweise und andererseits die erforderlichen Fachkenntnisse und Fähigkeiten. Nur so ist eine gute Versorgung und Betreuung von Patienten unterschiedlicher Herkunft gewährleistet [2]. Das „transkulturelle Kleeblatt“ (Abbildung 3-1) ist ein besonders gut für die klinische Praxis geeignetes Instrument, weil es dabei hilft, mit den ausländischen (aber auch den inländischen) Patienten ins Gespräch zu kommen [3, 4]. Dieses Instrument wurde auf der Grundlage des Cultural Formulation Interview (CFI) erarbeitet, das im DSM (Diagnostic and Statistical Manual of Mental Disorders) beschrieben ist.

Im Gespräch mit einem ausländischen Patienten muss der Arzt anhand dieses Instruments [5]:

- Interesse zeigen für die Fähigkeiten und den Wissensstand des Patienten: Lesen, Schreiben, Rechnen, Kommunikation (wird ein Dolmetscher benötigt?), Basiswissen Körper und Gesundheit
- die sozialen Gesundheitsparameter definieren (sozioökonomische Situation, sozialer Status, Stressfaktoren und soziale Unterstützung/Betreuung)
- die (trans)kulturellen Besonderheiten ermitteln (Sitten und Gebräuche, Ernährung, Spiritualität, Religion, Vertrauen)
- erfragen, was der Patient über seine Erkrankung und die Behandlung denkt (Glaubenssätze, Erfahrungen, Wahrnehmungen, Sorgen, parallele Behandlung)

In Gesundheitsberufen tätige Personen, die über transkulturelle Kompetenz verfügen, sind in der Lage, sich ihre persönlichen Einflussfaktoren und Vorurteile bewusst zu machen, die Perspektive des Gegenübers wahrzunehmen und so eine unbewusste Kulturalisierung und

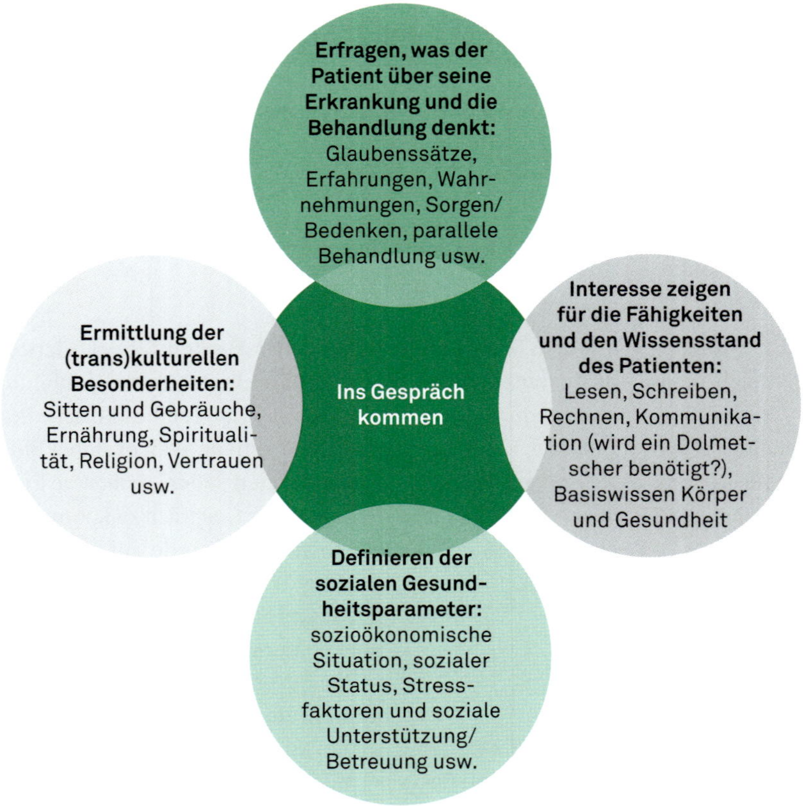

Abbildung 3-1: Das „transkulturelle Kleeblatt" wurde auf Grundlage des Werks „Cross-cultural framework" der Manhattan Cross-Cultural Group erarbeitet [3, 4]. In der Praxis werden die 4 Domänen komplementär ausgewertet, was in der Grafik durch die Überlappung der ovalen Felder wiedergegeben ist.

Stereotypisierung zu vermeiden. In einem ersten Schritt müssen sich in Gesundheitsberufen tätige Personen durch Selbstreflexion ihre eigene Lebenswirklichkeit bewusst machen. Erst in einem zweiten Schritt werden sie in der Lage sein, die individuellen Lebenswirklichkeiten von Migranten einzuordnen und besser zu verstehen.

> **Info für die Praxis**
>
> Zusammengefasst besteht transkulturelle Kompetenz im klinischen Alltag einerseits aus der unvoreingenommenen inneren Haltung und Denkweise der Ärzte und Pflegekräfte und andererseits aus ihren Fachkenntnissen und Fähigkeiten. So können sie eine gute Versorgung und Betreuung von Patienten unterschiedlicher Herkunft gewährleisten [6].

Derzeit setzt sich zwar immer mehr eine Interpretation des Begriffs der transkulturellen Kompetenz im klinischen Alltag durch, bei der ein individueller Ansatz im Umgang mit dem jeweiligen Patienten im Mittelpunkt steht, bestimmte Kompetenzen sind dennoch speziell bei der Versorgung von Migranten erforderlich [7, 8, 9]. Hier kommen selbstverständlich auch andere Dimensionen der Diversität zum Tragen, die bekanntermaßen die Gesundheit, das Verhalten und die medizinische Versorgung des Patienten beeinflussen, wie etwa Geschlecht, Alter, sozialer Status, etwaige Behinderungen oder sexuelle Orientierung [10].

Wenn in Gesundheitsberufen tätige Personen transkulturelle Kompetenzen für den klinischen Alltag erwerben, können sie einige der durch ihre Tätigkeit oder zum Teil auch durch das Gesundheitssystem bedingten Hindernisse aus dem Weg räumen. Wenn der Patient Gesundheitskompetenzen erwirbt, kann er damit die Hindernisse überwinden, mit denen er sich konfrontiert sieht. Dieser Prozess ermöglicht es dem Patienten, Gesundheitskompetenzen zu erwerben und seine Erkrankung besser zu verstehen. Der Arzt wiederum erfährt, wie der Patient die Erkrankung wahrnimmt und erkennt leichter, ob ein Dolmetscher erforderlich ist. Für beide eröffnet er die Möglichkeit, die Erwartungen des Gegenübers zu erkennen und sich über die jeweiligen Wertvorstellungen auszutauschen.

3.2 Kommunikation

3.2.1 Patienten mit Migrationshintergrund und einer anderen Muttersprache

Verständigungsprobleme treten im klinischen Alltag in vielen unterschiedlichen Situationen auf: beim Ausfüllen eines Formulars oder medizinischen Fragebogens, beim Verstehen von schriftlichen Informationen, beim Befolgen von Anweisungen des Pflegepersonals oder des Arztes. Daraus können vielfältige Nachteile für den Patienten entstehen: eingeschränkter Zugang zu medizinischer Versorgung oder Prävention, erschwerter Behandlungsbeginn, schlechtere Compliance, nicht erforderliche oder ungeeignete Untersuchungen oder Behandlungen, die für den Patienten belastend sind – und letztlich höhere Kosten. So können Verständigungsschwierigkeiten zu riskanten oder gar lebensgefährlichen Untersuchungen und Behandlungen führen.

In der wissenschaftlichen Literatur wird häufig betont, wie wichtig der Einsatz zertifizierter interkultureller Dolmetscher bei Begegnungen mit Patienten mit einer anderen Muttersprache ist. Diese Begegnung findet in Form eines **Trialogs** [11] statt, nämlich als Begegnung zu dritt mit Patient, Arzt und Dolmetscher. Anders als dolmetschende Laien (Angehörige, Freunde, ehrenamtlich dolmetschende Mitarbeitende) haben interkulturelle Dolmetscher eine Ausbildung mit Zertifikat absolviert, die in der Schweiz 3 Jahre dauert und auf einem kantonsübergreifenden Curriculum basiert, und verfügen über die für die Mediation und Sprachmittlung erforderlichen Fertigkeiten. Der Einsatz solcher professionellen Dolmetscher verursacht jedoch Kosten, die häufig zu Spannungen innerhalb des Gesundheitssystems führen.

Bei Einsätzen im klinischen Umfeld findet dieser Trialog in 4 Phasen statt (Tabelle 3-1).

Seit einigen Jahren entwickeln sich **andere Formen** des Dolmetschens und Übersetzens (Telefondolmetschen, digitale Anwendungen), die in Tabelle 3-2 zusammengefasst sind.

Das zentrale Hindernis für die Kommunikation mit Migranten im Gesundheitswesen sind nach wie vor die Kosten, die nicht von der Kran-

Tabelle 3-1: Die 4 Phasen des Trialogs.

Phase	Inhalte
vor dem Gespräch	• Vorbereitung • Inhalt • Verdolmetschung (= mündliche Übersetzung) • Kultur • Vertraulichkeit • Zeit
Beginn des Gesprächs	• Vorstellung • Einvernehmlichkeit • Blickkontakt
während des Gesprächs	• Geduld • einfache Sprache • Verständnis • Beobachtung
nach dem Gespräch	• Austausch

Tabelle 3-2: Formen des Dolmetschens und Übersetzens.

Form	Vorteile	Nachteile	Umfeld/Setting/ Wann?
persönlich	• nonverbale Kommunikation möglich • Sichtkontakt, Deuten/ Zeigen möglich • gibt dem Patienten und dem medizinischen Fachkräften Sicherheit und Vertrauen • Begleitung des Patienten (z. B. zur Apotheke) möglich	• möglicherweise Bedenken des Patienten • Kosten/Pauschale 1 Stunde + Fahrtkosten	alle Situationen, aber in erster Linie schwierige Situationen, schwere körperliche Erkrankungen, psychiatrische Erkrankungen
Telefon-konferenz	• Kosten je nach Zeitaufwand • Vertraulichkeit/Anonymität • keine Anreise erforderlich (Kosteneinsparung) • schneller Einsatz möglich, z. B. bei dringenden Untersuchungen/Eingriffen • entlegene Regionen, seltene Sprachen • große Anbieter (Agenturen)	• unpersönlich • nonverbale und visuelle Kommunikation nicht möglich • gute Qualität nur bei Erfüllung der technischen Mindestanforderungen möglich • Abrechnung im Minutentakt – Zeitdruck • Patient ist nach der Behandlung/dem Gespräch alleine	• Notaufnahme • standardmäßige Beauftragung • entlegene Regionen • kaum verfügbare Dolmetscher
Video-konferenz	• Kosten je nach Zeitaufwand • nonverbale Kommunikation möglich • keine Anreise erforderlich (Kosteneinsparung) • schneller Einsatz möglich • kein Austausch zwischen Patient und Dolmetscher auf dem Gang/im Wartezimmer • entlegene Regionen, seltene Sprachen • große Anbieter (Agenturen)	• gute Qualität nur bei Erfüllung der technischen Mindestanforderungen möglich • Abrechnung im Minutentakt – Zeitdruck • Patient ist nach der Behandlung/dem Gespräch alleine	• Notaufnahme • standardmäßige Beauftragung • entlegene Regionen • kaum verfügbare Dolmetscher
Über-setzungs-software	• keine Kosten • leicht verfügbar • kann eine Situation entschärfen	• nicht zuverlässig • unpersönlich	• einige Wörter, wenn der Patient ein wenig Deutsch spricht • wenn keine anderen Alternativen zur Verfügung stehen

kenversicherung abgedeckt werden, sondern nur übernommen werden, wenn die jeweilige Einrichtung dazu bereit ist oder selbst entsprechende Maßnahmen ergreift.

3.2.2 Patienten mit Migrationshintergrund ohne ausreichende Gesundheitskompetenz [12]

Schwieriger ist es, wenn ein Arzt oder eine Pflegeperson einem Menschen gegenübersteht, der keine ausreichende Gesundheitskompetenz hat.

> **Info für die Praxis**
>
> Die Gesundheitskompetenz ist definiert als die „Fähigkeit eines Menschen, Gesundheitsinformationen zu finden, zu verstehen, zu beurteilen und anzuwenden, um im Alltag angemessene Entscheidungen zur Gesundheit treffen zu können" [13].

Dieses, seit den 1990er Jahren in der Literatur existierende Konzept hat sich mit der wachsenden Medikalisierung des Alltags und der Tendenz hin zur Autonomisierung der Patienten entwickelt. Die so definierte „Gesundheitskompetenz" ist weniger im Sinne des reinen Verständnisses von medizinisch-sanitären Inhalten zu verstehen, sondern eher im Sinne der allgemeinen Voraussetzungen, die für die Verbreitung dieser Inhalte durch Ärzte und den Umgang der Patienten damit nötig sind (Tabelle 3-3). Diese sind heute in den Industrieländern und urban geprägten Gesellschaften sowohl in den Gesundheitssystemen erforderlich als auch in den Bereichen der Verwaltung und hinsichtlich aller praktischen und technischen Aspekte im Alltag.

Dem Kliniker stellen sich 3 Fragen, wenn er mit einem Patienten zu tun hat, der nur über eine unzureichende Gesundheitskompetenz verfügt oder wenn dessen Kenntnisse zu Problemen führen [14]:

1. Wann muss man daran denken?
   - Verhaltensweise
     - unvollständig ausgefüllte Formulare
     - verpasste Termine
     - schwankende Compliance bei der Einnahme von Medikamenten
     - unregelmäßige Betreuung
     - inkonsistente Behandlungen/Laboruntersuchungen
   - bei schriftlichen Informationen
     - „Ich habe meine Lesebrille vergessen. Ich lese das dann, wenn ich wieder zu Hause bin."
     - „Ich habe meine Lesebrille vergessen. Können Sie mir das vorlesen?".
     - „Darf ich das mit nach Hause nehmen, damit ich es mit meinen Kindern besprechen kann?"
   - Antworten auf Fragen zu eingenommenen Medikamenten
     - Name?
     - Nutzen?
     - Zeit der Einnahme?
2. Mit der Behandlung beginnen ... oder nicht beginnen? Derzeit tendiert man dazu, zu Beginn des Anamnesegesprächs bei jedem Patienten standardmäßig von einer geringen Gesundheitskompetenz auszugehen; dieser Ansatz des US-amerikanischen AHRQ (Agency for Healthcare Research and Quality) wird „Health Literacy Universal Precaution Toolkit" genannt. Im Weiteren passt der Arzt die Kommunikationsebene nach und nach an den Patienten und dessen Antworten an [15].
3. Wie geht man mit dieser Situation um [15, 16]?
   - Scham, Unsicherheit zerstreuen
   - eine gemeinsame Sprache finden
   - zum Fragen ermuntern
   - langsam sprechen
   - auf einfache, verständliche Sprache achten, Fachjargon vermeiden
   - die Informationen auf ein sinnvolles Maß beschränken
   - visuelle Hilfsmittel verwenden
   - wiederholen lassen (Teach-back)

Tabelle 3-3: Begriffsdefinitionen zum Thema Gesundheitskompetenz.

Begriff	Definition
Lesekompetenz[a]	• Fähigkeit zum Verstehen und Nutzen von schriftlichen Informationen im Alltag, zu Hause, am Arbeitsplatz und in der Gemeinschaft, um persönliche Ziele zu verfolgen und die eigenen Kenntnisse und Fähigkeiten zu erweitern. • Es gibt verschiedene Bezeichnungen, wie etwa das Wort Alphabetismus, allerdings trifft es eigentlich nicht genau, was hier gemeint ist.
Gesundheitskompetenz	• Im Englischen ist die Bezeichnung „health literacy" gebräuchlich, im Französischen hat sich inzwischen „littératie en santé" eingebürgert • Im deutschen Sprachraum bringt die Bezeichnung Gesundheitskompetenz auf den Punkt, was gemeint ist.
funktionaler Analphabetismus[b]	• die Situation von Menschen, die zwar eine Schule besucht haben, jedoch nicht oder nicht ausreichend lesen, schreiben oder rechnen können • Aus diesem Grund können diese Menschen auch nicht aktiv am gesellschaftlichen, familiären oder beruflichen Leben teilhaben.
Analphabetismus[b]	die Situation von Menschen, die kaum oder gar nicht zur Schule gegangen sind und die weder lesen noch schreiben gelernt haben

a) Definition der OECD, entnommen aus „La Littératie à l'ère de l'information" (Lesen im elektronischen Zeitalter). Abschlussbericht der internationalen Umfrage zur Lesekompetenz von Erwachsenen, 2000. Abrufbar unter https://web-archive.oecd.org/fr/2012-06-15/133681-39438013.pdf

b) Definitionen des westschweizerischen Vereins Lire et Écrire: www.lire-et-ecrire.ch [in französischer Sprache], zuletzt aufgerufen am 22.04.2011

Beim Teach-back vermittelt der Arzt dem Patienten zunächst Informationen und stellt ihm anschließend eine Frage: „Ich möchte sichergehen, dass ich Ihnen alles gut erklärt habe. Können Sie mir sagen, woran Sie sich erinnern?" Im Allgemeinen wird dieser hilfreiche und dabei einfach und schnell umsetzbare Ansatz viel zu wenig genutzt.

3.3 Soziale Ungleichheiten und soziale Determinanten der Gesundheit

Die in unseren heutigen Gesellschaften wachsenden sozialen Ungleichheiten haben starke Auswirkungen auf die sozialen Determinanten der Gesundheit auf individueller und gemeinschaftlicher Ebene. Selbst in den am weitesten entwickelten Ländern haben Menschen am unteren Rand der sozialen Leiter eine schlechtere Gesundheit und eine geringere Lebenserwartung als privilegiertere Schichten. Das ist auch in Ländern wie Deutschland, Österreich und der Schweiz der Fall.

3.3.1 Definitionen

Die **Prekarität** ist ein Zustand sozialer Unsicherheit, der davon geprägt ist, dass eine oder mehrere Sicherheiten nicht gegeben sind, insbesondere hinsichtlich einer stabilen Erwerbstätigkeit, die den betroffenen Menschen und ihren Familien ermöglichen würde, ihre beruflichen, familiären und sozialen Verpflichtungen zu erfüllen und ihre Grundrechte wahrzunehmen. Nach einigen Autoren führt die Prekarität nur dann zu **Armut,** wenn sie mehrere Bereiche des Daseins betrifft, wenn sie chronisch wird und damit die Chancen, die eigene Verantwortung wieder selbst wahrzunehmen und die eigenen Rechte in absehbarer Zukunft wiederzuerlangen, sehr stark beeinträchtigt [17]. Hierbei ist zwischen der absoluten Armut, bei der jemand nicht einmal das Nötigste zum Überleben besitzt, und der relativen Armut zu unterscheiden, die im Verhältnis zu den durchschnittlich in einer Gesellschaft verfügbaren Ressourcen definiert ist [18].

3.3.2 Ermittlung von Prekarität

In den letzten Jahren wurden verschiedene Prekaritätsindexe erarbeitet, um geografisch benachteiligte Regionen zu erfassen [19, 20, 21]. Diese Indexe sind jedoch nur für bevölkerungspolitische Zwecke geeignet. Für Hausärzte wären für den Umgang mit Patienten, die vom mehrdimensionalen Charakter der Prekarität und sozialen Ungleichheiten in Bezug auf die Gesundheit betroffen sind, Einzelscores zur Bewertung der Prekarität hilfreich. In diesem Zusammenhang wurde in der Westschweiz mit dem Fragebogen DiPCare-Q (Deprivation in Primary Care) ein Instrument entwickelt, mit dem sich die materielle und soziale Prekarität eines Patienten erkennen und messen lässt [22]. Dieses einfach anwendbare, valide und zuverlässige Instrument wurde zwar auf lokaler Ebene entwickelt, lässt sich aber auch internationaler Ebene einsetzen (Tabelle 3-4).

Tabelle 3-4: Fragebogen DiPCare-Q (Deprivation in Primary Care).

Frage	ja	nein
1. Hatten Sie **in den letzten 12 Monaten** Schwierigkeiten, die Rechnungen Ihres Haushalts zu bezahlen (Steuern, Versicherungen, Telefon, Strom, Kreditkarten usw.)?		
2. Mussten Sie **in den letzten 12 Monaten** bei Angehörigen Geld für den täglichen Bedarf ausleihen?		
3. Musste **in den letzten 12 Monaten** jemand **in Ihrem Haushalt** auf medizinische Versorgung verzichten, weil Sie nicht genügend Geld hatten (Zahnarzt, Arzt, Kauf von Medikamenten)?		
4. Hatten Sie **in den letzten 12 Monaten** Angst, aus Ihrer Wohnung hinausgeworfen zu werden oder Ihre Bleibe zu verlieren?		
5. Mussten Sie **in den letzten 12 Monaten** auf den Kauf von Kleidung verzichten, obwohl Sie selber oder ein Mitglied **Ihres Haushalts** diese benötigten?		
6. Mussten Sie **in den letzten 12 Monaten** auf den Kauf von Möbeln oder Geräten verzichten, obwohl Sie selber oder ein Mitglied **Ihres Haushalts** diese benötigten?		
7. Sind Sie **in den letzten 12 Monaten** in die Ferien gefahren?		
8. Haben Sie **in den letzten 3 Monaten** einen Abend mit Angehörigen oder Freunden verbracht?		
9. Waren Sie **in den letzten 3 Monaten** im Kino, Theater, an einem Konzert oder einer Sportveranstaltung?		
10. Ist es **im letzten Monat** vorgekommen, dass es in Ihrem Haushalt nicht genug zu essen gab?		

Frage	ja	nein
11. Hatten Sie **im letzten Monat** die Möglichkeit, ins Internet zu gelangen (zu Hause, Arbeit, Bibliothek, Internet-Café usw.)?		
12. Können Sie bei Schwierigkeiten Personen, **die nicht Ihrem Haushalt angehören,** um materielle Hilfe bitten (Geld, Nahrungsmittel, Unterkunft)?		
13. Haben Sie **gegenwärtig** große Schwierigkeiten, Geld zurückzuzahlen (Bank, Familie, Angehörige usw.)?		
14. Leiden Sie **derzeit** an einer körperlichen Behinderung, die weitreichende Auswirkungen auf Ihren Alltag hat?		
15. Leiden Sie **derzeit** an psychischen Schwierigkeiten oder Problemen, die weitreichende Auswirkungen auf Ihren Alltag haben?		
16. Haben Sie **gegenwärtig** Probleme im Zusammenhang mit dem Konsum von Alkohol, Drogen, Spielen oder anderem?		

Auch wenn der Arzt dank seiner Intuition oder als Ergebnis der psychosozialen Anamnese schon auf die prekäre Situation oder die Armut seines Patienten aufmerksam geworden ist, kann es dennoch sein, dass dieser verschleiert, dass er auf medizinische Versorgung verzichtet (weil er z.B. Scham- oder Schuldgefühle gegenüber dem Arzt empfindet). Um das zu überprüfen, muss der Arzt lediglich eine Frage stellen, deren prädiktiver negativer Wert hier interessant ist, denn sie ist ein hilfreiches Instrument, um herauszufinden, ob der Patient möglicherweise aus wirtschaftlicher Not auf eine Behandlung verzichten würde: „Hatten Sie in den letzten 12 Monaten Schwierigkeiten, die Rechnungen Ihres Haushalts zu bezahlen?" [23]. Der prädiktive negative Wert beträgt 96,3 %, der prädiktive positive Wert 30,6 %. In der klinischen Praxis ist diese Frage insbesondere relevant, weil die in den letzten Jahren in der Westschweiz durchgeführten Studien zeigten, dass 10–15 % der Patienten aus wirtschaftlichen Gründen auf medizinische Leistungen verzichten [24, 25, 26] und dass dieser Prozentsatz weiter zunimmt.

3.3.3 Hilfsmittel und Instrumente

Im Hinblick auf soziale Ungleichheiten im Gesundheitswesen können Hausärzte und auch Sozialarbeiter eine wichtige und wegweisende Rolle bei der Versorgung der vulnerabelsten Mitglieder der Bevölkerung spielen [24, 27, 28]. In der heutigen Zeit, in der das allgemeine Interesse vor allem auf die Biomedizin und den technologischen Fortschritt in der Medizin gerichtet ist, erscheint die Ausübung einer sozial orientierten Medizin mit einem eher integrativen und holistischen Ansatz nicht nur als eine wichtige Ergänzung, sondern vielmehr absolut unverzichtbar. In der klinischen Praxis erfordert seine Anwendung in der Praxis im Allgemeinen, dass Angehörige der Gesundheitsberufe sich in 3 Kompetenzbereichen weiterentwickeln: Wissen, Fähigkeiten/Fertigkeiten und bewusstes Handeln (Tabelle 3-5).

Tabelle 3-5: Praxis der sozialen Medizin.

Ziele	erwarteter Nutzen	Hilfsmittel und Instrumente (Beispiele)
Kompetenzbereich Wissen		
die sozialen Gesundheitsdeterminanten des Patienten kennen und identifizieren [24, 27]	• Auswirkungen auf die Symptome und Erkrankungen des Patienten verstehen • persönliche soziale und materielle Ressourcen des Patienten anerkennen	• den sozialen Kontext der Region oder des Landes, in dem sich innerhalb der Bevölkerung soziale Ungleichheiten im Gesundheitswesen auswirken, kennen • soziale Ungleichheiten durch Integrieren der verschiedenen Dimensionen der sozialen Gesundheitsdeterminanten durch verständliche, systematische Fragen dokumentieren [24, 27]
die verfügbaren Ressourcen der Gesundheits- und Sozialeinrichtungen in der Region kennen [28]	• den Patienten in seinem sozialen Kontext wahrnehmen • den Patienten nach seinem speziellen Bedarf begleiten (z. B. Sozialeinrichtungen, niederschwellige Anlaufstellen)	• eigenes „Adressbuch" [28] • Partnerschaften mit Ansprechpartnern aus paramedizinischen und nicht medizinischen Berufen (z. B. Apotheker, Physiotherapeuten, Sozialarbeiter, Vereine, Stiftungen) entwickeln • Informationen zu den in den Medien verfügbaren Ressourcen sammeln (z. B. Informationsbroschüren, Internetseiten)
transkulturelle klinische Kompetenzen entwickeln [25]	Kommunikation und Zusammenarbeit mit Patienten aus verschiedenen Kulturen verbessern (z. B. Migranten, sexuelle Minderheiten, Sehbehinderte, Hörbehinderte)	• sich im Bereich soziale Determinanten der Gesundheit informieren und weiterbilden • professionelle Dolmetscher oder Kulturmittler in religiösen, ethnischen und anderen Gemeinschaften einsetzen
Kompetenzbereich Fähigkeiten und Fertigkeiten		
Möglichkeiten finden, die ökonomische Situation anzusprechen	• Personen identifizieren, die aus wirtschaftlichen Gründen auf Gesundheitsleistungen verzichten [27] • erkennen, ob eine ungenügende Therapietreue und Medikamenteneinnahme mit finanziellen Schwierigkeiten verbunden ist [24]	• „Hatten Sie in den letzten 12 Monaten Schwierigkeiten, die Rechnungen Ihres Haushalts zu bezahlen (Steuern, Versicherungen, Telefon, Strom, Kreditkarten usw.)?"; prädiktiver negativer Wert der Frage = 96 % [29]

Ziele	erwarteter Nutzen	Hilfsmittel und Instrumente (Beispiele)
		• Netzwerk im technischen Bereich aufbauen (z. B. Zahnärzte, Orthopädietechniker, Augenoptiker), mit denen es möglich ist, über pragmatische Lösungen für die dringende Versorgung eines Patienten zu sprechen • Sozialeinrichtungen kontaktieren, um über finanzielle Hilfen (z. B. Arbeitslosen-/Pflegegeld, Zuschüsse) zu sprechen
Gesundheitskompetenz („health literacy") der Patienten beurteilen und berücksichtigen [28, 30, 31]	• Patienten erhalten die nötigen Informationen und verstehen sie • Patienten können dann fundierte Entscheidungen über ihre Gesundheit treffen	Fragebogen zur Ermittlung der Gesundheitskompetenz des Patienten [30]
Kompetenzbereich bewusstes Handeln und Verhalten		
auf Gleichbehandlung in der medizinischen Versorgung und Pflege achten	Denken Sie stets daran, dass der Patient möglicherweise nur eingeschränkten oder gar keinen Zugang zu der für ihn erforderlichen Versorgung hat	• „Würde ich dem Patienten, den ich hier vor mir habe, eine andere Untersuchung oder eine andere Behandlung vorschlagen, wenn er sich nicht in einer Situation der Prekarität oder Armut befände?" • Strategien zur Vorbeugung und Gesundheitsförderung vorschlagen, vor allem auch bei schutzbedürftigen Patienten
empathische Haltung einnehmen und Patienten an das Thema Gesundheit heranführen, damit sie sich intensiver mit ihrer eigenen Gesundheit befassen	• Entwicklungsprozess fördern, der dazu führt, dass der Patient die Kontrolle über sein Leben wiedererlangt (Empowerment) • persönliche Fähigkeiten und Ressourcen des Patienten mobilisieren	je nach Situation (bei entsprechenden kognitiven Fähigkeiten und ausreichender Kommunikationsfähigkeit): • Methode der motivierenden Gesprächsführung [32] • Methode der gemeinsamen Entscheidungsfindung mit dem Patienten (interaktiver Ansatz, bei dem der Arzt und der Patient alle Schritte des Entscheidungsfindungsprozesses gemeinsam gehen [33])

3.4 Transkulturelle Besonderheiten, Stereotype und Vorurteile [34]

In die Versorgung „ausländischer" Patienten muss auch ihr „Anderssein", insbesondere in kultureller Hinsicht einbezogen werden, was auch bedeutet, sich die eigene Kultur bewusst zu machen, sowohl als Mitglied einer Gesellschaft oder als Mitglied eines Berufsstands, der wiederum von einer Berufskultur geprägt ist. Dieser Ansatz muss von Empathie, Interesse und Respekt geprägt sein.

Bei der Anamnese sind aus der Vielzahl der transkulturellen Aspekte die folgenden 5 besonders wichtig:

- Kommunikationsstil
- Traditionen, Gebräuche, Spiritualität, Religiosität
- Geschlecht und Fragen zum Intimbereich und zur Sexualität
- Aufbau eines Vertrauensverhältnisses oder Vorhandensein von Misstrauen
- Entscheidungsfindung im Rahmen des familiendynamischen Gefüges

3.4.1 Eigene Reaktionsmuster

Dabei ist es unabdingbar, sich die eigenen Reaktionsmuster bei bestimmten Patienten genauer anzusehen, um zu erkennen, was getan werden muss, um negative Auswirkungen auf deren Versorgung zu vermeiden. Manchmal neigt der Arzt oder die Pflegekraft angesichts der Unterschiede zu verschiedenen Verallgemeinerungen und Interpretationen, wobei es sich um Vorurteile, Stereotype oder Diskriminierung handeln kann (Tabelle 3-6).

Die **Kategorisierung** ist ein universelles und automatisches Phänomen und dient dazu, die Komplexität der eigenen Umgebung zu verringern, um sie besser verstehen zu können. Um eine gewisse „Homöostase" unserer Kategoriesysteme aufrechtzuerhalten, wird jeder unbewusst die Unterschiede zwischen den Kategorien überbewerten und die Unterschiede innerhalb der Kategorien unterbewerten. Diese kognitiven „Abkürzungen" sind in vielen Situationen von Vorteil, aber sie können problematisch werden, wenn sie die Erforschung des persönlichen Hintergrunds eines Patienten oder die Handlungen, die für ihn oder in seinem Namen unternommen werden, einschränken.

Tabelle 3-6: Begriffsdefinitionen von Stereotyp, Vorurteil und Diskriminierung [35, 36].

Begriff	Definition
Stereotyp	• **Kategorisierung** der als typisch behaupteten Charakteristika der Angehörigen einer Gruppe. • diese Kategorisierung ist häufig weitverbreitet
Vorurteil	• positive oder negative **Haltung** gegenüber den Angehörigen einer Gruppe • beruht im Allgemeinen auf einem oder mehreren Stereotypen • Urteil über eine Person oder eine Gruppe ohne ausreichende Kenntnis der zur Verfügung stehenden Fakten
Diskriminierung	• **Handlung,** die ausgehend von bestimmten Kriterien oder Unterscheidungsmerkmalen eine Benachteiligung von Angehörigen einer bestimmten Gruppe im Verhältnis zum Rest der Gesellschaft darstellt • Diskriminierung kann positiv oder negativ, direkt oder indirekt, individuell oder gruppenweise oder sogar institutionell sein

Die **Diskriminierung** oder Ungleichbehandlung bestimmter Patienten oder Patientengruppen kann mit einem oder mehreren ihrer Merkmale in Verbindung gebracht werden, z. B. Alter, Geschlecht, sozioökonomischer Status, Religion, Phänotyp, aber auch mit Elementen, die direkt mit der Gesundheit zusammenhängen, wie die Diagnose oder das Vorliegen einer Behinderung [37].

Angehörige der Gesundheitsberufe haben im Allgemeinen nicht die Absicht, Patienten zu diskriminieren. Die diskriminierungsfreie Gesundheitsversorgung aller Patienten ist Teil der Ethik der Gesundheitsberufe. Bei Umfragen werden nur wenige Kliniker explizite Präferenzen für bestimmte Patientengruppen äußern. Trotzdem scheint es, dass Kliniker (wie jedes andere Individuum auch) implizite Voreingenommenheiten entwickeln, derer sie sich nicht immer bewusst sind. Diese Voreingenommenheiten werden oft innerhalb ihrer kulturellen und sozialen Gruppen erworben, sind mit wiederholten persönlichen Erfahrungen verbunden und lassen sich wahrscheinlich nicht so leicht ändern [38]. **Implizite Voreingenommenheiten** werden einen Einfluss auf Vorurteile und Stereotypen haben, aber auch auf das Verhalten des Einzelnen und damit zum Phänomen der Diskriminierung beitragen. Dies geschieht manchmal auf subtile Weise, etwa durch nonverbale Hinweise, die ihre unbewussten oder unbewussten Präferenzen zeigen. Implizite Voreingenommenheiten in Bezug auf bestimmte individuelle Merkmale (z. B. Geschlecht, Phänotyp, Gewicht) können mit einem standardisierten Test gemessen werden, der für Forschungszwecke entwickelt wurde, aber auch von Einzelpersonen genutzt werden kann (www.implicit.harvard.edu). Implizite negative Voreingenommenheiten von Pflegekräften gegenüber bestimmten Patientenpopulationen scheinen deren Behandlungsentscheidungen negativ zu beeinflussen [39, 40]. In der Literatur finden sich Hinweise darauf, dass die impliziten Voreingenommenheiten von Klinikern die Diagnose, die Behandlungsentscheidungen und das Niveau der Versorgung, das sie ihren Patienten bieten, auf subtile Weise, aber signifikant beeinflussen.

3.4.2 Umgang mit Voreingenommenheiten

Maßnahmen zum Umgang mit solchen Voreingenommenheiten sind:

- Erkennen Sie Patienten, die bei Ihnen Emotionen erzeugen, die negative Stereotypen und damit a priori negative Emotionen fördern können.
- Machen Sie sich stets bewusst, dass ein Risiko für Verallgemeinerungen besteht und versuchen Sie, diese zu vermeiden.
- Betrachten Sie jede Begegnung im klinischen Alltag als Gelegenheit, Ihr Ziel der Gleichbehandlung zu verfolgen.
- Sehen Sie den Patienten als eigenständiges Individuum. Achten Sie bewusst darauf, Schubladendenken zu vermeiden.
- Sammeln Sie nach und nach mehr persönliche Informationen zu diesem Patienten und seiner klinischen Situation.
- Bleiben Sie empathisch, zeigen Sie Interesse – und Respekt.
- Machen Sie sich Ihre eigenen (beruflichen und persönlichen) Zugehörigkeiten bewusst – und welche Privilegien Sie dadurch genießen.

Andere Maßnahmen auf höherer Ebene können ebenfalls dazu beitragen, Voreingenommenheiten bei der medizinischen Versorgung von Minderheiten zu vermeiden:

- systematische Einbeziehung der Angehörigen von Minderheiten in Forschungsprojekte
- Verpflichtung aller Mitarbeiter von Gesundheits- und Sozialeinrichtungen zur gerechten Behandlung aller, die ihre Dienste in Anspruch nehmen [41]
- Einführung einer Gesundheitspolitik, die den Bedürfnissen von Minderheiten Rechnung trägt

- Anbieten einer Vertretung von Minderheiten unter Mitarbeitern in Einrichtungen des Gesundheitswesens [42]

3.5 Krankheit – Glaubenssätze und Erklärungsmodelle [43]

Schließlich geht es darum, die Überzeugungen und Glaubenssätze des Patienten in Bezug auf die Krankheit, aber auch auf die Behandlung zu erforschen, die insbesondere von Erfahrungen der Vergangenheit abhängen (persönliche Erfahrungen oder Erfahrungen in seinem persönlichen Umfeld, Wahrnehmungen, Sorgen und Bedenken, das Vorhandensein oder Fehlen von Parallelpraktiken). Diese Erforschung, die auf den ersten Blick sehr zeitaufwendig erscheinen mag, kann schnell, aber effektiv durchgeführt werden. Dabei wird insbesondere in Bezug auf die Erkrankung des Patienten das nachfolgende Erklärungsmodell verwendet, um besser zu verstehen, was nach Meinung des Patienten die Ursache seines Problems ist, wann das Problem zum ersten Mal aufgetreten ist, wie schwerwiegend es ist, welche mögliche Behandlung erwartet, welche Ergebnisse er erwartet usw.

Stellen Sie folgende 8 Fragen (anhand des Fragenkatalogs nach Arthur Kleinman [44]):

- Wie benennt man Ihre Beschwerden in der Muttersprache?
- Was hat nach Ihrer Ansicht die Beschwerden verursacht?
- Warum treten die Beschwerden gerade zu diesem Zeitpunkt auf?
- Wie zeigen sich Ihre Beschwerden?
- Wie schlimm sind Ihre Beschwerden? Denken Sie, dass Ihre Beschwerden lange anhalten werden?
- Wovor haben Sie in diesem Zusammenhang am meisten Angst?
- Wie wirken sich diese Beschwerden auf Ihr Leben/Ihren Alltag aus?
- Welche Behandlung sollten Sie nach Ihrer Meinung erhalten? Welche Resultate erhoffen Sie sich?

3.6 Schlussfolgerungen

3.6.1 Medizinische Versorgung von Migranten – die Gelegenheit für eine bessere, menschlichere Medizin [45]

Die klinische Versorgung von Migranten erfordert, dass Ärzte, Pflege- und Betreuungspersonen trotz oder gerade aufgrund der Kommunikationsschwierigkeiten sehr genau hinhören und hinsehen und dabei einen „gemischten" Ansatz der klinischen Semiologie verfolgen, um alle Äußerungen hinsichtlich der Symptome, des Leidens, der Chronizität und der Bedeutung, die der Krankheit zugemessen wird, wahrzunehmen und zu verstehen.

Angesichts der häufig auftretenden Komplexität dieser klinischen und sozialen Realität ist die pluri- und – sofern möglich – interdisziplinäre Arbeit und daher eine entsprechende Vernetzung unerlässlich.

Angesichts medizinisch-sozialer und rechtlicher Situationen, die oft an der Grenze dessen liegen, was bei der Berufsausübung akzeptabel ist, wird ethisches Handeln in jedem Moment der Untersuchung oder Beratung sofort sichtbar und ist daher unbedingt erforderlich.

Schließlich sind Pflegekräfte und Ärzte, wie auch Lehrer und Forscher, Bürger der Zivilgesellschaft. Als solche können sie eine Rolle als „Fürsprecher" oder Verfechter („advocate") der Grundrechte Ihrer Patienten mit Migrationserfahrung einnehmen, da diese oft schutzbedürftig sind: Ausgehend von einer individuellen, aber auch gemeinschaftlichen und gesundheitspolitischen Realität sind sie in der Lage, von ihren Erfahrungen zu berichten, und andere Menschen zu informieren und auszubilden.

3.6.2 Praktische Auswirkungen [5]

Die Betreuung von Patienten mit Migrationserfahrung oder ausländischer Herkunft stellt aufgrund der epidemiologischen, kulturellen und sprachlichen Unterschiede, der migrationsspezifischen Schwierigkeiten und der häufig hinzukommenden sozioökonomischen Fragen eine besondere Herausforderung für die medizinische Praxis dar.

Die transkulturelle Kompetenz in der klinischen Praxis umfasst mehrere Ebenen, nämlich die innere Haltung, das Wissen und die Fähigkeiten und Fertigkeiten, die unabdingbar sind, damit Patienten mit unterschiedlichem soziokulturellem und sprachlichem Hintergrund eine gute medizinische Versorgung erhalten.

Das Erwerben von transkulturellen Kompetenzen in der klinischen Praxis ermöglicht es, die Qualität der Versorgung von Patienten mit Migrationserfahrung oder ausländischer Herkunft zu verbessern und das Risiko von Ungleichheiten im Hinblick auf den Zugang zur Gesundheitsleistungen, die Versorgungsqualität und die Gesundheitsqualität zu verringern.

Die Vorteile des Erwerbs dieser Kompetenzen beschränken sich nicht auf den Umgang mit Patienten mit Migrationserfahrung. Diese Ausbildung ist eine Gelegenheit für Ärzte und Pflegekräfte, ihre Praxis zu hinterfragen und die Versorgung aller Patienten zu verbessern, unabhängig von ihrer Herkunft und ihrem Migrationshintergrund.

3.7 Danksagung

Wir bedanken uns ganz herzlich bei allen, die Teil des Weiterbildungsprogramms zur Transkulturellen Kompetenz in der klinischen Praxis in Lausanne waren und künftig zur Weitergabe dieses Wissens an Kliniker und Sozialarbeiter beitragen, insbesondere Brigitte Pahud Vermeulen, Elodie Dory, Andrea Felappi, Javier Sanchis Zozaya und Jeremie Blaser.

Literatur

1. Bodenmann P, Green AR. Disparités en santé: réalités locales et défis futurs. Revue Médicale Suisse. 2012;2(364):2282–2286. Verfügbar unter: https://www.revmed.ch/revue-medicale-suisse/2012/revue-medicale-suisse-364/disparites-en-sante-realites-locales-et-defis-futurs
2. Domenig D. Das Konzept der transkulturellen Kompetenz. In: Transkulturelle Kompetenz, Lehrbuch für Pflege-, Gesundheits- und Sozialberufe. 2., vollständig überarbeitete und erweiterte Auflage. Bern: Huber; 2007. 165–189.
3. Green AR, Betancourt JR, Carrillo JE. Communicating across cultures: a patient-based approach to caring for immigrants. Paris: Elsevier; 2006. https://doi.org/10.1016/B978-0-323-03454-8.50012-7
4. Bodenmann P, Jackson Y. Patients migrants: des enjeux transculturels, des compétences spécifiques. Revue Médicale Suisse. 2011;7:1035–1036. Verfügbar unter: https://www.revmed.ch/view/507926/4167065/RMS_idPAS_D_ISBN_pu2011-18s_sa17_art17.pdf
5. Althaus F, Hudelson P, Domenig D, et al. Compétences cliniques transculturelles et pratique médicale. Forum Médical Suisse. 2010;10:79–83. https://doi.org/10.4414/fms.2010.07077
6. White III AA, Chanoff D. Seeing patients unconscious bias in health care. Cambridge: Harvard University Press; 2011. https://doi.org/10.2307/j.ctvjk2xx5
7. Wilkinson R, Pikett K. The Spirit Level: Why greater equality makes societies stronger. London: Penguin Group; 2009.
8. Bodenmann P, Wolff H, Madrid C. Vulnérabilités et santé: pourquoi une nouvelle rubrique? Revue Médicale Suisse. 2009;5:849. Verfügbar unter: https://www.revmed.ch/view/560521/4475288/RMS_idPAS_D_ISBN_pu2009-15s_sa09_art09.pdf
9. Monod S, Sautebin A. Vieillir et devenir vulnérable. Revue Médicale Suisse. 2009;5(226):2353–2357. Verfügbar unter: https://www.revmed.ch/view/565108/4502799/RMS_idPAS_D_ISBN_pu2009-42s_sa08_art08.pdf
10. Rieder JP, Gravier B, Bertrand D. Santé en milieu pénitentiaire: vulnérabilité partagée entre détenus et professionnels de la santé. Revue Médicale Suisse. 2010;6:1462–1465. Verfügbar unter: https://www.revmed.ch/view/546143/43

90563/RMS_idPAS_D_ISBN_pu2010-27s_sa10_art10.pdf

11. Faucherre F, Weber O, Singy P, et al. L'interprète communautaire: une pièce centrale dans le puzzle de la consultation interculturelle. Revue Médicale Suisse. 2010;6:336–338. Verfügbar unter: https://www.revmed.ch/view/526275/4276513/RMS_idPAS_D_ISBN_pu2010-06s_sa04_art04.pdf
12. Zenklusen S, Bischoff T, Panese F, Bodenmann P. Evaluation de la littératie en santé. In: Bodenmann P, Jackson Y, Wolff H, Hrsg., in Zusammenarbeit mit Vu F. Vulnérabilités, équité et santé. Chêne-Bourg: RMS éditions/Médecine et Hygiène; 2018. 61–70.
13. Ratzan SC, Parker RM. Introduction. In: Selden CR, Zorn M, Ratzan SC, Parker RM, editors. National library of medicine current bibliographies in medicine: Health Literacy. Bethesda, MD: National Institutes of Health, U.S. Department of Health and Human Services; 2000. (NLM Pub. No. CBM 2000-1).
14. Bodenmann P, Velonaki VS, Favre-Kruit C, et al. Littératie en santé: une problématique pour tous les soignants. In: Bodenmann P, Jackson Y, Wolff H, Hrsg., in Zusammenarbeit mit Vu F. Vulnérabilités, équité et santé. Chêne-Bourg: RMS éditions/Médecine et Hygiène; 2018.
15. Agency for Healthcare Research and Quality (AHRQ). AHRQ Health Literacy Universal Precautions Toolkit. Rockville, MD: AHRQ; 2015. Verfügbar unter: https://www.ahrq.gov/healthliteracy/improve/precautions/toolkit.html
16. American Medical Association and American Medical Association. Health literacy: A Manual for clinicians. Chicago: AMA Foundation and AMA; 2003.
17. Warzinski J. Grande pauvreté et précarité économique et sociale. Rapport présenté au nom du Conseil économique et social. Journal officiel de la République française, avis et rapports du Conseil économique et social. 1987:6;1–104.
18. McCally M, Haines A, Fein O. Poverty and ill health: Physicians can, and should, make a difference. Annals of Internal Medicine. 1998; 129(9):726–733. https://doi.org/10.7326/0003-4819-129-9-199811010-00009
19. Townsend P. Deprivation. Journal of Social Policy. 1987;16:125–146. https://doi.org/10.1017/S0047279400020341
20. Jarman B. Identification of underprivileged areas. British Medical Journal. 1983;286(6379): 1705–1709. https://doi.org/10.1136/bmj.286.6379.1705
21. Carstairs V. Deprivation explaining differences in mortality between Scotland and England and Wales. BMJ (Clinical research ed.). 1989;299 (6704):886–889. https://doi.org/10.1136/bmj.299.6704.886
22. Vaucher P, Bischoff T, Diserens EA, et al. Detecting and measuring deprivation in primary care: development, reliability and validity of a self-reported questionnaire: the DiPCare-Q. BMJ Open. 2012;2(1):e000692. https://doi.org/10.1136/bmjopen-2011-000692
23. Bodenmann P, Favrat B, Wolff H, et al. Screening primary-care patients forgoing health care for economic reasons. PLoS One. 2014;9(4): e94006. https://doi.org/10.1371/journal.pone.0094006
24. Wolff H, Bodenmann P. Pauvre et malade: que faire docteur? Revue Médicale Suisse. 2013; 9:263–266. Verfügbar unter: https://www.revmed.ch/view/479575/3997979/RMS_idPAS_D_ISBN_pu2013-04s_sa29_art29.pdf
25. Bodenmann P, Green AR. Disparités en santé: réalités locales et défis futurs. Revue Médicale Suisse. 2012;8:2282–2286. Verfügbar unter: https://www.revmed.ch/view/495185/4090333/RMS_idPAS_D_ISBN_pu2012-42s_sa07_art07.pdf
26. Wolff H, Gaspoz JM, Guessous I. Health care renunciation for economic reasons in Switzerland. Swiss Medical Weekly. 2011;141:w13165. https://doi.org/10.4414/smw.2011.13165
27. Bodenmann P, Jackson Y, Bischoff T, et al. Précarité et déterminants sociaux de la santé: quel(s) rôle(s) pour le médecin de premier recours? Revue Médical Suisse. 2009;5(199):845–848. Verfügbar unter: https://www.revmed.ch/view/560490/4475128/RMS_idPAS_D_ISBN_pu2009-15s_sa08_art08.pdf
28. Chatelard S, Vaucher P, Wolff H. Le médecin face aux inégalités sociales de santé: quel pouvoir d'action? Revue Médicale Suisse. 2012;2 (341):1061–1066.
29. Bodenmann P, Wolff H, Bischoff T, et al. Renoncement aux soins: comment appréhender cette réalité en médecine de premier recours? Revue Médicale Suisse. 2014;0(452):2258–2263.
30. Chew LD, Griffin JM, Partin MR, et al. Validation of screening questions for limited health literacy in a large VA outpatient population. Journal of General Internal Medicine. 2008;23(5):

561–566. https://doi.org/10.1007/s11606-008-0520-5
31. Kutner M, Greenberg E, Jin Y. Literacy in everydaylife: Results from the 2003 national assessment of adult literacy. NCES 2007-490. Washington D.C.: National Center for Education Statistics; 2007.
32. Fortini C, Daeppen JB. Se former à l'entretien motivationnel pour aider ses patients à changer. Revue Médicine Suisse. 2012;2(346):1359–1361.
33. Cornuz J, Junod N, Pasche O, Guessous I. Dépistage des cancers en pratique clinique: une place privilégiée pour le partage de la décision. Revue Médicale Suisse. 2010;4(456):1410–1414.
34. Dominice Dao M, Bodenmann P. Ce que l'autre peut susciter chez nous: préjugés, stéréotypes et discrimination dans la pratique clinique. In: Bodenmann P, Jackson Y, Wolff H, Hrsg., in Zusammenarbeit mit Vu F. Vulnérabilités, équité et santé. Chêne-Bourg: RMS éditions/Médecine et Hygiène; 2018.
35. Légal JB, Delouvée S. Stéréotypes, préjugés et discrimination. Malakoff: Dunod; 2015.
36. Gergen K, Gergen M, Jutras S. Psychologie sociale. Paris: Vigot; 1992.
37. Hudelson P, Kolly V, Perneger T. Patients' perceptions of discrimination during hospitalization. Health Expectations. 2010;13:24–32. https://doi.org/10.1111/j.1369-7625.2009.00577.x
38. Kawakami K, Dovidio JF, Moll J, et al. Just say no (to stereotyping): effects of training in the negation of stereotypic associations on stereotype activation. Journal of Personality and Social Psychology. 2000;78(5):571–588. https://doi.org/10.1037/0022-3514.78.5.871
39. Green AR, Carney DR, Pallin DJ, et al. Implicit bias among physicians and its prediction of thrombolysis decisions for black and white patients. Journal of General Internal Medicine. 2007;22(9):1231–1238. https://doi.org/10.1007/s11606-007-0258-5
40. FitzGerald C, Hurst S. Implicit bias in healthcare professionals: a systematic review. BMC Medical Ethics. 2017;18(1):19. https://doi.org/10.1186/s12910-017-0179-8
41. Office fédéral de la santé publique (OFSP). Swiss Hospitals for Equity. Liebefeld: OFSP; 2022. Verfügbar unter: https://www.bag.admin.ch/bag/de/home/strategie-und-politik/nationale-gesundheitsstrategien/gesundheitliche-chancengleichheit/chancengleichheit-in-der-gesundheitsversorgung/swiss-hospitals-for-equity.html
42. Mansh M, Garcia G, Lunn MR. From patients to providers: changing the culture in medicine toward sexual and gender minorities. Academic medicine: journal of the Association of American Medical College. 2015:90(5):574–580. https://doi.org/10.1097/ACM.0000000000000656
43. Bodenmann P, Vu F, Dominice Dao M, Jackson Y. Patients migrants: enjeux transculturels et compétences spécifiques. In: Bodenmann P, Jackson Y, Wolff H, Hrsg., in Zusammenarbeit mit Vu F. Vulnérabilités, équité et santé. Chêne-Bourg: RMS éditions/Médecine et Hygiène; 2018.
44. Kleinman A. Patients and healer in the context of culture. An exploration of the borderland between anthropology, medicine and psychiatry. Oakland: University of California Press; 1981. https://doi.org/10.1525/9780520340848
45. Bodenmann P, Gehri M. Soins aux migrants: une opportunité de pratiquer une meilleure médecine. In: Bodenmann P, Jackson Y, Wolff H, Hrsg., in Zusammenarbeit mit Vu F. Vulnérabilités, équité et santé. Chêne-Bourg: RMS éditions/Médecine et Hygiène; 2018.

4 Tätigkeit im Bereich Migration und Gesundheit: Herausforderungen, Auswirkungen und Empfehlungen

Anne Jachmann, Aristomenis Exadaktylos, Daniel H. Paris

4.1 Ausgangslage

Angesichts der weltweit anhaltenden Migrations- und Flüchtlingsbewegungen ist es nicht verwunderlich, dass auch in der medizinischen Praxis zunehmend Patienten mit Migrationshintergrund der 1., 2. oder 3. Generation behandelt werden. Dabei ist die medizinische Ausbildung des Gesundheitspersonals oft nicht ausreichend auf die ganzheitliche medizinische Versorgung von Menschen in migrationsbedingten Krisensituationen ausgerichtet. Hinzu kommt, dass in der humanitären Medizin wiederholt anspruchsvolle und emotional belastende Situationen entstehen, da humanitäre Helfer, wie z. B. Flüchtlingshelfer, Menschen unterstützen, die aufgrund von Konflikten, Krieg oder Naturkatastrophen gezwungen waren, ihre Länder zu verlassen. Flüchtlingshelfer werden regelmäßig mit dem Schicksal und dem emotionalen Leid von Migranten und Flüchtlingen konfrontiert und müssen kritische Entscheidungen treffen, zahlreiche Bedürfnisse managen sowie Teamkonflikte und schwierige Situationen mit Flüchtlingen und ihren Familien bewältigen.

4.2 Mögliche Folgen

Ein Arbeitsumfeld mit oft instabilen Bedingungen, unüberwindbar erscheinenden Hindernissen und limitierten finanziellen und humanen Ressourcen kann eine qualitativ hochwertige medizinische Versorgung behindern. Das Fachpersonal im Bereich Migration und Gesundheit wird regelmäßig mit politischen, religiösen oder soziokulturellen Kontextstrukturen konfrontiert. Der daraus resultierende kumulative Druck sowie zum Teil über die eigene Kapazität und Kompetenz hinweg agieren zu müssen, führt oft zur Desillusionierung über den Einfluss des eigenen Handelns, unzureichende Kontrolle und ethische Dilemma, und wird durch das direkte oder indirekte Erleben traumatischer Ereignisse verstärkt.

Daher kann diese Tätigkeit zu einem erhöhten Maß an Stress und psychischer Belastung beitragen. Bei chronischer Exposition können verschiedene emotionale Störungen wie Burnout, Depression, Angststörung oder posttraumatische Belastungsstörung (PTBS) verstärkt werden oder neu entstehen. Diese wiederum können mit einem erhöhten Risiko medizinischer Fehler, einer geringeren Gedulds- und Toleranzschwelle sowie möglichen Verhaltensänderungen einhergehen und die Qualität der medizinischen Versorgung von Flüchtlingen und Migranten beeinträchtigen (Tabelle 4-1) [1, 2, 3]. Hohe Personalfluktuation und Abwanderung aus der humanitären Hilfe oder ein kompletter Rückzug aus der Humanmedizin sind weitere mögliche Folgen [4]. Für die betroffene Person können erhöhte Stresslevel und damit verbundene Störungen – vor allem die Kombination aus geringer Kontrolle im Job mit einem hohen Maß an Verausgabung – zu einer Erhöhung des kardiovaskulären Risikoprofils führen – bis hin zum akuten Myokardinfarkt und/oder plötzlichen Herztod [5, 6].

In Fragebogenstudien mit professionellen und ehrenamtlichen Flüchtlingshelfern [7, 8, 9, 10, 11, 12] zeigte sich eine deutliche psychische

Tabelle 4-1: Mögliche negative Auswirkungen durch erhöhtes Stressniveau und psychische Belastung durch die Tätigkeit im Bereich Migration und Gesundheit auf verschiedene Akteure.

Akteure	Auswirkungen
Patient	• erhöhtes Risiko medizinischer Fehler • Herabsetzung der Gedulds- und Toleranzschwelle von Flüchtlingshelfern gegenüber Patienten • Verhaltensveränderung von Flüchtlingshelfern gegenüber Patienten (z. B. abweisend, unruhig, kurz angebunden) und Abnahme der Patientenzufriedenheit • geringere Qualität der medizinischen Versorgung
Flüchtlingshelfer (Provider)	• Überforderung, Ineffektivität • Verstärkung/Entstehung psychologischer Störungen (z. B. PTBS, Burnout, Depression, STS, Angststörung) • Erhöhung kardiovaskulärer Risikofaktoren und Belastung • Abnahme der Arbeitszufriedenheit und Berufswechsel
System (z. B. Organisation bzw. Institution)	• hohe Personalfluktuation, Krankheitsausfälle • Abwanderung aus der humanitären Hilfe und Medizin

Belastung mit unterschiedlicher Ausprägung klinisch relevanter Werte für *PTBS* (3,6–44,7 %), *Angst* (20–50,4 %), *Depression* (10,1–55,2 %) und *Burnout* (32–57 %). Eine *indirekte Traumatisierung* („vicarious trauma") gaben 26 % [13, 14] und starke Symptome von sekundär traumatischem Stress (STS) 22,9–51,3 % [10, 11, 12, 15, 16] der befragten Flüchtlingshelfer an. Das hohe Vorkommen von Burnout und STS bei Fachkräften und Freiwilligen, die mit Vertriebenen („forcibly displaced people") arbeiten, wurde in einer systematischen Übersichtsarbeit eindrücklich gezeigt; die Prävalenz von mäßig bis schwerem STS lag bei 45,7 % und die von hochgradigem Burnout bei 29,7 % [17].

Gemäß Studien mit Flüchtlingshelfern in Deutschland und Jordanien erhöhen traumatische Belastungen das Risiko für Angstzustände, Depressionen und PTBS [7, 8]. Die Anzahl der erlebten traumatischen Ereignisse hängen dabei mit dem Schweregrad der depressiven Symptome zusammen [7, 8]. Eine längere Tätigkeit im humanitären Sektor zeigte sich mit einem geringeren Risiko für Depressionen und Angstzustände, und eine geringere soziale Unterstützung bzw. ein verminderter Teamzusammenhalt war mit einem erhöhten Risiko für Burnout oder Angstzustände verbunden [7].

4.3 Bewältigungsstrategien

Da ein hoher Stresspegel bei der Versorgung von Menschen in migrationsbedingten Krisensituationen bei Flüchtlingshelfern lange anhalten kann, stimmt es positiv, dass eine längere Tätigkeit im humanitären Sektor mit einem geringeren Risiko für die Entwicklung psychischer Störungen einhergeht. Dies impliziert, dass der Umgang mit Stress erlernt und die eigene Reaktion auf wiederkehrende Stressoren angepasst werden kann. Ein wichtiger Bestandteil besteht darin, die Symptome einer hohen Stressbelastung und erste Anzeichen für psychische Störungen zu kennen und darauf zu achten, diese – bei sich selbst sowie bei Kollegen – wahrzunehmen, entsprechend frühzeitig zu reagieren und bei Bedarf Hilfe zu suchen. Heute stehen viele etablierte Strategien zur Stressbewältigung und Stärkung des psychischen Wohlbefindens und der individuellen Widerstandsfähigkeit zur Verfügung.

> **Info für die Praxis**
>
> **Basisstrategien zur Stressbewältigung und Stärkung des psychischen Wohlbefindens**
>
> - gesunde ausgewogene Ernährung
> - ausreichend körperliche Bewegung, Sport und erholsamer Schlaf
> - tägliche Entspannungsphasen durch Ausübung von Hobbys, Yoga oder Meditation
> - regelmäßiger Austausch mit Familie, Freunden oder Arbeitskollegen
> - Reduzierung der Arbeitsbelastung, Aufgabenteilung

Mentale Unterstützung ist der Schlüssel zum Abbau von Stress bei Flüchtlingshelfern und zum Aufbau von Resilienz. Jedoch fühlen sich einige unwohl oder schuldig, dabei nach Unterstützung zu fragen, da die eigenen Beschwerden im Vergleich zu denen ihrer traumatisierten Patienten nichtig erscheinen, und wenden sich stattdessen ungesunden Bewältigungsstrategien (z. B. Konsum von Koffein, Nikotin, Alkohol oder anderer Substanzen) zu [18]. Stigma und Angst, als „schwach oder nicht belastbar" wahrgenommen zu werden, sind weitere Gründe, warum zum Teil keine Unterstützungsangebote gesucht oder angenommen werden. Eine Tätigkeit unter stetig hohem Stress auszuführen, wirkt sich zwangsläufig auf die psychische und physische Gesundheit eines jeden aus, weswegen Selbstfürsorge, mentale Unterstützung, regelmäßiger Austausch und Stressentlastung ebenso wichtige und unerlässliche Bestandteile dieser Arbeit sind. Ein Industriekletterer geht nicht ohne einen ausführlichen Ausrüstungscheck und der täglichen sorgfältigen Pflege seiner Ausrüstung an die Arbeit. Eine ähnlich regelmäßige Anwendung von Strategien zur Stressbewältigung und Selbstfürsorge führt zu „gut gerüsteten" Flüchtlingshelfern, welche bewusst, engagiert, stark/belastbar, passioniert und widerstandsfähig sind (Tabelle 4-2).

Analog können eine anerkennende, offene und unterstützende Kultur in Organisationen sowie Interventionsprogramme in Gruppen-Settings dem Vorkommen von Stigma, Ängsten und zögerlichem Verhalten entgegenwirken. Andere Stressmanagement-, Psychoedukations- und Resilienz-Trainingsprogramme, zugeschnitten auf Flüchtlingshelfer im Mittleren Osten (Libanon, Syrien) und Asien, wurden ebenfalls in Gruppen durchgeführt und positiv angenommen [19, 20, 21]. Der Vorteil bei allen diesen Programmen besteht darin, dass sie speziell auf die Bedürfnisse von Flüchtlingshelfern und den lokalen Kontext zugeschnitten sind. Allerdings wird ihre Anwendung in anderen Settings und Ländern dadurch erschwert. Vielversprechend ist die Entwicklung und Anwendung von „task shifting", evidenzbasierten psychologischen Interventionen, die nicht störungsspezifisch (transdiagnostisch) oder settingspezifisch sind, und bei denen Nichtfachleute („peer to peer") für die Durchführung der Programme geschult und beaufsichtigt werden.

Neben mentalen Unterstützungsangeboten für Flüchtlingshelfer, welche vor allem zu Beginn ihrer Tätigkeit wichtig sind, wird zudem das Bedürfnis nach Supervision (60,8–71,6 %) der Tätigkeit im Bereich Migration und Gesundheit postuliert [7, 13, 15]. Für die professionelle Versorgung von Migranten und Flüchtlingen ist zudem eine kontinuierliche Weiterbildung unerlässlich. Vor allem in Bereichen, in denen Flüchtlingshelfer sich überfordert fühlen (z. B. in der Behandlung traumatisierter Patienten), können Weiterbildungen äußerst hilfreich sein, um notwendige Kompetenzen zu erwerben und Unsicherheiten und daraus resultierendem Stress entgegenzuwirken [4]. Dabei kann eine stetige Reflexion der individuellen Tätigkeit und des Kenntnisstandes sowie ein Austausch mit Kollegen und Vorgesetzten unterstützen, Weiterbildungsbedürfnisse zu identifizieren und entsprechende Wissenslücken auszugleichen. Die Stärkung der Kompetenzen und Fähigkeiten von Flüchtlingshelfern wird wiederum zu einer besseren (Gesundheits-)Versorgung von Migranten und Flüchtlingen führen, weil die Helfer nur dann eine adäquate Versorgung leisten können, wenn sie gut ausgebildet sind (Tabelle 4-2).

4.4 Rahmenbedingungen

Um die Professionalität in der humanitären Arbeit inklusive des Bereichs Migration und Gesundheit zu fördern, wurden verschiedene Richtlinien und Rahmenbedingungen definiert.

Das „Humanitarian Action Qualifications Framework" wurde von der „European Universities on Professionalisation on Humanitarian Action (EUPRHA)", einer Initiative zur Professionalisierung und Qualitätssicherung im humanitären Sektor, entwickelt [22]. Es beschreibt die notwendigen Kompetenzen und Fertigkeiten, die in 6 Domänen verankert sind und aufeinander aufbauen (Tabelle 4-3). Der Begriff Professionalität bezieht sich auf ein dokumentiertes Niveau an Kompetenz, Verpflichtung oder Expertise, das über den Erwerb von Wissen und Fähigkeiten und deren Umsetzung in die Praxis erworben werden kann [23]. Es beinhaltet auch die Fähigkeit zur kritischen Selbstreflexion und zum kontinuierlichen Lernen, die eine intuitive Anpassung sowie adäquate Reaktion auf neue und unerwartete Situationen ermöglicht. Das EUPRHA-Rahmenwerk verdeutlicht zudem die

Tabelle 4-2: Protektive Faktoren zur Vorbeugung möglicher negativer Auswirkungen der Tätigkeit im Bereich Migration und Gesundheit auf verschiedene Akteure.

Akteure	Protektive Faktoren
Patient	• respektvoller angemessener Umgang • klare Kommunikation (kulturell und sprachlich adaptiert)
Flüchtlingshelfer (Provider)	• Anwendung von Strategien zur Stressbewältigung und Stärkung des psychischen Wohlbefindens • kontinuierliche Weiterbildung (Aneignen von Wissen und Fertigkeiten im Bereich Migration und Gesundheit) • regelmäßiges Debriefing und Fallbesprechungen (z. B. Balint-Gruppen) • Wissen über Symptome/Anzeichen psychologischer Belastung und Wahrnehmen der eigenen Bedürfnisse sowie von Teammitgliedern und bei Bedarf Annehmen von psychologischen Unterstützungsangeboten • am Patientenbedürfnis ausgerichtete medizinische Versorgung • Pflege von Teamarbeit, kollaborativem Austausch und Netzwerkaktivitäten
System (z. B. Organisation bzw. Institution)	• geschützter Raum für Fallbesprechungen schaffen (z. B. Balint-Gruppen, ethische Fallbesprechungen) • Transparenz bezüglich struktureller Prozesse und Entscheidungsfindung, interdisziplinäre Kollaborationen und Teamzusammensetzung, um Austausch zu gewährleisten • Förderung von teambildenden Maßnahmen und fachlicher Weiterbildung • Einbinden in Prozesse/Projekte (Teilen von Kontrolle, Verantwortung und Mitbestimmung) • Förderung von klarer, respektvoller Kommunikation auf allen Ebenen (u. a. Dolmetscherdienste, kulturelle Mediatoren bereitstellen) • Schaffen von adäquaten Rahmenbedingungen und Erwartungen (bezüglich Kapazität, Entlohnung, Arbeits- und Ruhezeiten) • klare Formulierung von Vision, Mission und Auftrag

Notwendigkeit kollaborativer Beziehungen mit dem Schwerpunkt in der Zusammenarbeit mit anderen, um Lasten, Ressourcen und gewonnene Erkenntnisse zu teilen und sich über Modelle guter Praxis auszutauschen. Die Qualität der Zusammenarbeit hat wesentlichen Einfluss auf die geleistete humanitäre Hilfe. Somit besteht eine essenzielle Kompetenz von Flüchtlingshelfern darin, Teamdynamiken zu verstehen, Teambildung, Kollaborationen, Netzwerkaktivitäten sowie eine respektvolle, effektive und adäquate Kommunikation zu fördern. Alle angebotenen Dienstleistungen sollten auf einer Bedarfsanalyse basieren, welche die Bedürfnisse der Empfänger sowie die lokalen Stakeholder und Gegebenheiten einbezieht, um angemessen, wirksam und nachhaltig zu sein und die lokalen Strukturen und Kapazitäten zu stärken. Eine kontinuierliche Anpassung dieser Dienstleistungen (z.B. medizinische Versorgung) an die jeweiligen Umstände, entsprechend dem Feedback aus Evaluationen sowie ein Engagement in der Gesundheitsfürsorge und lokalen Gemeinschaft, sind weitere wesentliche Faktoren für eine dem Bedarf und den Gegebenheiten angepasste Versorgung.

Tabelle 4-3: Domänen des „Humanitarian Action Qualifications Framework" von EUPRHA [22].

Domäne	Kurzbeschreibung
Humanitäre Verpflichtung	Bekenntnis zu humanitären Grundsätzen, Wertschätzung bestehender humanitärer Standards und Kodizes, Verpflichtung für den Auftrag/die Mission der humanitären Organisation, für die man tätig ist, sowie Wahrung der eigenen ethischen Integrität und Achtung/Respekt aller Menschen in ihrer Vielfalt
Kontextanalyse und Reflexion	Verständnis und Bewusstsein für den humanitären Kontext und Analyse dessen Komplexität, kritische Reflexion des eigenen Handelns, um für die Zukunft zu lernen
Coping und Sicherheit	Selbstwahrnehmung, Verhaltensanpassung, Stressbewältigung und Resilienz im internen und externen Umfeld humanitärer Organisationen sowie Wahrung der Sicherheit der eigenen Person, des Teams und der Organisation gegenüber Bedrohungen und Risiken humanitärer Notsituationen und Schutz der von Krisen betroffenen Menschen
Führung	Führung, Motivation, Coaching und Bestärkung anderer, in Kombination mit Entwicklung einer klaren Vision, politischem Scharfsinn und strategischer Entscheidungsfindung
Kollaborative Beziehungen	Zusammenarbeit mit anderen innerhalb und außerhalb der eigenen Organisation in Form von Teamarbeit, Partnerschaften und Netzwerkaktivitäten; umfasst Aspekte wie kulturelle Sensibilität, Vertrauensbildung und Engagement, Verhandlung, Einflussnahme, Fürsprache/Interessenvertretung, Rechenschaftspflicht und Kundenorientierung
Dienst für Menschen in Krisensituationen	Leistungs-, Professionalitäts- und Qualitätsverbesserung einer Dienstleistung auf der Grundlage einer Bedarfsanalyse und Dienstleistungsorientierung, verbunden mit spezialisierten technischen und beruflichen Fachkenntnissen

4.5 Zusammenfassung

Gesundheitsfachpersonal, das Migranten und Flüchtlinge betreut, ist kontinuierlich außerordentlichem Stress und dem damit verbundenen Risiko für die Entstehung/Verstärkung von psychischen Erkrankungen und Traumatisierung ausgesetzt.

Mentale Unterstützung ist der Schlüssel zum Abbau von Stress bei Flüchtlingshelfern, zum Aufbau von Resilienz und um den positiven Einfluss der Motivation für diese Arbeit zu erhalten. Mentale Unterstützung trägt dazu bei, Risikofaktoren und Symptome für eine Verschlechterung des mentalen Wohlbefindens frühzeitig zu erkennen, Kontrolle zu gewinnen und zu erhalten – sowie zur Handhabung von Emotionen, um mit Widrigkeiten umgehen zu können.

Eine Stärkung des mentalen Wohlbefindens sowie der Kompetenz und Fertigkeiten von Flüchtlingshelfern wiederum kann zu einer besseren Versorgung von Flüchtlingen und Migranten führen, da die Helfer nur dann eine adäquate Versorgung leisten können, wenn sie gut ausgebildet sind und ihre physische und mentale Gesundheit erhalten und fördern.

4.6 Ressourcen

4.6.1 Weiterbildung und Kompetenzerwerb im Bereich Migration und Gesundheit

- E-Learning-Kurs zum Thema Migration und Gesundheit für Fachkräfte im Gesundheitswesen (in 24 Sprachen verfügbar und kostenlos), erstellt durch das Konsortium „Train 4 Migrant & Health" 2019, Eigentum der Europäischen Kommission: https://www.ecdc.europa.eu/en/news-events/e-learning-migration-and-health-health-professionals
- Informationen zu Weiterbildungsangeboten für Gesundheitsfachpersonal im Bereich Migration und Gesundheit in der Schweiz, Europa sowie online (englisch), erstellt von der Universitätsklinik für Notfallmedizin des Inselspitals Bern (Exadaktylos A, Jachmann A): www.migration-health.com
- Buch (französisch): Bodenmann P, Jackson Y, Vu F, Wolff H. Vulnérabilités, diversités et équité en santé. 2e ed. Chêne-Bourg, Suisse, RMS éditions/Médecine et Hygiène, 2022. ISBN 9782880495121
- Buch (englisch): Orcutt M, Shortall C, Walpole S, Abbara A, Garry S, Issa R, Zumla A, Abubakar I (eds.). Handbook of Refugee Health: For Healthcare Professionals and Humanitarians Providing Care to Forced Migrants. 1st ed. CRC Press, 2021. ISBN 9780429464874
- Buch (englisch): King TE, Wheeler MB. Medical Management of Vulnerable and Underserved Patients: Principles, Practice, and Populations. 2e ed. New York: McGraw-Hill Education; 2016. ISBN 9780071834445
- Buch (englisch): Gill P, Wright N, Brew I. Working with Vulnerable Groups: A clinical handbook for GPs. Royal College of General Practitioners, 2014. ISBN 9780850843552

4.6.2 Stärkung des psychischen Wohlbefindens und der Resilienz

- Buch (englisch): Dunkley F. Psychosocial Support for Humanitarian Aid Workers: A Roadmap of Trauma and Critical Incident Care. 1st ed. Routledge, 2018. ISBN 9781315201450
- Ressourcenportal für Gesundheitsfachpersonal, Ersthelfer und Katastrophenhelfer:
  - Informationen und Ressourcen zum Umgang mit Stress (englisch), erstellt vom Centers for Disease Control and Prevention; https://www.cdc.gov/violenceprevention/about/copingwith-stresstips.html
  - Online-Trainings bezüglich Stressmanagement für Einsatzkräfte (englisch), erstellt von der Substance Abuse and Mental Health Services Administration (SAMHSA): https://www.samhsa.gov/dtac/disaster-responders

- Audio- und Video-Podcasts zur Stressbewältigung für Einzelpersonen, Teams und Organisationen, die in Notsituationen und der humanitären Hilfe tätig sind (englisch), erstellt von der Antares Foundation: http://www.antaresfoundation.org/menu05
- Stress-Management-Handbuch mit begleitenden Audioübungen zur Stressbewältigung (in verschiedenen Sprachen, u. a. auch in Deutsch, Arabisch, Farsi, Russisch, Französisch), erstellt von der WHO: https://www.who.int/publications/i/item/9789240003927
- Trainings und Übungen zum Aufbau von Resilienz für Gesundheitsdienstleister, Sozialarbeiter, humanitäre Helfer, Rechtsberater und Ersthelfer: App mit geführten Meditationen und achtsamen Bewegungsübungen (englisch), erstellt vom Garrison-Institut: https://www.garrisoninstitute.org/initiatives/programs/contemplative-based-resilience/
- kostenloses Online-Programm zur Selbsthilfe bei leichten Depressionen (in mehreren europäischen Sprachen verfügbar), erstellt von der „European Alliance against Depression“: https://ifightdepression.com/de/
- Stressbewältigung bei der Arbeit und Trauerbewältigung nach einem Suizidverlust (englisch), erstellt von der American Psychological Association: https://www.apa.org/topics/healthy-workplaces/work-stress
- Telefonische Beratungsstellen für verschiedene psychische Probleme (in allen Ländern und Sprachen), erstellt von ThroughLine Ltd., Neuseeland: https://findahelpline.com/

Literatur

1. Williams ES, Manwell LB, Konrad TR, et al. The relationship of organizational culture, stress, satisfaction, and burnout with physician-reported error and suboptimal patient care: results from the MEMO study. Health Care Management Review. 2007;32(3):203–212. https://doi.org/10.1097/01.HMR.0000281626.28363.59
2. Wallace JE, Lemaire JB, Ghali WA. Physician wellness: a missing quality indicator. Lancet. 2009;374(9702):1714–1721. https://doi.org/10.1016/S0140-6736(09)61424-0
3. Motowidlo SJ, Packard JS, Manning MR. Occupational stress: Its causes and consequences for job performance. Journal of Applied Psychology. 1986;71(4):618–629. https://doi.org/10.1037/0021-9010.71.4.618
4. Coffa D. Caring for Ourselves While Caring for Others. In: King TE, Wheeler MB, editors. Medical Management of Vulnerable and Underserved Patients: Principles, Practice, and Populations. 2nd ed. New York: McGraw-Hill Education; 2016.
5. Siegrist J. Adverse health effects of high-effort/low-reward conditions. Journal of Occupational Health Psychology. 1996;1(1):27–41. https://doi.org/10.1037/1076-8998.1.1.27
6. Kivimäki M, Leino-Arjas P, Luukkonen R, et al. Work stress and risk of cardiovascular mortality: prospective cohort study of industrial employees. British Medical Journal. 2002;325(7369):857. https://doi.org/10.1136/bmj.325.7369.857
7. Eriksson CB, Lopes Cardozo B, Ghitis F, et al. Factors Associated With Adverse Mental Health Outcomes in Locally Recruited Aid Workers Assisting Iraqi Refugees in Jordan. Journal of Aggression, Maltreatment & Trauma. 2013;22(6):660–680. https://doi.org/10.1080/10926771.2013.803506
8. Borho A, Georgiadou E, Grimm T, et al. Professional and Volunteer Refugee Aid Workers–Depressive Symptoms and Their Predictors, Experienced Traumatic Events, PTSD, Burdens, Engagement Motivators and Support Needs. International Journal of Environmental Research and Public Health. 2019;16(22):4542. https://doi.org/10.3390/ijerph16224542
9. Chatzea VE, Sifaki-Pistolla D, Vlachaki SA, et al. PTSD, burnout and well-being among rescue workers: Seeking to understand the impact of the European refugee crisis on rescuers. Psychiatry Research. 2018;262:446–451. https://doi.org/10.1016/j.psychres.2017.09.022
10. Espinosa A, Akinsulure-Smith AM, Chu T. Trait emotional intelligence, coping, and occupational distress among resettlement workers. Psychological Trauma: Theory, Research, Practice, and Policy. 2019;11(1):28–34. https://doi.org/10.1037/tra0000377
11. Brooks MA, Dasgupta A, Taşğın NŞ, et al. Secondary Traumatic Stress, Depression, and An-

xiety Symptoms Among Service Providers Working with Syrian Refugees in Istanbul, Turkey. Journal of Immigrant and Minority Health. 2022;24(6):1421–1430. https://doi.org/10.1007/s10903-022-01344-6
12. Živanović M, Vukčević Marković M. Latent structure of secondary traumatic stress, its precursors, and effects on people working with refugees. PLOS ONE. 2020;15(10):e0241545. https://doi.org/10.1371/journal.pone.0241545
13. Rizkalla N, Segal SP. Refugee trauma work: Effects on intimate relationships and vicarious posttraumatic growth. Journal of Affective Disorders. 2020;276:839–847. https://doi.org/10.1016/j.jad.2020.07.054
14. Mishori R, Mujawar I, Ravi N. Self-reported Vicarious Trauma in Asylum Evaluators: A Preliminary Survey. Journal of Immigrant and Minority Health. 2014;16(6):1232–1237. https://doi.org/10.1007/s10903-013-9958-6
15. Denkinger JK, Windthorst P, Rometsch-Ogioun El Sount C, et al. Secondary Traumatization in Caregivers Working With Women and Children Who Suffered Extreme Violence by the „Islamic State". Frontiers in Psychiatry. 2018;9:234. https://doi.org/10.3389/fpsyt.2018.00234
16. Kim YJ. Secondary traumatic stress and burnout of North Korean refugees service providers. Psychiatry Investigation. 2017;14(2):118–125. https://doi.org/10.4306/pi.2017.14.2.118
17. Roberts F, Teague B, Lee J, et al. The Prevalence of Burnout and Secondary Traumatic Stress in Professionals and Volunteers Working With Forcibly Displaced People: A Systematic Review and Two Meta-Analyses. Journal of Traumatic Stress. 2021;34(4):773–785. https://doi.org/10.1002/jts.22659
18. Dunkley F. Introduction: the roadmap of psychological risk. In: Dunkley F. Psychosocial Support for Humanitarian Aid Workers: A Roadmap of Trauma and Critical Incident Care. 1st ed. Milton Park u. a.: Routledge; 2018. 1–12. https://doi.org/10.4324/9781315201450-1
19. Chemali Z, Borba CPC, Johnson K, et al. Humanitarian space and well-being: effectiveness of training on a psychosocial intervention for host community-refugee interaction. Medicine, Conflict, and Survival. 2017;33(2):141–161. https://doi.org/10.1080/13623699.2017.1323303
20. Othman M, Steel Z, Lawsin C, et al. Addressing occupational stress among health staff in non-government controlled Northern Syria: Supporting resilience in a dangerous workplace. Torture Journal. 2018;28(3):104–123. https://doi.org/10.7146/torture.v28i3.111200
21. Anonymous. Care for the caretakers: rolling out a protocol or developing tailor-made programmes on the spot? Intervention Journal of Mental Health and Psychosocial Support in Conflict Affected Areas (ISSN 1571-8883). 2010;8(2):165–169.
22. Aardema BL, Churruca Muguruza C. The Humanitarian Action Qualifications Framework: a quality assurance tool for the Humanitarian Sector. Tuning Journal for Higher Education. 2014;1(2):429–462. https://doi.org/10.18543/tjhe-1(2)-2014pp429-462
23. Issa R. THE PROFESSIONAL HUMANITARIAN PRACTITIONER. In: Orcutt M, Shortall C, Walpole S, Abbara A, Garry S, Issa R, et al., editors. Handbook of Refugee Health: For Healthcare Professionals and Humanitarians Providing Care to Forced Migrants. 1st ed. Boca Raton, FL: CRC Press; 2021. 147–150.

5 Gesundheit, Resilienz und Frieden im Kontext von Migration

Anna Leissing, Andrea Grossenbacher, Daniel H. Paris

5.1 Resilienz im Kontext von Migration

Beschäftigte im Gesundheitswesen kommen mit Migrant*innen in Kontakt, um aktuelle Gesundheitsprobleme zu behandeln und zukünftige Krankheiten oder Gesundheitskrisen zu verhindern. Der Begriff „Migrant*innen" schließt dabei im Folgenden Geflüchtete, im eigenen Land Vertriebene (Binnenvertriebene) und Asylsuchende ein. Während in Forschung und Praxis oft die Risiken und Schwierigkeiten in Zusammenhang mit der Gesundheit von Migrant*innen im Mittelpunkt stehen, geht dieses Kapitel den Fragen nach Gesundheit und Migration von einer salutogenen Perspektive aus nach. Die **Salutogenese** ist ein von Aaron Antonovsky entwickeltes Modell, das die Ursachen und Faktoren für Gesundheit anstelle der Ursachen und Faktoren für Krankheit in den Mittelpunkt stellt. Dementsprechend werden nachfolgend die auf vorhandenen Kenntnissen und Ressourcen aufbauenden Fähigkeiten von Einzelnen, Gruppen und Institutionen herausgestellt, die Gesundheit der Menschen zu erhalten und mit Gesundheitsrisiken und Krankheiten umzugehen. Diese sind zentral für den persönlichen und gesellschaftlichen Frieden.

Die salutogene Perspektive bezieht sich auf das Konzept der **Resilienz,** das seine Wurzeln in der Medizin und Psychologie hat, jedoch zunehmend auch in der sozialen und politischen Theorie und Praxis Anwendung findet. Resilienz wird ganz unterschiedlich definiert. Die einfachste Definition lautet: „Resilienz ist die Fähigkeit von Menschen, Probleme zu bewältigen." [1]. Jedoch ist Resilienz dynamisch und kann zwischen Kulturen, Altersgruppen und Geschlechtern variieren. Das Konzept der Resilienz beinhaltet ein multidimensionales Konstrukt, zu dem individuelle Fähigkeiten sowie soziale und strukturelle Unterstützung zählen. Die Fähigkeit von Gruppen, Krisen zu bewältigen, wird als gemeinschaftliche oder soziale Resilienz bezeichnet [1].

Verschiedene Studien, Richtlinien und Strategien wenden das Konzept der Resilienz auf die Situation von Migrant*innen an. So schlägt die International Federation of the Red Cross (IFRC), 6 ineinandergreifende **Dimensionen von Resilienz** vor, um ein umfassendes Verständnis der Bedürfnisse von Migrant*innen zu erhalten [2]. Diese 6 Dimensionen werden häufig benutzt und sind unabhängig von Geschlecht, Alter, ethnischer Zugehörigkeit, Beeinträchtigung und anderen Faktoren, auch wenn die Bedeutung jeder Dimension je nach den persönlichen Merkmalen und Umständen variiert:

- *Kontrolle/regulatorische Systeme:* Dazu zählen alle Gesetze, Vorschriften und Organisationen/Institutionen auf internationaler, nationaler und lokaler Ebene, die eine Gesellschaft betreffen.
- *Finanzkapital:* Dazu zählt der Zugang zu finanziellen Mitteln wie stabilen Einnahmequellen und internationaler Unterstützung nach Katastrophen; dieses Kapital ist ein wichtiger Mechanismus, um die Auswirkungen einer plötzlichen Schocksituation zu mildern.

- *Physisches Kapital:* Dazu zählen die Bereitstellung von und der Zugang zu Dienstleistungen, Infrastrukturen und Ressourcen, die für das Überleben von Menschen notwendig sind; Beispiele hierfür sind sauberes Wasser, Nahrung, Gesundheitsversorgung (sowohl für die körperliche als auch für die psychische Gesundheit), Unterkunft, sanitäre Anlagen und Hygiene.
- *Humankapital:* Dazu zählt die formale und nicht formale Bildung wie die Vermittlung nützlicher Lebenskompetenzen u. a. in den Bereichen Erste Hilfe, Verkehrssicherheit, Sprachschulung, praktische Informationen zu Wegenetzen, zur Sicherheit, zum Arbeitsmarkt oder zu kulturellen Normen. Dazu gehören auch Informationen über Rechte, die es den Menschen ermöglichen, unerwartete Ereignisse zu überleben und ihr Leben in einem anderen Kontext wieder aufzubauen sowie Informationen über Hilfsangebote für Migrant*innen, damit diese wissen, welche Unterstützung sie erhalten können.
- *Sozialkapital:* Dieses bezieht sich auf die Verbreitung gesellschaftlicher Normen zu Gewalt und Kinderarbeit sowie auf Netzwerke innerhalb jeder Gesellschaft, die Menschen Unterstützung bieten; Beispiele hierfür sind Familie, Freund*innen, Freiwilligennetzwerke und Gemeindegruppen. Dazu gehört die Aufrechterhaltung familiärer Bande, soziale Akzeptanz durch die Gemeinschaft und kulturelle Programme zur Förderung der Integration.
- *Naturkapital:* Dazu zählen Naturgüter wie Luft, Wasser, Land, Wald, Biodiversität, die Menschen zum Überleben benötigen. Für die Resilienz ist es entscheidend, in welchem Umfang und in welcher Qualität diese Naturgüter vorhanden und zugänglich sind.

Diese 6 Dimensionen bilden die Grundlage für eine sorgfältige und differenzierte Analyse der Bedingungen, unter denen Menschen leben (Tabelle 5-1). Gewisse Bedingungen variieren je nachdem, in welcher Phase ihrer „Migrationsreise“ und in welcher Situation in einem spezifischen Kontext sich Menschen befinden. Beispielsweise unterscheidet sich das Sozialkapital in einem Flüchtlingscamp in Bangladesch deutlich von der Situation einer geflüchteten Familie in einer Wohnung in der Schweiz. Das physische Kapital ist beim Überqueren des Mittelmeers definitiv geringer als in einem Haus in Schweden. Somit ist es wichtig, die Faktoren für Resilienz in Bezug auf die 6 ineinandergreifenden Dimensionen im spezifischen Kontext zu verstehen.

Zusätzlich zu den 6 ineinandergreifenden Dimensionen der IFRC schlägt die International Organization for Migration (IOM) ein **konzeptuelles Modell** vor, durch resilienzfördernde Vorgehensweisen die gesundheitlichen Probleme von Migrant*innen besser zu verstehen und zu behandeln. Die IOM geht davon aus, dass Gesundheit und Resilienz von den Bedingungen, unter denen Menschen leben und arbeiten, sowie von Ereignissen, die im Lauf ihres Lebens stattgefunden haben, bestimmt werden. Diesem Modell zufolge sind die gesundheitlichen Bedürfnisse von Menschen das Ergebnis folgender Faktoren:

- *Faktoren auf Mikroebene* wie Vererbung, Alter und Geschlecht (sowohl biologische Unterschiede als auch Diskriminierung und geschlechtsspezifische Gewalt)
- *Faktoren auf Mesoebene* wie Lebensbedingungen, Einkommen, Lebensereignisse, unterstützende Ressourcen und soziale Inklusion/Exklusion
- *Faktoren auf Makroebene* wie Kontrollsysteme, Arbeitsmarkt, Sozial- und Wirtschaftsprogramme, migrationsfeindliche politische Diskurse und Kultur

In Tabelle 5-2 wird ein Überblick über Elemente der 6 ineinandergreifenden Dimensionen auf Makro- Meso- und Mikroebene gegeben.

Tabelle 5-1: Den Kontext verstehen.

Land	Kontaktmöglichkeiten
Zur Durchführung einer detaillierten Kontextanalyse der Herkunfts-, Transit- und Zielländer können Tätige im Gesundheitswesen folgende Institutionen und Organisationen kontaktieren. Wichtig ist es, verschiedene Akteur*innen einzubeziehen, da alle unterschiedliche Perspektiven und Positionen einnehmen und nicht alle im Folgenden aufgeführten Akteur*innen Informationen zu jedem Kontext bereitstellen.	
Deutschland	• Bundesamt für Migration und Flüchtlinge https://www.bamf.de/DE/Startseite/startseite_node.html • Bundeszentrale für gesundheitliche Aufklärung https://infodienst.bzga.de/migration-flucht-und-gesundheit/weiterfuehrende-links/anlaufstellen-und-gesundheitsversorgung-fuer-gefluechtete/ • Aktion Deutschland hilft https://www.aktion-deutschland-hilft.de/de/fachthemen/fluechtlinge/unsere-buendnismitglieder-engagieren-sich/ • Internationale Organisation für Migration (IOM) – Deutschland https://germany.iom.int/ • Deutsches Rotes Kreuz – Integrationshilfe https://www.drk.de/hilfe-in-deutschland/migration-integration-und-teilhabe/migration-und-integration/ • Internationale Gesellschaft für Menschenrechte – Hilfe für Folteropfer und psychosoziale Beratung https://www.igfm.ch/
Schweiz	• Staatssekretariat für Migration (SEM) https://www.sem.admin.ch/sem/de/home.html • Eidgenössische Migrationskommission (EKM) https://www.ekm.admin.ch/ekm/de/home.html • Bundesamt für Gesundheit (BAG) https://www.bag.admin.ch/bag/de/home/strategie-und-politik/nationale-gesundheitsstrategien/gesundheitliche-chancengleichheit/programm-migration-und-gesundheit-2002-2017.html • Nationale Kommission zur Verhütung von Folter (NKVF) https://www.nkvf.admin.ch/nkvf/de/home.html • Schweizerische Flüchtlingshilfe https://www.fluechtlingshilfe.ch/ • Interface https://www.interface-pol.ch/themen/migration-und-integration • Kirchliche Kontaktstelle für Flüchtlingsfragen KKF https://www.kkf-oca.ch/ • Schweizerische Beobachtungsstelle für Asyl- und Ausländerrecht https://beobachtungsstelle.ch/de/hauptmenu/aktuell/

Land	Kontaktmöglichkeiten
Österreich	• Beratungszentrum für Migranten & Migrantinnen https://www.migrant.at/ • Österreich.gv.at https://www.oesterreich.gv.at/themen/soziales/armut/2/Seite.1694400.html enthält eine sehr gute Zusammenstellung von Beratungs-, Rechtshilfe- und Betreuungsangeboten • Helping Hands Wien – Rechtsberatung und integrative Projekte https://www.beratungsstellen.at/beratungsstellen/103005 https://www.auslaender.at/helping-hands-wien • Internationale Organisation für Migration (IOM) – Österreich https://austria.iom.int/de/iom-oesterreich • Traumahilfe Österreich – Hilfe für Folteropfer und psychosoziale Beratung https://www.traumahilfe.at/helpline.html
international	• International Organization on Migration (IOM) • International Committee of the Red Cross (ICRC) • Human Rights Watch • UNHCR Büro für die Schweiz und Liechtenstein • Amnesty International Switzerland • Humanrights.ch

5.2 Strukturelle Dimension von Resilienz

In Tabelle 5-2 wird zudem gezeigt, dass die beschriebenen 3 Faktoren in jeder Phase einer Migration eine entscheidende Bedeutung haben und deshalb für Beschäftigte im Gesundheitswesen relevant sind, wenn sie Menschen vor ihrer Abreise, unterwegs oder im Ankunftsland betreuen.

Das entspricht dem, was die Chefärztin für Psychiatrie und Expertin für Trauma und Migration in der Schweiz, Dr. med. Fana Asefaw, in einem Interview sagte [3]. Sie erklärte, dass es nicht nur Gewalt und Traumata seien, die Menschen auf ihrer Migrationsroute erlebt hätten, sondern auch die strukturellen und kulturellen Schwierigkeiten im Aufnahmeland, die sich negativ auf ihr Wohlbefinden und ihre Gesundheit auswirkten. Dabei gehe es um schlechte Lebensbedingungen und eine schlechte Gesundheitsversorgung für Asylsuchende, um Frustration, weil man keine Arbeitserlaubnis erhalte, um die Ungewissheit während der langen bürokratischen Verwaltungsverfahren, um Gewalt, Diskriminierung und Exklusion aus der Gesellschaft des Aufnahmelandes. Ebenso könnten das Asylverfahren und die Aussicht auf die Unmöglichkeit einer Rückkehr ebenfalls die Resilienz beeinflussen.

Dies ist besonders relevant für die Situation von Frauen und Mädchen, die auf ihrem Migrationsweg spezifischen Risiken und Schwierigkeiten ausgesetzt sind (Tabelle 5-3). Neuere Berichte des Swiss Center of Expertise on Human Rights (SCHR) [4] und des State Secretariat on Migration (SEM) [5] beschreiben signifikante Lücken im schweizerischen Asylsystem, was eine geschlechtssensible Unterbringung und Gesundheitsversorgung von Frauen und Mädchen anbelangt. Die daraus resultierende Unsicherheit und Exposition gegenüber Schikane und Gewalt sind große Hindernisse für die Entwicklung von Resilienz. Terre des Femmes [6]

Tabelle 5-2: Modell von Vulnerabilitäts- und Resilienzfaktoren auf Mikro-, Meso- und Makroebene in verschiedenen Phasen der Migration

	Herkunftsland	Transitland	Zielland	Rückkehr ins Herkunftsland
Mikroebene				
Bereichsübergreifende Faktoren: Geschlecht, Alter, genetische Eigenschaften, Gesundheitszustand				
Mesoebene				
Vulnerabilität	• Armut/Verschuldung • Arbeitslosigkeit • schlechte Gesundheitsversorgung • schlechte Lebensbedingungen • Gewalt/Unsicherheit • fehlende Bildung	• lange Aufenthaltsdauer • Gewalt/Unsicherheit • Verletzungen • schlechte Gesundheitsversorgung • Armut/Verschuldung	• Armut/Verschuldung • Unsicherheit • schlechte Lebensbedingungen • schlechte Gesundheitsversorgung • Diskriminierung, Stigmatisierung	• Armut/Verschuldung • Arbeitslosigkeit • schlechte Lebensbedingungen • schlechte Gesundheitsversorgung • Diskriminierung
Resilienz	• Vermittlung von Informationen und Gesundheitsbildung für Migrant*innen und Familien vor ihrer Abreise	• Programme und Organisationen zur Unterstützung von Migrant*innen • mobile Gesundheitsdienste für Migrant*innen • gezielte Angebote zur präventiven Gesundheitsversorgung und Krankheitsprävention • mobile Apps zur psychosozialen Unterstützung, Vermittlung von Gesundheitsinformationen, elektronische Gesundheitsakte	• Programme und Organisationen zur Unterstützung von Migrant*innen • kulturell und sprachlich sensible Gesundheitsleistungen • Selbsthilfegruppen • ethnisch orientierte soziale Netzwerke • Sprachschulung, Unterstützung bei der Arbeitssuche, Kinderbetreuung	• Rückführungs- und Reintegrationsprogramme • psychosoziale Unterstützung

Tabelle 5-2: Fortsetzung

	Herkunftsland	Transitland	Zielland	Rückkehr ins Herkunftsland
Makroebene				
Vulnerabilität	• Verfolgung • Ausbeutung • Macht von Konzernen • Diskriminierung • Menschenrechtsverletzungen	• kein rechtlicher Schutz • Verfolgung • dem organisierten Verbrechen ausgesetzt (z. B. Menschenhandel, Zwangsprostitution) • kaum Zugang zu Ressourcen (z. B. Gesundheitsversorgung)	• Ausschluss von Arbeitsmarkt, politischen Rechten, Bildung, Mobilität • Diskriminierung • Asylverfahren • geringer rechtlicher Schutz	• gesellschaftliche Stigmatisierung aufgrund der Rückkehr • Verfolgung • Ausbeutung • Menschenrechtsverletzungen • geringer rechtlicher Schutz
Resilienz	• unterstützende Migrationsprogramme • Gesundheitsscreenings plus Gesundheitsversorgung • flexible Krankenversicherung/andere Formen sozialer Absicherung	• flexible Krankenversicherung • Vereinbarungen zwischen den Ländern zur Bereitstellung von Gesundheitsleistungen • kein diskriminierender Datenaustausch zwischen den Ländern zur Überwachung der Gesundheit von Migrant*innen, Kontinuität der Gesundheitsversorgung	• unterstützende Integrationsprogramme (z. B. Gesundheit, Arbeit, Rechtsansprüche) • integrierte Strategien für Hilfsangebote • Schulungen im Bereich Antidiskriminierung und kulturelle Kompetenz für Beschäftigte im Gesundheitswesen und in Behörden • Requalifizierungsprogramme für medizinische Fachkräfte mit Migrationshintergrund	• Zugang zu sozialen Absicherungsprogrammen ohne Aufenthaltsvorschrifen • gesellschaftliche Wertschätzung für Beiträge von Rückkehrer*innen • Bildung, Ausbildung und unterstützende Programme für Selbstständige

Tabelle 5-3: Eine geschlechtssensible Vorgehensweise wählen.

Land	Kontaktmöglichkeiten
Folgende NGOs liefern differenzierte Analysen und Informationen über die (geschlechts-)spezifische Situation von weiblichen Migrantinnen sowie geflüchteten und asylsuchenden Frauen	
Deutschland	• Bundeszentrale für politische Bildung https://www.bpb.de/gesellschaft/migration/kurzdossiers/280272/geschlechtsbezogene-verfolgung-rechtlicher-schutz • Terre des Femmes – Frauenrechte https://www.frauenrechte.de/ • Deutsches Institut für Menschenrechte – Schutz vor geschlechtsspezifischer Gewalt – auch in Flüchtlingsunterkünften https://www.institut-fuer-menschenrechte.de/fileadmin/user_upload/Publikationen/Policy_Paper/Policy_Paper_32_Effektiver_Schutz_vor_geschlechtsspezifischer_Gewalt.pdf
Schweiz	• Terre des Femmes – Frauenrechte https://www.sozjobs.ch/institution/terre-des-femmes-schweiz/B006323/ • cfd – feministische Friedensorganisation https://www.cfd-ch.org/de/cfd-m-staerkt-frauen-oeffnet-perspektiven-3.html • Schweizerische Beobachtungsstelle Asyl- und Ausländerrecht, Fachbericht „Frauen-Flucht-Asyl" (2016) https://beobachtungsstelle.ch/news/frauen-flucht-asyl/ • Peace Women Across The Globe PWAG https://1000peacewomen.org/de • FIZ (Frauenhandel, Frauenmigration) https://www.fiz-info.ch/en/ • SKMR (Studie zur Unterbringung von Frauen in Asylunterkünften) https://skmr.ch/assets/publications/191016_BR_Situation_Fluechtlingsfrauen.pdf • BIF Frauenberatung – wenn von Gewalt betroffen ... https://www.bif-frauenberatung.ch/
Österreich	• Bundeskanzleramt Österreich – Information für Migrantinnen https://www.bundeskanzleramt.gv.at/service/frauenservice-beratung-und-gewaltschutzeinrichtungen/information-fuer-migrantinnen.html • Terre des Femmes – Frauenrechte https://www.aoef.at/index.php/news/350-fahnenaktion-von-terre-des-femmes • UNHCR Österreich – Frauen auf der Flucht https://www.unhcr.org/dach/at/frauen-auf-der-flucht • Förderung der Integration für Frauen – Netzwerk österreichischer Frauen- und Mädchenberatungsstellen Wien, Innsbruck

hat deshalb eine Liste mit Strategieempfehlungen und Forderungen nach einer differenzierten Geschlechteranalyse zur Situation von Migrant*innen sowie konkrete Maßnahmen zur Förderung des Schutzes, der Sicherheit und des Wohlergehens von Frauen herausgegeben.

Somit müssen Beschäftigte im Gesundheitswesen, die Resilienz bei Migrant*innen fördern wollen, die spezifische individuelle Situation (z. B. Geschlecht, Alter, ethnische Zugehörigkeit, Bildung) berücksichtigen, ebenso wie die strukturellen und sozialen Lebensbedingungen, die häufig eine eher praktische als medizinische Unterstützung verlangen. Dies verweist eindeutig auf die Notwendigkeit einer Kooperation und eines Austauschs mit spezialisierten Institutionen und Akteur*innen. In Tabelle 5-4 sind dazu einige Anhaltspunkte aufgelistet.

5.3 Soziale und kulturelle Dimension von Gesundheit und Resilienz

Wer versuchen will, Resilienz zu fördern, muss außer der praktischen Dimension auch die kulturellen und sozialen Aspekte berücksichtigen. Wie die medizinische Anthropologie verdeutlicht, unterscheidet sich das Verständnis von

Tabelle 5-4: Praktische Unterstützung ermöglichen.

Land	Kontaktmöglichkeiten
Deutschland	• Caritas Deutschland – Migration und Integration https://www.caritas.de/diecaritas/deutschercaritasverband/verbandszentrale/arbeitsbereiche/migrationundintegration/migration-und-integration • Bundeszentrale für gesundheitliche Aufklärung https://infodienst.bzga.de/migration-flucht-und-gesundheit/ • Refugees Welcome Map http://refugeeswelcomemap.de/infoportal/ohne-papiere/
Schweiz	• Migraweb: Informationen und Online-Tipps zum Leben in der Schweiz für Migranten mit Kontaktstellen für praktische Unterstützungsangebote in jedem Kanton • Beratungsstellen Sans Papiers: Informationen und Kontaktstellen für praktische und soziale Unterstützungsangebote in jedem Kanton • Solidaritätsnetzwerke (Basel, Bern, Zürich, St. Gallen, Luzern) • Rechtsberatungsstellen für Asylsuchende: https://www.fluechtlingshilfe.ch/fileadmin/user_upload/Hilfe_fuer_Asylsuchende/Rechtsberatungsstellen/RBSadr_extern.pdf • Rechtsschutz für Asylsuchende in den Bundesasylzentren: https://www.fluechtlingshilfe.ch/fileadmin/user_upload/Hilfe_fuer_Asylsuchende/Rechtsberatungsstellen/BAZ_extern.pdf • Asylex: Online-Rechtsbeistand • Caritas Schweiz: rechtliche Unterstützung für Migranten und Workshops für Menschen, die mit Migranten arbeiten
Österreich	• Caritas Österreich – Flucht und Integration https://www.caritas.at/hilfe-angebote/flucht-integration • Österreich.gv.at – Beratungs- und Anlaufstellen für Menschen in Not https://www.oesterreich.gv.at/themen/soziales/armut/2.html • Asylkoordination Österreich https://www.migrant.at/einrichtungen/

Gesundheit und Krankheit zwischen den Kulturen, ebenso wie die Wege, Krankheit und gesundheitliche Krisen zu verhindern oder damit umzugehen [7]. Diesbezüglich sind soziale Beziehungen und Gemeinschaften von Menschen mit derselben oder ähnlichen Kultur wichtige Ressourcen zur Stärkung von Wohlbefinden und Gesundheit. Eine kürzlich veröffentlichte Studie zu Resilienz und sozialem Zusammenhalt in Konflikten zeigt, dass sozialer Zusammenhalt in einer Gemeinschaft die Resilienz gegenüber Konflikten stärkt, weil er Beziehungen und Bereiche der Kooperation zwischen den Bruchlinien fördert. Gleichzeitig wird vermutet, dass Resilienz in Konflikten – definiert als die Fähigkeit, Konflikten standzuhalten und diese zu überwinden – sozialen Zusammenhalt unterstützt, weil sie Institutionen, Beziehungen und Verhaltensmuster aufrechterhält, die das Fundament von Zusammenhalt sind. Viele Definitionen von sozialem Zusammenhalt beinhalten folgende Elemente:

- gegenseitige Loyalität und Solidarität
- starke soziale Beziehungen und gemeinsame Werte
- Gefühl von Zugehörigkeit
- Vertrauen zwischen den Menschen einer Gesellschaft (der Gemeinschaft)
- Minderung von Ungleichheit und Exklusion

Daher kann die Entwicklung von Resilienz zum Aufbau sozialen Zusammenhalts führen, was wiederum zur Fähigkeit beiträgt, einem Konflikt/einer Krise standzuhalten und ihn/sie zu bewältigen.

Für Beschäftigte im Gesundheitswesen ist es deshalb wichtig, die sozialen Beziehungen einer Person zu berücksichtigen und die Integration in bestehende soziale Gruppen und/oder die Schaffung neuer sozialer Netze zu unterstützen. Diese Gruppen/Netze organisieren sich und bieten zahlreiche Möglichkeiten, gemeinsamen Interessen nachzugehen. Dazu gehören mit Bezug zu Herkunftsländern oder ethnischen Zugehörigkeiten (z. B. Latin-American Radio) verschiedene soziale Gruppierungen (z. B. Frauen- oder Jugendgruppen, Religion), spezifische Interessen und Hobbys (z. B. Fußballverein, Chor), die Nachbarschaft etc. Natürlich ist es nicht die Aufgabe medizinischer Fachkräfte, die tatsächliche Integration der Menschen zu fördern. Jedoch kann schon das einfache Fragen danach, welchen sozialen Gruppen sie angehören oder welche Hobbys sie haben bzw. hatten, helfen, die Ressourcen dieser Menschen hinsichtlich ihrer Beziehungen und ihres Handelns zu aktivieren.

Gleichzeitig ist es äußerst wichtig, keine unrealistischen Erwartungen zu wecken und die beschränkenden politischen, ökonomischen und sozialen Strukturen im Auge zu behalten. Ansonsten riskiert man, Frustration und Stress zu verschlimmern oder Menschen, die oft Situationen von Gewalt, Unsicherheit und Hilflosigkeit erlebt haben, erneut zu traumatisieren. Dies ist von besonderer Bedeutung bei akuten psychischen Krisen, die Folge früherer traumatischer Erfahrungen oder belastender Probleme in der Gegenwart sein können. Frau Dr. med. Fana Asefaw weiß, dass es in solchen Situationen extrem wichtig ist, mit Menschen derselben Gemeinschaft mit einem vertrauten Hintergrund und derselben Sprache in Kontakt zu kommen und von ihnen unterstützt zu werden. Die in Tabelle 5-5 genannten Institutionen und Organisationen richten ihr Augenmerk auf eine niederschwellige und unkomplizierte psychosoziale Unterstützung für Migrant*innen.

Tabelle 5-5: Psychosoziale Unterstützung ermöglichen.

Land	Kontaktmöglichkeiten
Deutschland	• Bundesweite Arbeitsgemeinschaft der psychosozialen Zentren für Flüchtlinge und Folteropfer (BAfF) https://www.baff-zentren.org/ • Bundeszentrale für gesundheitliche Aufklärung https://infodienst.bzga.de/migration-flucht-und-gesundheit/weiterfuehrende-links/anlaufstellen-und-gesundheitsversorgung-fuer-gefluechtete/ • Deutsche Gesellschaft für Internationale Zusammenarbeit (GIZ) https://www.giz.de/de/weltweit/39799.html • GRIN – Publishing (psycho-soziale Aspekjte der Migration) https://www.grin.com/document/112544 https://www.grin.com/document/137156
Schweiz	• Paxion Netzwerk von Migrant*innen, das anderen Migrant*innen niederschwellig und unkompliziert psychosoziale Unterstützung bietet • ZHAW Angewandte Psychologie, IAP Institut für Angewandte Psychologie bietet Unterstützung für Personen (dazu zählen auch Beschäftigte im Gesundheitswesen), die mit traumatisierten Flüchtlingen in der Schweiz arbeiten • AOZ PsychoSozialer Dienst, PsychoSocial Service PSD unterstützt und ergänzt die professionelle Versorgung von Menschen mit Migrationshintergrund; bietet Beratung, Hilfe und Vermittlung bei psychosozialen Problemen im Bereich von Migration und Integration • Engagiert für Geflüchtete Website mit vielen Organisationen, die mit Freiwilligen zusammenarbeiten und verschiedene Aktivitäten und Hilfsangebote für Flüchtlinge in der Schweiz anbieten • Schweizerische Beobachtungsstelle für Asyl- und Ausländerrecht Fachbericht „Glaubhaftigkeit im Asylverfahren" (2019) • Swiss Red Cross, Ambulatorium für Folter- und Kriegsopfer des SRK, Bern und Zürich. • Verband Aargauer Psychologinnen und Psychologen
Österreich	• Psyonline.at – Schwerpunkt Flüchtlinge https://www.psyonline.at/contents/14601/schwerpunktthema-fluechtlinge gute Übersicht von Expert:Innen/Anlaufstellen für psychosoziale Hilfe • FlüWi – Wohngemeinschaften für Flüchtlinge https://www.fluechtlinge-willkommen.at/ • Anerkannt! – Anerkennung internationaler Berufsqualifikationen https://www.anerkannt.at/ • Intergationshaus.at – Beratungsstelle, besonders für Sprachen https://www.integrationshaus.at/de/asylwerberinnen

5.4 Von der Gesundheitsversorgung zu Resilienz und Frieden

Mittlerweile ist deutlich geworden, wie wichtig die Einbindung von und die Interaktion mit Gemeinschaften für Resilienz und gute Gesundheit sind. Zudem bietet das Konzept der Resilienz dem Gesundheitswesen die Möglichkeit, zu langfristigen Prozessen in den Bereichen Konfliktprävention und Friedensstiftung beizutragen.

Organisationen wie Interpeace definieren Resilienz als eine Art Objektiv, das integriertes Denken oder eine ganzheitliche Herangehensweise ermöglicht und hilfreich ist an der Schnittstelle zwischen den Bereichen Konflikt und Friedensstiftung auf der einen Seite und den Bereichen Entwicklung und humanitäre Hilfe auf der anderen. Und exakt wegen ihrer Relevanz an diesen disziplinären und sektoriellen Grenzen ist das „Resilienzobjektiv" ein kreatives Mittel zur Integration eines konfliktsensiblen Ansatzes in die verschiedenen Praxisbereiche. Das Resilienzobjektiv richtet den Fokus auf die Fähigkeiten, „Aktiva" und Eigenschaften von Personen, Gemeinschaften, Institutionen oder Gesellschaften und nicht auf die Fragilität und die Barrieren, die Frieden verhindern. Mithilfe des Programms Frameworks for Assessing Resilience (FAR) [8] versuchte Interpeace, Antworten auf folgende Fragen zu finden:

- Was macht Menschen, Gemeinschaften und Gesellschaften resilient und versetzt sie in die Lage, kreativ und gewaltfrei auf Konflikte und Krisen zu reagieren?
- Was sind für Staaten und Gesellschaften Fortschritte auf dem Weg zu mehr Resilienz in einer Weise, die zu dauerhaftem Frieden führt?
- Wie verstehen, definieren und entwickeln die Menschen selbst Resilienz in diesen von Konflikt betroffenen Gesellschaften?

Die Antworten auf diese Fragen verweisen darauf, dass das Konzept der Resilienz als solches Menschen um positive Eigenschaften zum Aufbau von Frieden versammeln kann.

Wenn also Gesundheitsversorgung konfliktsensibel ist und die Arbeit an Beziehungen innerhalb von und zwischen Gruppen beinhaltet, dann bietet sie vielleicht Gelegenheit dazu, die individuelle und gesellschaftliche Resilienz gegenüber Konflikt und Gewalt zu stärken und ist somit ein wichtiges Element hin zur Sicherung von Frieden. Dies erfordert jedoch einen kontinuierlichen und konstruktiven Austausch sowie Kooperation zwischen den verschiedenen Bereichen, um die „Sprachen" der jeweils anderen zu lernen, ihre Vorstellungen, Vorgehensweisen und Strategien zu verstehen und die Kenntnisse, Fähigkeiten und Ressourcen aller bestmöglich zu nutzen.

Literatur

1. Pfeiffer, C, Obrist B, Henley B, Ahorlu C. Social resilience: a new approach in mitigation research. Evidence for Policy Series. Global Edition, No. 14. Bern, Switzerland: NCCR North-South; 2013 [abgerufen am 12.07.2023]. Verfügbar unter: https://www.swisstph.ch/fileadmin/user_upload/SwissTPH/Institute/EPH/Society_Gender_and_Health/Global_Policy_Brief_Social_Resilience.pdf
2. International Federation of Red Cross and Red Crescent Societies (IFRC). Smart practices that enhance resilience of migrants, Summary Report. Genf: IFRC; 2016 [abgerufen am 13.07.2023]. Verfügbar unter: https://dalberg.com/wp-content/uploads/2016/06/Smart-practices-that-enhance-resilience-of-migrants.pdf
3. Stalder P. In der Paranoia bastelt man sich eine eigene Welt zusammen. Basler Zeitung. 03.08.2019. Verfügbar unter: https://www.bazonline.ch/schweiz/standard/sie-basteln-sich-ihre-eigene-welt-zusammen/story/25306845
4. Swiss Centre of Expertise in Human Rights (SCHR). Studie zur Situation. Bern: SCHR; 2019.
5. Staatssekretariat für Migration (SEM). Analyse der Situation von Flüchtlingsfrauen. Analyse der Situation von Frauen und Mädchen aus

dem Asylbereich in den Bundesasylzentren und in den Kollektivunterkünften der Kantone. 18.10.2019. Bern: SEM; 2019. Verfügbar unter: https://www.sem.admin.ch/dam/data/sem/aktuell/news/2019/2019-10-16/ber-sem-fluechtlingsfrauen-d.pdf

6. Brava, ehemals Terre des Femmes Schweiz. Unsere Anliegen als geflüchtete Frauen. Bern: Brava; 2022. Verfügbar unter: https://www.brava-ngo.ch/assets/dokumente/20220128_Forderungen_gefluechteter_Frauen.pdf
7. Forschungsgruppe zu medizinischer Anthropologie (inkl. Institut für Ethnologie, Institut für afrikanische Studien der Universität Basel und Schweizerisches Tropen- und Public Health-Institut). Basel: Universität Basel; 2022. Verfügbar unter: https://ethnologie.philhist.unibas.ch/de/forschung/medical-anthropology/
8. Interpeace, International Organization for Peacebuilding. Frameworks for Assessing Resilience (FAR). Genf: Interpeace; 2014 [abgerufen am 13.07.2023]. Verfügbar unter: https://www.interpeace.org/frameworks-for-assessing-resilience-far/#:~:text=In%202014%2C%20Interpeace%20launched%20Frameworks%20for%20Assessing%20Resilience,fragility%20and%20resilience%20within%20conflict-%20or%20violence-prone%20countries.

6 Erfahrungen aus der COVID-19 Pandemie zu Migration und Gesundheit

Anne Jachmann, Yves Jackson, Osnat Keidar, Daniel H. Paris

Kernpunkte des Kapitels

Gelernte Lektionen und Empfehlungen für zukünftige Pandemien

1) **Kenntnis der aktuellsten Empfehlungen und Strategien in Bezug auf Diagnostik, Präventionsmaßnahmen und Behandlungsoptionen:** angesichts der dynamischen Progredienz einer Pandemie sollten hierzu zuverlässige Informationsquellen frühzeitig identifiziert und regelmäßig beachtet werden
2) **Erhalt der Arbeitskräfte des Gesundheitspersonals:** auf allen Stufen des Gesundheitssystems sollte die Verfügbarkeit und korrekte Anwendung von Maßnahmen zum Selbstschutz, inklusive Selbstfürsorge, sichergestellt werden
3) **Aus-/Weiterbildung in kultureller Kompetenz und Sensibilisierung für die Komplexität der Versorgung von Migranten und Flüchtlingen:** eine Anpassung der Präventions- und Behandlungsmaßnahmen auf die Bedürfnisse und den Kontext der betroffenen Populationen
4) **Zugang zu und Kontinuität der Versorgung von Risikogruppen:** Patienten mit besonderem Risikoprofil, wie Frauen und Kinder, oder Menschen mit psychischen oder chronischen, nicht übertragbaren Krankheiten, müssen einen adäquaten Zugang zur Grundversorgung angepasst an die kulturellen Bedürfnisse bekommen
5) **Erleichterter Zugang zu relevanten Gesundheitsinformationen für alle Gruppen:** Eine Zusammenarbeit der Gemeinden und Migranten und Flüchtlingen – im Sinne eines lokalen, regionalen, nationalen Netzwerkes – sollte früh etabliert werden, um sicherzustellen, dass alle pandemie-, gesundheits- oder migrationsrelevanten Informationen auch für schwer erreichbare, vulnerable Gruppen zugänglich werden

6.1 Allgemeine Informationen über die Entstehung, Auswirkung und Eindämmung einer Pandemie am Beispiel der Coronavirus-Krankheit COVID-19

Im Januar 2020 breitete sich die im Dezember 2019 erstmalig aufgetretene Coronavirus-Krankheit 2019 (COVID-19) in Wuhan, China, infolge der großen jährlichen Frühlingsfest-Migration rasch weltweit aus [1]. Die dramatische Übertragung in dicht besiedelten Gebieten und eindrückliche globale Ausbreitung verdeutlichen den Zusammenhang mit Migration [1, 2]. COVID-19 ist eine Atemwegserkrankung, die durch das Severe Acute Respiratory Syndrome Coronavirus 2 (SARS-CoV-2) verursacht wird [3]. Dieses Virus wird hauptsächlich durch Atemtropfen und Aerosole von Mensch zu Mensch übertragen, sowie durch Kontakt mit Augensekreten, Stuhl, Urin und Blut [4]. Die Inkubationszeit variiert zwischen 1 und 14 Tagen, wobei mehr als 50 % der Ansteckun-

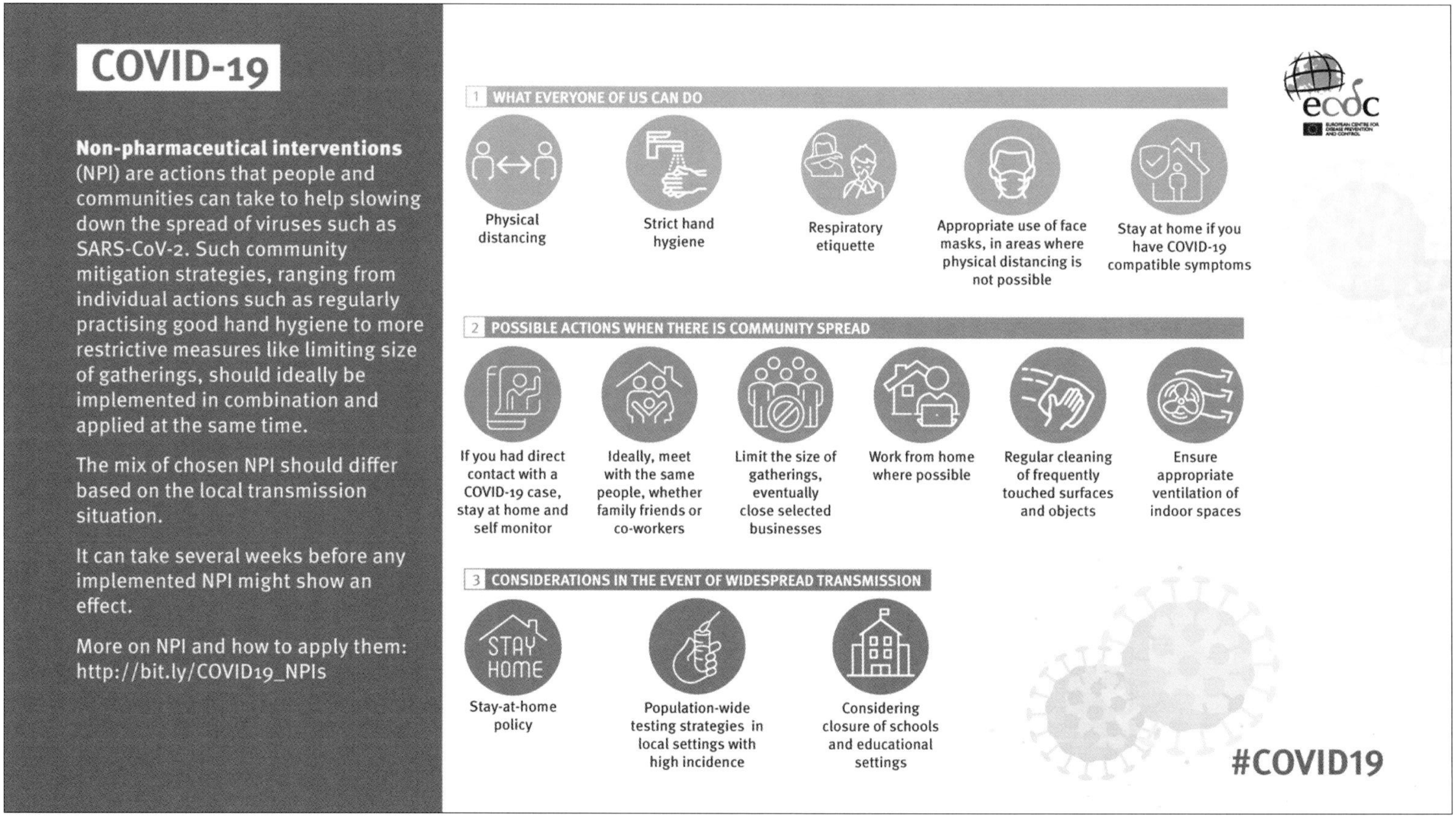

Abbildung 6-1: COVID-19-Maßnahmen des Europäischen Zentrums für die Prävention und die Kontrolle von Krankheiten (ECDC), 23.11.2021. Quelle: ECDC. Infographic: Non-pharmaceutical measures. Solna: ECDC; 2020. Creative Commons, Lizenz CC BY 4.0 (https://creativecommons.org/licenses/by/4.0/).

gen durch infizierte Personen ohne Symptome erfolgen, und die SARS-CoV-2 Varianten Delta und Omicron eine höhere Viruslast aufweisen und noch effizienter übertragbar sind [4]. Die klinische Manifestation reicht von keinerlei Symptomen über milde respiratorische (z. B. Husten, Kurzatmigkeit) oder gastrointestinale Symptome, die oft mit Fieber oder Geruchs- und Geschmacksbeeinträchtigungen einhergehen, bis hin zu schweren Symptomen und kritischen Erkrankungen mit respiratorischer Insuffizienz, Multiorganversagen oder Schock, die eine intensivmedizinische Behandlung mit mechanischer Beatmung erfordern und mit einem hohen Sterberisiko, insbesondere bei älteren Menschen und bei Ko-Morbiditäten, einhergehen können [3, 4]. In einigen Fällen können die Symptome fortbestehen oder nach der Genesung innerhalb von 3 Monaten nach Ausbruch der Krankheit mit Symptomen (z. B. Müdigkeit, kognitive Störungen oder anhaltende Kurzatmigkeit) auftreten, die mindestens 2 Monate andauern und nicht anders erklärt werden können [5].

Dieser Zustand nach COVID-19 wird als „Long COVID" bezeichnet. Als Risikogruppen für einen schweren Verlauf wurden ältere Menschen (>60 Jahre) und Patienten mit chronischen Erkrankungen (z. B. Diabetes, Bluthochdruck, Immunsuppression, Krebs oder Lungen- oder Herzerkrankungen) identifiziert. Um die Ausbreitung von COVID-19 zu verhindern, wurden in mehreren Ländern auf der ganzen Welt verschiedene Empfehlungen ausgesprochen, wie z. B. räumlicher Abstand, das Tragen geeigneter Gesichtsmasken, die regelmäßige Desinfektion von Händen und Oberflächen, die Ermittlung von Kontaktpersonen bis hin zu Abriegelungsmaßnahmen, wie Verbot von Menschenansammlungen, Reisen und sozialen Veranstaltungen (siehe Abbildung 6-1) [6, 30]

6.2 Auswirkungen einer Pandemie auf Migration und Gesundheit

Besonders betroffen von Pandemien sind vulnerable Bevölkerungsgruppen mit erschwerten Lebensbedingungen, die beispielsweise in überfüllten Unterkünften mit niedrigen Hygienestandards leben – wie Migranten oder Flüchtlinge. Die Etablierung der Schnelldiagnose-Kapazität und sozialer Distanzierungsmaßnahmen ist in diesem Umfeld sehr anspruchsvoll, was dazu führt, dass die Menschen einer höheren Ansteckungsgefahr ausgesetzt sind und sich möglicherweise „Transmission Hotspots" bilden [7]. Neben den Problemen, die mit den Lebensbedingungen zusammenhängen, haben Migranten und Flüchtlinge auch begrenzten Zugang zu privaten Verkehrsmitteln und sind hauptsächlich auf öffentliche Verkehrsmittel angewiesen, was zu einem höheren Risiko einer Ansteckung mit SARS-CoV-2 beiträgt [8]. Somit besteht ein hohes Risiko, dass sich die ohnehin schon schwierigen Lebens-, Gesundheits-, Wirtschafts-, Rechts- und Sozialbedingungen für diese gefährdete Bevölkerungsgruppe noch weiter verschlechtern. 94 % der 135 von der WHO befragten Gebiete und Länder meldeten während der COVID-19-Pandemie irgendeine Art von Beeinträchtigung des Zugangs und der Verfügbarkeit von Gesundheitsdiensten, die alle wichtigen Gesundheitsbereiche betraf [9]. Aufgrund der Maßnahmen und Einschränkungen im Bereich der öffentlichen Gesundheit kam es zu einer Unterbrechung der Bildungsprogramme für Kinder und Erwachsene sowie zu einem teilweisen oder vollständigen Verlust von Arbeit und Einkommen mit den daraus resultierenden Folgen einer unsicheren Lebensmittel- und Wohnsituation [10, 11]. Bewegungseinschränkungen, die Menschen auf der Flucht an bestimmten Orten festhielten, verstärkten die Isolation und die bereits bestehende Trennung von Familien und Freunden. Die Bearbeitung von Asylanträgen wurde teilweise unterbrochen und dauerte länger (z. B. waren Anhörungen in Person nicht möglich) in ganz Europa [12]. All diese Auswirkungen führten zu einer Verletzung der Menschenrechte.

Darüber hinaus müssten alle Maßnahmen zur Gesundheitsförderung und -bildung sowie Empfehlungen zur öffentlichen Gesundheit (z. B. Maßnahmen zum Schutz der eigenen Gesundheit und der Gesundheit anderer) in verschiedenen Sprachen kommuniziert werden [13]. Zusätzlich müsste der Zugang zu Gesundheitsdiensten, diagnostischen Tests, Medikamenten, Impfstoffen und persönlicher Schutzausrüstung (z. B. Gesichtsmasken, Desinfektionsmittel) für alle Menschen, einschließlich Migranten ohne Papiere, gewährleistet sein [10, 14]. Um die Bedürfnisse von Migranten- und Flüchtlingspatienten zu erfüllen, einschließlich Patienten mit unterschiedlicher Gesundheitswahrnehmung und -kompetenz oder möglicher Zurückhaltung bei der Inanspruchnahme lokaler Gesundheitsdienste, ist der Aufbau von Vertrauen sowie von Sensibilität für Vielfalt und kultureller Kompetenz bei der Bereitstellung von Gesundheitsdiensten von entscheidender Bedeutung, um alle in die Gesundheitsversorgung einzubeziehen [10, 13, 14].

6.3 Auswirkungen einer Pandemie auf die psychische Gesundheit

Wenn die COVID-19-Pandemie ihren Lauf genommen hat, wird sehr wahrscheinlich eine ernste globale Krise der psychischen Gesundheit folgen [15]. Faktoren, die mit drohender Krankheit, Abriegelung, Isolation, Selbstquarantäne, physischer Distanzierung, reduzierten sozialen Kontakten und Arbeitsplatzverlust einhergehen, werden länger als die eigentliche Viruspandemie andauern und sich erheblich auf die psychische Gesundheit der Bevölkerung auswirken [15]. Einsamkeit, die Bedrohung durch Krankheit, eine zunehmend unsichere Wohn-, Finanz- und Ernährungssituation sowie ein erhöhtes Maß an Alltagsstress und Diskriminierung zusätzlich zu der migrationsbedingten Entwurzelung und Unsicherheit des Aufenthaltsstatus führen zu einer Verschlechterung der psychischen Gesundheit von Migranten und Flüchtlingen [10, 11, 16]. Zu den relevanten Risikofaktoren für anhaltende psychiatrische Probleme nach einer Katastrophe gehören der Minderheitenstatus („minority status"), die (kumulative) Exposition gegenüber Traumata, bereits bestehende psychiatrische Erkrankungen und mangelnde soziale Unterstützung, was darauf hindeutet, dass gefährdete Bevölkerungsgruppen wie Migranten, Flüchtlinge, Mittellose und Asylbewerber länger unter den Folgen der Pandemie für die psychische Gesundheit leiden können [15].

6.4 Präventionsmaßnahmen zur Bekämpfung einer Pandemie

Angesichts der niedrigen Seroprävalenz in europäischen Ländern nach dem Rückgang der ersten Pandemiewellen (<5 % der Bevölkerung), stellte der Impfstoff eine wichtige Maßnahme zur Kontrolle der COVID-19 Transmission durch eine Vakzin-assoziierte Immunität dar. Die Entwicklung des Impfstoffs wurde stark beschleunigt, zehn COVID-19-Impfstoffkandidaten wurden innerhalb von nur sechs Monaten nach der ersten Sequenzierung des SARS-CoV-2-Virus in fortgeschrittene klinische Studien überführt [17]. Ein Jahr später hatte sich die Verfügbarkeit sicherer und wirksamer Impfstoffe gegen COVID-19 als wesentliche Maßnahme zur Bekämpfung der Pandemie erwiesen [18]. Zum Zeitpunkt der Erstellung dieses Berichts (Dez 2022) befanden sich 199 Impfstoffe in der präklinischen Entwicklung, 175 in der klinischen Entwicklung und 11 Impfstoffe waren zugelassen und auf dem Markt [19]. Der Prozess der Migration kann zu Unterbrechungen/Lücken im Impfstatus führen oder dazu, dass der Impfstoff im Ankunftsland gewechselt und neu geimpft werden muss. Angehörige der Gesundheitsberufe, die mit diesem Problem konfrontiert sind, sollten sich an die lokalen Empfehlungen ihrer jeweiligen Gesundheitsämter halten. Allgemeine Informationen und Anleitungen zu den verfügbaren Impfstoffen und der Möglichkeit, diese zu kombinieren, sind auf der regelmäßig aktualisierten Website „WHO COVID-19 Vaccine Advice" zu finden [18].

6.5 Diagnostik im Kontext von Epi-/Pandemien

Die Diagnostik ist im Kontext von Epi-/Pandemien von größter Bedeutung, da sie die (frühe) Erkennung von Fällen für das Management, und die damit verbundenen Maßnahmen zur Verringerung der Übertragung ermöglicht. Darüber hinaus ermöglicht die Diagnostik eine Schätzung der Fallzahlen und der Hintergrundimmunität der Bevölkerung (zumeist serologische Tests). *In-vitro*-Diagnostik mit validierter Genauigkeit, Sicherheit und Qualität sind ein entscheidender Bestandteil der Pandemiebekämpfungsstrategie [20]. Adäquate PCR-Tests können SARS-CoV-2 in einem frühen Stadium des Krankheitsverlaufs nachweisen und stellen die wichtigste Methode für eine frühe endgültige Diagnose dar [21]. Antigenschnelltests vor Ort sind zeit- und kostensparend, ihre Anwendbarkeit ist jedoch aufgrund Limitationen der Sensitivität – insbesondere bei wechselnden Virusvarianten – begrenzt [22]. Serologische Tests ergänzen molekulare Tests durch den Nachweis Pathogen-spezifischer Antikörper, z. B., um die Seroprävalenz in der Bevölkerung abzuschätzen, die postklinische Rekonvaleszenz, asymptomatische Fälle, Impfantworten zu diagnostizieren und um mögliche falsch-negative PCR-Resultate im Verlauf zu korrigieren bzw. zu bestätigen [23]. Eine systematische Übersichtsarbeit und Meta-Analyse ergab, dass die Seroprävalenz von SARS-CoV-2 Anfang 2022 weltweit zwischen 3 % und 15 % lag [23]. Generell sind Tests und die Identifizierung und Bestätigung von COVID-19 bei symptomatischen Personen von entscheidender Bedeutung für die Zuweisung einer angemessenen Behandlung und die Weiterverfolgung von Maßnahmen des öffentlichen Gesundheitswesens wie Isolierung und Kontaktverfolgung.

6.6 Therapeutika im Kontext einer Pandemie

Seit dem Ausbruch der Pandemie wurden mehrere Therapeutika entwickelt, von denen inzwischen mehrere für das gesamte Spektrum der COVID-19 Krankheit zugelassen wurden [24, 25]. Zu den COVID-19-Therapeutika ge-

Tabelle 6-1: Länderspezifische Informationen zur Therapie von COVID-19.

Land	Internetlink
Deutschland	RKI – Coronavirus SARS-CoV-2 – COVID-19: https://www.rki.de/DE/Content/InfAZ/N/Neuartiges_Coronavirus/nCoV_node.html
Schweiz	Koordination der Versorgung mit wichtigen Covid-19-Arzneimitteln: https://www.bag.admin.ch/bag/de/home/medizin-und-forschung/heilmittel/versorgung-covid-19-arzneimittel.html
Österreich	COVID-19-Medikamente in Österreich: https://www.sozialministerium.at/Themen/Gesundheit/Corona/medikamente.html

hören entzündungshemmende Mittel, Virostatika, Antithrombotika, Therapien für akutes hypoxämisches Atemversagen, Anti-SARS-CoV-2-Antikörper (neutralisierend), Modulatoren des Renin-Angiotensin-Aldosteron-Systems und Vitamine [24]. Die meisten Therapien wurden im Rahmen großer internationaler multizentrischer Studien angewandt, wobei sich die Informationen über die vorhandenen Therapien und ihre Indikationskriterien für Patienten dynamisch weiterentwickeln [26]. Im Hinblick auf die empfohlenen Therapieschemata des jeweiligen Landes, raten wir dringend den aktuellsten Empfehlungen der zuständigen Gesundheitsbehörden zu folgen (Tabelle 6-1).

6.7 Herausforderungen für Hausärzte während einer Pandemie

Schon in den ersten Tagen der Pandemie waren die im Gesundheitswesen tätigen Fachkräfte, die mit Migranten arbeiten, mit dringenden Herausforderungen konfrontiert. Die rasche Ausbreitung und der Schweregrad der SARS-CoV-2 Infektion unter ethnischen Minderheiten, Migranten und anderen sozial beeinträchtigten Gruppen führte zu einer syndemischen Situation, d.h. zum gleichzeitigen Auftreten einer kumulativen Belastung durch COVID-19, nicht übertragbarer Krankheiten und ungünstigen sozialen Faktoren [27, 28]. Migranten waren oft weniger in der Lage, sich am Arbeitsplatz oder zu Hause adäquat zu schützen, und angemessene medizinische Hilfe, einschließlich Tests und Behandlung, zu erhalten. Die Allgemeinmediziner mussten sich mit den klinischen Manifestationen der Infektionen befassen, die durch die unverhältnismäßigen Auswirkungen des wirtschaftlichen Abschwungs noch erschwert wurden. Dies hat die Wichtigkeit gut zugänglicher, transkulturell angepasster Gesundheitsdienste hervorgehoben und vor allem die Aufrechterhaltung der Kontinuität der Versorgung, da bei Patienten mit chronischen Erkrankungen die Gefahr bestand, dass sie auf eine medizinische Versorgung verzichten. In Zeiten der Unsicherheit, in welcher nicht immer eindeutige Gesundheitsinformationen über nicht-traditionelle Wege (v.a. soziale Medien usw.) verbreitet wurden, mussten Hausärzte sich anpassen. Es wurden hier Partnerschaften mit verschiedenen Interessengruppen gebildet, um sicherzustellen, dass eine rationale, evidenzbasierte Kommunikation zu schwer erreichbaren und leicht zu übersehenden Gruppen gewährleistet wurde. In der Tat eröffnete dieser Kontext neue Möglichkeiten für die Erbringung von Primärversorgung [29]. Die Digitalisierung bot eine große Chance, die therapeutische Beziehung bei eingeschränkter Bewegungsfreiheit aufrechtzuerhalten, allerdings auf Kosten eines realen Risikos einer digitalen Kluft. Sie ermöglichte es den Angehörigen der Gesundheitsberufe auch, qualitativ hochwertige Informationen rechtzeitig zu verbreiten, um z.B. das Zögern bei der Impfung zu Beginn der Impfkampag-

Tabelle 6-2: Empfehlungen für Webseiten und Lageberichte

Institution	Link
European Centre for Disease Prevention and Control	https://www.ecdc.europa.eu/en/covid-19 https://www.ecdc.europa.eu/en/news-events/e-learning-front-line-managers-covid-19-response-vulnerable-populations
WHO	https://www.who.int/health-topics/coronavirus
WHO, COVID-19-Impfstoff-Tracker	https://www.who.int/publications/m/item/draft-landscape-of-covid-19-candidate-vaccines

nen, welches durch unangemessene Informationen geschürt wurde, zu überwinden und darüber zu informieren, wie man sich für Impfungen registrieren kann.

Literatur

1. Ding Y, Luo S, Zheng X, Ling P, Yue T, Liu Z, et al. Association between population migration and epidemic control of Coronavirus disease 2019. Sci China Life Sci. 2020;63(6):936–9.
2. Bogoch, II, Watts A, Thomas-Bachli A, Huber C, Kraemer MUG, Khan K. Potential for global spread of a novel coronavirus from China. J Travel Med. 2020;27(2).
3. ECDC. European Centre for Disease Prevention and Control. Questions and answers on COVID-19: Basic facts. Available from: https://www.ecdc.europa.eu/en/covid-19/questions-answers/questions-answers-basic-facts
4. Brit L, Brandon MC, Summer C, Stephen YL, William JB, Alex K, et al. Clinical update on COVID-19 for the emergency clinician: Presentation and evaluation. The American Journal of Emergency Medicine. 2022;54:46–57.
5. WHO. World Health Organization. Coronavirus disease (COVID-19): Post COVID-19 condition. Available from: https://www.who.int/newsroom/questions-and-answers/item/coronavirus-disease-(covid-19)-post-covid-19-condition
6. ECDC. European Centre for Disease Prevention and Control. Infographic: Non-pharmaceutical measures. Available from: https://www.ecdc.europa.eu/en/publications-data/infographic-non-pharmaceutical-measures
7. Amesh Adalja: taking pandemic preparation seriously. Bull World Health Organ. 2020; 98(5):304–5.
8. Ellingjord-Dale M, Kalleberg KT, Istre MS, Nygaard AB, Brunvoll SH, Eggesbø LM, et al. The use of public transport and contraction of SARS-CoV-2 in a large prospective cohort in Norway. BMC Infect Dis. 2022;22(1):252.
9. World Health Organization (WHO). Second round of the national pulse survey on continuity of essential health services during the COVID-19 pandemic: January-March 2021: interim report, 22 April 2021. World Health Organization; 2021.
10. Burton-Jeangros C, Duvoisin A, Lachat S, Consoli L, Fakhoury J, Jackson Y. The impact of the Covid-19 pandemic and the lockdown on the health and living conditions of undocumented migrants and migrants undergoing legal status regularization. Frontiers in public health. 2020;8:940.
11. Lachat S. How vulnerable migrants in Geneva cope (or don't cope) with the current COVID-19 crisis. London: London School of Hygiene and Tropical Medicine. MSc in Public Health; 2020.
12. European Asylum Support Office (EASO). COVID-19 emergency measures in asylum and reception systems, PUBLIC – Issue No. 3. 2020 07.12.2020.
13. European Public Health Association (EUPHA). Statement by the EUPHA Migrant and ethnic minority health section on COVID-19–CALL FOR ACTION. 2020 24.03.2020.
14. Bhopal RS. COVID-19: Immense necessity and challenges in meeting the needs of minorities, especially asylum seekers and undocumented migrants. Public Health. 2020;182:161–2.
15. Swartz HA. The Role of Psychotherapy During the COVID-19 Pandemic. Am J Psychother. 2020;73(2):41–2.
16. Spiritus-Beerden E, Verelst A, Devlieger I, Langer Primdahl N, Botelho Guedes F, Chiarenza A, et al. Mental Health of Refugees and Migrants during the COVID-19 Pandemic: The Role of Experienced Discrimination and Daily Stressors. International Journal of Environmental Research and Public Health. 2021;18(12):6354.
17. Mullard A. COVID-19 vaccines start moving into advanced trials. Nature Reviews Drug Discovery. 2020;19(7):435–6.
18. World Health Organization (WHO). COVID-19 advice for the public: Getting vaccinated. Available from: https://www.who.int/emergencies/diseases/novel-coronavirus-2019/covid-19-vaccines/advice
19. World Health Organization (WHO). COVID-19 vaccine tracker and landscape. Available from: https://www.who.int/publications/m/item/draft-landscape-of-covid-19-candidate-vaccines
20. World Health Organization (WHO). Coronavirus disease (COVID-19) Pandemic — Emergency Use Listing Procedure (EUL) for IVDs [Available from: https://extranet.who.int/prequal/vitro-diagnostics/coronavirus-disease-covid-19-pandemic-emergency-use-listing-procedure-eul-ivds

21. Lai CC, Wang CY, Ko WC, Hsueh PR. In vitro diagnostics of coronavirus disease 2019: Technologies and application. J Microbiol Immunol Infect. 2021;54(2):164–74.
22. Rosanna WP, Piero LO, Debrah IB, Noah F. Scaling up COVID-19 rapid antigen tests: promises and challenges. The Lancet Infectious Diseases. 2021;21(9):e290–e5.
23. Azami M, Moradi Y, Moradkhani A, Aghaei A. SARS-CoV-2 seroprevalence around the world: an updated systematic review and meta-analysis. European Journal of Medical Research. 2022;27(1):81.
24. Murakami N, Hayden R, Hills T, Al-Samkari H, Casey J, Del Sorbo L, et al. Therapeutic advances in COVID-19. Nature Reviews Nephrology. 2022.
25. World Health Organization (WHO). Therapeutics and COVID-19. Available from: https://www.who.int/teams/health-care-readiness/covid-19/therapeutics
26. World Health Organization (WHO). WHO COVID-19 Solidarity Therapeutics Trial. Available from: https://www.who.int/emergencies/diseases/novel-coronavirus-2019/global-research-on-novel-coronavirus-2019-ncov/solidarity-clinical-trial-for-covid-19-treatments
27. Hayward SE, Deal A, Cheng C, Crawshaw A, Orcutt M, Vandrevala TF, et al. Clinical outcomes and risk factors for COVID-19 among migrant populations in high-income countries: A systematic review. J Migr Health. 2021;3:100041.
28. Bambra C, Riordan R, Ford J, Matthews F. The COVID-19 pandemic and health inequalities. J Epidemiol Community Health. 2020;74(11):964–8.
29. Knights F, Carter J, Deal A, Crawshaw AF, Hayward SE, Jones L, et al. Impact of COVID-19 on migrants' access to primary care and implications for vaccine roll-out: a national qualitative study. Br J Gen Pract. 2021;71(709):e583–e95.
30. Lionello L, Stranges D, Karki T, Wiltshire E, Proietti C, Annunziato A, Jansa J, Severi E; ECDC-JRC Response Measures Database working group. Non-pharmaceutical interventions in response to the COVID-19 pandemic in 30 European countries: the ECDC-JRC Response Measures Database. Euro Surveill. 2022 Oct;27(41):2101190.

Profile von Herkunfts- und Transitländern

7 Häufig auftretende Krankheiten nach Herkunfts- und Transitländern

Charles Abongomera, Osnat Keidar, Daniel H. Paris

Das Risiko für verschiedene Infektionskrankheiten in den Herkunfts- und Transitländern ist in Tabelle 7-1 und in Tabelle 7-2 dargestellt. In der Mehrzahl der 16 Länder besteht ein hohes Risiko für Strongyloidiasis [1], über den Boden übertragene Helminthosen [2], Tuberkulose [3] und Hepatitis B [4]. In Somalia, der Ukraine, Russland und Indien besteht zudem ein hohes Risiko für multiresistente Tuberkulose [3]. Das Risiko für Malaria ist in 7 Ländern hoch, wobei die wichtigste Plasmodium-Art *P. falciparum* ist [5]. Schistosomiasis ist in 4 Ländern endemisch und *Schistosoma haematobium* ist in 3 dieser Länder (Somalia, Nigeria und Guinea) vorhanden [6, 7]. Die Hepatitis-C-Prävalenz (basierend auf Anti-HCV-Antikörper) ist in 7 Ländern mittelmäßig bis hoch [8]. HIV/AIDS kommt in 2 Ländern generalisiert in der Bevölkerung vor, ist in 2 weiteren auf Risikogruppen konzentriert und in 8 Ländern niedrig [9]. In der Ukraine konzentriert sich die HIV-Epidemie auf Sexarbeiter, Männer, die Sex mit Männern haben, und Menschen, die Drogen injizieren, während sie sich in Pakistan auf Menschen, die Drogen injizieren, und Transgender-Personen konzentriert [9]. Schließlich ist Krätze in allen Ländern vorhanden, wobei das Risiko in überbevölkerten Gebieten am höchsten ist.

Referenzen

1. Buonfrate D, Bisanzio D, Giorli G, et al. The Global Prevalence of Strongyloides stercoralis Infection. Pathogens (Basel, Switzerland). 2020; 9(6):468. https://doi.org/10.3390/pathogens9060468
2. WHO. Soil-transmitted helminthiases. Genf: WHO; 2020 [abgerufen am 16.11.2022]. Verfügbar unter: https://apps.who.int/neglected_diseases/ntddata/sth/sth.html
3. WHO. Global Tuberculosis Report 2020. Genf: WHO; 2020 [abgerufen am 16.11.2022]. Verfügbar unter: https://www.who.int/tb/publications/global_report/en/
4. WHO. Hepatitis B country profiles. 2019. Genf: WHO; 2019 [abgerufen am 16.11.2022]. Verfügbar unter: https://whohbsagdashboard.surge.sh/#hbv-country-profiles
5. WHO. WHO Malaria Report 2020. Genf: WHO; 2020 [abgerufen am 16.11.2022]. Verfügbar unter: https://www.who.int/publications/i/item/9789240015791
6. WHO. Schistosomiasis. 2020. Genf: WHO; 2020 [abgerufen am 16.11.2022]. Verfügbar unter: https://apps.who.int/neglected_diseases/ntddata/sch/sch.html
7. Neumayr A. Antiparasitic Treatment Recommendations. A practical guide to clinical parasitology. 2nd ed. Hamburg: tredition GmbH; 2018.
8. WHO. Global hepatitis report, 2017. Genf: WHO; 2017 [abgerufen am 16.11.2022]. Verfügbar unter: https://www.who.int/publications/i/item/9789241565455
9. UNAIDS. UNAIDS DATA 2020. Genf: UNAIDS; 2020 [abgerufen am 16.11.2022]. Verfügbar unter: https://www.unaids.org/en/resources/documents/2020/unaids-data

Tabelle 7-1: Häufigkeit von Malaria, Schistosomiasis, Strongyloidiasis und über den Boden übertragene Helminthosen („soil-transmitted helminthiases") mit Indikatoren (in Klammern) nach Herkunfts- und Transitländern.

Land	Malaria (Risiko)	Schistosomiasis (Transmission)	Strongyloidiasis (Prävalenz)	über den Boden übertragene Helminthosen (Risiko)
Afghanistan	Risiko von *P. vivax* > *P. falciparum*	nicht endemisch	mittelmäßig (> 5–10)	hoch
Algerien	malariafrei	Unterbrechung der Transmission nicht bestätigt	niedrig (> 0–5)	niedrig
Eritrea	Risiko von *P. falciparum* > *P. vivax*	endemisch	mittelmäßig (> 5–10)	niedrig
Georgien	niedrig	nicht endemisch	niedrig (> 0–5)	niedrig
Guinea	Risiko von *P. falciparum*	endemisch	hoch (> 10–15)	hoch
Indien	Risiko von *P. falciparum*	Unterbrechung der Transmission nicht bestätigt	hoch (> 10–15)	hoch
Irak	niedrig	Status nicht bekannt	mittelmäßig (> 5–10)	hoch
Iran	malariafrei	Status nicht bekannt	niedrig (> 0–5)	niedrig
Nigeria	Risiko von *P. falciparum*	endemisch	hoch (> 10–15)	hoch
Pakistan	Risiko von *P. vivax* > *P. falciparum*	nicht endemisch	mittelmäßig (> 5–10)	hoch
Russland	malariafrei	nicht endemisch	niedrig (> 0–5)	niedrig
Somalia	Risiko von *P. falciparum*	endemisch	mittelmäßig (> 5–10)	hoch
Sri Lanka	malariafrei	nicht endemisch	hoch (> 10–15)	hoch
Syrien	niedrig	Status nicht bekannt	mittelmäßig (> 5–10)	hoch
Türkei	niedrig	Unterbrechung der Transmission nicht bestätigt	mittelmäßig (> 5–10)	niedrig
Ukraine	malariafrei	nicht endemisch	mittelmäßig (> 5–10)	niedrig

Tabelle 7-2: Häufigkeit von Tuberkulose, Hepatitis und HIV mit Indikatoren (in Klammern) nach Herkunfts- und Transitländern.

Land	Tuberkulose (Inzidenz pro 100.000 Einwohner)	Hepatitis B (HBsAg-Prävalenz in allen Altersgruppen)	Hepatitis C (Anti-HCV-Prävalenz)	HIV (Prävalenz bei 15–49-Jährigen)
Afghanistan	hoch (189)	niedrig (1,69 %)	mittelmäßig (1,10 %)	niedrig (< 0,1 %)
Algerien	hoch (61)	mittelmäßig (2,56 %)	mittelmäßig (1,40 %)	niedrig (< 0,1 %)
Eritrea	hoch (86)	mittelmäßig (4,92 %)	N/A	niedrig (0,6 %)
Georgien	hoch (74)	niedrig (1,8 %)	hoch (7,50 %)	niedrig (0,4 %)
Guinea	hoch (176)	hoch (12,83 %)	N/A	generalisiert (1,4 %)
Indien	hoch (193)	niedrig (1,95 %)	niedrig (0,84 %)	N/A
Irak	hoch (41)	niedrig (1,69 %)	niedrig (0,40 %)	N/A
Iran	mittelmäßig (13)	niedrig (1,36 %)	niedrig (0,50 %)	niedrig (<0,1 %)
Nigeria	hoch (219)	mittelmäßig (6,21 %)	hoch (2,20 %)	generalisiert (1,3 %)
Pakistan	hoch (263)	mittelmäßig (3,31 %)	hoch (4,80 %)	Risikogruppen (0,1 %)
Russland	hoch (50)	mittelmäßig (3,38 %)	hoch (4,10 %)	N/A
Somalia	hoch (258)	hoch (14,59 %)	N/A	niedrig (0,1 %)
Sri Lanka	hoch (64)	mittelmäßig (2,16 %)	N/A	niedrig (< 0,1 %)
Syrien	mittelmäßig (19)	niedrig (1,50 %)	hoch (2,80 %)	niedrig (< 0,1 %)
Türkei	mittelmäßig (16)	mittelmäßig (3,64 %)	niedrig (0,95 %)	N/A
Ukraine	hoch (77)	niedrig (1,18 %)	N/A	Risikogruppen (1 %)

8 Profile von Herkunftsländern

Maude Montani

Wichtiger Hinweis: Die in Kapitel 8 und 9 zitierten Daten beziehen sich auf wirtschaftliche und gesellschaftspolitische Prozesse und Ereignisse, die oft eine hohe Dynamik aufweisen. Auch die zu Projektbeginn vorgenommene Differenzierung zwischen Herkunfts- und Transitländern könnte zum jetzigen Zeitpunkt neu erörtert werden. Wir möchten die Leserinnen und Leser ausdrücklich darauf hinweisen, dass – obwohl der Informationsstand zum Zeitpunkt der Fertigstellung des Manuskriptes aktuell war – Sie bitte die jüngsten Berichte der hier zitierten Quellen für Updates und aktuelle Informationen konsultieren.

8.1 Afghanistan

8.1.1 Kontext

Afghanistan (Abbildung 8-1) ist ein gebirgiger Binnenstaat in Südasien, dessen jüngere Vergangenheit von Konflikten und Instabilität gekennzeichnet war. Die Taliban, die 1996 die Macht übernommen und das strenge islamische Recht eingeführt hatten, wurden durch eine von den USA angeführte Invasion gestürzt. Seit dem Rückzug der NATO im Jahr 2014 ist die Gewalt in Afghanistan erneut eskaliert [1]. Das Land ist zudem für Naturkatastrophen wie Dürren, Überflutungen, Erdbeben, Lawinenabgänge und Erdrutsche gefährdet [2].

Konflikte, Gewalt und Naturkatastrophen haben zu massiver Flucht und Vertreibung der Bevölkerung geführt. Das Land steht nach über 30 Jahren (1981–2013), in denen es den 1. Platz als Herkunftsland der meisten Flüchtlinge einnahm [3], heute international auf dem 3. Platz. Afghanen sind die drittgrößte Population Zwangsvertriebener weltweit [4]. Der Anteil der Flüchtlinge, die in den letzten 20 Jahren nach Afghanistan zurückgekehrt sind, macht ein Fünftel der Bevölkerung aus [4]. Seit 2012 ist ein Drittel der Bevölkerung ausgewandert oder vertrieben worden, und etwa 3,2 Millionen Menschen sind in einer Situation steigenden Drucks zurückgekehrt [5].

Menschenrechtsverletzungen wie Gewalt gegen Frauen und Mädchen sind weitverbreitet [6, 7]. Die Grundbedürfnisse wie Nahrung, Gesundheit, Bildung, Wasser und sanitäre Einrichtungen werden in weiten Teilen nicht erfüllt, und fast ein Viertel der Bevölkerung benötigt humanitäre Hilfe. Die unsichere Ernährungslage wurde 2018/19 durch eine schwere Dürre verstärkt [2].

8.1.2 Gesundheitsprofil

Die afghanische Bevölkerung hat nur begrenzt Zugang zur Gesundheitsversorgung. Ursachen hierfür sind die weitverbreitete Armut, Gewalt und mangelnde Sicherheit, gezielte Angriffe auf medizinische Strukturen und die dort arbeitenden Menschen, geografische Hindernisse und Entfernungen zu medizinischen Einrichtungen sowie fehlende Fachkräfte und Ressourcen [2, 8, 9].

Die Werte der Indikatoren, die den Gesundheitszustand der Bevölkerung anzeigen, sind generell schlecht; dies gilt vor allem für Frauen

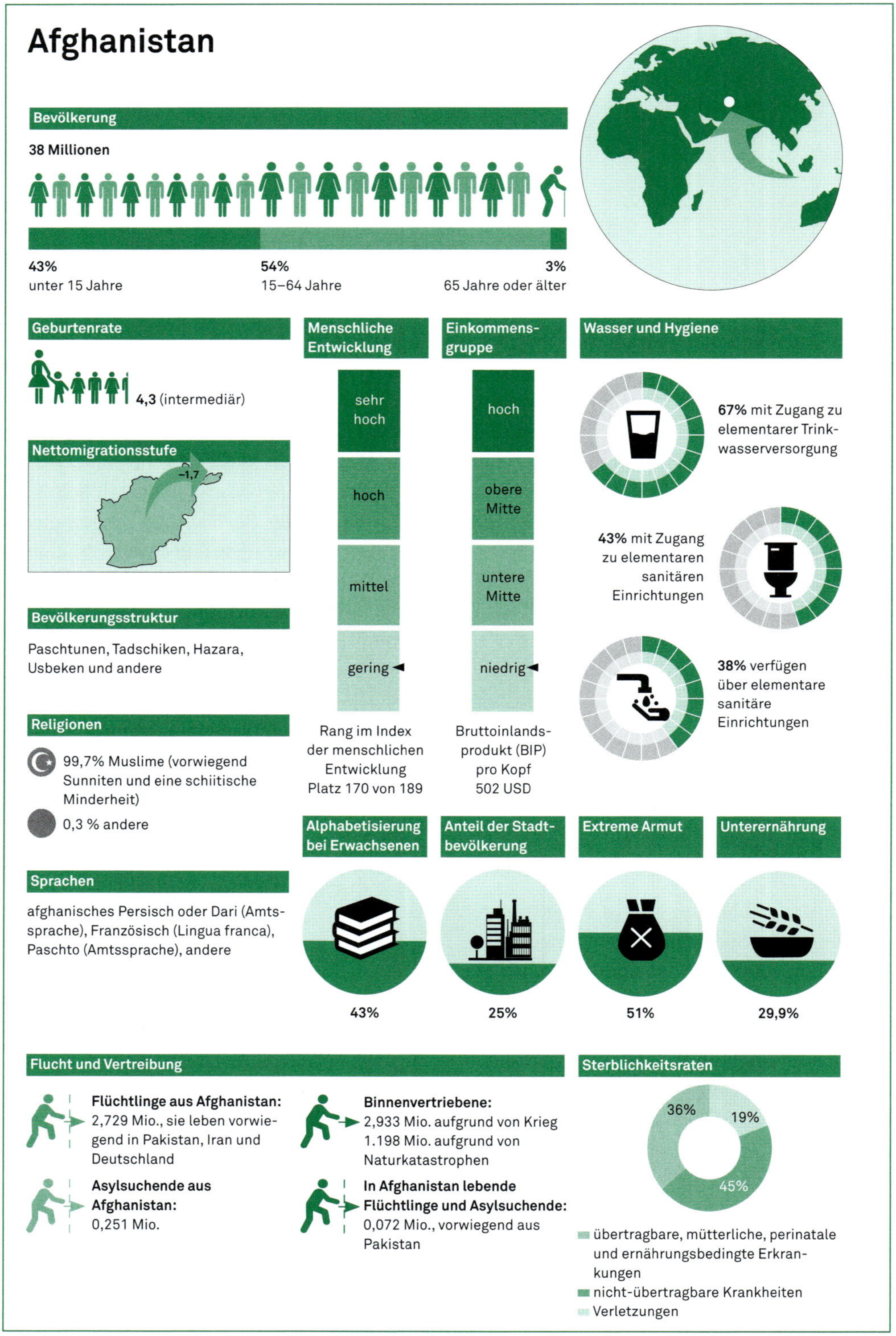

Abbildung 8-1: Informationen zu Afghanistan.

und Kinder [10]. Zudem bestehen große Unterschiede beim sozioökonomischen Status der Menschen und zwischen städtischen und ländlichen Gebieten [9]. Die Lebenserwartung bei der Geburt liegt deutlich unter der durchschnittlichen Lebenserwartung in benachbarten Ländern [11].

Insgesamt hat sich die Gesundheitsversorgung der Bevölkerung verbessert. Die Sterblichkeitsraten von Müttern, Säuglingen und Kindern sind gesunken, bleiben jedoch weiterhin hoch [9]. Aufgrund geschlechtsbedingter Diskriminierung, gesundheitsgefährdender kultureller und traditioneller Bräuche und fehlender weiblicher Fachkräfte ist der Zugang zur Gesundheitsversorgung besonders für Frauen und Mädchen schwierig [2, 9]. Auch wenn die Zahl der Frauen, die während ihrer Schwangerschaft und der Geburt ihres Kindes durch medizinisches Fachpersonal betreut werden, in den letzten Jahren gestiegen ist, bleibt sie niedrig [12, 13]. Nur 18 % der schwangeren Frauen haben die Möglichkeit zur Teilnahme an 4 Schwangerenvorsorgeuntersuchungen (empfohlene Mindestzahl) [14], und 59 % der Geburten werden von medizinischem Fachpersonal betreut [15].

Tetanus bei Müttern und Neugeborenen ist weiterhin ein Problem für die öffentliche Gesundheit [16]. Die führenden Todesursachen von Kindern unter 5 Jahren sind Komplikationen bei Frühgeburten, Ereignisse unter der Geburt, Pneumonie, Neugeborenensepsis und Durchfall [17]. Impfkampagnen insbesondere gegen Poliomyelitis und Masern wurden durch die o. g. Konflikte behindert [8]. Jedes 3. Kind unter einem Jahr ist nicht geimpft [18]. Mangelernährung und eine Unterversorgung mit Mikronährstoffen sind weitverbreitet [9].

Die Prävalenz von HIV-Infektionen in der Allgemeinbevölkerung und in Risikogruppen ist niedrig; einzige Ausnahme bilden Konsumenten von injizierbaren Drogen [12, 13]. Tuberkulose ist ein bedeutendes Problem für die öffentliche Gesundheit [9]. Malaria tritt endemisch auf, und besonders in den letzten Jahren steigt die Zahl der Fälle an [19].

Immer wieder kommt es zu Ausbrüchen von Infektionskrankheiten wie Masern und dem hämorrhagischen Krim-Kongo-Fieber [2]. Afghanistan ist eines der beiden Länder weltweit, in denen die Poliomyelitis weiterhin endemisch auftritt [20]. Die Prävalenz von Hepatitis B und C ist mit 1,62 % bzw. 1,1 % niedrig [21, 22, 23].

Zu den sog. vernachlässigten Tropenkrankheiten („neglected tropical diseases", NTD) zählen Lepra, durch den Boden übertragene Helminthosen, Tollwut, Leishmaniose und das Trachom [24]. Mit über 23 Millionen gefährdeten Menschen ist die kutane Leishmaniose ein bedeutendes Problem für die öffentliche Gesundheit [12, 13]. Über 14,8 Millionen Menschen benötigen Maßnahmen zur Bekämpfung dieser Krankheiten [24].

Der Alkoholkonsum ist gering; Daten zu Bewegungsmangel und Tabakkonsum liegen nicht vor [25]. Die Prävalenz des Konsums von Opioiden zählt zu den höchsten weltweit [26].

Aufgrund von jahrzehntelangen Konflikten, Instabilität und Armut sind psychische Störungen ein signifikantes Problem. Schätzungsweise leidet etwa die Hälfte der Bevölkerung unter irgendeiner Form von psychischer Belastung. Jedoch ist die Verfügbarkeit von psychosozialen Hilfsangeboten äußerst begrenzt [2, 12].

Etwa 11 % der Bevölkerung leben mit mindestens einer Form von körperlicher Beeinträchtigung, oft als direkte Folge der Konflikte, aber auch infolge des fehlenden Zugangs zu Gesundheitsversorgungs- und Rehabilitationsstrukturen [2].

Kenndaten zum Gesundheitsprofil Afghanistans sind in Tabelle 8-1 wiedergegeben.

Tabelle 8-1: Gesundheitsprofil Afghanistans.

Parameter	Wert	Einheit	Quelle
Lebenserwartung			
Lebenserwartung bei Geburt	64,8	Jahre	[11]
Gesundheit von Müttern, Neugeborenen und Kindern			
Müttersterblichkeitsrate	638	Todesfälle pro 100.000 Lebendgeburten	[27]
Sterblichkeitsrate von Kindern unter 5 Jahren	62	Todesfälle pro 1000 Lebendgeburten	[28]
Säuglingssterblichkeitsrate	48	Todesfälle pro 1000 Lebendgeburten	[28]
Neugeborenensterblichkeitsrate	37	Todesfälle pro 1000 Lebendgeburten	[28]
Ernährung			
Anteil kleinwüchsiger Kinder unter 5 Jahren	38,2	%	[29]
Anteil untergewichtiger Kinder unter 5 Jahren	5,1	%	[29]
Anteil übergewichtiger Kinder unter 5 Jahren	4,1	%	[29]
Infektionskrankheiten			
Prävalenz von HIV	< 0,1	%	[30]
Inzidenz von HIV	0,04	pro 1000 Einwohner	[30]
Anteil von Erwachsenen und Kindern, die eine antiretrovirale Therapie (ART) erhalten	13	%	[30]
Inzidenz von Tuberkulose	189	pro 100.000 Einwohner	[31]
Inzidenz von Malaria	29	pro 1000 gefährdete Einwohner	[19]
Impfungen			
Tuberkulose (BCG)	78	%	[32]
Diphtherie, Tetanus, Pertussis, 1. Dosis (DTP1)	73	%	[32]
Diphtherie, Tetanus, Pertussis, 3. Dosis (DTP3)	66	%	[32]
Kinderlähmung, 3. Dosis (Polio3)	73	%	[32]
Masernvirus, 1. Dosis (MCV1)	64	%	[32]
Masernvirus, 2. Dosis (MCV2)	39	%	[32]
Hepatitis B, 3. Dosis (HepB3)	66	%	[32]
Haemophilus influenzae Typ B, 3. Dosis (Hib3)	66	%	[32]
Rotaviren (Rota)	60	%	[32]
Pneumokokken, 3. Dosis (PCV3)	65	%	[32]
Tetanus, Impfschutz bei Geburt (PAB)	68	%	[32]

Parameter	Wert	Einheit	Quelle
Nicht übertragbare Krankheiten (NCD)			
NCD-bedingte vorzeitige Sterblichkeit: Risiko eines vorzeitigen Todes zwischen 30 und 70 Jahren	30	%	[25]
Alkoholkonsum pro Kopf	0	Liter reinen Alkohols	[25]
Tabakrauchen	–	%	[25]
Salzkonsum	9	Gramm pro Tag	[25]
Bewegungsmangel	–	%	[25]

Literatur

1. BBC. Country profiles. 2020. Im Internet [abgerufen am 16.11.2022]. Verfügbar unter: https://www.bbc.com/news/world-south-asia-12011352
2. Office for the Coordination of Humanitarian Affairs (OCHA). Afghanistan: Humanitarian Needs Overview (2020). Im Internet [abgerufen am 16.11.2022]. Verfügbar unter: https://www.humanitarianresponse.info/en/operations/afghanistan/document/afghanistan-humanitarian-needs-overview-2020
3. United Nations High Commissioner for Refugees (UNHCR). Global Trends: Forced Displacement in 2017. 25.06.2018. Im Internet [abgerufen am 16.11.2022]. Verfügbar unter: https://www.unhcr.org/statistics/unhcrstats/5b27be547/unhcr-global-trends-2017.html
4. United Nations High Commissioner for Refugees (UNHCR). Global Trends: Forced Displacement in 2019. 18.06.2020. Im Internet [abgerufen am 16.11.2022]. Verfügbar unter: https://www.unhcr.org/5ee200e37.pdf/
5. The International Organization for Migration (IOM). A Third of Afghans Have Migrated or Been Displaced Since 2012: IOM. 2019. Im Internet [abgerufen am 16.11.2022]. Verfügbar unter: https://www.iom.int/news/third-afghans-have-migrated-or-been-displaced-2012-iom
6. Human Rights Watch. World Report 2020: Events of 2019. New York; 2020. Im Internet [abgerufen am 16.11.2022]. Verfügbar unter: https://www.hrw.org/sites/default/files/world_report_download/hrw_world_report_2020_0.pdf
7. Amnesty International. Human Rights in Asia-Pacific: Review of 2019. 29.01.2020. Im Internet [abgerufen am 16.11.2022]. Verfügbar unter: https://www.amnesty.org/en/documents/asa01/1354/2020/en/
8. Médecins sans frontières (MSF). Afghanistan's Neglected Healthcare Crisis. 05.03.2020. Im Internet [abgerufen am 16.11.2022]. Verfügbar unter: https://www.msf.org/report-reality-check-afghanistans-neglected-healthcare-crisis
9. WHO. WHO country cooperation strategy at a glance: Afghanistan. 2018. Im Internet [abgerufen am 16.11.2022]. Verfügbar unter: https://apps.who.int/iris/handle/10665/136852
10. WHO. WHO country cooperation strategy at a glance: Afghanistan. 2018. Im Internet [abgerufen am 16.11.2022]. Verfügbar unter: https://apps.who.int/iris/bitstream/handle/10665/113236/CCS_Afghanistan_2010_EN_14480.pdf?sequence=1
11. United Nations, Department of Economic and Social Affairs, Population Division. World Population Prospects 2019, Volume II: Demographic Profiles (ST/ESA/SER.A/427). 2019. Im Internet [abgerufen am 16.11.2022]. Verfügbar unter: https://population.un.org/wpp/Publications/Files/WPP2019_Volume-II-Demographic-Profiles.pdf
12. WHO Regional Office for the Eastern Mediterranean. Afghanistan: Programme areas. 2020. Im Internet [abgerufen am 16.11.2022]. Verfügbar unter: https://www.emro.who.int/afg/programmes/
13. WHO Regional Office for the Eastern Mediterranean. Afghanistan health profile 2015. 2016.

Im Internet [abgerufen am 16.11.2022]. Verfügbar unter: https://apps.who.int/iris/handle/10665/250375
14. UNICEF. Antenatal Care. 2020. Im Internet [abgerufen am 16.11.2022]. Verfügbar unter: https://data.unicef.org/topic/maternal-health/antenatal-care/
15. UNICEF. Delivery Care. 2020. Im Internet [abgerufen am 16.11.2022]. Verfügbar unter: https://data.unicef.org/topic/maternal-health/delivery-care/
16. WHO. Maternal and Neonatal Tetanus Elimination (MNTE): Progress towards global MNT elimination. 2020.
17. WHO-MCEE. Estimates for child causes of death 2000–2017. 2018.
18. UNICEF. 1 in 3 children still unimmunized in Afghanistan. 2018. Im Internet [abgerufen am 16.11.2022]. Verfügbar unter: https://www.unicef.org/afghanistan/press-releases/1-3-children-still-unimmunized-afghanistan
19. WHO. World Malaria Report 2019. Im Internet [abgerufen am 16.11.2022]. Verfügbar unter: https://www.who.int/malaria/publications/world-malaria-report-2019/en/
20. Global Polio Eradication Initiative (GPEI). Where We Work. 2020. Im Internet [abgerufen am 16.11.2022]. Verfügbar unter: https://polioeradication.org/where-we-work/
21. Jefferies M, Rauff B, Rashid H, et al. Update on global epidemiology of viral hepatitis and preventive strategies. World Journal Clinical Cases. 2018;6(13):589–599. https://doi.org/10.12998/wjcc.v6.i13.589
22. Schweitzer A, Horn J, Mikolajczyk RT, et al. Estimations of worldwide prevalence of chronic hepatitis B virus infection: A systematic review of data published between 1965 and 2013. Lancet. 2015;386(10003):1546–1555. https://doi.org/10.1016/S0140-6736(15)61412-X
23. Gower E, Estes C, Blach S, et al. Global epidemiology and genotype distribution of the hepatitis C virus infection. Journal of Hepatology. 2014;61(1 Suppl):45–57. https://doi.org/10.1016/j.jhep.2014.07.027
24. WHO. Global Health Observatory (GHO) data: Neglected tropical diseases. 2020. Im Internet [abgerufen am 16.11.2022]. Verfügbar unter: https://www.who.int/gho/neglected_diseases/en/
25. WHO. Noncommunicable diseases country profiles 2018. 24.09.2018. Im Internet [abgerufen am 16.11.2022]. Verfügbar unter: https://www.who.int/publications/i/item/9789241514620
26. WHO Regional Office for the Eastern Mediterranean. Atlas: substance use in the Eastern Mediterranean Region 2015. 2017. Im Internet [abgerufen am 16.11.2022]. Verfügbar unter: https://applications.emro.who.int/dsaf/emropub_2017_19560.pdf?ua=1
27. WHO, UNICEF, UNFPA WBG & UPD. Trends in maternal mortality: 2000 to 2017: Estimates by WHO, UNICEF, UNFPA, World Bank Group and the United Nations Population Division. 2019.
28. United Nations Inter-agency Group for Child Mortality Estimation (UN IGME). Levels & Trends in Child Mortality: Report 2019. Estimates developed by the UN Inter-agency Group for Child Mortality Estimation. New York: United Nations Children's Fund; 2019 [abgerufen am 16.11.2022]. Verfügbar unter: https://www.unicef.org/media/60561/file/UN-IGME-child-mortality-report-2019.pdf
29. UNICEF/WHO/WB. Joint child malnutrition estimates. DHS, MICS, and other national household surveys. Update: May 2022. Im Internet [abgerufen am 16.11.2022]. Verfügbar unter: https://data.unicef.org/topic/nutrition/malnutrition/
30. UNAIDS. UNAIDS data 2019. 04.12.2019. Im Internet [abgerufen am 16.11.2022]. Verfügbar unter: https://www.unaids.org/en/resources/documents/2019/2019-UNAIDS-data
31. WHO. Global Tuberculosis Report 2019. Im Internet [abgerufen am 16.11.2022]. Verfügbar unter: https://www.who.int/tb/publications/global_report/en/
32. WHO. WHO vaccine-preventable diseases: monitoring system. 2019 global summary. 2020. Im Internet (Stand: 2020): https://immunizationdata.who.int/listing.html?topic=coverage&location=AFG

8.2 Algerien

8.2.1 Kontext

Die jüngste Geschichte Algeriens (Abbildung 8-2) ist von Krieg und Gewalt geprägt. Das Land erreichte 1962 nach einem 8 Jahre währenden Krieg die Unabhängigkeit von Frankreich und litt in den 1990er Jahren unter einem Bürgerkrieg zwischen Islamisten und der Regierung. Im April 2019 führten Massenproteste nach fast zwanzigjähriger Amtszeit zum Rücktritt von Präsident Bouteflika [33].

Algerien ist nicht nur Herkunftsland von Flüchtlingen und Asylsuchenden [34], sondern auch Zielland für afrikanische Migranten auf der Suche nach Arbeitsmöglichkeiten und Transitland für diejenigen, die weiter nach Europa wollen [35]. Seit 1975 nimmt Algerien Sahrauis aus der Westsahara auf, die als Flüchtlinge in abgelegenen Lagern im Südwesten des Landes leben [36].

Algerien ist für Erdbeben und Überschwemmungen gefährdet [37]. Der größte Teil des Landes ist von Wüste bedeckt, wo große Erdöl- und Erdgasvorkommen lagern [33]. Algerien hat signifikante sozioökonomische Fortschritte erzielt [37] und die Armut erfolgreich gemindert; zudem gilt allgemeine Schulpflicht. Mit dem Verfall des Ölpreises sind die Arbeitslosenzahlen jedoch gestiegen, was die Anstrengungen zur Minderung der Armut untergräbt [38].

8.2.2 Gesundheitsprofil

Algerien hat im Bereich Gesundheit bedeutende Fortschritte gemacht [39]. Die Lebenserwartung ist gestiegen und liegt heute deutlich über der durchschnittlichen Lebenserwartung in Nordafrika (72,6 Jahre) [40]. Zudem wurden die Sterblichkeitsraten von Müttern und Kindern erfolgreich gesenkt [37, 39]. Im Süden und in ländlichen Regionen ist die Sterblichkeitsrate von Müttern allerdings weiterhin erhöht [37]. Während der Anteil betreuter Geburten durch medizinisches Fachpersonal mit 97% sehr hoch ist [41], haben nur zwei Drittel der schwangeren Frauen die Möglichkeit zur Teilnahme an 4 Schwangerenvorsorgeuntersuchungen (empfohlene Mindestzahl) [42]. Tetanus bei Müttern und Neugeborenen wurde eliminiert [43]. Die führenden Todesursachen bei Kindern unter 5 Jahren sind Komplikationen bei Frühgeburten, angeborene Anomalien, Ereignisse unter der Geburt, Pneumonie und Neugeborenensepsis [44]. Für die meisten allgemein empfohlenen Impfungen liegt die Durchimpfungsrate bei über 90 % [37, 39].

Prävalenz und Inzidenz von HIV-Infektionen sind niedrig. Der Anteil der HIV-Neuinfektionen ist seit 2010 um 29 % gestiegen. Die Zahl der Menschen, die adäquat behandelt werden können, ist für die Region hoch; allerdings werden die Betroffenen oft stigmatisiert und diskriminiert [45]. Die Inzidenz von Tuberkulose ist gesunken [39], bleibt jedoch hoch [46]. Algerien wurde 2019 offiziell für malariafrei erklärt und ist damit das zweite Land Afrikas, das diese Krankheit besiegt hat [47]. Allerdings bleibt die Einschleppung von Malaria aus benachbarten Ländern wie Mali und Niger ein Problem [48]. Zudem gilt Algerien als frei von Poliomyelitis [49].

Aufgrund des mangelnden Zugangs zu sauberem Wasser und zu adäquaten sanitären Einrichtungen bleiben durch Wasser übertragene Krankheiten ein Risiko; dies zeigt der Ausbruch von Cholera 2018 im Norden des Landes – über 20 Jahre nach dem letzten bestätigten Cholerafall [50]. Die Prävalenz von Hepatitis B ist mit 2,89 % niedrig bis intermediär [51, 52], die Prävalenz von Hepatitis C liegt bei 1,4 % [52, 53]. Die Inzidenz von Masern, Keuchhusten und Typhus wurde deutlich gesenkt. Die weitere Entwicklung der Situation bezüglich Zerebrospinalmeningitis ist sporadisch zu begutachten. Ebenfalls weiterhin begutachtet werden muss die Entwicklung von Vergiftungen durch Skorpionstiche, von Krankheiten, die durch Nahrungsmittel übertragen werden, und von einigen Zoonosen (Leishmaniose, Brucellose,

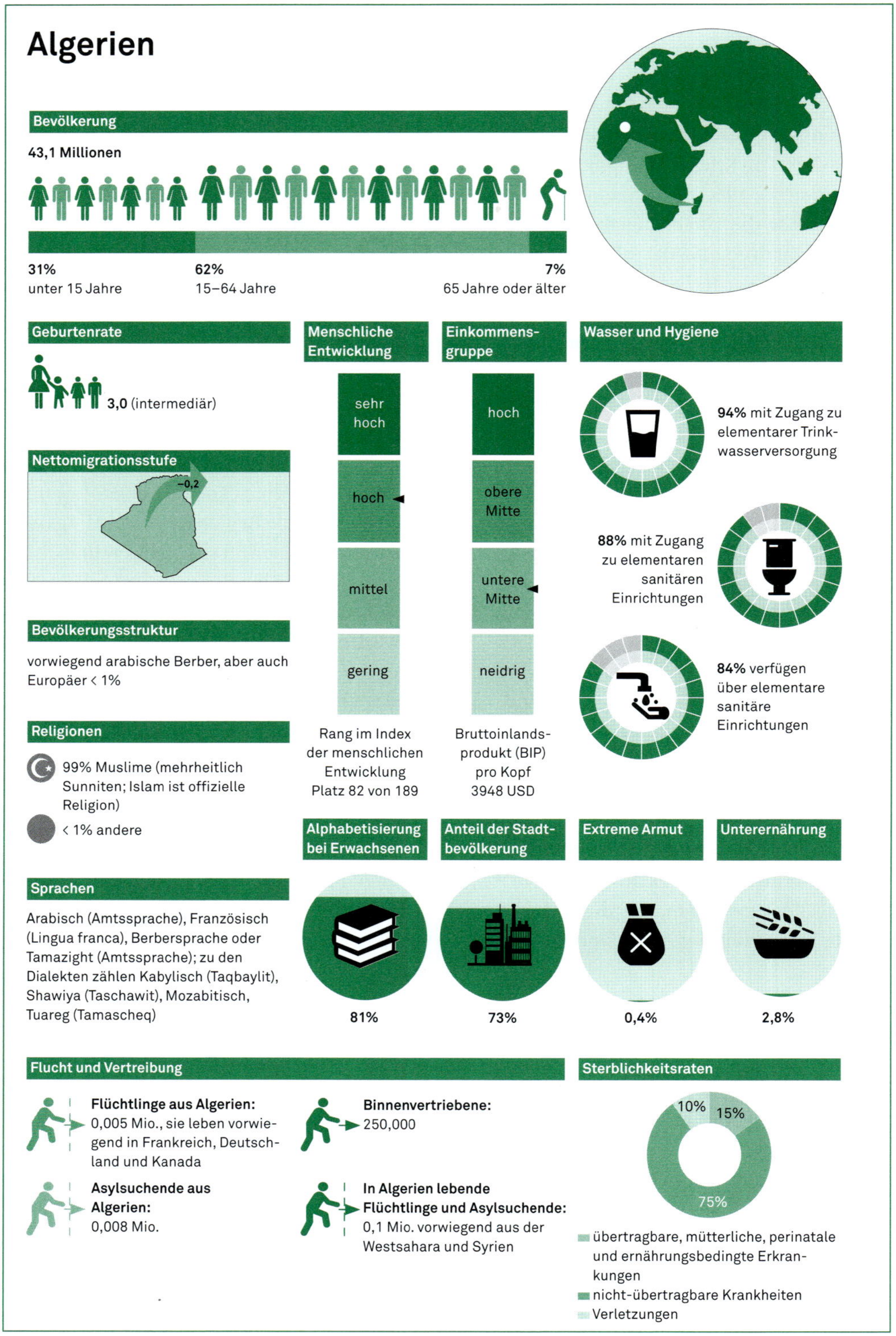

Abbildung 8-2: Informationen zu Algerien.

Tollwut) [37]. Andere sog. vernachlässigte Tropenkrankheiten sind durch den Boden übertragene Helminthosen und das zur Erblindung führende Trachom [54]. Etwa 11.000 Menschen benötigen Maßnahmen gegen sog. vernachlässigte Tropenkrankheiten [54].

Algerien erlebt heute einen epidemiologischen Wandel von übertragbaren hin zu nicht übertragbaren Krankheiten und Verletzungen [37]. Drei Viertel aller Todesfälle sind auf nicht übertragbare Krankheiten wie Herz-Kreislauf- und Krebserkrankungen zurückzuführen. Ein Drittel der Bevölkerung bewegt sich zu wenig. Bewegungsmangel ist besonders bei Frauen weitverbreitet (39 %). Adipositas hat sich insbesondere bei Frauen zu einem Problem entwickelt; jede(r) vierte Erwachsene und jede(r) zehnte Jugendliche ist fettleibig. Der Alkoholkonsum ist gering, aber der Tabakkonsum unter Männern hoch (31 %) [55].

Die Suizidrate ist niedrig (3 Fälle pro 100.000 Einwohner) [55]. Schätzungsweise 4,5 % der Bevölkerung leiden unter Depressionen und 4,5 % unter Angststörungen [56].

Kenndaten zum Gesundheitsprofil Algeriens sind in Tabelle 8-2 wiedergegeben.

Tabelle 8-2: Gesundheitsprofil Algeriens.

Parameter	Wert	Einheit	Quelle
Lebenserwartung			
Lebenserwartung bei Geburt	76,9	Jahre	[40]
Gesundheit von Müttern, Neugeborenen und Kindern			
Müttersterblichkeitsrate	112	Todesfälle pro 100.000 Lebendgeburten	[57]
Sterblichkeitsrate von Kindern unter 5 Jahren	23	Todesfälle pro 1000 Lebendgeburten	[58]
Säuglingssterblichkeitsrate	20	Todesfälle pro 1000 Lebendgeburten	[58]
Neugeborenensterblichkeitsrate	15	Todesfälle pro 1000 Lebendgeburten	[58]
Ernährung			
Anteil kleinwüchsiger Kinder unter 5 Jahren	11,7	%	[59]
Anteil untergewichtiger Kinder unter 5 Jahren	4,1	%	[59]
Anteil übergewichtiger Kinder unter 5 Jahren	12,4	%	[59]
Infektionskrankheiten			
Prävalenz von HIV	< 0,1	%	[45]
Inzidenz von HIV	0,03	pro 1000 Einwohner	[45]
Anteil von Erwachsenen und Kindern, die eine antiretrovirale Therapie (ART) erhalten	81	%	[45]
Inzidenz von Tuberkulose	69	pro 100.000 Einwohner	[46]
Inzidenz von Malaria	–	pro 1000 gefährdete Einwohner	[60]
Impfungen			
Tuberkulose (BCG)	99	%	[61]
Diphtherie, Tetanus, Pertussis, 1. Dosis (DTP1)	96	%	[61]
Diphtherie, Tetanus, Pertussis, 3. Dosis (DTP3)	91	%	[61]
Kinderlähmung, 3. Dosis (Polio3)	91	%	[61]
Masernvirus, 1. Dosis (MCV1)	80	%	[61]
Masernvirus, 2. Dosis (MCV2)	77	%	[61]
Hepatitis B, 3. Dosis (HepB3)	91	%	[61]
Haemophilus influenzae Typ B, 3. Dosis (Hib3)	91	%	[61]
Rotaviren (Rota)	–	%	[61]
Pneumokokken, 3. Dosis (PCV3)	91	%	[61]
Tetanus, Impfschutz bei Geburt (PAB)	98	%	[61]

Parameter	Wert	Einheit	Quelle
Nicht übertragbare Krankheiten (NCD)			
NCD-bedingte vorzeitige Sterblichkeit: Risiko eines vorzeitigen Todes zwischen 30 und 70 Jahren	14	%	[55]
Alkoholkonsum pro Kopf	1	Liter reinen Alkohols	[55]
Tabakrauchen	16	%	[55]
Salzkonsum	11	Gramm pro Tag	[55]
Bewegungsmangel	32	%	[55]

Literatur

33. BBC. Country profiles. 2020. Im Internet [abgerufen am 16.11.2022]. Verfügbar unter: https://www.bbc.com/news/world-africa-14118852
34. United Nations High Commissioner for Refugees (UNHCR). Global Trends: Forced Displacement in 2019. 18.06.2020. Im Internet [abgerufen am 16.11.2022]. Verfügbar unter: https://www.unhcr.org/globaltrends2019/
35. The International Organization for Migration (IOM). World Migration Report 2020. 05.11.2019. Im Internet [abgerufen am 16.11.2022]. Verfügbar unter: https://publications.iom.int/books/world-migration-report-2020
36. Fiddian-Qasmiyeh E. Protracted Sahrawi Displacement: Challenges and opportunities beyond encampment. Forced Migration Policy Briefing 7. 2011. Im Internet [abgerufen am 16.11.2022]. Verfügbar unter: https://www.rsc.ox.ac.uk/publications/protracted-sahrawi-displacement-challenges-and-opportunities-beyond-encampment
37. WHO. Stratégie de Coopération de l'OMS avec l'Algérie 2016–2020. 2016. Im Internet [abgerufen am 16.11.2022]. Verfügbar unter: https://apps.who.int/iris/bitstream/handle/10665/250548/ccs_dza_2016_2020_fr.pdf?sequence=1
38. The World Bank. The World Bank in Algeria. Washington D.C.: The World Bank; 2019 [abgerufen am 08.08.2023]. Verfügbar unter: https://www.worldbank.org/en/country/algeria
39. WHO. Algérie: Stratégie de coopération: un aperçu. 2018. Im Internet [abgerufen am 16.11.2022]. Verfügbar unter: https://apps.who.int/iris/bitstream/handle/10665/179955/ccsbrief_dza_fr.pdf;jsessionid=386B69DCBEB33D4F8C7A39BBD1B783B2?sequence=1
40. United Nations, Department of Economic and Social Affairs, Population Division. World Population Prospects 2019, Volume II: Demographic Profiles (ST/ESA/SER.A/427). 2019. Im Internet [abgerufen am 16.11.2022]. Verfügbar unter: https://population.un.org/wpp/Publications/Files/WPP2019_Volume-II-Demographic-Profiles.pdf
41. UNICEF. Delivery Care. 2020. Im Internet [abgerufen am 16.11.2022]. Verfügbar unter: https://data.unicef.org/topic/maternal-health/delivery-care/
42. UNICEF. Antenatal Care. 2020. Im Internet [abgerufen am 16.11.2022]. Verfügbar unter: https://data.unicef.org/topic/maternal-health/antenatal-care/
43. WHO. Maternal and Neonatal Tetanus Elimination (MNTE): Progress towards global MNT elimination. 2020. Im Internet [abgerufen am 16.11.2022]. Verfügbar unter: https://www.who.int/initiatives/maternal-and-neonatal-tetanus-elimination-(mnte)/progress-towards-global-mnt-elimination
44. WHO-MCEE. Estimates for child causes of death 2000–2017. 2018. Im Internet [abgerufen am 16.11.2022].
45. UNAIDS. UNAIDS data 2019. 04.12.2019. Im Internet [abgerufen am 16.11.2022]. Verfügbar unter: https://www.unaids.org/en/resources/documents/2019/2019-UNAIDS-data
46. WHO. Global Tuberculosis Report 2019. 2019. Im Internet [abgerufen am 16.11.2022]. Verfügbar unter: https://www.who.int/tb/publications/global_report/en/

47. WHO. Algeria and Argentina certified malaria-free by WHO. 22.05.2019. Im Internet [abgerufen am 16.11.2022]. Verfügbar unter: https://www.who.int/news-room/detail/22-05-2019-algeria-and-argentina-certified-malaria-free-by-who
48. WHO. Update on the e-2020 initiative of 21 malaria-eliminating countries: report and country briefs. 2018.
49. Global Polio Eradication Initiative (GPEI). Where We Work. 2020. Im Internet [abgerufen am 16.11.2022]. Verfügbar unter: https://polioeradication.org/where-we-work/
50. The Lancet Infectious Diseases. Ending cholera for all. Lancet Infectious Diseases. 2018;18 (10):1047. https://doi.org/10.1016/S1473-3099 (18)30562-0
51. Schweitzer A, Horn J, Mikolajczyk RT, et al. Estimations of worldwide prevalence of chronic hepatitis B virus infection: A systematic review of data published between 1965 and 2013. 2015;386(10003):1546–1555.
52. Jefferies M, Rauff B, Rashid H, et al. Update on global epidemiology of viral hepatitis and preventive strategies. World Journal Clinical Cases. 2018;6(13):589–599. https://doi.org/10.12998/wjcc.v6.i13.589
53. Gower E, Estes C, Blach S, et al. Global epidemiology and genotype distribution of the hepatitis C virus infection. 2014;61(1 Suppl):45–57. https://doi.org/10.1016/j.jhep.2014.07.027
54. WHO. Global Health Observatory (GHO) data: Neglected tropical diseases. 2020. Im Internet [abgerufen am 16.11.2022]. Verfügbar unter: https://www.who.int/gho/neglected_diseases/en/
55. WHO. Noncommunicable diseases country profiles 2018. 24.09.2018. Im Internet [abgerufen am 16.11.2022]. Verfügbar unter: https://www.who.int/publications/i/item/9789241514620
56. WHO. Depression and other common mental disorders: Global health estimates. Genf: WHO; 2017 [abgerufen am 09.08.2023]. Verfügbar unter: https://apps.who.int/iris/rest/bitstreams/1080542/retrieve
57. WHO, UNICEF, UNFPA WBG & UPD. Trends in maternal mortality: 2000 to 2017: Estimates by WHO, UNICEF, UNFPA, World Bank Group and the United Nations Population Division. 2019.
58. United Nations Inter-agency Group for Child Mortality Estimation (UN IGME). Levels & Trends in Child Mortality: Report 2019. Estimates developed by the UN Inter-agency Group for Child Mortality Estimation. New York: United Nations Children's Fund; 2019 [abgerufen am 16.11.2022]. Verfügbar unter: https://www.unicef.org/media/60561/file/UN-IGME-child-mortality-report-2019.pdf
59. UNICEF/WHO/WB. Joint child malnutrition estimates. DHS, MICS, and other national household surveys. Update: May 2022. Im Internet [abgerufen am 16.11.2022]. Verfügbar unter: https://data.unicef.org/topic/nutrition/malnutrition/
60. WHO. World Malaria Report 2019. Im Internet [abgerufen am 16.11.2022]. Verfügbar unter: https://www.who.int/malaria/publications/world-malaria-report-2019/en/
61. WHO. WHO vaccine-preventable diseases: monitoring system. 2019 global summary. 2020. Im Internet (Stand: 2020): https://immunizationdata.who.int/listing.html?topic=coverage&location=DZA

8.3 Eritrea

8.3.1 Kontext

Der Einparteienstaat Eritrea (Abbildung 8-3) liegt am Horn von Afrika und wurde 1993 unabhängig von Äthiopien. Seine Beziehungen zu den Nachbarländern waren bis 2018 angespannt. In dem Jahr wurde der Friedensvertrag mit Äthiopien unterzeichnet, der den 20 Jahre währenden Konflikt beendete [62].

Ende 2019 nahm Eritrea weltweit den 10. Platz als Herkunftsland von Menschen ein, die grenzübergreifend vertrieben wurden [63]. Aufgrund von Reisebeschränkungen fliehen die Menschen in der Regel illegal mit der Unterstützung von Schleppern. Viele suchen Zuflucht in sudanesischen und äthiopischen Flüchtlingslagern, bevor sie sich auf die Reise durch Libyen und über das Mittelmeer nach Europa begeben, wo ihnen in der Regel Schutz gewährt wird [64]. Auf ihrem Weg nach Europa sind sie insbesondere in Libyen schwerwiegenden Menschenrechtsverletzungen wie willkürlicher Inhaftierung, Entführung, sexueller Gewalt und Misshandlung ausgesetzt [65].

Naturkatastrophen wie Erdbeben und Vulkanausbrüche sowie klimatische Veränderungen, die immer wieder Dürren und Überschwemmungen verursachen, stellen eine große Gefahr dar. Die Landwirtschaft mit nomadischer Weidewirtschaft (Pastoralismus) ist die Hauptquelle des Lebensunterhalts [66]. Das Land hat nicht nur Schwierigkeiten, die grundlegenden Bedürfnisse seiner Bevölkerung zufriedenzustellen, sondern verstößt mit Folter, willkürlicher Inhaftierung, Zwangsarbeit und unbefristeter Wehrpflicht systematisch gegen die Menschenrechte [65, 67, 68]. Der Zugang humanitärer Organisationen zu hilfsbedürftigen Menschen wird von den Behörden oft verweigert, und Informationen zu den Bedürfnissen der Bevölkerung bleiben lückenhaft [69].

8.3.2 Gesundheitsprofil

Der Gesundheitszustand der Bevölkerung Eritreas hat sich in den letzten Jahrzehnten deutlich verbessert [70]. Die Lebenserwartung bei Geburt ist allmählich gestiegen und liegt heute über der durchschnittlichen Lebenserwartung in Ostafrika (64,8 Jahre) [71].

Die Sterblichkeitsraten von Erwachsenen sind gesunken; zudem wurden signifikante Fortschritte bei der Mütter- und Kindersterblichkeit erzielt [66, 70, 72], die jedoch nach wie vor sehr hoch sind. Nur ein geringer Anteil der Geburten wird von medizinischem Fachpersonal betreut (34 %) [73] und nur 57 % der Frauen können an 4 Schwangerenvorsorgeuntersuchungen (empfohlene Mindestzahl) teilnehmen [74]. Tetanus bei Müttern und Neugeborenen wurde eliminiert [75]. Weibliche Genitalverstümmelung ist weitverbreitet (Prävalenz von 83 %) [76]. Die führenden Todesursachen bei Kindern unter 5 Jahren sind Masern, Pneumonie, Ereignisse unter der Geburt und Komplikationen bei Frühgeburten [77]. Mangelernährung bleibt ein bedeutendes Problem für die öffentliche Gesundheit [66, 70, 72].

Verbesserungen wurden in den Bereichen Inzidenz, Prävalenz und Mortalität in Bezug auf HIV-, Tbc- und Malariainfektionen erzielt. Die Prävalenz von HIV-Infektionen ist niedrig. Seit 2010 ist der Anteil der Neuinfektionen um 29 % zurückgegangen, jedoch werden nur etwa 50 % der HIV-Infizierten adäquat behandelt [78]. Zudem will Eritrea die Phase der Präelimination von Malaria erreichen [70], wobei die Krankheit noch immer weitverbreitet ist [79]. Die Ermittlung von Tuberkulosefällen – insbesondere der Fälle von arzneimittelresistenter Tuberkulose – bleibt schwierig. Die Impfung wird von der Bevölkerung gut angenommen, und ein hoher Anteil der Kinder ist vollständig immunisiert [66]. Das Land ist frei von Poliomyelitis [80]. Durch Impfungen vermeidbare Erkrankungen wie Masern, Diphtherie, Tetanus und Keuchhusten sind kein bedeutendes Problem für die öffentliche Gesundheit mehr. Jedoch stellen

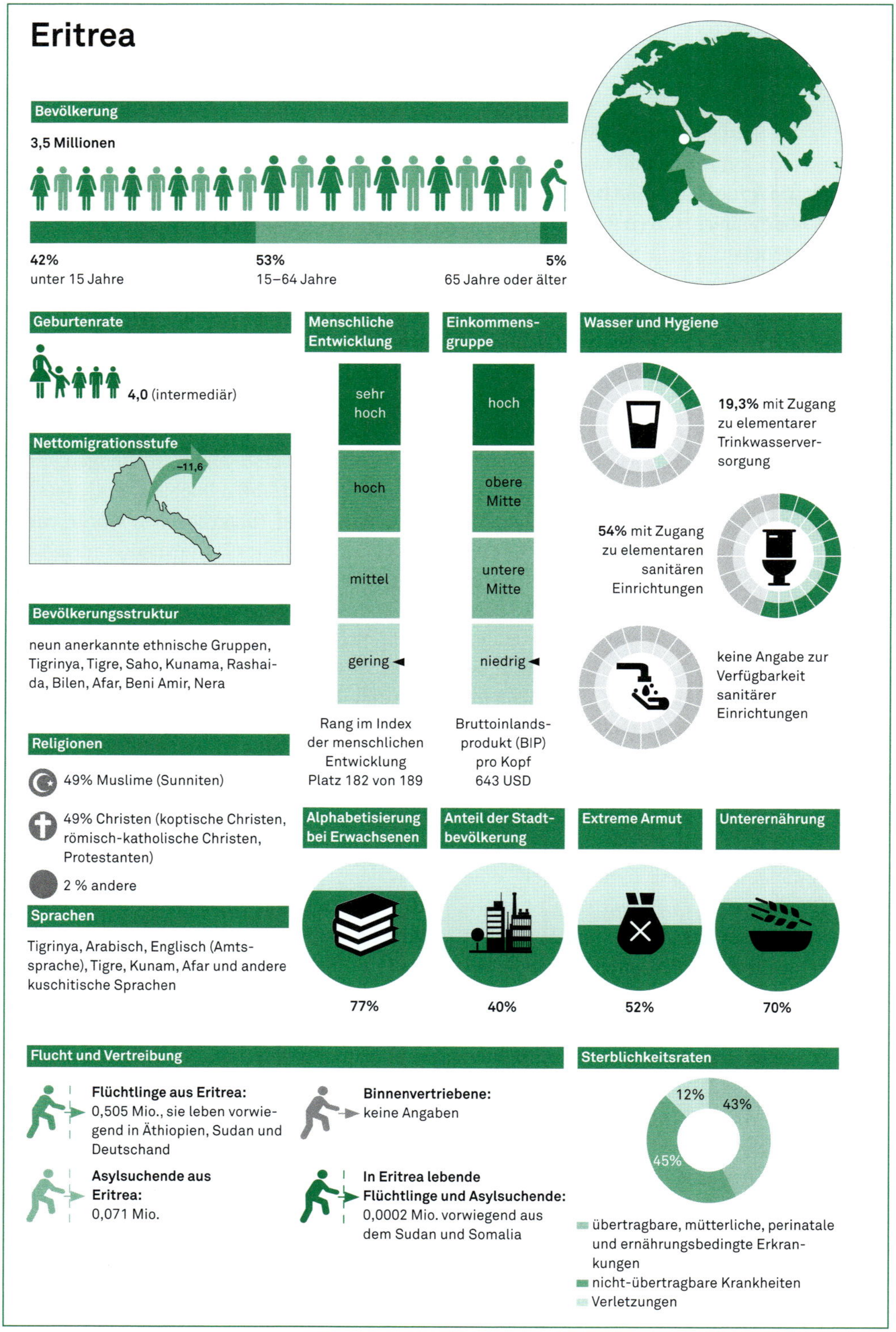

Abbildung 8-3: Informationen zu Eritrea.

aufkommende Infektionskrankheiten wie Denguefieber und pandemische Bedrohungen eine Herausforderung dar [66, 70, 72]. Die Prävalenz von Hepatitis B ist niedrig bis intermediär (2,49 %) [81, 82] und die Prävalenz von Hepatitis C niedrig (< 0,6 %) [82, 83].

Fast eine Million Menschen benötigen Maßnahmen gegen sog. vernachlässigte Tropenkrankheiten [84] wie kutane und viszerale Leishmaniose, Lepra, lymphatische Filariose, Schistosomiasis, durch den Boden übertragene Helminthosen und das Trachom [84].

Aufgrund des Anstiegs nicht übertragbarer Krankheiten und insbesondere von Diabetes, Herz-Kreislauf-Erkrankungen, chronisch obstruktiver Lungenerkrankungen und Krebserkrankungen ist Eritrea mit der Herausforderung übertragbarer und nicht übertragbarer Krankheiten doppelt belastet [66, 70]. Der Konsum von Alkohol und Tabak bleibt gering [85]. Obst und Gemüse werden wenig verzehrt [72].

Schätzungsweise 4,3 % der Bevölkerung leiden unter Depressionen und 3,1 % unter Angststörungen [86]. Die Zahl der Verkehrstoten ist mit 25,3 Fällen pro 100.000 Einwohner hoch [87].

Kenndaten zum Gesundheitsprofil Eritreas sind in Tabelle 8-3 wiedergegeben.

Tabelle 8-3: Gesundheitsprofil Eritreas.

Parameter	Wert	Einheit	Quelle
Lebenserwartung			
Lebenserwartung bei Geburt	66,3	Jahre	[71]
Gesundheit von Müttern, Neugeborenen und Kindern			
Müttersterblichkeitsrate	480	Todesfälle pro 100.000 Lebendgeburten	[88]
Sterblichkeitsrate von Kindern unter 5 Jahren	42	Todesfälle pro 1000 Lebendgeburten	[89]
Säuglingssterblichkeitsrate	31	Todesfälle pro 1000 Lebendgeburten	[89]
Neugeborenensterblichkeitsrate	18	Todesfälle pro 1000 Lebendgeburten	[89]
Ernährung			
Anteil kleinwüchsiger Kinder unter 5 Jahren	52,5	%	[90]
Anteil untergewichtiger Kinder unter 5 Jahren	14,6	%	[90]
Anteil übergewichtiger Kinder unter 5 Jahren	2,1	%	[90]
Infektionskrankheiten			
Prävalenz von HIV	0,7	%	[78]
Inzidenz von HIV	0,2	pro 1000 Einwohner	[78]
Anteil von Erwachsenen und Kindern, die eine antiretrovirale Therapie (ART) erhalten	51	%	[78]
Inzidenz von Tuberkulose	89	pro 100.000 Einwohner	[91]
Inzidenz von Malaria	28,9	pro 1000 gefährdete Einwohner	[79]
Impfungen			
Tuberkulose (BCG)	97	%	[92]
Diphtherie, Tetanus, Pertussis, 1. Dosis (DTP1)	97	%	[92]
Diphtherie, Tetanus, Pertussis, 3. Dosis (DTP3)	95	%	[92]
Kinderlähmung, 3. Dosis (Polio3)	95	%	[92]
Masernvirus, 1. Dosis (MCV1)	99	%	[92]
Masernvirus, 2. Dosis (MCV2)	88	%	[92]
Hepatitis B, 3. Dosis (HepB3)	95	%	[92]
Haemophilus influenzae Typ B, 3. Dosis (Hib3)	95	%	[92]
Rotaviren (Rota)	96	%	[92]
Pneumokokken, 3. Dosis (PCV3)	95	%	[92]
Tetanus, Impfschutz bei Geburt (PAB)	99	%	[92]

Parameter	Wert	Einheit	Quelle
Nicht übertragbare Krankheiten (NCD)			
NCD-bedingte vorzeitige Sterblichkeit: Risiko eines vorzeitigen Todes zwischen 30 und 70 Jahren	24	%	[85]
Alkoholkonsum pro Kopf	1	Liter reinen Alkohols	[85]
Tabakrauchen	6	%	[85]
Salzkonsum	6	Gramm pro Tag	[85]
Bewegungsmangel	21	%	[85]

Literatur

62. BBC. Country profiles. 2020. Im Internet [abgerufen am 16.11.2022]. Verfügbar unter: https://www.bbc.com/news/world-africa-13349078
63. United Nations High Commissioner for Refugees (UNHCR). Global Trends: Forced Displacement in 2019. 18.06.2020. Im Internet [abgerufen am 16.11.2022]. Verfügbar unter: https://www.unhcr.org/globaltrends2019/
64. Danish Refugee Council (DRC)/Regional Mixed Migration Secretariat (RMMS). Eritrea Country Profile. 06.2016. Im Internet [abgerufen am 16.11.2022].
65. Amnesty International. Human rights in Africa: Review of 2019. 08.04.2020. Im Internet [abgerufen am 16.11.2022]. Verfügbar unter: https://www.amnesty.org/en/documents/afr01/1352/2020/en/
66. WHO Regional Office for Africa. WHO Country cooperation strategy 2014–2016: Eritrea. 2014. Im Internet [abgerufen am 16.11.2022]. Verfügbar unter: https://apps.who.int/iris/bitstream/handle/10665/148539/9789290232759.pdf;jsessionid=758CE73CDCE9344ABD8C9CB875B0946C?sequence=1
67. Human Rights Watch. World Report 2020: Events of 2019. New York; 2020. Im Internet [abgerufen am 16.11.2022]. Verfügbar unter: https://www.hrw.org/sites/default/files/world_report_download/hrw_world_report_2020_0.pdf
68. Office of the High Commissioner for Human Rights (OHCHR). Report of the commission of inquiry on human rights in Eritrea (A/HRC/29/42). 05.06.2015. Im Internet [abgerufen am 16.11.2022]. Verfügbar unter: https://www.ohchr.org/en/hrbodies/hrc/coieritrea/pages/reportcoieritrea.aspx
69. Assessment Capacities Project (ACAPS). CrisisInSight: Humanitarian Access Overview: October 2019. 2019. Im Internet [abgerufen am 16.11.2022]. Verfügbar unter: https://www.acaps.org/sites/acaps/files/products/files/20191031_acaps_humanitarian_access_overview_october_2019.pdf
70. WHO. WHO country cooperation strategy at a glance: Eritrea. 2018. Im Internet [abgerufen am 16.11.2022]. Verfügbar unter: https://apps.who.int/iris/handle/10665/137169
71. United Nations, Department of Economic and Social Affairs, Population Division. World Population Prospects 2019, Volume II: Demographic Profiles (ST/ESA/SER.A/427). 2019. Im Internet [abgerufen am 16.11.2022]. Verfügbar unter: https://population.un.org/wpp/Publications/Files/WPP2019_Volume-II-Demographic-Profiles.pdf
72. Ministry of Health of Eritrea. The Second Health Sector Strategic Development Plan II: 2017-2021. 11.2016. Im Internet [abgerufen am 16.11.2022]. Verfügbar unter: https://www.nationalplanningcycles.org/sites/default/files/planning_cycle_repository/eritrea/eritrea_hssdp_ii_21022017.pdf
73. UNICEF. Delivery Care. 2020. Im Internet [abgerufen am 16.11.2022]. Verfügbar unter: https://data.unicef.org/topic/maternal-health/delivery-care/
74. UNICEF. Antenatal Care. 2020. Im Internet [abgerufen am 16.11.2022]. Verfügbar unter:

https://data.unicef.org/topic/maternal-health/antenatal-care/
75. WHO. Maternal and Neonatal Tetanus Elimination (MNTE): Progress towards global MNT elimination. 2020.
76. UNICEF. Female Genital Mutilation/Cutting: A global concern. 2016.
77. WHO-MCEE. Estimates for child causes of death 2000–2017. 2018. Im Internet [abgerufen am 16.11.2022].
78. UNAIDS. UNAIDS data 2019. 04.12.2019. Im Internet [abgerufen am 16.11.2022]. Verfügbar unter: https://www.unaids.org/en/resources/documents/2019/2019-UNAIDS-data
79. WHO. World Malaria Report 2019. Im Internet [abgerufen am 16.11.2022]. Verfügbar unter: https://www.who.int/malaria/publications/world-malaria-report-2019/en/
80. Global Polio Eradication Initiative (GPEI). Where We Work. 2020. Im Internet [abgerufen am 16.11.2022]. Verfügbar unter: https://polioeradication.org/where-we-work/
81. Schweitzer A, Horn J, Mikolajczyk RT, et al. Estimations of worldwide prevalence of chronic hepatitis B virus infection: A systematic review of data published between 1965 and 2013. Lancet. 2015;386(10003):1546–1555. https://doi.org/10.1016/S0140-6736(15)61412-X
82. Jefferies M, Rauff B, Rashid H, et al. Update on global epidemiology of viral hepatitis and preventive strategies. World Journal Clinical Cases. 2018;6(13):589–599. https://doi.org/10.12998/wjcc.v6.i13.589
83. Gower E, Estes C, Blach S, et al. Global epidemiology and genotype distribution of the hepatitis C virus infection. Journal of Hepatology. 2014;61(1 Suppl):45–57. https://doi.org/10.1016/j.jhep.2014.07.027
84. WHO. Global Health Observatory (GHO) data: Neglected tropical diseases. 2020. Im Internet [abgerufen am 16.11.2022]. Verfügbar unter: https://www.who.int/gho/neglected_diseases/en/
85. WHO. Noncommunicable diseases country profiles 2018. 24.09.2018. Im Internet [abgerufen am 16.11.2022]. Verfügbar unter: https://www.who.int/publications/i/item/9789241514620
86. WHO. Depression and other common mental disorders: Global health estimates. Genf: WHO; 2017 [abgerufen am 09.08.2023]. Verfügbar unter: https://apps.who.int/iris/rest/bitstreams/1080542/retrieve
87. WHO. Global status report on road safety 2018. 17.06.2018. Im Internet [abgerufen am 16.11.2022]. Verfügbar unter: https://www.who.int/violence_injury_prevention/road_safety_status/2018/en/
88. WHO, UNICEF, UNFPA WBG & UPD. Trends in maternal mortality: 2000 to 2017: Estimates by WHO, UNICEF, UNFPA, World Bank Group and the United Nations Population Division. 2019. Im Internet [abgerufen am 16.11.2022]. Verfügbar unter: https://www.who.int/reproductivehealth/publications/maternal-mortality-2000-2017/en/
89. United Nations Inter-agency Group for Child Mortality Estimation (UN IGME). Levels & Trends in Child Mortality: Report 2019. Estimates developed by the UN Inter-agency Group for Child Mortality Estimation. New York: United Nations Children's Fund; 2019 [abgerufen am 16.11.2022]. Verfügbar unter: https://www.unicef.org/media/60561/file/UN-IGME-child-mortality-report-2019.pdf
90. UNICEF/WHO/WB. Joint child malnutrition estimates. DHS, MICS, and other national household surveys. Update: May 2022. Im Internet [abgerufen am 16.11.2022]. Verfügbar unter: https://data.unicef.org/topic/nutrition/malnutrition/
91. WHO. Global Tuberculosis Report 2019. Im Internet [abgerufen am 16.11.2022]. Verfügbar unter: https://www.who.int/tb/publications/global_report/en/
92. WHO. WHO vaccine-preventable diseases: monitoring system. Im Internet [abgerufen am 09.08.2023]. Verfügbar unter: https://immunizationdata.who.int/listing.html?topic=coverage&location=ERI

8.4 Georgien

8.4.1 Kontext

Das zwischen Asien und Europa gelegene Georgien (Abbildung 8-4) wurde nach dem Zusammenbruch der Sowjetunion 1991 unabhängig. Seitdem sind seine Beziehungen zu Russland angespannt [93].

Sezessionskriege in Abchasien und Südossetien Anfang der 1990er Jahre und der Krieg mit Russland 2008 haben zu großen Wellen von Flucht und Vertreibung geführt [94]. Heute leben etwa 300.000 Binnenvertriebene im Land verstreut [94]. Georgien ist ein Herkunftsland von Flüchtlingen und Asylsuchenden [95]. Jedoch gilt das Land für mehrere europäische Staaten als sicheres Herkunftsland, weshalb generell nur wenige Asylanträge anerkannt werden [96].

In den letzten 10 Jahren hat Georgien deutliche sozioökonomische Fortschritte erzielt. Die Armutsraten sind gesunken, bleiben jedoch weiterhin hoch. Jeder fünfte Georgier ist arm. Besonders betroffen sind Menschen in ländlichen Gebieten und ethnische Minderheiten. Weitere Herausforderungen sind eine hohe Arbeitslosigkeit – insbesondere unter jungen Menschen – und eine immer noch bestehende Ungleichheit zwischen den Geschlechtern. Der Grad der Luftverschmutzung ist hoch. Georgien leidet zudem unter dem Klimawandel und ist für Naturkatastrophen wie Überschwemmungen, Dürren und Erdbeben gefährdet [97].

8.4.2 Gesundheitsprofil

Ähnlich wie andere Länder in der Region ist Georgien aufgrund der geringen Geburtenrate und der Emigration mit einer alternden Bevölkerung und einer sinkenden Bevölkerungszahl konfrontiert [97, 98]. Die Lebenserwartung liegt etwas unter der durchschnittlichen Lebenserwartung in Vorderasien, wobei der Unterschied zwischen den Geschlechtern erheblich ist (> 8 Jahre) [99].

Der Gesundheitszustand der Bevölkerung Georgiens hat sich verbessert; bestimmte Bereiche der Gesundheitsversorgung sind jedoch weiterhin problematisch. Die Sterblichkeitsraten von Müttern und Kindern sind gesunken, bleiben jedoch hoch für die Region [98]. Generell werden Geburten durch medizinisches Fachpersonal betreut (> 99 %) [100], und 88 % der schwangeren Frauen haben die Möglichkeit zur Teilnahme an 4 Schwangerenvorsorgeuntersuchungen (empfohlene Mindestzahl) [101]. Tetanus bei Müttern und Neugeborenen wurde eliminiert [102]. Die führenden Todesursachen von Kindern unter 5 Jahren sind angeborene Anomalien und Komplikationen bei Frühgeburten [103]. Für die meisten allgemein empfohlenen Impfungen liegt die Durchimpfungsrate bei über 90 %.

Prävalenz und Inzidenz von HIV-Infektionen sind niedrig [104]. Das epidemische Auftreten konzentriert sich auf die zentralen Risikogruppen [98]. Auch wenn die Inzidenz von Tuberkulose gesunken ist, bleibt sie hoch und stellt ein signifikantes Problem für die öffentliche Gesundheit dar. Das Gleiche gilt auch für die multiresistente Tuberkulose [98]. Seit mehreren Jahren traten bei der einheimischen Bevölkerung keine Fälle von Malaria mehr auf, doch stellen eingeschleppte Fälle weiterhin eine Gefahr dar [105]. Das Land ist frei von Poliomyelitis [106]. Masern treten endemisch auf; Georgien war 2018 und 2019 mit über 2200 bzw. über 3900 gemeldeten Fällen [107, 108] vom Masernausbruch in der Europäischen Region betroffen. Die Prävalenz von Hepatitis B ist mit 2,64 % niedrig bis intermediär [109, 110], die Prävalenz von Hepatitis C mit 6,7 % sehr hoch [110, 111]. Dabei ist die Beziehung zwischen einem früheren oder dem aktuellen Konsum injizierbarer Substanzen und einem positiven Anti-HCV-Befund deutlich [112].

Etwa 412.000 Menschen benötigen Maßnahmen gegen sog. vernachlässigte Tropenkrankheiten [113]. Dazu zählen durch den Boden über-

Georgien

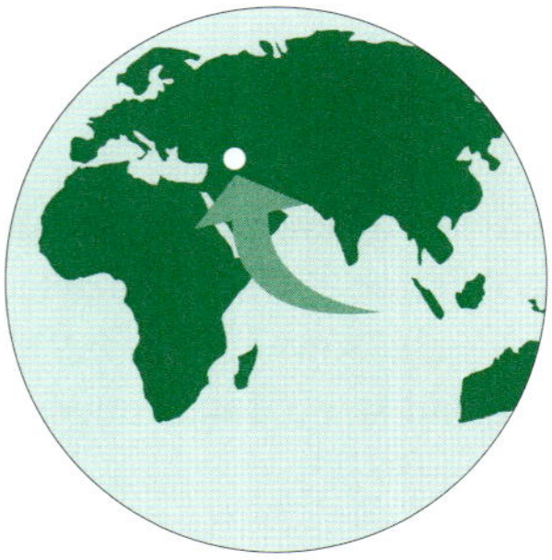

Bevölkerung

4 Millionen

20% unter 15 Jahre | **65%** 15–64 Jahre | **15%** 65 Jahre oder älter

Geburtenrate

2,1 (intermediär)

Nettomigrationsstufe

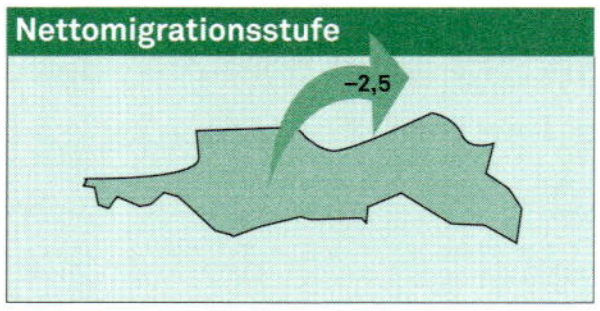

Bevölkerungsstruktur

vorwiegend Georgier, aber auch Aserbaidschaner, Armenier und andere

Religionen

83% Orthodoxe (offizielle Religion)

11% Muslime

3% armenische Apostolen

1% andere, 2% keine Religionszugehörigkeit bzw. nicht näher spezifiziert

Sprachen

vorwiegend Georgisch (Amtssprache), aber auch Aserbaidschanisch, Armenisch, Russisch, Abchasisch (Amtssprache in Abchasien) und andere

Menschliche Entwicklung

sehr hoch / **hoch** ◄ / mittel / gering

Rang im Index der menschlichen Entwicklung Platz 70 von 189

Einkommensgruppe

hoch / **obere Mitte** ◄ / untere Mitte / niedrig

Bruttoinlandsprodukt (BIP) pro Kopf 4769 USD

Wasser und Hygiene

98% mit Zugang zu elementarer Trinkwasserversorgung

90% mit Zugang zu elementaren sanitären Einrichtungen

68% verfügen über elementare sanitäre Einrichtungen

Alphabetisierung bei Erwachsenen

99%

Anteil der Stadtbevölkerung

59%

Extreme Armut

4%

Unterernährung

8,2%

Flucht und Vertreibung

Flüchtlinge aus Georgien: 0,008 Mio., sie leben vorwiegend in Frankreich, Italien und Deutschland

Asylsuchende aus Georgien: 0,02 Mio.

Binnenvertriebene: 0,301 Mio. aufgrund von Krieg

In Georgien lebende Flüchtlinge und Asylsuchende: 0,003 Mio., vorwiegend aus dem Irak, der Ukraine und Russland

Sterblichkeitsraten

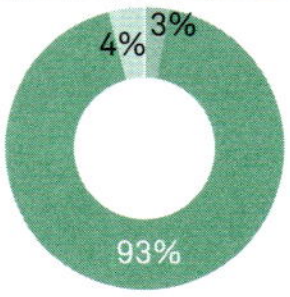

- übertragbare, mütterliche, perinatale und ernährungsbedingte Erkrankungen
- nicht-übertragbare Krankheiten
- Verletzungen

Abbildung 8-4: Informationen zu Georgien.

tragene Helminthosen sowie die kutane und viszerale Leishmaniose [113]. In den letzten Jahren sind Inzidenz und geografische Ausbreitung der viszeralen Leishmaniose gestiegen [114].

Nicht übertragbare Krankheiten und hier vor allem Herz-Kreislauf-Erkrankungen sind für die Mehrheit aller Todesfälle verantwortlich [115]. Die Gefahr eines vorzeitigen Todes durch eine der 4 wichtigsten nicht übertragbaren Krankheiten ist hoch. Ein Fünftel der Erwachsenen bewegt sich zu wenig, und fast ein Viertel von ihnen ist fettleibig. Die täglich zugeführte Menge an Salz ist mehr als doppelt so hoch wie empfohlen. Der Alkohol- und Tabakkonsum unter georgischen Männern ist mit 18 Litern reinen Alkohols und 54 % Rauchern extrem hoch [115]. Die Prävalenz des Konsums von injizierbaren Drogen liegt bei 4,2 % und zählt damit zu den höchsten weltweit [116].

Schätzungsweise 5 % der Bevölkerung leiden unter Depressionen und 3,5 % unter Angststörungen [117]. Die Suizidrate ist relativ niedrig (8 tödliche Fälle pro 100.000 Einwohner) [115]. Unter den Binnenvertriebenen sind posttraumatische Belastungsstörungen, Depressionen und Angststörungen häufig [118], doch haben die Betroffenen kaum Zugang zu psychiatrischen Versorgungsstrukturen [119].

Die Zahl der Verkehrstoten ist mit 15,3 Fällen pro 100.000 Einwohner hoch [120].

Kenndaten zum Gesundheitsprofil Georgiens sind in Tabelle 8-4 wiedergegeben.

Tabelle 8-4: Gesundheitsprofil Georgiens.

Parameter	Wert	Einheit	Quelle
Lebenserwartung			
Lebenserwartung bei Geburt	73,8	Jahre	[99]
Gesundheit von Müttern, Neugeborenen und Kindern			
Müttersterblichkeitsrate	25	Todesfälle pro 100.000 Lebendgeburten	[121]
Sterblichkeitsrate von Kindern unter 5 Jahren	10	Todesfälle pro 1000 Lebendgeburten	[122]
Säuglingssterblichkeitsrate	9	Todesfälle pro 1000 Lebendgeburten	[122]
Neugeborenensterblichkeitsrate	6	Todesfälle pro 1000 Lebendgeburten	[122]
Ernährung			
Anteil kleinwüchsiger Kinder unter 5 Jahren	11,3	%	[123]
Anteil untergewichtiger Kinder unter 5 Jahren	1,6	%	[123]
Anteil übergewichtiger Kinder unter 5 Jahren	19,9	%	[123]
Infektionskrankheiten			
Prävalenz von HIV	0,4	%	[104]
Inzidenz von HIV	0,18	pro 1000 Einwohner	[104]
Anteil von Erwachsenen und Kindern, die eine antiretrovirale Therapie (ART) erhalten	49	%	[104]
Inzidenz von Tuberkulose	80	pro 100.000 Einwohner	[124]
Inzidenz von Malaria	–	pro 1000 gefährdete Einwohner	[105]
Impfungen			
Tuberkulose (BCG)	97	%	[125]
Diphtherie, Tetanus, Pertussis, 1. Dosis (DTP1)	99	%	[125]
Diphtherie, Tetanus, Pertussis, 3. Dosis (DTP3)	93	%	[125]
Kinderlähmung, 3. Dosis (Polio3)	93	%	[125]
Masernvirus, 1. Dosis (MCV1)	98	%	[125]
Masernvirus, 2. Dosis (MCV2)	96	%	[125]
Hepatitis B, 3. Dosis (HepB3)	93	%	[125]
Haemophilus influenzae Typ B, 3. Dosis (Hib3)	93	%	[125]
Rotaviren (Rota)	79	%	[125]
Pneumokokken, 3. Dosis (PCV3)	81	%	[125]
Tetanus, Impfschutz bei Geburt (PAB)	–	%	[125]

Parameter	Wert	Einheit	Quelle
Nicht übertragbare Krankheiten (NCD)			
NCD-bedingte vorzeitige Sterblichkeit: Risiko eines vorzeitigen Todes zwischen 30 und 70 Jahren	25	%	[115]
Alkoholkonsum pro Kopf	10	Liter reinen Alkohols	[115]
Tabakrauchen	28	%	[115]
Salzkonsum	13	Gramm pro Tag	[115]
Bewegungsmangel	19	%	[115]

Literatur

93. BBC. Country profiles. 2020. Im Internet [abgerufen am 16.11.2022]. Verfügbar unter: https://www.bbc.com/news/world-europe-17301647
94. Norwegian Refugee Council (NRC)/Internal Displacement Monitoring Centre (IDMC). Global Report on Internal Displacement 2020. 2020. Im Internet [abgerufen am 16.11.2022]. Verfügbar unter: https://www.internal-displacement.org/global-report/grid2020/
95. United Nations High Commissioner for Refugees (UNHCR). Global Trends: Forced Displacement in 2019. 18.06.2020. Im Internet [abgerufen am 16.11.2022]. Verfügbar unter: https://www.unhcr.org/globaltrends2019/
96. State Commission on Migration Issues. 2017 Migration Profile of Georgia. 2017. Im Internet [abgerufen am 16.11.2022]. Verfügbar unter: https://migration.commission.ge/files/migration_profile_2017_eng__final_.pdf
97. World Bank Group. Georgia – Country partnership framework for the period FY19-FY22. Washington, D.C.; 2018. Im Internet [abgerufen am 16.11.2022]. Verfügbar unter: https://documents.worldbank.org/en/publication/documents-reports/documentdetail/588751525364587100/georgia-country-partnership-framework-for-the-period-fy19-fy22
98. WHO Regional Office for Europe. Georgia: Profile of Health and Well-being. Copenhagen; 2017.
99. United Nations, Department of Economic and Social Affairs, Population Division. World Population Prospects 2019, Volume II: Demographic Profiles (ST/ESA/SER.A/427). 2019. Im Internet [abgerufen am 16.11.2022]. Verfügbar unter: https://population.un.org/wpp/Publications/Files/WPP2019_Volume-II-Demographic-Profiles.pdf
100. UNICEF. Delivery Care. 2020. Im Internet [abgerufen am 16.11.2022]. Verfügbar unter: https://data.unicef.org/topic/maternal-health/delivery-care/
101. UNICEF. Antenatal Care. 2020. Im Internet [abgerufen am 16.11.2022]. Verfügbar unter: https://data.unicef.org/topic/maternal-health/antenatal-care/
102. WHO. Maternal and Neonatal Tetanus Elimination (MNTE): Progress towards global MNT elimination. 2020.
103. WHO-MCEE. Estimates for child causes of death 2000–2017. 2018.
104. UNAIDS. UNAIDS data 2019. 04.12.2019. Im Internet [abgerufen am 16.11.2022]. Verfügbar unter: https://www.unaids.org/en/resources/documents/2019/2019-UNAIDS-data
105. WHO. World Malaria Report 2019. Im Internet [abgerufen am 16.11.2022]. Verfügbar unter: https://www.who.int/malaria/publications/world-malaria-report-2019/en/
106. Global Polio Eradication Initiative (GPEI). Where We Work. 2020. Im Internet [abgerufen am 16.11.2022]. Verfügbar unter: https://polioeradication.org/where-we-work/
107. WHO. Measles – European Region: Disease outbreak news - update: 6 May 2019.
108. WHO. Measles – Global situation: Disease outbreak news: 27 November 2019.
109. Schweitzer A, Horn J, Mikolajczyk RT, et al. Estimations of worldwide prevalence of chronic

hepatitis B virus infection: A systematic review of data published between 1965 and 2013. Lancet. 2015;386(10003):1546–1555. https://doi.org/10.1016/S0140-6736(15)61412-X
110. Jefferies M, Rauff B, Rashid H, et al. Update on global epidemiology of viral hepatitis and preventive strategies. 2018;6(13):589–599.
111. Gower E, Estes C, Blach S, et al. Global epidemiology and genotype distribution of the hepatitis C virus infection. Journal of Hepatology. 2014;61(1 Suppl):45–57. https://doi.org/10.1016/j.jhep.2014.07.027
112. Hagan LM, Kasradze A, Salyer SJ et al. Hepatitis C prevalence and risk factors in Georgia, 2015: Setting a baseline for elimination. BMC Public Health. 2019;19(Suppl 3):480. https://doi.org/10.1186/s12889-019-6784-3
113. WHO. Global Health Observatory (GHO) data: Neglected tropical diseases. 2020. Im Internet [abgerufen am 16.11.2022]. Verfügbar unter: https://www.who.int/gho/neglected_diseases/en/
114. Kokaia N, Iashvili N, Murusidze M, Babuadze G. Epidemiology of visceral leishmaniasis in Georgia. Online Journal of Public Health Informatics. 2017;9(1):e152. https://doi.org/10.5210/ojphi.v9i1.7742
115. WHO. Noncommunicable diseases country profiles 2018. 24.09.2018. Im Internet [abgerufen am 16.11.2022]. Verfügbar unter: https://www.who.int/publications/i/item/9789241514620
116. Degenhardt L, Peacock A, Colledge S, et al. Global prevalence of injecting drug use and sociodemographic characteristics and prevalence of HIV, HBV, and HCV in people who inject drugs: a multistage systematic review. The Lancet. Global Health. 2017;5(12):e1192–1207. https://doi.org/10.1016/S2214-109X(17)30375-3
117. WHO. Depression and other common mental disorders: Global health estimates. Genf: WHO; 2017 [abgerufen am 09.08.2023]. Verfügbar unter: https://apps.who.int/iris/rest/bitstreams/1080542/retrieve
118. Makhashvili N, Chikovani I, Mckee M, et al. Mental Disorders and Their Association With Disability Among Internally Displaced Persons and Returnees in Georgia. Journal of Traumatic Stress. 2014;27(5):509–518. https://doi.org/10.1002/jts.21949
119. Murphy A, Chikovani I, Uchaneishvili M, et al. Barriers to mental health care utilization among internally displaced persons in the republic of Georgia: A rapid appraisal study. BMC Health Services Research. 2018;18(1):306. https://doi.org/10.1186/s12913-018-3113-y
120. WHO. Global status report on road safety 2018. 17.06.2018. Im Internet [abgerufen am 16.11.2022]. Verfügbar unter: https://www.who.int/violence_injury_prevention/road_safety_status/2018/en/
121. WHO, UNICEF, UNFPA WBG & UPD. Trends in maternal mortality: 2000 to 2017: Estimates by WHO, UNICEF, UNFPA, World Bank Group and the United Nations Population Division. 2019.
122. United Nations Inter-agency Group for Child Mortality Estimation (UN IGME). Levels & Trends in Child Mortality: Report 2019. Estimates developed by the UN Inter-agency Group for Child Mortality Estimation. New York: United Nations Children's Fund; 2019 [abgerufen am 16.11.2022]. Verfügbar unter: https://www.unicef.org/media/60561/file/UN-IGME-child-mortality-report-2019.pdf
123. UNICEF/WHO/WB. Joint child malnutrition estimates. DHS, MICS, and other national household surveys. Update: May 2022. Im Internet [abgerufen am 16.11.2022]. Verfügbar unter: https://data.unicef.org/topic/nutrition/malnutrition/
124. WHO. Global Tuberculosis Report 2019. Im Internet [abgerufen am 16.11.2022]. Verfügbar unter: https://www.who.int/tb/publications/global_report/en/
125. WHO. WHO vaccine-preventable diseases: monitoring system. Immunization Data. Im Internet [abgerufen am 09.08.2023]. Verfügbar unter: https://immunizationdata.who.int/listing.html?topic=coverage&location=GEO

8.5 Guinea

8.5.1 Kontext

Guinea (Abbildung 8-5) ist ein Staat in Westafrika. Die ehemalige französische Kolonie erlangte 1958 ihre Unabhängigkeit. Nach Jahrzehnten autoritärer Herrschaft wurde 2010 Alpha Conde der erste demokratisch gewählte Präsident des Landes [126]. Seitdem ist Guinea von ethnopolitischen Konflikten geprägt [127]. Das Land war zudem 2014 bis 2015 schwer von der Ebola-Epidemie betroffen [126, 128].

In einer vom Bürgerkrieg beherrschten Region versucht die Regierung, massive bewaffnete Konflikte zu vermeiden. Guinea beherbergt viele Flüchtlinge aus den Nachbarstaaten Elfenbeinküste, Liberia und Sierra Leone [127].

Obwohl das Land über viele natürliche Ressourcen verfügt, insbesondere im Bereich Wasserkraft und Bergbau (Bauxit, Eisenerz, Diamanten und Gold) [127, 129], ist es eines der am wenigsten entwickelten Länder weltweit [130]. Armut ist weitverbreitet und der Zugang zu sozialen Grundstrukturen wie Bildung und Gesundheitsversorgung schlecht. Weitere Probleme sind geschlechtsbedingte Diskriminierung und Gewalt sowie eine hohe Arbeitslosigkeit, von der besonders junge Menschen betroffen sind [127, 129].

8.5.2 Gesundheitsprofil

Die Gesundheitsergebnisse sind aufgrund eines schwachen, unzugänglichen, ungerechten und ineffizienten Gesundheitssystems generell schlecht [127]. Die Ebola-Epidemie, die 2013 im ländlichen Teil des Landes begann, hatte weitreichende Folgen für das Gesundheitssystem und den Zugang zu medizinischer Versorgung. Sie verschlechterte die sozioökonomische Lage erheblich; Folgen waren verstärkte Armut, Mangelernährung und mangelndes Vertrauen der Menschen in das Gesundheitssystem. Zusätzlich zu erhöhter Mortalität und Morbidität nahmen nicht behandelte Gesundheitsprobleme der Bevölkerung zu [128].

Die Lebenserwartung ist gering, liegt jedoch über dem Durchschnitt in Westafrika (57,9 Jahre) und etwas unter dem Durchschnitt in Ländern südlich der Sahara (61,1 Jahre) [130].

Die Sterblichkeitsraten von Müttern und Kindern sind anhaltend hoch [131, 132]. Die Unterschiede zwischen ländlichen und städtischen Gebieten sind groß [129]. Nur 55 % der Geburten werden von medizinischem Fachpersonal betreut [133] und nur 35 % der schwangeren Frauen können an 4 Schwangerenvorsorgeuntersuchungen (empfohlene Mindestzahl) teilnehmen [134]. Tetanus bei Müttern und Neugeborenen ist weiterhin ein Problem für die öffentliche Gesundheit [135]. Die Rate weiblicher Genitalverstümmelung zählt zu den höchsten weltweit (Prävalenz von 97 %) [136]. Die führenden Todesursachen bei Kindern unter 5 Jahren sind Pneumonien, Malaria, Ereignisse unter der Geburt, Komplikationen bei Frühgeburten und Durchfälle [137]. Die Durchimpfungsraten sind niedrig; nur 19 % der Säuglinge in ländlichen Gebieten und 39 % der Säuglinge in städtischen Gebieten erhalten im ersten Lebensjahr die erforderlichen Impfungen [129]. Mangelernährung bleibt besonders im ländlichen Raum ein gravierendes Problem [127, 129].

Die Prävalenz von HIV-Infektionen ist relativ niedrig und die Rate neuer HIV-Infektionen seit 2010 um 19 % gesunken. Jedoch werden nur 40 % der HIV-Infizierten adäquat behandelt. Zudem werden die Betroffenen häufig stigmatisiert und diskriminiert [138]. Tuberkulose ist ein bedeutendes Problem für die öffentliche Gesundheit [139], mit einer Inzidenz von 176 Fällen pro 100.000 Einwohner [140]. Guinea ist für 2 % der Malariafälle und 2 % der malariabedingten Todesfälle weltweit verantwortlich, bei gleichzeitig hoher Inzidenzrate [141]. Malaria ist der Hauptgrund für Arztbesuche, Krankenhauseinweisungen und Tod [139].

Die Prävalenz von Hepatitis B ist mit 15 % sehr hoch [142, 143] und die Prävalenz von Hepatitis C Schätzungen zufolge hoch [143, 144].

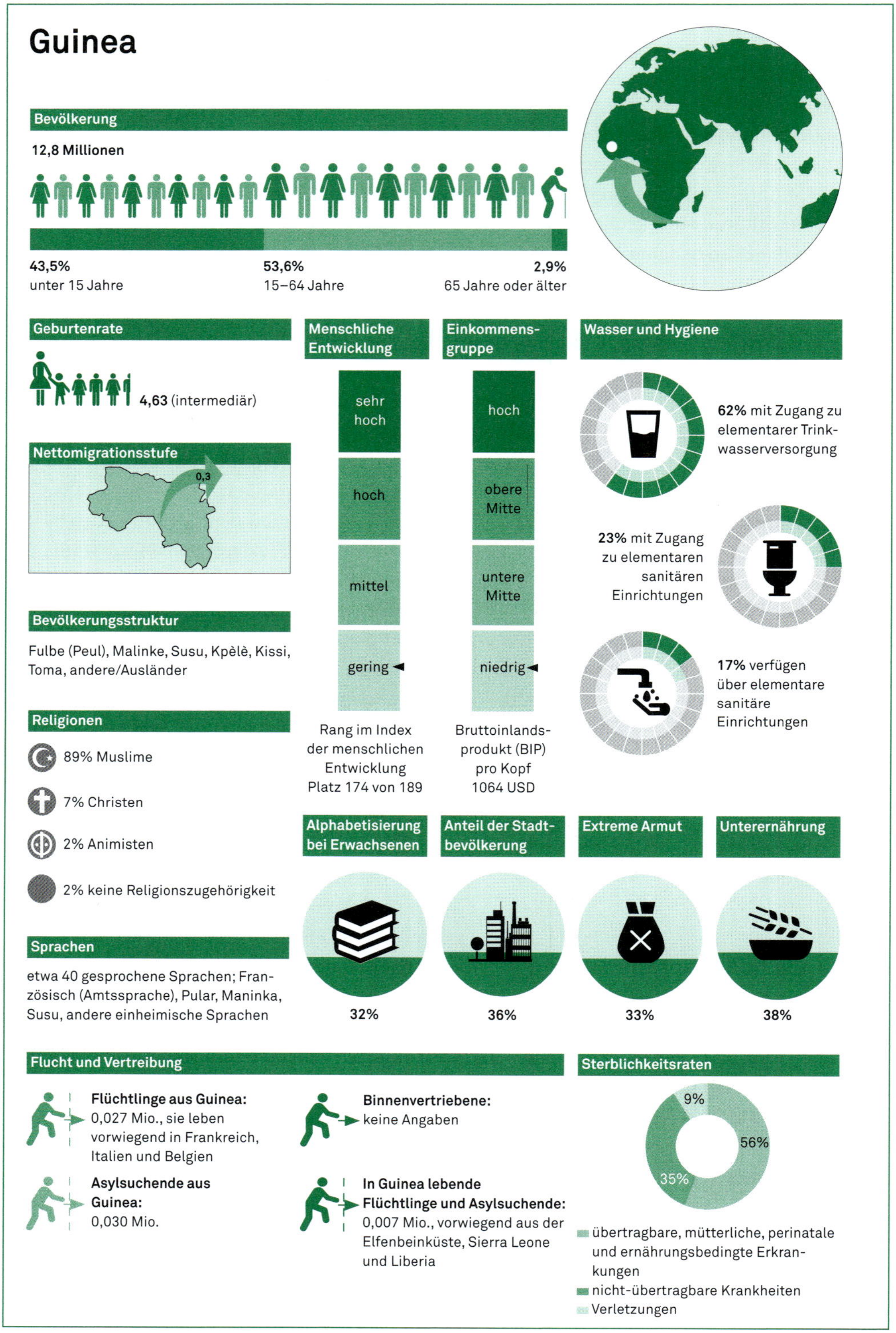

Abbildung 8-5: Informationen zu Guinea.

Immer wieder kommt es zu Ausbrüchen von Masern, Meningitis, Cholera, Gelbfieber und Lassa-Fieber [145]. Der letzte Ausbruch von Masern war 2019 [146]. Auch wenn Poliomyelitis nicht mehr auftritt, bleibt Guinea für Ausbrüche dieser Infektionskrankheit stark gefährdet [147].

Fast 7,5 Millionen Menschen benötigen Maßnahmen gegen sog. vernachlässigte Tropenkrankheiten, die im Land auftreten [148]. Guinea wurde offiziell für Drakunkulose-frei erklärt, wohingegen andere vernachlässigte Tropenkrankheiten wie Onchozerkose, Schistosomiasis, lymphatische Filariose, durch den Boden übertragene Helminthosen, Trachom, Tollwut, Lepra, afrikanische Trypanosomiasis, kutane Leishmaniose, Buruli-Ulkus und Taenia solium (vermutlich) weiterhin auftreten. Vormals trat Frambösie (tropische Treponematose) endemisch auf, der aktuelle Status ist jedoch unbekannt [148].

Auch wenn Infektionskrankheiten das Mortalitätsprofil dominieren, nehmen nicht übertragbare Krankheiten zu [129]. Der Alkoholkonsum ist gering, Daten zum Tabakkonsum liegen nicht vor. Mit 7 Gramm Salz pro Tag liegt der Salzkonsum etwas über den empfohlenen 5 Gramm pro Tag. Die Adipositasrate ist relativ niedrig; nur 7 % der Erwachsenen und 1 % der Jugendlichen sind fettleibig [149].

Schätzungsweise 3,9 % der Bevölkerung leiden unter Depressionen und 2,7 % unter Angststörungen [150]. Die Suizidrate liegt bei 6 Fällen pro 100.000 Einwohner [149]. Infolge der Ebola-Epidemie, die zu vielen Toten, zum Zusammenbruch des gesellschaftlichen Gefüges, zu wirtschaftlichen Verlusten, Ängsten, Nichtausübung üblicher Trauerrituale und Stigmatisierung geführt hat, sind psychische Störungen weitverbreitet [151].

Verkehrsunfälle sind für die meisten Verletzungen verantwortlich [145]. Die Zahl der Verkehrstoten ist mit 28,2 Fällen pro 100.000 Einwohner hoch [152].

Kenndaten zum Gesundheitsprofil Guineas sind in Tabelle 8-5 wiedergegeben.

Tabelle 8-5: Gesundheitsprofil Guineas.

Parameter	Wert	Einheit	Quelle
Lebenserwartung			
Lebenserwartung bei Geburt	61,6	Jahre	[130]
Gesundheit von Müttern, Neugeborenen und Kindern			
Müttersterblichkeitsrate	576	Todesfälle pro 100.000 Lebendgeburten	[131]
Sterblichkeitsrate von Kindern unter 5 Jahren	101	Todesfälle pro 1000 Lebendgeburten	[132]
Säuglingssterblichkeitsrate	65	Todesfälle pro 1000 Lebendgeburten	[132]
Neugeborenensterblichkeitsrate	31	Todesfälle pro 1000 Lebendgeburten	[132]
Ernährung			
Anteil kleinwüchsiger Kinder unter 5 Jahren	30,3	%	[153]
Anteil untergewichtiger Kinder unter 5 Jahren	9,2	%	[153]
Anteil übergewichtiger Kinder unter 5 Jahren	5,6	%	[153]
Infektionskrankheiten			
Prävalenz von HIV	1,4	%	[138]
Inzidenz von HIV	0,52	pro 1000 Einwohner	[138]
Anteil von Erwachsenen und Kindern, die eine antiretrovirale Therapie (ART) erhalten	40	%	[138]
Inzidenz von Tuberkulose	176	pro 100.000 Einwohner	[140]
Inzidenz von Malaria	283,9	pro 1000 gefährdete Einwohner	[141]
Impfungen			
Tuberkulose (BCG)	73	%	[154]
Diphtherie, Tetanus, Pertussis, 1. Dosis (DTP1)	62	%	[154]
Diphtherie, Tetanus, Pertussis, 3. Dosis (DTP3)	47	%	[154]
Kinderlähmung, 3. Dosis (Polio3)	48	%	[154]
Masernvirus, 1. Dosis (MCV1)	47	%	[154]
Masernvirus, 2. Dosis (MCV2)	–	%	[154]
Hepatitis B, 3. Dosis (HepB3)	47	%	[154]
Haemophilus influenzae Typ B, 3. Dosis (Hib3)	47	%	[154]
Rotaviren (Rota)	–	%	[154]
Pneumokokken, 3. Dosis (PCV3)	–	%	[154]
Tetanus, Impfschutz bei Geburt (PAB)	80	%	[154]

Parameter	Wert	Einheit	Quelle
Nicht übertragbare Krankheiten (NCD)			
NCD-bedingte vorzeitige Sterblichkeit: Risiko eines vorzeitigen Todes zwischen 30 und 70 Jahren	22	%	[149]
Alkoholkonsum pro Kopf	1	Liter reinen Alkohols	[149]
Tabakrauchen	–	%	[149]
Salzkonsum	7	Gramm pro Tag	[149]
Bewegungsmangel	14	%	[149]

Literatur

126. BBC. Country profiles. 2020. Im Internet [abgerufen am 16.11.2022]. Verfügbar unter: https://www.bbc.com/news/world-africa-13442051
127. World Bank Group. Guinea – Country partnership framework for the period FY2018–FY23. Washington, D.C.; 2018. Im Internet [abgerufen am 16.11.2022]. Verfügbar unter: https://documents.worldbank.org/en/publication/documents-reports/documentdetail/346601528601433676/guinea-country-partnership-framework-for-the-period-fy2018-fy23
128. Elston JWT, Cartwright C, Ndumbi P, et al. The health impact of the 2014–15 Ebola outbreak. Public Health. 2017;143:60–70. https://doi.org/10.1016/j.puhe.2016.10.020
129. World Bank. Guinea Health Service and Capacity Strengthening Project (P163140). 2018. Im Internet [abgerufen am 16.11.2022]. Verfügbar unter: https://documents.worldbank.org/en/publication/documents-reports/documentdetail/346601528601433676/guinea-country-partnership-framework-for-the-period-fy2018-fy23
130. United Nations, Department of Economic and Social Affairs, Population Division. World Population Prospects 2019, Volume II: Demographic Profiles (ST/ESA/SER.A/427). 2019. Im Internet [abgerufen am 16.11.2022]. Verfügbar unter: https://population.un.org/wpp/Publications/Files/WPP2019_Volume-II-Demographic-Profiles.pdf
131. WHO, UNICEF, UNFPA WBG & UPD. Trends in maternal mortality: 2000 to 2017: Estimates by WHO, UNICEF, UNFPA, World Bank Group and the United Nations Population Division. Genf; 2019.
132. United Nations Inter-agency Group for Child Mortality Estimation (UN IGME). Levels & Trends in Child Mortality: Report 2019. Estimates developed by the UN Inter-agency Group for Child Mortality Estimation. New York: United Nations Children's Fund; 2019 [abgerufen am 16.11.2022]. Verfügbar unter: https://www.unicef.org/media/60561/file/UN-IGME-child-mortality-report-2019.pdf
133. UNICEF. Delivery Care. 2020. Im Internet [abgerufen am 16.11.2022]. Verfügbar unter: https://data.unicef.org/topic/maternal-health/delivery-care/
134. UNICEF. Antenatal Care. 2020. Im Internet [abgerufen am 16.11.2022]. Verfügbar unter: https://data.unicef.org/topic/maternal-health/antenatal-care/
135. WHO. Maternal and Neonatal Tetanus Elimination (MNTE): Progress towards global MNT elimination. 2020.
136. UNICEF. Female Genital Mutilation/Cutting: A global concern. 2016.
137. WHO-MCEE. Estimates for child causes of death 2000–2017. 2018.
138. UNAIDS. UNAIDS data 2019. 04.12.2019. Im Internet [abgerufen am 16.11.2022]. Verfügbar unter: https://www.unaids.org/en/resources/documents/2019/2019-UNAIDS-data
139. WHO. WHO country cooperation strategy at a glance: Guinea. 2015. Im Internet [abgerufen am 16.11.2022]. Verfügbar unter: https://apps.who.int/iris/handle/10665/246211
140. WHO. Global Tuberculosis Report 2019. 2019. Im Internet [abgerufen am 16.11.2022]. Verfüg-

bar unter: https://www.who.int/tb/publications/global_report/en/
141. WHO. World Malaria Report 2019. Im Internet [abgerufen am 16.11.2022]. Verfügbar unter: https://www.who.int/malaria/publications/world-malaria-report-2019/en/
142. Schweitzer A, Horn J, Mikolajczyk RT, et al. Estimations of worldwide prevalence of chronic hepatitis B virus infection: A systematic review of data published between 1965 and 2013. Lancet. 2015;386(10003):1546–1555. https://doi.org/10.1016/S0140-6736(15)61412-X
143. Jefferies M, Rauff B, Rashid H, et al. Update on global epidemiology of viral hepatitis and preventive strategies. World Journal Clinical Cases. 2018;6(13):589–599. https://doi.org/10.12998/wjcc.v6.i13.589
144. Gower E, Estes C, Blach S, et al. Global epidemiology and genotype distribution of the hepatitis C virus infection. Journal of Hepatology. 2014;61(1 Suppl):45–57. https://doi.org/10.1016/j.jhep.2014.07.027
145. Organisation mondiale de la Santé. Bureau de pays en Guinée. Stratégie de coopération de l'OMS avec la Guinée 2016–2021. 2017. Im Internet [abgerufen am 16.11.2022]. Verfügbar unter: https://apps.who.int/iris/handle/10665/259391
146. WHO. Measles – Global situation: Disease outbreak news: 27 November 2019.
147. Global Polio Eradication Initiative (GPEI). Where We Work. 2020. Im Internet [abgerufen am 16.11.2022]. Verfügbar unter: https://polioeradication.org/where-we-work/
148. WHO. Global Health Observatory (GHO) data: Neglected tropical diseases. 2020. Im Internet [abgerufen am 16.11.2022]. Verfügbar unter: https://www.who.int/gho/neglected_diseases/en/
149. WHO. Noncommunicable diseases country profiles 2018. 24.09.2018. Im Internet [abgerufen am 16.11.2022]. Verfügbar unter: https://www.who.int/publications/i/item/9789241514620
150. WHO. Depression and other common mental disorders: Global health estimates. Genf: WHO; 2017 [abgerufen am 09.08.2023]. Verfügbar unter: https://apps.who.int/iris/rest/bitstreams/1080542/retrieve
151. Medeiros E, Orr DMR, Van Deventer J. Mental Health and Psychosocial Support in Guinea-Conakry. Los Angeles, CA; 2015. Im Internet [abgerufen am 16.11.2022]. Verfügbar unter: https://www.mhinnovation.net/resources/mental-health-and-psychosocial-support-guinea-conakry?mode=default
152. WHO. Global status report on road safety 2018. 17.06.2018. Im Internet [abgerufen am 16.11.2022]. Verfügbar unter: https://www.who.int/violence_injury_prevention/road_safety_status/2018/en/
153. UNICEF/WHO/WB. Joint child malnutrition estimates. DHS, MICS, and other national household surveys. Update: May 2022. Im Internet [abgerufen am 16.11.2022]. Verfügbar unter: https://data.unicef.org/topic/nutrition/malnutrition/
154. WHO. WHO vaccine-preventable diseases: monitoring system. Im Internet [abgerufen am 09.08.2023]. Verfügbar unter: https://immunizationdata.who.int/listing.html?topic=coverage&location=GIN

8.6 Indien

8.6.1 Kontext

Indien (Abbildung 8-6) ist mit 1,3 Milliarden Einwohnern die größte Demokratie der Welt und könnte 2028 zum bevölkerungsreichsten Land der Welt werden. Indien erlangte 1947 seine Unabhängigkeit von der britischen Kolonialherrschaft und wurde dabei in 2 Staaten geteilt: in das mehrheitlich hinduistische Indien und das mehrheitlich muslimische Pakistan (Kap. 8.10). Im Zuge des Krieges um Ostpakistan im Jahr 1971 entstand Bangladesch. Schon lange besteht zwischen Pakistan und Indien der Konflikt um die von beiden Seiten beanspruchte Region Kaschmir [155].

Indien ist das größte Herkunftsland von Migranten, die überall auf der Welt leben [156]. Gleichzeitig beherbergt es seinerseits Flüchtlinge aus Tibet, Sri Lanka (Kap. 8.13) und Afghanistan (Kap. 8.1) sowie Rohingya aus Myanmar [157]. Zudem leben im Land viele Menschen als Binnenvertriebene [158].

Indien ist für Naturkatastrophen wie tropische Stürme und Überschwemmungen gefährdet [156, 158]. In den letzten 20 Jahren war das Wirtschaftswachstum enorm, und die Armut wurde erfolgreich gemindert [159, 160]. Letztere ist jedoch weiterhin ein erhebliches Problem, da Indien weltweit das Land mit den meisten armen Menschen ist. Die Chancen auf Wachstum und Entwicklung sind ungleich verteilt und hängen davon ab, zu welcher Bevölkerungsgruppe die Menschen gehören und in welcher Region sie leben [160]. Ein weiteres Problem ist die Ungleichheit zwischen den Geschlechtern. Geschlechtsselektion ist weitverbreitet und der Anteil gezielter Abtreibungen von Mädchen hoch [161].

8.6.2 Gesundheitsprofil

Indien hat in den letzten 20 Jahren signifikante Fortschritte im Bereich Gesundheit erzielt [159]. Jedoch haben stagnierende Gesundheitsausgaben den Fortschritt in vielen Bereichen verlangsamt. Zudem hängt es für die Inder von der Region und der sozioökonomischen Gruppe ab, ob sie Zugang zu medizinischer Versorgung haben und welche Gesundheitsergebnisse erzielt werden [159, 161].

Die Lebenserwartung ist gestiegen und entspricht heute der durchschnittlichen Lebenserwartung in Südasien (69,8 Jahre) [162]. Die Sterblichkeitsraten von Müttern und Kindern wurden zwar drastisch gesenkt [159, 161], bleiben jedoch weiterhin hoch [161]. Mit 35.000 Todesfällen – das entspricht 12 % der Todesfälle von Müttern weltweit – ist die Sterberate von Müttern die zweithöchste der Welt [163]. 81 % der Geburten werden von medizinischem Fachpersonal betreut [164], doch nur etwa die Hälfte der schwangeren Frauen hat die Möglichkeit zur Teilnahme an 4 Schwangerenvorsorgeuntersuchungen (empfohlene Mindestzahl) [165]. Tetanus bei Müttern und Neugeborenen wurde eliminiert [166]. Über weibliche Genitalverstümmelung wird berichtet [167]. Die führenden Todesursachen von Kindern unter 5 Jahren sind Komplikationen bei Frühgeburten, Pneumonien, Ereignisse unter der Geburt, Durchfälle und angeborene Anomalien [168]. Die Durchimpfungsraten sind gestiegen [161]. Die Zahl mangelernährter Menschen ist immer noch relativ hoch [159].

Dank eines effektiven nationalen Programms und einer kostenfreien antiretroviralen Therapie wurden Inzidenz, Prävalenz und Sterberaten durch HIV/AIDS signifikant gesenkt [159]. Jedoch ist die Epidemie trotz niedriger Prävalenz aufgrund der hohen Bevölkerungszahl mit 2,1 Millionen HIV-Infizierten die drittgrößte der Welt. Die Anzahl neuer HIV-Infektionen ist seit 2010 drastisch zurückgegangen (um 27 %), und das Verhalten gegenüber Menschen mit HIV hat sich gebessert [169]. Die

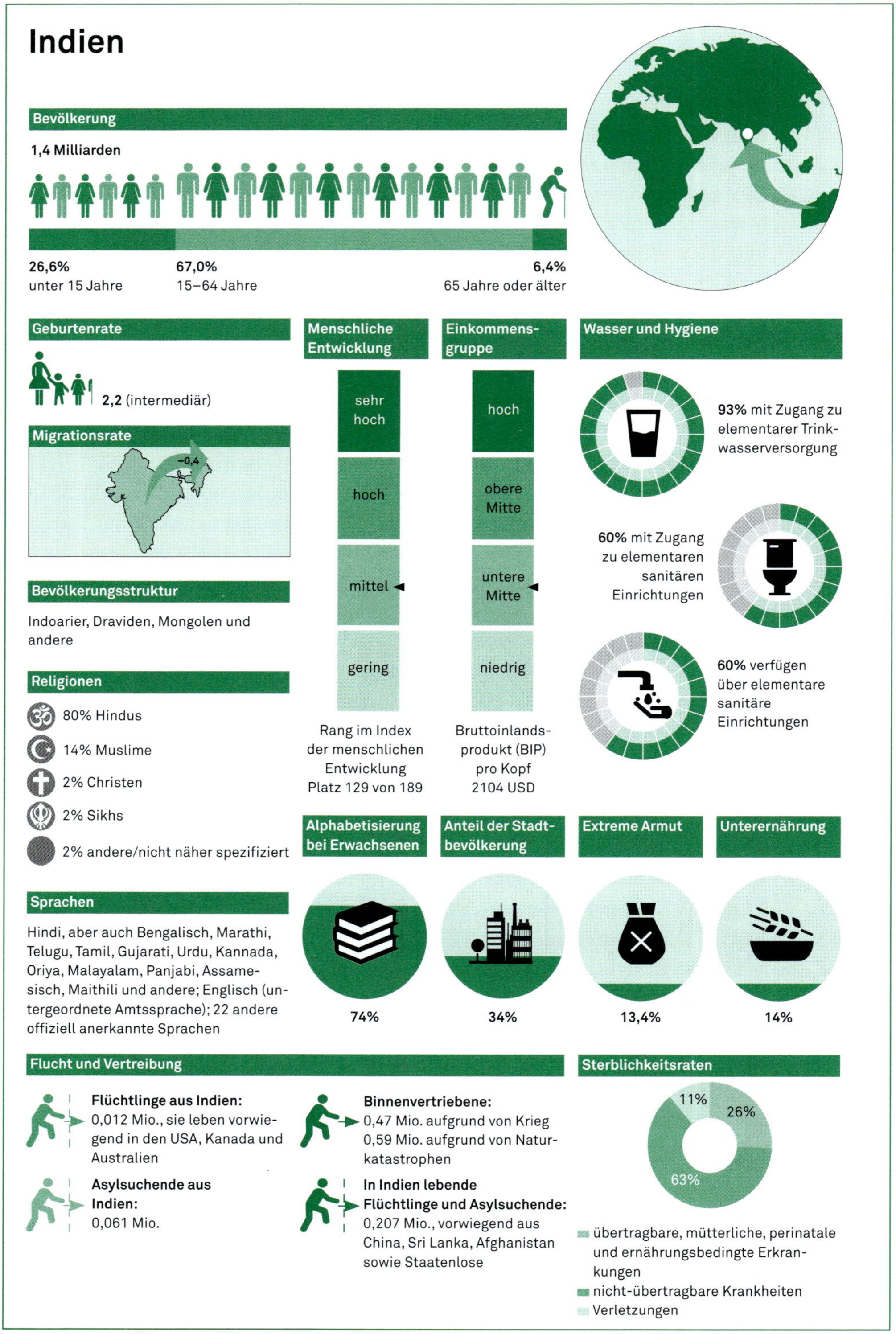

Abbildung 8-6: Informationen zu Indien.

Krankheitslast durch Tuberkulose ist mit 27% der Fälle die höchste weltweit und die Belastung durch Tuberkulose/HIV und multiresistente Tuberkulose hoch [170].

Die Zahl der Malariafälle ist signifikant zurückgegangen (von 12,4 Millionen Fälle 2016 auf 6,7 Millionen Fälle 2018). Indien ist für 3% der Malariafälle weltweit und für 47% aller Fälle von Malaria tertiana *(Plasmodium vivax)* verantwortlich [171]. Die Prävalenz von Hepatitis B und C ist mit 1,46% bzw. 0,8% niedrig [172, 173, 174]. Zudem gilt Indien als frei von Poliomyelitis [175].

Die Inzidenz der sog. vernachlässigten Tropenkrankheiten und endemischer Gebiete wurde erfolgreich verringert [159]. Indien wurde offiziell für frei von Drakunkulose erklärt [176] und hat zudem die Frambösie eliminiert. In 88% der Distrikte wurde die lymphatische Filariose eliminiert. Lepra spielt zwar in vielen Bundesstaaten und Unionsterritorien keine Rolle mehr [159], doch wurden 2018 immer noch mehr als 120.000 neue Fälle gemeldet [177]. Die Zahl der Fälle von viszeraler Leishmaniose ist um 80% auf weniger als 6000 Fälle gesunken [159]. Andere sog. vernachlässigte Tropenkrankheiten sind durch den Boden übertragene Helminthosen, Trachom, Tollwut und die Infektion mit *Taenia solium* [177]. Mit 5–49 gemeldeten Fällen pro Jahr tritt das hämorrhagische Krim-Kongo-Fieber endemisch auf [178]. Etwa 697 Millionen Menschen benötigen Maßnahmen gegen im Land verbreitete sog. vernachlässigte Tropenkrankheiten [177].

Die Belastung durch nicht übertragbare Krankheiten, psychische Störungen und Verletzungen steigt [161]. Die Prävalenz des Tabakkonsums ist gesunken [159], doch bleibt der Tabakkonsum unter Männern hoch (20% rauchen). Der Alkoholkonsum unter Männern ist hoch (9 Liter pro Jahr). 43% der Frauen bewegen sich zu wenig. Die Adipositasrate ist niedrig; nur 4% der Erwachsenen und 2% der Jugendlichen sind fettleibig. Der tägliche Konsum von Salz ist mit 9 Gramm pro Tag fast doppelt so hoch wie empfohlen (5 g/Tag) [179].

Schätzungsweise 4,5% der Bevölkerung leiden unter Depressionen und 3% unter Angststörungen [180]. Die Suizidrate liegt bei 16 Fällen pro 100.000 Einwohner [179]. Sie steigt insbesondere unter Bauern und Studierenden [159].

Die Zahl der Verkehrstoten liegt bei 22,6 Fällen pro 100.000 Einwohner [181].

Kenndaten zum Gesundheitsprofil Indiens sind in Tabelle 8-6 wiedergegeben.

Tabelle 8-6: Gesundheitsprofil Indiens.

Parameter	Wert	Einheit	Quelle
Lebenserwartung			
Lebenserwartung bei Geburt	69,7	Jahre	[162]
Gesundheit von Müttern, Neugeborenen und Kindern			
Müttersterblichkeitsrate	145	Todesfälle pro 100.000 Lebendgeburten	[163]
Sterblichkeitsrate von Kindern unter 5 Jahren	37	Todesfälle pro 1000 Lebendgeburten	[182]
Säuglingssterblichkeitsrate	30	Todesfälle pro 1000 Lebendgeburten	[182]
Neugeborenensterblichkeitsrate	23	Todesfälle pro 1000 Lebendgeburten	[182]
Ernährung			
Anteil kleinwüchsiger Kinder unter 5 Jahren	34,7	%	[183]
Anteil untergewichtiger Kinder unter 5 Jahren	17,3	%	[183]
Anteil übergewichtiger Kinder unter 5 Jahren	1,6	%	[183]
Infektionskrankheiten			
Prävalenz von HIV	0,2	%	[169]
Inzidenz von HIV	0,1	pro 1000 Einwohner	[169]
Anteil von Erwachsenen und Kindern, die eine antiretrovirale Therapie (ART) erhalten	56	%	[169]
Inzidenz von Tuberkulose	199	pro 100.000 Einwohner	[170]
Inzidenz von Malaria	5,3	pro 1000 gefährdete Einwohner	[171]
Impfungen			
Tuberkulose (BCG)	92	%	[184]
Diphtherie, Tetanus, Pertussis, 1. Dosis (DTP1)	94	%	[184]
Diphtherie, Tetanus, Pertussis, 3. Dosis (DTP3)	91	%	[184]
Kinderlähmung, 3. Dosis (Polio3)	90	%	[184]
Masernvirus, 1. Dosis (MCV1)	95	%	[184]
Masernvirus, 2. Dosis (MCV2)	84	%	[184]
Hepatitis B, 3. Dosis (HepB3)	91	%	[184]
Haemophilus influenzae Typ B, 3. Dosis (Hib3)	91	%	[184]
Rotaviren (Rota)	53	%	[184]
Pneumokokken, 3. Dosis (PCV3)	15	%	[184]
Tetanus, Impfschutz bei Geburt (PAB)	90	%	[184]

Parameter	Wert	Einheit	Quelle
Nicht übertragbare Krankheiten (NCD)			
NCD-bedingte vorzeitige Sterblichkeit: Risiko eines vorzeitigen Todes zwischen 30 und 70 Jahren	23	%	[179]
Alkoholkonsum pro Kopf	6	Liter reinen Alkohols	[179]
Tabakrauchen	11	%	[179]
Salzkonsum	9	Gramm pro Tag	[179]
Bewegungsmangel	33	%	[179]

Literatur

155. BBC. Country profiles. 2020. Im Internet [abgerufen am 16.11.2022]. Verfügbar unter: https://www.bbc.com/news/world-south-asia-1255 7384
156. The International Organization for Migration (IOM). World Migration Report 2020. 05.11.2019. Im Internet [abgerufen am 16.11.2022]. Verfügbar unter: https://publications.iom.int/books/world-migration-report-2020
157. United Nations High Commissioner for Refugees (UNHCR). Global Focus: UNHCR Operations Worldwide. 2020. Im Internet [abgerufen am 16.11.2022]. Verfügbar unter: https://reporting.unhcr.org
158. Norwegian Refugee Council (NRC)/Internal Displacement Monitoring Centre (IDMC). Global Report on Internal Displacement 2020. 2020. Im Internet [abgerufen am 16.11.2022]. Verfügbar unter: https://www.internal-displacement.org/global-report/grid2020/
159. Asia. WHORO for S-E. The WHO India Country Cooperation Strategy 2019–2023: a time of transition. New Delhi; 2019 [abgerufen am 09.08.2023]. Verfügbar unter: https://www.who.int/publications/i/item/9789290227137
160. WB. India – Country Partnership Framework for the Period FY18-FY22. Washington, D.C.; 2018. Im Internet [abgerufen am 16.11.2022]. Verfügbar unter: https://documents.worldbank.org/en/publication/documents-reports/documentdetail/277621537673420666/india-country-partnership-framework-for-the-period-fy18-fy22
161. WHO. WHO country cooperation strategy at a glance: India. 2018. Im Internet [abgerufen am 16.11.2022]. Verfügbar unter: https://apps.who.int/iris/handle/10665/136895
162. United Nations, Department of Economic and Social Affairs, Population Division. World Population Prospects 2019, Volume II: Demographic Profiles (ST/ESA/SER.A/427). 2019. Im Internet [abgerufen am 16.11.2022]. Verfügbar unter: https://population.un.org/wpp/Publications/Files/WPP2019_Volume-II-Demographic-Profiles.pdf
163. WHO, UNICEF, UNFPA WBG & UPD. Trends in maternal mortality: 2000 to 2017: Estimates by WHO, UNICEF, UNFPA, World Bank Group and the United Nations Population Division. Genf; 2019.
164. UNICEF. Delivery Care. 2020. Im Internet [abgerufen am 16.11.2022]. Verfügbar unter: https://data.unicef.org/topic/maternal-health/delivery-care/
165. UNICEF. Antenatal Care. 2020. Im Internet [abgerufen am 16.11.2022]. Verfügbar unter: https://data.unicef.org/topic/maternal-health/antenatal-care/
166. WHO. Maternal and Neonatal Tetanus Elimination (MNTE): Progress towards global MNT elimination. 2020.
167. UNICEF. Female Genital Mutilation/Cutting: A global concern. 2016.
168. WHO-MCEE. Estimates for child causes of death 2000–2017. 2018.
169. UNAIDS. UNAIDS data 2018. 26.07.2018. Im Internet [abgerufen am 16.11.2022]. Verfügbar unter: https://www.unaids.org/en/resources/documents/2018/unaids-data-2018

170. WHO. Global Tuberculosis Report 2019. 2019. Im Internet [abgerufen am 16.11.2022]. Verfügbar unter: https://www.who.int/tb/publications/global_report/en/
171. WHO. World Malaria Report 2019. Im Internet [abgerufen am 16.11.2022]. Verfügbar unter: https://www.who.int/malaria/publications/world-malaria-report-2019/en/
172. Schweitzer A, Horn J, Mikolajczyk RT, et al. Estimations of worldwide prevalence of chronic hepatitis B virus infection: A systematic review of data published between 1965 and 2013. Lancet. 2015;386(10003):1546–1555. https://doi.org/10.1016/S0140-6736(15)61412-X
173. Jefferies M, Rauff B, Rashid H, et al. Update on global epidemiology of viral hepatitis and preventive strategies. World Journal Clinical Cases. 2018;6(13):589–599. https://doi.org/10.12998/wjcc.v6.i13.589
174. Gower E, Estes C, Blach S, et al. Global epidemiology and genotype distribution of the hepatitis C virus infection. Journal of Hepatology. 2014;61(1 Suppl):45–57. https://doi.org/10.1016/j.jhep.2014.07.027
175. Global Polio Eradication Initiative (GPEI). Where We Work. 2020. Im Internet [abgerufen am 16.11.2022]. Verfügbar unter: https://polioeradication.org/where-we-work/
176. WHO. Status Of Certification Of Dracunculiasis Eradication, Januar 2019. 2019. Im Internet (Stand: 2019): https://www.who.int/dracunculiasis/Countries_certified_free_of_dracunculiasis.pdf?ua=1
177. WHO. Global Health Observatory (GHO) data: Neglected tropical diseases. 2020. Im Internet [abgerufen am 16.11.2022]. Verfügbar unter: https://www.who.int/gho/neglected_diseases/en/
178. WHO. Geographic distribution of Crimean-Congo Haemorrhagic Fever. 2017. Im Internet (Stand: 2017): https://www.who.int/emergencies/diseases/crimean-congo-haemorrhagic-fever/Global_CCHFRisk_2017.jpg?ua=1
179. WHO. Noncommunicable diseases country profiles 2018. 24.09.2018. Im Internet [abgerufen am 16.11.2022]. Verfügbar unter: https://www.who.int/publications/i/item/9789241514620
180. WHO. Depression and other common mental disorders: Global health estimates. Genf: WHO; 2017 [abgerufen am 09.08.2023]. Verfügbar unter: https://apps.who.int/iris/rest/bitstreams/1080542/retrieve
181. WHO. Global status report on road safety 2018. 17.06.2018. Im Internet [abgerufen am 16.11.2022]. Verfügbar unter: https://www.who.int/violence_injury_prevention/road_safety_status/2018/en/
182. United Nations Inter-agency Group for Child Mortality Estimation (UN IGME). Trends in Child Mortality: Report 2019. Estimates developed by the UN Inter-agency Group for Child Mortality Estimation. New York; 2019. Im Internet [abgerufen am 16.11.2022]. Verfügbar unter: https://www.unicef.org/media/60561/file/UN-IGME-child-mortality-report-2019.pdf
183. UNICEF/WHO/WB. Joint child malnutrition estimates. DHS, MICS, and other national household surveys. Update: May 2022. Im Internet [abgerufen am 16.11.2022]. Verfügbar unter: https://data.unicef.org/topic/nutrition/malnutrition/
184. WHO. WHO vaccine-preventable diseases: monitoring system. Immunization Data. Im Internet [abgerufen am 09.08.2023]. Verfügbar unter: https://immunizationdata.who.int/listing.html?topic=coverage&location=IND

8.7 Irak

8.7.1 Kontext

Der Irak (Abbildung 8-7) ist seit Jahrzehnten von Krieg und Gewalt geprägt [185]. Der Krieg zwischen dem Islamischen Staat (IS) und der irakischen Regierung von 2014 bis 2017 hat zu einer humanitären Krise mit insgesamt 6 Millionen Vertriebenen geführt. Nach der Niederlage der Dschihadisten-Gruppe 2017 kehrten viele von ihnen wieder in ihre Heimat zurück [186].

Heute leben im Land immer noch etwa 1,6 Millionen Binnenvertriebene, über drei Viertel von ihnen seit mehr als 3 Jahren [187]. Zudem wurden etwa 344.000 irakische Flüchtlinge von anderen Ländern und hier hauptsächlich von Ägypten, den Ländern des Golf-Kooperationsrats, Jordanien, dem Libanon, Syrien und der Türkei aufgenommen. Doch auch der Irak selbst beherbergt eine Viertelmillion (245.800) Flüchtlinge aus Syrien [188], von denen die meisten in Lagern und städtischen Gebieten der autonomen Region Kurdistan leben [189].

Der Irak ist für Naturkatastrophen wie Überschwemmungen, Dürren und Erdbeben gefährdet. Trotz der Verbesserung der wirtschaftlichen Situation bleiben die Arbeitslosen- und Armutsraten hoch. Die öffentliche Versorgung ist überlastet; dies betrifft vor allem die Wasserversorgung, die sich deutlich verschlechtert hat. Fast ein Fünftel der Bevölkerung benötigt humanitäre Hilfe [186].

8.7.2 Gesundheitsprofil

Der Krieg hat das irakische Gesundheitssystem extrem belastet. Die Versorgungsstrukturen wurden zerstört, und es fehlt an medizinischen Fachkräften, Medikamenten, Geräten und Instrumenten [190, 191, 192].

Die Lebenserwartung ist nach mehreren Einbrüchen gestiegen, liegt jedoch heute deutlich unter der durchschnittlichen Lebenserwartung in Vorderasien (74,9 Jahre) [193]. Die Sterblichkeitsraten von Müttern und Kindern sind zwar gesunken, doch macht das Land aufgrund der lang anhaltenden Krisensituation hier nur langsam Fortschritte [194]. 96 % der Geburten werden von medizinischem Fachpersonal betreut [195], und zwei Drittel der schwangeren Frauen haben die Möglichkeit zur Teilnahme an 4 Schwangerenvorsorgeuntersuchungen (empfohlene Mindestzahl) [196]. Tetanus bei Müttern und Neugeborenen wurde eliminiert [197]. Über weibliche Genitalverstümmelung wird regelmäßig berichtet (Prävalenz von 8 %) [198]. Sexuelle und geschlechtsspezifische Gewalt ist weitverbreitet [190]. Die führenden Todesursachen von Kindern unter 5 Jahren sind Komplikationen bei Frühgeburten, Pneumonien, angeborene Anomalien und Ereignisse unter der Geburt [199]. Die Durchimpfungsrate für Tuberkulose (BCG-Impfung) ist sehr hoch; für andere allgemein empfohlene Impfungen liegt sie jedoch niedriger.

Trotz der schwierigen Situation hat der Irak deutliche Fortschritte im Bereich der Kontrolle von Infektionskrankheiten erzielt [191]. Die Prävalenz von HIV-Infektionen ist niedrig [200]. Die Prävalenz von Tuberkulose ist zwar gesunken [192], liegt jedoch weiterhin höher als in den Nachbarländern; Gründe hierfür sind die Krise, fehlende Versorgungsstrukturen und mangelnde Compliance [201]. Krankheitslast und Risiko durch Malaria sind niedrig [200]; seit über 10 Jahren trat bei der im Land lebenden Bevölkerung keine Malaria mehr auf [200, 202, 203], doch bleibt es aufgrund der Migrationsbewegungen und der mangelnden Sicherheit weiterhin schwierig, ein erneutes Auftreten zu verhindern [200]. Die Prävalenz von Hepatitis B ist mit 0,67 % niedrig [204, 205], die Prävalenz von Hepatitis C liegt bei ca. 3,2 % [205, 206].

Vertreibung, fehlender Zugang zu sauberem Wasser und zu adäquaten sanitären Einrichtungen sowie geringe Durchimpfungsraten haben das Risiko für Ausbrüche von Krankheiten wie Masern und Cholera erhöht [190, 192]. 2019 wurden etwa 1200 Masernfälle gemeldet [207]. Der Irak gilt zudem als Hochrisikogebiet für

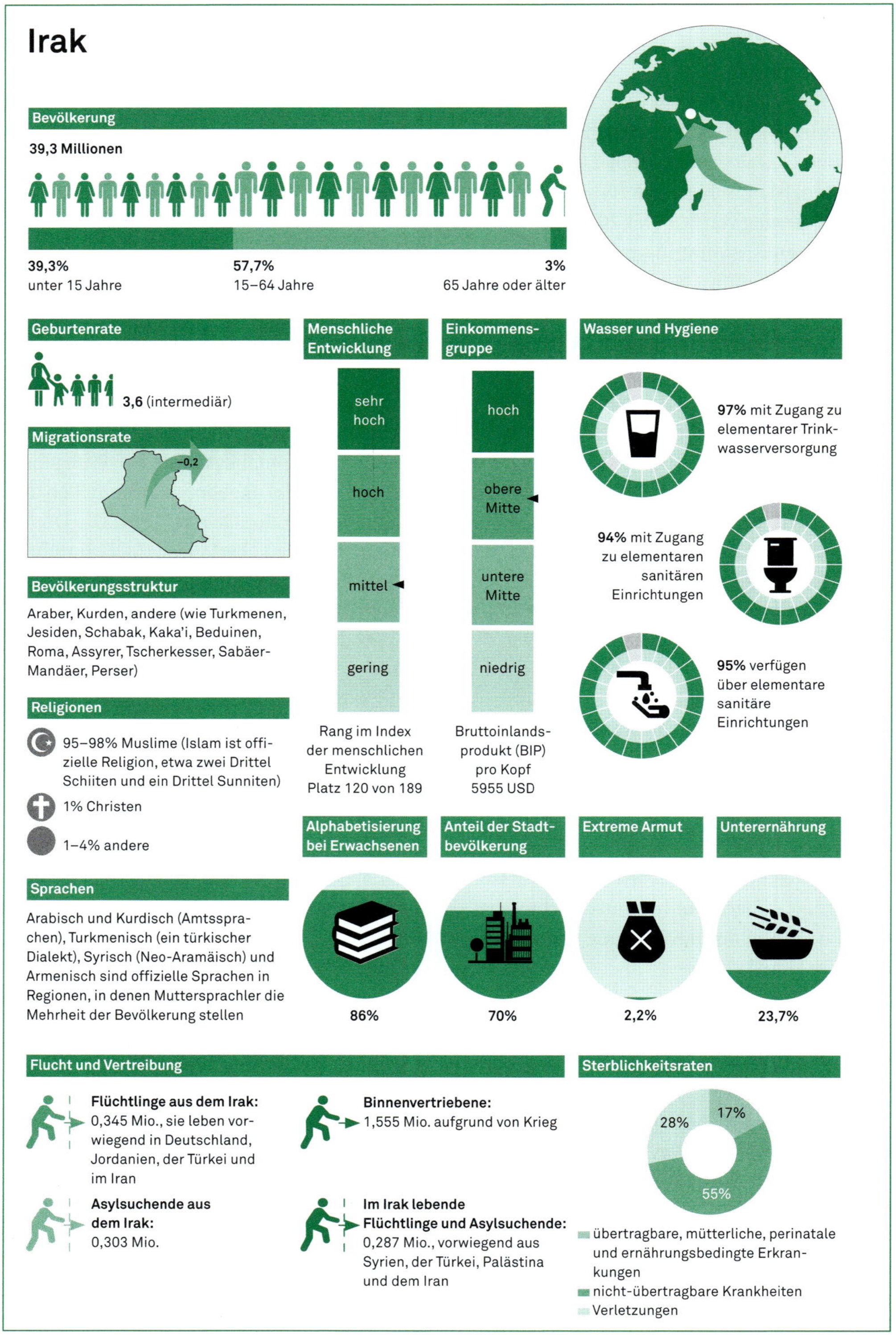

Abbildung 8-7: Informationen zum Irak.

Ausbrüche von Poliomyelitis [208]. Das Land ist offiziell frei von Drakunkulose [200, 209], wohingegen andere sog. vernachlässigte Tropenkrankheiten wie kutane und viszerale Leishmaniose, Tollwut, Schistosomiasis und durch den Boden übertragene Helminthosen weiterhin auftreten [200, 210]. Etwa 2,2 Millionen Menschen benötigen Maßnahmen gegen diese Krankheiten [210].

Bewegungsmangel ist weitverbreitet; 37 % der Männer und 64 % Prozent der Frauen bewegen sich zu wenig, und 27 % der Erwachsenen und 13 % der Jugendlichen sind fettleibig. Alkohol wird wenig konsumiert [211]. In den letzten 10 Jahren hat sich der Irak von einem Transitland für Drogen in ein Land von Drogenkonsumenten verwandelt. Berichten zufolge ist ein signifikanter Anstieg des Drogenkonsums und hier insbesondere von Crystal Meth zu verzeichnen [212].

Die Prävalenz von psychischen Störungen ist hoch, jedoch sind nur wenige Strukturen zur Behandlung der Betroffenen vorhanden (Versorgungslücke von 94 %) [192]. Bis zu eine Million Menschen benötigen psychiatrische Hilfe. Infolge der Irakkrise hat sich der Anteil derjenigen, die unter einer psychischen Störung leiden, verdoppelt [190].

Die Zahl der Zivilisten, die im Krieg verletzt wurden, ist hoch [190]. Mit über 7600 Toten 2016 sind Verkehrsunfälle ein signifikantes Problem [213].

Kenndaten zum Gesundheitsprofil des Irak sind in Tabelle 8-7 wiedergegeben.

Tabelle 8-7: Gesundheitsprofil des Irak.

Parameter	Wert	Einheit	Quelle
Lebenserwartung			
Lebenserwartung bei Geburt	70,6	Jahre	[193]
Gesundheit von Müttern, Neugeborenen und Kindern			
Müttersterblichkeitsrate	79	Todesfälle pro 100.000 Lebendgeburten	[214]
Sterblichkeitsrate von Kindern unter 5 Jahren	27	Todesfälle pro 1000 Lebendgeburten	[215]
Säuglingssterblichkeitsrate	22	Todesfälle pro 1000 Lebendgeburten	[215]
Neugeborenensterblichkeitsrate	15	Todesfälle pro 1000 Lebendgeburten	[215]
Ernährung			
Anteil kleinwüchsiger Kinder unter 5 Jahren	12,6	%	[216]
Anteil untergewichtiger Kinder unter 5 Jahren	3,0	%	[216]
Anteil übergewichtiger Kinder unter 5 Jahren	6,1	%	[216]
Infektionskrankheiten			
Prävalenz von HIV	–	%	[217]
Inzidenz von HIV	–	pro 1000 Einwohner	[217]
Anteil von Erwachsenen und Kindern, die eine antiretrovirale Therapie (ART) erhalten	–	%	[217]
Inzidenz von Tuberkulose	42	pro 100.000 Einwohner	[218]
Inzidenz von Malaria	–	pro 1000 gefährdete Einwohner	[203]
Impfungen			
Tuberkulose (BCG)	95	%	[219]
Diphtherie, Tetanus, Pertussis, 1. Dosis (DTP1)	92	%	[219]
Diphtherie, Tetanus, Pertussis, 3. Dosis (DTP3)	84	%	[219]
Kinderlähmung, 3. Dosis (Polio3)	71	%	[219]
Masernvirus, 1. Dosis (MCV1)	83	%	[219]
Masernvirus, 2. Dosis (MCV2)	81	%	[219]
Hepatitis B, 3. Dosis (HepB3)	84	%	[219]
Haemophilus influenzae Typ B, 3. Dosis (Hib3)	84	%	[219]
Rotaviren (Rota)	60	%	[219]
Pneumokokken, 3. Dosis (PCV3)	32	%	[219]
Tetanus, Impfschutz bei Geburt (PAB)	75	%	[219]

Parameter	Wert	Einheit	Quelle
Nicht übertragbare Krankheiten (NCD)			
NCD-bedingte vorzeitige Sterblichkeit: Risiko eines vorzeitigen Todes zwischen 30 und 70 Jahren	21	%	[211]
Alkoholkonsum pro Kopf	0	Liter reinen Alkohols	[211]
Tabakrauchen	–	%	[211]
Salzkonsum	10	Gramm pro Tag	[211]
Bewegungsmangel	50	%	[211]

Literatur

185. BBC. Country profiles. 2020. Im Internet [abgerufen am 16.11.2022]. Verfügbar unter: https://www.bbc.com/news/world-middle-east-14542954
186. Office for the Coordination of Humanitarian Affairs (OCHA). Iraq: 2019 Humanitarian Response Plan. 2019. Im Internet [abgerufen am 16.11.2022]. Verfügbar unter: https://www.humanitarianresponse.info/en/operations/iraq/document/iraq-2019-humanitarian-response-plan-january-december-2019
187. Norwegian Refugee Council (NRC)/Internal Displacement Monitoring Centre (IDMC). Global Report on Internal Displacement 2020. 2020. Im Internet [abgerufen am 16.11.2022]. Verfügbar unter: https://www.internal-displacement.org/global-report/grid2020/
188. United Nations High Commissioner for Refugees (UNHCR). Global Trends: Forced Displacement in 2019. 18.06.2020. Im Internet [abgerufen am 16.11.2022]. Verfügbar unter: https://www.unhcr.org/globaltrends2019/
189. United Nations High Commissioner for Refugees (UNHCR). Iraq: Syrian Refugees Statistics: May 2020. 2020. Im Internet [abgerufen am 16.11.2022]. Verfügbar unter: https://reliefweb.int/sites/reliefweb.int/files/resources/77124_0.pdf
190. Office for the Coordination of Humanitarian Affairs (OCHA). Iraq: 2019 Humanitarian Needs Overview. 2018. Im Internet [abgerufen am 16.11.2022]. Verfügbar unter: https://www.humanitarianresponse.info/en/operations/iraq/document/2019-iraq-humanitarian-needs-overview
191. WHO. WHO country cooperation strategy at a glance: Iraq. 2017. Im Internet [abgerufen am 16.11.2022]. Verfügbar unter: https://apps.who.int/iris/handle/10665/136899
192. WHO. Conflict and humanitarian crisis in Iraq: Public health risk assessment and interventions: 24 October 2014. 2014. Im Internet (Stand: 2014): https://www.who.int/hac/crises/irq/iraq_phra_24october2014.pdf?ua=1&ua=1
193. United Nations, Department of Economic and Social Affairs, Population Division. World Population Prospects 2019, Volume II: Demographic Profiles (ST/ESA/SER.A/427). 2019. Im Internet [abgerufen am 16.11.2022]. Verfügbar unter: https://population.un.org/wpp/Publications/Files/WPP2019_Volume-II-Demographic-Profiles.pdf
194. Hossain SM, Nakib S El, Ibrahim S, et al. Maternal and Neonatal Health in Select Districts of Iraq: Findings from a Recent Household Survey. Journal of Pregnancy and Child Health. 2018;5(5). https://doi.org/10.4172/2376-127X.1000395
195. UNICEF. Delivery Care. 2020. Im Internet [abgerufen am 16.11.2022]. Verfügbar unter: https://data.unicef.org/topic/maternal-health/delivery-care/
196. UNICEF. Antenatal Care. 2020. Im Internet [abgerufen am 16.11.2022]. Verfügbar unter: https://data.unicef.org/topic/maternal-health/antenatal-care/
197. WHO. Maternal and Neonatal Tetanus Elimination (MNTE): Progress towards global MNT elimination. 2020. Im Internet [abgerufen am

16.11.2022]. Verfügbar unter: https://www.who.int/initiatives/maternal-and-neonatal-tetanus-elimination-(mnte)/progress-towards-global-mnt-elimination
198. UNICEF. Female Genital Mutilation/Cutting: A global concern. 2016. Im Internet (Stand: 2016): https://data.unicef.org/resources/female-genital-mutilationcutting-global-concern/
199. WHO-MCEE. Estimates for child causes of death 2000–2017. 2018. Im Internet (Stand: 2018): https://www.who.int/data/gho/indicator-metadata-registry/imr-details/89
200. WHO Regional Office for the Eastern Mediterranean. Iraq health profile 2015. 2017. Im Internet [abgerufen am 16.11.2022]. Verfügbar unter: https://apps.who.int/iris/handle/10665/254984
201. The International Organization for Migration (IOM). Fighting TB in time of displacement: IOM. 2018. Im Internet [abgerufen am 16.11.2022]. Verfügbar unter: https://iraq.iom.int/fighting-tb-time-displacement-iraq-iom
202. WHO Regional Office for the Eastern Mediterranean. Country cooperation strategy for WHO and Iraq 2012–2017. 2013. Im Internet [abgerufen am 16.11.2022]. Verfügbar unter: https://applications.emro.who.int/docs/CCS_Iraq_2012_EN_14959.pdf?ua=1
203. WHO. World Malaria Report 2019. Im Internet [abgerufen am 16.11.2022]. Verfügbar unter: https://www.who.int/malaria/publications/world-malaria-report-2019/en/
204. Schweitzer A, Horn J, Mikolajczyk RT, et al. Estimations of worldwide prevalence of chronic hepatitis B virus infection: A systematic review of data published between 1965 and 2013. Lancet. 2015;386(10003):1546–1555. https://doi.org/10.1016/S0140-6736(15)61412-X
205. Jefferies M, Rauff B, Rashid H, et al. Update on global epidemiology of viral hepatitis and preventive strategies. 2018;6(13):589–599.
206. Gower E, Estes C, Blach S, et al. Global epidemiology and genotype distribution of the hepatitis C virus infection. Journal of Hepatology. 2014;61(1 Suppl):45–57. https://doi.org/10.1016/j.jhep.2014.07.027
207. WHO. Measles – Global situation: Disease outbreak news: 27 November 2019. 2019. Im Internet (Stand: 2019): https://www.who.int/emergencies/disease-outbreak-news/item/2019-DON211
208. Global Polio Eradication Initiative (GPEI). Where We Work. 2020. Im Internet [abgerufen am 16.11.2022]. Verfügbar unter: https://polioeradication.org/where-we-work/
209. WHO. Status Of Certification Of Dracunculiasis Eradication, January 2019. 2019. Im Internet (Stand: 2019): https://www.who.int/docs/default-source/ntds/dracunculiasis/status-of-certification-of-dracunculiasis-eradication-january-2019.pdf
210. WHO. Global Health Observatory (GHO) data: Neglected tropical diseases. 2020. Im Internet [abgerufen am 16.11.2022]. Verfügbar unter: https://www.who.int/data/gho/data/themes/neglected-tropical-diseases
211. WHO. Noncommunicable diseases country profiles 2018. 24.09.2018. Im Internet [abgerufen am 16.11.2022]. Verfügbar unter: https://www.who.int/publications/i/item/9789241514620
212. Rubin AJ. Iraq Faces a New Adversary: Crystal Meth. The New York Times. 14.09.2019. Im Internet [abgerufen am 16.11.2022]. Verfügbar unter: https://www.nytimes.com/2019/09/14/world/middleeast/iraq-drug-addiction-meth.html
213. WHO. Global status report on road safety 2018. 17.06.2018. Im Internet [abgerufen am 16.11.2022]. Verfügbar unter: https://www.who.int/violence_injury_prevention/road_safety_status/2018/en/
214. WHO, UNICEF, UNFPA, WBG, UN. Trends in maternal mortality: 2000 to 2017: Estimates by WHO, UNICEF, UNFPA, World Bank Group and the United Nations Population Division. Genf: WHO; 2019. Im Internet (Stand: 2019): https://apps.who.int/iris/bitstream/handle/10665/327595/9789241516488-eng.pdf?sequence=1&isAllowed=y
215. United Nations Inter-agency Group for Child Mortality Estimation (UN IGME). Levels & Trends in Child Mortality: Report 2019. Estimates developed by the UN Inter-agency Group for Child Mortality Estimation. New York: United Nations Children's Fund; 2019 [abgerufen am 16.11.2022]. Verfügbar unter: https://www.unicef.org/media/60561/file/UN-IGME-child-mortality-report-2019.pdf
216. UNICEF/WHO/WB. Joint child malnutrition estimates. DHS, MICS, and other national household surveys. Update: May 2022. Im Internet [abgerufen am 16.11.2022]. Verfügbar unter:

https://data.unicef.org/topic/nutrition/malnutrition/

217. UNAIDS. UNAIDS data 2019. 04.12.2019. Im Internet [abgerufen am 16.11.2022]. Verfügbar unter: https://www.unaids.org/en/resources/documents/2019/2019-UNAIDS-data

218. WHO. Global Tuberculosis Report 2019. 2019. Im Internet [abgerufen am 16.11.2022]. Verfügbar unter: https://www.who.int/tb/publications/global_report/en/

219. WHO. WHO vaccine-preventable diseases: monitoring system. Immunization Data. Im Internet (Stand: 2023): https://immunizationdata.who.int/listing.html?topic=coverage&location=IRQ

8.8 Iran

8.8.1 Kontext

Die Islamische Republik Iran (Abbildung 8-8) wurde 1979 gegründet, nachdem die Herrschaft von Schah Mohammad Reza Pahlavi durch eine Revolution beendet worden war. Seitdem wird der Iran von extrem konservativen Geistlichen regiert. In den 1980er Jahren befand sich das Land zudem in einem langen Krieg mit dem Irak [220].

Der Iran ist sowohl Herkunfts- als auch Zielland für Asylsuchende und Flüchtlinge. Mit fast einer Million Flüchtlingen vorwiegend aus Afghanistan und dem Irak steht der Iran heute weltweit an 8. Stelle der Länder, die die meisten Flüchtlinge aufgenommen haben [221].

Naturkatastrophen wie Dürren, Überschwemmungen und Erdbeben stellen eine große Gefahr dar. Die Wirtschaft ist vom Erdölexport abhängig und verfügt über bedeutende finanzielle und technische Ressourcen. Die Armutsraten sind gesunken, und das Bildungssystem hat sich verbessert [222, 223]. Zudem ist die Rate der Menschen, die Zugang zu sauberem Wasser und adäquaten sanitären Einrichtungen haben, gestiegen [224].

8.8.2 Gesundheitsprofil

Die Werte der Indikatoren, die den Gesundheitszustand der Bevölkerung anzeigen, haben sich in den letzten Jahrzehnten verbessert. Die Lebenserwartung bei der Geburt ist nach einem Einbruch Ende der 1970er und Anfang der 1980er Jahre gestiegen und liegt deutlich über der durchschnittlichen Lebenserwartung in der Region (69,8 Jahre) [225]. Die Sterblichkeitsraten von Müttern und Kindern sind gesunken [222, 223]. Geburten werden fast immer durch medizinisches Fachpersonal betreut [226]. Daten zur Teilnahme an Schwangerenvorsorgeuntersuchungen liegen nicht vor [227]. Tetanus bei Müttern und Neugeborenen wurde eliminiert [228]. Die führenden Todesursachen von Kindern unter 5 Jahren sind Komplikationen bei Frühgeburten, Pneumonien, angeborene Anomalien und Ereignisse unter der Geburt [229]. Die Durchimpfungsrate für allgemein empfohlene Impfungen ist sehr hoch [230].

Der Iran hat einige Infektionskrankheiten unter Kontrolle gebracht, doch besteht die Gefahr, dass diese aus den Nachbarländern erneut eingeschleppt werden [222]. Die Prävalenz von HIV-Infektionen ist niedrig und die Inzidenz seit 2010 um 12 % gesunken, doch bleibt die Belastung durch HIV hoch. Hauptübertragungsweg ist der Konsum von injizierbaren Drogen. Nur 20 % der HIV-Infizierten werden adäquat behandelt [231, 232].

Das Land hat die Inzidenz von Tuberkulose deutlich gesenkt, doch ist die Zahl der multiresistenten Tuberkulosefälle gestiegen. Die Einwanderung von Menschen aus Nachbarländern mit einer hohen Tuberkulose-Inzidenz und multiresistenten Bakterienstämmen bleibt eine Herausforderung [233]. Die Krankheitslast durch Malaria wurde signifikant gesenkt. Die Zahl der Malariafälle bei der einheimischen Bevölkerung ist deutlich zurückgegangen; 2018 wurden keine Fälle gemeldet. Allerdings verhindern Migranten, die Malaria einschleppen (vorwiegend aus Pakistan), die vollständige Elimination der Krankheit [231, 234, 235].

Der Iran befindet sich auf dem Weg zur Elimination von Masern [231]. Die Prävalenz von Hepatitis B und C ist mit 0,96 % [236, 237] bzw. 0,5 % [237, 238] niedrig. Das Land gilt als Hochrisikogebiet für Ausbrüche von Poliomyelitis [239]. Cholera tritt endemisch auf; gelegentlich kommt es zu Infektionsausbrüchen [224]. Über 15.000 Menschen benötigen Maßnahmen gegen sog. vernachlässigte Tropenkrankheiten [240]. Der Iran ist offiziell frei von Drakunkulose [231, 241]; Trachom und Lepra wurden eliminiert und stellen kein Problem mehr für die öffentliche Gesundheit dar. Kutane und viszerale Leishmaniose, Tollwut und durch den Boden übertragene Helminthosen treten im Norden des Landes endemisch auf. Auch Schlangenbis-

Iran

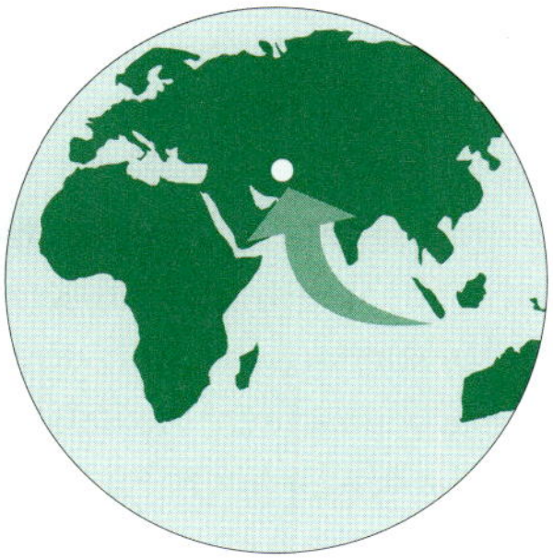

Bevölkerung

82,9 Millionen

24,6% unter 15 Jahre

69% 15–64 Jahre

6,4% 65 Jahre oder älter

Geburtenrate

2,2 (intermediär)

Migrationsrate

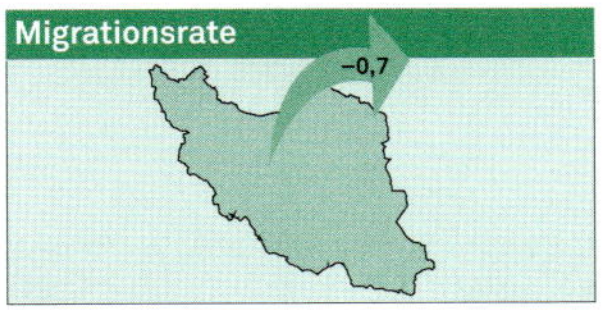

Bevölkerungsstruktur

Perser, Aserbaidschaner, Kurden, Luren, Belutschen, Araber, Turkmenen und türkische Stämme

Religionen

99,4% Muslime (Islam ist offizielle Religion; vorwiegend Schiiten und eine sunnitische Minderheit)

<1% andere/nicht näher spezifiziert

Sprachen

Persisch (Amtssprache); zu den anderen zählen Aserbaidschan-Türkisch, türkische Dialekte, Kurdisch, Gilaki, Mazandaranisch, Lurisch, Belutschisch und Arabisch

Menschliche Entwicklung

sehr hoch / hoch ◄ / mittel / gering

Rang im Index der menschlichen Entwicklung Platz 65 von 189

Einkommensgruppe

hoch / obere Mitte ◄ / untere Mitte / niedrig

Bruttoinlandsprodukt (BIP) pro Kopf 5520 USD

Wasser und Hygiene

95% mit Zugang zu elementarer Trinkwasserversorgung

88% mit Zugang zu elementaren sanitären Einrichtungen

68% verfügen über elementare sanitäre Einrichtungen

Alphabetisierung bei Erwachsenen

86%

Anteil der Stadtbevölkerung

75%

Extreme Armut

0,4%

Unterernährung

4,7%

Flucht und Vertreibung

Flüchtlinge aus dem Iran: 0,13 Mio., sie leben vorwiegend in Deutschland, Grossbritannien und Australien

Asylsuchende aus dem Iran: 0,086 Mio.

Binnenvertriebene: 1,18 Mio. aufgrund von Naturkatastrophen

Im Iran lebende Flüchtlinge und Asylsuchende: 0,98 Mio., vorwiegend aus Afghanistan und dem Irak

Sterblichkeitsraten

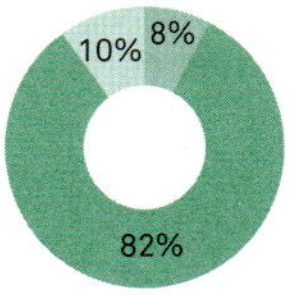

- übertragbare, mütterliche, perinatale und ernährungsbedingte Erkrankungen
- nicht-übertragbare Krankheiten
- Verletzungen

Abbildung 8-8: Informationen zu Iran.

se sind ein Problem für die öffentliche Gesundheit [224, 240]. Jedes Jahr werden über 50 Fälle von hämorrhagischem Krim-Kongo-Fieber gemeldet [242].

Im Iran ist ein epidemiologischer Wandel hin zu nicht übertragbaren Krankheiten und hier insbesondere zu Herz-Kreislauf-Erkrankungen zu beobachten; die Belastung durch diese Krankheiten ist hoch. Ein Drittel der Bevölkerung bewegt sich zu wenig (22 % der Männer und 42 % der Frauen), und jeder 4. Erwachsene und jeder 10. Jugendliche ist fettleibig. Alkohol wird wenig konsumiert [243]. Die Prävalenz des Konsums von Opioiden zählt zu den höchsten weltweit [244].

Die Prävalenz von psychischen Störungen liegt bei 23,6 %, doch werden diese Erkrankungen nur bei einem Drittel der Menschen diagnostiziert und behandelt [245]. Die Suizidrate ist niedrig (4 Fälle pro 100.000 Einwohner) [243].

Mit 20,5 Todesfällen pro 100.000 Einwohner sind Verkehrsunfälle ein signifikantes Problem [246].

Kenndaten zum Gesundheitsprofil des Iran sind in Tabelle 8-8 wiedergegeben.

Tabelle 8-8: Gesundheitsprofil des Iran.

Parameter	Wert	Einheit	Quelle
Lebenserwartung			
Lebenserwartung bei Geburt	76,7	Jahre	[225]
Gesundheit von Müttern, Neugeborenen und Kindern			
Müttersterblichkeitsrate	16	Todesfälle pro 100.000 Lebendgeburten	[247]
Sterblichkeitsrate von Kindern unter 5 Jahren	14	Todesfälle pro 1000 Lebendgeburten	[248]
Säuglingssterblichkeitsrate	12	Todesfälle pro 1000 Lebendgeburten	[248]
Neugeborenensterblichkeitsrate	9	Todesfälle pro 1000 Lebendgeburten	[248]
Ernährung			
Anteil kleinwüchsiger Kinder unter 5 Jahren	6,8	%	[249]
Anteil untergewichtiger Kinder unter 5 Jahren	4,0	%	[249]
Anteil übergewichtiger Kinder unter 5 Jahren	–	%	[249]
Infektionskrankheiten			
Prävalenz von HIV	0,1	%	[232]
Inzidenz von HIV	0,05	pro 1000 Einwohner	[232]
Anteil von Erwachsenen und Kindern, die eine antiretrovirale Therapie (ART) erhalten	20	%	[232]
Inzidenz von Tuberkulose	14	pro 100.000 Einwohner	[230]
Inzidenz von Malaria	0,0	pro 1000 gefährdete Einwohner	[235]

Parameter	Wert	Einheit	Quelle
Impfungen			
Tuberkulose (BCG)	99	%	[230]
Diphtherie, Tetanus, Pertussis, 1. Dosis (DTP1)	99	%	[230]
Diphtherie, Tetanus, Pertussis, 3. Dosis (DTP3)	99	%	[230]
Kinderlähmung, 3. Dosis (Polio3)	99	%	[230]
Masernvirus, 1. Dosis (MCV1)	99	%	[230]
Masernvirus, 2. Dosis (MCV2)	98	%	[230]
Hepatitis B, 3. Dosis (HepB3)	99	%	[230]
Haemophilus influenzae Typ B, 3. Dosis (Hib3)	99	%	[230]
Rotaviren (Rota)	–	%	[230]
Pneumokokken, 3. Dosis (PCV3)	–	%	[230]
Tetanus, Impfschutz bei Geburt (PAB)	95	%	[230]
Nicht übertragbare Krankheiten (NCD)			
NCD-bedingte vorzeitige Sterblichkeit: Risiko eines vorzeitigen Todes zwischen 30 und 70 Jahren	15	%	[243]
Alkoholkonsum pro Kopf	1	Liter reinen Alkohols	[243]
Tabakrauchen	11	%	[243]
Salzkonsum	10	Gramm pro Tag	[243]
Bewegungsmangel	32	%	[243]

Literatur

220. BBC. Country profiles. 2020. Im Internet [abgerufen am 16.11.2022]. Verfügbar unter: https://www.bbc.com/news/world-middle-east-14541327
221. United Nations High Commissioner for Refugees (UNHCR). Global Trends: Forced Displacement in 2019. 18.06.2020. Im Internet [abgerufen am 16.11.2022]. Verfügbar unter: https://www.unhcr.org/globaltrends2019/
222. WHO Regional Office for the Eastern Mediterranean. Country Cooperation Strategy for WHO and the Islamic Republic of Iran 2010–2014. 2010. Im Internet [abgerufen am 16.11.2022]. Verfügbar unter: https://applications.emro.who.int/docs/CCS_Islamic_Republic_Iran_2010_EN_14482.pdf
223. WHO. WHO country cooperation strategy at a glance: Islamic Republic of Iran. 2017. Im Internet [abgerufen am 16.11.2022]. Verfügbar unter: https://apps.who.int/iris/handle/10665/136898
224. Islamic Republic of Iran. Dossier document elimination of trachoma as a public health problem: April 2018. 2018. Im Internet (Stand: 2018): https://www.emro.who.int/iran/news/dr-tedros-adhanom-ghebreyesus-who-director-general-congratulated-iran-for-achieving-a-public-health-landmark.html

225. United Nations, Department of Economic and Social Affairs, Population Division. World Population Prospects 2019, Volume II: Demographic Profiles (ST/ESA/SER.A/427). 2019. Im Internet [abgerufen am 16.11.2022]. Verfügbar unter: https://population.un.org/wpp/Publications/Files/WPP2019_Volume-II-Demographic-Profiles.pdf
226. UNICEF. Delivery Care. 2020. Im Internet [abgerufen am 16.11.2022]. Verfügbar unter: https://data.unicef.org/topic/maternal-health/delivery-care/
227. UNICEF. Antenatal Care. 2020. Im Internet [abgerufen am 16.11.2022]. Verfügbar unter: https://data.unicef.org/topic/maternal-health/antenatal-care/
228. WHO. Maternal and Neonatal Tetanus Elimination (MNTE): Progress towards global MNT elimination. 2020. Im Internet [abgerufen am 16.11.2022]. Verfügbar unter: https://www.who.int/initiatives/maternal-and-neonatal-tetanus-elimination-(mnte)/progress-towards-global-mnt-elimination
229. WHO-MCEE. Estimates for child causes of death 2000–2017. 2018. Im Internet (Stand: 2018): ttps://www.who.int/data/gho/indicator-metadata-registry/imr-details/89
230. WHO. WHO vaccine-preventable diseases: monitoring system. Immunization Data. Im Internet (Stand: 2020): https://immunizationdata.who.int/listing.html?topic=coverage&location=IRN
231. WHO Regional Office for the Eastern Mediterranean. Islamic Republic of Iran health profile 2015. 2016. Im Internet [abgerufen am 16.11.2022]. Verfügbar unter: https://apps.who.int/iris/handle/10665/253768
232. UNAIDS. UNAIDS data 2019. 04.12.2019. Im Internet [abgerufen am 16.11.2022]. Verfügbar unter: https://www.unaids.org/en/resources/documents/2019/2019-UNAIDS-data
233. Bialvaei AZ, Asgharzadeh M, Aghazadeh M, et al. Challenges of tuberculosis in Iran. Jundishapur Journal of Microbiology. 2017;10. https://doi.org/10.5812/jjm.37866
234. WHO. Update on the e-2020 initiative of 21 malaria-eliminating countries: report and country briefs. 2018. Im Internet (Stand: 2018): https://apps.who.int/iris/bitstream/handle/10665/272724/WHO-CDS-GMP-2018.10-eng.pdf
235. WHO. World Malaria Report 2019. Im Internet [abgerufen am 16.11.2022]. Verfügbar unter: https://www.who.int/malaria/publications/world-malaria-report-2019/en/
236. Schweitzer A, Horn J, Mikolajczyk RT, et al. Estimations of worldwide prevalence of chronic hepatitis B virus infection: A systematic review of data published between 1965 and 2013. Lancet. 2015;386(10003):1546–1555. https://doi.org/10.1016/S0140-6736(15)61412-X
237. Jefferies M, Rauff B, Rashid H, et al. Update on global epidemiology of viral hepatitis and preventive strategies. World Journal Clinical Cases. 2018;6(13):589–599. https://doi.org/10.12998/wjcc.v6.i13.589
238. Gower E, Estes C, Blach S, et al. Global epidemiology and genotype distribution of the hepatitis C virus infection. Journal of Hepatology. 2014;61(1 Suppl):45–57. https://doi.org/10.1016/j.jhep.2014.07.027
239. Global Polio Eradication Initiative (GPEI). Where We Work. 2020. Im Internet [abgerufen am 16.11.2022]. Verfügbar unter: https://polioeradication.org/where-we-work/
240. WHO. Global Health Observatory (GHO) data: Neglected tropical diseases. 2020. Im Internet [abgerufen am 16.11.2022]. Verfügbar unter: https://www.who.int/data/gho/data/themes/neglected-tropical-diseases
241. WHO. Status Of Certification Of Dracunculiasis Eradication, Januar 2019. 2019. Im Internet (Stand: 2019): https://www.who.int/docs/default-source/ntds/dracunculiasis/status-of-certification-of-dracunculiasis-eradication-january-2019.pdf
242. WHO. Geographic distribution of Crimean-Congo Haemorrhagic Fever. 2017. Im Internet (Stand: 2017): https://www.who.int/news-room/fact-sheets/detail/crimean-congo-haemorrhagic-fever
243. WHO. Noncommunicable diseases country profiles 2018. 24.09.2018. Im Internet [abgerufen am 16.11.2022]. Verfügbar unter: https://www.who.int/publications/i/item/9789241514620
244. WHO Regional Office for the Eastern Mediterranean. Atlas: substance use in the Eastern Mediterranean Region 2015. 2017. Im Internet [abgerufen am 16.11.2022]. Verfügbar unter: https://apps.who.int/iris/bitstream/handle/10665/254675/emropub_2017_19560.pdf
245. Damari B, Mafimoradi S. Intersectoral expectations for promoting mental health: A qualitati-

ve case study of Islamic Republic of Iran. International Journal of Preventive Medicine. 2019; 10:75. https://doi.org/10.4103/ijpvm.IJPVM_406_17
246. WHO. Global status report on road safety 2018. 17.06.2018. Im Internet [abgerufen am 16.11.2022]. Verfügbar unter: https://www.who.int/violence_injury_prevention/road_safety_status/2018/en/
247. WHO, UNICEF, UNFPA, WBG, UN. Trends in maternal mortality: 2000 to 2017: Estimates by WHO, UNICEF, UNFPA, World Bank Group and the United Nations Population Division. Genf: WHO; 2019. Im Internet (Stand: 2019): https://apps.who.int/iris/bitstream/handle/10665/327595/9789241516488-eng.pdf?sequence=1&isAllowed=y
248. United Nations Inter-agency Group for Child Mortality Estimation (UN IGME). Levels & Trends in Child Mortality: Report 2019. Estimates developed by the UN Inter-agency Group for Child Mortality Estimation. New York: United Nations Children's Fund; 2019 [abgerufen am 16.11.2022]. Verfügbar unter: https://www.unicef.org/media/60561/file/UN-IGME-child-mortality-report-2019.pdf
249. UNICEF/WHO/WB. Joint child malnutrition estimates. DHS, MICS, and other national household surveys. Update: May 2022. Im Internet [abgerufen am 16.11.2022]. Verfügbar unter: https://data.unicef.org/topic/nutrition/malnutrition/
250. WHO. Global Tuberculosis Report 2019. 2019. Im Internet [abgerufen am 16.11.2022]. Verfügbar unter: https://www.who.int/tb/publications/global_report/en/

8.9 Nigeria

8.9.1 Kontext

Nigeria (Abbildung 8-9) war früher eine britische Kolonie und wurde 1960 unabhängig. Heute ist es das bevölkerungsreichste Land Afrikas. Die Geschichte Nigerias ist durch einen Bürgerkrieg in den 1960er Jahren, etliche Militärputsche und ethnisch-religiöse Spannungen geprägt. Seit 2009, als die Dschihadisten-Gruppe Boko Haram erstmals bewaffnete Aufstände gegen die Regierung organisierte, gilt der Nordosten des Landes als unsicher [251]. Zehntausende wurden bei den Angriffen auf Zivilisten getötet; sexuelle Gewalt, Entführungen, der Einsatz von Sprengkörpern und die Rekrutierung von Kindern für militärische Zwecke waren weitverbreitet [252, 253, 254].

Fast 2,6 Millionen Menschen wurden innerhalb von Nigeria vertrieben [255], und fast 300.000 nigerianische Flüchtlinge leben in den Nachbarländern Kamerun, Niger und Tschad [256]. Im Nordosten sind weiterhin Millionen Menschen auf humanitäre Hilfe angewiesen, um überleben zu können [254].

Nigeria ist einer der größten Erdölproduzenten der Welt. Trotzdem herrscht hohe Arbeitslosigkeit und Ungleichheit [257, 258]. Gravierende Unterschiede bestehen zwischen dem hauptsächlich christlichen und animistischen erdölproduzierenden Süden und dem größtenteils muslimischen Norden. Armut ist weitverbreitet, und ein bedeutender Anteil der Kinder geht nicht zur Schule [259].

8.9.2 Gesundheitsprofil

Trotz der Fortschritte, die das Land gemacht hat, sind die Werte der Indikatoren, die den Gesundheitszustand der Bevölkerung anzeigen, weiterhin sehr schlecht; zudem bestehen erhebliche Unterschiede zwischen den einzelnen Regionen/Bundesstaaten, beim sozioökonomischen Status der Menschen und zwischen ländlichen und städtischen Regionen [260, 257, 258].

Die Lebenserwartung bei der Geburt liegt deutlich unter der durchschnittlichen Lebenserwartung in Westafrika und zählt zu den niedrigsten weltweit [261]; die Sterblichkeitsraten von Müttern und Kindern gehören zu den höchsten weltweit. Die Zahl der Schwangerschaften und Geburten, die von medizinischem Fachpersonal betreut werden, ist niedrig: Nur 43 % der Geburten werden von medizinischem Fachpersonal betreut [262], und nur etwas mehr als die Hälfte (57 %) der schwangeren Frauen hat die Möglichkeit zur Teilnahme an 4 Schwangerenvorsorgeuntersuchungen [263]. Tetanus tritt bei Müttern und Neugeborenen immer noch auf [264]. Jede 4. Frau berichtet über Genitalverstümmelung [265]. Die führenden Todesursachen bei Kindern unter 5 Jahren sind Pneumonien, Ereignisse unter der Geburt, Komplikationen bei Frühgeburten, Durchfälle und Malaria [266]. Große Unterschiede bestehen bezüglich der Durchimpfungsraten. Nur jedes 4. Kind im Alter von 12 bis 23 Monaten hat alle notwendigen Impfungen erhalten, weshalb nur wenige Kinder vollständig immunisiert sind [260]. Mangelernährung ist weitverbreitet [257, 258].

Trotz der relativ niedrigen Prävalenz von HIV-Infektionen ist die Zahl der Infizierten aufgrund der großen Bevölkerung hoch; dabei ist die Zahl der Menschen und hier insbesondere der Männer und Kinder, die eine antiretrovirale Therapie erhalten, niedrig [267]. Die Krankheitslast durch Tuberkulose und durch die multiresistente Tuberkulose ist ebenfalls hoch. Oft wird die Krankheit nicht erkannt, sodass die Menschen nicht ausreichend behandelt werden können [268]. Mit 25 % aller Fälle weltweit und 24 % der Todesfälle – mehr als in jedem anderen Land weltweit [269] – stellt Malaria ein erhebliches Problem für die öffentliche Gesundheit dar. Fehlender Zugang zu sauberem Wasser und zu adäquaten sanitären Einrichtungen sind die Hauptursachen für Durchfall- und andere Erkrankungen. Immer wieder kommt es zu Ausbrüchen von Lassa-Fieber, Gelbfieber, Cholera,

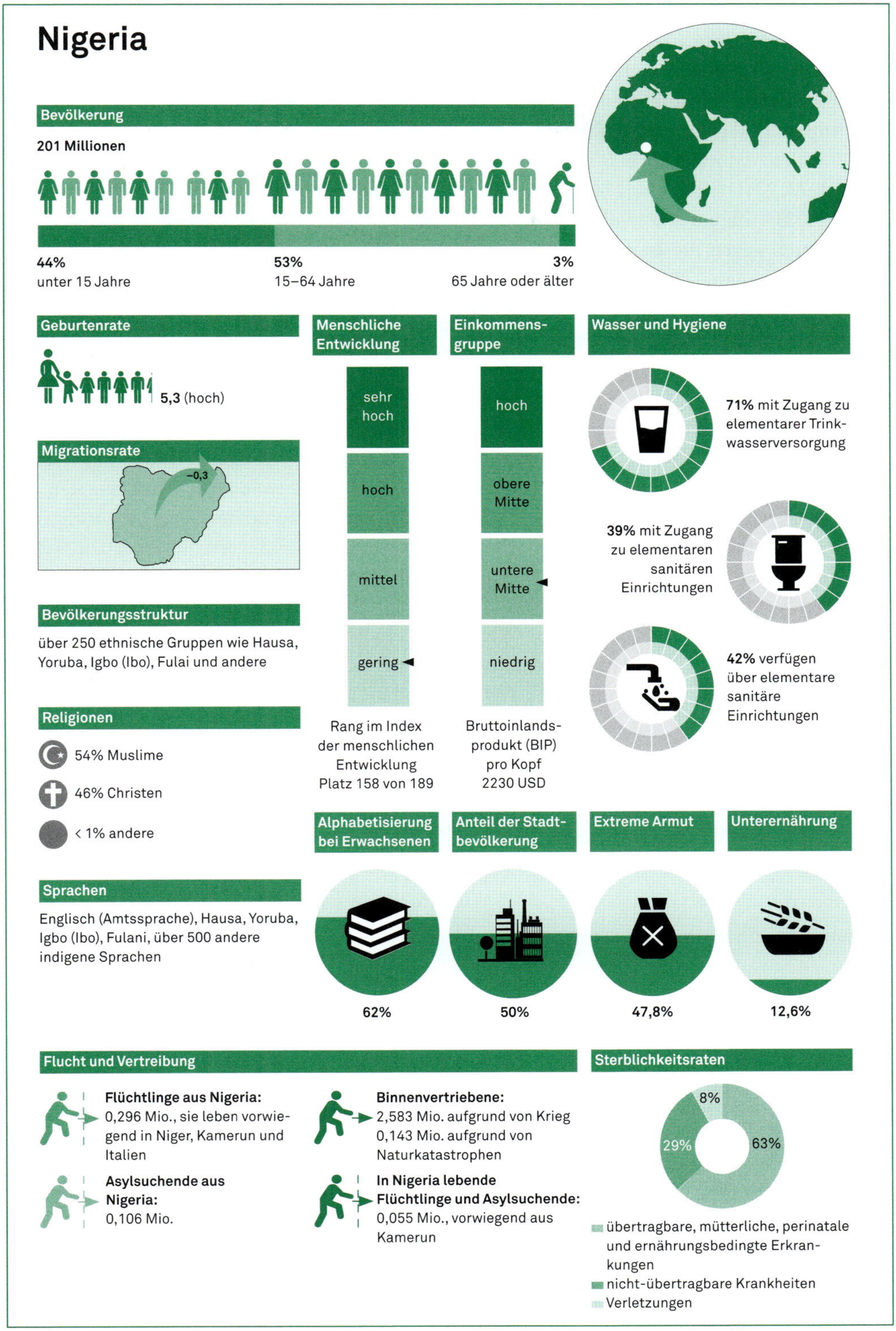

Abbildung 8-9: Informationen zu Nigeria.

Meningitis und Masern [270, 271]. Im August 2019 waren es 3 Jahre, in denen keine Fälle von Wildpolioviren gemeldet wurden, doch kam es immer wieder zu Ausbrüchen von zirkulierenden Impfstoff-abgeleiteten Polioviren [272]. Die Prävalenz von Hepatitis B und C ist mit 9,76 % [273, 274] bzw. 8,4 % [274, 275] hoch.

Über 131 Millionen Menschen benötigen Maßnahmen gegen die sog. vernachlässigten Tropenkrankheiten [276]. Nigeria ist offiziell frei von Drakunkulose [257, 277], wohingegen andere sog. vernachlässigte Tropenkrankheiten wie Onchozerkose, Schistosomiasis, lymphatische Filariose, durch den Boden übertragene Helminthosen, Trachom, Lepra, afrikanische Trypanosomiasis, Taenia solium, Leishmaniose, Tollwut und Buruli-Ulkus weiterhin auftreten [257, 276].

Die Belastung durch nicht übertragbare Krankheiten steigt und stellt eine weitere Herausforderung dar. Der Konsum von Alkohol und Tabak ist hoch [257, 258, 278]. Jeder Vierte leidet unter einer Form von psychischer Erkrankung; dies ist ein signifikantes Problem, doch fehlen Gelder und Personal, um die Betroffenen ausreichend zu behandeln (< 10 % haben Zugang zu Versorgungsstrukturen) [279]. Schätzungsweise 3,9 % der Bevölkerung leiden unter Depressionen und 2,7% unter Angststörungen [280].

Verkehrsunfälle sind für viele Verletzungen und Todesfälle verantwortlich [257, 258] (jährlich über 5000 Todesfälle oder 21,4 Tote pro 100.000 Einwohner) [281].

Im Nordosten des Landes hat die Krise das bereits fragile Gesundheitssystem und die mangelhafte Gesundheitsversorgung noch weiter verschlechtert. Zwei Drittel der medizinischen Einrichtungen sind beschädigt, und es fehlt an medizinischem Personal, sauberem Wasser und an lebensnotwendigen Medikamenten, Geräten und Instrumenten. Die Ernährungslage hat sich dramatisch verschlechtert. Die Gefahr von Epidemien ist aufgrund von mangelnder Gesundheitsversorgung, Vertreibung und Übervölkerung hoch [254].

Kenndaten zum Gesundheitsprofil Nigerias sind in Tabelle 8-9 wiedergegeben.

Tabelle 8-9: Gesundheitsprofil Nigerias.

Parameter	Wert	Einheit	Quelle
Lebenserwartung			
Lebenserwartung bei Geburt	54,7	Jahre	[261]
Gesundheit von Müttern, Neugeborenen und Kindern			
Müttersterblichkeitsrate	917	Todesfälle pro 100.000 Lebendgeburten	[282]
Sterblichkeitsrate von Kindern unter 5 Jahren	120	Todesfälle pro 1000 Lebendgeburten	[283]
Säuglingssterblichkeitsrate	76	Todesfälle pro 1000 Lebendgeburten	[283]
Neugeborenensterblichkeitsrate	36	Todesfälle pro 1000 Lebendgeburten	[283]
Ernährung			
Anteil kleinwüchsiger Kinder unter 5 Jahren	36,8	%	[284]
Anteil untergewichtiger Kinder unter 5 Jahren	6,8	%	[284]
Anteil übergewichtiger Kinder unter 5 Jahren	2,1	%	[284]

Parameter	Wert	Einheit	Quelle
Infektionskrankheiten			
Prävalenz von HIV	1,5	%	[267]
Inzidenz von HIV	0,65	pro 1000 Einwohner	[267]
Anteil von Erwachsenen und Kindern, die eine antiretrovirale Therapie (ART) erhalten	53	%	[267]
Inzidenz von Tuberkulose	219	pro 100.000 Einwohner	[268]
Inzidenz von Malaria	291,9	pro 1000 gefährdete Einwohner	[269]
Impfungen			
Tuberkulose (BCG)	53	%	[285]
Diphtherie, Tetanus, Pertussis, 1. Dosis (DTP1)	70	%	[285]
Diphtherie, Tetanus, Pertussis, 3. Dosis (DTP3)	57	%	[285]
Kinderlähmung, 3. Dosis (Polio3)	57	%	[285]
Masernvirus, 1. Dosis (MCV1)	65	%	[285]
Masernvirus, 2. Dosis (MCV2)	–	%	[285]
Hepatitis B, 3. Dosis (HepB3)	57	%	[285]
Haemophilus influenzae Typ B, 3. Dosis (Hib3)	57	%	[285]
Rotaviren (Rota)	–	%	[285]
Pneumokokken, 3. Dosis (PCV3)	57	%	[285]
Tetanus, Impfschutz bei Geburt (PAB)	60	%	[285]
Nicht übertragbare Krankheiten (NCD)			
NCD-bedingte vorzeitige Sterblichkeit: Risiko eines vorzeitigen Todes zwischen 30 und 70 Jahren	22	%	[278]
Alkoholkonsum pro Kopf	13	Liter reinen Alkohols	[278]
Tabakrauchen	6	%	[278]
Salzkonsum	7	Gramm pro Tag	[278]
Bewegungsmangel	25	%	[278]

Literatur

251. BBC. Country profiles. 2020. Im Internet [abgerufen am 16.11.2022]. Verfügbar unter: https://www.bbc.com/news/world-africa-13949550
252. Human Rights Watch. World Report 2020: Events of 2019. New York; 2020. Im Internet [abgerufen am 16.11.2022]. Verfügbar unter: https://www.hrw.org/sites/default/files/world_report_download/hrw_world_report_2020_0.pdf
253. Amnesty International. Human rights in Africa: Review of 2019. 08.04.2020. Im Internet [abgerufen am 16.11.2022]. Verfügbar unter: https://www.amnesty.org/en/documents/afr01/1352/2020/en/
254. Office for the Coordination of Humanitarian Affairs (OCHA). Nigeria: 2019 Humanitarian Needs Overview. 2018. Im Internet [abgerufen am 16.11.2022]. Verfügbar unter: https://www.humanitarianresponse.info/en/programme-cycle/space/document/nigeria-2019-humanitarian-needs-overview
255. Norwegian Refugee Council (NRC)/Internal Displacement Monitoring Centre (IDMC). Global Report on Internal Displacement 2020. 2020. Im Internet [abgerufen am 16.11.2022]. Verfügbar unter: https://www.internal-displacement.org/global-report/grid2020/
256. United Nations High Commissioner for Refugees (UNHCR). Global Trends: Forced Displacement in 2019. 18.06.2020. Im Internet [abgerufen am 16.11.2022]. Verfügbar unter: https://www.unhcr.org/globaltrends2019/
257. WHO Regional Office for Africa. WHO Country Cooperation Strategy 2014–2019 – Nigeria. 2014. Im Internet [abgerufen am 16.11.2022]. Verfügbar unter: https://apps.who.int/iris/bitstream/handle/10665/246159/9789290232070-eng.pdf?sequence=1
258. WHO. WHO country cooperation strategy at a glance: Nigeria. 2018. Im Internet [abgerufen am 16.11.2022]. Verfügbar unter: https://apps.who.int/iris/handle/10665/136785
259. BBC. Nigeria elections: Mapping a nation divided. 09.02.2015. Im Internet [abgerufen am 16.11.2022]. Verfügbar unter: https://www.bbc.com/news/world-africa-31101351
260. NPC (National Population Commission) Nigeria & ICF. Nigeria Demographic and Health Survey 2018. Abuja, Nigeria, and Rockville, Maryland, USA; 2019. Im Internet [abgerufen am 16.11.2022]. Verfügbar unter: https://www.dhsprogram.com/pubs/pdf/FR359/FR359.pdf
261. United Nations, Department of Economic and Social Affairs, Population Division. World Population Prospects 2019, Volume II: Demographic Profiles (ST/ESA/SER.A/427). 2019. Im Internet [abgerufen am 16.11.2022]. Verfügbar unter: https://population.un.org/wpp/Publications/Files/WPP2019_Volume-II-Demographic-Profiles.pdf
262. UNICEF. Delivery Care. 2020. Im Internet [abgerufen am 16.11.2022]. Verfügbar unter: https://data.unicef.org/topic/maternal-health/delivery-care/
263. UNICEF. Antenatal Care. 2020. Im Internet [abgerufen am 16.11.2022]. Verfügbar unter: https://data.unicef.org/topic/maternal-health/antenatal-care/
264. WHO. Maternal and Neonatal Tetanus Elimination (MNTE): Progress towards global MNT elimination. 2020. Im Internet [abgerufen am 16.11.2022]. Verfügbar unter: https://www.who.int/initiatives/maternal-and-neonatal-tetanus-elimination-(mnte)/progress-towards-global-mnt-elimination
265. UNICEF. Female Genital Mutilation/Cutting: A global concern. 2016.
266. WHO-MCEE. Estimates for child causes of death 2000–2017. 2018. Im Internet (Stand: 2018): https://www.who.int/data/gho/indicator-metadata-registry/imr-details/89
267. UNAIDS. UNAIDS data 2019. 04.12.2019. Im Internet [abgerufen am 16.11.2022]. Verfügbar unter: https://www.unaids.org/en/resources/documents/2019/2019-UNAIDS-data
268. WHO. Global Tuberculosis Report 2019. 2019. Im Internet [abgerufen am 16.11.2022]. Verfügbar unter: https://www.who.int/tb/publications/global_report/en/
269. WHO. World Malaria Report 2019. Im Internet [abgerufen am 16.11.2022]. Verfügbar unter: https://www.who.int/malaria/publications/world-malaria-report-2019/en/
270. WHO. Disease outbreak news. Yellow Fever – Nigeria. 24 November 2020. Im Internet (Stand: 2020): https://www.who.int/emergencies/disease-outbreak-news/item/2020-DON299
271. WHO. Measles – Global situation: Disease outbreak news: 27 November 2019. 2019. Im Internet (Stand: 2019): https://www.who.int/emer

gencies/disease-outbreak-news/item/2019-DON211
272. Global Polio Eradication Initiative (GPEI). Where We Work. 2020. Im Internet [abgerufen am 16.11.2022]. Verfügbar unter: https://polioeradication.org/where-we-work/
273. Schweitzer A, Horn J, Mikolajczyk RT, et al. Estimations of worldwide prevalence of chronic hepatitis B virus infection: A systematic review of data published between 1965 and 2013. Lancet. 2015;386(10003):1546–1555. https://doi.org/10.1016/S0140-6736(15)61412-X
274. Jefferies M, Rauff B, Rashid H, et al. Update on global epidemiology of viral hepatitis and preventive strategies. World Journal Clinical Cases. 2018;6(13):589–599. https://doi.org/10.12998/wjcc.v6.i13.589
275. Gower E, Estes C, Blach S, et al. Global epidemiology and genotype distribution of the hepatitis C virus infection. Journal of Hepatology. 2014;61(1 Suppl):45–57. https://doi.org/10.1016/j.jhep.2014.07.027
276. WHO. Global Health Observatory (GHO) data: Neglected tropical diseases. 2020. Im Internet [abgerufen am 16.11.2022]. Verfügbar unter: https://www.who.int/gho/neglected_diseases/en/
277. WHO. Status Of Certification Of Dracunculiasis Eradication, Januar 2019. 2019. Im Internet (Stand: 2019): https://www.who.int/dracunculiasis/Countries_certified_free_of_dracunculiasis.pdf?ua=1
278. WHO. Noncommunicable diseases country profiles 2018. 24.09.2018. Im Internet [abgerufen am 16.11.2022]. Verfügbar unter: https://www.who.int/publications/i/item/9789241514620
279. Mbamalu S. Nigeria has a mental health problem. Al Jazeera. 02.10.2019. Im Internet [abgerufen am 16.11.2022]. Verfügbar unter: https://www.aljazeera.com/economy/2019/10/2/nigeria-has-a-mental-health-problem
280. WHO. Depression and other common mental disorders: Global health estimates. 2017. Genf: WHO; 2017 [abgerufen am 09.08.2023]. Verfügbar unter: https://apps.who.int/iris/rest/bitstreams/1080542/retrieve
281. WHO. Global status report on road safety 2018. 17.06.2018. Im Internet [abgerufen am 16.11.2022]. Verfügbar unter: https://www.who.int/violence_injury_prevention/road_safety_status/2018/en/
282. WHO, UNICEF, UNFPA, WBG, UN. Trends in maternal mortality: 2000 to 2017: Estimates by WHO, UNICEF, UNFPA, World Bank Group and the United Nations Population Division. Genf: WHO; 2019. Im Internet (Stand: 2019): https://apps.who.int/iris/bitstream/handle/10665/327595/9789241516488-eng.pdf?sequence=1&isAllowed=y
283. United Nations Inter-agency Group for Child Mortality Estimation (UN IGME). Levels & Trends in Child Mortality: Report 2019. Estimates developed by the UN Inter-agency Group for Child Mortality Estimation. New York: United Nations Children's Fund; 2019 [abgerufen am 16.11.2022]. Verfügbar unter: https://www.unicef.org/media/60561/file/UN-IGME-child-mortality-report-2019.pdf
284. UNICEF/WHO/WB. Joint child malnutrition estimates. DHS, MICS, and other national household surveys. Update: May 2022. Im Internet [abgerufen am 16.11.2022]. Verfügbar unter: https://data.unicef.org/topic/nutrition/malnutrition/
285. WHO. WHO vaccine-preventable diseases: monitoring system. Immunization Data. Im Internet [abgerufen am 10.08.2023]. Verfügbar unter: https://immunizationdata.who.int/listing.html?topic=coverage&location=NGA

8.10 Pakistan

8.10.1 Kontext

Pakistan (Abbildung 8-10) entstand 1947 im Zuge der Unabhängigkeit Indiens (Kap. 8.6) von der britischen Kolonialherrschaft und der daraus folgenden Teilung des indischen Subkontinents in 2 Staaten. Das Land ist das fünftbevölkerungsreichste der Welt [286]. Schon lange besteht zwischen Pakistan und Indien der Konflikt um die von beiden Seiten beanspruchte Region Kaschmir. Pakistan führt zudem einen Kampf gegen militante Islamisten im Nordwesten des Landes nahe der Grenze zu Afghanistan [287].

Die Zahl der Flüchtlinge aus Pakistan erreichte 2013, nach einem Erdbeben in der Region Belutschistan, den Höchststand. Seit Beginn der sowjetischen Besetzung von Afghanistan (Kap. 8.1), dem Aufstieg des Talibanregimes und dem Krieg zwischen den Taliban und den US-Koalitionstruppen nimmt Pakistan Flüchtlinge aus Afghanistan auf [288]. Heute, mit 1,4 Millionen im Land lebenden Afghanen, steht Pakistan weltweit an 3. Stelle der Staaten mit den meisten Flüchtlingen [289]. Zudem leben viele Menschen als Binnenvertriebene im eigenen Land [290].

Pakistan hat in den letzten 20 Jahren die Armut erfolgreich gemindert, doch ist sie weiterhin ein signifikantes Problem [291]. Die Ungleichheit zwischen den Geschlechtern ist gravierend [291] und Gewalt gegen Frauen und Kinder weitverbreitet [292, 293]. Naturkatastrophen wie Überschwemmungen, Dürren und Erdbeben stellen eine große Gefahr dar [294, 295]. Zudem ist das Land stark vom Klimawandel betroffen. In den großen Städten hat die Luftverschmutzung ein gefährliches Ausmaß erreicht [293].

8.10.2 Gesundheitsprofil

Trotz der Fortschritte, die das Land gemacht hat, sind die Werte der Indikatoren, die den Gesundheitszustand der Bevölkerung anzeigen, weiterhin schlecht. Die Lebenserwartung liegt deutlich unter der durchschnittlichen Lebenserwartung in Südasien (69,8 Jahre) [286]. Die Sterblichkeitsraten von Müttern und Kindern sind weiterhin hoch. 69 % der Geburten werden von medizinischem Fachpersonal betreut [296], und nur die Hälfte (51 %) der schwangeren Frauen hat die Möglichkeit zur Teilnahme an 4 Schwangerenvorsorgeuntersuchungen (empfohlene Mindestzahl) [297]. Tetanus bei Müttern und Neugeborenen stellt weiterhin ein Problem für die öffentliche Gesundheit dar [298]. Die führenden Todesursachen bei Kindern unter 5 Jahren sind Komplikationen bei Frühgeburten, Ereignisse unter der Geburt, Pneumonie, Sepsis und Durchfall [299]. Die Durchimpfungsraten sind zwar gestiegen, aber weiterhin suboptimal [294]. Mangelernährung bleibt ein Problem, und jedes 3. Kind ist unterentwickelt [300].

Die Prävalenz von HIV ist zwar niedrig [294], doch sind HIV-Infektionen seit 2010 um 57 % gestiegen, und die Epidemie fordert jedes Jahr mehr Todesopfer. Nur 14 % der HIV-Infizierten kennen ihre Diagnose, und der Anteil derjenigen, die adäquat behandelt werden, ist mit 10 % extrem niedrig [301]. Die Prävalenz ist bei den Konsumenten von injizierbaren Drogen am höchsten (21 %) [294, 301].

Mit 6 % der Fälle weltweit steht Pakistan an 5. Stelle der Länder mit der höchsten Krankheitslast durch Tuberkulose und hier insbesondere durch die multiresistente Tuberkulose [302]. Der Anteil der Menschen mit multiresistenter oder Rifampicin-resistenter Tuberkulose, die adäquat behandelt werden, ist sehr gering [302].

Pakistan gilt als Hochrisikoland für Malaria; die Belastung durch diese Krankheit ist hoch [294]. Über 208 Millionen Menschen sind ge-

Pakistan

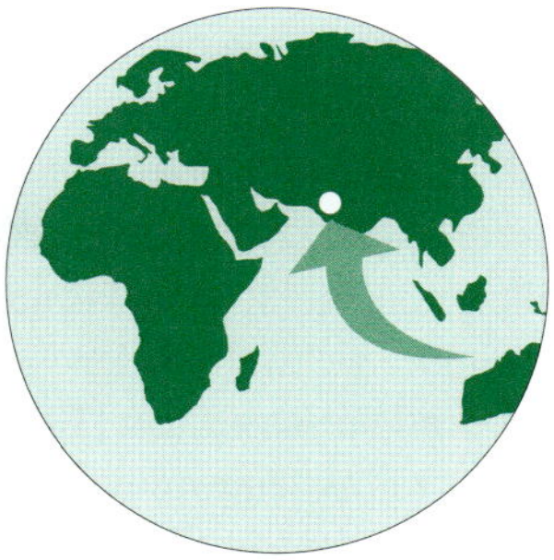

Bevölkerung

216,6 Millionen

35,1% unter 15 Jahre

60,6% 15–64 Jahre

4,3% 65 Jahre oder älter

Geburtenrate

3,45 (intermediär)

Migrationsrate

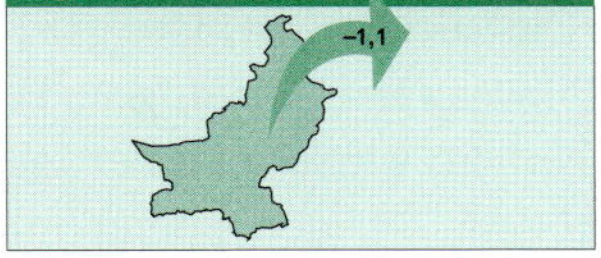

Bevölkerungsstruktur

Punjabi, Pschtunen (Pathanen), Sindhi, Saraiki, Muhajir, Belutschen und andere

Religionen

95% Muslime (Islam ist offizielle Religion, vorwiegend Sunniten und eine schiitische MInderheit)

4% andere (wie Christen und Hindus)

Sprachen

Panjabi, aber auch Sindhi, Saraiki (eine Variante des Panjabi), Paschto (auch Paschtu), Urdu (Amtssprache), Belutschisch, Hindko, Brahui, Englisch (Amtssprache und Lingua franca der pakistanischen Elite und der meisten Regierungsministerien), Burushaski, andere

Menschliche Entwicklung

sehr hoch / hoch / **mittel** ◄ / gering

Rang im Index der menschlichen Entwicklung Platz 152 von 189

Einkommensgruppe

hoch / obere Mitte / **untere Mitte** ◄ / niedrig

Bruttoinlandsprodukt (BIP) pro Kopf 1285 USD

Wasser und Hygiene

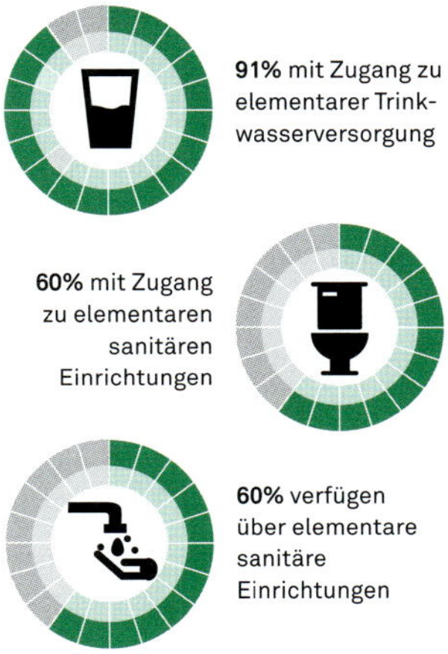

91% mit Zugang zu elementarer Trinkwasserversorgung

60% mit Zugang zu elementaren sanitären Einrichtungen

60% verfügen über elementare sanitäre Einrichtungen

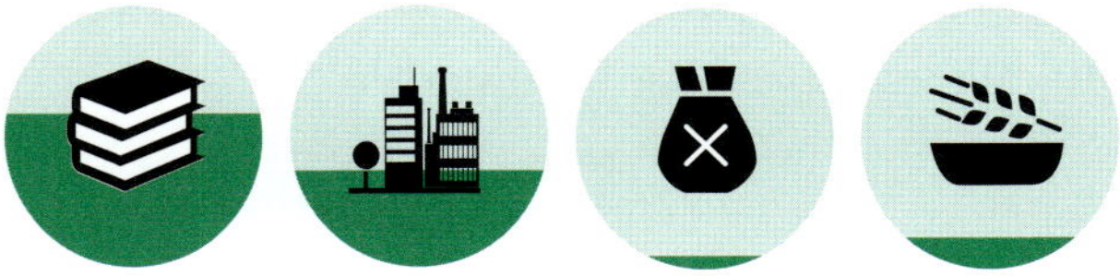

Alphabetisierung bei Erwachsenen	Anteil der Stadtbevölkerung	Extreme Armut	Unterernährung
59%	37%	5,2%	12,3%

Flucht und Vertreibung

Flüchtlinge aus Pakistan: 0,137 Mio., sie leben vorwiegend in Afghanistan, Italien und Großbritannien

Asylsuchende aus Pakistan: 0,056 Mio.

Binnenvertriebene: 0,106 Mio. aufgrund von Krieg 0,015 Mio. aufgrund von Naturkatastrophen

In Pakistan lebende Flüchtlinge und Asylsuchende: 1,428 Mio., vorwiegend aus Afghanistan

Sterblichkeitsraten

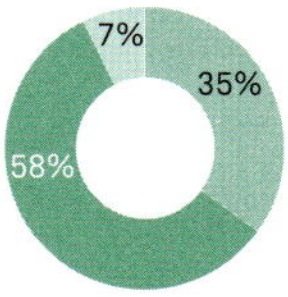

- übertragbare, mütterliche, perinatale und ernährungsbedingte Erkrankungen
- nicht-übertragbare Krankheiten
- Verletzungen

Abbildung 8-10: Informationen zu Pakistan.

fährdet. Pakistan ist für 14 % der Malariafälle in dieser WHO-Region verantwortlich [303].

Immer wieder kommt es zu Ausbrüchen von Infektionskrankheiten wie Denguefieber und Masern [295]. 2019 wurden fast 2000 Masernfälle gemeldet [304]. Pakistan ist eines der beiden Länder weltweit, in denen Poliomyelitis weiterhin endemisch auftritt [305]. Die Ausrottung dieser Krankheit wird dadurch erschwert, dass Impfteams angegriffen und von Islamisten der Spionage beschuldigt werden (als Teil einer westlichen Verschwörung zur Sterilisierung von Muslimen), dass Eltern sich gegen die Impfung wehren, weil sie argwöhnisch sind und glauben, Impfungen schadeten ihren Kindern [306] und dass Menschen aufgrund bewaffneter Konflikte keinen Zugang zu Impfungen haben [294]. Todesfälle durch Diphtherie, Pertussis und Neugeborenen-Tetanus werden regelmäßig gemeldet [294]. Die Prävalenz von Hepatitis B ist niedrig bis intermediär (2,76 %) [307, 308], die Prävalenz von Hepatitis C hoch (6,7 %) [308, 309].

Etwa 31,7 Millionen Menschen benötigen Maßnahmen gegen die sog. vernachlässigten Tropenkrankheiten [310]. Pakistan ist offiziell frei von Drakunkulose [294, 311], wohingegen andere sog. vernachlässigte Tropenkrankheiten wie kutane und viszerale Leishmaniose, durch den Boden übertragene Helminthosen, Trachom, Tollwut und Lepra weiterhin verbreitet sind [310]. Mit 5–49 gemeldeten Fällen pro Jahr tritt das hämorrhagische Krim-Kongo-Fieber endemisch auf [312].

Der Alkoholkonsum ist sehr gering, aber der Tabakkonsum unter Männern hoch (35 % rauchen). Ein Drittel der Bevölkerung bewegt sich zu wenig (23 % der Männer und 42 % der Frauen). Der tägliche Konsum von Salz ist mit 10 Gramm pro Tag doppelt so hoch wie empfohlen (5 g/Tag). Adipositas ist nicht verbreitet; nur 8 % der Erwachsenen und 3 % der Jugendlichen sind fettleibig [313]. Die Prävalenz des Konsums von Opioiden zählt zu den höchsten weltweit [314].

Schätzungsweise 4,2 % der Bevölkerung leiden unter Depressionen und 3,5 % unter Angststörungen [315]. Die Suizidrate ist niedrig (3 Fälle pro 100.000 Einwohner) [313]. Aufgrund von mangelnder Sicherheit, wirtschaftlicher Instabilität und Terrorismus leiden immer mehr Menschen unter psychischen Störungen [294].

Die Zahl der Verkehrstoten liegt bei 14,3 Fällen pro 100.000 Einwohner [316]. Wahrscheinlich steigt die Zahl der Verletzungen aufgrund des zunehmenden Straßenverkehrs, der Ausbreitung städtischer Lebensformen und der bewaffneten Konflikte. Der Anteil der Menschen mit Behinderung ist hoch; Hilfsangebote für sie sind jedoch begrenzt [295].

Kenndaten zum Gesundheitsprofil Pakistans sind in Tabelle 8-10 wiedergegeben.

Tabelle 8-10: Gesundheitsprofil Pakistans.

Parameter	Wert	Einheit	Quelle
Lebenserwartung			
Lebenserwartung bei Geburt	67,3	Jahre	[286]
Gesundheit von Müttern, Neugeborenen und Kindern			
Müttersterblichkeitsrate	140	Todesfälle pro 100.000 Lebendgeburten	[317]
Sterblichkeitsrate von Kindern unter 5 Jahren	69	Todesfälle pro 1000 Lebendgeburten	[318]
Säuglingssterblichkeitsrate	57	Todesfälle pro 1000 Lebendgeburten	[318]
Neugeborenensterblichkeitsrate	42	Todesfälle pro 1000 Lebendgeburten	[318]

Parameter	Wert	Einheit	Quelle
Ernährung			
Anteil kleinwüchsiger Kinder unter 5 Jahren	37,6	%	[300]
Anteil untergewichtiger Kinder unter 5 Jahren	7,1	%	[300]
Anteil übergewichtiger Kinder unter 5 Jahren	2,5	%	[300]
Infektionskrankheiten			
Prävalenz von HIV	0,1	%	[301]
Inzidenz von HIV	0,11	pro 1000 Einwohner	[301]
Anteil von Erwachsenen und Kindern, die eine antiretrovirale Therapie (ART) erhalten	10	%	[301]
Inzidenz von Tuberkulose	265	pro 100.000 Einwohner	[302]
Inzidenz von Malaria	3,4	pro 1000 gefährdete Einwohner	[303]
Impfungen			
Tuberkulose (BCG)	88	%	[319]
Diphtherie, Tetanus, Pertussis, 1. Dosis (DTP1)	86	%	[319]
Diphtherie, Tetanus, Pertussis, 3. Dosis (DTP3)	75	%	[319]
Kinderlähmung, 3. Dosis (Polio3)	75	%	[319]
Masernvirus, 1. Dosis (MCV1)	75	%	[319]
Masernvirus, 2. Dosis (MCV2)	71	%	[319]
Hepatitis B, 3. Dosis (HepB3)	75	%	[319]
Haemophilus influenzae Typ B, 3. Dosis (Hib3)	75	%	[319]
Rotaviren (Rota)	75	%	[319]
Pneumokokken, 3. Dosis (PCV3)	75	%	[319]
Tetanus, Impfschutz bei Geburt (PAB)	85	%	[319]
Nicht übertragbare Krankheiten (NCD)			
NCD-bedingte vorzeitige Sterblichkeit: Risiko eines vorzeitigen Todes zwischen 30 und 70 Jahren	25	%	[313]
Alkoholkonsum pro Kopf	0	Liter reinen Alkohols	[313]
Tabakrauchen	19	%	[313]
Salzkonsum	10	Gramm pro Tag	[313]
Bewegungsmangel	32	%	[313]

Literatur

286. United Nations, Department of Economic and Social Affairs, Population Division. World Population Prospects 2019, Volume II: Demographic Profiles (ST/ESA/SER.A/427). 2019. Im Internet [abgerufen am 16.11.2022]. Verfügbar unter: https://population.un.org/wpp/Publications/Files/WPP2019_Volume-II-Demographic-Profiles.pdf
287. BBC. Country profiles. 2020. Im Internet [abgerufen am 16.11.2022]. Verfügbar unter: https://www.bbc.com/news/world-south-asia-12965779
288. The International Organization for Migration (IOM). Pakistan Migration Snapshot: August 2019. Bangkok; 2019. Im Internet [abgerufen am 16.11.2022]. Verfügbar unter: https://dtm.iom.int/reports/pakistan-%E2%80%93-migration-snapshot-august-2019
289. United Nations High Commissioner for Refugees (UNHCR). Global Trends: Forced Displacement in 2019. 18.06.2020. Im Internet [abgerufen am 16.11.2022]. Verfügbar unter: https://www.unhcr.org/globaltrends2019/
290. Norwegian Refugee Council (NRC)/Internal Displacement Monitoring Centre (IDMC). Global Report on Internal Displacement 2020. 2020. Im Internet [abgerufen am 16.11.2022]. Verfügbar unter: https://www.internal-displacement.org/global-report/grid2020/
291. World Bank. Pakistan – Country partnership strategy for the period FY2015–19. Washington, D.C.: World Bank; 2014. Verfügbar unter: https://www.worldbank.org/content/dam/Worldbank/document/SAR/pakistan/Pakistan-CPS-2015-Summary.pdf
292. Human Rights Watch. World Report 2020: Events of 2019. New York; 2020. Im Internet [abgerufen am 16.11.2022]. Verfügbar unter: https://www.hrw.org/sites/default/files/world_report_download/hrw_world_report_2020_0.pdf
293. Amnesty International. Human Rights in Asia-Pacific: Review of 2019. 2020. Im Internet [abgerufen am 16.11.2022]. Verfügbar unter: https://www.amnesty.org/en/documents/asa01/1354/2020/en/
294. Mediterranean WRO for the E. Pakistan health profile 2015. 2016. Im Internet [abgerufen am 16.11.2022]. Verfügbar unter: https://apps.who.int/iris/handle/10665/253769?locale-attribute=en&
295. WHO. Pakistan: Country cooperation strategy at a glance. 2018. Im Internet [abgerufen am 16.11.2022]. Verfügbar unter: https://apps.who.int/iris/bitstream/handle/10665/136607/ccsbrief_pak_en.pdf?sequence=1
296. UNICEF. Delivery Care. 2020. Im Internet [abgerufen am 16.11.2022]. Verfügbar unter: https://data.unicef.org/topic/maternal-health/delivery-care/
297. UNICEF. Antenatal Care. 2020. Im Internet [abgerufen am 16.11.2022]. Verfügbar unter: https://data.unicef.org/topic/maternal-health/antenatal-care/
298. WHO. Maternal and Neonatal Tetanus Elimination (MNTE): Progress towards global MNT elimination. 2020. Im Internet [abgerufen am 16.11.2022]. Verfügbar unter: https://www.who.int/initiatives/maternal-and-neonatal-tetanus-elimination-(mnte)/progress-towards-global-mnt-elimination
299. WHO-MCEE. Estimates for child causes of death 2000–2017. 2018. Im Internet (Stand: 2018): https://www.who.int/data/gho/indicator-metadata-registry/imr-details/89
300. UNICEF/WHO/WB. Joint child malnutrition estimates. DHS, MICS, and other national household surveys. Update: May 2022. Im Internet [abgerufen am 16.11.2022]. Verfügbar unter: https://data.unicef.org/topic/nutrition/malnutrition/
301. UNAIDS. UNAIDS data 2019. 04.12.2019. Im Internet [abgerufen am 16.11.2022]. Verfügbar unter: https://www.unaids.org/en/resources/documents/2019/2019-UNAIDS-data
302. WHO. Global Tuberculosis Report 2019. 2019. Im Internet [abgerufen am 16.11.2022]. Verfügbar unter: https://www.who.int/tb/publications/global_report/en/
303. WHO. World Malaria Report 2019. Im Internet [abgerufen am 16.11.2022]. Verfügbar unter: https://www.who.int/malaria/publications/world-malaria-report-2019/en/
304. WHO. Measles – Global situation: Disease outbreak news: 27. November 2019. 2019. Im Internet (Stand: 2019): https://www.who.int/emergencies/disease-outbreak-news/item/2019-DON211
305. Global Polio Eradication Initiative (GPEI). Where We Work. 2020. Im Internet [abgerufen

am 16.11.2022]. Verfügbar unter: https://polioeradication.org/where-we-work/

306. Masood S. Pakistan's War on Polio Falters Amid Attacks on Health Workers and Mistrust. The New York Times. 2019. Im Internet [abgerufen am 16.11.2022]. Verfügbar unter: https://www.nytimes.com/2019/04/29/world/asia/pakistan-polio-vaccinations-campaign.html
307. Schweitzer A, Horn J, Mikolajczyk RT, et al. Estimations of worldwide prevalence of chronic hepatitis B virus infection: A systematic review of data published between 1965 and 2013. Lancet. 2015;386(10003):1546–1555. https://doi.org/10.1016/S0140-6736(15)61412-X
308. Jefferies M, Rauff B, Rashid H, et al. Update on global epidemiology of viral hepatitis and preventive strategies. World Journal Clinical Cases. 2018;6(13):589–599. https://doi.org/10.12998/wjcc.v6.i13.589
309. Gower E, Estes C, Blach S, et al. Global epidemiology and genotype distribution of the hepatitis C virus infection. Journal of Hepatology. 2014;61(1 Suppl):45–57. https://doi.org/10.1016/j.jhep.2014.07.027
310. WHO. Global Health Observatory (GHO) data: Neglected tropical diseases. 2020. Im Internet [abgerufen am 16.11.2022]. Verfügbar unter: https://www.who.int/data/gho/data/themes/neglected-tropical-diseases
311. WHO. Status Of Certification Of Dracunculiasis Eradication, Januar 2019. 2019. Im Internet (Stand: 2019): https://www.who.int/docs/default-source/ntds/dracunculiasis/status-of-certification-of-dracunculiasis-eradication-january-2019.pdf
312. WHO. Geographic distribution of Crimean-Congo Haemorrhagic Fever. 2017. Im Internet (Stand: 2017): https://www.who.int/news-room/fact-sheets/detail/crimean-congo-haemorrhagic-fever
313. WHO. Noncommunicable diseases country profiles 2018. 24.09.2018. Im Internet [abgerufen am 16.11.2022]. Verfügbar unter: https://www.who.int/publications/i/item/9789241514620
314. WHO Regional Office for the Eastern Mediterranean. Atlas: substance use in the Eastern Mediterranean Region 2015. 2017. Im Internet [abgerufen am 16.11.2022]. Verfügbar unter: https://apps.who.int/iris/handle/10665/254675
315. WHO. Depression and other common mental disorders: Global health estimates. 2017. Genf: WHO; 2017 [abgerufen am 09.08.2023]. Verfügbar unter: https://apps.who.int/iris/rest/bitstreams/1080542/retrieve
316. WHO. Global status report on road safety 2018. 17.06.2018. Im Internet [abgerufen am 16.11.2022]. Verfügbar unter: https://www.who.int/violence_injury_prevention/road_safety_status/2018/en/
317. WHO, UNICEF, UNFPA, WBG, UN. Trends in maternal mortality: 2000 to 2017: Estimates by WHO, UNICEF, UNFPA, World Bank Group and the United Nations Population Division. Genf: WHO; 2019. Im Internet (Stand: 2019): https://apps.who.int/iris/bitstream/handle/10665/327595/9789241516488-eng.pdf?sequence=1&isAllowed=y
318. United Nations Inter-agency Group for Child Mortality Estimation (UN IGME). Levels & Trends in Child Mortality: Report 2019. Estimates developed by the UN Inter-agency Group for Child Mortality Estimation. New York: United Nations Children's Fund; 2019 [abgerufen am 16.11.2022]. Verfügbar unter: https://www.unicef.org/media/60561/file/UN-IGME-child-mortality-report-2019.pdf
319. WHO. WHO vaccine-preventable diseases: monitoring system. Immunization Data. Im Internet (Stand: 2020): https://immunizationdata.who.int/listing.html?topic=coverage&location=PAK

8.11 Russland

8.11.1 Kontext

Russland (Abbildung 8-11), das flächenmäßig größte und eines der bevölkerungsreichsten Länder der Welt [320], wurde 1991 nach dem Zusammenbruch der Sowjetunion unabhängig [321].

Russland ist sowohl Herkunfts- als auch Zielland für Flüchtlinge, Asylsuchende und Migranten. Unter den Flüchtlingen und Asylsuchenden aus Russland sind viele Tschetschenen, die vor dem Krieg zwischen separatistischen Rebellen und den Streitkräften geflohen sind [322]. Russland als wichtiges Zielland in der Region beherbergt viele Ukrainer, die ihr Land aufgrund des seit 2014 währenden Kriegs in der Ostukraine verlassen haben. Viele andere Migranten wiederum stammen aus den Nachbarländern [323].

Russland verfügt über viele natürliche Ressourcen und hier vor allem über große Erdöl- und Erdgasvorkommen [324]. Die allgemeine Armut wurde erfolgreich verringert, doch schwanken die Armutsraten je nach Region, und die Gefahr von Armut bleibt hoch [324].

8.11.2 Gesundheitsprofil

Die Lebenserwartung bei der Geburt ist nach einem Einbruch Ende der 1980er Jahre und Anfang der 1990er Jahre gestiegen [325], liegt jedoch unter dem Durchschnitt in Europa (78,6 Jahre) und etwas unter dem Durchschnitt in Osteuropa (74 Jahre), wobei der Unterschied zwischen den Geschlechtern erheblich ist (> 10 Jahre). Russland hat einen Bevölkerungsrückgang zu verzeichnen; zudem altert die Bevölkerung [320].

Die Sterblichkeitsraten sind generell gesunken; des Weiteren wurden Fortschritte in den Bereichen Müttergesundheit und reproduktive Gesundheit erzielt. Die Sterblichkeitsraten von Müttern und Kindern wurden gesenkt [326], Geburten werden (fast immer) durch medizinisches Fachpersonal betreut [327]. Daten zur Teilnahme an Schwangerenvorsorgeuntersuchungen liegen nicht vor [328]. Tetanus bei Müttern und Neugeborenen wurde eliminiert [329]. Die führenden Todesursachen von Kindern unter 5 Jahren sind angeborene Anomalien, Komplikationen bei Frühgeburten, gefolgt von Verletzungen und Ereignissen unter der Geburt [330]. Die Durchimpfungsrate ist für fast alle allgemein empfohlenen Impfungen sehr hoch; einzige Ausnahme bildet die Pneumokokkenimpfung (3. Dosis) [331].

Russland hat innerhalb von Osteuropa und Zentralasien die größte HIV-Epidemie zu verzeichnen; sie ist für 70 % der HIV-Infektionen, 75 % der Neuinfektionen und 56 % der Todesfälle in der Region verantwortlich. Die Rate der Neuinfektionen steigt (um 35 % seit 2010). Nur ein Drittel der Erkrankten wird therapiert. Die Prävalenz ist bei Konsumenten von injizierbaren Drogen hoch (25,6 %). Der Zugang zu sterilem Injektionsbesteck ist unzureichend, und eine Substitutionstherapie mit Opioiden gibt es nicht [332].

Die Inzidenz von Tuberkulose und die dadurch bedingte Sterblichkeit sind deutlich gesunken [326]. Der Anteil der Menschen, die adäquat behandelt werden, liegt bei 97 %. Allerdings bleibt die Krankheitslast durch Tuberkulose und durch die multiresistente Tuberkulose hoch. Russland trägt zu 9 % der weltweiten Rifampicin-resistenten Tuberkulosefälle bei [333], wobei Anteil und absolute Zahl der multiresistenten Fälle noch gestiegen sind [326].

Russland ist malariafrei [334], doch wird die Krankheit weiterhin von außen eingeschleppt. Die Prävalenz von Hepatitis B liegt mit 1,3 Fällen von akuter Hepatitis B pro 100.000 Einwohner und 11,3 Fällen von chronischer Hepatitis B pro 100.000 Einwohner im niedrig bis intermediären Bereich (2,73 %) [335, 336, 337]; die Prävalenz von Hepatitis C ist mit 4,1 % hoch [336, 338]. Russland ist frei von Poliomyelitis [339]. Masern treten weiterhin endemisch auf; 2018 wurden über 2200 [340] und 2019 über 3500 Fälle gemeldet [341]. Es wird vermutet,

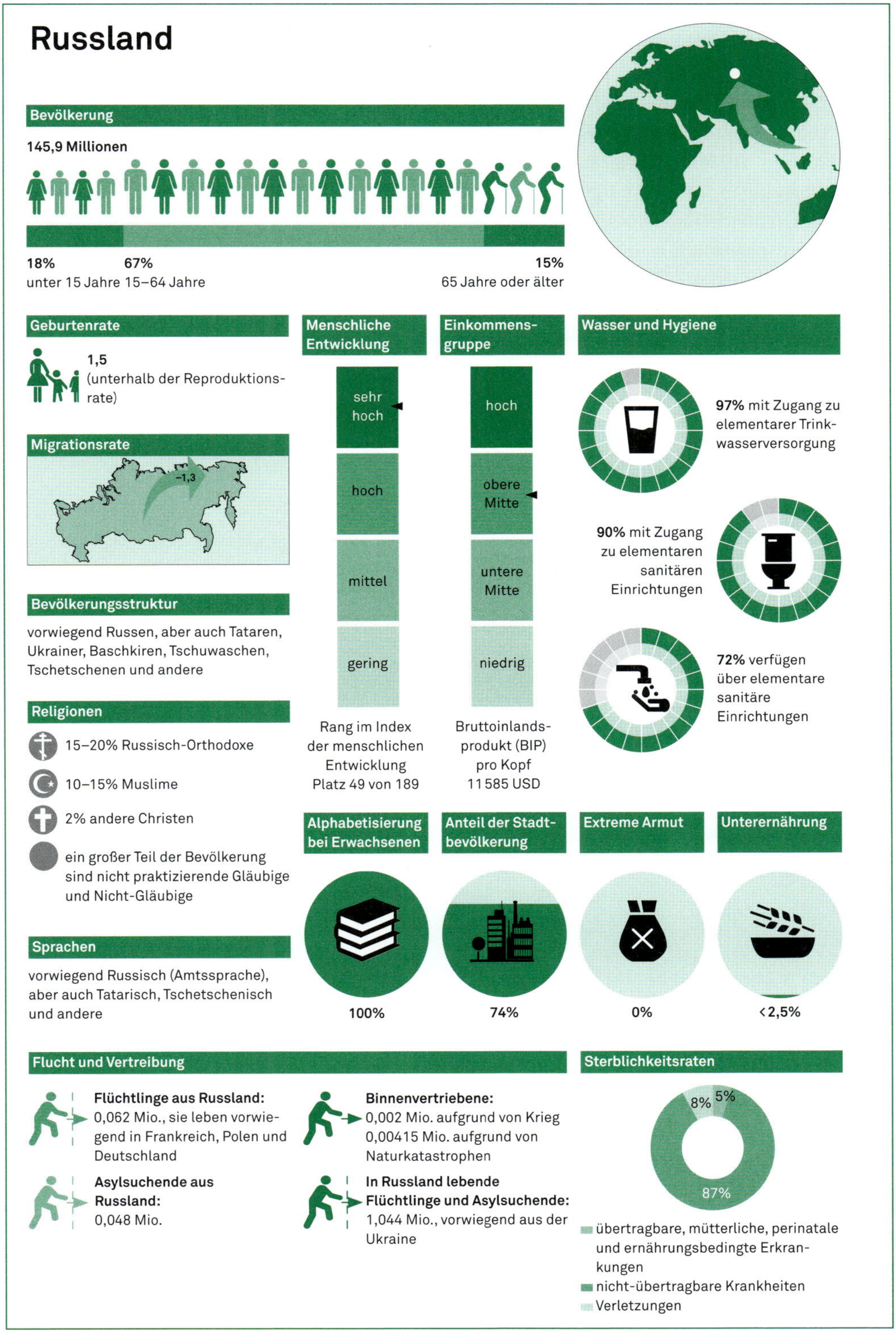

Abbildung 8-11: Informationen zu Russland.

das *Taenia solium* endemisch auftritt; endemisches Auftreten von Tollwut bei Hunden ist belegt [342].

Herz-Kreislauf-Erkrankungen sind die führende Todesursache (55 %), gefolgt von Krebserkrankungen (19 %). Häufig führen sie zu einem vorzeitigen Tod. Ein Viertel aller Erwachsenen ist fettleibig. Der Alkohol- und Tabakkonsum insbesondere unter Männern ist mit 19 Litern reinen Alkohols jährlich und 59 % Rauchern extrem hoch [343]. Die Prävalenz des Konsums von injizierbaren Drogen zählt zu den höchsten weltweit (1,8 %) [344].

Psychische Störungen sind ein signifikantes Problem. Die Suizidrate zählt zu den höchsten der Welt (31 Fälle pro 100.000 Einwohner) [343]. Schätzungsweise 5,5 % der Bevölkerung leiden unter Depressionen und 3,1 % unter Angststörungen [345].

Mit fast 26.000 Toten im Jahr 2016 sind Verkehrsunfälle ein signifikantes Problem [346].

Kenndaten zum Gesundheitsprofil Russlands sind in Tabelle 8-11 wiedergegeben.

Tabelle 8-11: Gesundheitsprofil Russlands.

Parameter	Wert	Einheit	Quelle
Lebenserwartung			
Lebenserwartung bei Geburt	72,6	Jahre	[320]
Gesundheit von Müttern, Neugeborenen und Kindern			
Müttersterblichkeitsrate	17	Todesfälle pro 100.000 Lebendgeburten	[347]
Sterblichkeitsrate von Kindern unter 5 Jahren	7	Todesfälle pro 1000 Lebendgeburten	[347]
Säuglingssterblichkeitsrate	6	Todesfälle pro 1000 Lebendgeburten	[347]
Neugeborenensterblichkeitsrate	3	Todesfälle pro 1000 Lebendgeburten	[347]
Ernährung			
Anteil kleinwüchsiger Kinder unter 5 Jahren	–	%	[348]
Anteil untergewichtiger Kinder unter 5 Jahren	–	%	[348]
Anteil übergewichtiger Kinder unter 5 Jahren	–	%	[348]
Infektionskrankheiten			
Prävalenz von HIV	–	%	[349]
Inzidenz von HIV	–	pro 1000 Einwohner	[349]
Anteil von Erwachsenen und Kindern, die eine antiretrovirale Therapie (ART) erhalten	–	%	[349]
Inzidenz von Tuberkulose	54	pro 100.000 Einwohner	[333]
Inzidenz von Malaria	–	pro 1000 gefährdete Einwohner	[334]

Parameter	Wert	Einheit	Quelle
Impfungen			
Tuberkulose (BCG)	95	%	[331]
Diphtherie, Tetanus, Pertussis, 1. Dosis (DTP1)	97	%	[331]
Diphtherie, Tetanus, Pertussis, 3. Dosis (DTP3)	97	%	[331]
Kinderlähmung, 3. Dosis (Polio3)	96	%	[331]
Masernvirus, 1. Dosis (MCV1)	98	%	[331]
Masernvirus, 2. Dosis (MCV2)	97	%	[331]
Hepatitis B, 3. Dosis (HepB3)	97	%	[331]
Haemophilus influenzae Typ B, 3. Dosis (Hib3)	–	%	[331]
Rotaviren (Rota)	–	%	[331]
Pneumokokken, 3. Dosis (PCV3)	82	%	[331]
Tetanus, Impfschutz bei Geburt (PAB)	–	%	[331]
Nicht übertragbare Krankheiten (NCD)			
NCD-bedingte vorzeitige Sterblichkeit: Risiko eines vorzeitigen Todes zwischen 30 und 70 Jahren	25	%	[343]
Alkoholkonsum pro Kopf	12	Liter reinen Alkohols	[343]
Tabakrauchen	37	%	[343]
Salzkonsum	11	Gramm pro Tag	[343]
Bewegungsmangel	18	%	[343]

Literatur

320. United Nations, Department of Economic and Social Affairs, Population Division. World Population Prospects 2019, Volume II: Demographic Profiles (ST/ESA/SER.A/427). 2019. Im Internet [abgerufen am 16.11.2022]. Verfügbar unter: https://population.un.org/wpp/Publications/Files/WPP2019_Volume-II-Demographic-Profiles.pdf
321. BBC. Country profiles. 2020. Im Internet [abgerufen am 16.11.2022]. Verfügbar unter: https://www.bbc.com/news/world-europe-17839672
322. Gulina O. What happens when Chechens seek asylum in Europe? Intersection: Russia/Europe/World. 18 April 2018. Im Internet (Stand: 2017): https://ridl.io/what-happens-when-chechens-seek-asylum-in-europe/
323. The International Organization for Migration (IOM). World Migration Report 2020. 05.11.2019. Im Internet [abgerufen am 16.11.2022]. Verfügbar unter: https://publications.iom.int/books/world-migration-report-2020
324. World Bank Group. Russian Federation – Country Partnership Strategy for the period 2012–2016. Washington, D.C.: World Bank Group; 2011 [abgerufen am 10.08.2023]. Verfügbar unter: https://documents.worldbank.org/en/publication/documents-reports/documentde

tail/519081468307477360/russian-federation-country-partnership-strategy-for-the-period-2012-2016
325. Shkolnikov V, McKee M, Leon DA. Changes in life expectancy in Russia in the mid-1990s. Lancet. 2001;357(9260):917–921. https://doi.org/10.1016/S0140-6736(00)04212-4
326. WHO. WHO country cooperation strategy at a glance: Russian Federation. 2018. Im Internet [abgerufen am 16.11.2022]. Verfügbar unter: https://apps.who.int/iris/handle/10665/136832
327. UNICEF. Delivery Care. 2020. Im Internet [abgerufen am 16.11.2022]. Verfügbar unter: https://data.unicef.org/topic/maternal-health/delivery-care/
328. UNICEF. Antenatal Care. 2020. Im Internet [abgerufen am 16.11.2022]. Verfügbar unter: https://data.unicef.org/topic/maternal-health/antenatal-care/
329. WHO. Maternal and Neonatal Tetanus Elimination (MNTE): Progress towards global MNT elimination. 2020. Im Internet [abgerufen am 16.11.2022]. Verfügbar unter: https://www.who.int/initiatives/maternal-and-neonatal-tetanus-elimination-(mnte)/progress-towards-global-mnt-elimination
330. WHO-MCEE. Estimates for child causes of death 2000–2017. Im Internet (Stand: 2018): https://www.who.int/data/gho/indicator-metadata-registry/imr-details/89
331. WHO. WHO vaccine-preventable diseases: monitoring system. Immunization Data. Im Internet (Stand: 2020): https://immunizationdata.who.int/listing.html?topic=coverage&location=RUS
332. UNAIDS. UNAIDS data 2018. 2018. Im Internet [abgerufen am 16.11.2022]. Verfügbar unter: https://www.unaids.org/en/resources/documents/2018/unaids-data-2018
333. WHO. Global Tuberculosis Report 2019. 2019. Im Internet [abgerufen am 16.11.2022]. Verfügbar unter: https://www.who.int/tb/publications/global_report/en/
334. WHO. World Malaria Report 2019. Im Internet [abgerufen am 16.11.2022]. Verfügbar unter: https://www.who.int/malaria/publications/world-malaria-report-2019/en/
335. Schweitzer A, Horn J, Mikolajczyk RT, et al. Estimations of worldwide prevalence of chronic hepatitis B virus infection: A systematic review of data published between 1965 and 2013. Lancet. 2015;386(10003):1546–1555. https://doi.org/10.1016/S0140-6736(15)61412-X
336. Jefferies M, Rauff B, Rashid H, et al. Update on global epidemiology of viral hepatitis and preventive strategies. World Journal Clinical Cases. 2018;6(13):589–599. https://doi.org/10.12998/wjcc.v6.i13.589
337. Klushkina VV., Kyuregyan KK, Kozhanova TV, et al. Impact of universal hepatitis B vaccination on prevalence, infection-associated morbidity and mortality, and circulation of immune escape variants in Russia. PLoS One. 2016;11(6):e0157161. https://doi.org/10.1371/journal.pone.0157161
338. Gower E, Estes C, Blach S, et al. Global epidemiology and genotype distribution of the hepatitis C virus infection. Journal of Hepatology. 2014;61(1 Suppl):45–57. https://doi.org/10.1016/j.jhep.2014.07.027
339. Global Polio Eradication Initiative (GPEI). Where We Work. 2020. Im Internet [abgerufen am 16.11.2022]. Verfügbar unter: https://polioeradication.org/where-we-work/
340. WHO. Measles – European Region: Disease outbreak news – update: 06.05.2019. 2019. Im Internet (Stand: 2019): https://www.who.int/emergencies/disease-outbreak-news/item/2019-DON140
341. WHO. Measles – Global situation: Disease outbreak news: 27. November 2019. 2019. Im Internet (Stand: 2019): https://www.who.int/emergencies/disease-outbreak-news/item/2019-DON211
342. WHO. Global Health Observatory (GHO) data: Neglected tropical diseases. 2020. Im Internet [abgerufen am 16.11.2022]. Verfügbar unter: https://www.who.int/gho/neglected_diseases/en/
343. WHO. Noncommunicable diseases country profiles 2018. 24.09.2018. Im Internet [abgerufen am 16.11.2022]. Verfügbar unter: https://www.who.int/publications/i/item/9789241514620
344. Degenhardt L, Peacock A, Colledge S, et al. Global prevalence of injecting drug use and sociodemographic characteristics and prevalence of HIV, HBV, and HCV in people who inject drugs: a multistage systematic review. Lancet Global Health. 2017;5(12):e1192–1207. https://doi.org/10.1016/S2214-109X(17)30375-3
345. WHO. Depression and other common mental disorders: Global health estimates. Genf: WHO; 2017 [abgerufen am 09.08.2023]. Verfügbar

unter: https://apps.who.int/iris/rest/bitstreams/1080542/retrieve
346. WHO. Global status report on road safety 2018. 17.06.2018. Im Internet [abgerufen am 16.11.2022]. Verfügbar unter: https://www.who.int/violence_injury_prevention/road_safety_status/2018/en/
347. WHO, UNICEF, UNFPA, WBG, UN. Trends in maternal mortality: 2000 to 2017: Estimates by WHO, UNICEF, UNFPA, World Bank Group and the United Nations Population Division. Genf: WHO; 2019. Im Internet (Stand: 2019): https://apps.who.int/iris/bitstream/handle/10665/327595/9789241516488-eng.pdf?sequence=1&isAllowed=y
348. United Nations Inter-agency Group for Child Mortality Estimation (UN IGME). Levels & Trends in Child Mortality: Report 2019. Estimates developed by the UN Inter-agency Group for Child Mortality Estimation. New York: United Nations Children's Fund; 2019 [abgerufen am 16.11.2022]. Verfügbar unter: https://www.unicef.org/media/60561/file/UN-IGME-child-mortality-report-2019.pdf
349. UNICEF/WHO/WB. Joint child malnutrition estimates. DHS, MICS, and other national household surveys. Update: May 2022. Im Internet [abgerufen am 16.11.2022]. Verfügbar unter: https://data.unicef.org/topic/nutrition/malnutrition/
350. UNAIDS. UNAIDS data 2019. 04.12.2019. Im Internet [abgerufen am 16.11.2022]. Verfügbar unter: https://www.unaids.org/en/resources/documents/2019/2019-UNAIDS-data

8.12 Somalia

8.12.1 Kontext

Die Bundesrepublik Somalia (Abbildung 8-12) liegt am Horn von Afrika und wurde 1960 gegründet. Nach dem Sturz des Regimes von Siad Barre 1991 versank das Land in einem Bürgerkrieg zwischen rivalisierenden Clan-Warlords. Dank einer neuen, international unterstützten Regierung hat sich die Stabilität Somalias in den letzten Jahren verbessert. Jedoch stellt die militante islamistische Bewegung al-Shabaab weiterhin eine Bedrohung dar [351], da sie die Bevölkerung mit ihren Angriffen auf Zivilisten und mit Misshandlungen terrorisiert [352, 353].

Die jahrzehntelangen bewaffneten Konflikte und die mangelnde Sicherheit, schwere Dürren und eine prekäre Ernährungslage haben zu massiver Flucht und Vertreibung geführt mit der Folge, dass die somalische Flüchtlingssituation eine der weltweit am längsten andauernden ist. Somalia stellt die fünftgrößte Flüchtlingspopulation weltweit [354]. Die meisten Flüchtlinge leben in Äthiopien, Kenia und im Jemen [355]. Viele Menschen wurden innerhalb des Landes vertrieben und leben in inoffiziellen Lagern, in denen sie nur sehr begrenzt Zugang zu grundlegenden Versorgungsstrukturen haben [356].

Somalia ist für Naturkatastrophen wie Dürren und Überschwemmungen gefährdet. Die Menschen sind größtenteils Nomaden und gehören verschiedenen Clans an, die eine wichtige gesellschaftliche und politische Rolle spielen. Armut ist weitverbreitet, die Einschulungsraten sind niedrig, und die Ungleichheit zwischen den Geschlechtern ist gravierend. Viele Menschen haben keinen Zugang zu sauberem Wasser und zu adäquaten sanitären Einrichtungen, und die unsichere Ernährungslage ist ein großes Problem [357]. Mehr als 5,2 Millionen Menschen benötigen humanitäre Hilfe [356]. Aufgrund der mangelnden Sicherheit und der Einschränkungen durch bewaffnete Gruppen erreichen humanitäre Organisationen die Bedürftigen jedoch nur sehr begrenzt [352].

8.12.2 Gesundheitsprofil

Durch jahrelange Konflikte und eine instabile Lage ist das gesamte Gesundheitssystem Somalias zusammengebrochen. Die Gesundheitsversorgung ist mangelhaft, weil die grundlegenden Bedürfnisse der Menschen nicht erfüllt werden können. Plünderei, Sachbeschädigung und Verwüstung haben zur Zerstörung der Gesundheitsstrukturen geführt; zudem sind viele Ärzte und Pflegekräfte aus dem Land geflohen [357]. Die Menschen haben nur begrenzt Zugang zu elementarer medizinischer Versorgung, wobei das System von Ungerechtigkeit gekennzeichnet ist [358, 359]. Im Süden und in der Mitte des Landes sind es schätzungsweise 60 %, die aufgrund von mangelnder Sicherheit, Vertreibung, kaum vorhandenen Einrichtungen und einem qualitativ schlechten Gesundheitswesen gar keinen Zugang zu elementarer medizinischer Versorgung haben [359].

Generell ist der Gesundheitszustand der Bevölkerung Somalias sehr schlecht [357]. Die Lebenserwartung liegt deutlich unter der durchschnittlichen Lebenserwartung in anderen Ländern Ostafrikas (64,8 Jahre) und ist eine der niedrigsten weltweit [360]. Die Sterblichkeitsraten von Säuglingen, Kindern und Müttern sind extrem hoch und zählen zu den höchsten weltweit. Nur wenige Schwangerschaften und Geburten werden durch medizinisches Fachpersonal betreut; Schätzungen zufolge ist nur bei 9 % der Geburten eine Fachkraft anwesend [361]. Aktuelle Daten zur Teilnahme an Schwangerenvorsorgeuntersuchungen liegen nicht vor, doch verweisen Schätzungen aus dem Jahr 2006 darauf, dass nur 6 % der schwangeren Frauen die Möglichkeit hatten, an 4 Schwangerenvorsorgeuntersuchungen (empfohlene Mindestzahl) teilzunehmen [362]. Weibliche Genitalverstümmelung ist weitverbreitet (Prävalenz von 98 %) [363]. Trotz der Fortschritte, die gemacht wurden, ist die Durchimpfungsrate sehr niedrig, und es bleibt schwierig, Kinder von Nomaden und Menschen in unsicheren und schwer zugänglichen Gebieten zu erreichen [358, 359].

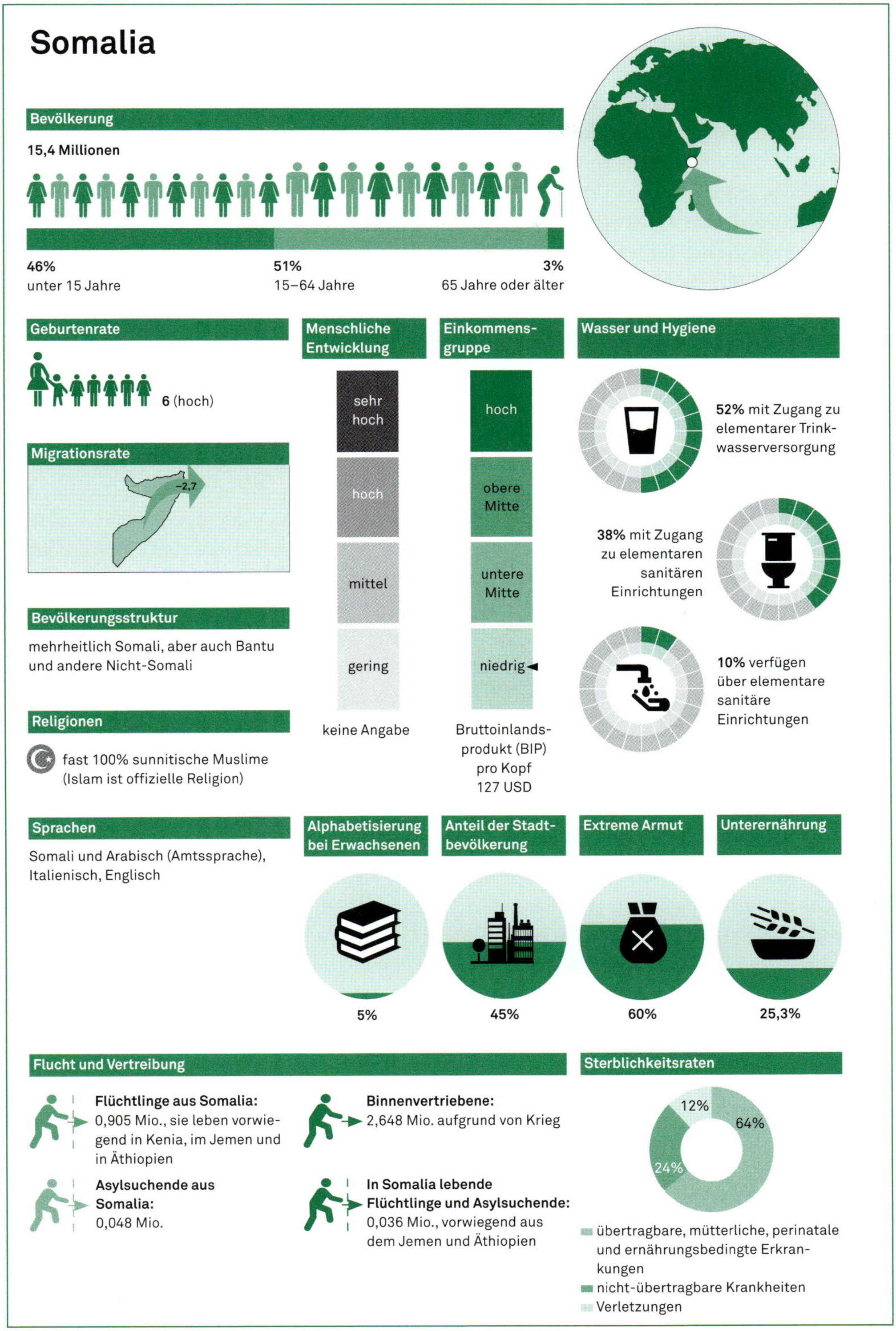

Abbildung 8-12: Informationen zu Somalia.

Tetanus tritt bei Müttern und Neugeborenen immer noch auf [364]. Die führenden Todesursachen bei Kindern unter 5 Jahren sind Pneumonien, Masern, Ereignisse unter der Geburt, Durchfälle und Komplikationen bei Frühgeburten [365]. Mangelernährung ist ein gravierendes Problem [356, 358].

Die Kontrolle von Infektionskrankheiten stellt eine große Herausforderung dar. Die Prävalenz von HIV-Infektionen ist niedrig, und die Zahl der Neuinfektionen ist seit 2010 um 40 % gesunken; allerdings bleibt der Anteil der HIV-Infizierten und hier insbesondere der Kinder, die adäquat behandelt werden, niedrig [366].

Die Inzidenz der Tuberkulose ist hoch, wobei sich die multiresistente Tuberkulose zu einem Problem für die öffentliche Gesundheit entwickelt hat [359]. Die Krankheitslast durch die multiresistente Tuberkulose ist hoch und der Anteil der Menschen mit multiresistenter/Rifampicin-resistenter Tuberkulose, die adäquat behandelt werden, sehr gering [367].

Die Krankheitslast durch Malaria ist hoch; Somalia gilt als Hochrisikoland für Malaria.

Cholera und Durchfallerkrankungen stellen ein erhebliches Problem für die öffentliche Gesundheit dar. Ausbrüche von Masern sind häufig [359], 2019 wurden etwa 2800 Fälle gemeldet [368]. Während die indigene Übertragung von Wildpolioviren gestoppt wurde, kommt es zu Ausbrüchen von zirkulierenden impfstoffabgeleiteten Polioviren [359, 369]. Die Prävalenz von Hepatitis B ist sehr hoch (14,77 %) [370, 371], die von Hepatitis C niedrig (< 0,6 %) [371, 372].

Somalia ist offiziell frei von Drakunkulose [373], wohingegen andere sog. vernachlässigte Tropenkrankheiten wie viszerale Leishmaniose, Onchozerkose, Schistosomiasis, Trachom, durch den Boden übertragene Helminthosen und Tollwut weiterhin auftreten [359, 374]. In den letzten Jahren ist die Zahl der Leprafälle gestiegen, und es wurde über neue Fälle außerhalb von endemischen Arealen berichtet; Ursache hierfür sind Vertreibung und die Lebensbedingungen in den Lagern [375]. Fast 2,3 Millionen Menschen benötigen Maßnahmen gegen sog. vernachlässigte Tropenkrankheiten [374].

Die Belastung durch nicht übertragbare Krankheiten ist gestiegen [359]. Der Alkoholkonsum ist sehr gering, und nur 7 % der Erwachsenen und 2 % der Jugendlichen sind fettleibig. Jeder 4. Erwachsene hat einen erhöhten Blutdruck und jeder 20. einen erhöhten Blutzuckerspiegel. Die große Mehrheit der Bevölkerung ist primär auf die Nutzung umweltschädlicher Brennstoffe und Technologien angewiesen [376].

Die jahrzehntelang andauernden Konflikte haben sich auf die psychische Gesundheit der Menschen ausgewirkt; Schätzungen zufolge ist jeder Dritte von einer psychischen Störung betroffen [356]. Etwa 4 % der Bevölkerung leiden unter Depressionen und 2,9 % unter Angststörungen [377]. Die Zahl der Verkehrstoten ist mit 27,1 Fällen pro 100.000 Einwohner hoch [378].

Kenndaten zum Gesundheitsprofil Somalias sind in Tabelle 8-12 wiedergegeben.

Tabelle 8-12: Gesundheitsprofil Somalias.

Parameter	Wert	Einheit	Quelle
Lebenserwartung			
Lebenserwartung bei Geburt	57,4	Jahre	[360]
Gesundheit von Müttern, Neugeborenen und Kindern			
Müttersterblichkeitsrate	829	Todesfälle pro 100.000 Lebendgeburten	[379]
Sterblichkeitsrate von Kindern unter 5 Jahren	122	Todesfälle pro 1000 Lebendgeburten	[380]
Säuglingssterblichkeitsrate	77	Todesfälle pro 1000 Lebendgeburten	[380]
Neugeborenensterblichkeitsrate	38	Todesfälle pro 1000 Lebendgeburten	[380]
Ernährung			
Anteil kleinwüchsiger Kinder unter 5 Jahren	25,3	%	[381]
Anteil untergewichtiger Kinder unter 5 Jahren	14,3	%	[381]
Anteil übergewichtiger Kinder unter 5 Jahren	3,0	%	[381]
Infektionskrankheiten			
Prävalenz von HIV	0,1	%	[366]
Inzidenz von HIV	0,003	pro 1000 Einwohner	[366]
Anteil von Erwachsenen und Kindern, die eine antiretrovirale Therapie (ART) erhalten	30	%	[366]
Inzidenz von Tuberkulose	262	pro 100.000 Einwohner	[367]
Inzidenz von Malaria	34,3	pro 1000 gefährdete Einwohner	[382]
Impfungen			
Tuberkulose (BCG)	37	%	[383]
Diphtherie, Tetanus, Pertussis, 1. Dosis (DTP1)	52	%	[383]
Diphtherie, Tetanus, Pertussis, 3. Dosis (DTP3)	42	%	[383]
Kinderlähmung, 3. Dosis (Polio3)	47	%	[383]
Masernvirus, 1. Dosis (MCV1)	46	%	[383]
Masernvirus, 2. Dosis (MCV2)	–	%	[383]
Hepatitis B, 3. Dosis (HepB3)	42	%	[383]
Haemophilus influenzae Typ B, 3. Dosis (Hib3)	42	%	[383]
Rotaviren (Rota)	–	%	[383]
Pneumokokken, 3. Dosis (PCV3)	–	%	[383]
Tetanus, Impfschutz bei Geburt (PAB)	67	%	[383]

Parameter	Wert	Einheit	Quelle
Nicht übertragbare Krankheiten (NCD)			
NCD-bedingte vorzeitige Sterblichkeit: Risiko eines vorzeitigen Todes zwischen 30 und 70 Jahren	22	%	[376]
Alkoholkonsum pro Kopf	0	Liter reinen Alkohols	[376]
Tabakrauchen	–	%	[376]
Salzkonsum	5	Gramm pro Tag	[376]
Bewegungsmangel	–	%	[376]

Literatur

351. BBC. Country profiles. 2020. Im Internet [abgerufen am 16.11.2022]. Verfügbar unter: https://www.bbc.com/news/world-africa-14094503
352. Human Rights Watch. World Report 2020: Events of 2019. New York; 2020. Im Internet [abgerufen am 16.11.2022]. Verfügbar unter: https://www.hrw.org/sites/default/files/world_report_download/hrw_world_report_2020_0.pdf
353. Amnesty International. Human rights in Africa: Review of 2019. 08.04.2020. Im Internet [abgerufen am 16.11.2022]. Verfügbar unter: https://www.amnesty.org/en/documents/afr01/1352/2020/en/
354. United Nations High Commissioner for Refugees (UNHCR). Global Trends: Forced Displacement in 2019. 18.06.2020. Im Internet [abgerufen am 16.11.2022]. Verfügbar unter: https://www.unhcr.org/flagship-reports/globaltrends/globaltrends2019/
355. United Nations High Commissioner for Refugees (UNHCR). Global Trends: Forced Displacement in 2018. 2019. Im Internet [abgerufen am 16.11.2022]. Verfügbar unter: https://www.unhcr.org/statistics/unhcrstats/5d08d7ee7/unhcr-global-trends-2018.html
356. Office for the Coordination of Humanitarian Affairs (OCHA). Somalia: 2020 Humanitarian Needs Overview. 22.12.2019. Im Internet [abgerufen am 16.11.2022]. Verfügbar unter: https://reliefweb.int/report/somalia/somalia-humanitarian-needs-overview-2023-february-2023?_gl=1*kwwhp4*_ga*MTQzMDc2OTc4OS4xNjkxNjc1NzQw*_ga_E60ZNX2F68*MTY5MTY3NTczOS4xLjEuMTY5MTY3NTc1NS40NC4wLjA
357. WHO Regional Office for the Eastern Mediterranean. Country Cooperation Strategy for WHO and Somalia 2010–2014. WHO-EM/ARD/041/E. 2010. Im Internet [abgerufen am 16.11.2022]. Verfügbar unter: https://apps.who.int/iris/bitstream/handle/10665/113223/CCS_Somalia_2010_EN_14487.pdf?sequence=1
358. WHO. WHO country cooperation strategy at a glance: Somalia. 2017. Im Internet [abgerufen am 16.11.2022]. Verfügbar unter: https://apps.who.int/iris/handle/10665/136871
359. WHO Regional Office for the Eastern Mediterranean. Somalia health profile 2015. 2017. Im Internet [abgerufen am 16.11.2022]. Verfügbar unter: https://apps.who.int/iris/handle/10665/254906
360. United Nations, Department of Economic and Social Affairs, Population Division. World Population Prospects 2019, Volume II: Demographic Profiles (ST/ESA/SER.A/427). 2019. Im Internet [abgerufen am 16.11.2022]. Verfügbar unter: https://population.un.org/wpp/Publications/Files/WPP2019_Volume-II-Demographic-Profiles.pdf
361. UNICEF. Delivery Care. 2020. Im Internet [abgerufen am 16.11.2022]. Verfügbar unter: https://data.unicef.org/topic/maternal-health/delivery-care/
362. UNICEF. Antenatal Care. 2020. Im Internet [abgerufen am 16.11.2022]. Verfügbar unter: https://data.unicef.org/topic/maternal-health/antenatal-care/
363. UNICEF. Female Genital Mutilation/Cutting: A global concern. 2016.
364. WHO. Maternal and Neonatal Tetanus Elimination (MNTE): Progress towards global MNT elimination. 2020. Im Internet [abgerufen am 16.11.2022]. Verfügbar unter: https://www.who.

int/initiatives/maternal-and-neonatal-tetanus-elimination-(mnte)/progress-towards-global-mnt-elimination
365. WHO-MCEE. Estimates for child causes of death 2000–2017. 2018. Im Internet (Stand: 2018): https://www.who.int/data/gho/indicator-metadata-registry/imr-details/89
366. UNAIDS. UNAIDS data 2019. 04.12.2019. Im Internet [abgerufen am 16.11.2022]. Verfügbar unter: https://www.unaids.org/en/resources/documents/2019/2019-UNAIDS-data
367. WHO. Global Tuberculosis Report 2019. 2019. Im Internet [abgerufen am 16.11.2022]. Verfügbar unter: https://www.who.int/tb/publications/global_report/en/
368. WHO. Measles – Global situation: Disease outbreak news: 27. November 2019. 2019. Im Internet (Stand: 2019): https://www.who.int/emergencies/disease-outbreak-news/item/2019-DON211
369. Global Polio Eradication Initiative (GPEI). Where We Work. 2020. Im Internet [abgerufen am 16.11.2022]. Verfügbar unter: https://polioeradication.org/where-we-work/
370. Schweitzer A, Horn J, Mikolajczyk RT, et al. Estimations of worldwide prevalence of chronic hepatitis B virus infection: A systematic review of data published between 1965 and 2013. Lancet. 2015;386(10003):1546–1555. https://doi.org/10.1016/S0140-6736(15)61412-X
371. Jefferies M, Rauff B, Rashid H, et al. Update on global epidemiology of viral hepatitis and preventive strategies. World Journal Clinical Cases. 2018;6(13):589–599. https://doi.org/10.12998/wjcc.v6.i13.589
372. Gower E, Estes C, Blach S, et al. Global epidemiology and genotype distribution of the hepatitis C virus infection. Journal of Hepatology. 2014;61(1 Suppl):45–57. https://doi.org/10.1016/j.jhep.2014.07.027
373. WHO. Status Of Certification Of Dracunculiasis Eradication, Januar 2019. 2019. Im Internet (Stand: 2019): https://www.who.int/docs/default-source/ntds/dracunculiasis/status-of-certification-of-dracunculiasis-eradication-january-2019.pdf
374. WHO. Global Health Observatory (GHO) data: Neglected tropical diseases. 2020. Im Internet [abgerufen am 16.11.2022]. Verfügbar unter: https://www.who.int/gho/neglected_diseases/en/
375. WHO. Somalia: rehabilitating public health services and enhancing treatment coverage for leprosy. 2019. Im Internet (Stand: 2019): https://www.who.int/news/item/27-03-2019-somalia-rehabilitating-public-health-services-and-enhancing-treatment-coverage-for-leprosy
376. WHO. Noncommunicable diseases country profiles 2018. 24.09.2018. Im Internet [abgerufen am 16.11.2022]. Verfügbar unter: https://www.who.int/publications/i/item/9789241514620
377. WHO. Depression and other common mental disorders: Global health estimates. Genf: WHO; 2017 [abgerufen am 09.08.2023]. Verfügbar unter: https://apps.who.int/iris/rest/bitstreams/1080542/retrieve
378. WHO. Global status report on road safety 2018. 17.06.2018. Im Internet [abgerufen am 16.11.2022]. Verfügbar unter: https://www.who.int/violence_injury_prevention/road_safety_status/2018/en/
379. WHO, UNICEF, UNFPA, WBG, UN. Trends in maternal mortality: 2000 to 2017: Estimates by WHO, UNICEF, UNFPA, World Bank Group and the United Nations Population Division. Genf: WHO; 2019. Im Internet (Stand: 2019): https://apps.who.int/iris/bitstream/handle/10665/327595/9789241516488-eng.pdf?sequence=1&isAllowed=y
380. United Nations Inter-agency Group for Child Mortality Estimation (UN IGME). Levels & Trends in Child Mortality: Report 2019. Estimates developed by the UN Inter-agency Group for Child Mortality Estimation. New York: United Nations Children's Fund; 2019 [abgerufen am 16.11.2022]. Verfügbar unter: https://www.unicef.org/media/60561/file/UN-IGME-child-mortality-report-2019.pdf
381. UNICEF/WHO/WB. Joint child malnutrition estimates. DHS, MICS, and other national household surveys. Update: May 2022. Im Internet [abgerufen am 16.11.2022]. Verfügbar unter: https://data.unicef.org/topic/nutrition/malnutrition/
382. WHO. World Malaria Report 2019. Im Internet [abgerufen am 16.11.2022]. Verfügbar unter: https://www.who.int/malaria/publications/world-malaria-report-2019/en/
383. WHO. WHO vaccine-preventable diseases: monitoring system. Immunization Data. Im Internet (Stand: 2020): https://immunizationdata.who.int/listing.html?topic=coverage&location=SOM

8.13 Sri Lanka

8.13.1 Kontext

Sri Lanka (ehemals Ceylon, Abbildung 8-13) ist ein Inselstaat südlich von Indien, der 1948 die Unabhängigkeit von Großbritannien erreichte und 1972 zur Republik erklärt wurde. Die jüngste Geschichte des Landes ist von einem 25 Jahre andauernden Bürgerkrieg geprägt, der aufgrund von Konflikten zwischen der singhalesischen Bevölkerungsmehrheit und der tamilischen Minderheit im Norden und Osten der Insel entbrannte und 2009 mit der Niederlage der Tamil-Tiger-Rebellen endete. Beide Seiten werfen sich weiterhin gegenseitig Verstöße gegen die Menschenrechte vor [384].

Insgesamt entwurzelte der Krieg mehr als 1 Million Menschen. Viele wurden innerhalb des Landes vertrieben und viele flohen in andere Länder wie Indien (Kap. 8.6) [385]. Nach den Bombenanschlägen im April 2019 und inmitten einer zunehmend islamfeindlichen Stimmung haben Angehörige religiöser Minderheiten ihr Zuhause verlassen [386]. Ende 2019 flohen etwa 110.000 Menschen aus Sri Lanka, und etwa 25.000 Menschen wurden innerhalb des Landes vertrieben [387].

Sri Lanka ist stark vom Klimawandel und von Naturkatastrophen wie Überschwemmungen, Dürren und Erdrutschen betroffen; zudem hatte der Tsunami 2004 verheerende Auswirkungen [388, 389]. Der Inselstaat hat deutliche Fortschritte im Bereich sozioökonomische und menschliche Entwicklung gemacht. Die Raten extremer Armut sind sehr niedrig, obwohl ein erheblicher Anteil der Bevölkerung gerade so oberhalb der Armutsgrenze lebt [390]. Das Gesundheits- und Bildungssystem ist für alle kostenlos, und die Alphabetisierungsrate ist hoch [388, 391].

8.13.2 Gesundheitsprofil

Trotz des jahrzehntelangen Bürgerkriegs und seiner Folgen für die Gesundheitsversorgung [392] wurden viele Fortschritte erzielt; dies ist auf die gute sozioökonomische Entwicklung und die Sozialprogramme wie das kostenlose Gesundheitssystem zurückzuführen [388, 393]. Sri Lanka bietet seiner Bevölkerung schon seit Langem eine allgemeine Gesundheitsversorgung [388, 391, 393]. Die Lebenserwartung ist gestiegen [388, 391, 393, 394] und liegt heute deutlich über der durchschnittlichen Lebenserwartung in Südasien (69,8 Jahre) [394]. Sinkende Geburten- und Sterberaten haben zu einer schnell alternden Bevölkerung geführt. Die Sterblichkeitsraten von Müttern und Kindern sind deutlich gesunken und liegen heute auf einem niedrigen Niveau. Der Anteil der Geburten, die von medizinischem Fachpersonal betreut werden, ist sehr hoch (99,5 %) [395]; alle Frauen haben Zugang zur Schwangerenvorsorge, wenngleich die Rate von Kaiserschnittentbindungen, ein niedriges Geburtsgewicht sowie die Prävalenz von Anämien und Protein-Energie-Mangelernährung bei schwangeren Frauen weiterhin Probleme bereiten [391, 393]. Tetanus bei Müttern und Neugeborenen wurde eliminiert [396]. Die führenden Todesursachen von Kindern unter 5 Jahren sind angeborene Anomalien und Komplikationen bei Frühgeburten [397]. Die Durchimpfungsrate ist sehr hoch [389]. Die Rate mangelernährter Menschen sinkt nur langsam und bleibt problematisch [388].

Bei der Kontrolle von Infektionskrankheiten und hier insbesondere von solchen, die durch Impfungen vermeidbar sind, hat Sri Lanka signifikante Fortschritte erzielt [389]. Masern wurden eliminiert [398]. Zudem wurde Sri Lanka offiziell für malariafrei erklärt, wobei eingeschleppte Fälle weiterhin eine Gefahr darstellen [399, 400]. Das Land ist frei von Poliomyelitis [388, 401].

Die Prävalenz von HIV-Infektionen ist niedrig. Andere Infektionskrankheiten wie Dengue-

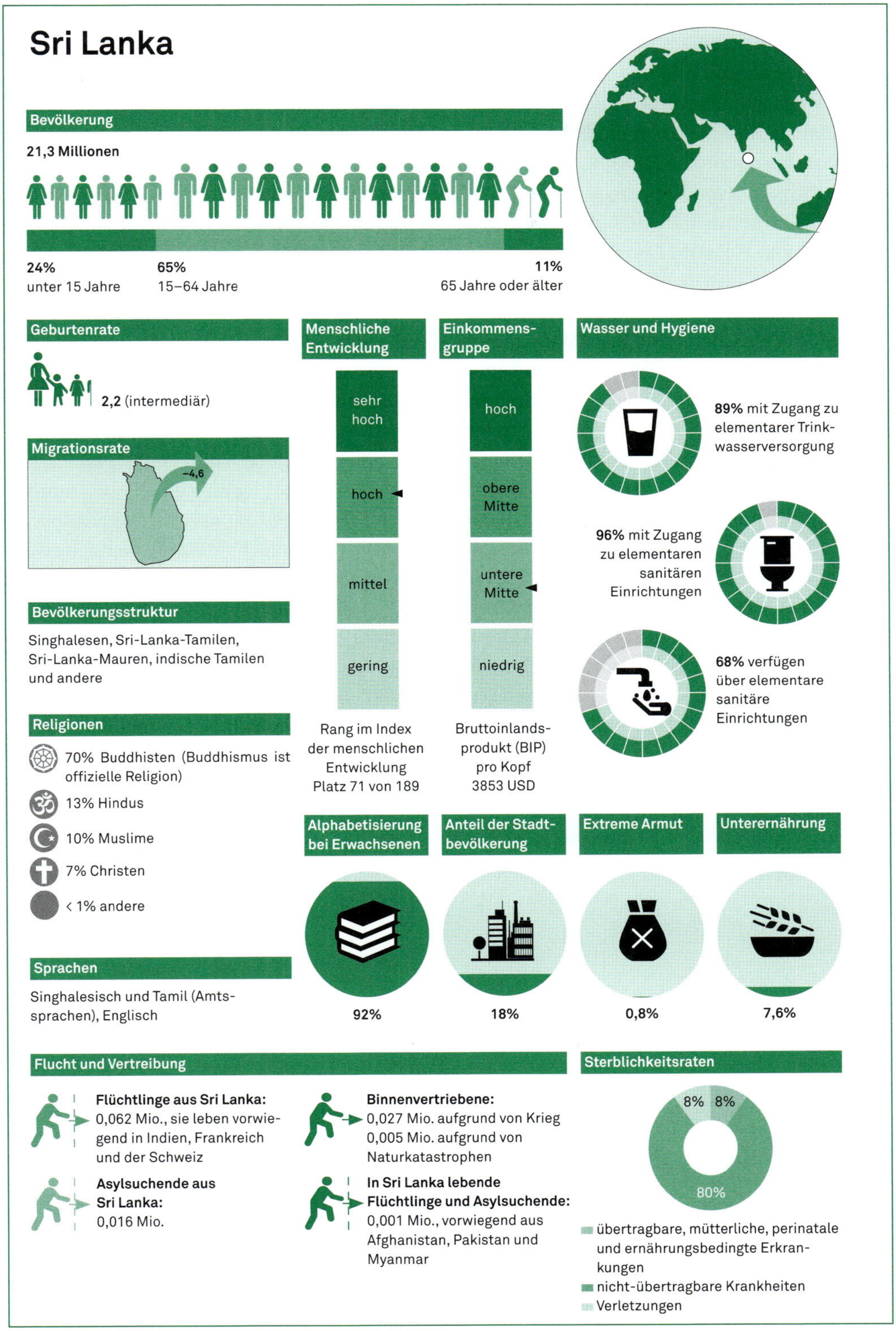

Abbildung 8-13: Informationen zu Sri Lanka.

fieber und Leptospirose stellen jedoch immer noch ein Problem dar.

Die Krankheitslast durch Tuberkulose ist moderat, doch auch wenn die Prävalenz stagniert, haben die Fälle von multiresistenter Tuberkulose zugenommen [388, 389].

Die Prävalenz von Hepatitis B ist mit 2,51% niedrig bis intermediär [402, 403]; über die Prävalenz von Hepatitis C in der Allgemeinbevölkerung weiß man nicht viel, Schätzungen zufolge ist sie jedoch niedrig [403, 404].

55.000 Menschen benötigen Maßnahmen gegen sog. vernachlässigte Tropenkrankheiten [405]. Durch den Boden übertragene Helminthosen sind deutlich zurückgegangen, treten aber immer noch in stark gefährdeten Gemeinschaften mit unzureichendem Zugang zu sanitären Einrichtungen auf [406]. Die Inzidenz von Leishmaniose ist gestiegen, und die Krankheit entwickelt sich zu einem Problem für die öffentliche Gesundheit [407]. Sri Lanka hat erfolgreich die Zahl der Todesfälle durch Tollwut gesenkt; Ziel ist es, die Krankheit zu eliminieren [408]. Die lymphatische Filariose wurde erfolgreich beseitigt [388, 391, 405], und auch Lepra ist fast vollständig eliminiert [389].

Sri Lanka erlebt heute einen epidemiologischen Wandel hin zu nicht übertragbaren Krankheiten, die das Gesundheitsprofil des Landes beherrschen [388]. Mit fast 30% Rauchern und einem Verbrauch von 8 Litern reinem Alkohol pro Kopf ist die Rate des Tabak- und Alkoholkonsums unter Männern hoch [409]. Neue Probleme sind eine ungesunde Ernährungsweise, Bewegungsmangel, ein erhöhter Cholesterinspiegel und ein steigender Anteil unter- und übergewichtiger Menschen [388]. Ebenfalls zugenommen hat der Missbrauch von Substanzen [389].

Ein bedeutendes Problem ist die Zahl der Menschen mit psychischen Störungen, die trotz sinkender Suizidraten hoch bleibt [388, 389, 391]. Schätzungsweise 4,1% der Bevölkerung leiden unter Depressionen und 3,4% unter Angststörungen [410]. Etwa 18,8% der Binnenvertriebenen leiden unter einer psychischen Störung und 2,4% unter einer posttraumatischen Belastungsstörung [411]. Das Netz psychiatrischer Hilfsangebote wurde deutlich erweitert, und entsprechende Versorgungsstrukturen sind heute in allen Regionen des Landes vorhanden. Jedoch muss der Zugang zu diesen Versorgungsstrukturen verbessert werden [412].

Verkehrsunfälle sind die Hauptursache für Verletzungen, weshalb sie ein signifikantes Problem für die öffentliche Gesundheit darstellen [388, 389, 391]. Sie waren 2016 für mehr als 3000 Todesfälle verantwortlich [413].

Kenndaten zum Gesundheitsprofil Sri Lankas sind in Tabelle 8-13 wiedergegeben.

Tabelle 8-13: Gesundheitsprofil Sri Lankas.

Parameter	Wert	Einheit	Quelle
Lebenserwartung			
Lebenserwartung bei Geburt	77,0	Jahre	[394]
Gesundheit von Müttern, Neugeborenen und Kindern			
Müttersterblichkeitsrate	36	Todesfälle pro 100.000 Lebendgeburten	[414]
Sterblichkeitsrate von Kindern unter 5 Jahren	7	Todesfälle pro 1000 Lebendgeburten	[415]
Säuglingssterblichkeitsrate	6	Todesfälle pro 1000 Lebendgeburten	[415]
Neugeborenensterblichkeitsrate	4	Todesfälle pro 1000 Lebendgeburten	[415]

Parameter	Wert	Einheit	Quelle
Ernährung			
Anteil kleinwüchsiger Kinder unter 5 Jahren	17,3	%	[416]
Anteil untergewichtiger Kinder unter 5 Jahren	15,1	%	[416]
Anteil übergewichtiger Kinder unter 5 Jahren	2,0	%	[416]
Infektionskrankheiten			
Prävalenz von HIV	< 0,1	%	[417]
Inzidenz von HIV	0,01	pro 1000 Einwohner	[417]
Anteil von Erwachsenen und Kindern, die eine antiretrovirale Therapie (ART) erhalten	45	%	[417]
Inzidenz von Tuberkulose	64	pro 100.000 Einwohner	[418]
Inzidenz von Malaria	–	pro 1000 gefährdete Einwohner	[400]
Impfungen			
Tuberkulose (BCG)	99	%	[419]
Diphtherie, Tetanus, Pertussis, 1. Dosis (DTP1)	99	%	[419]
Diphtherie, Tetanus, Pertussis, 3. Dosis (DTP3)	99	%	[419]
Kinderlähmung, 3. Dosis (Polio3)	99	%	[419]
Masernvirus, 1. Dosis (MCV1)	99	%	[419]
Masernvirus, 2. Dosis (MCV2)	99	%	[419]
Hepatitis B, 3. Dosis (HepB3)	99	%	[419]
Haemophilus influenzae Typ B, 3. Dosis (Hib3)	99	%	[419]
Rotaviren (Rota)	–	%	[419]
Pneumokokken, 3. Dosis (PCV3)	–	%	[419]
Tetanus, Impfschutz bei Geburt (PAB)	99	%	[419]
Nicht übertragbare Krankheiten (NCD)			
NCD-bedingte vorzeitige Sterblichkeit: Risiko eines vorzeitigen Todes zwischen 30 und 70 Jahren	17	%	[409]
Alkoholkonsum pro Kopf	4	Liter reinen Alkohols	[409]
Tabakrauchen	13	%	[409]
Salzkonsum	10	Gramm pro Tag	[409]
Bewegungsmangel	29	%	[409]

Literatur

384. BBC. Country profiles. 2020. Im Internet [abgerufen am 16.11.2022]. Verfügbar unter: https://www.bbc.com/news/world-south-asia-11999611
385. Wilkinson R. After two decades of war, Sri Lanka is on the mend. Refugee Magazine. 2003;1(130):5–22. Verfügbar unter: https://www.unhcr.org/media/refugees-magazine-issue-130-sri-lanka-road-recovery
386. Amnesty International. Sri Lanka: Refugees fear for their safety amid desperate conditions. 2019 May 16. Verfügbar unter: https://www.amnesty.org/en/latest/news/2019/05/sri-lanka-refugees-fear-for-their-safety-amid-desperate-conditions/
387. United Nations High Commissioner for Refugees (UNHCR). Global Trends: Forced Displacement in 2019. 18.06.2020. Im Internet [abgerufen am 16.11.2022]. Verfügbar unter: https://www.unhcr.org/flagship-reports/globaltrends/globaltrends2019/
388. WHO Country Office for Sri Lanka. WHO Country Cooperation Strategy, 2018–2023, Sri Lanka. Colombo; 2018. Im Internet [abgerufen am 16.11.2022]. Verfügbar unter: https://apps.who.int/iris/handle/10665/272611
389. WHO Country Office for Sri Lanka. Paradox of healthcare in Sri Lanka: A snapshot of the last decade from a partnership of sixty years. Colombo; 2014. Im Internet [abgerufen am 16.11.2022]. Verfügbar unter: https://apps.who.int/iris/handle/10665/255195
390. World Bank Group. Sri Lanka Country Snapshot. 2016. Im Internet [abgerufen am 16.11.2022]. Verfügbar unter: https://documents1.worldbank.org/curated/en/657271476770834100/pdf/109253-WP-SriLankaCountrySnapshots-highres-PUBLIC.pdf
391. WHO. WHO country cooperation strategy at a glance: Sri Lanka. 2018. Im Internet [abgerufen am 16.11.2022]. Verfügbar unter: https://apps.who.int/iris/handle/10665/136985
392. Siriwardhana C, Wickramage K. Conflict, forced displacement and health in Sri Lanka: A review of the research landscape. Conflict Health. 2014;8(1):22. https://doi.org/10.1186/1752-1505-8-22
393. WHO Country Office for Sri Lanka. WHO Country cooperation strategy Sri Lanka 2012–2017. 2012. Im Internet [abgerufen am 16.11.2022]. Verfügbar unter: https://apps.who.int/iris/handle/10665/161131
394. United Nations, Department of Economic and Social Affairs, Population Division. World Population Prospects 2019, Volume II: Demographic Profiles (ST/ESA/SER.A/427). 2019. Im Internet [abgerufen am 16.11.2022]. Verfügbar unter: https://population.un.org/wpp/Publications/Files/WPP2019_Volume-II-Demographic-Profiles.pdf
395. UNICEF. Delivery Care. 2020. Im Internet [abgerufen am 16.11.2022]. Verfügbar unter: https://data.unicef.org/topic/maternal-health/delivery-care/
396. WHO. Maternal and Neonatal Tetanus Elimination (MNTE): Progress towards global MNT elimination. 2020. Im Internet [abgerufen am 16.11.2022]. Verfügbar unter: https://www.who.int/initiatives/maternal-and-neonatal-tetanus-elimination-(mnte)/progress-towards-global-mnt-elimination
397. WHO-MCEE. Estimates for child causes of death 2000–2017. 2018. Im Internet (Stand: 2018): https://www.who.int/data/gho/indicator-metadata-registry/imr-details/89
398. WHO Regional Office for South-East Asia. Sri Lanka eliminates measles. 09.07.2019. Im Internet (Stand: 2019): https://www.who.int/southeastasia/news/detail/09-07-2019-sri-lanka-eliminates-measles
399. WHO Regional Office for South-East Asia. WHO certifies Sri Lanka malaria-free. 05.09.2016. Im Internet (Stand: 2016): https://www.who.int/southeastasia/news/detail/05-09-2016-who-certifies-sri-lanka-malaria-free
400. WHO. World Malaria Report 2019. Im Internet [abgerufen am 16.11.2022]. Verfügbar unter: https://www.who.int/malaria/publications/world-malaria-report-2019/en/
401. Global Polio Eradication Initiative (GPEI). Where We Work. 2020. Im Internet [abgerufen am 16.11.2022]. Verfügbar unter: https://polioeradication.org/where-we-work/
402. Schweitzer A, Horn J, Mikolajczyk RT, et al. Estimations of worldwide prevalence of chronic hepatitis B virus infection: A systematic review of data published between 1965 and 2013. Lancet. 2015;386(10003):1546–1555. https://doi.org/10.1016/S0140-6736(15)61412-X
403. Jefferies M, Rauff B, Rashid H, et al. Update on global epidemiology of viral hepatitis and pre-

ventive strategies. World Journal Clinical Cases. 2018;6(13):589–599. https://doi.org/10.12998/wjcc.v6.i13.589
404. Gower E, Estes C, Blach S et al. Global epidemiology and genotype distribution of the hepatitis C virus infection. Journal of Hepatology. 2014;61(1 Suppl):45–57. https://doi.org/10.1016/j.jhep.2014.07.027
405. WHO. Global Health Observatory (GHO) data: Neglected tropical diseases. 2020. Im Internet [abgerufen am 16.11.2022]. Verfügbar unter: https://www.who.int/data/gho/data/themes/neglected-tropical-diseases
406. De Silva N. The soil-transmitted helminths in Sri Lanka: a review of the recent literature. Sri Lankan Journal of Infectious Diseases. 2018; 8(2):60–68. https://doi.org/10.4038/sljid.v8i2.8231
407. Galgamuwa LS, Dharmaratne SD, Iddawela D. Leishmaniasis in Sri Lanka: Spatial distribution and seasonal variations from 2009 to 2016. Parasit Vectors. 2018;11(1):60. https://doi.org/10.1186/s13071-018-2647-5
408. Lionel Harischandra PA, Gunesekera A, Janakan N, et al. Sri Lanka takes action towards a target of zero rabies death by 2020. WHO South-East Asia Journal of Public Heal. 2016; 5(2):113–116. https://doi.org/10.4103/2224-3151.206247
409. WHO. Noncommunicable diseases country profiles 2018. 24.09.2018. Im Internet [abgerufen am 16.11.2022]. Verfügbar unter: https://www.who.int/publications/i/item/9789241514620
410. WHO. Depression and other common mental disorders: Global health estimates. Genf: WHO; 2017 [abgerufen am 09.08.2023]. Verfügbar unter: https://apps.who.int/iris/rest/bitstreams/1080542/retrieve
411. Siriwardhana C, Adikari A, Pannala G, et al. Prolonged Internal Displacement and Common Mental Disorders in Sri Lanka: The COMRAID Study. PLoS One. 2013;8(5):e64742. https://doi.org/10.1371/journal.pone.0064742
412. Kathriarachchi S, Seneviratne Vl, Amarakoon L. Development of mental health care in Sri Lanka: Lessons learned. Taiwanese Journal of Psychiatry. 2019;33(2):55–65. https://doi.org/10.4103/TPSY.TPSY_15_19
413. WHO. Global status report on road safety 2018. 17.06.2018. Im Internet [abgerufen am 16.11.2022]. Verfügbar unter: https://www.who.int/publications/i/item/9789241565684
414. WHO, UNICEF, UNFPA, WBG, UN. Trends in maternal mortality: 2000 to 2017: Estimates by WHO, UNICEF, UNFPA, World Bank Group and the United Nations Population Division. Genf: WHO; 2019. Im Internet (Stand: 2019): https://apps.who.int/iris/bitstream/handle/10665/327595/9789241516488-eng.pdf?sequence=1&isAllowed=y
415. United Nations Inter-agency Group for Child Mortality Estimation (UN IGME). Levels & Trends in Child Mortality: Report 2019. Estimates developed by the UN Inter-agency Group for Child Mortality Estimation. New York: United Nations Children's Fund; 2019 [abgerufen am 16.11.2022]. Verfügbar unter: https://www.unicef.org/media/60561/file/UN-IGME-child-mortality-report-2019.pdf
416. UNICEF/WHO/WB. Joint child malnutrition estimates. DHS, MICS, and other national household surveys. Update: May 2022. Im Internet [abgerufen am 16.11.2022]. Verfügbar unter: https://data.unicef.org/topic/nutrition/malnutrition/
417. UNAIDS. UNAIDS data 2019. 04.12.2019. Im Internet [abgerufen am 16.11.2022]. Verfügbar unter: https://www.unaids.org/en/resources/documents/2019/2019-UNAIDS-data
418. WHO. Global Tuberculosis Report 2019. 2019. Im Internet [abgerufen am 16.11.2022]. Verfügbar unter: https://www.who.int/tb/publications/global_report/en/
419. WHO. WHO vaccine-preventable diseases: monitoring system. Immunization Data. Im Internet (Stand: 2020): https://immunizationdata.who.int/listing.html?topic=coverage&location=LKA

8.14 Syrien

8.14.1 Kontext

Die Syrische Arabische Republik (Abbildung 8-14) ist seit 1963 ein Einparteienstaat und wird seit 1970 von der Familie al-Assad regiert. Inspiriert vom Arabischen Frühling, der in den Nachbarländern stattfand, organisierte die Bevölkerung 2011 friedliche Proteste gegen die Regierung, die diese jedoch mit Gewalt niederschlug. Daraufhin versank das Land in einem Bürgerkrieg, in den regionale und internationale Machthaber hineingezogen wurden [420].

Dieser Krieg ist die Ursache für eine der größten humanitären Krisen unserer Zeit. Er führte nicht nur zur Zerstörung der Infrastruktur in weiten Teilen des Landes und zu einem Zusammenbruch der Wirtschaft, sondern kostete auch Hunderttausende das Leben. Zudem führte er zu massenhafter Flucht und Vertreibung. Etwa 6,6 Millionen Menschen flohen in andere Länder und hier vor allem in die angrenzenden Staaten Türkei, Libanon und Jordanien, weshalb Syrien heute als Herkunftsland von Flüchtlingen an erster Stelle steht; innerhalb des Landes wurden mehr als 6,1 Millionen Menschen vertrieben [421].

Menschenrechtsverletzungen und Verstöße gegen das internationale humanitäre Völkerrecht sind systematisch und beinhalten direkte und willkürliche Angriffe auf Zivilisten und die zivile Infrastruktur [422, 423]. Der Zugang humanitärer Organisationen zu hilfsbedürftigen Menschen bleibt schwierig. Die Grundbedürfnisse der Bevölkerung wie Gesundheit, Obdach, Nahrung, Wasser und sanitäre Einrichtungen werden in weiten Teilen nicht erfüllt, und über 80 % der Menschen leben unterhalb der Armutsgrenze. Schätzungsweise 11,7 Millionen Menschen benötigen humanitäre Hilfe. Zu den Schutzbedürftigsten zählen Vertriebene, Rückkehrer und Menschen in schwer erreichbaren und überlasteten Gebieten [424].

8.14.2 Gesundheitsprofil

Syrien hatte eines der besten Gesundheitssysteme in der arabischen Welt, bis es durch den Jahre andauernden Krieg fast vollständig zerstört wurde. Der Zugang zu medizinischer Versorgung ist für Millionen Menschen extrem schwierig, insbesondere für diejenigen, die in belagerten und schwer erreichbaren Gebieten leben. Gezielte und systematische Angriffe auf medizinische Einrichtungen und die dort arbeitenden Menschen haben nicht nur die Strukturen geschädigt bzw. zerstört und Tote und Verletzte verursacht, sondern der Bevölkerung auch jegliche Möglichkeit auf Versorgungsleistungen genommen. Heute ist etwa die Hälfte der medizinischen Einrichtungen nicht oder nur teilweise funktionsfähig, und aufgrund von Tod und Vertreibung herrscht ein gravierender Mangel an medizinischem Personal. Medizinische Geräte und Instrumente wurden zerstört oder beschädigt, und Sanktionen verhindern die Einfuhr von Ersatzteilen, damit sie repariert werden können. Weitere gravierende Probleme sind der Stillstand der pharmazeutischen Industrie mit dem daraus resultierenden Fehlen von Medikamenten und das nicht mehr funktionierende nationale System zur Überwachung von Krankheiten [424, 425, 426, 427].

Die Kriegssituation in Syrien hat zu einer deutlichen Verschlechterung des Gesundheitszustands der Bevölkerung geführt. Die Lebenserwartung bei der Geburt ist gesunken, die Sterblichkeitsraten von Müttern, Neugeborenen und Kindern sind gestiegen, und immer weniger Frauen werden während der Schwangerschaft und der Geburt ihres Kindes von medizinischem Fachpersonal betreut. Auch die Durchimpfungsraten sind gesunken [428]. Mangelernährung bei Kindern und Säuglingen hat zugenommen [425]. Die führenden Todesursachen von Kindern unter 5 Jahren sind Durchfälle, gefolgt von Komplikationen bei Frühgeburten, angeborenen Anomalien und Pneumonien [429]. Tetanus bei Müttern und Neugeborenen wurde eliminiert [430].

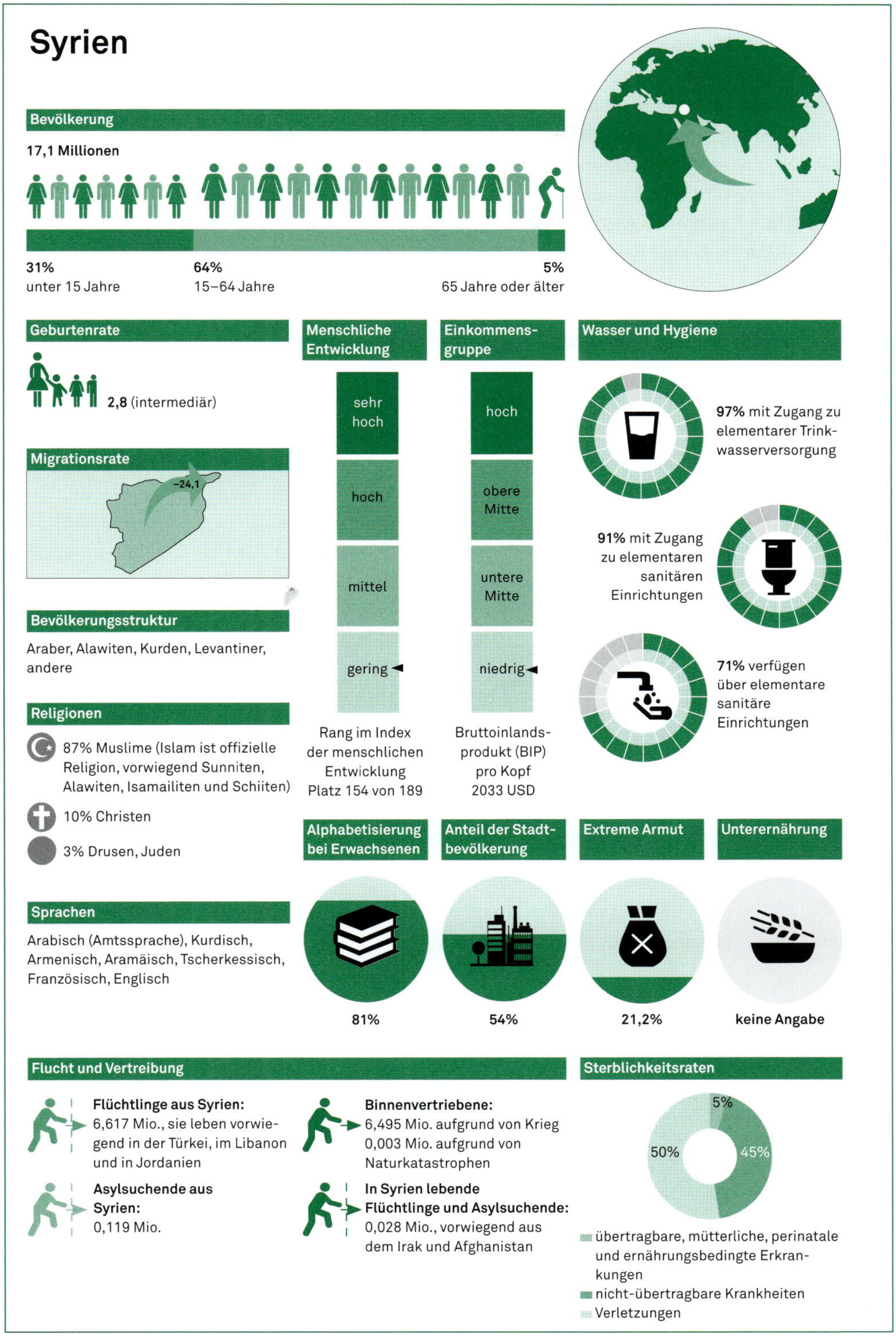

Abbildung 8-14: Informationen zu Syrien.

Die signifikant gesunkene Durchimpfungsrate, das daniederliegende Gesundheitssystem und die ungesunden Lebensbedingungen (Übervölkerung, unsauberes Wasser, schlechte sanitäre Anlagen) haben zu mehrfachen Ausbrüchen von Infektionskrankheiten wie Masern, akutem blutigem Durchfall, Typhus, Hepatitis A und Leishmaniose geführt. Vertriebene und Rückkehrer sind dafür besonders anfällig [424, 426]. Im Jahr 2013 – mehr als 10 Jahre, nachdem das Land für poliofrei erklärt worden war –, traten erneut Fälle von Poliomyelitis auf, und obwohl es aktuell keine Infizierten gibt, bleibt die Gefahr von Ausbrüchen hoch [431].

Prävalenz und Inzidenz von HIV-Infektionen sind niedrig [432], doch ist das Risiko gestiegen. Auch die Zahl der Tuberkulosefälle nimmt zu [426]. Seit über 10 Jahren traten bei der im Land lebenden Bevölkerung keine Fälle von Malaria mehr auf [433]. Die Prävalenz von Hepatitis B ist niedrig bis intermediär (2,62 %) [434, 435], die von Hepatitis C schätzungsweise niedrig (< 0,6 %) [435, 436].

Fast 1,8 Millionen Menschen benötigen Maßnahmen gegen sog. vernachlässigte Tropenkrankheiten [437]. Dazu zählen durch den Boden übertragene Helminthosen, Tollwut und Leishmaniose [437].

Nicht übertragbare Krankheiten wie Herz-Kreislauf-Erkrankungen, Krebserkrankungen, chronische Atemwegserkrankungen und Diabetes sind für 45 % aller Todesfälle verantwortlich. Adipositas hat sich zu einem Problem entwickelt, da jeder 4. Erwachsene und jeder 10. Jugendliche fettleibig ist. Verletzungen tragen zur Hälfte der Gesamtsterblichkeit bei [438]. Aufgrund der kriegsbedingten Verletzungen sind immer mehr Menschen körperlich beeinträchtigt. Etwa 15 % der Bevölkerung leben mit einer Behinderung und fast die Hälfte davon wahrscheinlich lebenslang [424, 426]. Mindestens eine von 5 Personen leidet unter einer psychischen Erkrankung wie einer Depression oder Angststörung, und der Anteil steigt, da der Konflikt andauert [425, 426].

Kenndaten zum Gesundheitsprofil Syriens sind in Tabelle 8-14 wiedergegeben.

Tabelle 8-14: Gesundheitsprofil Syriens.

Parameter	Wert	Einheit	Quelle
Lebenserwartung			
Lebenserwartung bei Geburt	72,7	Jahre	[439]
Gesundheit von Müttern, Neugeborenen und Kindern			
Müttersterblichkeitsrate	31	Todesfälle pro 100.000 Lebendgeburten	[440]
Sterblichkeitsrate von Kindern unter 5 Jahren	17	Todesfälle pro 1000 Lebendgeburten	[440]
Säuglingssterblichkeitsrate	14	Todesfälle pro 1000 Lebendgeburten	[440]
Neugeborenensterblichkeitsrate	9	Todesfälle pro 1000 Lebendgeburten	[440]
Ernährung			
Anteil kleinwüchsiger Kinder unter 5 Jahren	27,9	%	[441]
Anteil untergewichtiger Kinder unter 5 Jahren	11,5	%	[441]
Anteil übergewichtiger Kinder unter 5 Jahren	17,9	%	[441]

Parameter	Wert	Einheit	Quelle
Infektionskrankheiten			
Prävalenz von HIV	< 0,1	%	[432]
Inzidenz von HIV	< 0,01	pro 1000 Einwohner	[432]
Anteil von Erwachsenen und Kindern, die eine antiretrovirale Therapie (ART) erhalten	20	%	[432]
Inzidenz von Tuberkulose	19	pro 100.000 Einwohner	[443]
Inzidenz von Malaria	–	pro 1000 gefährdete Einwohner	[433]
Impfungen			
Tuberkulose (BCG)	79	%	[444]
Diphtherie, Tetanus, Pertussis, 1. Dosis (DTP1)	67	%	[444]
Diphtherie, Tetanus, Pertussis, 3. Dosis (DTP3)	47	%	[444]
Kinderlähmung, 3. Dosis (Polio3)	53	%	[444]
Masernvirus, 1. Dosis (MCV1)	63	%	[444]
Masernvirus, 2. Dosis (MCV2)	54	%	[444]
Hepatitis B, 3. Dosis (HepB3)	47	%	[444]
Haemophilus influenzae Typ B, 3. Dosis (Hib3)	48	%	[444]
Rotaviren (Rota)	–	%	[444]
Pneumokokken, 3. Dosis (PCV3)	–	%	[444]
Tetanus, Impfschutz bei Geburt (PAB)	91	%	[444]
Nicht übertragbare Krankheiten (NCD)			
NCD-bedingte vorzeitige Sterblichkeit: Risiko eines vorzeitigen Todes zwischen 30 und 70 Jahren	22	%	[438]
Alkoholkonsum pro Kopf	0	Liter reinen Alkohols	[438]
Tabakrauchen	–	%	[438]
Salzkonsum	11	Gramm pro Tag	[438]
Bewegungsmangel	–	%	[438]

Literatur

420. BBC. Country profiles. 2020. Im Internet [abgerufen am 16.11.2022]. Verfügbar unter: https://www.bbc.com/news/world-middle-east-14703856
421. United Nations High Commissioner for Refugees (UNHCR). Global Trends: Forced Displacement in 2019. 18.06.2020. Im Internet [abgerufen am 16.11.2022]. Verfügbar unter: https://www.unhcr.org/flagship-reports/globaltrends/globaltrends2019/
422. Human Rights Watch. World Report 2020: Events of 2019. New York; 2020. Im Internet [abgerufen am 16.11.2022]. Verfügbar unter: https://www.hrw.org/sites/default/files/world_report_download/hrw_world_report_2020_0.pdf
423. Amnesty International. Human rights in the Middle East and North Africa: Review of 2019. 18.02.2020. Im Internet [abgerufen am 16.11.2022]. Verfügbar unter: https://www.amnesty.org/en/documents/mde01/1357/2020/en/
424. Office for the Coordination of Humanitarian Affairs (OCHA). Syrian Arab Republic: 2019 Humanitarian Needs Overview. 2019. Im Internet [abgerufen am 16.11.2022]. Verfügbar unter: https://www.humanitarianresponse.info/en/operations/whole-of-syria/document/2019-summary-humanitarian-needs-overview-syrian-arab-republic
425. WHO. WHO country cooperation strategy at a glance: Syria. 2018. Im Internet [abgerufen am 16.11.2022]. Verfügbar unter: https://apps.who.int/iris/handle/10665/136887
426. WHO Regional Office for the Eastern Mediterranean. World Health Organization Syrian Arab Republic annual report 2018. Cairo; 2018. Verfügbar unter: https://apps.who.int/iris/bitstream/handle/10665/327305/COPub_SYR_2018_EN_22335.pdf?sequence=1&isAllowed=y
427. Cousins S. Syrian crisis: Health experts say more can be done. Lancet. 2015;385(9972):931–934. https://doi.org/10.1016/S0140-6736(15)60515-3
428. DeJong J, Ghattas H, Bashour H, et al. Reproductive, maternal, neonatal and child health in conflict: A case study on Syria using Countdown indicators. BMJ Global Health. 2017;2(3):e000302. https://doi.org/10.1136/bmjgh-2017-000302
429. WHO-MCEE. Estimates for child causes of death 2000–2017. 2018. Im Internet (Stand: 2018): https://www.who.int/data/gho/indicator-metadata-registry/imr-details/89
430. WHO. Maternal and Neonatal Tetanus Elimination (MNTE): Progress towards global MNT elimination. 2020. Im Internet [abgerufen am 16.11.2022]. Verfügbar unter: https://www.who.int/initiatives/maternal-and-neonatal-tetanus-elimination-(mnte)/progress-towards-global-mnt-elimination
431. Global Polio Eradication Initiative (GPEI). Where We Work. 2020. Im Internet [abgerufen am 16.11.2022]. Verfügbar unter: https://polioeradication.org/where-we-work/
432. UNAIDS. UNAIDS data 2019. 04.12.2019. Im Internet [abgerufen am 16.11.2022]. Verfügbar unter: https://www.unaids.org/en/resources/documents/2019/2019-UNAIDS-data
433. WHO. World Malaria Report 2019. Im Internet [abgerufen am 16.11.2022]. Verfügbar unter: https://www.who.int/malaria/publications/world-malaria-report-2019/en/
434. Schweitzer A, Horn J, Mikolajczyk RT, et al. Estimations of worldwide prevalence of chronic hepatitis B virus infection: A systematic review of data published between 1965 and 2013. Lancet. 2015;386(10003):1546–1555. https://doi.org/10.1016/S0140-6736(15)61412-X
435. Jefferies M, Rauff B, Rashid H, et al. Update on global epidemiology of viral hepatitis and preventive strategies. World Journal Clinical Cases. 2018;6(13):589–599. https://doi.org/10.12998/wjcc.v6.i13.589
436. Gower E, Estes C, Blach S, et al. Global epidemiology and genotype distribution of the hepatitis C virus infection. Journal of Hepatology. 2014;61(1 Suppl):45–57. https://doi.org/10.1016/j.jhep.2014.07.027
437. WHO. Global Health Observatory (GHO) data: Neglected tropical diseases. 2020. Im Internet [abgerufen am 16.11.2022]. Verfügbar unter: https://www.who.int/gho/neglected_diseases/en/
438. WHO. Noncommunicable diseases country profiles 2018. 24.09.2018. Im Internet [abgerufen am 16.11.2022]. Verfügbar unter: https://www.who.int/publications/i/item/9789241514620
439. United Nations, Department of Economic and Social Affairs, Population Division. World Population Prospects 2019, Volume II: Demographic Profiles (ST/ESA/SER.A/427). 2019. Im

Internet [abgerufen am 16.11.2022]. Verfügbar unter: https://population.un.org/wpp/Publications/Files/WPP2019_Volume-II-Demographic-Profiles.pdf

440. WHO, UNICEF, UNFPA, WBG, UN. Trends in maternal mortality: 2000 to 2017: Estimates by WHO, UNICEF, UNFPA, World Bank Group and the United Nations Population Division. Genf: WHO; 2019. Im Internet (Stand: 2019): https://apps.who.int/iris/bitstream/handle/10665/327595/9789241516488-eng.pdf?sequence=1&isAllowed=y

441. United Nations Inter-agency Group for Child Mortality Estimation (UN IGME). Levels & Trends in Child Mortality: Report 2019. Estimates developed by the UN Inter-agency Group for Child Mortality Estimation. New York: United Nations Children's Fund; 2019 [abgerufen am 16.11.2022]. Verfügbar unter: https://www.unicef.org/media/60561/file/UN-IGME-child-mortality-report-2019.pdf

442. UNICEF/WHO/WB. Joint child malnutrition estimates. DHS, MICS, and other national household surveys. Update: May 2022. Im Internet [abgerufen am 16.11.2022]. Verfügbar unter: https://data.unicef.org/topic/nutrition/malnutrition/

443. WHO. Global Tuberculosis Report 2019. 2019. Im Internet [abgerufen am 16.11.2022]. Verfügbar unter: https://www.who.int/tb/publications/global_report/en/

444. WHO. WHO vaccine-preventable diseases: monitoring system. Immunization Data. Im Internet (Stand: 2020): https://immunizationdata.who.int/listing.html?topic=coverage&location=SYR

8.15 Türkei

8.15.1 Kontext

Die säkulare Republik Türkei (Abbildung 8-15), die 1923 nach dem Zusammenbruch des Osmanischen Reiches gegründet wurde, ist das geografische Bindeglied zwischen Europa und Asien [445].

Die Türkei ist ein Herkunftsland von Flüchtlingen und Asylsuchenden. Wegen des seit den 1990er Jahren bestehenden Konflikts zwischen kurdischen Separatisten und der Regierung und der 2015/16 durchgeführten Sicherheitsoperationen in der südöstlichen Region Anatoliens leben über 1 Million Menschen als Binnenvertriebene im eigenen Land [446].

Der Krieg im Nachbarstaat Syrien hat zu einer massenhaften Flucht der syrischen Bevölkerung in die Türkei geführt. Folge davon ist eine extreme Belastung der Infrastrukturen, der Ressourcen und des Gesundheitssystems. Mit etwa 3,6 Millionen Flüchtlingen - die meisten davon aus Syrien - ist die Türkei derzeit das Land, das weltweit die meisten Flüchtlinge aufgenommen hat [447]. Die Mehrheit von ihnen lebt in Ballungsgebieten, die anderen in Lagern im Südosten des Landes. Zudem ist die Türkei ein Transitland für nicht registrierte Flüchtlinge und Migranten, die versuchen, über Land oder über das Meer Europa zu erreichen [448].

Seit Beginn des 21. Jahrhunderts hat die Türkei signifikante sozioökonomische Fortschritte erzielt und die Armutsraten gesenkt, auch wenn die Unterschiede zwischen den einzelnen Regionen und ungleiche Lebensbedingungen immer noch ein Problem sind [449].

8.15.2 Gesundheitsprofil

Die Lebenserwartung bei Geburt liegt etwas über der durchschnittlichen Lebenserwartung in Vorderasien (74,9 Jahre) [450]. Die Zahl der Schwangerschaften und Geburten, die durch medizinisches Fachpersonal betreut werden, ist hoch, und fast alle Kinder haben die allgemein empfohlenen Impfungen erhalten; diese beiden Faktoren haben zu einem signifikanten Rückgang der Sterblichkeit von Müttern und Kindern beigetragen [451, 452]. Tetanus bei Müttern und Neugeborenen wurde eliminiert [453]. Die führenden Todesursachen von Kindern unter 5 Jahren sind angeborene Anomalien und Komplikationen bei Frühgeburten [454]. Die Durchimpfungsrate ist sehr hoch [455].

Die syrischen Flüchtlinge in der Türkei machen es schwierig, Infektionskrankheiten wie Masern, Tuberkulose, kutane Leishmaniose und Poliomyelitis unter Kontrolle zu bringen [456]. Die Prävalenz von HIV-Infektionen ist zwar niedrig, nimmt aber beständig zu [457]. Ebenfalls niedrig ist die Inzidenz von Tuberkulose [458], doch sind unter den Flüchtlingen Tbc-Fälle aufgetreten; aufgrund der Migrationsbewegungen dieser Gruppe ist eine vollständige Durchführung der Behandlung schwieriger als bei der einheimischen Bevölkerung [459]. Seit Jahren traten bei der einheimischen Bevölkerung keine Fälle von Malaria mehr auf [460]. Das Land ist frei von Poliomyelitis [461].

Die Durchimpfungsrate für Masern liegt bei 97 %, doch ist die Populationsimmunität geringer. Aufgrund der vermehrt auftretenden Masernfälle in Europa, der Impfverweigerer und der Flüchtlingssituation sind Ausbrüche weiterhin möglich [462]. 2019 wurden in der Türkei 2666 Fälle gemeldet [463].

Die Prävalenz von Hepatitis B ist mit 4 % niedrig bis intermediär [464, 465], die Prävalenz von Hepatitis C liegt bei 1 % [465, 466].

In der Türkei auftretende sog. vernachlässigte Tropenkrankheiten sind Leishmaniose und Tollwut [467]. Mit über 50 gemeldeten Fällen pro Jahr tritt das hämorrhagische Krim-Kongo-Fieber endemisch auf [468].

In der Türkei ist ein Anstieg nicht übertragbarer Krankheiten und damit der Krankheitslast insgesamt zu verzeichnen. Nicht übertragbare Krankheiten und hier insbesondere Herz-Kreislauf- und Krebserkrankungen sind für die meisten Todesfälle verantwortlich [469].

Türkei

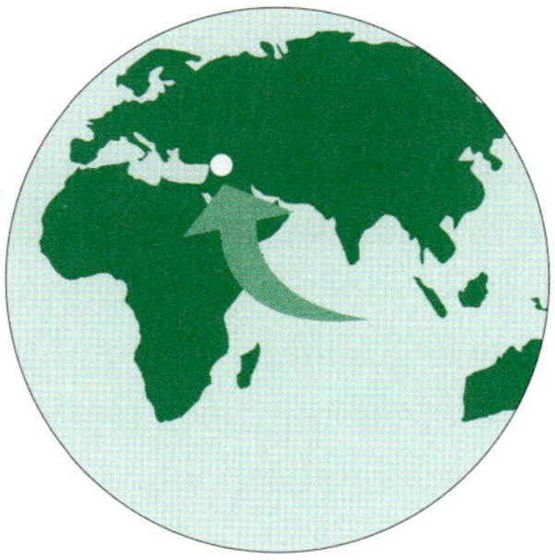

Bevölkerung

83,4 Millionen

24% unter 15 Jahre | 67% 15–64 Jahre | 9% 65 Jahre oder älter

Geburtenrate

2,1 (intermediär)

Migrationsrate

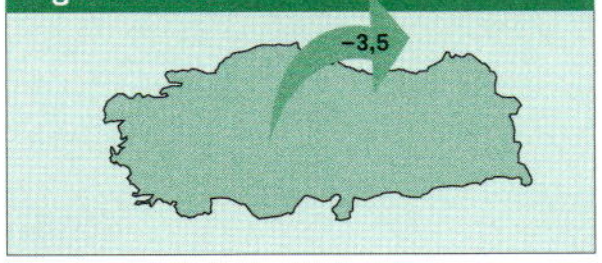

Bevölkerungsstruktur

Türken, Kurden und andere Minderheiten

Religionen

99,8% Muslime (vorwiegend Sunniten)

0,2% andere

Sprachen

Türkisch (Amtssprache), Kurdisch, andere Sprachen von Minderheiten

Menschliche Entwicklung

sehr hoch ◄ | hoch | mittel | gering

Rang im Index der menschlichen Entwicklung Platz 59 von 189

Einkommensgruppe

hoch | obere Mitte ◄ | untere Mitte | niedrig

Bruttoinlandsprodukt (BIP) pro Kopf 9043 USD

Wasser und Hygiene

99% mit Zugang zu elementarer Trinkwasserversorgung

97% mit Zugang zu elementaren sanitären Einrichtungen

96% verfügen über elementare sanitäre Einrichtungen

Alphabetisierung bei Erwachsenen

96%

Anteil der Stadtbevölkerung

75%

Extreme Armut

0,3%

Unterernährung

< 2,5%

Flucht und Vertreibung

Flüchtlinge aus der Türkei: 0,083 Mio., sie leben vorwiegend in Deutschland, im Irak und in Frankreich

Asylsuchende aus der Türkei: 0,047 Mio.

Binnenvertriebene: 1,099 Mio. aufgrund von Krieg

In der Türkei lebende Flüchtlinge und Asylsuchende: 3,908 Mio., Flüchtlinge vorwiegend aus Syrien; Asylsuchende vorwiegend aus dem Irak, Afghanistan und dem Iran

Sterblichkeitsraten

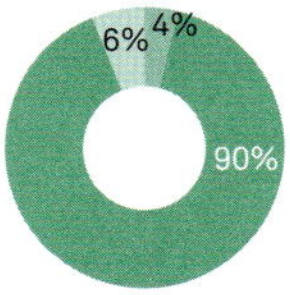

- übertragbare, mütterliche, perinatale und ernährungsbedingte Erkrankungen
- nicht-übertragbare Krankheiten
- Verletzungen

Abbildung 8-15: Informationen zur Türkei.

Während der Alkoholkonsum relativ gering ist, sind andere riskante Verhaltensweisen wie Bewegungsmangel (vor allem bei Frauen) besorgniserregend. 42 % der Männer und 14 % der Frauen rauchen, weshalb Tabakkonsum ein signifikantes Problem darstellt. Der Konsum von Salz ist zwar gesunken, liegt mit 10 Gramm pro Tag jedoch weiterhin hoch [469, 470]. Adipositas ist stark verbreitet; jeder 3. Erwachsene und jeder 10. Jugendliche ist fettleibig [469].

Schätzungsweise 4,4 % der Bevölkerung leiden unter Depressionen und 4 % unter Angststörungen [471]. Von psychischen Störungen wie Major Depression und posttraumatischer Belastungsstörung besonders betroffen sind syrische Flüchtlinge, doch mangelt es an psychiatrischen Versorgungsstrukturen und Fachärzten [472].

Mit fast 10.000 Toten im Jahr 2016 sind Verkehrsunfälle ein signifikantes Problem [473].

Kenndaten zum Gesundheitsprofil der Türkei sind in Tabelle 8-15 wiedergegeben.

Tabelle 8-15: Gesundheitsprofil der Türkei.

Parameter	Wert	Einheit	Quelle
Lebenserwartung			
Lebenserwartung bei Geburt	77,7	Jahre	[450]
Gesundheit von Müttern, Neugeborenen und Kindern			
Müttersterblichkeitsrate	17	Todesfälle pro 100.000 Lebendgeburten	[474]
Sterblichkeitsrate von Kindern unter 5 Jahren	11	Todesfälle pro 1000 Lebendgeburten	[474]
Säuglingssterblichkeitsrate	9	Todesfälle pro 1000 Lebendgeburten	[474]
Neugeborenensterblichkeitsrate	5	Todesfälle pro 1000 Lebendgeburten	[474]
Ernährung			
Anteil kleinwüchsiger Kinder unter 5 Jahren	6,0	%	[475]
Anteil untergewichtiger Kinder unter 5 Jahren	1,7	%	[475]
Anteil übergewichtiger Kinder unter 5 Jahren	8,1	%	[475]
Infektionskrankheiten			
Prävalenz von HIV	–	%	[476]
Inzidenz von HIV	–	pro 1000 Einwohner	[476]
Anteil von Erwachsenen und Kindern, die eine antiretrovirale Therapie (ART) erhalten	–	%	[476]
Inzidenz von Tuberkulose	16	pro 100.000 Einwohner	[458]
Inzidenz von Malaria	–	pro 1000 gefährdete Einwohner	[460]

Parameter	Wert	Einheit	Quelle
Impfungen			
Tuberkulose (BCG)	96	%	[455]
Diphtherie, Tetanus, Pertussis, 1. Dosis (DTP1)	99	%	[455]
Diphtherie, Tetanus, Pertussis, 3. Dosis (DTP3)	98	%	[455]
Kinderlähmung, 3. Dosis (Polio3)	98	%	[455]
Masernvirus, 1. Dosis (MCV1)	96	%	[455]
Masernvirus, 2. Dosis (MCV2)	87	%	[455]
Hepatitis B, 3. Dosis (HepB3)	98	%	[455]
Haemophilus influenzae Typ B, 3. Dosis (Hib3)	98	%	[455]
Rotaviren (Rota)	–	%	[455]
Pneumokokken, 3. Dosis (PCV3)	97	%	[455]
Tetanus, Impfschutz bei Geburt (PAB)	95	%	[455]
Nicht übertragbare Krankheiten (NCD)			
NCD-bedingte vorzeitige Sterblichkeit: Risiko eines vorzeitigen Todes zwischen 30 und 70 Jahren	16	%	[469]
Alkoholkonsum pro Kopf	2	Liter reinen Alkohols	[469]
Tabakrauchen	28	%	[469]
Salzkonsum	10	Gramm pro Tag	[469]
Bewegungsmangel	31	%	[469]

Literatur

445. BBC. Country profiles. 2020. Im Internet [abgerufen am 16.11.2022]. Verfügbar unter: https://www.bbc.com/news/world-europe-17988453
446. Norwegian Refugee Council (NRC)/Internal Displacement Monitoring Centre (IDMC). Global Report on Internal Displacement 2020. 2020. Im Internet [abgerufen am 16.11.2022]. Verfügbar unter: https://www.internal-displacement.org/global-report/grid2020/
447. United Nations High Commissioner for Refugees (UNHCR). Global Trends: Forced Displacement in 2019. 18.06.2020. Im Internet [abgerufen am 16.11.2022]. Verfügbar unter: https://www.unhcr.org/flagship-reports/globaltrends/globaltrends2019/
448. UNICEF Turkey Humanitarian Situation Reports – 2019. April 2019. 2019. Im Internet [abgerufen am 16.11.2022]. Verfügbar unter: https://www.unicef.org/turkey/en/reports/unicef-turkey-humanitarian-situation-reports-2019
449. World Bank. Turkey – Country partnership framework for the period FY18–FY21. Washington, D.C.: World Bank; 2017. Im Internet (Stand: 2017): https://openknowledge.worldbank.org/entities/publication/f985c8df-4bc9-5aed-ae99-208a1ae57db5
450. United Nations, Department of Economic and Social Affairs, Population Division. World Population Prospects 2019, Volume II: Demographic Profiles (ST/ESA/SER.A/427). 2019. Im Internet [abgerufen am 16.11.2022]. Verfügbar unter: https://population.un.org/wpp/Publications/Files/WPP2019_Volume-II-Demographic-Profiles.pdf
451. Atun R, Aydin S, Chakraborty S, et al. Universal health coverage in Turkey: Enhancement of equity. Lancet. 2013;382(9886):65–99. https://doi.org/10.1016/S0140-6736(13)61051-X
452. UNICEF. Delivery Care. 2020. Im Internet [abgerufen am 16.11.2022]. Verfügbar unter: https://data.unicef.org/topic/maternal-health/delivery-care/
453. WHO. Maternal and Neonatal Tetanus Elimination (MNTE): Progress towards global MNT elimination. 2020. Im Internet [abgerufen am 16.11.2022]. Verfügbar unter: https://www.who.int/initiatives/maternal-and-neonatal-tetanus-elimination-(mnte)/progress-towards-global-mnt-elimination
454. WHO-MCEE. Estimates for child causes of death 2000–2017. 2018. Im Internet (Stand: 2018): https://www.who.int/data/gho/indicator-metadata-registry/imr-details/89
455. WHO. WHO vaccine-preventable diseases: monitoring system. Immunization Data. Im Internet (Stand: 2020): https://immunizationdata.who.int/listing.html?topic=coverage&location=TUR
456. Doganay M, Demiraslan H. Refugees of the Syrian Civil War: Impact on Reemerging Infections, Health Services, and Biosecurity in Turkey. Health Security. 2016;14(4):220–225. https://doi.org/10.1089/hs.2016.0054
457. Mete B, Gunduz A, Bolukcu S, et al. HIV care in Istanbul, Turkey: How far is it from the UNAIDS 90–90–90 targets? International Journal of STD & AIDS. 2019;30(13):1298–1303. https://doi.org/10.1177/0956462419866342
458. WHO. Global Tuberculosis Report 2019. 2019. Im Internet [abgerufen am 16.11.2022]. Verfügbar unter: https://www.who.int/tb/publications/global_report/en/
459. Boyd AT, Cookson ST. TB control in humanitarian emergencies: Lessons from the Syria displacement crisis. Journal of clinical tuberculosis and other mycobacterial diseases. 2019;14:31–35. https://doi.org/10.1016/j.jctube.2018.06.006
460. WHO. World Malaria Report 2019. Im Internet [abgerufen am 16.11.2022]. Verfügbar unter: https://www.who.int/malaria/publications/world-malaria-report-2019/en/
461. Global Polio Eradication Initiative (GPEI). Where We Work. 2020. Im Internet [abgerufen am 16.11.2022]. Verfügbar unter: https://polioeradication.org/where-we-work/
462. Karaayvaz S, Oğuz MM, Beyazova U, et al. Evaluation of measles immunity in Turkey: Is it still a threat? Turkish Journal of Medical Sciences. 2019;49(1):336–340. https://doi.org/10.3906/sag-1809-54
463. WHO. Measles – Global situation: Disease outbreak news: 27. November 2019. 2019.
464. Schweitzer A, Horn J, Mikolajczyk RT, et al. Estimations of worldwide prevalence of chronic hepatitis B virus infection: A systematic review of data published between 1965 and 2013. Lancet. 2015;386(10003):1546–1555. https://doi.org/10.1016/S0140-6736(15)61412-X

465. Jefferies M, Rauff B, Rashid H, et al. Update on global epidemiology of viral hepatitis and preventive strategies. World Journal Clinical Cases. 2018;6(13):589–599. https://doi.org/10.12998/wjcc.v6.i13.589
466. Gower E, Estes C, Blach S, et al. Global epidemiology and genotype distribution of the hepatitis C virus infection. Journal of Hepatology. 2014;61(1 Suppl):45–57. https://doi.org/10.1016/j.jhep.2014.07.027
467. WHO. Global Health Observatory (GHO) data: Neglected tropical diseases. 2020. Im Internet [abgerufen am 16.11.2022]. Verfügbar unter: https://www.who.int/gho/neglected_diseases/en/
468. WHO. Geographic distribution of Crimean-Congo Haemorrhagic Fever. 2017. Im Internet (Stand: 2017): https://www.who.int/newsroom/fact-sheets/detail/crimean-congo-haemorrhagic-fever
469. WHO. Noncommunicable diseases country profiles 2018. 24.09.2018. Im Internet [abgerufen am 16.11.2022]. Verfügbar unter: https://www.who.int/publications/i/item/9789241514620
470. Kontsevaya A, Farrington J, Balcılar M, et al. Prevention and control of noncommunicable diseases in Turkey: The case for investment. Copenhagen: WHO Regional Office for Europe; 2018. Im Internet [abgerufen am 16.11.2022]. Verfügbar unter: https://apps.who.int/iris/bitstream/handle/10665/345584/WHO-EURO-2018-3291-43050-60248-eng.pdf?sequence=3&isAllowed=y
471. WHO. Depression and other common mental disorders: Global health estimates. Genf: WHO; 2017 [abgerufen am 09.08.2023]. Verfügbar unter: https://apps.who.int/iris/rest/bitstreams/1080542/retrieve
472. Tekeli-Yesil S, Isik E, Unal Y, et al. Determinants of mental disorders in Syrian refugees in Turkey versus internally displaced persons in Syria. American Journal of Public Health. 2018;108(7):938–945. https://doi.org/10.2105/AJPH.2018.304405
473. WHO. Global status report on road safety 2018. 17.06.2018. Im Internet [abgerufen am 16.11.2022]. Verfügbar unter: https://www.who.int/violence_injury_prevention/road_safety_status/2018/en/
474. WHO, UNICEF, UNFPA, WBG, UN. Trends in maternal mortality: 2000 to 2017: Estimates by WHO, UNICEF, UNFPA, World Bank Group and the United Nations Population Division. Genf: WHO; 2019. Im Internet (Stand: 2019): https://apps.who.int/iris/bitstream/handle/10665/327595/9789241516488-eng.pdf?sequence=1&isAllowed=y
475. United Nations Inter-agency Group for Child Mortality Estimation (UN IGME). Levels & Trends in Child Mortality: Report 2019. Estimates developed by the UN Inter-agency Group for Child Mortality Estimation. New York: United Nations Children's Fund; 2019 [abgerufen am 16.11.2022]. Verfügbar unter: https://www.unicef.org/media/60561/file/UN-IGME-child-mortality-report-2019.pdf
476. UNICEF/WHO/WB. Joint child malnutrition estimates. DHS, MICS, and other national household surveys. Update: May 2022. Im Internet [abgerufen am 16.11.2022]. Verfügbar unter: https://data.unicef.org/topic/nutrition/malnutrition/
477. UNAIDS. UNAIDS data 2019. 04.12.2019. Im Internet [abgerufen am 16.11.2022]. Verfügbar unter: https://www.unaids.org/en/resources/documents/2019/2019-UNAIDS-data

8.16 Ukraine

8.16.1 Kontext

Die Ukraine (Abbildung 8-16) erlangte nach dem Zusammenbruch der Sowjetunion 1991 ihre staatliche Unabhängigkeit [478]. Der seit 2014 andauernde Krieg zwischen den ukrainischen Regierungstruppen und von Russland unterstützten bewaffneten Gruppen im Osten des Landes hat nicht nur tausende von Toten und Verletzten gefordert [479], sondern auch zur massenhaften Vertreibung der Bevölkerung geführt. Heute leben etwa 1,5 Millionen Menschen als Binnenvertriebene im eigenen Land [480]. Zudem haben sich viele auf den Weg in Länder der Europäischen Union und in Nachbarstaaten – insbesondere nach Russland (Kap. 8.11) – gemacht [481].

Die Menschen, die nahe der Kontaktlinie zwischen den von der Regierung kontrollierten Gebieten und den „Volksrepubliken" im Donbas leben – vor allem in Luhansk und Donezk –, sind von der Krise besonders betroffen. Sie haben keinen Zugang zu grundlegenden Versorgungsstrukturen, da diese beschädigt oder zerstört wurden. Zudem sind medizinische Fachkräfte geflohen, es fehlt an Medikamenten, medizinischen Geräten und Instrumenten, und die Verbindungen zu anderen medizinischen Einrichtungen sind unterbrochen. Etwa 3,4 Millionen Menschen benötigen humanitäre Hilfe; ein erheblicher Teil von ihnen ist älter [479].

Zusätzlich zum Krieg in der Ostukraine ist das Land durch einen allgemeinen wirtschaftlichen Abschwung geschwächt. In den vom Krieg betroffenen Gebieten haben Arbeitslosigkeit und Armut stark zugenommen [479].

8.16.2 Gesundheitsprofil

Die Lebenserwartung bei der Geburt liegt unter der durchschnittlichen Lebenserwartung in Osteuropa (74 Jahre), wobei der Unterschied zwischen den Geschlechtern erheblich ist (> 9 Jahre) [482]. Ähnlich wie andere osteuropäische Staaten hat auch die Ukraine einen starken Bevölkerungsrückgang zu verzeichnen [482]; Ursache hierfür sind niedrige Geburtenraten, hohe Sterblichkeitsraten und die Abwanderung von Menschen im arbeitsfähigen Alter [483]. Die Sterblichkeitsraten von Müttern und Kindern sind seit der Unabhängigkeit gesunken, Geburten werden (fast immer) durch medizinisches Fachpersonal betreut [484]; zwar fehlen aktuelle Daten zur Zahl der Schwangerenvorsorgeuntersuchungen, doch sind sie Schätzungen zufolge relativ hoch [485]. Tetanus bei Müttern und Neugeborenen wurde eliminiert [486]. Die führenden Todesursachen von Kindern unter 5 Jahren sind angeborene Anomalien und Komplikationen bei Frühgeburten [487].

Die Ukraine hat innerhalb von Osteuropa und Zentralasien die zweitgrößte HIV-Epidemie zu verzeichnen; sie ist für 10 % der Neuinfektionen und 26 % der Todesfälle in der Region verantwortlich [488].

Die Inzidenz von Tuberkulose ist hoch. Zudem zählt das Land weltweit zu den Ländern mit der höchsten Krankheitslast durch multiresistente Tuberkulose (Inzidenzrate von 29 pro 100.000 Einwohner) [489]. In den vom Krieg betroffenen Gebieten steigt das Risiko für eine Übertragung von HIV und Tuberkulose [479]. Die Ukraine ist malariafrei, doch wird die Krankheit weiterhin von außen eingeschleppt [490].

Die Durchimpfungsraten sind sehr niedrig [491, 479], weil Impfstoffe fehlen und die Bevölkerung gegenüber Impfungen misstrauisch ist [491]. Aufgrund einer fehlenden Immunisierung, mangelndem Zugang zu sauberem Wasser und zu adäquaten sanitären Einrichtungen, defekter Heizsysteme und einer ungenügenden Kalorienzufuhr ist das Risiko für Krankheitsausbrüche gestiegen. In den letzten Jahren wurden Ausbrüche von Botulismus, Keuchhusten, Tetanus, Diphtherie, Poliomyelitis und Masern gemeldet [479].

2018 und 2019 wurde über große Masernausbrüche mit über 53.000 [492] bzw.

Ukraine

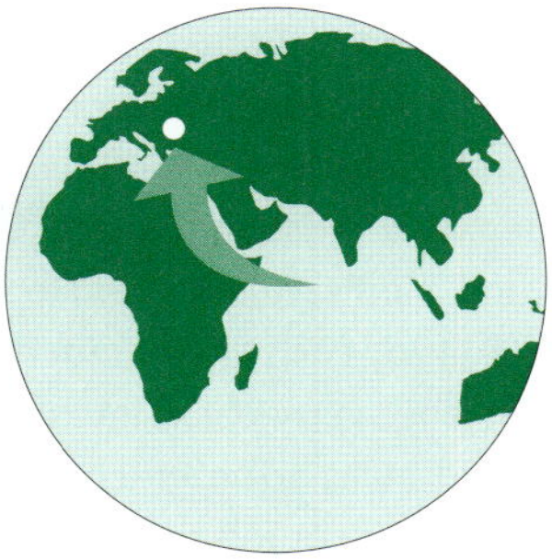

Bevölkerung

44 Millionen

16% unter 15 Jahre

67% 15–64 Jahre

17% 65 Jahre oder älter

Geburtenrate

1,4 (intermediär)

Migrationsrate

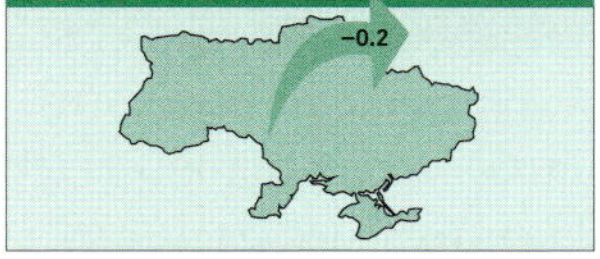

Bevölkerungsstruktur

vorwiegend Ukrainer und Russen, aber auch Weißrussen, Moldauer, Krim-Tataren, Bulgaren, Ungaren, Rumänen, Polen und Juden

Religionen

- 66% Orthodoxe
- 8–10% ukrainisch-griechisch Orthodoxe
- 2% Katholiken (röm.-kath.)
- 2% Protestanten
- < 1% Muslime, Juden

Sprachen

vorwiegend Ukrainisch (Amtssprache) und Russisch (Regionalsprache), aber auch Minderheitensprachen wie Krim-Tatarisch, Moldauisch, Rumänisch und Ungarisch

Menschliche Entwicklung

sehr hoch / hoch ◄ / mittel / gering

Rang im Index der menschlichen Entwicklung Platz 88 von 189

Einkommensgruppe

hoch / obere Mitte / untere Mitte ◄ / niedrig

Bruttoinlandsprodukt (BIP) pro Kopf 3659 USD

Wasser und Hygiene

94% mit Zugang zu elementarer Trinkwasserversorgung

96% mit Zugang zu elementaren sanitären Einrichtungen

100% verfügen über elementare sanitäre Einrichtungen (vor dem Krieg)

Alphabetisierung bei Erwachsenen

100%

Anteil der Stadtbevölkerung

69%

Extreme Armut

0,1%

Unterernährung

3,5%

Flucht und Vertreibung

Flüchtlinge aus der Ukraine: 0,06 Mio., sie leben vorwiegend in Russland, Italien und den USA

Asylsuchende aus der Ukraine: 0,028 Mio.

Binnenvertriebene: 0,73 Mio. aufgrund von Krieg

In der Ukraine lebende Flüchtlinge und Asylsuchende: 0,005 Mio., vorwiegend aus Afghanistan, Syrien und Russland

Sterblichkeitsraten

5% übertragbare, mütterliche, perinatale und ernährungsbedingte Erkrankungen

91% nicht-übertragbare Krankheiten

4% Verletzungen

Abbildung 8-16: Informationen zur Ukraine.

56.800 Fällen berichtet [493]. Zwar tritt Poliomyelitis derzeit nicht mehr auf, doch bleibt die Ukraine für Ausbrüche dieser Infektionskrankheit stark gefährdet [479, 494]. Die Prävalenz von Hepatitis B ist mit 1,45% niedrig [495, 496], und die Prävalenz von Hepatitis C liegt bei 3,6% [496, 497]. Maßnahmen zur Bekämpfung der sog. vernachlässigten Tropenkrankheiten sind nicht erforderlich [498]. Fälle von Tollwut treten sporadisch auf [498].

Aufgrund des hohen Anteils älterer Menschen stellen nicht übertragbare Krankheiten ein erhebliches Problem dar [479]. Sie – und hier vor allem Herz-Kreislauf- und Krebserkrankungen – sind die führenden Todesursachen, und die Gefahr eines vorzeitigen Todes durch diese Krankheiten ist hoch. Ein Viertel aller Erwachsenen ist fettleibig. Der Alkohol- und Tabakkonsum insbesondere unter Männern ist mit durchschnittlich 14 Litern reinen Alkohols jährlich und 48% Rauchern sehr hoch [499]. In den Konfliktregionen hat der Alkohol- und Drogenkonsum vor allem unter jungen Menschen zugenommen [479].

Insbesondere in den vom Krieg betroffenen Gebieten sind psychische Störungen ein signifikantes Problem. Die Menschen dort sind psychisch massiv belastet, doch fehlen psychiatrische Versorgungsstrukturen und psychosoziale Hilfsangebote [479]. Die Suizidrate ist mit 22 Fällen pro 100.000 Einwohner hoch [499]. Schätzungsweise 6,3% der Bevölkerung leiden unter Depressionen und 3,2% unter Angststörungen [500].

Die Zahl der Verkehrstoten ist mit 13,7 Fällen pro 100.000 Einwohner relativ hoch [501].

Kenndaten zum Gesundheitsprofil der Ukraine sind in Tabelle 8-16 wiedergegeben.

Tabelle 8-16: Gesundheitsprofil der Ukraine.

Parameter	Wert	Einheit	Quelle
Lebenserwartung			
Lebenserwartung bei Geburt	72,1	Jahre	482]
Gesundheit von Müttern, Neugeborenen und Kindern			
Müttersterblichkeitsrate	19	Todesfälle pro 100.000 Lebendgeburten	[502]
Sterblichkeitsrate von Kindern unter 5 Jahren	9	Todesfälle pro 1000 Lebendgeburten	[503]
Säuglingssterblichkeitsrate	7	Todesfälle pro 1000 Lebendgeburten	[503]
Neugeborenensterblichkeitsrate	5	Todesfälle pro 1000 Lebendgeburten	[503]
Ernährung			
Anteil kleinwüchsiger Kinder unter 5 Jahren	22,9	%	[504]
Anteil untergewichtiger Kinder unter 5 Jahren	8,2	%	[504]
Anteil übergewichtiger Kinder unter 5 Jahren	26,5	%	[504]

Parameter	Wert	Einheit	Quelle
Infektionskrankheiten			
Prävalenz von HIV	1	%	[505]
Inzidenz von HIV	0,28	pro 1000 Einwohner	[505]
Anteil von Erwachsenen und Kindern, die eine antiretrovirale Therapie (ART) erhalten	52	%	[505]
Inzidenz von Tuberkulose	80	pro 100.000 Einwohner	[489]
Inzidenz von Malaria	–	pro 1000 gefährdete Einwohner	[490]
Impfungen			
Tuberkulose (BCG)	90	%	[506]
Diphtherie, Tetanus, Pertussis, 1. Dosis (DTP1)	65	%	[506]
Diphtherie, Tetanus, Pertussis, 3. Dosis (DTP3)	50	%	[506]
Kinderlähmung, 3. Dosis (Polio3)	48	%	[506]
Masernvirus, 1. Dosis (MCV1)	91	%	[506]
Masernvirus, 2. Dosis (MCV2)	90	%	[506]
Hepatitis B, 3. Dosis (HepB3)	52	%	[506]
Haemophilus influenzae Typ B, 3. Dosis (Hib3)	39	%	[506]
Rotaviren (Rota)	–	%	[506]
Pneumokokken, 3. Dosis (PCV3)	–	%	[506]
Tetanus, Impfschutz bei Geburt (PAB)	–	%	[506]
Nicht übertragbare Krankheiten (NCD)			
NCD-bedingte vorzeitige Sterblichkeit: Risiko eines vorzeitigen Todes zwischen 30 und 70 Jahren	25	%	[499]
Alkoholkonsum pro Kopf	9	Liter reinen Alkohols	[499]
Tabakrauchen	27	%	[499]
Salzkonsum	11	Gramm pro Tag	[499]
Bewegungsmangel	21	%	[499]

Literatur

478. BBC. Country profiles. 2020. Im Internet [abgerufen am 16.11.2022]. Verfügbar unter: https://www.bbc.com/news/world-europe-18018002
479. Office for the Coordination of Humanitarian Affairs (OCHA). Ukraine: 2019 Humanitarian Needs Overview. 2018. Im Internet [abgerufen am 16.11.2022]. Verfügbar unter: https://www.humanitarianresponse.info/en/operations/ukraine/document/ukraine-2019-humanitarian-needs-overview-hno
480. United Nations High Commissioner for Refugees (UNHCR). Global Trends: Forced Displacement in 2019. 18.06.2020. Im Internet [abgerufen am 16.11.2022]. Verfügbar unter: https://www.unhcr.org/globaltrends2019/
481. The International Organization for Migration (IOM). World Migration Report 2020. 05.11.2019. Im Internet [abgerufen am 16.11.2022]. Verfügbar unter: https://publications.iom.int/books/world-migration-report-2020
482. United Nations, Department of Economic and Social Affairs, Population Division. World Population Prospects 2019, Volume II: Demographic Profiles (ST/ESA/SER.A/427). 2019. Im Internet [abgerufen am 16.11.2022]. Verfügbar unter: https://population.un.org/wpp/Publications/Files/WPP2019_Volume-II-Demographic-Profiles.pdf
483. Migration Policy Center. Ukraine's key migration challenges and opportunities. 2014. Im Internet [abgerufen am 16.11.2022]. Verfügbar unter: https://cadmus.eui.eu/handle/1814/62867
484. UNICEF. Delivery Care. 2020. Im Internet [abgerufen am 16.11.2022]. Verfügbar unter: https://data.unicef.org/topic/maternal-health/delivery-care/
485. UNICEF. Antenatal Care. 2020. Im Internet [abgerufen am 16.11.2022]. Verfügbar unter: https://data.unicef.org/topic/maternal-health/antenatal-care/
486. WHO. Maternal and Neonatal Tetanus Elimination (MNTE): Progress towards global MNT elimination. 2020. Im Internet [abgerufen am 16.11.2022]. Verfügbar unter: https://www.who.int/initiatives/maternal-and-neonatal-tetanus-elimination-(mnte)/progress-towards-global-mnt-elimination
487. WHO-MCEE. Estimates for child causes of death 2000–2017. Im Internet (Stand: 2018): https://www.who.int/data/gho/indicator-metadata-registry/imr-details/89
488. UNAIDS. UNAIDS data 2018. 2018. Im Internet [abgerufen am 16.11.2022]. Verfügbar unter: https://www.unaids.org/en/resources/documents/2018/unaids-data-2018
489. WHO. Global Tuberculosis Report 2019. 2019. Im Internet [abgerufen am 16.11.2022]. Verfügbar unter: https://www.who.int/teams/global-tuberculosis-programme/tb-reports
490. WHO. World Malaria Report 2019. Im Internet [abgerufen am 16.11.2022]. Verfügbar unter: https://www.who.int/malaria/publications/world-malaria-report-2019/en/
491. UNICEF. Alarming global surge of measles cases a growing threat to children – UNICEF. 28.02.2019. Im Internet [abgerufen am 16.11.2022]. Verfügbar unter: https://www.unicef.org/press-releases/alarming-global-surge-measles-cases-growing-threat-children-unicef-0
492. WHO. Measles – European Region: Disease outbreak news – update: 6 May 2019. 2019. Im Internet (Stand: 2019): https://www.who.int/emergencies/disease-outbreak-news/item/2019-DON140
493. WHO. Measles – Global situation: Disease outbreak news: 27. November 2019. 2019. Im Internet (Stand: 2019): https://www.who.int/emergencies/disease-outbreak-news/item/2019-DON211
494. Global Polio Eradication Initiative (GPEI). Where We Work. 2020. Im Internet [abgerufen am 16.11.2022]. Verfügbar unter: https://polioeradication.org/where-we-work/
495. Schweitzer A, Horn J, Mikolajczyk RT, et al. Estimations of worldwide prevalence of chronic hepatitis B virus infection: A systematic review of data published between 1965 and 2013. Lancet. 2015;386(10003):1546–1555. https://doi.org/10.1016/S0140-6736(15)61412-X
496. Jefferies M, Rauff B, Rashid H, et al. Update on global epidemiology of viral hepatitis and preventive strategies. World Journal Clinical Cases. 2018;6(13):589–599. https://doi.org/10.12998/wjcc.v6.i13.589
497. Gower E, Estes C, Blach S, et al. Global epidemiology and genotype distribution of the hepatitis C virus infection. Journal of Hepatology.

2014;61(1 Suppl):45–57. https://doi.org/10.1016/j.jhep.2014.07.027
498. WHO. Global Health Observatory (GHO) data: Neglected tropical diseases. 2020. Im Internet [abgerufen am 16.11.2022]. Verfügbar unter: https://www.who.int/gho/neglected_diseases/en/
499. WHO. Noncommunicable diseases country profiles 2018. 24.09.2018. Im Internet [abgerufen am 16.11.2022]. Verfügbar unter: https://www.who.int/publications/i/item/9789241514620
500. WHO. Depression and other common mental disorders: Global health estimates. Genf: WHO; 2017 [abgerufen am 09.08.2023]. Verfügbar unter: https://apps.who.int/iris/rest/bitstreams/1080542/retrieve
501. WHO. Global status report on road safety 2018. 17.06.2018. Im Internet [abgerufen am 16.11.2022]. Verfügbar unter: https://www.who.int/violence_injury_prevention/road_safety_status/2018/en/
502. WHO, UNICEF, UNFPA, WBG, UN. Trends in maternal mortality: 2000 to 2017: Estimates by WHO, UNICEF, UNFPA, World Bank Group and the United Nations Population Division. Genf: WHO; 2019. Im Internet (Stand: 2019): https://apps.who.int/iris/bitstream/handle/10665/327595/9789241516488-eng.pdf?sequence=1&isAllowed=y
503. United Nations Inter-agency Group for Child Mortality Estimation (UN IGME). Levels & Trends in Child Mortality: Report 2019. Estimates developed by the UN Inter-agency Group for Child Mortality Estimation. New York: United Nations Children's Fund; 2019 [abgerufen am 16.11.2022]. Verfügbar unter: https://www.unicef.org/media/60561/file/UN-IGME-child-mortality-report-2019.pdf
504. UNICEF/WHO/WB. Joint child malnutrition estimates. DHS, MICS, and other national household surveys. Update: May 2022. Im Internet [abgerufen am 16.11.2022]. Verfügbar unter: https://data.unicef.org/topic/nutrition/malnutrition/
505. UNAIDS. UNAIDS data 2019. 04.12.2019. Im Internet [abgerufen am 16.11.2022]. Verfügbar unter: https://www.unaids.org/en/resources/documents/2019/2019-UNAIDS-data
506. WHO. WHO vaccine-preventable diseases: monitoring system. Immunization Data. Im Internet (Stand: 2020): https://immunizationdata.who.int/listing.html?topic=coverage&location=UKR

9 Profile von Transitländern

Maude Montani

9.1 Äthiopien

9.1.1 Kontext

Äthiopien (Abbildung 9-1) ist sowohl Herkunfts- als auch Transit- und Zielland für Migranten vom Horn von Afrika. Zusätzlich zu den 2 Millionen Menschen, die aufgrund von Krieg, Dürren und unsicherer Ernährungslage als Binnenvertriebene im eigenen Land leben, beherbergt Äthiopien Flüchtlinge aus 26 Ländern, die meisten von ihnen aus Eritrea (Kap. 8.3), Somalia (Kap. 8.12), Südsudan und Sudan (Kap. 9.4). Das Land leidet sowohl unter Krieg und Gewalt zwischen den Gemeinschaften als auch unter wiederkehrenden Naturkatastrophen wie Dürren und Überschwemmungen [1].

9.1.2 Gesundheitsprofil

Im Bereich Gesundheit hat Äthiopien deutliche Fortschritte gemacht. Die Lebenserwartung bei Geburt ist signifikant gestiegen [2, 3] und liegt über der durchschnittlichen Lebenserwartung der anderen weltweit am wenigsten entwickelten Länder [3].

Übertragbare, mütterliche, perinatale und ernährungsbedingte Erkrankungen sind für 49 % aller Todesfälle verantwortlich [4]. Die Sterblichkeitsraten von Müttern, Säuglingen und Kindern sind deutlich gesunken [2, 5], doch bleibt die Gesundheit von Frauen, Neugeborenen und Kindern ein großes Problem; dazu zählen auch geschlechtsspezifische Gewalt und gesundheitsgefährdende traditionelle Bräuche [2]. Weibliche Genitalverstümmelung ist weitverbreitet (betroffen sind 74 % der Mädchen und Frauen zwischen 15 und 49 Jahren) [6]. Die Durchimpfungsraten sind niedrig [1], und Mangelernährung ist ein Problem [1, 2].

Die Prävalenz von HIV-Infektionen liegt bei 1 %, und die Inzidenz ist gesunken [7]. Die Krankheitslast durch Tuberkulose, Tuberkulose/HIV und multiresistente Tuberkulose ist hoch [8]; Malaria tritt in den meisten Teilen des Landes endemisch auf [1].

Ausbrüche von Krankheiten wie Cholera, Masern, Chikungunya und Denguefieber stellen eine große Gefahr dar. Ursache hierfür sind schlechte Lebensbedingungen (insbesondere in ländlichen Gebieten), eine chronisch unsichere Ernährungslage, niedrige Impfraten und viele Menschen, die als Binnenvertriebene unter unhygienischen Bedingungen leben [1]. Während die indigene Zirkulation von Wildpolioviren gestoppt wurde, kam es 2019 zu Fällen von impfstoffabgeleiteten Polioviren [1, 9]. Die Prävalenz von Hepatitis B und C liegt bei 6 % bzw. 1,3 % [10, 11, 12]. Zudem treten weiterhin einige sog. vernachlässigte Tropenkrankheiten auf [13].

Nicht übertragbare Krankheiten und damit assoziierte Risikofaktoren nehmen zu [2] und sind für 39 % aller Todesfälle verantwortlich [4]. Der Konsum von Alkohol und Tabak steigt [2]. 12 % aller Todesfälle werden durch Verletzungen verursacht [4]. Die Zahl der Verkehrsunfälle nimmt tendenziell zu [2].

Kenndaten zum Gesundheitsprofil Äthiopiens sind in Tabelle 9-1 wiedergegeben.

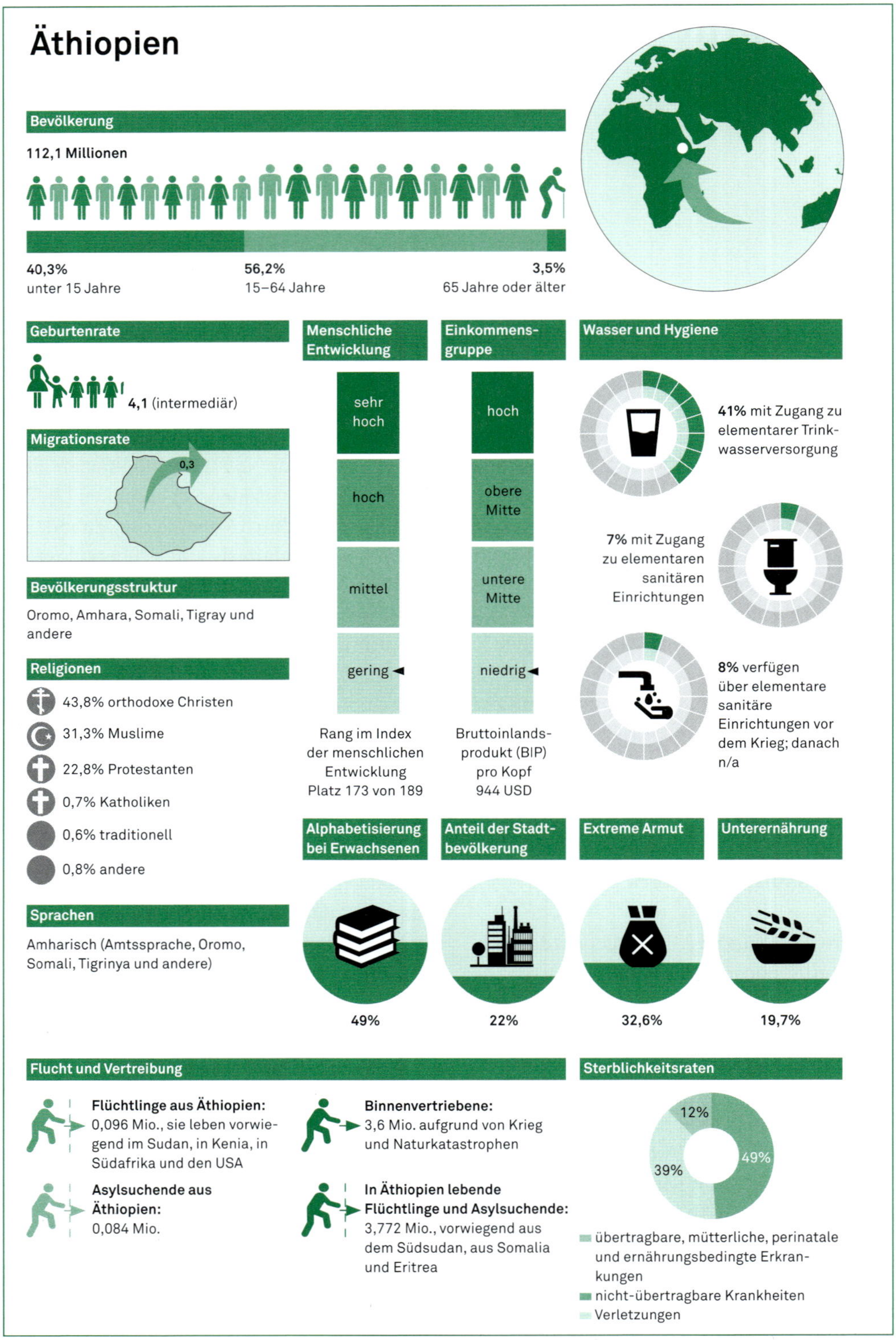

Abbildung 9-1: Informationen zu Äthiopien.

Tabelle 9-1: Gesundheitsprofil Äthiopiens.

Parameter	Wert	Einheit	Quelle
Lebenserwartung			
Lebenserwartung bei Geburt	66,6	Jahre	[3]
Gesundheit von Müttern, Neugeborenen und Kindern			
Müttersterblichkeitsrate	401	Todesfälle pro 100.000 Lebendgeburten	[5]
Sterblichkeitsrate von Kindern unter 5 Jahren	55	Todesfälle pro 1000 Lebendgeburten	[14]
Säuglingssterblichkeitsrate	39	Todesfälle pro 1000 Lebendgeburten	[14]
Neugeborenensterblichkeitsrate	28	Todesfälle pro 1000 Lebendgeburten	[14]
Ernährung			
Anteil kleinwüchsiger Kinder unter 5 Jahren	36,8	%	[15]
Anteil untergewichtiger Kinder unter 5 Jahren	7,2	%	[15]
Anteil übergewichtiger Kinder unter 5 Jahren	2,1	%	[15]
Infektionskrankheiten			
Prävalenz von HIV	1,0	%	[7]
Inzidenz von HIV	0,24	pro 1000 Einwohner	[7]
Anteil von Erwachsenen und Kindern, die eine antiretrovirale Therapie (ART) erhalten	65	%	[7]
Inzidenz von Tuberkulose	151	pro 100.000 Einwohner	[8]
Inzidenz von Malaria	31,8	pro 1000 gefährdete Einwohner	[16]
Impfungen			
Tuberkulose (BCG)	69	%	[17]
Diphtherie, Tetanus, Pertussis, 1. Dosis (DTP1)	80	%	[17]
Diphtherie, Tetanus, Pertussis, 3. Dosis (DTP3)	69	%	[17]
Kinderlähmung, 3. Dosis (Polio3)	72	%	[17]
Masernvirus, 1. Dosis (MCV1)	58	%	[17]
Masernvirus, 2. Dosis (MCV2)	41	%	[17]
Hepatitis B, 3. Dosis (HepB3)	68	%	[17]
Haemophilus influenzae Typ B, 3. Dosis (Hib3)	68	%	[17]
Rotaviren (Rota)	68	%	[17]
Pneumokokken, 3. Dosis (PCV3)	63	%	[17]
Tetanus, Impfschutz bei Geburt (PAB)	93	%	[17]

Parameter	Wert	Einheit	Quelle
Nicht übertragbare Krankheiten (NCD)			
NCD-bedingte vorzeitige Sterblichkeit: Risiko eines vorzeitigen Todes zwischen 30 und 70 Jahren	18	%	[4]
Alkoholkonsum pro Kopf	3	Liter reinen Alkohols	[4]
Tabakrauchen	4	%	[4]
Salzkonsum	6	Gramm pro Tag	[4]
Bewegungsmangel	14	%	[4]

Literatur

1. Office for the Coordination of Humanitarian Affairs (OCHA). Ethiopia: 2020 Humanitarian Needs Overview. 09.01.2020. Im Internet [abgerufen am 16.11.2022]. Verfügbar unter: https://www.humanitarianresponse.info/en/operations/ethiopia/document/ethiopia-humanitarian-needs-overview-january-2020
2. WHO. WHO country cooperation strategy at a glance: Ethiopia. 2018. Im Internet [abgerufen am 16.11.2022]. Verfügbar unter: https://apps.who.int/iris/handle/10665/137170
3. United Nations, Department of Economic and Social Affairs, Population Division. World Population Prospects 2019, Volume II: Demographic Profiles (ST/ESA/SER.A/427). 2019. Im Internet [abgerufen am 16.11.2022]. Verfügbar unter: https://population.un.org/wpp/Publications/Files/WPP2019_Volume-II-Demographic-Profiles.pdf
4. WHO. Noncommunicable diseases country profiles 2018. 24.09.2018. Im Internet [abgerufen am 16.11.2022]. Verfügbar unter: https://www.who.int/publications/i/item/9789241514620
5. WHO, UNICEF, UNFPA WBG & UPD. Trends in maternal mortality: 2000 to 2017: Estimates by WHO, UNICEF, UNFPA, World Bank Group and the United Nations Population Division. Genf; 2019.
6. UNICEF. Female Genital Mutilation/Cutting: A global concern. New York: UNICEF; 2016 [abgerufen am 16.11.2022].
7. UNAIDS. UNAIDS data 2019. 04.12.2019. Im Internet [abgerufen am 16.11.2022]. Verfügbar unter: https://www.unaids.org/en/resources/documents/2019/2019-UNAIDS-data
8. WHO. Global Tuberculosis Report 2019. Genf: WHO; 2019 [abgerufen am 16.11.2022]. Verfügbar unter: https://www.who.int/tb/publications/global_report/en/
9. Global Polio Eradication Initiative (GPEI). Where We Work. 2020. Im Internet [abgerufen am 16.11.2022]. Verfügbar unter: https://polioeradication.org/
10. Jefferies M, Rauff B, Rashid H, et al. Update on global epidemiology of viral hepatitis and preventive strategies. World Journal of Clinical Cases. 2018;6(13):589–599. https://doi.org/10.12998/wjcc.v6.i13.589
11. Schweitzer A, Horn J, Mikolajczyk RT, et al. Estimations of worldwide prevalence of chronic hepatitis B virus infection: A systematic review of data published between 1965 and 2013. Lancet. 2015;386(10003):1546–1555. https://doi.org/10.1016/S0140-6736(15)61412-X
12. Gower E, Estes C, Blach S, et al. Global epidemiology and genotype distribution of the hepatitis C virus infection. Journal of Hepatology. 2014;61(1 Suppl):45–57. https://doi.org/10.1016/j.jhep.2014.07.027
13. WHO. Global Health Observatory (GHO) data: Neglected tropical diseases. 2020. Im Internet [abgerufen am 16.11.2022]. Verfügbar unter: https://www.who.int/gho/neglected_diseases/en/
14. United Nations Inter-agency Group for Child Mortality Estimation (UN IGME). Levels & Trends in Child Mortality: Report 2019. Estimates developed by the UN Inter-agency Group for Child Mortality Estimation. New York: United Nations Children's Fund; 2019 [abgerufen am 16.11.2022]. Verfügbar unter: https://

www.unicef.org/media/60561/file/UN-IGME-child-mortality-report-2019.pdf
15. UNICEF/WHO/WB. Joint child malnutrition estimates. DHS, MICS, and other national household surveys. Update: May 2022. Im Internet [abgerufen am 16.11.2022]. Verfügbar unter: https://data.unicef.org/topic/nutrition/malnutrition/
16. WHO. World Malaria Report 2019. Im Internet [abgerufen am 16.11.2022]. Verfügbar unter: https://www.who.int/malaria/publications/world-malaria-report-2019/en/
17. WHO. WHO vaccine-preventable diseases: monitoring system. 2019 global summary. Genf: WHO; 2020 [abgerufen am 08.08.2023]. Verfügbar unter: https://immunizationdata.who.int/listing.html?topic=coverage&location=ETH

9.2 Libyen

9.2.1 Kontext

Libyen (Abbildung 9-2) ist sowohl Zielland für Migranten als auch wichtiges Transitland für diejenigen, die über das Mittelmeer nach Europa wollen [18]. Die über 636.000 Migranten und Flüchtlinge im Land sind extremen Gefahren wie rechtswidrigen Tötungen, Folter, willkürlicher Inhaftierung, sexueller und geschlechtsspezifischer Gewalt sowie Zwangsarbeit ausgesetzt und haben nur sehr begrenzt Zugang zu grundlegenden Versorgungsstrukturen. Viele leben in total überfüllten Gefangenenlagern, in denen nur unzureichend Nahrung, Wasser oder sanitäre Einrichtungen verfügbar sind und in denen es zu Menschenrechtsverletzungen kommt [18]. Seit 2011 herrscht in Libyen Krieg und Unsicherheit. Aus diesem Grund hat sich die öffentliche Versorgung signifikant verschlechtert; davon besonders stark betroffen sind die Bereiche Gesundheit und Bildung [18].

9.2.2 Gesundheitsprofil

Der Krieg hat dazu geführt, dass viele Gesundheitsprogramme gestoppt wurden – mit negativen Folgen für die Gesundheit und das Gesundheitswesen [19]. Übertragbare, mütterliche, perinatale und ernährungsbedingte Erkrankungen sind für 8 % aller Todesfälle verantwortlich [20]. Die Sterblichkeitsraten von Müttern sind gestiegen [21]. Impfprogramme für Kinder wurden gestoppt, und die Impfstoffvorräte sind aufgebraucht [18]. 2019 wurde über Ausbrüche von Masern und Röteln berichtet [18]. Libyen ist durch Mangelernährung [22] als Folge von Unterernährung und Übergewicht/Adipositas gleich doppelt belastet.

Die Gefahr von Erkrankungen, die durch Impfungen vermieden werden können, und anderen Erkrankungen ist signifikant und nimmt zu [18]. Die Prävalenz von HIV-Infektionen ist niedrig [22]; ebenfalls niedrig ist die Belastung durch und das Risiko für Malaria [22]. Die Inzidenz von Tuberkulose ist gestiegen [18]. Die Prävalenz von Hepatitis B und C liegt bei 2,2 % bzw. 1,2 % [23, 24, 25].

Die Belastung durch sog. vernachlässigte Tropenkrankheiten ist gering. Sowohl die kutane als auch die viszerale Leishmaniose treten immer noch endemisch auf. Zudem steht Libyen unter Beobachtung, was die Verbreitung des Trachoms anbelangt [22].

Die Belastung durch nicht übertragbare Krankheiten ist gestiegen [19]. Diese sind für 72 % aller Todesfälle verantwortlich [20]. Psychische Störungen sind ein signifikantes Problem, werden aber chronisch vernachlässigt [18, 22]. 20 % aller Todesfälle gehen auf Verletzungen zurück [20].

Kenndaten zum Gesundheitsprofil Libyens sind in Tabelle 9-2 wiedergegeben.

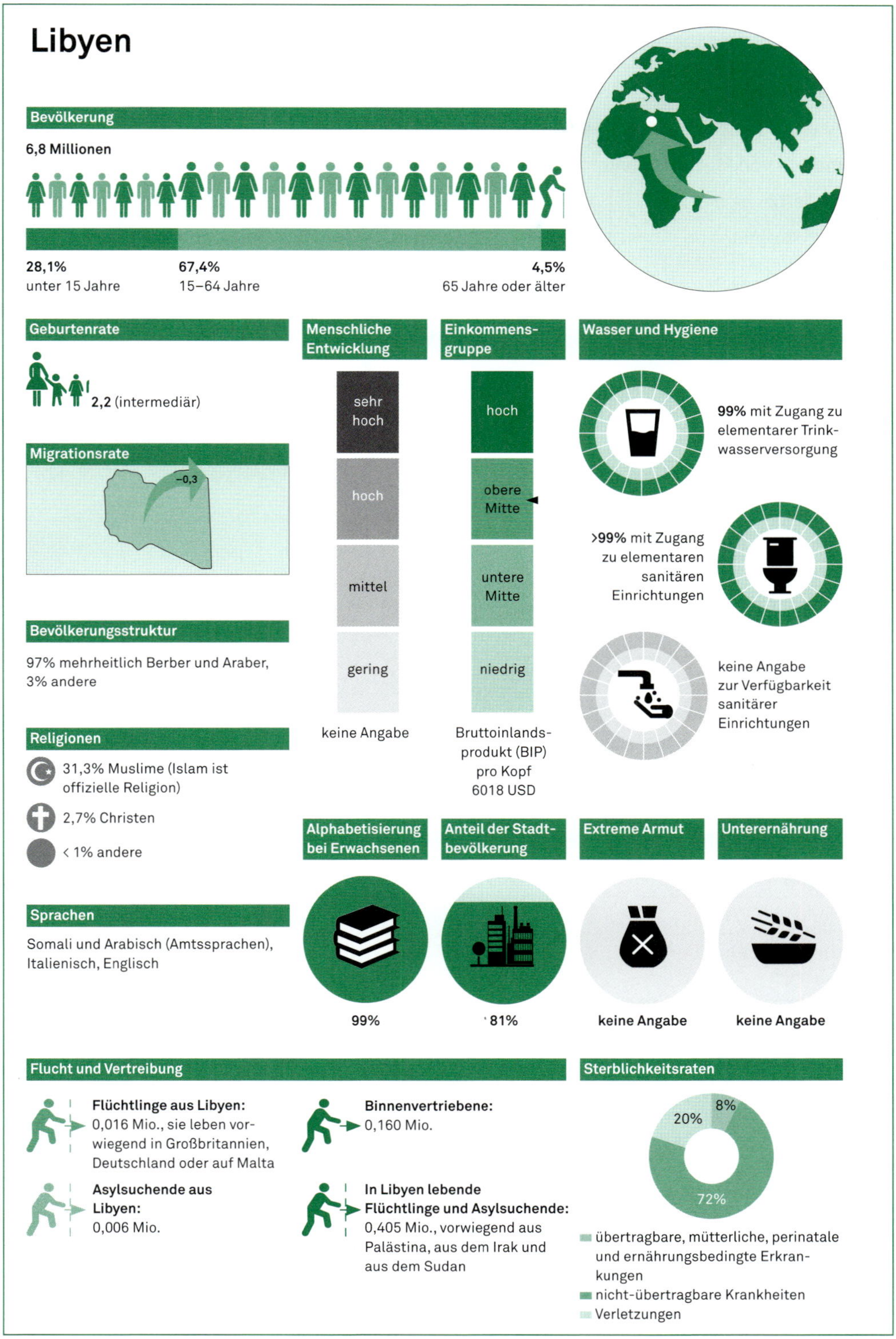

Abbildung 9-2: Informationen zu Libyen.

Tabelle 9-2: Gesundheitsprofil Libyens.

Parameter	Wert	Einheit	Quelle
Lebenserwartung			
Lebenserwartung bei Geburt	72,9	Jahre	[26]
Gesundheit von Müttern, Neugeborenen und Kindern			
Müttersterblichkeitsrate	72	Todesfälle pro 100.000 Lebendgeburten	[21]
Sterblichkeitsrate von Kindern unter 5 Jahren	12	Todesfälle pro 1000 Lebendgeburten	[27]
Säuglingssterblichkeitsrate	10	Todesfälle pro 1000 Lebendgeburten	[27]
Neugeborenensterblichkeitsrate	6	Todesfälle pro 1000 Lebendgeburten	[27]
Ernährung			
Anteil kleinwüchsiger Kinder unter 5 Jahren	38,1	%	[28]
Anteil untergewichtiger Kinder unter 5 Jahren	10,2	%	[28]
Anteil übergewichtiger Kinder unter 5 Jahren	29,6	%	[28]
Infektionskrankheiten			
Prävalenz von HIV	0,2	%	[29]
Inzidenz von HIV	0,07	pro 1000 Einwohner	[29]
Anteil von Erwachsenen und Kindern, die eine antiretrovirale Therapie (ART) erhalten	44	%	[29]
Inzidenz von Tuberkulose	40	pro 100.000 Einwohner	[30]
Inzidenz von Malaria	–	pro 1000 gefährdete Einwohner	[31]
Impfungen			
Tuberkulose (BCG)	99	%	[32]
Diphtherie, Tetanus, Pertussis, 1. Dosis (DTP1)	98	%	[32]
Diphtherie, Tetanus, Pertussis, 3. Dosis (DTP3)	97	%	[32]
Kinderlähmung, 3. Dosis (Polio3)	97	%	[32]
Masernvirus, 1. Dosis (MCV1)	97	%	[32]
Masernvirus, 2. Dosis (MCV2)	96	%	[32]
Hepatitis B, 3. Dosis (HepB3)	97	%	[32]
Haemophilus influenzae Typ B, 3. Dosis (Hib3)	97	%	[32]
Rotaviren (Rota)	97	%	[32]
Pneumokokken, 3. Dosis (PCV3)	97	%	[32]
Tetanus, Impfschutz bei Geburt (PAB)	–	%	[32]

Parameter	Wert	Einheit	Quelle
Nicht übertragbare Krankheiten (NCD)			
NCD-bedingte vorzeitige Sterblichkeit: Risiko eines vorzeitigen Todes zwischen 30 und 70 Jahren	20	%	[20]
Alkoholkonsum pro Kopf	0	Liter reinen Alkohols	[20]
Tabakrauchen	–	%	[20]
Salzkonsum	11	Gramm pro Tag	[20]
Bewegungsmangel	34	%	[20]

Literatur

18. Office for the Coordination of Humanitarian Affairs (OCHA). Libya: 2020 Humanitarian Needs Overview. 31.01.2020. Im Internet [abgerufen am 16.11.2022]. Verfügbar unter: https://www.humanitarianresponse.info/en/operations/libya/document/2020-libya-humanitarian-needs-overview-hrp
19. WHO. WHO country cooperation strategy at a glance: Libya. 2018. Im Internet [abgerufen am 16.11.2022]. Verfügbar unter: https://apps.who.int/iris/handle/10665/136912
20. WHO. Noncommunicable diseases country profiles 2018. 24.09.2018. Im Internet [abgerufen am 16.11.2022]. Verfügbar unter: https://www.who.int/publications/i/item/9789241514620
21. WHO, UNICEF, UNFPA WBG & UPD. Trends in maternal mortality: 2000 to 2017: Estimates by WHO, UNICEF, UNFPA, World Bank Group and the United Nations Population Division. Genf; 2019.
22. WHO Regional Office for the Eastern Mediterranean. Libya health profile 2015. 2017. Im Internet [abgerufen am 16.11.2022]. Verfügbar unter: https://apps.who.int/iris/handle/10665/254933
23. Jefferies M, Rauff B, Rashid H, et al. Update on global epidemiology of viral hepatitis and preventive strategies. World Journal Clinical Cases. 2018;6(13):589–599. https://doi.org/10.12998/wjcc.v6.i13.589
24. Schweitzer A, Horn J, Mikolajczyk RT, et al. Estimations of worldwide prevalence of chronic hepatitis B virus infection: A systematic review of data published between 1965 and 2013. Lancet. 2015;386(10003):1546–1555. https://doi.org/10.1016/S0140-6736(15)61412-X
25. Gower E, Estes C, Blach S, et al. Global epidemiology and genotype distribution of the hepatitis C virus infection. Journal of Hepatology. 2014;61(1 Suppl):45–57. https://doi.org/10.1016/j.jhep.2014.07.027
26. United Nations, Department of Economic and Social Affairs, Population Division. World Population Prospects 2019, Volume II: Demographic Profiles (ST/ESA/SER.A/427). 2019. Im Internet [abgerufen am 16.11.2022]. Verfügbar unter: https://population.un.org/wpp/Publications/Files/WPP2019_Volume-II-Demographic-Profiles.pdf
27. United Nations Inter-agency Group for Child Mortality Estimation (UN IGME). Levels & Trends in Child Mortality: Report 2019. Estimates developed by the UN Inter-agency Group for Child Mortality Estimation. New York: United Nations Children's Fund; 2019 [abgerufen am 16.11.2022]. Verfügbar unter: https://www.unicef.org/media/60561/file/UN-IGME-child-mortality-report-2019.pdf
28. UNICEF/WHO/WB. Joint child malnutrition estimates. DHS, MICS, and other national household surveys. Update: May 2022. Im Internet [abgerufen am 16.11.2022]. Verfügbar unter: https://data.unicef.org/topic/nutrition/malnutrition/
29. UNAIDS. UNAIDS data 2019. 04.12.2019. Im Internet [abgerufen am 16.11.2022]. Verfügbar unter: https://www.unaids.org/en/resources/documents/2019/2019-UNAIDS-data
30. WHO. Global Tuberculosis Report 2019. 2019. Im Internet [abgerufen am 16.11.2022]. Verfüg-

bar unter: https://www.who.int/tb/publications/global_report/en/
31. WHO. World Malaria Report 2019. Im Internet [abgerufen am 16.11.2022]. Verfügbar unter: https://www.who.int/malaria/publications/world-malaria-report-2019/en/
32. WHO. WHO vaccine-preventable diseases: monitoring system. 2019 global summary. 2020. Im Internet (Stand: 2020): https://immunizationdata.who.int/listing.html?topic=coverage&location=LBY

9.3 Niger

9.3.1 Kontext

Der Niger (Abbildung 9-3) ist ein wichtiges Transitland für west- und zentralafrikanische Migranten, die nach Nordafrika und weiter nach Europa wollen. Als eines der weltweit am wenigsten entwickelten Länder ist der Niger von Dürren, Überschwemmungen, einer prekären Ernährungslage, weitverbreiteter Armut und Unsicherheit durch Krisen in den Nachbarländern betroffen [33, 34]. Durch Konflikte wurden etwa 190.000 Menschen und durch Naturkatastrophen etwa 121.000 Menschen innerhalb des eigenen Landes vertrieben [35]. Zudem beherbergt der Niger 180.000 Flüchtlinge, die hauptsächlich aus Nigeria (Kap. 8.9) und Mali kommen [36].

9.3.2 Gesundheitsprofil

Auch wenn in bestimmten Bereichen signifikante Fortschritte erzielt wurden, bleibt die Gesundheitssituation im Land schlecht [34]. Übertragbare, mütterliche, perinatale und ernährungsbedingte Erkrankungen sind für 63 % aller Todesfälle verantwortlich [37]. Trotz der erzielten Verbesserungen bleiben die Sterblichkeitsraten von Müttern und Kindern hoch. Die Durchimpfungsraten sind zwar gestiegen, liegen aber weiterhin im niedrigen Bereich. Mangelernährung ist ein bedeutendes Problem für die öffentliche Gesundheit [33].

In der Allgemeinbevölkerung ist die Prävalenz von HIV-Infektionen niedrig. Das epidemische Auftreten konzentriert sich auf die Risikogruppen [34]. Die Inzidenz von Tuberkulose ist gesunken [34]. Mit 4 % der Erkrankungs- und Todesfälle weltweit [33] bleibt Malaria ein bedeutendes Problem für die öffentliche Gesundheit.

Immer wieder kommt es zu Ausbrüchen von Masern, Meningitis und Cholera [33]; zudem wurde in den Jahren 2018–2019 ein Ausbruch von Poliomyelitis bekannt gegeben [33]. Die Prävalenz von Hepatitis B ist mit 15,5 % sehr hoch, die Prävalenz von Hepatitis C Schätzungen zufolge gering bis mäßig [34].

Einige sog. vernachlässigte Tropenkrankheiten wie Schistosomiasis, durch den Boden übertragene Helminthosen, Trachom und lymphatische Filariose sind weiterhin ein Problem für die öffentliche Gesundheit [34].

Nicht übertragbare Krankheiten sind für 27 % aller Todesfälle verantwortlich [37]. Nicht behandelte psychische Störungen sind ein signifikantes Problem [42]. 10 % aller Todesfälle werden durch Verletzungen verursacht [37].

Kenndaten zum Gesundheitsprofil des Niger sind in Tabelle 9-3 wiedergegeben.

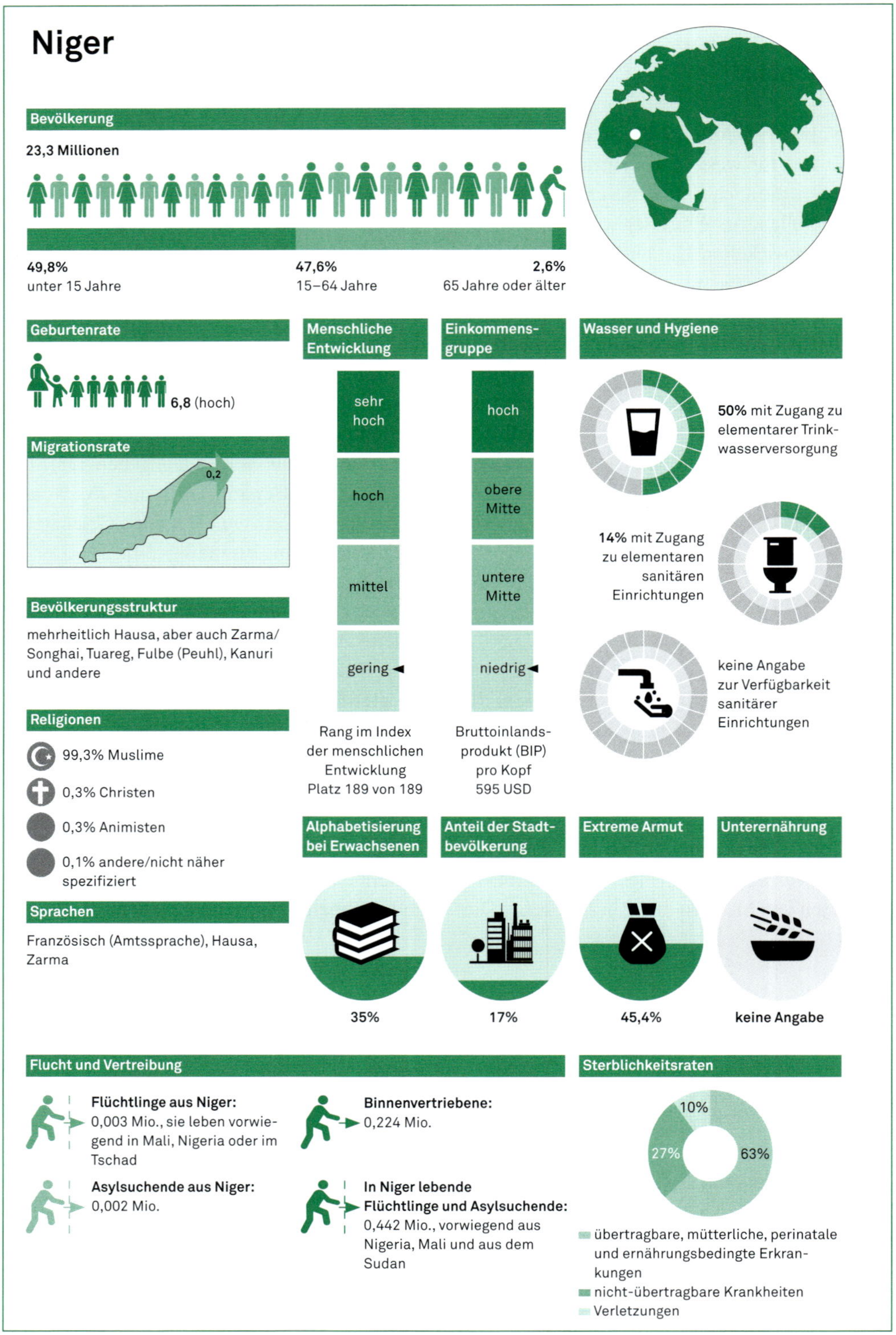

Abbildung 9-3: Informationen zum Niger.

Tabelle 9-3: Gesundheitsprofil des Niger.

Parameter	Wert	Einheit	Quelle
Lebenserwartung			
Lebenserwartung bei Geburt	62,4	Jahre	[43]
Gesundheit von Müttern, Neugeborenen und Kindern			
Müttersterblichkeitsrate	509	Todesfälle pro 100.000 Lebendgeburten	[44]
Sterblichkeitsrate von Kindern unter 5 Jahren	84	Todesfälle pro 1000 Lebendgeburten	[45]
Säuglingssterblichkeitsrate	48	Todesfälle pro 1000 Lebendgeburten	[45]
Neugeborenensterblichkeitsrate	25	Todesfälle pro 1000 Lebendgeburten	[45]
Ernährung			
Anteil kleinwüchsiger Kinder unter 5 Jahren	48,5	%	[46]
Anteil untergewichtiger Kinder unter 5 Jahren	14,1	%	[46]
Anteil übergewichtiger Kinder unter 5 Jahren	1,0	%	[46]
Infektionskrankheiten			
Prävalenz von HIV	0,3	%	[47]
Inzidenz von HIV	0,08	pro 1000 Einwohner	[47]
Anteil von Erwachsenen und Kindern, die eine antiretrovirale Therapie (ART) erhalten	54	%	[47]
Inzidenz von Tuberkulose	87	pro 100.000 Einwohner	[48]
Inzidenz von Malaria	356,6	pro 1000 gefährdete Einwohner	[38]
Impfungen			
Tuberkulose (BCG)	70	%	[49]
Diphtherie, Tetanus, Pertussis, 1. Dosis (DTP1)	92	%	[49]
Diphtherie, Tetanus, Pertussis, 3. Dosis (DTP3)	81	%	[49]
Kinderlähmung, 3. Dosis (Polio3)	81	%	[49]
Masernvirus, 1. Dosis (MCV1)	79	%	[49]
Masernvirus, 2. Dosis (MCV2)	58	%	[49]
Hepatitis B, 3. Dosis (HepB3)	81	%	[49]
Haemophilus influenzae Typ B, 3. Dosis (Hib3)	81	%	[49]
Rotaviren (Rota)	78	%	[49]
Pneumokokken, 3. Dosis (PCV3)	81	%	[49]
Tetanus, Impfschutz bei Geburt (PAB)	81	%	[49]

Parameter	Wert	Einheit	Quelle
Nicht übertragbare Krankheiten (NCD)			
NCD-bedingte vorzeitige Sterblichkeit: Risiko eines vorzeitigen Todes zwischen 30 und 70 Jahren	20	%	[37]
Alkoholkonsum pro Kopf	1	Liter reinen Alkohols	[37]
Tabakrauchen	8	%	[37]
Salzkonsum	7	Gramm pro Tag	[37]
Bewegungsmangel	21	%	[37]

Literatur

33. Office for the Coordination of Humanitarian Affairs (OCHA). Niger: Aperçu des besoins humanitaires 2020. 14.01.2020. Im Internet [abgerufen am 16.11.2022]. Verfügbar unter: https://www.humanitarianresponse.info/fr/opérations/niger/document/aperçu-des-besoins-humanitaires-2020
34. Organisation mondiale de la Santé. Stratégie de Coopération de l'OMS avec le Niger 2017–2021. 2017. Im Internet [abgerufen am 16.11.2022]. Verfügbar unter: https://www.afro.who.int/fr/publications/strategie-de-cooperation-de-loms-avec-le-niger-scp-2017-2021
35. Norwegian Refugee Council (NRC)/Internal Displacement Monitoring Centre (IDMC). Global Report on Internal Displacement 2020. 2020. Im Internet [abgerufen am 16.11.2022]. Verfügbar unter: https://www.internal-displacement.org/global-report/grid2020/
36. United Nations High Commissioner for Refugees (UNHCR). Refugee Data Finder. 2020. Im Internet [abgerufen am 16.11.2022]. Verfügbar unter: https://www.unhcr.org/refugee-statistics/download/?url=R1xq
37. WHO. Noncommunicable diseases country profiles 2018. 24.09.2018. Im Internet [abgerufen am 16.11.2022]. Verfügbar unter: https://www.who.int/publications/i/item/9789241514620
38. WHO. World Malaria Report 2019. Im Internet [abgerufen am 16.11.2022]. Verfügbar unter: https://www.who.int/malaria/publications/world-malaria-report-2019/en/
39. Jefferies M, Rauff B, Rashid H, et al. Update on global epidemiology of viral hepatitis and preventive strategies. World Journal of Clinical Cases. 2018;6(13):589–599. https://doi.org/10.12998/wjcc.v6.i13.589
40. Schweitzer A, Horn J, Mikolajczyk RT, et al. Estimations of worldwide prevalence of chronic hepatitis B virus infection: A systematic review of data published between 1965 and 2013. Lancet. 2015;386(10003):1546–1555. https://doi.org/10.1016/S0140-6736(15)61412-X
41. Gower E, Estes C, Blach S, et al. Global epidemiology and genotype distribution of the hepatitis C virus infection. Journal of Hepatology. 2014;61(1 Suppl):45–57. https://doi.org/10.1016/j.jhep.2014.07.027
42. Hwong A, Douma DM, Zamo S, et al. Scaling up mental healthcare in the Republic of Niger: priorities for and barriers to service improvement. BJPsych International Journal. 2015;12(S1):S6–S9. https://doi.org/10.1192/S2056474000000763
43. United Nations, Department of Economic and Social Affairs, Population Division. World Population Prospects 2019, Volume II: Demographic Profiles (ST/ESA/SER.A/427). 2019. Im Internet [abgerufen am 16.11.2022]. Verfügbar unter: https://population.un.org/wpp/Publications/Files/WPP2019_Volume-II-Demographic-Profiles.pdf
44. WHO, UNICEF, UNFPA WBG & UPD. Trends in maternal mortality: 2000 to 2017: Estimates by WHO, UNICEF, UNFPA, World Bank Group and the United Nations Population Division. Genf; 2019.
45. United Nations Inter-agency Group for Child Mortality Estimation (UN IGME). Levels & Trends in Child Mortality: Report 2019. Esti-

mates developed by the UN Inter-agency Group for Child Mortality Estimation. New York: United Nations Children's Fund; 2019 [abgerufen am 16.11.2022]. Verfügbar unter: https://www.unicef.org/media/60561/file/UN-IGME-child-mortality-report-2019.pdf
46. UNICEF/WHO/WB. Joint child malnutrition estimates. DHS, MICS, and other national household surveys. Update: May 2022. Im Internet [abgerufen am 16.11.2022]. Verfügbar unter: https://data.unicef.org/topic/nutrition/malnutrition/
47. UNAIDS. UNAIDS data 2019. 04.12.2019. Im Internet [abgerufen am 16.11.2022]. Verfügbar unter: https://www.unaids.org/en/resources/documents/2019/2019-UNAIDS-data
48. WHO. Global Tuberculosis Report 2019. 2019. Im Internet [abgerufen am 16.11.2022]. Verfügbar unter: https://www.who.int/tb/publications/global_report/en/
49. WHO. WHO vaccine-preventable diseases: monitoring system. 2019 global summary. 2020. Im Internet [abgerufen am 08.08.2023]: https://immunizationdata.who.int/listing.html?topic=coverage&location=NER

9.4 Sudan

9.4.1 Kontext

Der Sudan (Abbildung 9-4) ist ein wichtiges Transitland für Migranten vom Horn von Afrika, die nach Europa wollen. Zusätzlich zur hohen Zahl an Binnenvertriebenen beherbergt das Land über 1,1 Millionen Flüchtlinge, von denen viele aus dem Südsudan kommen. Das bereits schwache und unzureichende Angebot an grundlegenden Versorgungsstrukturen, wozu auch die Gesundheitsversorgung zählt, hat sich infolge der aktuellen Krise weiter verschlechtert [50]. Das Land leidet noch immer unter Konflikten, politischer Instabilität, langsam und plötzlich eintretenden Naturkatastrophen sowie unter schlechten wirtschaftlichen Bedingungen.

9.4.2 Gesundheitsprofil

Die Lebenserwartung bei Geburt ist mit der durchschnittlichen Lebenserwartung der weltweit am wenigsten entwickelten Länder vergleichbar [51]. Übertragbare, mütterliche, perinatale und ernährungsbedingte Erkrankungen sind für 35% aller Todesfälle verantwortlich [52]. Die Sterblichkeitsraten von Müttern, Säuglingen und Kindern sind hoch [50]. Die Durchimpfungsraten liegen unterhalb der Norm [50], und die Rate mangelernährter Menschen ist hoch [50, 53].

Der Sudan ist durch Infektionskrankheiten stark belastet, da pro Jahr bis zu 25% der Bevölkerung davon betroffen sind [50]. Die Prävalenz von HIV-Infektionen ist niedrig; Inzidenz und Prävalenz von Tuberkulose sind gesunken. Malaria und einige sog. vernachlässigte Tropenkrankheiten stellen weiterhin ein erhebliches Problem für die öffentliche Gesundheit dar [53]. Der Sudan bleibt anfällig für Ausbrüche von Cholera, Chikungunya, Denguefieber, Malaria, Masern und Rifttalfieber [50]. Während die indigene Zirkulation von Wildpolioviren gestoppt wurde, kam es 2020 zu Fällen von impfstoffabgeleiteten Polioviren [54]. Die Prävalenz von Hepatitis B ist mit 9,8% hoch, die von Hepatitis C niedrig [55, 56, 57].

Nicht übertragbare Krankheiten sind für 52% aller Todesfälle verantwortlich [52]. Der Alkoholkonsum ist gering; Daten zu anderen Risikofaktoren liegen nicht vor [52]. Psychische Störungen sind ein signifikantes Problem, doch bleibt die Zahl psychiatrischer Versorgungsstrukturen begrenzt [50, 58]. 13% der Todesfälle werden durch Verletzungen verursacht [52], wobei Unfallverletzungen und hier insbesondere Verletzungen durch Verkehrsunfälle für über zwei Drittel dieser Todesfälle verantwortlich sind [53]. Etwa 15% der Bevölkerung leben mit einer Form von Behinderung [50].

Kenndaten zum Gesundheitsprofil des Sudan sind in Tabelle 9-4 wiedergegeben.

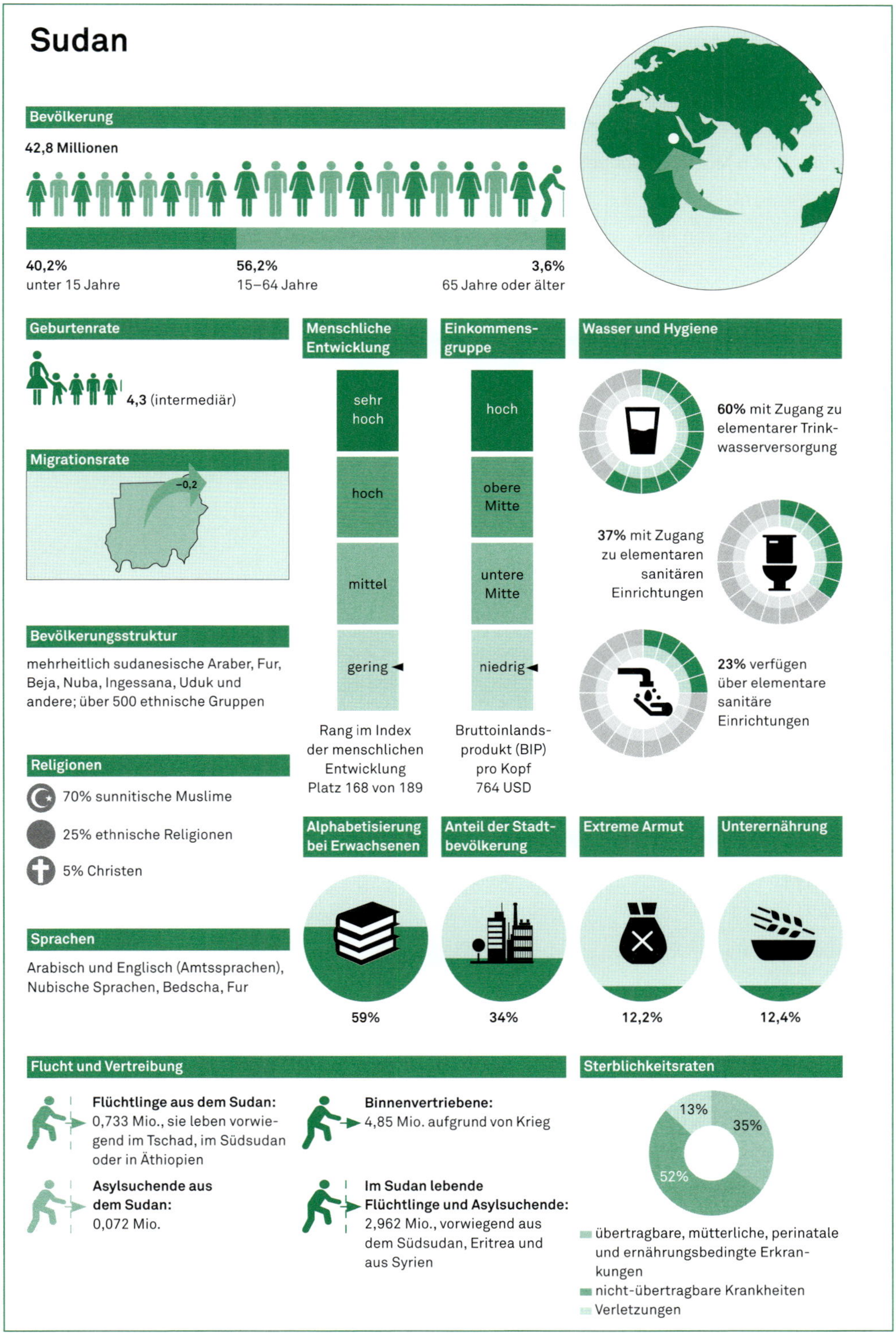

Abbildung 9-4: Informationen zum Sudan.

Tabelle 9-4: Gesundheitsprofil des Sudan.

Parameter	Wert	Einheit	Quelle
Lebenserwartung			
Lebenserwartung bei Geburt	65,3	Jahre	[51]
Gesundheit von Müttern, Neugeborenen und Kindern			
Müttersterblichkeitsrate	295	Todesfälle pro 100.000 Lebendgeburten	[59]
Sterblichkeitsrate von Kindern unter 5 Jahren	60	Todesfälle pro 1000 Lebendgeburten	[60]
Säuglingssterblichkeitsrate	42	Todesfälle pro 1000 Lebendgeburten	[60]
Neugeborenensterblichkeitsrate	29	Todesfälle pro 1000 Lebendgeburten	[60]
Ernährung			
Anteil kleinwüchsiger Kinder unter 5 Jahren	38,2	%	[61]
Anteil untergewichtiger Kinder unter 5 Jahren	16,3	%	[61]
Anteil übergewichtiger Kinder unter 5 Jahren	3,0	%	[61]
Infektionskrankheiten			
Prävalenz von HIV	0,2	%	[62]
Inzidenz von HIV	0,13	pro 1000 Einwohner	[62]
Anteil von Erwachsenen und Kindern, die eine antiretrovirale Therapie (ART) erhalten	15	%	[62]
Inzidenz von Tuberkulose	71	pro 100.000 Einwohner	[63]
Inzidenz von Malaria	46,8	pro 1000 gefährdete Einwohner	[64]
Impfungen			
Tuberkulose (BCG)	92	%	[65]
Diphtherie, Tetanus, Pertussis, 1. Dosis (DTP1)	97	%	[65]
Diphtherie, Tetanus, Pertussis, 3. Dosis (DTP3)	93	%	[65]
Kinderlähmung, 3. Dosis (Polio3)	93	%	[65]
Masernvirus, 1. Dosis (MCV1)	90	%	[65]
Masernvirus, 2. Dosis (MCV2)	74	%	[65]
Hepatitis B, 3. Dosis (HepB3)	93	%	[65]
Haemophilus influenzae Typ B, 3. Dosis (Hib3)	93	%	[65]
Rotaviren (Rota)	94	%	[65]
Pneumokokken, 3. Dosis (PCV3)	93	%	[65]
Tetanus, Impfschutz bei Geburt (PAB)	80	%	[65]

Parameter	Wert	Einheit	Quelle
Nicht übertragbare Krankheiten (NCD)			
NCD-bedingte vorzeitige Sterblichkeit: Risiko eines vorzeitigen Todes zwischen 30 und 70 Jahren	26	%	[52]
Alkoholkonsum pro Kopf	1	Liter reinen Alkohols	[52]
Tabakrauchen	–	%	[52]
Salzkonsum	–	Gramm pro Tag	[52]
Bewegungsmangel	–	%	[52]

Literatur

50. Office for the Coordination of Humanitarian Affairs (OCHA). Sudan: 2020 Humanitarian Needs Overview. 08.01.2020. Im Internet [abgerufen am 16.11.2022]. Verfügbar unter: https://www.humanitarianresponse.info/en/operations/sudan/document/sudan-2020-humanitarian-needs-overview
51. United Nations, Department of Economic and Social Affairs, Population Division. World Population Prospects 2019, Volume II: Demographic Profiles (ST/ESA/SER.A/427). 2019. Im Internet [abgerufen am 16.11.2022]. Verfügbar unter: https://population.un.org/wpp/Publications/Files/WPP2019_Volume-II-Demographic-Profiles.pdf
52. WHO. Noncommunicable diseases country profiles 2018. 24.09.2018. Im Internet [abgerufen am 16.11.2022]. Verfügbar unter: https://www.who.int/publications/i/item/9789241514620
53. WHO Regional Office for the Eastern Mediterranean. Sudan health profile 2015. 2017. Im Internet [abgerufen am 16.11.2022]. Verfügbar unter: https://apps.who.int/iris/handle/10665/254895
54. Global Polio Eradication Initiative (GPEI). Where We Work. 2020. Im Internet [abgerufen am 16.11.2022]. Verfügbar unter: https://polioeradication.org/where-we-work/
55. Jefferies M, Rauff B, Rashid H, et al. Update on global epidemiology of viral hepatitis and preventive strategies. World Journal Clinical Cases. 2018;6(13):589–599. https://doi.org/10.12998/wjcc.v6.i13.589
56. Schweitzer A, Horn J, Mikolajczyk RT, et al. Estimations of worldwide prevalence of chronic hepatitis B virus infection: A systematic review of data published between 1965 and 2013. Lancet. 2015;386(10003):1546–1555. https://doi.org/10.1016/S0140-6736(15)61412-X
57. Gower E, Estes C, Blach S, et al. Global epidemiology and genotype distribution of the hepatitis C virus infection. Journal of Hepatology. 2014;61(1 Suppl):45–57. https://doi.org/10.1016/j.jhep.2014.07.027
58. Osman AHM, Bakhiet A, Elmusharaf S, et al. Sudan's mental health service: challenges and future horizons. BJPsych International. 2020;17(1):17–19. https://doi.org/10.1192/bji.2019.19
59. WHO, UNICEF, UNFPA WBG & UPD. Trends in maternal mortality: 2000 to 2017: Estimates by WHO, UNICEF, UNFPA, World Bank Group and the United Nations Population Division. Genf; 2019.
60. United Nations Inter-agency Group for Child Mortality Estimation (UN IGME). Levels & Trends in Child Mortality: Report 2019. Estimates developed by the UN Inter-agency Group for Child Mortality Estimation. New York: United Nations Children's Fund; 2019 [abgerufen am 16.11.2022]. Verfügbar unter: https://www.unicef.org/media/60561/file/UN-IGME-child-mortality-report-2019.pdf
61. UNICEF/WHO/WB. Joint child malnutrition estimates. DHS, MICS, and other national household surveys. Update: May 2022. Im Internet [abgerufen am 16.11.2022]. Verfügbar unter: https://data.unicef.org/topic/nutrition/malnutrition/

62. UNAIDS. UNAIDS data 2019. 04.12.2019. Im Internet [abgerufen am 16.11.2022]. Verfügbar unter: https://www.unaids.org/en/resources/documents/2019/2019-UNAIDS-data
63. WHO. Global Tuberculosis Report 2019. 2019. Im Internet [abgerufen am 16.11.2022]. Verfügbar unter: https://www.who.int/tb/publications/global_report/en/
64. WHO. World Malaria Report 2019. Im Internet [abgerufen am 16.11.2022]. Verfügbar unter: https://www.who.int/malaria/publications/world-malaria-report-2019/en/
65. WHO. WHO vaccine-preventable diseases: monitoring system. 2019 global summary. 2020. Im Internet (Stand: 2020): https://immunizationdata.who.int/listing.html?topic=coverage&location=SDN

Medizinischer Hintergrund bei verschiedenen Gesundheitsaspekten – körperliche Gesundheit

10 Bewertung des Gesundheitszustandes im medizinischen Erstkontakt

Frank Wösten

Dem medizinischen Erstkontakt mit Flüchtlingen, z.B. in Erstaufnahmeuntersuchungen, kommt eine große Bedeutung zu. Durch eine strukturierte und sorgfältige Untersuchung mit ganzheitlicher Erfassung des Gesundheitszustandes kann im Rahmen dieser Erstuntersuchungen, die z.B. in Deutschland gesetzlich vorgeschrieben sind, eine bessere Gesundheitsversorgung der Flüchtlinge erzielt werden.

Flüchtlinge sind zur Teilnahme an medizinischen Erstaufnahmeuntersuchungen nach den Vorgaben der jeweils geltenden Asyl- und Infektionsschutzgesetze der Länder verpflichtet. Dabei können die Situationen, in denen ein Flüchtling einen medizinischen Erstkontakt erfährt, sehr unterschiedlich sein: Flüchtlinge können sich z.B. auf der Durchreise befinden oder aber eine dauerhafte Aufenthaltserlaubnis in dem Land der medizinischen Erstuntersuchung anstreben. Insbesondere vor oder unmittelbar nach der Aufnahme in eine Gemeinschaftsunterkunft müssen die Flüchtlinge sich diesen Erstuntersuchungen unterziehen.

Neben dem Erkennen von akut übertragbaren Erkrankungen, z.B. der ansteckungsfähigen Lungentuberkulose, muss es das Ziel dieser Erstuntersuchungen sein, neu aufgetretene Erkrankungen und Verletzungen frühestmöglich zu diagnostizieren und bekannte Erkrankungen/Verletzungen einer bedarfsangepassten Therapie zuzuführen. Nur durch die frühestmögliche Entdeckung und/oder die Zuführung des Flüchtlings zu einer weiterführenden Diagnostik oder Therapie können die gesundheitlichen Folgeschäden für die Flüchtlinge abgemildert und somit die nachfolgenden Behandlungskosten gesenkt werden.

Wichtig für eine vertrauensvolle Patienten- bzw. Flüchtling-Arzt-Beziehung ist eine wertschätzende und empathische Kommunikation und Durchführung der Erstuntersuchung.

10.1 Gesundheitsfragebogen

Die auf den folgenden Seiten beschriebenen Gesundheits-Assessments bestehen aus einer Bewertung des körperlichen und geistigen Gesundheitszustands von Migranten z.B. vor der Abreise oder bei der Ankunft in einem Transit- oder Bestimmungsland. Sie beinhalten eine ärztliche Untersuchung und Überprüfung der Krankengeschichte eines Migranten. Zu den damit verbundenen weiteren Prozessen können vorbeugende und/oder kurative Behandlungen oder Überweisungen zur Behandlung, Beratung, Gesundheitserziehung, Vorbereitung von Migrationsgesundheitsformularen und Reisegesundheitshilfe gehören. Auch dienen sie dazu, signifikante medizinische Zustände zu identifizieren, damit geeignete Pläne erstellt werden können, um sicherzustellen, dass auf Hilfe angewiesene Migranten sicher und würdevoll reisen können, reisefähig sind, bei Bedarf angemessene Gesundheitshilfe erhalten und kein Gesundheitsrisiko für andere Reisende oder die Zielländer darstellen.

Im „Handbook for Health professionals“ der EU [1] wird ein Protokoll vorgeschlagen, das die wesentlichen administrativen und medizinischen Belange einer suffizienten medizinischen

Erstuntersuchung sowie weiterführender medizinischer Begleitung enthält. Im Sinne einer nachhaltigen und für alle Seiten wertschöpfenden Strategie zur Gesunheitserhaltung bzw. -wiedererlangung sollten Kontaktmöglichkeiten wie auch die lokalen Gegebenheiten im Rahmen der Erstuntersuchungen protokolliert werden.

Die nachfolgend beschriebenen Protokolle beziehen sich auf die regelhaft durchgeführten Abläufe bei der Erfassung und Beurteilung von Flüchtlingen in Institutionen der akutmedizinischen Versorgung sowie in Notaufnahmen. Vor der medizinischen Anamneseerhebung sowie körperlichen Untersuchung muss als elementarer Bestandteil die verlässliche Identifizierung und Dokumentation des Flüchtlings stehen. In den anschließenden Prozessen spielt eine strukturierte Herangehensweise eine herausragende Rolle für den Erfolg der Bewertung im medizinischen Erstkontakt, da keine wichtigen Anamnese- oder Untersuchungsbefunde übersehen werden sollten. Die Reihenfolge der Anamnese- und Untersuchungsschritte ist variabel; wichtig ist aber, sich für diese mitunter unter großem Stress durchzuführenden Untersuchungsabläufe einen nachvollziehbaren und regelhaften Aufbau zu schaffen (Abbildung 10-1).

10.1.1 Sektion 1: Patientenregistrierung

In diesem Abschnitt werden Daten zur Identifizierung des Individuums sowie grundlegende soziodemografische Informationen erfasst. Der Zweck besteht auch darin, Kontaktparameter zu identifizieren, falls zusätzliche Informationen weitergegeben werden müssen:

1. Familienname des Patienten
2. Vorname
3. Geburtsdatum
4. Geschlecht
5. Geburtsort/in welchen Ländern gelebt/welche Länder durchquert
6. Telefonnummer/Mobilnummer
7. E-Mail-Adresse
8. Familienstand (verheiratet/geschieden/ledig)
9. Anzahl mitreisender Familienmitglieder
10. Anzahl mitreisender Familienmitglieder < 10 Jahre

10.1.2 Sektion 2: Immunstatus

In diesem Abschnitt wird der aktuelle Impfstatus erfasst:

1. Impfpass vorgelegt/verfügbar (ja/nein)
2. Der Impfstatus erfüllt die altersspezifischen Anforderungen, basierend auf den nationalen Anforderungen des Aufenthaltslandes (ja/nein). Wenn ja, fahren Sie mit den Punkten 3–24 fort und geben Sie Datum oder Alter bei der Impfung an.
3. Geimpft gegen pädiatrische Diphtherie und Tetanus (DT) (ja/nein)
4. Diphtherie, Tetanus, Pertussis (DTP) (ja/nein)
5. Pädiatrische Diphtherie, Tetanus und azelluläre Pertussis (DTaP) (ja/nein)
6. Tetanus- und Diphtherie-Impfstoff für ältere Kinder und Erwachsene (Td) (ja/nein)
7. Tetanus, Diphtherie und azelluläre Pertussis bei älteren Kindern und Erwachsenen (Tdap) (ja/nein)
8. Oraler Polio-Impfstoff (OPV) (ja/nein)
9. Inaktivierter Polio-Impfstoff (IPV) (ja/nein)
10. Masern, Mumps, Röteln (MMR) (ja/nein)
11. Röteln (ja/nein)
12. Masern (ja/nein)
13. Masern – Röteln (ja/nein)
14. Mumps (ja/nein)
15. Mumps – Röteln (ja/nein)
16. Haemophilus influenzae Typ B (Hib) (ja/nein)
17. Hepatitis A (ja/nein)
18. Hepatitis B (ja/nein)
19. Meningokokken (ja/nein)
20. Humanes Papillomavirus (HPV) (ja/nein)
21. Varizellen (Windpocken) (ja/nein)
22. Herpes zoster (Gürtelrose) (ja/nein)
23. Pneumokokken (ja/nein)
24. Grippe (ja/nein)

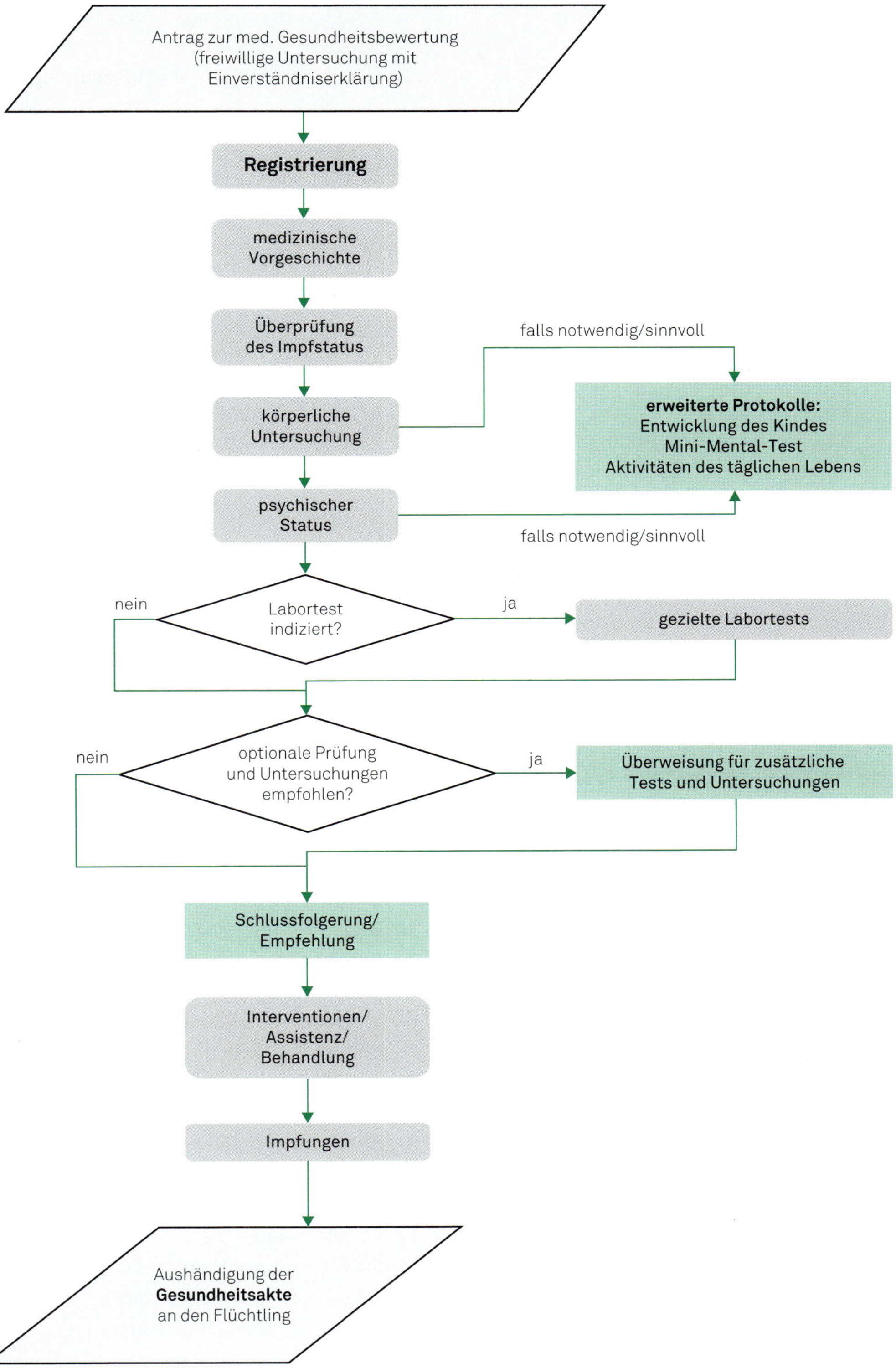

Abbildung 10-1: Protokoll zur Gesundheitsbewertung nach [1].

10.1.3 Sektion 3: Medizinische Vorgeschichte

Eine positive Antwort auf die meisten der folgenden Fragen kann als „Auslöser" (Indikation) für erweiterte diagnostische Schritte dienen. Dies liegt im Ermessen des untersuchenden Arztes und ist hängt von der klinischen Erfahrung des Untersuchers ab.

1. Krankheit oder Verletzung, die einen Krankenhausaufenthalt erfordern (ja/nein)
2. Chirurgische Eingriffe (ja/nein)
3. Herzkrankheit oder Bluthochdruck (ja/nein)
4. Neurologische Erkrankung, inkl. Stroke, Anfallsleiden etc. (ja/nein)
5. Psychiatrische Vorerkrankung/Probleme (ja/nein)
6. Magen- oder Darmerkrankungen (inkl. neuer Diarrhö) (ja/nein)
7. Leber- oder Nierenerkrankung (ja/nein)
8. Diabetes oder andere endokrine Störung (ja/nein)
9. Urogenitale Probleme (ja/nein)
10. Hämatologische Erkrankungen (ja/nein)
11. Muskuloskeletale Probleme (ja/nein)
12. Augen- oder Ohrenprobleme (ja/nein)
13. Tumor- oder andere Krebserkrankungen (ja/nein)
14. Tuberkulose, Pneumonie oder andere Lungenerkrankungen (ja/nein)
15. Kontakt mit Infektionskrankheiten in der Familie (ohne Tbc-Kontakt) (ja/nein)
16. Husten (über 2 Wochen anhaltend mit anderen Symptomen) (ja/nein)
17. Signifikanter Gewichtsverlust (in den letzten 6 Monaten) (ja/nein)
18. Sexuell übertragbare Infektionen (ja/nein)
19. Intermittierendes Fieber in den letzten 6 Monaten (ja/nein)
20. Hauterkrankungen (z.B. Hautausschlag) (ja/nein)
21. Tattoos, Piercings (z.B. Virushepatitis) (ja/nein)
22. Bluttransfusion in der Vorgeschichte (ja/nein)
23. Folter/Gewalt in der Vorgeschichte (ja/nein)
24. Von zu Hause vertrieben (Dauer angeben) (ja/nein)
25. Aktuelle Medikamente (bitte angeben) (ja/nein)
26. Allergien (einschließlich Medikamentenallergien) (ja/nein)
27. Rauchen (aktuell oder in der Vergangenheit) (ja/nein)
28. Alkohol oder Alkohol-Vorgeschichte (ja/nein)
29. Schwangerschaften (Anzahl)
30. Geburten (Anzahl)
31. Letzte Menstruation
32. Aktuelle Schwangerschaft (ja/nein)
33. Schwangerschaftswoche

10.1.4 Sektion 4: Medizinische Befunde

Hier werden die objektivier- und messbaren Vitalwerte und körperlichen Größen erfasst und dokumentiert. Zu beachten ist jedoch, dass nicht jeder erfasste Wert gleichbedeutend mit einer vorliegenden Erkrankung sein muss; dies gilt insbesondere für Puls- und Blutdruckschwankungen im Rahmen dieser belastenden Untersuchungen:

1. Größe (cm)
2. Gewicht (kg)
3. BMI
4. Kopfumfang (< 18 Monate in cm)
5. Blutdruck initial systolisch (mmHg)
6. Blutdruck initial diastolisch (mmHg)
7. Blutdruck (Wiederholung) systolisch (mmHg) – nur wenn in der 1. Messung ein erhöhter Wert vorliegt
8. Blutdruck (Wiederholung) diastolisch (mmHg)
9. Puls initial (/min)
10. Atemfrequenz (/min)
11. Puls (Wiederholung) (/min)
12. Sehschärfe links (unkorrigiert)
13. Sehschärfe rechts (unkorrigiert)
14. Sehschärfe links (korrigiert)
15. Sehschärfe rechts (korrigiert)

10.1.5 Sektion 5: Ergebnisse der körperlichen Untersuchung

Die strukturierten Elemente des Abschnitts zur körperlichen Untersuchung erinnern Ärzte an die zu untersuchenden Systeme. Auffällige wichtige Befunde können in einem größeren Kommentarbereich notiert werden:

1. Allgemeines Aussehen und Ernährungszustand (normal/abnormal/nicht bewertet)
2. Hören und Ohren (normal/abnormal/nicht bewertet)
3. Augen (normal/abnormal/nicht bewertet)
4. Nase, Mund und Rachen (einschließlich Zahn) (normal/abnormal/nicht bewertet)
5. Herz (S1, S2, Geräusche, Reiben) (normal/abnormal/nicht bewertet)
6. Brust (normal/abnormal/nicht bewertet)
7. Lunge (normal/abnormal/nicht bewertet)
8. Bauch (einschließlich Leber, Milz) (normal/abnormal/nicht bewertet)
9. Genitalien (normal/abnormal/nicht bewertet)
10. Leistengegend (einschließlich Adenopathie) (normal/abnormal/nicht bewertet)
11. Extremitäten (einschließlich Puls, Ödeme) (normal/abnormal/nicht bewertet)
12. Bewegungsapparat (einschließlich Gangbild) (normal/abnormal/nicht bewertet)
13. Haut (einschließlich Befunde im Zusammenhang mit selbst zugefügten Verletzungen oder Injektionen) (normal/abnormal/nicht bewertet)
14. Lymphknoten (normal/abnormal/nicht bewertet)
15. Nervensystem (normal/abnormal/nicht bewertet)
16. Geisteszustand (einschließlich Stimmung, Intelligenz, Wahrnehmung, Denkprozesse, Verhalten während der Untersuchung ...) (normal/abnormal/nicht bewertet)

Infektionskrankheiten, die bei der klinischen Untersuchung für die Differenzialdiagnose berücksichtigt werden müssen, sind in Tabelle 10-1 zusammengestellt.

Tabelle 10-1: Mögliche Infektionskrankheiten.

Klinik	Differenzialdiagnosen
Fieber	• Typhus-Fieber • Malaria • durch Lausbefall übertragene Krankheiten • viszerale Leishmaniose
Atemwegsbeschwerden	• Tuberkulose • Influenza • Pneumonie
gastrointestinale Symptome	• Cholera • Typhus-Fieber • Helminthosen: Ascaris, Peitschenwurm, Hakenwurm
Wunden	• Krätze • Haut-Leishmaniose • Hautdiphtherie
Hautausschlag	• Masern • Röteln • durch Lausbefall übertragene Krankheiten
Meningitis oder andere neurologische Symptome	• Tollwut • Meningokokken-Meningitis

10.1.6 Sektion 6: Laboruntersuchungen/andere Tests

Es kann je nach Befunderhebung notwendig sein, Labor- oder anderweitige Tests z. B. zur Erhärtung einer Verdachtsdiagnose zu veranlassen und durchzuführen:

1. Urinanalyse: Urinsticks für Albumin oder Eiweiß, Zucker und Blut
2. Malaria-Schnelltest (Pan-Malaria)
3. Schwangerschaft
4. Elektrokardiogramm

10.1.7 Sektion 7: Diagnostik, die bei Bedarf in Betracht gezogen werden muss, es sei denn, die Person wird als Notfall ins Krankenhaus überwiesen

Im Rahmen der medizinischen Erstuntersuchung können sich Anhaltspunkte für Erkrankungen ergeben, die nur mit weiteren apparativen Untersuchungen oder fachärztlicher Konsilleistung beurteilt werden können.

In Deutschland zählt in den Infektionsschutzgesetzen eine Röntgen-Untersuchung des Thorax zur Reihenuntersuchung bei Flüchtlingen zum Nachweis einer Lungen-Tuberkulose zum Standard-Aufnahmescreening:

1. Bildgebung:
   a. Röntgenaufnahme des Thorax
   b. andere Röntgenaufnahmen
   c. andere bildgebende Untersuchung (z. B. Ultraschall usw.)
2. Elektrokardiogramm (falls nicht im Rahmen der Erstuntersuchung durchgeführt)
3. Labor (Umfang je nach Fragestellung)
   a. Hepatitis-B-Oberflächenantigen (HBsAg)
   b. Hepatitis-C-Serologie
   c. HIV
   d. Syphilis
   e. Leberfunktionstests
   f. Tuberkulose (Sputumabstrich)
4. Tests
   a. Mini-Mental-State-Demenz-Screening-Formular
   b. Bewertung der Aktivitäten des täglichen Lebens
   c. Diagramm der frühkindlichen Entwicklung
5. Sonstige Überweisungen (Facharzt, schwangerschaftsbezogene Betreuung, Krankenhausaufenthalt usw.)

10.1.8 Sektion 6: Behandlungsempfehlungen

Die Ergebisse der medizinischen Erstuntersuchungen von Flüchtlingen können im Ergebnis einer großen Variation unterliegen. Es kommen neben komplett unauffälligen medizinischen Untersuchungsgängen auch Patientenuntersuchungen mit akut krankenhauspflichtigen Erkrankungen/Verletzungen vor. Ebenfalls kann eine medizinische Erstuntersuchung insbesondere bei chronischen Vorerkrankungen eine Reihe weiterer Folge-Tests erfordern, die den Flüchtlingen oder deren Betreuer in verständlicher Weise mitgeteilt werden sollten.

1. Behandlung erforderlich?
2. Behandlung für Syphilis erforderlich?
3. Behandlung für Malaria erforderlich?
4. Behandlung für Magen-Darm-Parasiten erforderlich?
5. Akutbehandlung erforderlich?
6. Behandlung bei chronischer Erkrankung erforderlich?
7. Krankenhausaufenthalt erforderlich (sofort)
8. Krankenhausaufenthalt erforderlich (innerhalb einiger Tage)
9. Krankenhausaufenthalt erforderlich (innerhalb einiger Monate)
10. Impfung erforderlich?
11. Angepasste/angemessene Unterkunft erforderlich?

10.2 Zusammenfassung

Die medizinische Erstuntersuchung von Flüchtlingen ist für die weitere gesundheitliche Entwicklung extrem wichtig, da hier sowohl akute, nicht vorbekannte Erkrankungen mitunter als Notfälle imponieren, als auch chronische Vorerkrankungen weitere Behandlungs- und Diagnostikschritte nach sich ziehen können.

Sowohl für den individuellen Gesundheitserhalt als auch z. B. aus Gründen der Infektionsprävention sollten diese Untersuchungen mit der erforderlichen fachlichen Expertise und Gründlichkeit durchgeführt werden; ebenso sollte an die Untersuchungen der Anspruch einer exzellenten Dokumentationsqualität gestellt werden, damit Doppeluntersuchungen vermieden werden.

Vor diesem Hintergrund sei auf die dringende Notwendigkeit einer exzellenten Dolmetscher-Dienstleistung hingewiesen, die helfen kann, unnötige Nachuntersuchungen sowie ggf. Fehlbehandlungen zu vermeiden.

Literatur

1. International Organization for Migration (IOM). Handbook for Health Professionals. Health assessment of refugees and migrants in the EU/EEA. Luxembourg: Publications Office of the European Union; 2015 [abgerufen am 13.07.2023]. Verfügbar unter: https://health.ec.europa.eu/system/files/2016-11/handbook_healthprofessionals_en_0.pdf

11 Infektionskrankheiten in der Migrationsmedizin

11.1 Einleitung

Charles Abongomera, Daniel H. Paris

Infektionskrankheiten erhalten viel Aufmerksamkeit bei Migrant*innen – sie werden oft überbewertet und die Differenzialdiagnose weicht oft von dem ab, was initial vermutet wurde. Die diagnostischen Abklärungen für Infektionskrankheiten bedürfen einiger spezieller Überlegungen, denn im Vergleich zur Bevölkerung des Gastlandes können gewisse virale, bakterielle oder parasitäre Infektionen bei Migrant*innen häufiger vorkommen. Der Grund dafür kann eine höhere Hintergrundinzidenz/-prävalenz im Herkunfts- oder Durchgangsland sein. Chronische Infektionen oder solche mit einer längeren Latenzzeit werden aufgrund der oft längeren Reisedauer eher bei Migrant*innen nach der Ankunft nachgewiesen, wie z.B. bei Helmintheninfektionen. Bei gewissen Infektionskrankheiten, z.B. den sexuell übertragbaren Infektionen, kann aber auch ein erhöhtes Expositionsrisiko im Gastland vorliegen, das Neuinfektionen unter Migrant*innen begünstigt. Beim engen Zusammenleben während der Flucht oder in Asylunterkünften kann es aufgrund des „crowdings" zu Ausbrüchen ansteckender Krankheiten kommen. Typische Beispiele dafür sind Scabies-, Varizellen-, Influenza- oder Masernausbrüche. Die hohe Personendichte fördert die Übertragung von Tuberkulose, und vereinzelt wurden regionenspezifische Ausbrüche von Rückfallfieber und Hautdiphtherie in Flüchtlingsgruppen, die aus Ostafrika über die Mittelmeerroute nach Europa gelangten, berichtet.

11.2 Management von Migrant*innen mit Fieber und/oder Infektionskrankheiten

Charles Abongomera, Daniel H. Paris

Bei Migrant*innen ist Fieber ein wichtiges Symptom und Zeichen für eine vorliegende Krankheit [1, 2, 3], weshalb eine umfassende Begutachtung und Behandlung des Patient*innen entscheidend ist. Diese beinhaltet typischerweise [2]:

- die Erhebung der migrationsspezifischen Anamnese
- die klinische Untersuchung
- Laboruntersuchungen
- die Einleitung einer Behandlung

11.2.1 Anamnese

Die Anamnese sollte folgende Informationen liefern [2]:

- Migrationsaspekte; geografische und zeitliche Eckdaten (Reiserouten)
- Krankheitsbeginn (potenzielle Inkubationszeit)
- Expositionsrisiken
- prädisponierende Vorerkrankungen
- Entwicklung von Symptomen
- durchgeführte Behandlungen

Die Verbreitung von Infektionskrankheiten in den Herkunfts- und Transitländern gibt Auskunft über die möglichen Ursachen eines importierten Fiebers; zu berücksichtigen sind jahreszeitliche saisonale Schwankungen, sich ändernde Krankheitsmuster und Infektionsausbrüche [2, 4].

Anhand des **Krankheitsbeginns** (z. B. erster Tag mit Fieber, Kopfschmerzen oder Durchfall) kann die Inkubationszeit der Infektionskrankheit abgeschätzt werden. Sie kann helfen, einige Differenzialdiagnosen auszuschließen, wodurch unnötige und teure Laboruntersuchungen vermieden werden.

Möglicherweise assoziieren Patient*innen bestimmte **Expositionen** nicht mit Krankheitsrisiken, weshalb sie systematisch befragt werden müssen nach [1, 2]:

- Zugang zu sauberem Wasser und adäquaten sanitären Einrichtungen
- Insekten- oder Tierbissen und dadurch bedingten Kratzwunden
- beruflichen Tätigkeiten (Kontakt mit Wasser oder Tieren, Arbeit in der Gesundheitsversorgung)
- Konsum illegaler Drogen und Tätowierungen
- sexuellen Vorlieben
- Essgewohnheiten (insbesondere Verzehr von Rohmilch oder Rohmilchkäse, rohem Schweinefleisch oder Fisch, rohen Krabben oder Garnelen)
- Aufenthalt in Höhlen (z. B. Fledermäuse, Vogelexkremente)

Zudem sollte ermittelt werden, ob Kontakt zu Personen mit ähnlichen Symptomen bestand. Falls möglich, sollte der Impfstatus überprüft und vervollständigt werden. Dies ist besonders wichtig bei Kindern. Wenn differenzialdiagnostisch eine hochgradig ansteckende Infektionskrankheit wie virales hämorrhagisches Fieber vermutet wird, muss sofort ein Zentrum für Infektionskrankheiten informiert werden, damit der/die Patient*in isoliert und schnelle diagnostisch beurteilt werden kann [2].

Die Befragung sollte die medizinische und chirurgische Anamnese beinhalten [1]. Patient*in mit **Vorerkrankungen** wie einer HIV-Infektion, Diabetes, eine immunsupprimierende Lage oder die Einnahme einer immunmodulierenden Therapie sind für Infektionskrankheiten und für schwere Verläufe eher gefährdet und sollten von einem/r Spezialist*in für Infektionskrankheiten/Tropenmedizin begutachtet werden [2]. Auch frühere Operationen oder Transfusionen können die Ursache für eine Infektion sein [1].

Zu beachten ist, dass der **Fieberverlauf** oft kein zuverlässiges Zeichen ist und sogar in die falsche Richtung führen kann. Bei plötzlich beginnendem und hohem Fieber (z. B. bei Leptospirose, Denguefieber) ist eine infektiöse Erkrankung wahrscheinlicher, wohingegen allmählich steigendes oder subklinisches Fieber auf eine langsam zunehmende oder chronische Erkrankung verweisen könnte [1]. Patient*innen sollten danach gefragt werden, ob das Fieber von Schüttelfrost mit starkem Zittern und Zähneklappern begleitet war. Schüttelfrost verweist auf eine schnell steigende Körpertemperatur, die häufig bei schwerer Malaria oder bakterieller Sepsis zu sehen ist [1, 2].

In der Anamnese **charakteristischer Symptome** kann Fieber, verbunden mit starken Kopfschmerzen, Lichtempfindlichkeit und/oder Erbrechen, auf eine Meningitis verweisen. Fieber, verbunden mit Gewichtsverlust und nächtlichem Schwitzen, deutet auf einen chronischen Prozess hin und lässt eine Tuberkulose oder maligne Erkrankung vermuten. Eine vollständige systematische Anamnese (auf Symptome in spezifischen Organsystemen) zur Ermittlung von Krankheitsmustern sollte durchgeführt werden [1]. Gefragt werden sollte nach bereits durchgeführten Behandlungen, die das klinische Bild verändern können, und nach erhaltenen Antibiotika, Antipyretika oder entzündungshemmenden Medikamenten, die ein Fieber verschleiern können [1, 2]. In vielen Entwicklungsländern sind etliche Medikamente wie Antibiotika ohne ärztliche Verordnung in Apotheken erhältlich.

11.2.2 Körperliche Untersuchung

Die körperliche Untersuchung beginnt mit einer allgemeinen Beurteilung des Krankheitsschweregrads (einschließlich Triage, falls erforderlich). Folgende Parameter sollten bei einer allgemeinen körperlichen Untersuchung erfasst werden: Temperatur, Herzfrequenz, Atemfrequenz und Blutdruck. Zu begutachten sind zudem Lymphknoten, Haut-/Sklerenfarbe (Ikterus?), Augen, Ohren, Mund, Hautzustand, Hände und Nägel. Bei der systematischen Begutachtung wird evtl. deutlich, dass die Probleme mehrere Organe betreffen, doch verweisen Krankheitsmuster und ermittelte Krankheitszeichen in der Regel auf eine einzige Fieberursache [1]. Allerdings sind bei immungeschwächten Patient*innen mehrere gleichzeitig bestehende Infektionen nicht ungewöhnlich [1]. Zudem sollte bei einer körperlichen Untersuchung ermittelt werden, ob ein Infektionsherd vorhanden ist oder nicht [2]. Die Untersuchung der Haut kann wichtige Erkenntnisse liefern: Beispielsweise verweist ein generalisierter Hautausschlag evtl. auf eine Krankheit durch Arboviren oder Rickettsien, ein Schorf (Läsion infolge Zecken- oder Milbenbiss) vielleicht auf eine Rickettsiose und ein Schanker (schmerzhafte juckende Reaktion an der Bissstelle der Tsetsefliege) auf eine afrikanische Trypanosomiasis [2].

11.2.3 Laboruntersuchungen

Die wichtigsten bei einer Laboruntersuchung zu erfassenden Parameter sind: großes Blutbild, C-reaktives Protein (CRP), Transaminasen, Kreatinin, Blutkultur und Urinanalyse [2]. Bei Fieber muss *immer* eine Malaria in Betracht gezogen bzw. ausgeschlossen werden, weshalb der Blutausstrich mehrfach mikroskopisch untersucht und ein Schnelltest durchgeführt werden muss. Koinfektionen sollten insbesondere bei Patient*innen, die eher zu einer chronischen subklinischen Krankheit neigen, in Betracht gezogen werden. Wichtig ist, an die Prinzipien differenzialdiagnostischer Untersuchungen zu denken: Ein serologischer Test, der auf dem Nachweis von Antikörpern basiert, kann zu Beginn einer Infektion negativ sein, da sich Antikörper erst im Verlauf der Krankheit bilden (Serokonversion). Ein geeigneter Test zu Beginn einer Infektion ist der, der den Krankheitserreger direkt nachweist (z. B. Kultur, Antigentest oder Polymerasekettenreaktion [PCR]). Bei Infektionen, für die nur serologische Tests verfügbar sind, ist es hilfreich, den Test im Krankheitsverlauf zu wiederholen (dynamischer Titeranstieg, Serokonversion). Bei diagnostischen Tests mit begrenzter Empfindlichkeit sollten verschiedene Testmethoden kombiniert und im Krankheitsverlauf wiederholt werden [2]. Bei therapierelevanten Differenzialdiagnosen sind weiterführende Laboruntersuchungen und bildgebende Verfahren aufschlussreich [2]. Bei unklaren diagnostischen Befunden ist es ratsam, eine/n Fachärzt*in für Infektionskrankheiten/Tropenmedizin zu konsultieren, der/die eine niederschwellige Versorgung anbietet.

Bei Patient*innen mit längerem Krankheitsverlauf, bei denen eine Infektionskrankheit ausgeschlossen wurde, sollte nach anderen Fieberursachen gesucht werden, z. B. nach nicht infektiösen entzündlichen Erkrankungen (autoimmun-entzündlich, autoentzündlich und Vaskulitis), malignen Erkrankungen und anderen (z. B. Reaktionen auf Medikamente) [1, 2]. Jedoch ist festzuhalten, dass die Fieberursache trotz ausreichender diagnostischer Expertise – wie sie beispielsweise in Referenzzentren zur Überwachung von Infektionserregern vorhanden ist – in bis zu einem Viertel der Fälle nicht festgestellt werden kann [1, 6].

11.2.4 Einleitung einer Behandlung

Eine kalkulierte (empirische) Antibiotikatherapie ist indiziert, wenn folgende Bedingungen erfüllt sind [2]:

- Es handelt sich um einen Patient*innen mit anamnestisch bekannter spezifischer Krank-

heit und darauf hinweisenden klinischen Befunden.
- Ein empfindlicher oder rechtzeitig durchführbarer diagnostischer Test zur Bestätigung der Diagnose ist nicht verfügbar.
- Ein verzögerter Behandlungsbeginn würde die Prognose verschlechtern.

Die kalkulierte Antibiotikatherapie kann z.B. bei Abdominaltyphus, Rickettsiosen, Leptospirose und Melioidose in Betracht gezogen werden [2]. Die Wahl des Antibiotikums sollte sich nach der geografischen Verteilung der Antibiotikaresistenzen und dem Empfindlichkeitsmuster des vermuteten Krankheitserregers richten [2]. Wenn möglich, sollte das zu diagnostizierende Material *vor* Beginn einer kalkulierten Antibiotikatherapie entnommen und für weitere Resistenzbestimmungen aufbewahrt werden. Bei Patient*innen, die sich während ihrer Migration in einem Krankenhaus aufgehalten haben, ist eine Isolation und ein Screening auf mögliche erworbene multiresistente Krankenhauskeime ratsam [2, 5]. Patient*innen mit hohem Fieber sollten Antipyretika erhalten [2].

11.3 Tuberkulose

Charles Abongomera, Daniel H. Paris,
Anne-Valérie Burgener-Gasser,
Niklaus D. Labhardt

Tuberkulose wird durch Bakterien des *Mycobacterium-tuberculosis*-Komplexes verursacht. Die Bakterien werden in aller Regel über Aerosole übertragen, d.h. durch das Einatmen von Mykobakterien in kleinsten Aerosolpartikeln. Klassischerweise wird zwischen der **latenten Tuberkulose** (Infektion wird durch das Immunsystem so kontrolliert, dass es zu keinen klinischen Manifestationen kommt) und der aktiven Tuberkulose (Infektion führt zur Erkrankung) unterschieden. Neuere Forschung zeigt, dass die binäre Unterscheidung zwischen latenter und aktiver Tuberkulose der Pathophysiologie nicht gerecht wird. Vielmehr handelt es sich um einen kontinuierlichen Übergang von immunologisch gut kontrollierter, zu nicht mehr kontrollierter Infektion. Zudem haben epidemiologische Studien gezeigt, dass auch asymptomatische Personen Tuberkulose übertragen können. Dennoch ist die herkömmliche Unterscheidung zwischen latent und aktiv für die Praxis relevant, da sich die Infektpräventions- und Therapie Maßnahmen grundsätzlich unterscheiden. Die **aktive Tuberkulose** tritt in ca. 70 % pulmonal auf, grundsätzlich kann jedoch jedes Organ befallen werden. Die häufigsten extrapulmonalen Manifestationsorte sind Pleura, Lymphknoten, Urogenitalsystem, Knochen (insbesondere die Wirbelsäule) und Zentralnervensystem. Die Diagnose wird durch mikroskopischen, kulturellen, histologischen oder molekularen Nachweis des *Mycobacterium-tuberculosis*-Komplexes bzw. der entsprechenden DNA im Sputum oder sonstigen Körperflüssigkeiten oder Gewebeproben gestellt. Bei pansensibler Tuberkulose dauert die Standardtherapie in der Regel 6 Monate. Bei guter Adhärenz liegt der Therapieerfolg bei über 90 %. Reinfektionen sind möglich. Somit kann eine erneute aktive Tuberkulose entweder auf ein Therapieversagen oder eine Neuinfektion hinweisen.

11.3.1 Ätiologie und Pathogenese

Erreger der Tuberkulose sind Mykobakterien des „mycobacterium tuberculosis complex“ (MTBC). Die Erreger werden primär aerogen übertragen, d.h. über Aerosole, die beim Husten und im geringeren Umfang beim Singen und Sprechen abgegeben werden. In ungelüfteten Räumen können Aerosole für mehrere Minuten bis wenige Stunden kontagiös bleiben, weshalb alle Situationen, in denen viele Menschen über längere Zeit auf engem, schlecht belüftetem Raum zusammenleben, Übertragungen fördern.

11.3.2 Epidemiologie

Weltweit erkrankten 2022 ca. 10,6 Mio. Personen an Tuberkulose, und 1,3 Millionen verstarben an der Krankheit. Die meisten Tuberkulosefälle im Jahr 2022 traten in den WHO-Regionen Südostasien (46 %), Afrika (23 %) und im westlichen Pazifik (18 %) auf. Verschiedene Risikofaktoren begünstigen das Auftreten einer aktiven Tuberkulose. Der global wichtigste Risikofaktor ist die HIV-Infektion. Im südlichen Afrika leiden mehr als zwei Drittel der Tuberkulosepatient*innen auch an HIV. Weitere wichtige Risikofaktoren sind Diabetes mellitus, medikamentöse Immunsuppression (z. B. Glukokortikoide und Tumornekrosefaktor-Inhibitoren), geschädigtes Lungengewebe (Silikose, COPD) und alle chronischen Erkrankungen, die das Immunsystem schwächen.

Info für die Praxis

Epidemiologie bei Migrant*innen

Die Inzidenz der Tuberkulose ist bei Migrant*innen in der Regel deutlich höher als in der Allgemeinbevölkerung des Gastlandes. Die Hälfte aller aktiven Tuberkulosefälle bei Migrant*innen tritt innerhalb der ersten 5 Jahre nach Ankunft im Gastland auf.

11.3.3 Praktische Maßnahmen zum Schutz vor Übertragung im Gesundheitssystem

Bei Kontakt mit Patient*innen, bei denen der Verdacht auf oder die Diagnose einer offenen Tuberkulose besteht, müssen unbedingt Maßnahmen zum Schutz vor Erregern getroffen werden, die über Aerosole übertragen werden. Obwohl die Vorgaben zwischen verschiedenen Ländern und Krankenhäusern variieren können, ist das Tragen einer N95- oder FFP2-Maske aller Personen, die mit dem Patient*innen Kontakt haben, sinnvoll. Des Weiteren ist, falls möglich, auf eine gute Durchlüftung (Fenster öffnen) zu achten. Krankenhäuser verfügen in der Regel über spezielle Zimmer mit Unterdruck oder HEPA-filtrierter Umluft, um durch ständigen Luftaustausch die Aerosolkonzentration im Raum möglichst niedrig zu halten. Falls Patient*innen das Zimmer verlassen, müssen sie eine FFP2- oder N95-Maske *ohne* Ventil tragen. Bei nicht resistenter Tuberkulose kann man davon ausgehen, dass ein/e Patient*in spätestens 2 Wochen nach Beginn der antituberkulösen Therapie nicht mehr ansteckend ist und die Isolationsmaßnahmen aufgehoben werden können.

11.3.4 Screening bei Migrant*innen

Richtlinien zum Screening auf latente oder aktive Tuberkulose bei Migrant*innen sind in den einzelnen europäischen Ländern unterschiedlich. Das European Centre for Disease Prevention and Control (ECDC) hat nach ausführlicher Review der vorhandenen Literatur festgehalten, dass es betreffend Machbarkeit, Effektivität und Kosteneffizienz eines Screenings bei Migrant*innen keine gute Evidenz gibt, empfiehlt jedoch basierend auf der vorhandenen Literatur und Meinung von Experten folgende 2 Screening-Maßnahmen [7]:

- Screening auf latente Tuberkulose bei Migrant*innen aus Ländern mit hoher Tuberkuloseinzidenz
- Screening auf aktive Tuberkulose bei oder kurz nach Ankunft mittels Thorax-Röntgenbild bei Migrant*innen aus Ländern mit hoher Tuberkuloseinzidenz

11.3.5 Latente Tuberkulose: Screening, Diagnose und Therapie

Gemäß ECDC sollte allen Migrant*innen aus Ländern mit hoher Tuberkuloseinzidenz ein Screening auf latente Tuberkulose und – bei positivem Resultat – eine entsprechende Therapie angeboten werden. Als besonders effektiv wird diese Strategie bei jungen Migrant*innen (< 35 Jahre) und Migrant*innen aus Ländern mit einer Tuberkuloseinzidenz > 150/100.000 angesehen. Das Screening wird am einfachsten durch einen Interferon-Gamma-Test (TB T-SPOT oder Quantiferon-Test) aus einer venösen Blutentnahme umgesetzt. Alternativ kann ein Tuberkulin-Hauttest durchgeführt werden, der allerdings den Nachteil hat, dass er 2 Konsultationen verlangt: die intrakutane Applikation und 2–3 Tage später das Ablesen der Induration.

Vorgehen bei einem positiven Screening-Ergebnis

Eine latente Tuberkulose ist asymptomatisch. Der/die Patient*in muss nach Symptomen einer möglichen aktiven Tuberkulose befragt/untersucht werden (Husten, Gewichtsverlust, Appetitverlust, Fieber, Nachtschweiß, vergrößerte Lymphknoten), außerdem sollten ein einfaches Labor und ein Röntgen-Thorax durchgeführt werden. Falls die Untersuchungen keinen Hinweis auf eine aktive Tuberkulose ergeben, kommt eine Therapie der latenten Tuberkulose infrage (um das Risiko einer aktiven Tuberkulose zu verringern). Vor Beginn dieser Therapie gilt es, Machbarkeit und mögliche Nebenwirkungen einer Therapie gegen das Risiko einer aktiven Tuberkulose abzuwägen. Das Risiko einer aktiven Tuberkulose ist besonders hoch bei Immunsuppression und erst kürzlich erfolgter Ansteckung. Beim Abschätzen von Nutzen und Risiko einer Therapie ist z. B. der Online-Rechner unter https://www.tstin3d.com/en/calc.html hilfreich.

Therapie der latenten Tuberkulose

Bevorzugte Therapie ist Rifampicin 600 mg p. o. (Kinder: 10 mg/kg (max. 600 mg)) einmal täglich für 4 Monate.

- Vorteil: Rifampicin wird in der Regel gut vertragen, die Behandlung ist vergleichsweise kurz.
- Nachteil: Rifampicin hat zahlreiche Wechselwirkungen mit anderen Medikamenten, alle Körperflüssigkeiten verfärben sich orange (Patient*innen unbedingt informieren, dass Urin und Tränen orange bis rot werden, Vorsicht bei Kontaktlinsen).

Alternative Therapie ist Isoniazid 300 mg (Kinder 5 mg/kg) p. o. einmal täglich für 9 Monate. Zur Prävention einer peripheren Neuropathie muss zusätzlich Pyridoxin (Vitamin B6) 10–50 mg 1x tgl. p. o. eingenommen werden.

- Vorteil: Isoniazid hat nur wenige Medikamenteninteraktionen und verfärbt die Körperflüssigkeiten nicht.
- Nachteil: Lebertoxizität (Risiko zunehmend mit höherem Alter); die Therapie dauert deutlich länger.

Neu empfohlen wird eine 12 Wochen dauernde wöchentliche Kombinationstherapie bestehend aus Isoniazid und Rifapentin plus Pyridoxin (Vitamin B6) 10–50mg 1 x tgl. p. o.:

- Isoniazid:
  - Erwachsene > 11 Jahre: 15 mg/kg (max. 900 mg) 1x pro Woche
  - Kinder 2–11 Jahre: 25 mg/kg (max. 900 mg) 1x pro Woche
- Rifapentin:
  - 10,0–14,0 kg: 300 mg 1x pro Woche
  - 14,1–25,0 kg: 450 mg 1x pro Woche
  - 25,1–32,0 kg: 600 mg 1x pro Woche
  - 32,1–49,9 kg: 750 mg 1x pro Woche
  - 50,0 kg: 900 mg 1x pro Woche

Dieses neue Therapieschema hat eine sehr gute Wirksamkeit und wenig Nebenwirkungen. Zudem eignet sich die wöchentliche Einnahme gut zur „directly observed therapy (DOT)“, d. h. Medikamenteneinnahme unter Aufsicht. Allerdings ist Rifapentin noch nicht in allen Ländern erhältlich.

11.3.6 Aktive Tuberkulose: Screening und Diagnose

Alle Migrant*innen sollten kurz nach Ankunft aktiv nach Symptomen einer aktiven Tuberkulose befragt werden: Husten, Gewichtsverlust, Nachtschweiß, Fieber, vergrößerte Lymphknoten. Das ECDC empfiehlt zudem auch bei asymptomatischen Migrant*innen, die aus Ländern mit hoher Tuberkuloseinzidenz kommen, bei oder kurz nach Ankunft ein Röntgenbild des Thorax durchzuführen. Personen mit Symptomen und/oder abnormem Röntgenbild sollten rasch auf eine mögliche aktive Tuberkulose abgeklärt werden.

Die Diagnostik umfasst multiple Abklärungen in der bakteriologischen Diagnostik, z.B. den mikroskopischen und/oder kulturellen Nachweis säurefester Stäbchen oder die molekulare Diagnostik mit Nukleinsäureamplifikationstechniken (NAT), die auch die Bestimmung der Mykobakterienspezies und ein molekulares Typisieren ermöglichen. Dazu kommt immer eine Empfindlichkeitsprüfung, um Medikamentenresistenzen zu erfassen und die Therapie dementsprechend anpassen zu können.

11.3.7 Weiterführende Literatur/Links

- Deutschland
  - Ratgeber Tuberkulose: https://www.rki.de/DE/Content/Infekt/EpidBull/Merkblaetter/Ratgeber_Tuberkulose.html
  - Leitlinie Tuberkulose im Erwachsenenalter: https://register.awmf.org/assets/guidelines/020-019l_S2k_Tuberkulose-im-Erwachsenenalter_2023-09.pdf
- Schweiz
  - Handbuch Tuberkulose – revidierte Version Januar 2021 – Leitfaden für Fachpersonen: https://www.lungenliga.ch/kompetenzzentrum-tuberkulose/richtlinien#manual
- Österreich
  - Info des Sozialministeriums: https://www.sozialministerium.at/Themen/Gesundheit/Uebertragbare-Krankheiten/Infektionskrankheiten-A-Z/Tuberkulose.html
  - Leitlinie Tuberkulose, Umgebungsuntersuchung: https://www.sozialministerium.at/dam/jcr:70d028d4-4137-4da1-8798-5b873bee81bf/Leitlinie_Tuberkulose_Umgebungsuntersuchung.pdf

11.4 Sexuell übertragbare Infektionen

Charles Abongomera, Niklaus D. Labhardt, Daniel H. Paris, Anne-Valérie Burgener-Gasser

Sexuell übertragbare Krankheiten („sexually transmitted infections", STI) werden als Ursache von Fieber und Infektionskrankheiten bei Migrant*innen oft überschätzt. Diese Übersicht zeigt die wichtigsten Punkte auf.

11.4.1 Ätiologie und Pathogenese

Syphilis

Die Syphilis wird durch das Bakterium *Treponema pallidum* Subspezies (ssp.) *pallidum* verursacht [8]. Bei der Erkrankung werden die erworbene Syphilis (wird hauptsächlich durch Geschlechtsverkehr übertragen) und die angeborene Syphilis (wird von der Mutter auf das Kind übertragen) unterschieden [8]. Bei der erworbenen Syphilis unterscheidet man wiederum die Frühsyphilis (infektiös) und die Spätsyphilis, ebenso wie bei der angeborenen Syphilis, die ebenfalls in die Frühsyphilis (die ersten 2 Lebensjahre betreffend) und die Spätsyphilis unterteilt wird und mit einer Stigmatisierung der Betroffenen assoziiert ist [8]. Zur Frühsyphilis zählen die primäre, sekundäre und früh latente Syphilis, während die Spätsyphilis die spät latente und tertiäre Syphilis (gummatöse, späte kardiovaskuläre Syphilis und späte Neurosyphilis) umfasst [8]. Das ECDC definiert die Frühsyphilis als innerhalb eines Jahres nach Infektion erworbene und die Spätsyphilis als ab einem Jahr nach Infektion erworbene Syphilis [8].

Gonorrhö

Die Gonorrhö (Gonokokkeninfektion) wird durch das Bakterium *Neisseria gonorrhoeae* verursacht [9]. Sie betrifft hauptsächlich die Epithelien von Harnröhre, Endozervix, Rektum,

Oropharynx und Konjunktiva; sie kann bis zum oberen Genitaltrakt aufsteigen und eine entzündliche Erkrankung des Beckens (PID) und eine Epididymoorchitis verursachen [9]. Die Gonorrhö wird durch das direkte Einbringen infizierter Sekrete von einer Schleimhaut in eine andere übertragen, also durch urogenital-anorektalen, genital-urogenitalen, oro-analen und oro-urogenitalen Kontakt oder bei der Geburt von der Mutter auf das Kind [9].

Infektionen mit Chlamydia trachomatis

Bei *Chlamydia trachomatis* handelt es sich um Bakterien, die vorwiegend durch direkten Schleimhautkontakt zwischen 2 Personen während des Geschlechtsverkehrs (vaginal, anal, oral) oder bei Geburt durch einen infizierten Zervikalkanal übertragen werden [10]. Anogenitale Infektionen mit *C. trachomatis* verlaufen häufig asymptomatisch [10]. Bei Frauen können urogenitale Chlamydieninfektionen zu einer entzündlichen Erkrankung des Beckens und zu nachfolgender tubarer Sterilität, ektoper Schwangerschaft und chronischen Beckenschmerzen führen [10]. Die Serotypen L1, L2 oder L3 von *C. trachomatis* verursachen ein Lymphogranuloma venereum (invasive ulzerierende Erkrankung) [10, 11].

Ulcus molle (weicher Schanker)

Das Ulcus molle ist eine bakterielle STI, die durch *Haemophilus ducreyi* verursacht wird; sie ist durch schmerzhafte Genitalgeschwüre und eine regionale Lymphadenitis, die sich zu entzündlichen Lymphknotenschwellungen entwickeln kann, gekennzeichnet [12]. Die Infektion kann asymptomatisch verlaufen [12].

11.4.2 Epidemiologie

Syphilis

2019 lag die Prävalenz der Syphilis weltweit bei 14,1 Millionen Fällen und führte zu einem Verlust von 7,4 Millionen Lebensjahren durch gesundheitliche Probleme (Disability-Adjusted Life Years, DALYs) [13]. Die Todesfälle durch angeborene Syphilis waren für 95,2 % der verlorenen Lebensjahre (Years of Life Lost, YLLs) durch alle STIs außer HIV verantwortlich [13]. In den Ländern südlich der Sahara ist die Krankheitslast durch Syphilis am höchsten [13]. Seit 2000 ist die Inzidenz der Syphilis in den Ländern der Europäischen Union (EU) und des Europäischen Wirtschaftsraums (EWR) gestiegen; Hauptgrund hierfür ist die deutlich gestiegene Zahl der west- und mitteleuropäischen EU-/EWR-Länder und insbesondere die Zahl der MSM [8].

> **Info für die Praxis**
>
> Gemäß ECDC sind folgende Personengruppen am anfälligsten für STIs: junge Menschen, Männer, die Sex mit Männern haben (MSM), Sexarbeitende, HIV-Infizierte, Migrant*innen, für sexuelle Gewalt gefährdete Populationen und Personen, die Drogen injizieren [17].

Gonorrhö

2019 lag die Prävalenz der Gonorrhö weltweit bei 40,4 Millionen Fällen und führte zu einem Verlust von 163.000 DALYs, was 2,2 % der DALYs durch alle STIs außer HIV entspricht [14]. In den Ländern südlich der Sahara ist die Krankheitslast durch Gonorrhö am höchsten [14]. In den Ländern der EU und des EWR ist die Gonorrhö nach der Infektion mit *Chlamydia trachomatis* die am häufigsten gemeldete bakterielle STI [14]. Seit 2008 ist die Inzidenz um ca. 240 % gestiegen, wobei die Krankheitslast bei MSM und/oder ethnischen Minderheiten besonders hoch ist [14].

Infektionen mit Chlamydia trachomatis

2019 lag die Prävalenz der Chlamydieninfektion weltweit bei 151 Millionen Fällen und führte zum Verlust von 160.000 DALYs [15]. In den Ländern südlich der Sahara ist die Krankheitslast durch Chlamydien am höchsten [15]. Seit 2003 tritt das Lymphogranuloma venereum endemisch bei europäischen MSM auf [11].

Ulcus molle (weicher Schanker)

Aufgrund der Schwierigkeiten, die Diagnose von Infektionen mit *H. ducreyi* mikrobiologisch zu bestätigen, ist die weltweite Epidemiologie nicht gut dokumentiert [12, 16]. Eine systematische Prüfung einer Untergruppe von Studien zum Ulcus molle, die zwischen 2000 und 2014 durchgeführt worden waren, verwies auf einen niedrigen Anteil genitaler Geschwüre durch *H. ducreyi* (< 10 %); einzige Ausnahme bildete Malawi mit 15 % [12, 16]. Das Risiko für ein Ulcus molle wird durch die männliche Beschneidung gemindert [12].

Info für die Praxis

Epidemiologie bei Migrant*innen

Für STIs bei Migrant*innen sind folgende Faktoren relevant: Verbreitung der STIs im Herkunfts-, Transit- und Aufnahmeland; fehlender Zugang zu Präventions-, Untersuchungs- und Behandlungsangeboten; sexuelle Gewalt, Stigmatisierung und ein sehr riskantes Sexualverhalten [17, 18]. Migrant*innen haben ein hohes Risiko für STIs, wobei Migrant*innen ohne ausreichende Papiere, Sexarbeitende, MSM und Opfer von Menschenhandel noch stärker gefährdet sind [17]. 2008 setzte sich der Anteil der Migrant*innen, die in 25 europäischen Ländern als Prostituierte arbeiteten, wie folgt zusammen: 47 % Frauen, 32 % Männer und 47 % Transgender-Sexarbeitende; viele kamen aus Ländern mit einer relativ hohen HIV-/STI-Prävalenz [17].

11.4.3 Screening bei Migrant*innen

Opfer von sexueller Gewalt und unbegleitete Minderjährige sollten auf STIs (Chlamydien, Gonorrhö und Syphilis) gescreent werden [18]. Schwangere und Personen, die Blut spenden wollen, sollten mittels serologischem Test auf Syphilis gescreent werden [8].

11.4.4 Diagnostik

Syphilis

Klinische Diagnostik

Die Anamnese umfasst die vollständige sexuelle Anamnese, wobei sowohl Fragen nach Symptomen einer Syphilis als auch Fragen nach früher bereits diagnostizierter Syphilis, nach Behandlungen, Untersuchungen und durchgeführten Tests zu stellen sind. Außerdem sollte das Risiko einer früheren, nicht sexuell übertragenen Infektion mit *T. pallidum* eingeschätzt werden (Frambösie, Pinta, Bejel) und eine geburtshilfliche Anamnese (falls angemessen) erhoben werden [19].

Zur klinischen Diagnostik gehört außerdem die vollständige Untersuchung.

Labordiagnostik

T. pallidum kann in Läsionen oder infizierten Lymphknoten durch Dunkelfeldmikroskopie oder PCR-Test nachgewiesen werden. Ein PCR-Test kann zudem bei unklaren primären Läsionen durchgeführt werden [20]. Diese Untersuchungen sind in der Regel in Referenzlaboren möglich [19, 21]. Die Dunkelfeldmikroskopie wird allerdings für eine routinemäßige Diagnostik nicht mehr empfohlen, da heute empfindlichere Tests verfügbar sind [8].

Primäre Screening-Tests sind der Treponema-pallidum-Partikel-Agglutinations-Test (TPPA) oder der Nachweis von *T.-pallidum*-spezifischen Gesamtantikörpern (IgG) [20]. Bei positivem Testergebnis werden ein Test zur Beurteilung der serologischen Krankheitsaktivität und ein HIV-Test durchgeführt [20]. Hinweis: Bei Verdacht auf eine primäre Syphilis sollte ein Test zum Nachweis von Antikörpern vom Typ IgM gegen *Treponema pallidum* angefordert werden [21].

Tests zur Beurteilung der serologischen Krankheitsaktivität sind der Venereal Disease Research Laboratory Test (VDRL-Test) oder der Rapid Plasma Reagin Test (RPR-Test). Bei positivem Testergebnis wird eine Therapie ein-

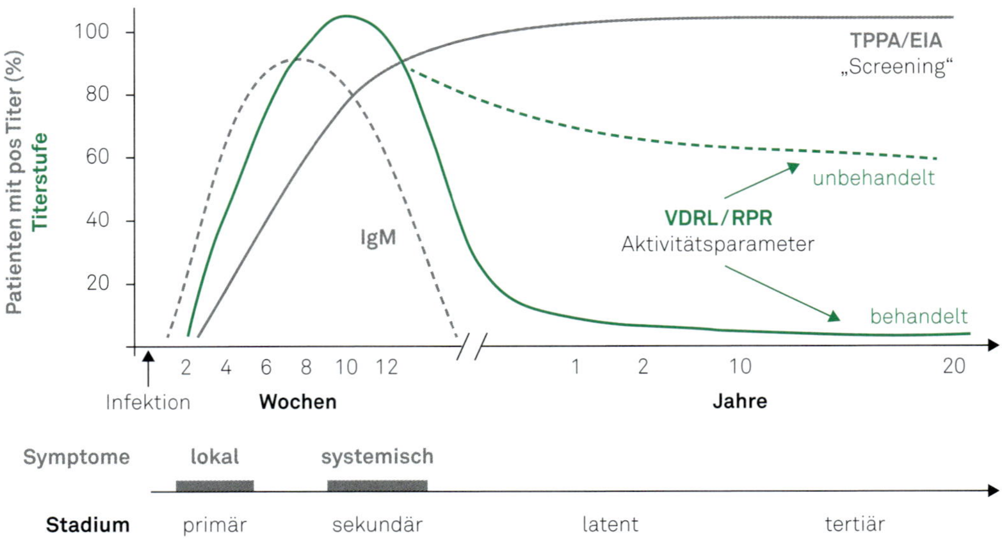

Abbildung 11-1: Dynamik der labordiagnostischen Marker und Tests zum Nachweis einer Syphilis; TPPH = Treponema-Pallidum-Partikel-Hämaglutination, EIA = Enzymimmunassay, RPR = Rapid Plasma Reagin, VDRL = Venereal Disease Research Laboratory. Quelle: Itin P, Bosshard PP, Toutous Trellu L, et al. Syphilis: Diagnostik und Behandlung. Swiss Medical Forum. 2015;15(19):459–465. Abgedruckt mit freundlicher Genehmigung des Schweizerischen Ärzteverlags.

geleitet [20], bei negativem Ergebnis wird der Test nach 2–4 Wochen wiederholt [21].

Als **Tests zur Überwachung der Wirksamkeit der Behandlung** werden quantitative RPR-/VDRL-Tests nach 3, 6, 12 und 24 Monaten durchgeführt. Erforderlich ist ein vierfacher Titerabfall (Abbildung 11-1) [21].

Ob eine neurologische, kardiovaskuläre oder ophthalmologische Beteiligung im konkreten Fall vorliegt, sollte ein Spezialist für Infektionskrankheiten beurteilen. Auch die Diagnostik einer angeborenen Syphilis ist Aufgabe von Spezialist*innen.

Gonorrhö

Bei der Sexualanamnese ist die Inkubationszeit von ca. 1 bis 7 Tagen zu berücksichtigen. Andere STIs (Chlamydien, Syphilis, HIV, Hepatitis B) sollten immer ausgeschlossen werden [22, 23].

Eine Behandlung ohne eindeutig bestätigte Diagnose sollte vermieden werden. Einzige Ausnahme sind klinische Zeichen, die für eine Gonorrhö typisch sind (eitriger Ausfluss aus Harnröhre oder Zervix). In der Schweiz muss dem Kantonsarzt das Formular für meldepflichtige Krankheiten zugestellt werden [22].

Diagnostische Verfahren sind [22]

- Anlegen einer Kultur mit Antibiogramm vor Durchführung einer Behandlung
- PCR-Test von Urin- oder Ausflussproben bei Verdacht und negativer Kultur

In der Schweiz wird dem Kantonsarzt ein positives Laborergebnis automatisch weitergeleitet.

Für Probenentnahme und -transport gilt [22]:

- PCR-Test (Verwendung geeigneter Abstrichtupfer und Transportmedien)
  - Urethritis bei Männern: Erststrahlurin (5–10 ml)
  - Zervizitis bei Frauen: Vaginalabstrich
  - evtl. Vaginal- oder Rektalabstrich
- Transport bei Raumtemperatur
- Kultur: sofortiger Transport ins Labor und Laborpersonal über Probe informieren
- (Spezialmedium: ESwab für PCR-Test und Kultur desselben Materials)

> **Info für die Praxis**
>
> Bei Vorliegen typischer Zeichen/Symptome beginnt die Behandlung sofort *nach* der Probenentnahme.

Diagnostische Verfahren bei Chlamydien sind:
- Genamplifikationstest (z.B. PCR) [24, 25]
- Bei Nachweis von *C. trachomatis* im Rektalabstrich sollte eine Genotypisierung erfolgen (insbesondere bei MSM oder klinischem Verdacht) [24, 25]

Eine korrekte Probenentnahme ist für die Diagnostik entscheidend (https://ssi.guidelines.ch/guideline/2273) [24, 25].

Ulcus molle (weicher Schanker)

Als diagnostische Verfahren werden bevorzugt Nukleinsäureamplifikationstests (NAATs) angewendet. Außerdem werden Kulturen angelegt [12].

11.4.5 Klinik

Syphilis

Erworbene Syphilis

Für die **primäre Syphilis** gilt eine Inkubationszeit von in der Regel 21 Tagen [19]. Ein Schanker kann sich aus einer einzigen papulösen Läsion entwickeln; anogenitale Läsionen sind einzeln auftretende, schmerzlose, verhärtete, nicht eitrige Läsionen mit einem sauberen Grund. Extragenitale Läsionen können mehrfach auftreten, sind schmerzhaft und eitern in der Regel. Sie heilen innerhalb von 3 bis 8 Wochen ab [19].

Wird eine primäre Syphilis nicht behandelt, entwickelt sich in 25 % der Fälle eine **sekundäre Syphilis.** Diese zeigt sich 4–10 Wochen nach Auftreten des initialen Schankers und betrifft mehrere Systeme [19]. Es kommt zu einem großflächigen mukokutanen Hautausschlag, der evtl. juckt und typischerweise Handflächen und Fußsohlen betrifft. Eventuell zeigen sich flache Kondylome auf Wangen, Zunge und im Genitalbereich sowie hochinfektiöse, hauptsächlich das Perineum und den Anus betreffende Condylomata lata. Weitere Symptome sind Hepatitis, Splenomegalie, Glomerulonephritis und neurologische Komplikationen (akute Meningitis, Hirnnervenlähmungen, Uveitis, Optikusneuropathie, interstitielle Keratitis und Beteiligung der Netzhaut) [19].

Die sekundäre Syphilis klingt nach 3–12 Wochen spontan ab und geht in ein asymptomatisches **latentes Stadium** über, das in frühe (innerhalb eines Jahres nach Infektion erworben) und späte Formen unterschieden wird. Bei ca. 25 % der Patient*innen kommt es im frühen latenten Stadium zu einem Rezidiv der sekundären Krankheit [19]. Labordiagnostik: serologisch aktive Infektion (positiver VDRL-Test) [19, 21].

Das **Tertiärstadium** tritt bei ca. einem Drittel der unbehandelten Patient*innen 20–40 Jahre nach der Erstinfektion auf. Es kommt zu syphilitischen Gumma (prall-elastische, knotenartige Geschwüre) oder zu kardiovaskulären und neurologischen Komplikationen. Die klinische Begutachtung ist Aufgabe von Spezialist*innen für Infektionskrankheiten [19].

Angeborene Syphilis

Die **frühe Form** tritt innerhalb von 2 Jahren nach der Geburt auf; bei zwei Dritteln der Fälle zeigen sich bei Geburt keine Symptome, entwickeln sich jedoch innerhalb der ersten 5 Wochen. Häufige Zeichen sind Hautausschlag, hämorrhagische Rhinitis, generalisierte Lymphadenopathie, Hepatosplenomegalie und Skelettanomalien. Weniger häufige Zeichen sind Condylomata lata, vesikobullöse Läsionen, Osteochondritis, Periostitis, periorale Fissuren, nicht immunologischer Hydrops fetalis, Glomerulonephritis, neurologische Beteiligung der Augen, Hämolyse und Thrombozytopenie [19].

Die **späte Form** tritt 2 Jahre nach der Geburt auf. Zeichen, auf die geachtet werden muss, sind interstitielle Keratitis, Clutton-Syndrom, Hutchinson-Zähne, Brombeer-Molaren (Fehlentwicklung der Spitzen der ersten Backenzähne), hoher Gaumenbogen, Rhagaden (periorale Fissuren), sensorineurale Schwerhörigkeit, Vorwölbung der Stirnknochen, kurzer Oberkiefer, vorspringender Unterkiefer, Sattelnase, Deformierungen, Verdickung von Sternum und Klavikula, paroxysmale Kältehämoglobinurie und neurologische Beteiligung (intellektuelle Einschränkungen, Hirnnervenlähmungen) [19].

Gonorrhö

> **Info für die Praxis**
>
> Diagnostische Kriterien für die Gonorrhö sind von der Klinik für Infektiologie/Spitalhygiene des Kantonsspitals Sankt Gallen zusammengestellt worden: https://ssi.guidelines.ch/guideline/2272.

Bei **Männern** kommt es häufig zur symptomatischen Infektion mit Urethritis (eitriger Ausfluss, Dysurie), Epididymitis (gelegentlich mit ödematös geschwollenem Skrotum), Proktitis und Pharyngitis. Zu beachten ist, dass eine Gonorrhö und eine Chlamydien-Urethritis klinisch gleich verlaufen [22, 23].

> **Cave**
>
> Ein asymptomatischer Keimträger ist vor allem bei einer pharyngealen oder rektalen Infektion möglich.

Bei **Frauen** handelt es sich meist um eine asymptomatische Infektion. Treten Symptome auf, dann handelt es sich in der Regel um [22, 23]:

- Zervizitis (eitriger vaginaler Ausfluss, vaginaler Pruritus, Dyspareunie)
- Urethritis mit Dysurie
- Proktitis
- Infektion des weiblichen Beckens
- Unfruchtbarkeit
- oropharyngeale Infektion

In der Schwangerschaft sind ein vorzeitiger Blasensprung, eine Frühgeburt, ein septischer Abort, ein Amnioninfektionssyndrom und eine Ophthalmia neonatorum möglich [22, 23].

Weitere mögliche Symptome sind:

- disseminierte Gonokokkeninfektion (DGI): Arthritis-Dermatitis-Syndrom [22, 23]
- schmerzlose nekrotische Pusteln auf erythematösem Grund, meist an den Extremitäten [22, 23]
- Tenosynovitis
- Mono-, Polyarthritis (Hände, Knie): eitrige Arthritis [22, 23]

Weniger häufig sind eine Meningitis oder eine Endokarditis mit schneller Zerstörung der Herzklappen [22, 23].

Chlamydien

Bei **Frauen** verläuft die Infektion meist asymptomatisch. Im Fall einer Zervizitis kann es zu schleimig-eitrigem Ausfluss, Metrorrhagie und postkoitaler Blutung kommen. Eine Urethritis kann mit einer Dysurie einhergehen, ist aber in der Regel asymptomatisch. Rektale und pharyngeale Infektionen verlaufen ebenfalls meist asymptomatisch [10, 24, 26].

Mögliche Komplikationen sind [10, 24, 26]:

- Infektion des weiblichen Beckens („pelvic inflammatory disease“, PID)
  - häufig asymptomatisch verlaufend
  - wenn symptomatisch, dann Schmerzen im Unterbauch, Ausfluss, Fieber, Schmerzen beim Geschlechtsverkehr, (neu auftretende) Dysmenorrhö
  - Tubensterilität und Perihepatitis (bei 5–15 % der PID-Fälle; Schmerzen im rechten Oberbauch)
- in der Schwangerschaft erhöhtes Risiko für Frühgeburten, vertikale Transmission (Konjunktivitis, Neugeborenenpneumonie)
- reaktive Arthritis (bei Frauen selten)

Klinische Merkmale bei **Männern** sind [10, 24, 26]:

- Dysurie verursachende Urethritis, in der Regel mit klarem Ausfluss
- Prostatitis: schmerzempfindliche Prostata

- in der Regel asymptomatische pharyngeale Infektion
- Rektalinfektionen mit den Serotypen D–K und L1–3; können ebenfalls asymptomatisch verlaufen
- Proktitis und Lymphogranuloma venereum (LGV):
  - Serotypen L1–3
  - häufig bei MSM nach wiederholtem Analverkehr mit blutig-schleimigem Stuhl und Schmerzen bei der Darmentleerung
  - schmerzhafte Schwellung der pararektalen und inguinalen Lymphknoten
  - Komplikationen: Fisteln und Strikturen

Mögliche Komplikationen sind [10, 24, 26]:

- Epididymitis:
  - Klinik: einseitige Schmerzen in den Hoden, Schwellung der Nebenhoden
  - Unfruchtbarkeit (umstritten)
- reaktive Arthritis: bei ca. 1 % der Patient*innen (nach Urethritis)

Außerdem kann es bei Neugeborenen und Erwachsenen zu einer **Konjunktivitis** kommen, die mit Rötung (konjunktivale Injektion), Fremdkörpergefühl, wässrigen Augen und Sekretion einhergeht [10, 24, 26].

Ulcus molle (weicher Schanker)

Die Inkubationszeit ist kurz (3–7 Tage), danach bilden sich Papeln, Pusteln und/oder Geschwüre [12]. Bei Männern handelt es sich dabei um schmerzempfindliche erythematöse Papeln und Pusteln an der Vorhaut und dem Vorhautbändchen, bei Frauen sind sie in der Vulva, in der Zervix und in der perianalen Region lokalisiert. Oberflächliche Geschwüre können zerklüftet erscheinen und unterhöhlte Ränder haben; der Wundgrund ist granulomatös mit eitrigem Exsudat; die Ulzerationen sind weich und schmerzhaft; eine sekundäre Superinfektion kann zu Verhärtungen führen. Eine durch Primärläsionen verursachte Autoinokulation kann zu sog. „kissing ulcers" auf dem gegenüberliegenden Hautareal führen. Weitere Symptome sind eine inguinale Lymphadenitis (einseitig und schmerzhaft) und entzündliche Lymphknotenschwellungen [12].

11.4.6 Therapieoptionen

Syphilis

> **Cave**
>
> Patient*innen mit Penicillinallergie und unklare Fälle sollten an ein Fachzentrum weitergeleitet werden [21].

In der primären, sekundären und früh latenten Phase (innerhalb eines Jahres nach Infektion erworben) gibt man eine Einzeldosis Benzathin-Penicillin G 2,4 Mio. Einheiten i.m. [21]. Der/die Patient*in muss über eine mögliche Jarisch-Herxheimer-Reaktion [12] aufgeklärt werden (akute fieberhafte Erkrankung mit Kopfschmerzen, Muskelschmerzen, Schüttelfrost und Rigor, die nach 24 Stunden abklingt; Gabe von Paracetamol).

In der spät latenten Phase (ab einem Jahr nach Infektion erworben), der Tertiärsyphilis und bei Neurosyphilis sollte der/die Patient*in von einem/einer Spezialist*in für Infektionskrankheiten behandelt werden.

Als **Nachfolgeuntersuchungen** (Verlaufskontrolle der Parameter) kommen infrage:

- RPR-Test [21]
- Reaktion auf RPR/VDRL-Test, Titer als Kontrolle der Therapie [21]:
  - 3, 6, 12 und 24 Monate nach Therapieende
  - Heilung: negativ oder vierfacher Titerabfall
  - bei fehlendem Abfall oder bei einem Anstieg: Reinfektion? Neurosyphilis? [21]

Bei primärer Syphilis sind die **Sexualpartner*innen** der letzten 90 Tage, bei sekundärer Syphilis der der letzten 6 Monate zu kontaktieren und eine kalkulierte Antibiotikatherapie durchzuführen [21]. Sexueller Kontakt muss bis zum Ende der Therapie vermieden werden [21].

Gonorrhö

Cave

Wichtig ist, bei Gonorrhö immer eine Antibiotikaresistenz in Betracht zu ziehen und herauszufinden, in welchem Land/in welcher Region die Krankheit erworben wurde. Die Gonorrhö ist eine meldepflichtige Krankheit (unabhängig davon, ob eine Antibiotikaresistenz vorliegt oder nicht). Bei einer Allergie gegen Cephalosporine sollte das Management in Zusammenarbeit mit einem/einer Spezialist*in für Infektionskrankheiten erfolgen.

Bei einer Urethritis oder vaginalen, analen oder oropharyngealen Gonorrhö kann – nach Abstrich/Urinprobe – eine Einzeldosis Ceftriaxon 1 g i. m. verabreicht werden [23]. Diese Behandlung ist auch während der Schwangerschaft und Stillzeit möglich [23]. Ein „test of cure" ist bei allen Patient*innen empfohlen. Bei asymptomatischen Patient*innen kann ein PCR zwei Wochen nach Vervollständigung der Therapie erfolgen.

Bei einer disseminierten Gonokokkeninfektion sollte die Behandlung durch eine/n Spezialist*in für Infektionskrankheiten durchgeführt werden.

Dauern die Symptome länger als 3–5 Tage nach Behandlungsbeginn an oder treten nach anfänglichem Ansprechen wieder auf, sollte die Situation mit einem/einer Spezialist*in erörtert werden. Zudem muss eine neue Kultur entnommen werden, und es ist eine Resistenzbestimmung erforderlich [23].

Alle **Sexualpartner*innen** der letzten 60 Tage müssen kontaktiert werden, um sie zu informieren, zu screenen und sofort eine kalkulierte Antibiotikatherapie durchzuführen [23]. Sexueller Kontakt sollte für eine Woche nach Behandlungsbeginn vermieden werden oder geschützt erfolgen. Auch oraler Verkehr ist infektiös [23]!

Chlamydien

Bei symptomatischen Patient*innen beginnt man mit einer **kalkulierten Antibiotikatherapie** gemäß den Leitlinien zur Behandlung einer Urethritis/Zervizitis (s. länderspezifische Tabelle). Der Partner erhält in der Regel ebenfalls eine kalkulierte Antibiotikatherapie. Das Screening der Sexualpartner*innen wird empfohlen, doch ist es nicht notwendig, auf die Testergebnisse zu warten, bevor mit der Therapie begonnen wird.

Nach **bestätigter Chlamydieninfektion** unterscheidet sich die Therapie je nach Klinik [25, 26]:

- unkomplizierte genitale, pharyngeale und rektale Chlamydieninfektion
  - Doxycyclin 100 mg 2-mal täglich p. o. für 7 Tage (auf erforderliche Compliance hinweisen)
  - alternativ und vor allem bei Schwangerschaft, fraglicher Compliance oder starker Exposition gegenüber Sonnenlicht: Einzeldosis Azithromycin 1500 mg p. o. (geringere Wirksamkeit insbesondere bei rektaler Infektion)
- Lymphogranuloma venereum:
  - Doxycyclin 100 mg 2-mal täglich p. o. für 21 Tage
  - alternativ (s. o.) Azithromycin 1 g einmal täglich p. o. für 21 Tage
- Infektion des weiblichen Beckens (PID): Konsultation eines/r Spezialist*in für Infektionskrankheiten/Gynäkolog*in

Eine **Verlaufskontrolle/Überwachung der Therapie** ist nicht erforderlich, wenn der/die Patient*in unter der Therapie asymptomatisch geworden ist [25]. Indikationen sind vielmehr anhaltende Symptome, eine fragliche Compliance oder der Verdacht auf eine erneute Infektion [25, 26]. Bei Schwangerschaft, PID, Lymphogranuloma venereum und unkonventioneller Therapie ist der früheste Zeitpunkt dafür nach 4-wöchiger Therapie [25]. Ein Test auf eine erneute Infektion kann evtl. 3–6 Monate nach Therapieende stattfinden.

Idealerweise werden alle **Sexualpartner*innen** der letzten 6 Monate informiert, zumindest jedoch alle Sexualpartner*innen der letzten 4 Wochen [25, 26]. Die gleichzeitige Behandlung regelmäßiger Sexualpartner*innen ist Voraussetzung für einen langfristigen Therapieerfolg [25, 26]. Sexuelle Enthaltsamkeit ist für eine Woche nach Therapieende geboten [25, 26].

Ulcus molle (weicher Schanker)

Erstlinientherapie ist eine Einzeldosis Ceftriaxon 250 mg i.m. *oder* eine Einzeldosis Azithromycin 1 g p.o. [12].

Zweitlinientherapie ist Ciprofloxacin 500 mg 2-mal täglich p.o. für 3 Tage *oder* Erythromycin 500 mg 4-mal täglich p.o. für 7 Tage [12].

Ergänzend kann die Entleerung fluktuierender geschwollener Lymphknoten die Symptome lindern. Optionen sind dabei die Aspiration mit einer Nadel, die Inzision oder die Drainage. Eine anschließende Antibiotikatherapie wird empfohlen [12].

11.4.7 Prävention

Maßnahmen der **primären Prävention** sind: sicheres Sexualverhalten (z.B. Gebrauch von Kondomen), späterer Beginn mit sexuellen Aktivitäten, Monogamie, Begrenzung der Anzahl der Sexualpartner*innen, Vermeidung von Sexualpartner*innen mit hohem Infektionsrisiko, Zugang zu Screening- und Therapieangeboten zur Vermeidung der weiteren Infektionsübertragung, Ermittlung von Sexualpartner*innen mit Infektionsrisiko innerhalb eines spezifischen Zeitraums (je nach STI), pränatales Screening auf Syphilis (zur Vermeidung einer Übertragung von der Mutter auf das Kind) und Screening von Blutspendern. Für Sexarbeitende: konsequente Durchsetzung der Strategie des hundertprozentigen Kondomgebrauchs, von regelmäßigen Gesundheitskontrollen und der Behandlung wahrscheinlicher Infektionen.

Maßnahmen der **sekundären Prävention** sind: STI-Behandlung, Behandlung der Partner*in; sexuelle Enthaltsamkeit, bis Patient*in und Partner*in die Behandlung abgeschlossen haben; Bestätigung der Infektion bei Müttern von Neugeborenen, die mit Gonorrhö infiziert sind, und Behandlung der Mütter und ihrer Partner*innen. Patienten mit Syphilis sollten auf Chlamydien, Gonorrhö, HIV, Hepatitis B und C gescreent werden; ihnen sollte eine Impfung gegen Hepatitis B angeboten werden. Während der Behandlung der STI: Aufklärung über die Bedeutung eines sicheren Sexualverhaltens (z.B. Gebrauch von Kondomen) und über die gesundheitlichen Auswirkungen von hochriskantem Sexualverhalten.

11.4.8 Weiterführende Literatur/Links

- Deutschland
  - Leitlinie „Diagnostik und Therapie der Syphilis“: https://register.awmf.org/de/leitlinien/detail/059-002
  - Leitlinie „Infektionen mit Chlamydia Trachomatis“: https://register.awmf.org/de/leitlinien/detail/059-005
  - Therapie-Leitlinien der International Union against Sexually Transmitted Infections: https://iusti.org/treatment-guidelines/
- Schweiz
  - Leitlinie Syphilis der Klinik für Infektiologie/Spitalhygiene des Kantonsspitals Sankt Gallen: https://ssi.guidelines.ch/guideline/2271
  - Leitlinie Gonorrhö der Klinik für Infektiologie/Spitalhygiene des Kantonsspitals Sankt Gallen: https://ssi.guidelines.ch/guideline/2272
  - Leitlinie Chlamydien der Klinik für Infektiologie/Spitalhygiene des Kantonsspitals Sankt Gallen: https://ssi.guidelines.ch/guideline/2273
  - Leitlinie sexuell übertragbare Erkrankungen der Klinik für Infektiologie/Spitalhygiene des Kantonsspitals Sankt Gallen: https://fmh.guidelines.ch/guideline/1118

  - Therapie-Leitlinien der International Union against Sexually Transmitted Infections: https://iusti.org/treatment-guidelines/
- Österreich
  - Leitlinien zur Therapie der klassischen Geschlechtskrankheiten und Sexually Transmitted Infections der Österreichischen Gesellschaft für STD und dermatologische Mikrobiologie, ÖGSTD (2018): https://www.oegstd.at/net/images/doc/leitlinien/Buch_Therapieleitlinien_2018.pdf
  - Leitlinie zu Chlamydieninfektionen der Clinical Effectiveness Group der Medical Society for the Study of Venereal Diseases (MSSVD) and the Association for Genitourinary Medicine (AGUM): https://www.bashhguidelines.org/current-guidelines/urethritis-and-cervicitis/chlamydia-2015/
  - Therapie-Leitlinien der International Union against Sexually Transmitted Infections: https://iusti.org/treatment-guidelines/

11.5 Intestinale Parasiten

Charles Abongomera, Daniel H. Paris

Giardia, Entamoeba und Blastocystis sind Einzeller, die in der Medizin den Protozooen zugerechnet werden. Ascaris, Trichuris, Ankylostoma, Enterobius und Hymenolepis nana gehören zu den Würmern (Helminthen).

11.5.1 Ätiologie und Pathogenese

Protozoen

Giardia lamblia verursacht eine Giardiasis, *Entamoeba histolytica* eine Amöbiasis und *Blastocystis hominis* eine Blastozystose [27, 28, 29]. Diese Protozoen werden hauptsächlich durch die Aufnahme von Wasser oder Nahrung, die mit menschlichem Kot kontaminiert sind, übertragen [27, 28, 29]. *Giardia lamblia* und *Entamoeba histolytica* können jedoch auch durch Oral- und Analverkehr übertragen werden [27, 28]. Die Inkubationszeit der Giardiasis beträgt 1–3 Wochen, der Amöbiasis 1–4 Wochen (bei einem Amöbenleberabszess sogar Jahrzehnte) und der Blastozystose Tage bis Wochen [27, 29, 30]. Die Infektion verläuft meist asymptomatisch; auftretende Symptome deuten oft auf eine Beteiligung des Gastrointestinaltrakts hin [27, 28, 29]. Asymptomatische Patienten mit Giardiasis können monatelang (≥ 6 Monate) Zysten ausscheiden [27].

Helminthen

Ascaris lumbricoides (Spulwurm) verursacht eine Askariasis, *Trichuris trichiura* (Peitschenwurm) eine Trichuriasis, *Enterobius vermicularis* (Madenwurm) eine Enterobiasis und *Hymenolepis nana* (Zwergbandwurm) eine Hymenolepiasis [31, 32, 33, 34]. *Ancylostoma braziliense, Uncinaria stenocephala* (bei Hunden und Katzen vorkommende Hakenwürmer) und *Ancylostoma caninum* (bei Hunden vorkommender Hakenwurm) – sog. „Sandwürmer“ – verursachen eine Ankylostomiasis (kutane Form), die auch als Larva migrans cutanea oder „Hautmaulwurf“ bezeichnet wird [30, 35]. Die Hakenwürmer *Ancylostoma duodenale* oder *Necator americanus* führen zur intestinalen Form der Ankylostomiasis [30, 35].

Diese Helminthen werden hauptsächlich durch die Aufnahme von Wasser oder Nahrung, die mit menschlichem Kot kontaminiert sind, übertragen. *Enterobius vermicularis* kann zudem übertragen werden durch [33]:

- direkte Infektion über Fingernägel, die mit Kot aus der Anal- oder Perianalregion kontaminiert sind (Autoinfektion)
- Exposition gegenüber lebensfähigen Eiern, z. B. auf verschmutzten Bettlaken, beim Spielen im Sandkasten (Kleinkinder), und anderen kontaminierten Gegenständen

- Einatmen von Staub, der mit embryonierten Eiern kontaminiert ist (auf Bettwäsche, Schlafanzügen, Spielzeug, Möbeln, Katzen-/Hundefell)
- Retroinfektion nach dem Schlüpfen von Larven auf der Analschleimhaut, die dann in das Sigma und Zäkum migrieren

Hymenolepis nana kann zudem durch infizierte Arthropoden (Käfer, Mehlwürmer), die versehentlich mit kontaminierter Nahrung aufgenommen wurden, übertragen werden [34].

Die kutane Ankylostomiasis – auch als Larva migrans cutanea oder „Hautmaulwurf" bezeichnet – wird durch Larven verursacht, die bei Kontakt mit kontaminierter Erde (oft Sandstrand) in die intakte Haut eindringen [35].

Die Inkubationszeit der Askariasis und Trichuriasis beträgt 2–3 Monate, der Enterobiasis 2–4 Wochen und der Hymenolepiasis 3–4 Wochen [30]. Bei der kutanen Ankylostomiasis (Larva migrans cutanea) beträgt die Lebenserwartung der migrierenden Larven 2–8 Wochen (bis zu mehreren Monaten) [30], bei der intestinalen Ankylostomiasis 4–9 Wochen [30]. Die Infektion verläuft meist asymptomatisch; auftretende Symptome deuten oft auf eine Beteiligung des Gastrointestinaltrakts hin.

11.5.2 Epidemiologie

Protozoen

Protozoen gibt es überall auf der Welt, jedoch hauptsächlich in tropischen und subtropischen Ländern [30]. Giardiasis, Amöbiasis und Blastozystose treten am häufigsten in ärmeren Regionen auf, in denen es an sauberem Wasser und adäquaten sanitären Einrichtungen fehlt [27]. In den Ländern südlich der Sahara ist die altersstandardisierte Rate der DALYs, die fehlendem sauberem Wasser, unzureichenden sanitären Einrichtungen und mangelnder Handhygiene zuzuordnen war, am höchsten (3919,1 pro 100.000 Einwohner) – über doppelt so hoch wie in der nächsthohen Großregion (Superregion) [36]. Personen mit einem erhöhten Risiko für diese Infektionen sind Säuglinge, Kinder in Betreuungseinrichtungen, Erzieher/-innen, Personen mit engem Kontakt zu Infizierten, Personen in stationären Einrichtungen, Reisende in endemischen Gebieten, Personen, die kontaminiertes Wasser oder Wasser aus Badegewässern trinken sowie Migrant*innen und immungeschwächte Personen [27]. Ein erhöhtes Risiko für eine Giardiasis besteht zudem bei Personen mit ungeschütztem Oral- oder Analverkehr [27].

Helminthen

Verbreitungsformen und Risikofaktoren für Helmintheninfektionen entsprechen denen der Protozoeninfektionen. Die Larva migrans cutanea ist überall auf der Welt in Küstenregionen häufig [35]. 2019 lag die Prävalenz bestimmter durch den Boden übertragener Helminthosen – Ascariasis, Trichuriasis und Hakenwurminfektionen (*Ancylostoma duodenale* und *Necator americanus*) – weltweit bei 909 Millionen Fällen; 2090 Todesfälle führten zu einem Verlust von 1,97 Millionen DALYs [37]. Bei Männern, die Sex mit Männern haben (MSM), wurde über hohe Raten der Enterobiaisis berichtet [33].

> **Info für die Praxis**
>
> **Epidemiologie bei Migrant*innen**
>
> Faktoren in Zusammenhang mit diesen Infektionen bei Migrant*innen sind: Krankheitsprävalenz im Herkunfts- und Transitland, fehlender Zugang zu Gesundheitsversorgungsangeboten (zur Prävention, Untersuchung und Behandlung von STIs), sexuelle Gewalt, Stigmatisierung und ein hochriskantes Sexualverhalten.

11.5.3 Screening bei Migrant*innen

Für diese Infektionen ist kein spezifisches Screening indiziert, jedoch sollten diese Erreger aufgrund der Häufigkeit mit niedriger Schwelle gesucht werden.

11.5.4 Diagnostik

Protozoen

- **Giardiasis:** Stuhldiagnostik mittels mikroskopischer Stuhluntersuchung, Antigentest, PCR-Test (Dünndarmbiopsie/-aspiration, String-Test) [30]; klingen die Symptome nach der Behandlung ab, ist keine weitere Untersuchung notwendig; bei Symptomen, die > 4 Wochen nach Behandlungsende weiter bestehen, ist die mikroskopische Stuhluntersuchung die Methode der Wahl [30]
- **Amöbiasis:** bei der intestinalen Amöbiasis mikroskopische Untersuchung des Stuhls (diagnostisch auf *Entamoeba histolytica,* wenn aufgenommene Erythrozyten sichtbar sind), PCR-Test (zur Differenzierung von *Entamoeba*-Spezies), Stuhl-Antigentest, bei schwerem Krankheitsverlauf evtl. Röntgen und CT des Abdomens [30]
- **Blastozystose:** mikroskopische Untersuchung des Stuhls; nachfolgende Stuhluntersuchung *nur* bei anhaltenden Symptomen, da eine andauernde asymptomatische Besiedelung keine Indikation für eine erneute Behandlung ist [30]

Helminthen

- **Askariasis:** mikroskopische Untersuchung des Stuhls zum Nachweis von Eiern, Eosinophilie (bei Migration in die Lunge); nachfolgende Stuhluntersuchung 4 Wochen nach der Behandlung [30]
- **Trichuriasis:** mikroskopische Untersuchung des Stuhls zum Nachweis von Eiern, Eosinophilie; nachfolgende Stuhluntersuchung 4–6 Wochen nach der Behandlung [30]
- **Kutane Ankylostomiasis:** klinisches Bild [30]
- **Intestinale Ankylostomiasis:** mikroskopische Untersuchung des Stuhls zum Nachweis von Eiern, Eosinophilie, Anämie; nachfolgende Stuhluntersuchung 4–6 Wochen nach der Behandlung [30]
- **Enterobiasis:** Klebebandtest (gleich morgens ein transparentes Klebeband auf die perianale Haut drücken, um Madenwurmeier im Bereich des Anus einzufangen); mikroskopische Untersuchung des Stuhls zum Nachweis von Eiern (bei 5–15 % der Patient*innen vorhanden) [30]
- **Hymenolepiasis:** mikroskopische Untersuchung des Stuhls zum Nachweis von Eiern und Proglottiden, Eosinophilie, Serologie (der ELISA-Test [Enzyme Linked Immunosorbent Assay] ist nicht überall verfügbar, Empfindlichkeit ca. 80 % und Kreuzreaktivität mit anderen Bandwürmern); nachfolgende Stuhluntersuchung 4–6 Wochen nach der Behandlung (+ Eosinophilenzahl) [30]

11.5.5 Klinik

Protozoen

Amöbiasis

Gastrointestinal kommt es zur Amöbenkolitis mit blutigen Durchfällen, Bauchschmerzen und Berührungsempfindlichkeit. Häufig werden geringe Mengen schleimigen Stuhls oder große Mengen wässriger Durchfälle abgesetzt, möglich sind auch rektale Blutungen ohne Durchfälle (insbesondere bei Kindern). Leukozyten sind im Stuhl nachweisbar; in schweren Fällen ist im Stuhl Eiter sichtbar. Fieber ist ungewöhnlich [30]. Eine fulminante Amöbenkolitis ist durch große Mengen wässriger Durchfälle, Fieber, ausgeprägte Leukozytose, Bauchschmerzen mit peritonealen Zeichen und deutlicher Beteiligung des Kolons gekennzeichnet. Ein gleichzeitig bestehender Amöbenleberabszess ist nicht ungewöhnlich. Eventuell kommt es zu einem paralytischen Ileus und zu Ansammlungen nekrotischer Kolonschleimhaut, doch wird das klinische Bild von einer Darmperforation (bei >75% der Patient*innen), einem toxischen Megakolon und tumorartigen, granulomatösen Entzündungen (Amöbome) dominiert [30].

Typisch für eine **Beteiligung der Leber** ist der Amöbenleberabszess. Einige Patient*innen mit einem Amöbenleberabszess leiden gleichzeitig unter einer Amöbenkolitis, zeigen jedoch oft keine Darmsymptome. Die mikroskopische Untersuchung des Stuhls auf Trophozoiten und Zysten von *E. histolytica* ist in der Regel negativ. Personen, die in ein endemisches Gebiet gereist sind, oder solche, die dort gewohnt haben, können auch nach Monaten oder Jahren noch mit einem Amöbenleberabszess vorstellig werden (Reiseanamnese!).

> **Info für die Praxis**
>
> Ein Amöbenleberabszess sollte bei allen Personen mit bekannter Exposition und Fieber, Schmerzen im rechten oberen Quadranten und schmerzempfindlicher Leber vermutet werden.
> Weitere Zeichen sind Husten sowie eine gedämpfte Resonanz und Rasselgeräusche an der Lungenbasis rechts. Ein Ikterus ist ungewöhnlich. Die Symptome sind in der Regel akut (bestehen seit < 10 Tagen), können aber auch chronisch sein (Appetitlosigkeit und Gewichtsverlust). Weitere Zeichen sind eine Leukozytose ohne Eosinophilie, leichte Anämie, erhöhte alkalische Phosphatase und eine hohe Blutsenkungsgeschwindigkeit [30].

In der **Lunge** entstehen Atelektasen und ein transsudativer Pleuraerguss. Patient*innen mit Husten, pleuritischen Brustschmerzen und Atemnot könnten infolge eines durch das Zwerchfell rupturierten Amöbenleberabszesses eine pleuropulmonale Amöbiasis haben. Entwickelt sich eine hepatobronchiale Fistel, produzieren die Patient*innen evtl. braunen Auswurf mit nekrotischem Gewebe und Amöbentrophozoiten. Bei 2–7% der Patient*innen mit Amöbenleberabszess kommt es zu einer Ruptur in das Peritoneum, die zu einer plötzlichen Peritonitis mit Schocksymptomatik führt. Noch gefährlicher – aber weniger häufig – ist die Ruptur des Abszesses in das Perikard mit Zeichen und Symptomen einer Perikarditis (Brustschmerzen, Perikardreiben, Dyspnoe, Tachykardie) oder einer Perikardtamponade [30]

Amöbenhirnabszesse sind selten und entwickeln sich typischerweise bei einem Amöbenleberabszess. Dabei kommt es zu plötzlich einsetzenden Kopfschmerzen mit Erbrechen, Krampfanfällen und Bewusstseinsstörungen [30].

Weitere mögliche Symptome sind Harnwegsprobleme, Genitalerkrankungen (z.B. rektovaginale Fisteln), perianale Erkrankungen und Hautläsionen [30].

Giardiasis

Zu den Symptomen gehören eine akute oder chronische Diarrhö (zu Beginn evtl. große Mengen wässriger Stühle, später fettige und faulig riechende Stühle), Unwohlsein, Appetitlosigkeit, Übelkeit, Erbrechen, aufgetriebener Bauch, Blähungen, Abgeschlagenheit, Kraftlosigkeit, Bauchschmerzen oder -krämpfe, Gewichtsverlust, sekundäre Laktoseintoleranz, postinfektiöses Reizdarmsyndrom und Urtikaria [27, 30].

Blastozystose

Eine Blastozytose geht mit Übelkeit, Appetitlosigkeit, Bauchschmerzen, aufgetriebenem Bauch, Blähungen, akuter oder chronischer Diarrhö, Reizdarmsyndrom, Juckreiz im Analbereich und in seltenen Fällen chronischer Urtikaria einher [29].

Helminthen

Askariasis

Häufige Symptome sind aufgetriebener Bauch, Schmerzen, Übelkeit, Durchfall und Löffler-Syndrom (eosinophile Pneumonitis). Als seltene Komplikationen kann es zum Darmverschluss (bei gravierend infizierten Kindern), zur Appendizitis, zum Verschluss des Gallen- oder Pankreasgangs aufgrund einer aberranten Migration der Würmer, zur ektopischen Migration (in Gallenblase, Leber, Peritoneum, Urogenitaltrakt, Gehirn) und zu Blutungen im oberen Gastrointestinaltrakt kommen [30].

Trichuriasis
Häufig sind abdominelle Beschwerden, Durchfall, Tenesmen, Blutverlust, Anämie und Rektumprolaps [32]. Das Trichuris-Dysenterie-Syndrom (massive infantile Trichuriasis) ist eine schwere Erkrankung mit Eisenmangelanämie, chronischen schleimigen Durchfällen, rektalen Blutungen, Rektumprolaps (durch starke Überlastung und/oder erhöhte Peristaltik) und Trommelschlegelfingern [32].

Enterobiasis
Kennzeichnend sind perianaler Pruritus, Schlafstörungen und Unruhe. Kratzen führt evtl. zu einer perianalen Reizung, ekzematöser Dermatitis und bakterieller Superinfektion. Eine gravierende Infektion geht mit Bauchschmerzen und Appendizitis einher. Eine ektopische Migration in den weiblichen Genitaltrakt führt zu juckender Vulvovaginitis, Granulomen in Uterus, Ovarien, Eileitern und Beckenperitoneum [33]. Weitere mögliche Symptome sind lokales Kribbeln, akute Schmerzen, Schlafstörungen, Unruhe und Müdigkeit; Kinder leiden evtl. unter Appetitlosigkeit, Gewichtsverlust, Konzentrationsstörungen, Reizbarkeit, emotionaler Instabilität und/oder Bettnässen [30].

Hymenolepiasis
Die Symptome sind analer Pruritus, Durchfall, Übelkeit, Kopfschmerzen, Schlafstörungen, Nervosität, Schwäche und Gewichtsverlust [34].

Ankylostomiasis
Bei der *kutanen Ankylostomiasis* (Larva migrans cutanea/„Hautmaulwurf" [35]) sind die migratorischen Gänge 1–5 mm breit, gut abgegrenzt und verlaufen linear oder schlangenförmig. Die Infektion breitet sich langsam über Tage bis Wochen aus. Die Sensibilisierung kann mit Papeln, Blasen und starkem Juckreiz verbunden sein.

Bei der *intestinalen Ankylostomiasis* kommt es zu Bodenkrätze (juckende Dermatitis an der Eintrittsstelle der Larven), Löffler-Syndrom (eosinophile Pneumonitis mit Fieber, Husten, pfeifender Atmung und vorübergehenden Lungeninfiltraten) und Anämie (aufgrund von chronischem Blutverlust und Proteinmangel). Manchmal verursacht die orale Aufnahme von Larven der Gattung *A. duodenale* ein „Wakana-Syndrom" mit Übelkeit, Erbrechen, Rachenreizung, Husten, Atemnot und Heiserkeit [35].

11.5.6 Prävention

Alle diese Infektionen können durch die Vermittlung von Wissen über ein gesundes und hygienisches Verhalten mit korrekter Handhygiene, Verwendung von sauberem Wasser und Nutzung adäquater sanitärer Einrichtungen verhindert werden. Zudem sind Giardiasis und Enterobiasis durch ein sicheres Sexualverhalten vermeidbar.

11.5.7 Therapie

In der folgenden Übersicht sind jeweils die gängigen Erstlinienmedikamente zur Therapie der intestinalen Protozoen- und Helmintheninfektionen aufgeführt (Tabelle 11-1). Aufgrund der Medikamentenvielfalt sowie der Komplexität von Therapieindikationen und Verlaufskontrollen, ist die Rücksprache mit einem/r Spezialist*in zu Zweitlinientherapien, Dosierungen oder therapierefraktären Fällen empfohlen.

Tabelle 11-1: Therapie bei Protozoen- und Helmintheninfektionen (nach [30]).

Krankheit	Erstlinientherapie	
Giardiasis	Ornidazol	• Erwachsene: 1,5–2 g täglich p.o. für 1–2 Tage oder 500 mg 2-mal täglich p.o. für 5 Tage • Kinder: 40 mg/kg täglich p.o. für 1–2 Tage oder 15 mg/kg/d für 5 Tage
	oder	
	Tinidazol	• Erwachsene: 2 g täglich p.o. für 5 Tage • Kinder: 50 mg/kg (max. 2 g) täglich p.o. für 1–2 Tage
	oder	
	Metronidazol	• Erwachsene: 400–500 mg 3-mal täglich p.o. für 7 Tage • Kinder: 5 mg/kg 3-mal täglich p.o. für 7 Tage
	oder	
	Secnidazol	• Erwachsene: 2 g täglich p.o. für 1–2 Tage • Kinder: 30 mg/kg täglich p.o. für 1–2 Tage
Amöbiasis	Ornidazol	• Erwachsene: 500 mg 2-mal täglich p.o. für 5 Tage • Kinder: 15 mg/kg/d p.o. für 5 Tage
	oder	
	Tinidazol	• Erwachsene: 2 g täglich p.o. für 5 Tage • Kinder ≥ 3 Jahre: 50 mg/kg (max. 2 g) täglich p.o. für 3 Tage
	oder	
	Metronidazol	• Erwachsene: 750 mg 3-mal täglich p.o für 7–10 Tage • Kinder: 15 mg/kg 3-mal täglich p.o. für 7–10 Tage
	Bei schwerer Erkrankung wird eine parenterale Behandlung empfohlen:	
	Metronidazol	10 mg/kg 3-mal täglich (max. 800 mg 3-mal täglich) i.v.
	Darauf folgt immer eine Zysteneradikationstherapie mit einem lumicidalen Wirkstoff gegen die Zysten im Lumen des Dickdarms:	
	Paromomycin	• Erwachsene: 500 mg 3-mal täglich p.o. für 7–10 Tage • Kinder: 10 mg/kg 3-mal täglich p.o. für 7–10 Tage
	oder	
	Iodoquinol	• Erwachsene: 650 mg 3-mal täglich p.o. für 20 Tage • Kinder: 10 mg/kg 3-mal täglich p.o. für 20 Tage
	oder	
	Diloxanid furoat	• Erwachsene: 500 mg 3-mal täglich p.o. für 10 Tage • Kinder: 20 mg/kg/d p.o. auf 3 Dosen verteilt für 10 Tage
	Operationsindikation erwägen bei toxischem Megakolon oder Darmperforation	

Tabelle 11-1: Fortsetzung

Krankheit	Erstlinientherapie	
Blasto-zystose	TMP/SMX	• Erwachsene: 800/160 mg 2-mal täglich p.o. für 7–10 Tage • Kinder: 10/50 mg/kg/d p.o. auf 2 Dosen verteilt für 7–10 Tage
	oder	
	Ornidazol	• Erwachsene: 500 mg 2-mal täglich p.o. für 5 Tage • Kinder: 25 mg/kg/d p.o. für 5 Tage
	oder	
	Tinidazol	• Erwachsene: 2 g täglich p.o. für 5 Tage • Kinder: 50 mg/kg/d p.o. für 5 Tage
	oder	
	Metronidazol	• Erwachsene: 500–750 mg 3-mal täglich p.o. für 10 Tage • Kinder: 15 mg/kg 2-mal täglich p.o. für 10 Tage
	Eine asymptomatische Kolonisation ist keine Indikation zur Behandlung!	
Askariasis	Albendazol	• Erwachsene und Kinder > 2 Jahre: 400 mg Einzeldosis p.o. • Kinder > 1–2 Jahre: 200 mg Einzeldosis p.o.
	oder	
	Mebendazol	Erwachsene und Kinder > 1 Jahr: 100 mg 2-mal täglich p.o. für 3 Tage oder 500 mg als Einzeldosis p.o.
	Löffler-Syndrom: Behandlung mit inhalativen oder oralen Steroiden erwägen, mit folgender antiparasitärer Behandlung nach Ablauf der Präpatenzzeit (da die Medikamente nur gegen adulte Würmer wirksam sind)	
Trichu-riasis	Mebendazol	Erwachsene und Kinder > 1 Jahr: 500 mg täglich p.o. für 3 Tage
	oder	
	Albendazol	• Erwachsene und Kinder > 2 Jahre: 400 mg täglich p.o. für 3 Tage • Kinder > 1–2 Jahre: 200 mg täglich p.o. für 3 Tage
Ankylos-tomiasis (kutan)	Ivermectin	Erwachsene und Kinder > 15 kg: 200 µg/kg täglich p.o. für 1–2 Tage
	oder	
	Albendazol	• Erwachsene: 400 mg 2-mal täglich p.o. für 3–5 Tage (entsprechend 15 mg/kg/d verteilt auf 2 Dosen pro Tag) • Kinder > 1–2 Jahre: 200 mg/d p.o. für 3–5 Tage • Kinder > 2 Jahre: 400 mg/d p.o. für 3–5 Tage
	Tetanus-Impfstatus überprüfen!	
Ankylos-tomiasis (intes-tinal)	Albendazol	• Erwachsene und Kinder > 2 Jahre: 400 mg/d p.o. täglich für 3 Tage • Kinder > 1–2 Jahre: 200 mg/d p.o. täglich für 3 Tage
	Löffler-Syndrom: evtl. inhalative oder orale Gabe von Steroiden und Behandlung mit antiparasitär wirkenden Medikamenten nach Ablauf der Präpatenz	

Tabelle 11-1: Fortsetzung

Krankheit	Erstlinientherapie	
Enterobiasis	Albendazol	• Erwachsene und Kinder > 2 Jahre: 400 mg Einzeldosis p.o. • Kinder > 1–2 Jahre: 200 mg Einzeldosis p.o. • mit Wiederholung nach 10–14 Tagen
	oder	
	Mebendazol	• Erwachsene und Kinder > 1 Jahr: 100 mg täglich p.o. für 1–3 Tage • mit Wiederholung nach 10–14 Tagen
	Evtl. Wiederholung nach weiteren 10–14 Tagen erwägen, da Medikamente nur gegen adulte Parasiten wirksam sind (nicht gegen Eier und Larven), sowohl für Albendazol wie Mebendazol. Immer die gesamte Familie behandeln! In stationären Einrichtungen, Unterkünften alle Personen gleichzeitig behandeln!	
Hymenolepiasis	Praziquantel	• 25 mg/kg p.o. als Einzeldosis • vor der Gabe von Praziquantel muss der serologische Ausschluss einer vorliegenden Neurozystizerkose bei Patient*innen aus endemischen Regionen erwogen werden, da die Behandlung in diesen Fällen Krampfanfälle auslösen kann
	oder	
	Niclosamid	• Erwachsene: 2 g täglich p.o. für 7 Tage • Kinder 11–34 kg: 1 g täglich p.o. an Tag 1, dann 500 mg täglich p.o. für 6 Tage • Kinder > 34 kg: 1,5 g täglich p.o. an Tag 1, dann 1 g täglich p.o. für 6 Tage
	Wiederholung der Behandlung nach 10–14 Tagen wird empfohlen – bei Praziquantel oder Niclosamid – da Reinfektionen durch enge Kontakte und Autoinfektionen vorkommen können. Immer die gesamte Familie behandeln! In stationären Einrichtungen, Unterkünften alle Personen gleichzeitig behandeln!	

11.5.8 Weiterführende Literatur/Links

- Empfehlungen für die antiparasitäre Behandlung: Neumayr A. Antiparasitic treatment recommendations. 2nd ed. Hamburg: tredition GmbH; 2018. ISBN: 978-3-7469-5002-0
- Deutschland
  - S1-Leitlinie „Diagnostik und Therapie der Amöbiasis“: https://dtg.org/images/Leitlinien_DTG/Leitlinie_S1_Amoebiasis_Diagnostik-Therapie_102018.pdf
- Schweiz
  - Leitlinie infektiöse Gastroenteritis der Klinik für Infektiologie/Spitalhygiene des Kantonsspitals Sankt Gallen: https://ssi.guidelines.ch/guideline/3465/
  - Leitlinie intestinale Parasitosen der Klinik für Infektiologie/Spitalhygiene des Kantonsspitals Sankt Gallen: https://bzgs.guidelines.ch/guideline/759
  - Parasitologie-Diagnostik des Swiss Tropical and Public Health Institutes: https://www.swisstph.ch/de/activities/diagnostic-centre/expertise-in-parasitology

- Österreich
  - Auer H, medizinische Universität Wien. Laboratoriumsdiagnostik parasitärer Infektionen - Darmparasiten
  - Artikel „Wurmbefall & Wurmkrankheit bei Kindern“ des Öffentlichen Gesundheitsportals Osterreichs: https://www.gesundheit.gv.at/krankheiten/immunsystem/wuermer

11.6 Strongyloidiasis

Charles Abongomera, Niklaus D. Labhardt, Daniel H. Paris

Strongyloidiasis und Schistosomiasis (Kap. 11.7) sind die 2 häufigsten chronischen Helminthenerkrankungen, die bei Migrant*innen gefunden werden - für die Strongyloidiasis beträgt die Prävalenz bei Migrant*innen ca. 17 % für Ostasien und den Pazifik und ca. 15 % für Länder südlich der Sahara [38].

11.6.1 Ätiologie und Pathogenese

Der Parasit *Strongyloides stercoralis* verursacht eine Strongyloidiasis [39]. In Gebieten mit schlechten hygienischen Verhältnissen kann der Boden mit larvenhaltigem Kot kontaminiert sein. Meist dringen die infektiösen filariformen Larven beim Barfußlaufen in die Haut ein. Die Strongyloidiasis kann aber auch über Organtransplantate, oralen/analen Verkehr und potenziell auch fäkal-oral übertragen werden [39]. Die Inkubationszeit beträgt 2 Wochen, wobei die Infektion meist asymptomatisch verläuft [31, 39]. Jedoch kann es bei immunsupprimierten Patient*innen und hier insbesondere bei denjenigen, die Kortikosteroide erhalten, zu einem **Strongyloidiasis-Hyperinfektionssyndrom** kommen, das durch eine unkontrollierte Vermehrung der Larven mit Ausbreitung in den Endorganen (Lunge, Leber und Gehirn) gekennzeichnet ist. Zudem verschlechtert sich der Zustand des Patient*innen oft aufgrund einer Sepsis, die tödlich enden kann [39].

> **Cave**
>
> Patient*innen aus endemischen Gebieten sollten vor Beginn einer immunsuppressiven Therapie auf eine Strongyloidiasis getestet werden [30].

11.6.2 Epidemiologie

2017 lag die Prävalenz der Strongyloidiasis weltweit bei 8,1 %, was einer Gesamtzahl von 613,9 Millionen infizierter Menschen entspricht [40]. Auch wenn die Infektion überall auf der Welt auftritt, ist die Krankheitslast in Südostasien, Afrika und dem Westpazifik mit 76,1 % der weltweiten Infektionen am höchsten [40]. Wahrscheinlich ist die Infektionsgefahr in Gebieten mit schlechten hygienischen Verhältnissen höher [39]. Immunsuppression ist ein Risikofaktor für die Entwicklung eines Strongyloidiasis-Hyperinfektionssyndroms [39].

> **Info für die Praxis**
>
> **Epidemiologie bei Migrant*innen**
>
> Für Migrant*innen aus endemischen Ländern, die in Gastländern mit einer niedrigen Übertragungsrate ankommen oder leben, beträgt die Prävalenz [41]
>
> - bei Migrant*innen aus Ostasien und dem Pazifikraum 17,3 %
> - bei Migrant*innen aus Ländern südlich der Sahara 14,6 %
> - bei Migrant*innen aus Lateinamerika und der Karibik 11,4 %

In Großbritannien betreffen die meisten Strongyloidiasis-Fälle Migrant*innen oder Reiserückkehrer*innen aus endemischen Gebieten [39]. Die hohe Krankheitslast der Herkunfts- oder Transitregionen plus schlechte hygienische Verhältnisse und eine fehlende Gesundheitsversorgung während der Migration könnten die hohe Prävalenz bei Migrant*innen erklären [39, 41]. Die Infektion verläuft meist asymptomatisch und kann, wenn sie nicht behandelt wird, chronisch werden und potenziell tödlich enden (Strongyloidiasis-Hyperinfektionssyndrom bei immunsupprimierten Patient*innen) [42]. Aufgrund von Organtransplantationen besteht zudem potenziell das Risiko einer Einschleppung der Parasiten in die EU-/EWR-Länder.

11.6.3 Screening bei Migrant*innen

Das Screening auf eine Strongyloidiasis ist eine wichtige Strategie zur Kontrolle der Krankheit [43]:

- Es ermöglicht eine frühzeitige Diagnose und Behandlung.
- Es senkt wahrscheinlich die individuelle Morbidität.
- Es verhindert das Risiko einer weiteren Übertragung.

Das ECDC empfiehlt, allen Migrant*innen aus hochendemischen Ländern in Asien, Afrika (südlich der Sahara), dem Nahen Osten, Ozeanien und Lateinamerika ein serologisches Screening und im Falle eines positiven Ergebnisses eine Behandlung anzubieten [43]. Zu den priorisierten Gruppen zählen immunsupprimierte Patient*innen und Kandidat*innen für eine immunsuppressive Behandlung [43].

11.6.4 Diagnostik

Die Diagnostik beinhaltet den Nachweis einer Eosinophilie, die mikroskopische Untersuchung des Stuhls zum Nachweis von Larven, eine Stuhluntersuchung nach Baermann, die Anlage von Stuhlkulturen (Agarplatten), die Serologie und einen PCR-Stuhltest [30, 44].

Beim Strongyloidiasis-Hyperinfektionssyndrom wird eine hohe Anzahl an Larven in Stuhl und Sputum nachgewiesen [30].

Bei einer disseminierten Infektion ist die Anzahl an Larven in Stuhl, Sputum, Pleura-/Peritonealergüssen, Urin und Liquor ebenfalls hoch; häufig liegt dabei keine Eosinophilie vor (aufgrund einer Immunsuppression) [30].

Wurden Larven im Stuhl festgestellt, wiederholt man die Stuhluntersuchung in 1–2 Monaten und kontrolliert die Eosinophilenzahl nach 3 Monaten und die Serologie nach 6–12 Monaten.

Bei Hyperinfektion/disseminierte Infektion kontrolliert man den Verlauf durch die mikroskopische Untersuchung mehrerer hintereinander entnommener Stuhlproben [30].

11.6.5 Klinik

Häufig sind Durchfälle, abdominelle Beschwerden, trockener Husten, Atemnot, pfeifende Atmung (die Ansiedlung der Larven in der Lunge kann ein Löffler-Syndrom verursachen), Urtikaria, Larva migrans visceralis und Larva migrans cutanea/Larva currens [30, 39].

Selten ist das Hyperinfektionssyndrom mit Fieber, Abhusten von blutigem Sekret, pfeifender Atmung, Lungeninfiltraten (Thorax-Röntgenaufnahme), gastrointestinalen Problemen, paralytischem Ileus, sichtbaren Blutungen, Hyponatriämie (Syndrom der inadäquaten ADH-Sekretion), Sepsis, Multiorganversagen und gramnegativer Meningitis [30, 39].

11.6.6 Therapie

Bei der Therapie wird zwischen **Erstlinien- und Zweitlinientherapie** unterschieden:

- Erstlinientherapie: Ivermectin
  - Erwachsene (Kinder > 15 kg) 200 µg/kg täglich p.o. als Einzeldosis an den Tagen 0, 1, und ≥ 14, 15

  - Orientierungswerte: 15–24 kg (3 mg), 25–35 kg (6 mg), 36–50 kg (9 mg), 51–65 kg (12 mg), 66–79 kg (15 mg) und ≥ 85 kg (18 mg)
- Zweitlinientherapie: Albendazol
  - Erwachsene: 400 mg 2-mal täglich p. o. (= 15 mg/kg/d) für 7–14 Tage
  - Kinder > 1–2 Jahre: 200 mg täglich p.o. für 7–14 Tage; Kinder > 2 Jahre: 400 mg täglich p. o. für 7–14 Tage

Bei einem **Hyperinfektionssyndrom** wird Ivermectin 200 µg/kg täglich gegeben, eine Kombination mit Albendazol sollte mit einem/r Spezialist*in besprochen werden.

Bei einer **disseminierten Infektion** ist ebenfalls Ivermectin 200 µg/kg täglich p. o. indiziert (bei kritisch kranken Patient*innen mit paralytischem Ileus/gastrointestinaler Blutung evtl. subkutane Gabe), eine Kombination mit Albendazol und Breitbandantibiotika als kalkulierte Therapie zur Beseitigung einer Gram-negativen/polymikrobiellen Sepsis sollte mit einem/r Spezialist*in besprochen werden.

Cave

Bei einer Hyperinfektion/disseminierten Strongyloidiasis wird die Wirksamkeit der Behandlung mithilfe der mikroskopischen Untersuchung mehrerer hintereinander entnommener Stuhlproben ermittelt. Antiparasitika sollten bis 2 Wochen nach der letzten positiven Stuhlprobe verabreicht werden, um einen vollständigen Autoinfektionszyklus abzudecken.
Bei Personen, die in endemischen Regionen der Loiasis geboren wurden oder länger gelebt haben, sollte vor der Gabe von Ivermectin eine Mikrofilarämie ausgeschlossen werden.

11.6.7 Prävention

Die Strongyloidiasis kann durch die Vermittlung von Wissen über ein gesundes und hygienisches Verhalten und die Bereitstellung adäquater sanitärer Einrichtungen vermieden werden [45].

11.7 Schistosomiasis (intestinal, urogenital)

Charles Abongomera, Niklaus D. Labhardt, Daniel H. Paris

Strongyloidiasis (Kap. 11.6) und Schistosomiasis (Bilharziose) sind die 2 häufigsten chronischen Helminthenerkrankungen, die bei Migrant*innen gefunden werden. Für die Schistosomiasis liegt die Prävalenz bei ca. 24 % für Migrant*innenpopulationen aus Ländern südlich der Sahara [38].

11.7.1 Ätiologie und Pathogenese

Die Schistosomiasis (Bilharziose) wird durch Trematoden der Gattung *Schistosoma* verursacht [46]. Die 3 wichtigsten Spezies, von denen Menschen infiziert werden können, sind: *S. mansoni,* das eine intestinale und hepatische Schistosomiasis verursacht, *S. haematobium,* das eine urogenitale Schistosomiasis verursacht, und *S. japonicum,* das eine intestinale und hepatosplenische Schistosomiasis verursacht [46]. Andere Schistosomen wie *S. intercalatum, S. mekongi, S. guineensis, S. malayensis* und *S. mattheei* haben primär lokale Bedeutung [44, 46]. Der Übertragungszyklus benötigt mit Exkreten bzw. Schistosomeneiern kontaminierte Oberflächengewässer, spezifische Süßwasserschnecken als Zwischenwirte und den menschlichen Kontakt mit Wasser durch Baden, Schwimmen, Wäschewaschen etc., da dabei die Zerkarien in die Haut eindringen, über das Blut zur Lunge und weiter in die Leber wandern und sich zu juvenilen Würmern entwickeln (Schistosomulae) [47]. Die Inkubationszeit der Krankheit beträgt 14–84 Tage [44].

11.7.2 Epidemiologie

2019 lag die Prävalenz der Schistosomiasis weltweit bei 140 Millionen Fällen, von denen 11.500 tödlich verliefen; dies entsprach einem Verlust von 1,64 Millionen DALYs [48]. In den Ländern südlich der Sahara ist die Krankheitslast am höchsten [48]. Die geografische Verteilung der Schistosomenspezies steht mit der Verbreitung der spezifischen Zwischenwirte (Schnecken) in Zusammenhang [46]. *S. mansoni* und *S. haematobium* treten vorwiegend in Afrika auf. *S. mansoni* kommt auch im Nahen Osten und Südamerika vor, während *S. haematobium* ebenfalls im Nahen Osten vorkommen kann; *S. japonicum* hingegen tritt in Asien und dort vorwiegend in China und auf den Philippinen auf [46]. *S. mekongi* ist im Mekong-Flussbecken zu finden, *S. guineensis* und *S. intercalatum* in West- und Zentralafrika [46]. Zur Infektion kommt es hauptsächlich in natürlichen Flussbetten, Tümpeln, Seen, künstlich angelegten Wasserspeichern und Bewässerungssystemen. Die Schistosomiasis tritt primär in ländlichen Regionen auf, aber in endemischen Gebieten zum Teil auch in Ballungsräumen [47]. Die fokale Verteilung der Infektion in den Ländern, Regionen und Dörfern hat ihre Ursache in der zeitlich und geografisch unterschiedlichen Verbreitung der Schneckenpopulationen, der Zerkariendichte (Zerkarien sind Larvenformen im Entwicklungszyklus der Schistosomen) und der Art und Weise, wie Menschen das Wasser nutzen [47]. Infektionsraten und Infektionsintensität steigen ab dem Kindesalter; sie erreichen zwischen dem 8. und 15. Lebensjahr ihren Höhepunkt und sinken dann wieder [47]. In endemischen Gebieten sind Prävalenz und Intensität der Infektion bei Jugendlichen am höchsten und gehen danach im Allgemeinen zurück. Sie können jedoch bei Subpopulationen erwachsener Personen, die im Alltag häufig mit Wasser in Kontakt kommen, hoch bleiben [46].

Info für die Praxis

Epidemiologie bei Migrant*innen

Das Risiko einer Schistosomiasis bei Migrant*innen steht in engem Zusammenhang mit der Ausbreitung der Infektion in Herkunfts- und/oder Transitländern sowie mit der Lebensweise vor und während der Migration – ob also in kontaminiertem Süßwasser gebadet, geschwommen oder Wäsche gewaschen wurde [18]. Bei Migrant*innen aus endemischen Ländern, die in einem Gastland mit geringer Ausbreitung ankommen oder leben, ist die Seroprävalenz der Schistosomiasis bei denjenigen aus Ländern südlich der Sahara am höchsten (bis zu 24,1 %) [41]. Die Schistosomiasis ist bei Migrant*innen sehr häufig, und die Infektionen verlaufen mehrheitlich asymptomatisch; sie können ohne Behandlung jedoch chronisch werden und langfristig Komplikationen verursachen (den Urogenitaltrakt, Leber, Darm und zentrales Nervensystem betreffend) [42]. Zudem besteht aufgrund einer günstigen Umgebung für den Zwischenwirt das potenzielle Risiko, dass die Erreger in die EU-/EWR-Länder eingeschleppt werden. Jedoch gibt es einfache diagnostische Tests und Behandlungen, mit denen die Infektion festgestellt und behandelt werden kann [42]. Das ECDC empfiehlt, allen Migrant*innen aus hochendemischen Ländern südlich der Sahara und aus fokalen Ausbreitungsgebieten in Asien, Südamerika und Nordafrika ein serologisches Screening und, bei positivem Testergebnis, eine Behandlung anzubieten [43].

11.7.3 Screening bei Migrant*innen

Das Screening auf eine Schistosomiasis ist eine wichtige Strategie zur Kontrolle der Krankheit [43]:

- Es ermöglicht eine frühzeitige Diagnose und Behandlung.
- Es senkt die individuelle Morbidität.
- Es verringert das Risiko der Übertragung.

Bei asymptomatischen Personen werden Serologie und Eosinophilenzahl bestimmt (± POC-CCA-Urinschnelltest [immer + routinemäßiger Urintest mittels Teststreifen auf Leuko- und Erythrozyten]). Bei positivem serologischem Testergebnis wird eine mikroskopische Stuhl- und Urinuntersuchung wie bei symptomatischen Personen durchgeführt (Kap. 11.7.4) [44].

11.7.4 Diagnostik

Bei der **akuten Schistosomiasis** umfasst die Diagnostik den Nachweis der Eosinophilie, einen PCR-Test (Blut), die Serologie und den Nachweis zirkulierender Antigene in Blut/Urin (CCA, CAA) [44].

Bei der **chronischen Schistosomiasis** (urogenitale und hepatointestinale Schistosomiasis) werden der Urin *(S. haematobium)* oder der Stuhl (andere *S. spp.*) auf Eier untersucht und ebenfalls eine Serologie, ein PCR-Test (Urin/Stuhl) und der Nachweis zirkulierender Antigene (CCA, CAA) im Blut/Urin durchgeführt. Mit der Sonografie des Abdomens ist die Klassifikation der hepatischen Schistosomiasis möglich, zusätzlich werden Eier im Schleimhautbiopsat nachgewiesen [44].

Bei Patient*innen, bei denen der Verdacht auf eine länger als ein Jahr bestehende Schistosomiasis besteht, sind folgende Untersuchungen indiziert [44]:

- Kontrolle der Funktion von Leber (GOT, GPT, gGT, AP, Albumin, INR) und Nieren (Kreatinin oder Cystatin C)
- Kontrolle auf eine begleitende chronische Virushepatitis B/C bei Patient*innen aus endemischen Regionen
- sonografische Beurteilung auf das Vorliegen einer hepatoportalen oder urogenitalen Krankheit (bei positivem Befund Ausschluss eines Blasenkarzinoms und einer Urogenitaltuberkulose)
- bei Frauen gynäkologische Untersuchung zum Ausschluss einer genitalen Beteiligung (vulvovaginales Ulkus, bindegewebige Knoten [„Sandflecken"])

11.7.5 Klinik

Akute Schistosomiasis (Katayama-Fieber)

Häufige Symptome und Befunde sind Fieber, Abgeschlagenheit, Muskelschmerzen, Unwohlsein, Urtikaria, trockener Husten, Eosinophilie und fleckenartige Infiltrate auf der Thorax-Röntgenaufnahme. Die Krankheit klingt häufig nach 2–10 Wochen ab, verläuft jedoch bei einigen Patient*innen chronisch und schwerwiegender mit Gewichtsverlust, Atemnot, Durchfall, diffusen Bauchschmerzen, Hepatomegalie und Hautausschlag [49].

Chronische Schistosomiasis

Die **intestinale Schistosomiasis** führt zu intermittierenden Bauchschmerzen, Durchfall und rektalen Blutungen [46].

Die **hepatosplenische Schistosomiasis** (periportale Fibrose oder Symmers-Pfeifenstielfibrose) geht mit Oberbauchbeschwerden, tastbarer Hepatosplenomegalie (knotig, hart), Pfortaderhochdruck, Ösophagusvarizen, Aszites und Hämatemesis einher und kann rasch tödlich verlaufen [46].

Typisch für die **urogenitale Schistosomiasis** sind Hämaturie (charakteristisches Symptom), häufiger Harndrang, Brennen beim Wasserlassen und suprapubische Beschwerden [46]. Ein schwerer Krankheitsverlauf mit obstruktiver Uropathie (Hydroureter und Hydronephrose), bakterieller Superinfektion und Nierenfunktionsstörungen kann tödlich enden [46]. Auch das Plattenepithelkarzinom der Blase steht in deutlichem Zusammenhang mit einer durch *S. haematobium* verursachten genitalen Schistosomiasis bei Frauen; Symptome sind sog. Sandflecken („sandy patches") im unteren Genitaltrakt (charakteristisch), Schmerzen, Stressinkontinenz und Unfruchtbarkeit; zudem besteht ein erhöhtes Risiko für Aborte und für eine HIV-Übertragung [46]. Die urogenitale Schistosomiasis beim Mann geht mit Blut im Ejakulat, Orchitis, Prostatitis, Dyspareunie und Oligospermie einher [46].

Ektope Schistosomiasis

Die zerebrale Schistosomiasis führt zu Symptomen einer Meningoenzephalitis, Fieber, Kopfschmerzen, Erbrechen, Verschwommensehen, gestörtem Empfindungsvermögen, Jackson-Epilepsie, Beteiligung des Rückenmarks (akute transverse Myelitis oder subakute Radikulomyelopathie), Paralyse, Schmerzen in LWS und Beinen, Muskelschwäche, Sensibilitätsverlust und Harninkontinenz [46].

11.7.6 Therapie

Akute Schistosomiasis (Katayama-Fieber)

Die Therapie sollte mit Fachärzt*innen für Infektions- oder Tropenkrankheiten besprochen werden und umfasst:

- Prednisolon 1–1,5 mg/kg p.o. (meist für 3–6 Tage)
- ± Artemether/Lumefantrin
- ± Praziquantel 60 mg/kg/d p.o. (in 2 oder 3 Dosen) an Tag 3 nach Beginn der Behandlung
- ± Ivermectin als Einzeldosis (200 µg/kg p.o.)
- + Praziquantel (in chronischer Phase, also bei Nachweis von Eiern im Stuhl oder Urin oder wenn seit der letzten Exposition ≥ 3 Monate vergangen sind)

Chronische Schistosomiasis

Die urogenitale und hepatointestinale Schistosomiasis sollte von Fachärzt*innen für Infektions- oder Tropenkrankheiten behandelt werden.

- Erstlinientherapie mit Praziquantel
  - *S. haematobium, S. mansoni, S. intercalatum:* 60 mg/kg/d p.o. (in 2 oder 3 Dosen) an Tag 0 und an den Tagen 21–30
  - *S. japonicum, S. mekongi, S. malayensis:* 75 mg/kg/d p.o. (in 2 oder 3 Dosen) an Tag 0 und an den Tagen 21–30
- Zweitlinientherapie
  - bei therapierefraktären Patient*innen erneute Behandlung mit Praziquantel
  - *nur* bei *S. mansoni:* Oxamniquin 25 mg/kg 3-mal täglich p.o. an Tag 0 und an den Tagen 21–30
  - *nur* bei *S. haematobium:* Metrifonat

Info für die Praxis

Die Neuroschistosomiasis sollte von einem/r Spezialist*in für Infektionskrankheiten abgeklärt und behandelt werden.

Nachfolgeuntersuchungen nach Behandlung einer Schistosomiasis

Bei einer parasitologisch bestätigten Schistosomiasis, d.h., wenn bei der Erstuntersuchung Eier gefunden wurden, kommen die folgenden Nachuntersuchungen infrage:

- 3, 6 und 12 Monate nach der Behandlung Untersuchung von jeweils 3 Urin- und/oder 3 Stuhlproben auf Eier
- bei anfangs bestehender Eosinophilie Kontrolle des Differenzialblutbilds 3 und 6 Monate nach der Behandlung; die Eosinophilie sollte 6 Monate danach beseitigt sein
- bei initial positivem POC-CCA-Urinschnelltest eventuell Wiederholung nach 3 Monaten
- bei anfangs bestehenden hepatischen und/oder urogenitalen Krankheiten Verlaufskontrolle durch bildgebende Untersuchungsverfahren

Bei einer serologisch bestätigten Schistosomiasis wird folgendes Vorgehen empfohlen:

- ohne initiale Eosinophilie evtl. Kontrolle der Eosinophilenzahl 7 Tage nach der Behandlung (bei positivem Ergebnis weitere Kontrollen nach 3 und 6 Monaten)
- bei bestehender Eosinophilie Kontrolle des Differenzialblutbilds 3 und 6 Monate nach der Behandlung; die Eosinophilie sollte 6 Monate danach beseitigt sein
- bei anfangs bestehenden hepatischen und/oder urogenitalen Krankheiten Verlaufskontrolle durch bildgebende Untersuchungsverfahren

11.7.7 Prävention

Die Schistosomiasis kann verhindert werden durch [46]:

- eine effektive Behandlung (sodass die Exkrete der Schistosomen keine Eier enthalten)
- Prävention einer Kontamination der Abwässer (die Hygiene und sanitäre Anlagen betreffende Maßnahmen)
- Eliminierung von Schnecken als Zwischenwirte (in Binnengewässern)
- Vermeidung des Kontakts mit Wasser, das Zerkarien infizierter Schnecken enthält

11.7.8 Weiterführende Literatur/Links

- Deutschland
  - Leitlinie zur Diagnostik und Therapie der Schistosomiasis (Bilharziose): https://www.awmf.org/leitlinien/detail/ll/042-005.html
- Schweiz
  - Schistosomiasis Treatment Recommendations 2020 der Schweizerischen Fachgesellschaft für Tropen- und Reisemedizin FMH: https://www.tropenmedizin-fmh.ch/dokumente/swisstph-schistosomiasis-2020.pdf
  - Leitlinie Schistosomiasis der Klinik für Infektiologie/Spitalhygiene des Kantonsspitals Sankt Gallen: https://fmh.guidelines.ch/guideline/2542
- Österreich
  - Information zu Badedermatitis (Zerkarien) des Öffentlichen Gesundheitsportals Österreichs: https://www.gesundheit.gv.at/krankheiten/immunsystem/zerkarien

11.8 Malaria

Charles Abongomera, Niklaus D. Labhardt, Daniel H. Paris

Malaria ist eine der weltweit wichtigsten Infektionskrankheiten – neben Tuberkulose (Kap. 11.3) und HIV/AIDS (Kap. 11.13). In Ländern der Subtropen und Tropen wird sie durch Stechmücken der Gattung *Anopheles* übertragen und durch die einzelligen Erreger der Gattung Plasmodium verursacht, die die roten Blutkörperchen (Erythrozyten) im menschlichen Körper befallen.

11.8.1 Ätiologie und Pathogenese

Malaria wird durch verschiedene Plasmodien verursacht und durch den Biss der weiblichen Stechmücke *Anopheles* übertragen [50]. Die Krankheit kann auch von der Mutter auf das Kind und durch Bluttransfusionen übertragen werden [50]. Die wichtigsten Plasmodienarten, die weltweit Malaria verursachen, sind *P. falciparum* und *P. vivax* [50]. Andere Arten sind *P. malariae, P. ovale curtisi, P. ovale wallikeri* und *P. knowlesi* [50]. *P. falciparum* verursacht eine hohe Parasitämie mit schwerer Erkrankung und Tod [50]. *P. knowlesi* verursacht primär Zoonosen und schwere Malariaverläufe, während die Infektion mit anderen Spezies in der Regel leichtere Krankheitsverläufe nach sich zieht [50]. Die Inkubationszeit einer Infektion mit *P. falciparum* und *P. knowlesi* beträgt 10–14 Tage, mit *P. vivax* und *P. ovale* 2–3 Wochen und mit *P. malariae* ≥ 18 Tage [50].

11.8.2 Epidemiologie

2019 lag die Prävalenz der Malaria weltweit bei 181 Millionen Fällen, von denen 643.000 tödlich verliefen; dies entsprach einem Verlust von 46,4 Millionen DALYs [51]. In den Ländern südlich der Sahara ist die Krankheitslast am höchsten [51]. Die Inzidenz der Malaria hängt davon ab, ob die Umgebung (z.B. Höhe, Klima, Vegetation) für die lokalen Krankheitsüberträger geeignet ist und welche Kontrollmaßnahmen durchgeführt werden. Sie ist eng mit Armut, Naturkatastrophen und Kriegen verknüpft, weil dadurch Kontrollmaßnahmen verhindert werden [50]. In den Ländern südlich der Sahara wird Malaria hauptsächlich durch *P. falciparum* übertragen, während die Malaria durch *P. vivax* seltener ist, aber zunehmend gesehen wird [50]. In Asien und Ozeanien hingegen ist die Inzidenz der Malaria niedrig; die wichtigsten Erreger sind *P. vivax* und *P. falciparum* [50]. *P. malariae* und *P. ovale* treten weltweit weniger häufig auf und sind primär in Afrika und Südostasien zu finden [50].

11.8.3 Screening bei Migrant*innen

Migrant*innen aus endemischen Malariagebieten (auch seit mehreren Jahren im Gastland Lebende), die Blut spenden wollen, sollten serologisch auf Malaria getestet werden; Migrant*innen, die ein Organ spenden wollen, sollten zum Nachweis selbst geringfügiger Parasitämien molekular getestet werden [18].

11.8.4 Diagnostik

Eine **mikroskopische Untersuchung**, d.h., ein dreimaliger Bluttest mittels dickem Tropfen und dünnem Blutausstrich (EDTA-Zusatz) ist der Goldstandard [52].

Schnell durchführbare diagnostische Tests basieren auf dem Nachweis zirkulierender Parasitenantigene [52]. Zunehmend werden diese Schnelltests zusammen mit Blutausstrichen durchgeführt, insbesondere bei der Erstdiagnose bzw. dem Ausschluss einer Malaria.

Mit einem **PCR-Test** ist die Bestimmung der Spezies, das Screening von Proben mit niedriger Parasitämie, das Ermitteln von Mischinfektionen, die Diagnose zoonotischer Malariainfektionen und der Ausschluss von Mischinfektionen bei Patient*innen mit *P. knowlesi* möglich [52].

Info für die Praxis

Epidemiologie bei Migrant*innen

Faktoren, die mit einer Malaria bei Migrant*innen in Zusammenhang stehen, sind: Verbreitung der Malaria im Herkunfts- und Transitland, fehlender Zugang zur Gesundheitsversorgung sowie mangelnde Durchführung von Präventionsmaßnahmen [18]. In nicht endemischen Gebieten tritt Malaria primär bei Migrant*innen auf, die in ihr Herkunftsland zurückgekehrt sind, um Freunde und Verwandte zu besuchen [18]. Diese Personengruppen werden vor ihrer Abreise oft nicht über das Risiko aufgeklärt, erhalten oft keine Chemoprophylaxe und halten sich in der Regel längere Zeit in endemischen Malariagebieten auf [18]. Über Malariafälle bei neu angekommenen Migrant*innen aus endemischen Gebieten wurde berichtet [18]. Jedoch bleibt eine Malaria möglicherweise über mehrere Monate, gar Jahre hinweg asymptomatisch (*P. vivax* und *P. ovale*), was dazu führen kann, dass die Infektion über Blut oder Organe übertragen wird [18]. In nicht endemischen Gebieten ist ein erheblicher Anteil der transfusionsbedingten Malariafälle mit Spendern aus endemischen Gebieten assoziiert [18]. Zudem sind Migrant*innen mit asymptomatischer Malaria eine potenzielle Quelle für Infektionen in der Bevölkerung des Gastlandes [18]. Malariaüberträger kommen in Europa vor; über sporadische Malariafälle durch *P. vivax* in der einheimischen Bevölkerung wurde berichtet, und in Griechenland kam es zu einem minderschweren Malariaausbruch durch *P. vivax*, der mit Migrant*innen in Zusammenhang stand [18].

11.8.5 Klinik

Die Krankheit kann unkompliziert oder schwerwiegend verlaufen. Die Symptome einer unkomplizierten Malaria sind unspezifisch wie Fieber, Schüttelfrost, Gliederschmerzen, Kopfschmerzen, Husten und Durchfall, weshalb die Diagnose anhand der Klinik unzuverlässig ist [50]. Die Kriterien für die Diagnose einer schweren Malaria sind in Tabelle 11-2 zusammengefasst [52].

11.8.6 Therapie

Die unkomplizierte Malaria [52] wird z. B. nach den „Malaria Treatment Recommendations" der Schweizerischen Fachgesellschaft für Tropen- und Reisemedizin behandelt (https://www.tropenmedizin-fmh.ch/dokumente/swisstph-malaria-tx-recommendations-2020.pdf). Eine schwere Malaria sollte immer durch einen Facharzt/eine Fachärztin für Tropen- oder Infektionskrankheiten behandelt werden.

Tabelle 11-2: Kriterien für die Diagnose einer schweren Malaria.

Kriterium	Details
zerebrale Malaria	Bewusstseinsstörungen (Somnolenz, Koma), GCS-Punktwert < 11, Krampfanfälle
Atemnot	Hypoxie, Lungenödem, akutes Lungenversagen
Niereninsuffizienz	Urinausscheidung < 0,4 ml/kg/h oder Kreatininwert > 265 µmol/l [> 3,0 mg/dl] oder Harnstoff > 20 mmol/l
Azidose	arterieller pH-Wert < 7,3, Bikarbonat im Plasma < 15 mmol/l oder Laktat im Plasma > 5 mmol/l
Kreislaufkollaps	mangelnde Durchblutung (kompensierter Schock [Kapillarfüllungszeit ≥ 3 s] oder dekompensierter Schock)
Ikterus	Bilirubin > 50 µmol/l (> 3 mg/dl) bei einer Parasitenzahl > 100.000/µl bei Infektion mit *P. falciparum* oder > 20.000/µl bei Infektion mit *P. knowlesi*
Hypoglykämie	Blutzuckerspiegel < 2,2 mmol/l (< 40 mg/dl)
schwere Anämie	Erwachsene: Hb < 7 g/dl oder Hkt < 20 % (Kinder < 12 Jahre: Hb < 5 g/dl oder Hkt < 15 %) bei einer Parasitenzahl > 10.000/µl
Gerinnungsstörungen	spontane Blutungen, disseminierte intravasale Gerinnung (DIC)
wiederholtes Erbrechen	orale Einnahme von Medikamenten nicht möglich
Hyperparasitämie	• bei ≥ 2 % der Patient*innen aus nicht endemischen Regionen • bei ≥ 5 % der Patient*innen aus holo-/hyperendemischen Regionen bzw. dauerhaft dort lebend
≥ 3 Tage mit Symptomen	deutet indirekt auf eine potenziell hohe Parasitämie hin
Diagnose einer schweren Malaria bei Vorliegen von ≥ 1 der Kriterien	

11.8.7 Prävention

Maßnahmen zur Prävention einer Malaria sind eine Chemoprophylaxe (bei schwangeren Frauen, kleinen Kindern und Reisenden), die Vermeidung von Mückenstichen durch Auftragen topischer Mückenschutzmittel und Maßnahmen zur Kontrolle der Malariaüberträger (Gebrauch von Moskitonetzen, die mit langwirkenden Insektiziden behandelt sind, und Versprühen von Insektiziden in Räumen) [50].

11.8.8 Weiterführende Literatur/Links

- Deutschland
  - Leitlinie zur Diagnostik und Therapie der Malaria: https://www.awmf.org/leitlinien/detail/ll/042-001.html
- Schweiz
  - Malaria Treatment Recommendations der Schweizerischen Fachgesellschaft für Tropen- und Reisemedizin: https://www.tropenmedizin-fmh.ch/dokumente/swisstph-malaria-tx-recommendations-2020.pdf
  - Diagnose und Therapie der Malaria, Klinik für Infektiologie/Spitalhygiene des Kantonsspitals Sankt Gallen: https://fmh.guidelines.ch/guideline/572
- Österreich
  - Information zu Malaria des Öffentlichen Gesundheitsportals Österreichs: https://www.gesundheit.gv.at/leben/gesundheitsvorsorge/reisemedizin/infektionskrankheiten/malaria

11.9 Skabies

Charles Abongomera, Niklaus D. Labhardt, Daniel H. Paris

Skabies ist eine Hautkrankheit, die durch die Krätzmilbe *Sarcoptes scabiei variatio hominis* verursacht und hauptsächlich durch direkten Hautkontakt übertragen wird. Die Hauptsymptome sind starker Juckreiz und am Körper verteilte entzündliche Papeln. Zu den klinischen Formen zählen die klassische Skabies und die Krustenskabies (Scabies crustosa). Die wichtigsten Risikofaktoren sind Armut und Überbevölkerung bzw. hohe Menschendichte. Skabies ist eine der führenden Infektionskrankheiten bei Migrant*innen. Die Patient*innen und enge Kontaktpersonen sollten zeitgleich behandelt werden, auch wenn sie keine Symptome haben. Skabies kann durch gute Körperhygiene und eine Begrenzung der Anzahl der Sexualpartner*innen verhindert werden.

11.9.1 Ätiologie und Pathogenese

Skabies wird durch die Krätzmilbe *Sarcoptes scabiei variatio hominis* verursacht und hauptsächlich durch direkten Hautkontakt übertragen [53], gelegentlich aber auch durch Keimträger (z.B. Kleidung, Bettwäsche, Handtücher) und durch sexuellen Kontakt. Die Milben graben sich in die Haut ein und legen dort ihre Eier ab. Die allergische Reaktion, die sie und ihre Exkrete (Kot, Eier und tote Parasiten) verursachen, ist durch starken Juckreiz und Hautausschlag gekennzeichnet [54, 55]. Der starke Juckreiz verleitet zum Kratzen, wodurch die Hautbarriere zerstört wird; dann besteht die Gefahr einer sekundären bakteriellen Infektion [56]. Das Ausmaß der Infektion reicht von einer lokal begrenzten Haut- und Weichteilinfektion mit Hautabszessen, Gewebeentzündungen und nekrotisierender Fasziitis bis hin zu Sepsis, Nierenkrankheit und rheumatischer Herzerkrankung [53, 57].

Beim primären Befall beträgt die Inkubationszeit 3–6 Wochen, bei erneutem Befall nur 1–3 Tage [54, 55]. Bei der klassischen Skabies ist der Wirt nur von 5–15 Milben befallen, während die Milbenzahl bei der Krustenskabies viel höher ist (Hunderte bis Millionen) [58, 59]. Das Risiko einer Übertragung der Infektion nimmt mit steigender Anzahl der Milben pro Wirt zu

[59]. Gelegentlich wird der Mensch durch andere Varianten von *S. scabiei* wie *S. canis* (bei Hunden) und *S. suis* (bei Schweinen) befallen [60, 61]. Jedoch sind diese Infektionen selbstlimitierend und werden nicht von Mensch zu Mensch übertragen [30, 60, 61].

11.9.2 Epidemiologie

2019 lag die Prävalenz von Skabies bei 187 Millionen Fällen weltweit und führte zu einem Verlust von 4,84 Millionen DALYs [62]. Die Krankheitslast ist in Südostasien, Ostasien und Zentralasien am höchsten [62]. Die wichtigsten Risikofaktoren sind Armut und Überbevölkerung [63]. Besonders stark belastet sind die vulnerabelsten Personengruppen einer Gesellschaft wie Flüchtlinge, Säuglinge, Kinder und Jugendliche [63, 64]. Zu einer hohen Prävalenz und zu Skabiesausbrüchen kommt es häufig in geschlossenen Einrichtungen wie in Flüchtlingslagern, Obdachlosenunterkünften, Waisenhäusern, Pflegeeinrichtungen und Altenpflegeheimen [65].

Info für die Praxis

Epidemiologie bei Migrant*innen

Flüchtlinge sind oft wirtschaftlich benachteiligt und leben auf ihrer Migrationsroute oder während ihres Aufenthalts in Aufnahmezentren/Flüchtlingslagern oder auch im Gastland in überfüllten, unhygienischen Unterkünften und haben keinen Zugang zur Gesundheitsversorgung [18, 63, 64, 65]. Skabies ist eine häufige Infektionskrankheit bei Flüchtlingen, die aus dem Mittelmeer gerettet wurden [66], und sie ist die häufigste Infektionskrankheit bei in Europa lebenden Migrant*innen aus Eritrea [67].

11.9.3 Screening bei Migrant*innen

Für Migrant*innen wird kein spezifisches Screening auf Skabies empfohlen.

11.9.4 Diagnostik

Ein Verdacht auf Skabies besteht bei [59, 68, 69]:

- Patient*innen mit generalisiertem Juckreiz, der nachts stärker wird
- Patient*innen mit Angehörigen oder anderen engen Kontaktpersonen mit Skabies
- Patient*innen mit disseminierten entzündlichen Papeln

Die Krankheit bestätigt sich, wenn bei der mikroskopischen Untersuchung der Hautpartikel Milben, Eier oder Kotballen oder bei der dermoskopischen Untersuchung Milbengänge, Milben oder Eier festgestellt werden [59, 68, 69].

11.9.5 Klinik

Die wichtigsten klinischen Symptome sind ein starker Juckreiz und disseminierte entzündliche Papeln [59]. Die beiden klinischen Formen sind die klassische Skabies und die Krustenskabies [59].

Bei der **klassischen Skabies** sind die folgenden Symptome und Befunde kennzeichnend [69]:

- Die Patient*innen sind immunkompetent.
- Es besteht ein starker Juckreiz (vor allem nachts).
- Es bestehen Hautläsionen:
  - disseminierte erythematöse Papeln (im Bereich von Bauchnabel, Taille, Genitalien, Brust, Gesäß, Achselfalten, Fingern [einschließlich der Fingerzwischenräume], Handgelenken und Streckmuskelregionen an Armen und Beinen); bei Erwachsenen sind Kopf, Handflächen und Fußsohlen in der Regel nicht betroffen.

  - Bläschen
  - Knötchen (an männlichen Genitalien, in der Leiste, am Gesäß)
  - Quaddeln
- Ein Milbengang (charakteristisches Zeichen) ist selten zu sehen.
- Eventuell kommt es zu einer sekundären bakteriellen Infektion.

Kennzeichnend für die **Krustenskabies** ist [69]:
- Die Patient*innen leiden aufgrund einer Krankheit (z. B. AIDS, Infektion mit HTLV1, maligne Erkrankung, Lepra) oder einer Therapie mit Immunsuppressiva unter einer gravierenden Immunschwäche.
- Es besteht nur ein leichter oder gar kein Juckreiz.
- Es bestehen Hautläsionen:
  - generalisierte, mit Schuppen und Krusten bedeckte, schlecht definierte, erythematöse, rissige Plaques
  - warzenartige, dicke Plaques von gelber bis brauner Farbe (auf Knochenvorsprüngen wie Fingergelenken, Ellenbogen und Beckenkamm)
  - diffuse, nicht krustige Skabies am Rücken
- Es ist kein Milbengang sichtbar.
- Die Erkrankung verursacht bei einer sekundären bakteriellen Infektion faulig riechende Läsionen.

11.9.6 Therapie

Die Patient*innen sollten auch bei fehlender Symptomatik zeitgleich mit ihren engen Kontaktpersonen behandelt werden [59].

Bei **klassischer Skabies** umfasst die Erstlinientherapie Ivermectin 200 µg/kg p. o. an Tag 0 und Tag ≥ 7 (Kinder > 15 kg) [61, 68] und Antihistaminika (± Steroide in schweren Fällen).

Die **Krustenskabies** wird in der Erstlinientherapie mit
- Ivermectin 250 µg/kg p. o. an den Tagen 1, 15 und 29 [61] und
- abends topisch mit 5 %iger Permethrin-Creme am ganzen Körper, auch unter Finger- und Fußnägeln, nicht jedoch im Gesicht und an der Kopfhaut (Hände nach dem Waschen erneut eincremen!) für 7 Tage, danach 2-mal wöchentlich bis zur Abheilung [61]

behandelt.

Die **Zweitlinientherapie bei klassische oder Krustenskabies** umfasst:
- 2-malige topische Behandlung abends mit 5 %iger Permethrin-Creme am ganzen Körper, auch unter Finger- und Fußnägeln, nicht jedoch im Gesicht und an der Kopfhaut (Hände nach dem Waschen erneut eincremen!) und Abwaschen der Creme nach 8–12 Stunden; im Abstand von mindestens 7 Tagen (Kinder > 2 Monate) [61]

oder
- abends topische Behandlung mit 10 %igem Crotamiton am ganzen Körper, auch unter Finger- und Fußnägeln, nicht jedoch im Gesicht und an der Kopfhaut (Hände nach dem Waschen erneut eincremen!) und Abwaschen der Creme nach 8–12 Stunden; an den Tagen 1, 2, 3 und 8 (Kinder > 2 Monate) [61]

Skabies gilt als ausgeheilt, wenn eine Woche nach Behandlungsende keine Symptome einer aktiven Skabies auftreten (kein nächtlicher Juckreiz, keine aktiven Läsionen). Der Juckreiz kann auch 2–4 Wochen nach der Behandlung noch auftreten und wird oral mit Antihistaminika und lokal mit einer feuchtigkeitsspendenden oder milden kortikosteroidhaltigen Creme behandelt [69].

11.9.7 Weitere wichtige Punkte

Differenzialdiagnostisch ist abzuklären, ob andere Entzündungen oder Erkrankungen vorliegen wie ein Ekzem, eine Flechte, atopische Dermatitis, Pyodermie, systemischer Lupus erythematodes, bullöses Pemphigoid, Langerhans-

Zell-Histiozytose und Psoriasis [53]. Bei sexuell aktiven Patient*innen wird ein Screening auf sexuell übertragbare Infektionen (STIs) empfohlen [69]. Um eine Übertragung durch Keimträger zu verhindern, sollten alle Handtücher, Kleidungsstücke und die Bettwäsche eine Woche lang in einem Plastikbeutel verschlossen aufbewahrt oder in der Maschine bei ≥ 50 °C gewaschen und chemisch gereinigt werden [69].

11.9.8 Prävention

Skabies kann verhindert werden durch [69]:

- ein hygienisch korrektes Verhalten (Vermeidung von direktem Hautkontakt mit anderen; kein Austausch von Bettwäsche, Handtüchern, Kleidung, Unterwäsche etc.) beim Zusammenleben in überfüllten Unterkünften
- Begrenzung der Anzahl der Sexualpartner*innen

11.9.9 Weiterführende Literatur/Links

- Deutschland
  - Leitlinie Diagnostik und Therapie der Skabies: https://www.awmf.org/en/clinical-practice-guidelines/detail/ll/013-052.html
- Schweiz
  - Information zu Skabies, Klinik für Infektiologie/Spitalhygiene des Kantonsspitals Sankt Gallen: https://fmh.guidelines.ch/guideline/1461
- Österreich
  - Skabies-Therapiemanagement für Allgemeinmediziner und Fachärzt*innen der Österreichischen Gesellschaft für STD und dermatologische Mikrobiologie: https://www.oegstd.at/net/images/pdf/Skabies_therapie_11-2019.pdf

11.10 Seltene Infektionskrankheiten bei Flüchtlingen

Charles Abongomera, Niklaus D. Labhardt, Daniel H. Paris

Einige Krankheiten von Migrant*innen sind regionsspezifisch oder werden unterschätzt; dazu gehören das Rückfallfieber (vor allem „Horn of Africa"), die kutane Diphtherie, die Rickettsiosen und die Leishmaniose. Generell sollten bei Verdacht oder Vorliegen dieser Infektionskrankheiten immer Spezialist*innen oder Fachärzt*innen involviert werden.

11.10.1 Ätiologie und Pathogenese

Läuserückfallfieber

Das Läuserückfallfieber (Louse-Borne Relapsing Fever, LBRF) wird durch *Borrelia recurrentis* verursacht und durch die auf den Menschen spezialisierte Kleiderlaus *Pediculus humanus corporis* übertragen [70]. Die Inkubationszeit beträgt 4–18 Tage [70].

Kutane Diphtherie

Die kutane Diphtherie wird primär durch *Corynebacterium diphtheriae,* in seltenen Fällen jedoch auch durch *C. ulcerans* und durch *C. pseudotuberculosis* verursacht [71]. Der Mensch ist der einzige bekannte natürliche Wirt für *C. diphtheriae,* wohingegen Säugetiere (Haus- und Wildtiere) Wirte für *C. ulcerans* und *C. pseudotuberculosis* sind [71]. Die kutane Diphtherie wird durch direkten Kontakt mit Hautläsionen oder durch direkten Kontakt mit oder Einatmen von aerogen verbreiteten Sekreten aus Mund oder Atemwegen übertragen [71], jedoch auch durch Kontakt mit kontaminierten Gegenständen [71]. Die Inkubationszeit beträgt 1–10 Tage (in der Regel 2–5 Tage) [71].

Rickettsiosen

Rickettsiosen werden durch verschiedene Bakterien der Gattung *Rickettsia, Orientia, Anaplasma, Ehrlichia* und *Neoehrlichia* verursacht [72]. Diese Infektionen werden übertragen

- durch Bisse von Körperläusen (= Kleiderläuse), Milben, Flöhen und Zecken,
- durch infizierten Kot von Körperläusen und Flöhe oder
- wenn sie eingeatmet werden [72].

Bei den meisten Rickettsiosen entsteht an der Bissstelle des übertragenden Vektors eine dunkle nekrotische Kruste (Eschar oder Tâche Noire), diese muss jedoch nicht immer vorkommen (z. B. beim Murinen Typhus), kann aber bei der Diagnostik sehr hilfreich sein. Die Gattung der Rickettsien wird in Gruppen eingeteilt:

- die „Spotted Fever"-Gruppe, Rickettsien, die hauptsächlich durch Zecken übertragen werden
- die „Typhus"-Gruppe, Rickettsien, die durch Läuse oder Flöhe übertragen werden
- die „Scrub Typhus"-Gruppe, *Orientia*, die durch Milben übertragen werden
- die „Transitional"-Gruppe, Rickettsien, die durch unterschiedliche Vektoren wie Zecken, Milben und Flöhe übertragen werden können

Zur ersten Gruppe gehören verschiedene Arten (häufig kommen *Rickettsia conorii*, *R. africae* oder *R. ricketsii* vor), von denen etwa 20 eine Infektion beim Menschen verursachen. Zur zweiten Gruppe gehören *R. prowazekii* (epidemisches Fleckfieber oder Läusetyphus), die durch die Körperlaus, und *R. typhi* (muriner Typhus), die durch Nagerflöhe übertragen werden. Bei der Gattung *Orientia* werden Menschen nur durch Bisse der Milbenlarven („Chigger") mit *Orientia* infiziert, die für die weltweit wichtigste Rickettsienerkrankung „scrub typhus" oder „Tsutsugamushi-Fieber" verantwortlich ist. Die in den Tropen hauptsächlich vorkommenden *Orientia tsutsugamushi* und *Rickettsia typhi* sind wichtige behandelbare Erreger für nicht malariabedingte fieberhafte Erkrankungen in Asien [72].

Leishmaniose

Die Leishmaniose wird von verschiedenen Parasiten der Gattung *Leishmania* verursacht und von weiblichen Sandflöhen übertragen [73]. Die 3 wichtigsten klinischen Formen sind die viszerale Leishmaniose (VL, Kala-Azar), die kutane Leishmaniose (CL) und die mukokutane Leishmaniose (MCL) [74]:

- Die VL wird in Asien und Afrika von *L. donovani* und im Mittelmeerraum, im Nahen Osten, in Zentralasien, Südamerika und Mittelamerika von *L. infantum* verursacht [73].
- Die CL ist hauptsächlich in Europa, Afrika, Asien und Amerika verbreitet. Spezies in Europa, Afrika und Asien finden sich vor allem im Mittelmeerraum, im Nahen Osten, am Horn von Afrika und auf dem indischen Subkontinent; dazu zählen *L. major, L. tropica* und *L. aethiopica*. In Amerika vorkommende Spezies treten vor allem in Mittel- und Südamerika endemisch auf; dazu gehören *L. amazonensis, L. mexicana, L. braziliensis* und *L. guyanensis* [73].

Die CL ist die häufigste, die VL die schwerwiegendste (unbehandelt tödlich verlaufende) Form der Leishmaniose. Die Ulzerationen der CL sind selbstlimitierend, können aber Vernarbungen oder Entstellungen verursachen und zu einer Stigmatisierung der Betroffenen führen [73]. Zudem entwickeln sich etwa 10 % der CL-Fälle zu schwereren Formen wie der mukokutanen Leishmaniose, diffusen kutanen Leishmaniose, disseminierten kutanen Leishmaniose und rezidivierenden Leishmaniose [73].

11.10.2 Epidemiologie

Läuserückfallfieber

Das Läuserückfallfieber tritt am Horn von Afrika endemisch auf [70]. Überbevölkerung und mangelnde Körperhygiene erhöhen das Risiko für einen Befall mit Kleiderläusen und eine Übertragung der Infektion [70]. Beide Faktoren sind mit Armut, Zwangsmigration, Krieg, Hungersnot, nicht möglicher Körperhygiene und jahreszeitlichen Schwankungen (Hitze, Kälte) verbunden [70]. Oft stehen Ausbrüche von Läuserückfallfieber mit solchen Bedingungen in Zusammenhang [70].

Kutane Diphtherie

Die hohe Durchimpfungsrate gegen Diphtherie hat zu einem weltweiten Rückgang der Inzidenz dieser Infektionskrankheit geführt [71]. Jedoch tritt die Diphtherie in vielen Ländern immer noch endemisch auf, wobei hierzu nur begrenzt Fallberichte vorliegen [71]. Die Risikofaktoren für eine kutane Diphtherie sind fehlende Impfung, ein geschwächtes Immunsystem, eine anamnestisch bekannte atopische Dermatitis (Ekzem), überfüllte Unterkünfte und/oder unhygienische Lebensbedingungen sowie Reisen in endemische Gebiete [71].

Rickettsiosen

Infektionen mit Rickettsien treten überall auf der Welt auf [72]. Das klassische **Fleckfieber** (*R. prowazekii*) ist heute selten, steht jedoch evtl. in Zusammenhang mit Kälte, Armut, Hungersnot, Krieg, Migration, Überbevölkerung (z. B. in Flüchtlingslagern) und sozialer Entwurzelung [72]. In Amerika, dem Mittelmeerraum und im südlichen Afrika verursachen Rickettsien der „Spotted Fever"-Gruppe Infektionen beim Menschen [72]. Die Infektionen der „Typhus"-Gruppe sind dort zu finden, wo Menschen mit Nagetieren (Ratten und Mäuse), mit infizierten Flöhen dieser Nagetiere und mit dem infektiösen Kot der Flöhe in Kontakt kommen [72]. Bei Menschen, die unter schlechten wirtschaftlichen Bedingungen leben, ist das Risiko, in einem Umfeld mit infizierten Nagetieren zu leben, am höchsten. Unterschiedliche Namen werden für die Krankheiten und die damit assoziierten Rickettsienarten benutzt [72]. Die mit Reisen assoziierten Rickettsiosen, über die am häufigsten berichtet wird, sind

- das **afrikanische Zeckenbissfieber** (verursacht durch *R. africae*) nach Reisen im südlichen Afrika,
- das **Mediterranean Spotted Fever** (hauptsächlich *R. conorii*), das im Mittelmeerraum vorkommt,
- das **Rocky Mountain Spotted Fever** (*R. rickettsii*) mit Vorkommen in Nord- und Südamerika,
- der **Murine Typhus** (auch endemischer Typhus, *R. typhi*) mit weltweiter Verbreitung und
- das **Tsutsugamushi-Fieber** (auch „Scrub Typhus" genannt) *O. tsutsugamushi*) nach Aufenthalt in Regionen, in denen die Milbengattung *Leptotrombidium* lebt – wie beispielsweise in Ostasien, Südostasien, dem indischen Subkontinent, in Ozeanien, im tropischen Australien und auch seltener in Afrika und Südamerika. Mit mehr als einer Million Fällen jährlich verursacht das Tsutsugamushi-Fieber die höchste Krankheitslast weltweit [72].

Leishmaniose

Von der Leishmaniose sind die Ärmsten der Armen betroffen. Sie ist mit Mangelernährung, Migration, schlechter Unterbringung und Immunschwäche (insbesondere durch eine HIV-Infektion) und fehlenden finanziellen Mitteln assoziiert. Schätzungen zufolge treten pro Jahr etwa 700.000 bis 1 Million neue Fälle einer Leishmaniose auf [74]. Die meisten der weltweit pro Jahr auftretenden 50.000–90.000 VL-Fälle betreffen Brasilien, Ostafrika und Indien. Die meisten der weltweit pro Jahr auftretenden 600.000 bis 1 Million CL-Fälle betreffen Nord-, Mittel- und Südamerika, den Mittelmeerraum, den Nahen Osten und Zentralasien. Mehr als 90 % der MCL-Fälle treten in nur 4 Ländern auf: Bolivien (offiziell: Plurinationaler Staat Bolivien), Brasilien, Äthiopien und Peru [74].

Info für die Praxis

Epidemiologie bei Migrant*innen

Migration, Überbevölkerung und mangelnde Körperhygiene erhöhen das Risiko für einen Befall mit Kleiderläusen und eine Übertragung des **Läuserückfallfiebers** [70]. Seit 2015 wurden bei Flüchtlingen nach ihrer Ankunft in verschiedenen europäischen Ländern mehrere Fälle von Läuserückfallfieber diagnostiziert [70]. Die meisten Betroffenen kamen vom Horn von Afrika, und ihre Symptome deuteten darauf hin, dass sie wahrscheinlich in überfüllten libyschen Transitunterkünften infiziert wurden [70]. Möglich ist, dass sich das Läuserückfallfieber in Teilen Europas in armen und eng zusammenlebenden Migrant*innenpopulationen erneut etabliert [70].
Risikofaktoren für eine **kutane Diphtherie** bei Migrant*innen sind die Verbreitung der Krankheit im Herkunfts- und Transitland, mangelnde Gesundheitsversorgung, ungenügender Impfstatus, überfüllte Unterkünfte und unhygienische Lebensbedingungen [71]. In Europa sind Migrant*innen aus endemischen Ländern eine der Hauptgruppen, bei denen eine kutane Diphtherie diagnostiziert wird [75]. Über einen Anstieg der Diphtheriefälle bei Rohingya-Flüchtlingen in Bangladesch wurde berichtet [71].
Risikofaktoren für **Rickettsiosen** bei Migrant*innen sind die Verbreitung der Infektionen im Herkunfts- und Transitland, die Unterbringung in überfüllten und unhygienischen Unterkünften (mit vielen Ratten und Rattenflöhen), keine Möglichkeit zum Wäschewechsel oder Wäschewaschen und das Risiko eines Befalls mit Kleiderläusen – auf der Migrationsroute führen einige Wege vielleicht durch Busch- und Waldgebiete mit Zecken (mögliche Zeckenbisse).
Die **Leishmaniose** ist eng mit der Migration assoziiert. Risikofaktoren für eine Leishmaniose bei Migrant*innen sind die Verbreitung der Krankheit im Herkunfts- und Transitland und fehlende Gesundheitsversorgung. Frühere VL-Ausbrüche standen oft in Zusammenhang mit einer durch Krieg bedingten Zwangsmigration nicht immuner Bevölkerungsgruppen in endemische Gebiete [73]. Die CL ist die häufigste Form der Leishmaniose bei Migrant*innen bei ihrer Ankunft in westlichen Ländern; laut mehreren Studien war sie die häufigste Infektionskrankheit bei syrischen Flüchtlingen (z.B. die typische zentral ulzeriende Papel mit hyperkeratotischem Rand; „Aleppo Boil“) [18, 67].

11.10.3 Screening bei Migrant*innen

Ein spezifisches Screening auf Läuserückfallfieber, kutane Diphtherie, Rickettsiosen und Leishmaniosen wird nicht empfohlen. Alle Migrant*innen mit fehlendem Nachweis einer Impfung gegen Diphtherie werden entsprechend den nationalen Richtlinien mit einem Diphtherietoxoid-haltigen Impfstoff immunisiert [75]. Hautgeschwüre bei Migrant*innen aus endemischen Ländern sollten auf Diphtherie untersucht werden [75].

11.10.4 Diagnostik

Die Diagnostik bei den seltenen Infektionskrankheiten umfasst:

- Läuserückfallfieber
  - *Borrelia recurrentis:* direkter Blutausstrich (Suche nach Spirochäten), PCR im Blut
- kutane Diphtherie
  - Kultur (Isolation von *C. diphtheriae*) [71, 75]
  - direkter und Echtzeit-PCR-Test (zum Nachweis des Toxingens von *C. diphtheriae*) [71, 75]
  - ELEK-Test (zum Nachweis der Expression des Diphtherietoxins) [71, 75]
- Rickettsiosen [72]
  - *Rickettsia spp./Orientia spp.*:
    - großes Blutbild (Thrombozytopenie, Lymphopenie)
    - Leberfunktionstest (Aspartat-Aminotransferase, Alanin-Aminotransferase)

- erhöhtes CRP (> 100 mg/l)
- Serologie: Nachweis von Antikörpern gegen *Rickettsia*-Spezies oder *Orientia tsutsugamushi*
- PCR: positiver Rickettsiennachweis im Blut oder in Eschar-Proben
  - weitere zu erwägende Vorgehensweisen:
    - Eschar-Kruste (nicht invasives Ablösen der Kruste, falls vorhanden, oder nasser Abstrich durch festes Reiben mit einem mit Kochsalzlösung getränkten Wattestab) oder Eschar-Biopsie (invasiv) eignen sich gut zur molekularen Diagnostik: PCR-Untersuchung (empfohlen, da sehr hohe Bakterienzahl in Eschar-Läsionen); Eschar-Proben können auch nach Antibiotikabeginn nützlich sein, da die Bakterien im Schorf „konserviert" sind; zusätzlich kann eine immunhistochemische Untersuchung durch eine Biopsie zum Nachweis von Rickettsien oder *Orientia spp.* erachtet werden
    - Thorax-Röntgenaufnahme (falls klinisch indiziert) – Infiltrate einer atypischen Pneumonie
    - nach Einleitung der Diagnostik Versuch einer Therapie mit Doxycyclin: schnelle klinische Verbesserung (innerhalb von 48 Stunden)
    - Anlage von Zellkulturen: Rickettsienwachstum (nicht üblich, da sehr schwierig und langsam)
- Leishmaniose (kutan, viszeral)
  - kutane und mukokutane Leishmaniose:
    - Stanzbiopsie vom Rand der Läsion (Methode der Wahl): für PCR, Histologie, Kultur
    - Abklatschpräparate und Ausstrich (durch Aufbringen eines Objektträgers auf eine offene nässende Läsion) für mikroskopische Untersuchungen nach Giemsa-Färbung
    - Aspirat der Läsion (für PCR, Kultur)
    - Hautabschabungen (für direkte mikroskopische Abstrichuntersuchungen nach Giemsa-Färbung; keine Differenzierung der Spezies möglich)
    - Serologie
    - Leishmanin-Hauttest (Montenegro-Test)
  - viszerale Leishmaniose:
    - Blutbild (Panzytopenie)
    - Aspirat von Knochenmarks-, Lymphknoten-, Leber- oder Milzgewebe: mikroskopische Untersuchung (Giemsa- oder Wright-Färbung), PCR, Kultur
    - Serologie (verschiedene Tests einschließlich diagnostischer Schnelltests wie rK39, rK16)
    - Radiologie (Sonografie, Röntgen-Thorax, CT, MRT)
    - HIV-Test
  - Nachfolgeuntersuchungen bei Patient*innen mit viszeraler Leishmaniose:
    - akut: Überwachung auf Toxizität während der Behandlung, Überwachung des klinischen Zustands, Kontrolle des großen Blutbilds, Sonografie
    - langfristig: semiquantitative/quantitative PCR, Serologie

> **Info für die Praxis**
>
> Bei Hundebesitzer*innen mit Erkrankung an nachgewiesener Zoonose sollte ein Screening ihres Tiers/ihrer Tiere in Betracht gezogen werden.

11.10.5 Klinik

Symptome bei den seltenen Infektionskrankheiten sind:

- Läuserückfallfieber *(Borrelia recurrentis):*
  - sehr hohes Fieber, Schüttelfrost (bei den ersten Episoden hält das Fieber 3–6 Tage an)
  - verschiedene unspezifische Symptome wie Bauch-, Glieder- und Kopfschmerzen

- trockener Husten, Meningismus, Delir, Nasenbluten, leichte Anämie, Thrombozytopenie
- erhöhte Leberenzymwerte
- kutane Diphtherie:
  - schmerzhafte, an den Rändern aufgeworfene Geschwüre am Ort des Befalls, häufig in Kombination mit einem Erythem und lokalen Ödem [76]
- Rickettsiosen *(Rickettsia spp./Orientia spp.)*:
  - Fieber, Hautausschlag (fleckig oder diffus, bläschen- oder petechienartig), Eschar-Läsion/Schorf, Lymphadenopathie [72]
  - anamnestisch bekannter Kontakt mit Kleiderläusen, mit Nagetieren (Ratten und Mäuse) und ihren Flöhen oder Zeckenbisse [72]
  - anamnestisch bekannte Reisen durch Gebiete mit natürlicher Vegetation (Wälder, Buschwerk, Gestrüpp) [72]
- Leishmaniose (kutan, viszeral):
  - kutan und mukokutan: kutane und/oder mukokutane Läsionen (Geschwüre, Knoten, warzenartige Wucherungen)
  - viszeral: asymptomatisch, Fieber, Hepatosplenomegalie, Lymphadenopathie, Gewichtsverlust, Abgeschlagenheit, Schwäche, Kräfteverfall, Kachexie

11.10.6 Therapie

Generell sollten bei diesen Infektionskrankheiten immer Spezialist*innen oder Fachärzt*innen beigezogen werden.

Läuserückfallfieber

Es kommen die folgenden Antibiotika infrage:

- Doxycyclin 200 mg p.o. als Einmaldosierung oder Azithromycin 500 mg p.o. als Einmaldosierung
- alternativ: Penicillin G i.v. für 5–7 Tage oder einmalig Benzathin-Benzylpenicillin 800.000 IE i.m. (Cave: mögliche Jarisch-Herxheimer-Reaktion!)

Bei einer Penicillinallergie und Kontraindikation von Tetrazyklinen kann alternativ Erythromycin 500 mg p.o. als Einmaldosierung verabreicht werden; allerdings ist Doxycyclin wirksamer.

Maßnahmen zur Entlausung von Körperläusen beachten (Kap. 11.10.7).

Kutane Diphtherie

Bei systemischen toxininduzierten Symptomen ist die frühzeitige Gabe (innerhalb von 48 Stunden) von Diphtherie-Antitoxin (DAT) indiziert. Für die Antibiotikatherapie stehen Benzathin-Benzylpenicillin G i.m. oder Erythromycin p.o. oder Azithromycin p.o. zur Verfügung.

Enge Kontaktpersonen, insbesondere im eigenen Haushalt, sollten prophylaktisch antibiotisch behandelt werden und eine Diphtherietoxoid-Auffrischimpfung erhalten. Zudem sollten sie engmaschig überwacht werden und bei auftretenden ersten Krankheitszeichen ein Antitoxin erhalten. In der Gemeinschaft ermittelte Keimträger sollten antibiotisch behandelt und bis zum negativen Testergebnis kontrolliert werden. Patient*innen mit Diphtherie sollten mit einem Diphtherietoxoid geimpft werden.

Rickettsiosen

Man kann mit einer kalkulierten Antibiotikatherapie beginnen, nachdem adäquate Proben entnommen wurden, und die Differenzialdiagnostik eine Rickettsiose vermuten lässt – also nicht warten, bis Tests die Diagnose bestätigen [72].

> **Cave**
>
> Betalaktamantibiotika und Fluoroquinolone sind gegen Rickettsien wirkungslos!

Für die Erstlinientherapie wird Doxycyclin eingesetzt [72]:

- Kinder: 2,5 mg/kg p.o./i.v. alle 12 Stunden für 5–7 Tage, maximal 2 × 100 mg/d

Erwachsene: initial 200 mg p.o./i.v., anschließend 100 mg alle 12 Stunden für 7 Tage Die Zweitlinientherapie erfolgt mit Azithromycin:

- Kinder < 45 kg: 10 mg/kg/d einmal täglich p.o. für 5 Tage [72]
- Erwachsene: initial 500 mg p.o., dann 250–500 mg p.o. einmal täglich für 5–7 Tage

Schwangere und kritisch kranke Patient*innen mit Tsutsugamushi-Fieber (*Orientia tsutsugamushi*) sollten von Fachärzt*innen für Infektionskrankheiten behandelt werden. Normalerweise verbessert sich der Zustand von Patient*innen, die innerhalb der ersten Krankheitswoche behandelt werden, innerhalb von 72 Stunden nach Therapiebeginn. Serologische Tests sollten 2–4 Wochen nach Entnahme von Serum der Akutphase wiederholt werden; eine Serokonversion oder ein 4-facher Anstieg des Rickettsien-Antikörpertiters bestätigt die Diagnose.

Komplikationen bei Tsutsugamushi-Fieber *(Orientia tsutsugamushi)*, epidemisch auftretendem Rocky-Mountain-Fleckfieber *(R. rickettsia)* und Läusetyphus *(R. prowazekii)* sind u.a. Fingernekrosen, schwere Pneumonie, Meningoenzephalitis und andere neurologische Erkrankungen, kardiale Anomalien (Myokarditis oder Perikarditis), Nierenfunktionsstörungen, Schwerhörigkeit, nekrotischer Hautausschlag und Multiorganversagen. Überwindet der/die Patient*in die Krankheit ohne eine Antibiotikatherapie, kann es bei einigen Rickettsiosen wie Fleckfieber (führt zur Brill-Zinsser-Krankheit) oder Tsutsugamushi-Fieber auch Jahre nach der Erstinfektion zu einem Rezidiv bzw. Wiederaufflackern der Erkrankung kommen.

Maßnahmen zur Entlausung von Körperläusen beachten (Kap. 11.10.7).

Leishmaniose

Da die Behandlung sowohl bei der kutanen und mukokutanen als auch bei der viszeralen Leishmaniose sehr komplex ist, sollte der/die Patient*in an ein darauf spezialisiertes Zentrum überwiesen oder die Behandlung mit darauf spezialisierten Fachärzt*innen koordiniert werden.

11.10.7 Weitere wichtige Punkte

Läuserückfallfieber

Die wichtigsten Differenzialdiagnosen bei Flüchtlingen, bei denen in Europa Läuserückfallfieber diagnostiziert wurde, sind Malaria durch *P. falciparum* oder *P. vivax* (Kap. 11.8), Sepsis, Leptospirose oder Meningitis [70].

Maßnahmen zur Entlausung von Körperläusen (Cave: für Kopf- und Schamläuse sind andere Maßnahmen erforderlich):

- Körperläuse können bis 10 Tage und ihre Nissen bis 4 Wochen überleben.
- Die gesamte Wäsche sollte bei > 60 °C gewaschen, chemisch gereinigt oder entsorgt werden. Nach dem Waschen müssen die Kleider gebügelt werden (speziell die Säume).
- Rasur der Körperhaare in Betracht ziehen (bei dichtem Bewuchs).
- Den ganzen Körper mit Permethrin-Creme (5 %) eincremen, einmalig für 6–8 Stunden.
- Orale Therapie mit Ivermectin (200–400 µg/kg p.o. an Tag 0, 7 und 14 (bei Kindern > 15 kg) in Betracht ziehen – insbesondere bei Ausbrüchen in Massenunterkünften/Asylzentren oder bei hartnäckigen Fällen.

Kutane Diphtherie

Geimpfte können zusätzlich mit dem *Corynebacterium diphtheriae* infiziert werden, da die Impfung gegen das Diphtherietoxin gerichtet ist und nicht gegen das Bakterium – jedoch verhindert die induzierte Immunität weitgehend Erkrankungen.

Rickettsiosen

Differenzialdiagnosen bei Rickettsiosen sind Malaria (Kap. 11.8), Denguefieber, Chikungunya-Virusinfektion, Zikavirusinfektion, Westnilvirusinfektion, Lyme-Borreliose, Typhus, Meningokokkeninfektion, Windpocken, Masern, Röteln, Parvovirus-B19-Infektion, Roseola infantum, infektiöse Mononukleose, medikamentös bedingte Hautreaktionen, Leptospirose, Milzbrand, Scharlach, nicht durch Rickettsien verursachte bakterielle Sepsis, toxisches Schocksyndrom, Pneumonie durch *Mycoplasma pneumoniae*, Gastroenteritis und thrombotische thrombozytopenische Purpura [72].

Leishmaniose (kutan, viszeral)

Die Kala-Azar kutane Leishmaniose (PKDL) ist eine Hautkrankheit, die durch einen makulösen, papulösen oder nodulären Hautausschlag im Gesicht, an den Oberarmen, am Rumpf und an anderen Körperteilen gekennzeichnet ist [74, 77] und sich typischerweise bei bereits behandelten VL-Patient*innen – insbesondere bei einer VL durch *L. donovani* – entwickelt [74, 77]. Die PKDL ist häufiger bei bereits behandelten VL-Patient*innen in Ostafrika (50–60 %) als bei VL-Patient*innen in Asien (5–20 %) [77]. Patient*innen mit PKDL gelten als Träger von Parasiten der Gattung *Leishmania* und als potenzielle Infektionsquelle [74].

11.10.8 Prävention

Läuserückfallfieber

Läuserückfallfieber kann durch schützende Maßnahmen gegen Kleiderläuse bzw. durch eine gute Körperhygiene und die Vermeidung überfüllter Unterkünfte verhindert werden [70].

Maßnahmen zur Entlausung von Körperläusen beachten (Kap. 11.10.7).

Kutane Diphtherie

Die kutane Diphtherie kann durch eine Impfung verhindert werden [71, 75].

Rickettsiosen

Beim Aufenthalt in Buschgebieten wird das Tragen von Schutzkleidung empfohlen, die mit einem Insektenschutzmittel (auf adäquate Konzentration achten) und/oder einem Milbenbekämpfungsmittel (Akarizid) imprägniert bzw. eingesprüht wurde. Auf exponierte Hautregionen sollte ein Insektenschutzmittel aufgetragen werden, und der Körper ist regelmäßig nach Zecken abzusuchen. Eine medikamentöse Prophylaxe zur Prävention von Rickettsiosen ist nicht üblich und wird nur bei spezifischen Populationen empfohlen (z. B. Doxycyclin-Prophylaxe bei militärischem Personal in Regionen, die hochendemisch für Tsutsugamushi-Fieber sind).

Gegebenenfalls Maßnahmen zur Entlausung von Körperläusen beachten (Kap. 11.10.7).

Leishmaniose (kutan, viszeral)

In Indien werden die Räume mit einem Insektizid ausgesprüht, um verbliebene Erreger abzutöten. Haustiere (z. B. Hunde) müssen geimpft werden [73]; bei VL-HIV-koinfizierten Patient*innen ist eine sekundäre Chemoprophylaxe erforderlich [73].

11.10.9 Weiterführende Literatur/Links

- Deutschland
  - Leitlinie zur Diagnostik und Therapie der viszeralen Leishmaniasis (Kala-Azar): https://www.awmf.org/en/clinical-practice-guidelines/detail/ll/042-004.html
- Schweiz
  - Leitlinie zum Rückfallfieber (Louse-Borne Relapsing Fever) LBRF, Borrelia recurrentis der Klinik für Infektiologie/Spitalhygiene des Kantonsspitals Sankt Gallen: https://fmh.guidelines.ch/guideline/2050

11.11 Hepatitis B (HBV)

Charles Abongomera, Niklaus D. Labhardt, Daniel H. Paris, Anne-Valérie Burgener-Gasser

Die Hepatitis-B-Virusinfektion ist unter Migrant*innen häufig und verläuft meist asymptomatisch. Falls sie nicht erkannt und therapiert wird, kann sie zu Leberzirrhose und hepatozellulärem Karzinom führen. Jedoch erfordert nicht jede chronische Hepatitis-B-Infektion eine Therapie. Die Therapieindikation hängt von der Aktivität der Virusreplikation und der Hepatitis ab und sollte in Rücksprache mit einem/r Spezialist*in getroffen werden. Die antivirale Therapie führt zu einer Suppression der Virusreplikation, was das Risiko der Progression zu einer Zirrhose/Karzinom vermindert. Eine vollständige Clearance des Hepatitis-B-Virus wird jedoch selten erreicht. Die Hepatitis-B-Impfung vermittelt bei > 90 % einen zuverlässigen und langfristigen Schutz.

11.11.1 Ätiologie und Pathogenese

Das Hepatitis-B-Virus (HBV) ist ein hepatotropes DNA-Virus, das perinatal, sexuell und perkutan übertragen wird. Die Inkubation dauert 1–4 Monate. Die akute Infektion verläuft mehrheitlich asymptomatisch (ca. 70 %), eine Minderheit kann eine selbstlimitierende ikterische Hepatitis entwickeln. Sehr selten verläuft die akute HBV-Infektion fulminant (< 1 %).

Das Risiko, nach der Ansteckung eine chronische Infektion zu entwickeln (HBsAg Persistenz > 6 Monate), beträgt bei Säuglingen und Kindern 50–90 %. Bei Ansteckung im Erwachsenenalter liegt das Risiko bei unter 5 %. In einer Minderheit der Personen kann die chronische HBV-Infektion zu Leberzirrhose, dekompensierter Leberzirrhose und hepatozellulärem Karzinom führen. Die Prognose hängt von der Aktivität der Infektion (s. u.), Komorbiditäten (Alkoholabusus, HIV-/Hepatitis-C-Koinfektion) und Wirtsfaktoren ab.

11.11.2 Epidemiologie

Gemäß WHO leben weltweit etwa 296 Millionen Menschen mit einer chronischen Hepatitis-B-Infektion, mit 1,5 Millionen Neuinfektionen pro Jahr. Im Jahr 2019 führte Hepatitis B zu schätzungsweise 820.000 Todesfällen, meist aufgrund von Leberzirrhose und Leberzellkarzinom (primärer Leberkrebs). Etwa 1 % der Menschen, die mit einer HBV-Infektion leben (2,7 Millionen Menschen), sind auch mit HIV infiziert [88].

Info für die Praxis

Epidemiologie bei Migrant*innen

Die HBV-Prävalenz liegt in der Allgemeinbevölkerung in der Schweiz, Österreich und Deutschland unter 1 %, ist jedoch deutlich höher bei Personen, die außerhalb Europas geboren wurden (Deutschland 6,7 %; Österreich 9,1 %) [79]. Die Prävalenz einer chronischen HBV-Infektion unter Flüchtlingen korreliert mit der Hintergrundprävalenz in den jeweiligen Herkunftsländern und ist besonders hoch bei Migrant*innen aus Afrika (vor allem Westafrika), Asien, dem Balkan und Osteuropa [80].

11.11.3 Screening bei Migrant*innen

Internationale Richtlinien empfehlen ein Screening bei allen Personen, die aus Ländern mit einer Prävalenz ≥ 2 % stammen. Da praktisch alle Herkunftsländer der Flüchtlinge in Europa eine Prävalenz ≥ 2 % aufweisen, ist ein einmaliges Routinescreening aller Migrant*innen empfehlenswert.

Des Weiteren sollten alle Personen mit Risikofaktoren getestet werden. Eine Auflistung der Patient*innengruppen, die gemäß ECDC-Empfehlungen (ECDC = European Center of Disease Control) getestet werden sollten, findet sich unter folgendem Link auf Seite 2: https://ecdc.europa.eu/sites/portal/files/documents/hiv-hep-testing-guidance_0.pdf

11.11.4 Diagnostik

Zur Diagnostik gehören:

- Serumprobe auf HBs-Antigen (HBsAg) und Anti-HBs-Antikörper

Tabelle 11-3: Interpretation der HBV-Serologie (nach http://hepscreen.eu/wp-content/uploads/2014/12/HEPscreen_how-to-interpret-hepatitis-B-C-tests_EN.pdf).

HBsAg	Anti-HBs	Anti-HBc	Interpretation
–	–	–	kein Hinweis auf HBV-Infektion; Impfung erwägen
–	+	+	immunologisch kontrollierte HBV-Infektion; kein Handlungsbedarf, außer bei schwerer Immunsuppression
–	+	–	Status nach Impfung; falls Titer > 100 IU/l kann von lebenslanger Immunität ausgegangen werden
+	–	+	chronische HBV-Infektion (selten akute HBV-Infektion); weitere Abklärung betreffend Therapieindikation indiziert
–	–	+	alleiniger Anti-HBc-Nachweis; Rücksprache mit Hepatologie/Infektiologie

- falls HBs-Ag oder Anti-HBs-Antikörper positiv: Hbe-Antigen, Anti-HBc-Antikörper, HBV-DNA
- falls HBs-Ag positiv, einmalig Anti-Hepatitis-D-Antikörper (Hepatitis-Delta-Infektion kommt bei 5–20 % vor und ist mit einem aggressiveren Verlauf assoziiert)

Die Interpretation der Befunde ist in Tabelle 11-3 zusammengestellt.

11.11.5 Klinik

In 30 % der Fälle kann sich die akute HBV-Infektion als ikterische Hepatitis manifestieren. Die chronische Infektion ist in der Regel asymptomatisch oder es bestehen unspezifische Symptome wie Müdigkeit. Klinisch manifestiert sich eine chronische HBV-Infektion entweder durch hepatische Komplikationen (kompensierte oder dekompensierte Leberzirrhose, hepatozelluläres Karzinom) oder durch extrahepatische Manifestationen (membranöse oder membranoproliferative Glomerulonephritis oder Polyarteriitis nodosa).

11.11.6 Therapie

In erster Linie werden heute Nukleotid- oder Nukleosid-Analoga verwendet, am häufigsten Entecavir, Tenofovir, Disoproxil oder Tenofovir-Alafendamid. Diese Medikamente vermögen die Virusreplikation zu unterdrücken und somit die Aktivität der Hepatitis und das Risiko von Spätfolgen zu vermindern. Eine Heilung im Sinne einer vollständigen HBs-Antigen-Clearance ist jedoch sehr selten.

Die Therapieempfehlungen werden immer wieder modifiziert. Die Entscheidung über die Therapieindikation sollte gemeinsam mit einem/r Spezialist*in getroffen werden. Folgende Parameter sind dafür wichtig und sollten idealerweise vor Rücksprache mit dem Spezialisten erfasst werden:

- Hb-Antigen und Anti-HBc-Antikörper
- Höhe der HBV-DNA-Viruslast
- Höhe der Transaminasen (ALT)
- sonografisch Hinweise auf Zirrhose (nicht invasive Bestimmung der Leberelastizität durch Fibroscan möglich)
- Komorbiditäten
- Immunsuppression

11.11.7 Weitere wichtige Punkte

Weitere wichtige Punkte sind:
- bei chronischer HBV-Infektion in Rücksprache mit Spezialist*innen regelmäßiges Screening auf hepatozelluläres Karzinom sicherstellen
- falls Serologie auf Hepatitis A (Anti-HAV-Antikörper) negativ, Hepatitis-A-Impfung durchführen (2 Injektionen im Abstand von 6 Monaten)
- Familienangehörige und Sexualpartner*innen von Patient*innen mit chronischer HBV-Infektion screenen und – falls negativ – impfen (3 Impfungen bei 0, 1 und 6 Monaten)
- Prävention der Mutter-Kind-Übertragung gemäß lokalen Richtlinien und in Rücksprache mit Infektiologie, Gynäkologie und Pädiatrie
- Prävention nach Exposition (Stichverletzung) gemäß lokalen Richtlinien und in Rücksprache mit Infektiologie

11.11.8 Prävention

Die Hepatitis-B-Impfung führt in > 90 % zum Schutz vor einer Infektion. Sie kann alleine oder in Kombination mit Hepatitis A verabreicht werden (Twinrix). Nach klassischem Schema werden die 3 Impfungen über 6 Monate verabreicht (0–1–6), kürzere Schemata sind jedoch möglich. Ein Anti-HBs-Antikörpertiter > 100 U/l 1–2 Monate nach der 3. Impfung gilt als lebenslanger Schutz. Liegt der Titer unter 100 U/l, ist ein Management gemäß lokalen Guidelines erforderlich.

11.11.9 Weiterführende Literatur/ Links

- Deutschland
  - Robert-Koch-Institut: Schutzimpfung gegen Hepatitis B: https://www.rki.de/DE/Content/Infekt/Impfen/ImpfungenAZ/HepB/HepB.html
  - Deutsche Gesellschaft für Gastroenterologie, Verdauungs- und Stoffwechselkrankheiten e. V.: https://www.dgvs.de/
- Schweiz
  - Bundesamt für Gesundheit BAG, Empfehlungen zur Prävention von Hepatitis B: https://www.bag.admin.ch/bag/de/home/das-bag/publikationen/broschueren/publikationen-uebertragbare-krankheiten/empfehlungen-praevention-hepatitis-b.html
  - Verein Hepatitis Schweiz: https://www.hepatitis-schweiz.ch/de/
- Österreich
  - Bundesministerium für Soziales, Gesundheit, Pflege und Konsumentenschutz: https://www.sozialministerium.at/Themen/Gesundheit/Uebertragbare-Krankheiten/Infektionskrankheiten-A-Z/Hepatitis-B.html
  - Österreichische Gesellschaft für Gastroenterologie und Hepatologie: https://www.oeggh.at/
- Europa
  - European Association for the Study of the Liver (EASL): https://easl.eu/publications/clinical-practice-guidelines/

11.12 Hepatitis C (HCV)

Charles Abongomera, Niklaus D. Labhardt, Daniel H. Paris, Anne-Valérie Burgener-Gasser

Die Hepatitis C wird primär perkutan, seltener sexuell oder perinatal übertragen. Die Infektion verläuft mehrheitlich chronisch mit unspezifischen Symptomen. Unbehandelt entwickelt ein Teil der infizierten eine Zirrhose und/oder ein hepatozelluläres Karzinom. Alle Migrant*innen sollten mittels Serologie gescreent werden. Alle Patient*innen mit chronischer Hepatitis-C-Infektion sollten mit den sehr effektiven und gut verträglichen Directly Acting Antivirals therapiert werden. Patient*innen mit Fibrose/Zirrhose sollten auch nach Heilung der Hepatitis C weiterhin im Hinblick auf mögliche Progression einer Zirrhose und/oder eines hepatozellulären Karzinoms überwacht werden.

11.12.1 Ätiologie, Übertragung und Verlauf

Das Hepatitis-C-Virus (HCV) ist ein hepatotropes Flavivirus (RNA-Virus), das primär perkutan übertragen wird. Sexuelle und perinatale Übertragung kommen vor, sind aber im Vergleich zu Hepatitis B und HIV deutlich seltener. Global findet der Großteil der Übertragungen durch das Teilen von Injektionsnadeln unter Personen mit intravenösem Drogengebrauch und in Entwicklungsländern durch medizinische Prozeduren mit kontaminiertem Material (z. B. Bluttransfusionen) statt. Es gibt 7 HCV-Genotypen. Der Verlauf und das Ansprechen auf Therapie variieren zwischen den einzelnen Genotypen.

Die akute Infektion ist in der Regel asymptomatisch, etwa 30 % haben unspezifische Symptome, eine ikterische Hepatitis ist selten (< 10 %). Etwa 50–85 % entwickeln eine chronische HCV-Infektion (≥ 6 Monate) und 5–30 % davon in den nächsten 20–30 Jahren eine Leberzirrhose.

11.12.2 Epidemiologie

Gemäß WHO sind 2019 weltweit schätzungsweise 58 Millionen Menschen mit dem chronischen Hepatitis-C-Virus infiziert, wobei jedes Jahr etwa 1,5 Millionen Neuinfektionen auftreten. Etwa 2,3 Millionen (6,2 %) der weltweit 37,7 Millionen Menschen mit HIV haben auch Hepatitis C [89]. Am häufigsten kommt die HCV-Infektion in den Ländern der ehemaligen Sowjetunion, in Süd- und Osteuropa sowie Teilen Nord-, West- und Zentralafrikas (vor allem Ägypten) und Asiens (vor allem Mongolei, Usbekistan) vor [81]. Im Gegensatz zu HBV tritt HCV weniger als generalisierte, sondern eher als lokalisierte Epidemie auf, die spezifische Risikogruppen betrifft.

> **Info für die Praxis**
>
> **Epidemiologie bei Migrant*innen**
>
> Die HCV-Prävalenz unter Migrant*innen in der EU/EEA-Region wird auf 2,3 % geschätzt und ist besonders häufig unter Migrant*innen aus Ägypten (Prävalenz 15,7 %), Nigeria (8,4 %), Pakistan (5,0 %), Italien (4,4 %) und Ländern aus der ehemaligen Sowjetunion (3–4 %) [82]. Die Prävalenz kann unter Risikogruppen deutlich höher sein (z. B. i. v. Drogengebrauch, ehemalige Gefängnisinsassen).

11.12.3 Screening bei Migrant*innen

In Anbetracht der globalen Hepatitis-Eliminationsstrategie und der Verfügbarkeit gut erträglicher und effektiver Therapie ist ein möglichst breites und proaktives Testen aller Migrant*innen anzustreben. Testen und Therapieren von Personen, die zu Hochrisikogruppen (i. v. Drogengebrauch, Gefängnisinsassen) gehören, ist von großer epidemiologischer Relevanz, da so die Weiterübertragung unterbrochen wird. Das ECDC (European Center of Disease Control) empfiehlt, alle Migrant*innen auf HCV zu testen. Unter folgendem Link finden sich weitere Personen, bei denen ein Screening empfohlen wird (Seite 2): https://ecdc.europa.eu/sites/portal/files/documents/hiv-hep-testing-guidance_0.pdf

11.12.4 Diagnostik

Zum Screening bei asymptomatischen Personen reicht eine Serologie auf HCV-Antikörper. Antikörper sind bei den meisten Personen 2–6 Monate nach Infektion positiv. Bei Verdacht auf eine akute Exposition oder bei schwerer Immunsuppression kann zusätzlich zur Serologie eine PCR-Bestimmung der RNA-Viruslast durchgeführt werden.

Cave

Das Angebot eines HCV-Screenings muss immer damit einhergehen, dass die Weiterbetreuung im Fall eines positiven Resultats sichergestellt ist.

Bei positivem Screening werden zur Festlegung des weiteren Prozederes die folgenden Zusatzuntersuchungen empfohlen:

- HCV-RNA und HCV-Genotyp
- HIV, Hepatitis-B- und -A-Serologie (falls Hepatitis A und/oder B negativ, Impfung empfohlen)
- Routine-Labor (Blutbild, Leberwerte, Nierenwerte usw.)
- Schwangerschaftstest
- Erfassen des Fibrosestadiums durch Ultraschall (Fibroscan)

Bei nicht vortherapierten Patient*innen ist eine HCV-Resistenztestung in der Regel nicht notwendig.

11.12.5 Klinik

Die akute HCV-Infektion ist meist asymptomatisch, selten manifestiert sie sich als akute Hepatitis. Die chronische HCV-Infektion ist oft mit unspezifischen Symptomen wie z. B. Müdigkeit, Schwäche oder depressiver Verstimmung assoziiert. Etwa ein Drittel der Patient*innen hat vollkommen normale Leberwerte.

Assoziierte extrahepatische Manifestationen sind essenzielle Kryoglobulinämie, Lymphome, membranoproliferative Glomerulonephritis, Autoimmunerkrankungen (vor allem Thyroiditis), Porphyria cutanea tarda, Lichen planus und Diabetes mellitus.

11.12.6 Therapie

Jede chronische HCV-Infektion soll therapiert werden. Die Therapie wird mit „Directly Acting Antivirals“ (DAA) durchgeführt, ist in der Regel sehr gut verträglich und führt in ca. 95 % zur Heilung. Die Wahl des DAA und die Dauer der Therapie hängen von Fibrosegrad und Genotyp ab. Der Therapieerfolg wird durch Messung der HCV-RNA-Viruslast bestimmt:

- End-of-Treatment-Response: HCV-RNA am Ende der Therapie nicht nachweisbar
- Sustained-Virological-Response: HCV-RNA 12 Wochen nach Abschluss der Therapie nicht nachweisbar (geheilt)

Bei der Wahl der DAA sollte mit einem/r Spezialist*in Rücksprache gehalten werden – unter Berücksichtigung aktueller nationaler und internationaler Richtlinien. In Anbetracht der hohen Kosten einer Therapie sollte zudem lokal vor Therapiebeginn die Kostendeckung geklärt werden.

Nach der Therapie ist eine Weiterbetreuung erforderlich:

- Reinfektionen sind möglich. Bei Risikopatient*innen (Drogengebrauch, Hochrisiko-Sexualpraktiken wie ungeschützter rezeptiver analer Geschlechtsverkehr) oder anamnestischer Exposition ist jährlich ein Screening mittels HCV-RNA-Viruslastbestimmung indiziert.
- Bei Patient*innen, die regelmäßig auf ein hepatozelluläres Karzinom überwacht werden sollten, ist auch nach erfolgreicher HCV-Therapie alle 6 Monate eine Sonografie, die Bestimmung des Alphafetoproteins und ggf. ein Ösophagusvarizenscreening indiziert. Die Empfehlungen zur Nachkontrolle variieren zwischen einzelnen Guidelines, weshalb am besten Rücksprache mit einem/r lokalen Spezialist*in gehalten werden sollte.

11.12.7 Prävention

Zur Prävention gehören:

- Safe Injection Practice
- Safer Sex

Es gibt keine Impfung.

11.13 HIV/AIDS

Charles Abongomera, Daniel H. Paris,
Anne-Valérie Burgener-Gasser,
Niklaus D. Labhardt

Obwohl HIV/AIDS weltweit eine der wichtigsten Erkrankungen ist, wird sie bei Migrant*innen oft überschätzt. Die HIV-Prävalenz bei Migrant*innen ist häufig sehr niedrig! Zu berücksichtigen ist auch, dass HIV in Transit- und auch Ankunftsländern akquiriert werden kann.

11.13.1 Ätiologie und Verlauf

Das humane Immundefizienzvirus (HIV) ist ein RNA-Retrovirus, das perkutan, sexuell und perinatal übertragen wird. HIV-1 ist für die globale Epidemie verantwortlich. Das etwas weniger virulente HIV-2 ist primär in West- und Zentralafrika verbreitet. Das HIV-Übertragungsrisiko variiert je nach Exposition und Höhe der Viruslast beim Indexpatient*innen. Bei Sexualpraktiken ist das Risiko bei rezeptivem Analverkehr am höchsten, genitale Ulzera (z.B. Herpes) erhöhen ebenfalls das Übertragungsrisiko.

Nach Ansteckung, die in etwa der Hälfte der Fälle mit einer grippeähnlichen Symptomatik einhergeht, verläuft die Infektion immer chronisch. Die Dauer der asymptomatischen oder oligosymptomatischen Latenzphase hängt von der Virulenz des Virus und Wirtsfaktoren ab. Sie kann wenige Jahre bis mehrere Jahrzehnte dauern. Während der Latenzphase kommt es zu einem zunehmenden Abfall der CD4-positiven Lymphozyten und somit erhöhter Anfälligkeit für opportunistische Infektionen. Typischerweise treten opportunistische und AIDS-definierende Krankheiten ab einer CD4-Lymphozyten-Zellzahl unter 200/µl auf. HIV-assoziierte Erkrankungen kommen jedoch bereits bei noch normaler CD4-Lymphozyten-Zahl vor, weshalb heute empfohlen wird, allen Personen mit HIV-Infektion – unabhängig von der CD4-Zellzahl – eine antiretrovirale Therapie anzubieten. Ein kleiner Teil der infizierten Personen (< 1 %) sind „non-progressors“, d.h. sie entwickeln kein AIDS, oder „elite controllers“, was bedeutet, dass sich das Virus kaum repliziert.

11.13.2 Epidemiologie

Im Jahr 2022 lebten weltweit ca. 39 Millionen Menschen mit einer HIV-Infektion, es kam zu ca. 1,3 Millionen Neuansteckungen und zu knapp 630.000 Todesfälle durch AIDS [83]. Der Großteil der Personen mit HIV-Infektion lebt in afrikanischen Ländern südlich der Sahara, insbesondere in Süd-Ost-Afrika, wo die Prävalenz unter Erwachsenen in gewissen Gebieten bis zu 30 % betragen kann. Während es dort in den letzten Jahren dank großen internationalen Behandlungsprogrammen zu einem Rückgang der Neuinfektionen und der Mortalität gekommen ist, haben Länder in Osteuropa, in der ehemaligen Sowjetunion sowie im mittleren Osten und in Nordafrika eine Zunahme an Neuinfektionen verzeichnet. Während es sich in Afrika (südlich der Sahara) um eine generalisierte Epidemie handelt, die alle Gesellschaftsschichten durchzieht, sind in Osteuropa, der ehemaligen Sowjetunion, dem Mittleren Osten und Nordafrika primär Personen, die i.v. Drogen konsumieren, Männer, die Sex mit Männern haben, sowie Personen, die im Sexgewerbe arbeiten oder verkehren, betroffen.

Info für die Praxis

Epidemiologie bei Migrant*innen

In der EU wurden 2021 42 % der HIV-Neudiagnosen bei Migrant*innen gestellt (vor allem aus Afrika südlich der Sahara stammend) [83]. Die HIV-Prävalenz unter Migrant*innen korreliert mit der Prävalenz im Herkunftsland. Neuere Daten zeigen jedoch, dass bis zu 50 % der Migrant*innen sich nicht im Herkunftsland, sondern in einem Durchreise- oder im Gastland ansteckten [84]. Insbesondere Frauen können während der Migration durch sexuelle Gewalt oder Sexarbeit ein erhöhtes HIV-Expositionsrisiko haben.

11.13.3 Screening

Das European Center for Disease Prevention and Control empfiehlt, allen Migrant*innen aus Ländern mit einer Hintergrundprävalenz ≥ 1 % einen freiwilligen HIV-Test anzubieten [85]. Personen mit individuell erhöhtem Expositionsrisiko (Männer, die Sex mit Männern haben, i.v. Drogengebrauch, sexuelle Gewalt, Sexarbeit) sollte unabhängig von der Prävalenz im Herkunftsland ein Test angeboten werden.

Aufgrund des oben erwähnten erhöhten Risikos für Migrant*innen, sich im Gastland mit HIV zu infizieren, sollte der freiwillige HIV-Test nicht nur bei der Ankunft im Gastland angeboten werden. Bei persistierendem Risiko einer HIV-Infektion wird empfohlen, den HIV-Test regelmäßig zu wiederholen.

Cave

Das Angebot eines HIV-Screenings muss immer mit einer unverzüglichen spezialisierten Weiterbetreuung im Fall eines positiven HIV-Tests einhergehen, um sicherzustellen, dass alle Patient*innen mit einem positiven Testresultat auch vollumfänglichen Zugang zu antiretroviraler Therapie erhalten.

11.13.4 Diagnostik

Die Diagnose erfolgt in einem zweistufigen Verfahren: Screening und Bestätigung.

Zum **Screening** wird ein Enzym-Immuno-Assay der 4. Generation empfohlen. Zu beachten ist dabei der Unterschied zwischen Tests der 4. Generation und älteren Tests [86]:

- Die Tests der 4. Generation weisen HIV-1- und HIV-2-Antikörper und zusätzlich das HIV-1-p24-Antigen nach. Dadurch verringert sich das diagnostische Fenster (Intervall zwischen Infektion und Nachweis von Antikörpern) auf 6 Wochen.
- Bei älteren Tests (3. Generation) beträgt das diagnostische Fenster 12 Wochen.

Tests der 4. Generation sind auch als Selbsttests erhältlich. In europäischen Ländern sind aktuell nur die blutbasierten Selbsttests auf dem Markt [87]. Global gibt es auch orale Selbsttests (OraQuick) die von der WHO ebenfalls als Screening empfohlen werden.

Falls der Enzym-Immuno-Assay reaktiv ausfällt, dient ein Immunoblot als **Bestätigung.** Ist dieser ebenfalls positiv, wird zur sicheren Bestätigung noch eine 2. Blutentnahme durchgeführt, um eine Probenverwechslung auszuschließen. Alternativ zum Immunoblot kann als Bestätigung auch die HIV-RNA-Viruslast bestimmt werden (PCR).

Die **weitere Diagnostik** bei bestätigter HIV-Infektion ist ausführlich in den Richtlinien der European AIDS Clinical Society (EACS) beschrieben (http://www.eacsociety.org/guidelines/eacs-guidelines/eacs-guidelines.html), wobei zuerst die folgende minimale Zusatzdiagnostik durchgeführt wird:

- HIV-RNA-Viruslast
- Routinelabor (Blutbild, Leber- und Nierenwerte etc.)
- CD4-positive Lymphozytenpopulation
- zusätzliche Serologien: Hepatitis A, B und C, Syphilis
- Tuberkulose-Gamma-Interferon-Test oder BCG-Test
- genotypische Resistenztestung

Die weitere Diagnostik hängt von der Klinik und der geplanten Therapie ab und findet in Rücksprache mit Spezialist*innen statt.

11.13.5 Klinik

Bei einer **akuten HIV-Infektion** (primäre HIV-Infektion) entwickelt sich bei etwa 50 % der Patient*innen nach wenigen Tagen bis Wochen ein akutes grippales Zustandsbild, das oft von Fieber (80 %), Exanthem (51 %), Pharyngitis (44 %) und allgemeinem Unwohlsein (Myalgie, Appetitlosigkeit) begleitet wird. Im Labor zeigt sich zu diesem Zeitpunkt ein positives p24-Antigen und eine in der Regel sehr hohe RNA-Viruslast, jedoch eine negative HIV-Antikörper-Serologie. Bei symptomatischer Serokonversion wird ein sofortiger Therapiebeginn empfohlen.

Die klinischen Manifestationen der **chronischen HIV-Infektion** und von AIDS sind sehr heterogen und hängen von der Stärke der Immunsuppression und der lokalen Epidemiologie ab. Im folgenden, via Internet frei zugänglichen Sachbuch werden die wichtigsten AIDS-Manifestationen und ihre Therapie besprochen: https://www.hivbook.com/.

11.13.6 Therapie

Ziel der antiretroviralen Therapie (ART) ist es, die HIV-Replikation zu unterdrücken. Der Therapieerfolg wird daher durch die Bestimmung der HIV-RNA-Viruslast gemessen. Die Viruslast sollte spätestens 6 Monate nach Therapiebeginn unter der Nachweisgrenze sein (je nach Bestimmungsmethode liegt die Nachweisgrenze bei 20, 40 oder 50 Kopien pro ml).

Die aktuell am häufigsten verwendeten **Medikamentenklassen** setzen an einem der 3 HIV-Enzyme an: Reverse-Transkriptase-Inhibitoren, Integrase-Inhibitoren und Protease-Inhibitoren. Traditionellerweise wird eine ART-Kombination aus 3 Medikamenten aus 2 verschiedenen Medikamentenklassen verabreicht. Neu sind für gewisse Patient*innen auch Zweierkombinationen zugelassen. Heute sind die meisten gängigen Kombinationstherapien als Kombinationspräparate in einer Tablette, die einmal täglich eingenommen werden muss, erhältlich. Neu ist für bestimmte Patient*innen eine Zweiertherapie als intramuskuläre Injektion zugelassen. Diese muss in achtwöchentlichen Abständen gluteal injiziert werden.

Welche Therapiekombination für den/die jeweilige/n Patient*in am besten ist, sollte durch oder in enger Rücksprache mit einem/r Spezialist*in besprochen werden. Die europäischen Therapieempfehlungen finden sich unter folgendem Link: http://www.eacsociety.org/guidelines/eacs-guidelines/eacs-guidelines.html. Neben den eigentlichen Empfehlungen betreffend ART beschreiben diese Richtlinien auch das Vorgehen bei häufigen Komorbiditäten (z. B. Heroinabhängigkeit, Tuberkulose-Koinfektion, HBV/HCV-Koinfektion, kardiovaskuläre Risikofaktoren, Osteoporose).

Die **Weiterbetreuung** von HIV-Patient*innen sollte entweder ein/e Spezialist*in oder ein/e Allgemeinpraktiker*in in Rücksprache mit einem/r Spezialist*in übernehmen. Patient*innen mit regelmäßiger ART-Einnahme und erfolgreicher Suppression der HIV-RNA-Viruslast haben heute eine beinahe normale Lebenserwartung. Wichtig ist dabei eine lebenslange gute Medikamentenadhärenz. Wird die Medikamenteneinnahme unterbrochen, kommt es rasch zur Replikation, zum Wiederanstieg der Viruslast und somit zur Möglichkeit von Resistenzmutationen. Somit sind das Monitoring und die Unterstützung einer guten Medikamentenadhärenz mit die wichtigsten Maßnahmen während der Weiterbetreuung von HIV-Patient*innen. Weitere wichtige Komponenten der Weiterbetreuung sind das Monitorisieren auf mögliche Nebenwirkungen der ART, das Auftreten möglicher HIV-assoziierter Erkrankungen sowie das Management von Komorbiditäten.

Bei stabilen HIV-Patient*innen, die bereits länger eine supprimierte Viruslast und normale CD4-Lymphozyten-Werte unter ART aufweisen, reicht in der Regel ein 6-monatliches Labor-Monitoring der Viruslast. Beim Verschreiben neuer Medikamente, hilft die HIV-Drug-Interactions-Webseite der University of Liverpool: https://www.hiv-druginteractions.org/checker.

11.13.7 Prävention

Präventive Maßnahmen sind „safer sex" und eine sichere Injektionspraxis. Eine sehr effektive Maßnahme zur Prävention einer HIV-Ansteckung ist die Präexpositionsprophylaxe (PrEP). Die orale PrEP besteht aus Tenofovir und Emtricitabine und ist v.a. bei Cis-Männern eine sehr wirksame Prävention. Bei Cis-Frauen ist die Schutzwirkung der oralen PrEP weniger hoch. Trotzdem sollte sie für Frauen, die einem hohen, nicht anders kontrollierbaren HIV-Risiko ausgesetzt sind, ebenfalls angeboten werden. Neu ist auch Cabotegravir als gluteale intramuskuläre Injektion alle acht Wochen erhältlich. Diese langwirksame PrEP zeigt sowohl bei Cis-Männern als auch bei Cis-Frauen und Transgender Frauen eine sehr hohe Schutzwirkung.

Folgende Websites informieren über PrEP:
- Deutschland: https://www.aidshilfe.de/hiv-prep
- Schweiz: https://aids.ch/de/haeufigste-fragen/schutz-und-risiko/prep/
- Österreich: https://www.hivprep.at

Literatur

1. Glynn M, Drake WM. Hutchison's Clinical Methods: An Integrated Approach to Clinical Practice (Hutchinson's Clinical Methods). 24th ed. Edinburgh, London: Elsevier; 2017.
2. Neumayr A, Stöckle M, Künzli E, et al. Fieber bei Reiserückkehrern. Swiss Medical Weekly. 2018;16:345–354.
3. Jensenius M, Han PV, Schlagenhauf P, et al. Acute and Potentially Life-Threatening Tropical Diseases in Western Travelers – A GeoSentinel Multicenter Study, 1996–2011. The American Journal of Tropical Medicine and Hygiene. 2013;88(2):397–404. https://doi.org/10.4269/ajtmh.12-0551
4. Bottieau E, Clerinx J, Schrooten W, et al. Etiology and outcome of fever after a stay in the tropics. Archives of Internal Medicine. 2006;166 (15):1642–1648. https://doi.org/10.1001/archinte.166.15.1642
5. Khawaja T, Kirveskari J, Johansson S, et al. Patients hospitalized abroad as importers of multiresistant bacteria-a cross-sectional study. Clinical microbiology and infection: the official publication of the European Society of Clinical Microbiology and Infectious Diseases. 2017; 23(9):673.e1–.e8.
6. Wilson ME, Weld LH, Boggild A, et al. Fever in returned travelers: results from the GeoSentinel Surveillance Network. Clinical infectious diseases: an official publication of the Infectious Diseases Society of America. 2007;44(12):1560–1568. https://doi.org/10.1086/518173
7. European Centre for Disease Prevention and Control (ECDC). Public health guidance on screening and vaccination for infectious diseases in newly arrived migrants within the EU/EEA. Solna: ECDC; 2018 [abgerufen am 16.11.2022]. Verfügbar unter: https://www.ecdc.europa.eu/sites/default/files/documents/Public%20health%20guidance%20on%20screening%20and%20vaccination%20of%20migrants%20in%20the%20EU%20EEA.pdf
8. Janier M, Unemo M, Dupin N, et al. 2020 European guideline on the management of syphilis. Journal of the European Academy of Dermatology and Venereology. 2021;35(3):574–588. https://doi.org/10.1111/jdv.16946
9. Unemo M, Ross J, Serwin AB, et al. 2020 European guideline for the diagnosis and treatment of gonorrhoea in adults. International Journal of STD and AIDS. 2020:956462420949126. https://doi.org/10.1177/0956462420949126
10. Lanjouw E, Ouburg S, de Vries HJ, et al. 2015 European guideline on the management of Chlamydia trachomatis infections. International Journal of STD & AIDS. 2016;27(5):333–348. https://doi.org/10.1177/0956462415618837
11. de Vries HJC, de Barbeyrac B, de Vrieze NHN, et al. 2019 European guideline on the management of lymphogranuloma venereum. Journal of the European Acaddemy of Dermatology and Venereology. 2019;33(10):1821–1828. https://doi.org/10.1111/jdv.15729

12. Lautenschlager S, Kemp M, Christensen JJ, et al. 2017 European guideline for the management of chancroid. International Journal of STD & AIDS. 2017:28(4):324–329. https://doi.org/10.1177/0956462416687913
13. Institute for Health Metrics and Evaluation (IHME). Syphilis – Level 4 cause. Seattle: IHME; 2019 [abgerufen am 16.11.2022]. Verfügbar unter: https://www.healthdata.org/results/gbd_summaries/2019/syphilis-level-4-cause
14. Institute for Health Metrics and Evaluation (IHME). Gonococcal infection – Level 4 cause. Seattle: IMHE; 2019 [abgerufen am 16.11.2022]. Verfügbar unter: https://www.healthdata.org/results/gbd_summaries/2019/gonococcal-infection-level-4-cause
15. Institute for Health Metrics and Evaluation (IHME). Chlamydial infection – Level 4 cause. Seattle: IHME; 2019 [abgerufen am 16.11.2022]. Verfügbar unter: https://www.healthdata.org/results/gbd_summaries/2019/chlamydial-infection-level-4-cause
16. Gonzalez-Beiras C, Marks M, Chen CY, et al. Epidemiology of Haemophilus ducreyi Infections. Emerging Infectious Diseases. 2016;22(1): 1–8. https://doi.org/10.3201/eid2201.150425
17. European Centre for Disease Prevention and Control (ECDC). Comprehensive approach to HIV/STI prevention in the context of sexual health in the EU/EEA. Solna: ECDC; 04.12.2013 [abgerufen am 16.11.2022]. Verfügbar unter: https://www.ecdc.europa.eu/en/publications-data/comprehensive-approach-hivsti-prevention-context-sexual-health-eueea
18. Greenaway C, Castelli F. Migration Medicine. Infectious Disease Clinics of North America. 2019;33(1):265–287. https://doi.org/10.1016/j.idc.2018.10.014
19. Kingston M, French P, Higgins S, et al. UK national guidelines on the management of syphilis 2015. International Journal of STD & AIDS. 2016;27(6):421–446. https://doi.org/10.1177/0956462415624059
20. Vernazza P. SSI guidelines: Syphilis/Lues. Lausanne: Schweizerische Gesellschaft für Infektiologie; 2021 [abgerufen am 13.07.2023]. Verfügbar unter: https://ssi.guidelines.ch/guideline/2271/fr
21. Itin P, Bosshard PP, Toutous Trellu L, et al. Syphilis: Diagnostik und Behandlung. Swiss Medical Forum. 2015;19:459–465.
22. Laurence TT. SSI guidelines: Gonococcie (N.gonorrhoea) (F). 2021. Lausanne: Schweizerische Gesellschaft für Infektiologie; 2021 [abgerufen am 13.07.2023]. Verfügbar unter: https://ssi.guidelines.ch/guideline/2272/fr
23. Toutous Trellu L, Oertle D, Itin P, et al. Gonorrhoe: neue Empfehlungen zu Diagnostik und Behandlung. Swiss Medical Forum. 2014;14 (20):407–409. https://doi.org/10.4414/smf.2014.01889
24. Notter J. SSI guideline: Chlamydia (C. trachomatis)/LGV. 2021. Lausanne: Schweizerische Gesellschaft für Infektiologie; 2021 [abgerufen am 13.07.2023]. Verfügbar unter: https://ssi.guidelines.ch/guideline/2273/de
25. Notter J, Frey Tirri B, Bally F, et al. Sexuell übertragene Infektionen mit Chlamydia trachomatis. Swiss Medical Forum. 2017:11(34):705–711. https://doi.org/10.4414/smf.2017.03020
26. Nwokolo NC, Dragovic B, Patel S, et al. 2015 UK national guideline for the management of infection with Chlamydia trachomatis. International Journal of STD & AIDS. 2016;27(4):251–267. https://doi.org/10.1177/0956462415615443
27. Leung AKC, Leung AAM, Wong AHC, et al. Giardiasis: An Overview. Recent patents on inflammation & allergy drug discovery. 2019;13 (2):134–143. https://doi.org/10.2174/1872213X13666190618124901
28. Stanley SL. Amoebiasis. Lancet (London, England). 2003;361(9362):1025–1034. https://doi.org/10.1016/S0140-6736(03)12830-9
29. Tan KS. New insights on classification, identification, and clinical relevance of Blastocystis spp. Clinical Microbiology Reviews. 2008;21(4): 639–665. https://doi.org/10.1128/CMR.00022-08
30. Neumayr A. Antiparasitic Treatment Recommendations. A practical guide to clinical parasitology. 2nd ed. Hamburg: tredition GmbH; 2018.
31. Dold C, Holland CV. Ascaris and ascariasis. Microbes and Infection. 2011;13(7):632–637. https://doi.org/10.1016/j.micinf.2010.09.012
32. Else KJ, Keiser J, Holland CV, et al. Whipworm and roundworm infections. Nat Rev Dis Primers 2020; 6: 44 https://doi.org/10.1038/s41572-020-0171-3
33. Cook GC. Enterobius vermicularis infection. Gut. 1994;35(9):1159–1162. https://doi.org/10.1136/gut.35.9.1159

34. Thompson RC. Neglected zoonotic helminths: Hymenolepis nana, Echinococcus canadensis and Ancylostoma ceylanicum. Clinical microbiology and infection: the official publication of the European Society of Clinical Microbiology and Infectious Diseases. 2015;21(5):426–432.
35. Bethony J, Brooker S, Albonico M, et al. Soil-transmitted helminth infections: ascariasis, trichuriasis, and hookworm. Lancet (London, England). 2006;367(9521):1521–1532. https://doi.org/10.1016/S0140-6736(06)68653-4
36. Institute for Health Metrics and Evaluation (IHME). Unsafe water, sanitation, and handwashing – Level 2 risk. Seattle: IHME; 2019 [abgerufen am 16.11.2022]. Verfügbar unter: https://www.healthdata.org/results/gbd_summaries/2019/unsafe-water-sanitation-and-handwashing-level-2-risk
37. Institute for Health Metrics and Evaluation (IHME). Intestinal nematode infections—Level 3 cause. Seattle: IHME; 2019 [abgerufen am 16.11.2022]. Verfügbar unter: https://www.healthdata.org/results/gbd_summaries/2019/intestinal-nematode-infections-level-3-cause
38. Asundi A, Beliavsky A, Liu XJ, et al. Prevalence of strongyloidiasis and schistosomiasis among migrants: a systematic review and meta-analysis. Lancet Global Health. 2019;7(2):e236–248. https://doi.org/10.1016/S2214-109X(18)30490-X
39. Greaves D, Coggle S, Pollard C, et al. Strongyloides stercoralis infection. British Medical Journal. 2013;347:f4610. https://doi.org/10.1136/bmj.f4610
40. Buonfrate D, Bisanzio D, Giorli G, et al. The Global Prevalence of Strongyloides stercoralis Infection. Pathogens (Basel, Switzerland). 2020; 9(6):468. https://doi.org/10.3390/pathogens9060468
41. Asundi A, Beliavsky A, Liu XJ, et al. Prevalence of strongyloidiasis and schistosomiasis among migrants: a systematic review and meta-analysis. Lancet Global Health. 2019;7(2):e236–e48. https://doi.org/10.1016/S2214-109X(18)30490-X
42. Agbata EN, Morton RL, Bisoffi Z, et al. Effectiveness of Screening and Treatment Approaches for Schistosomiasis and Strongyloidiasis in Newly-Arrived Migrants from Endemic Countries in the EU/EEA: A Systematic Review. International Journal of Environmental Research and Public Health. 2018;16(1):11.
43. European Centre for Disease Prevention and Control (ECDC). Public health guidance on screening and vaccination for infectious diseases in newly arrived migrants within the EU/EEA. Solna: ECDC; 05.12.2018 [abgerufen am 16.11.2022]. Verfügbar unter: https://www.ecdc.europa.eu/en/publications-data/public-health-guidance-screening-and-vaccination-infectious-diseases-newly
44. Swiss Tropical and Public Health Institute (Swiss TPH). Schistosomiasis Treatment Recommendations 2020. Basel: Swiss TPH; 2020.
45. WHO. Soil-transmitted helminth infections. Genf: WHO; 2020 [abgerufen am 16.11.2022]. Verfügbar unter: https://www.who.int/news-room/fact-sheets/detail/soil-transmitted-helminth-infections
46. Colley DG, Bustinduy AL, Secor WE, et al. Human schistosomiasis. Lancet. 2014;383(9936): 2253–2264. https://doi.org/10.1016/S0140-6736(13)61949-2
47. Gryseels B, Polman K, Clerinx J, et al. Human schistosomiasis. Lancet. 2006;368(9541):1106–1118. https://doi.org/10.1016/S0140-6736(06)69440-3
48. Institute for Health Metrics and Evaluation (IHME). Schistosomiasis – Level 3 cause. 2019. Seattle: IHME; 2019 [abgerufen am 16.11.2022]. Verfügbar unter: https://www.healthdata.org/results/gbd_summaries/2019/schistosomiasis-level-3-cause
49. Ross AG, Vickers D, Olds GR, et al. Katayama syndrome. Lancet Infectious Diseases. 2007;7(3):218–224. https://doi.org/10.1016/S1473-3099(07)70053-1
50. Ashley EA, Pyae Phyo A, Woodrow CJ. Malaria. Lancet. 2018;391(10130):1608–1621. https://doi.org/10.1016/S0140-6736(18)30324-6
51. Institute for Health Metrics and Evaluation (IHME). Malaria – Level 3 cause. 2019. Seattle: IHME; 2019 [abgerufen am 16.11.2022]. Verfügbar unter: https://www.healthdata.org/results/gbd_summaries/2019/malaria-level-3-cause
52. Swiss Tropical and Public Health Institute (Swiss TPH). Malaria Treatment Recommendations 2020. Basel: Swiss TPH; 2020.
53. Heukelbach J, Feldmeier H. Scabies. Lancet. 2006;367(9534):1767–1774. https://doi.org/10.1016/S0140-6736(06)68772-2
54. Carslaw JW, Dobson RM, Hood AJ, et al. Mites in the environment of cases of Norwegian sca-

bies. The British Journal of Dermatology. 1975; 92(3):333–337. https://doi.org/10.1111/j.1365-2133.1975.tb03084.x
55. Chosidow O. Scabies and pediculosis. Lancet. 2000;355(9206):819–826. https://doi.org/10.1016/S0140-6736(99)09458-1
56. Steer AC, Jenney AW, Kado J, et al. High burden of impetigo and scabies in a tropical country. PLoS Neglected Tropical Diseases. 2009;3(6): e467. https://doi.org/10.1371/journal.pntd.0000467
57. Engelman D, Kiang K, Chosidow O, et al. Toward the global control of human scabies: introducing the International Alliance for the Control of Scabies. PLoS Neglected Tropical Diseases. 2013;7(8):e2167. https://doi.org/10.1371/journal.pntd.0002167
58. Leone PA. Scabies and pediculosis pubis: an update of treatment regimens and general review. Clinical infectious diseases : an official publication of the Infectious Diseases Society of America. 2007;44 Suppl 3:S153–159. https://doi.org/10.1086/511428
59. Chosidow O. Clinical practices. Scabies. The New England Journal of Medicine. 2006;354 (16):1718–1727. https://doi.org/10.1056/NEJMcp052784
60. Aydingöz IE, Mansur AT. Canine scabies in humans: a case report and review of the literature. Dermatology. 2011;223(2):104–106. https://doi.org/10.1159/000327378
61. Kemp DJ, Walton SF, Harumal P, et al. The scourge of scabies. Biologist. 2002;49(1):19–24.
62. Institute for Health Metrics and Evaluation (IHME). Scabies – Level 3 cause. 2019. Seattle: IHME; 2019 [abgerufen am 16.11.2022]. Verfügbar unter: https://www.healthdata.org/results/gbd_summaries/2019/scabies-level-3-cause
63. Hay RJ, Steer AC, Engelman D, et al. Scabies in the developing world--its prevalence, complications, and management. Clin Microbiol Infect 2012; 18: 313–323 https://doi.org/10.1111/j.1469-0691.2012.03798.x
64. Romani L, Steer AC, Whitfeld MJ, et al. Prevalence of scabies and impetigo worldwide: a systematic review. Lancet Infectious Diseases. 2015;15(8):960–967. https://doi.org/10.1016/S1473-3099(15)00132-2
65. Cox V, Fuller LC, Engelman D, et al. Estimating the global burden of scabies: what else do we need? The British Journal of Dermatoly. 2021; 184(2):237–242. https://doi.org/10.1111/bjd.19170
66. Cañardo G, Gálvez J, Jiménez J, et al. Health status of rescued people by the NGO Open Arms in response to the refugee crisis in the Mediterranean Sea. Conflict and Health. 2020;14:21. https://doi.org/10.1186/s13031-020-00275-z
67. Isenring E, Fehr J, Gultekin N, et al. Infectious disease profiles of Syrian and Eritrean migrants presenting in Europe: A systematic review. Travel Medicine and Infectious Disease. 2018;25: 65–76. https://doi.org/10.1016/j.tmaid.2018.04.014
68. Hicks MI, Elston DM. Scabies. Dermatologic Therapy. 2009;22(4):279–292. https://doi.org/10.1111/j.1529-8019.2009.01243.x
69. Salavastru CM, Chosidow O, Boffa MJ, et al. European guideline for the management of scabies. Journal of the European Academy of Dermatology and Venereology. 2017;31(8):1248–1253. https://doi.org/10.1111/jdv.14351
70. Warrell DA. Louse-borne relapsing fever (Borrelia recurrentis infection). Epidemiology and infection. 2019;147:e106. https://doi.org/10.1017/S0950268819000116
71. Sharma NC, Efstratiou A, Mokrousov I, et al. Diphtheria. Nature Reviews Disease Primers. 2019;5(1):81. https://doi.org/10.1038/s41572-019-0131-y
72. Ohl CA. BMJ Best Practice. Rickettsial diseases. London: BMJ; 2021 [abgerufen am 19.07.2023]. Verfügbar unter: https://bestpractice.bmj.com/topics/en-gb/1604
73. Burza S, Croft SL, Boelaert M. Leishmaniasis. Lancet. 2018;392(10151):951–970. https://doi.org/10.1016/S0140-6736(18)31204-2
74. WHO. Leishmaniasis FACT SHEET. 08.01.2022. Genf: WHO; 2022 [abgerufen am 16.11.2022]. Verfügbar unter: https://www.who.int/news-room/fact-sheets/detail/leishmaniasis
75. European Centre for Disease Prevention and Control (ECDC). Cutaneous diphtheria among recently arrived refugees and asylum seekers in the EU. 31.07.2015. Solna: ECDC; 2015 [abgerufen am 16.11.2022]. Verfügbar unter: https://www.ecdc.europa.eu/en/publications-data/rapid-risk-assessment-cutaneous-diphtheria-among-recently-arrived-refugees-and
76. Moore LSP, Leslie A, Meltzer M, et al. Corynebacterium ulcerans cutaneous diphtheria. Lancet Infectious Diseases. 2015;15(9):1100–1107.

https://doi.org/10.1016/S1473-3099(15)00225-X
77. Zijlstra EE. Biomarkers in Post-kala-azar Dermal Leishmaniasis. Frontiers in cellular and infection microbiology. 2019;9:228. https://doi.org/10.3389/fcimb.2019.00228
78. Boggian K. Rückfallfieber (Louse-Borne Relapsing Fever) LBRF. Borrelia recurrentis. 2021.
79. European Centre for Disease Prevention and Control (ECDC). Hepatitis B – Annual Epidemiological Report for 2017. Solna: ECDC; 2017 [abgerufen am 16.11.2022]. Verfügbar unter: https://ecdc.europa.eu/sites/portal/files/documents/hepatitis-B-annual-epidemiological-report-2017.pdf.
80. Ahmad AA, Falla AM, Duffell E, et al. Estimating the scale of chronic hepatitis B virus infection among migrants in EU/EEA countries. BMC Infectious Disease. 2018;18(1):34. https://doi.org/10.1186/s12879-017-2921-8
81. Spradling P. Hepatitis C. In: Centers for Disease Control and Prevention (CDC), editor. CDC Yellow Book, Chapter 4: Travel-Related Infectious Diseases. Atlanta: CDC; 2022 [abgerufen am 16.11.2022]. Verfügbar unter: https://wwwnc.cdc.gov/travel/yellowbook/2020/travel-related-infectious-diseases/hepatitis-c
82. Falla AM, Ahmad AA, Duffell E, et al. Estimating the scale of chronic hepatitis C virus infection in the EU/EEA: a focus on migrants from anti-HCV endemic countries. BMC Infectious Diseases. 2018;18(1):42. https://doi.org/10.1186/s12879-017-2908-5
83. UNAIDS, Joint United Nations Programme on HIV/AIDS, editor. Communities at the centre. Global AIDS Update 2023. Genf: UNAIDS; 2023 [abgerufen am 16.02.24]. Verfügbar unter: https://www.unaids.org/sites/default/files/media_asset/2023-unaids-global-aids-update_en.pdf
84. Alvarez-del Arco D, Fakoya I, Thomadakis C, Pantazis N, et al. High levels of postmigration HIV acquisition within nine European countries. AIDS. 2017;31(14):1979–1988. https://doi.org/10.1097/QAD.0000000000001571
85. European Centre for Disease Prevention and Control (ECDC). Public health guidance onscreening and vaccination for infectious diseases in newly arrived migrants within the EU/EEA. 05.12.2018. Solna: ECDC; 2018 [abgerufen am 16.11.2022]. Verfügbar unter: https://www.ecdc.europa.eu/en/publications-data/public-health-guidance-screening-and-vaccination-infectious-diseases-newly
86. Bundesamt für Gesundheit, Schweiz (BAG). Testung und Beratung (HIV und sexuell übertragbare Infektionen). Liebefeld: BAG; 2022 [abgerufen am 16.11.2022].
87. Bundesamt für Gesundheit, Schweiz (BAG). HIV-Test zur Eigenanwendung („HIV-Selbsttest“). Liebefeld: BAG; 2022 [abgerufen am 16.11.2022].
88. World Health Organization. Hepatitis B. Genf: WHO; 2023. Verfügbar unter: https://www.who.int/news-room/fact-sheets/detail/hepatitis-b
89. World Health Organization. Hepatitis B. Genf: WHO; 2023. Verfügbar unter: https://www.who.int/news-room/fact-sheets/detail/hepatitis-c

12 Implementierung von Leitlinien zur Gesundheitsversorgung von Migranten

Kevin Pottie, Olivia Magwood, Teymur Noori

12.1 Einleitung

Ärzte und andere im Gesundheitswesen Tätige, die in direktem Kontakt zu Patienten stehen, sind oft mit Flüchtlingen und anderen Migranten aus ganz verschiedenen Ländern mit ganz unterschiedlichem sozioökonomischem Hintergrund konfrontiert. Sie arbeiten patientenorientiert, doch wissen sie häufig nicht, welche Schwerpunkte sie dabei setzen, welche Probleme sie behandeln und auf welche Krankheiten sie diese Patientengruppe routinemäßig untersuchen sollen. Studien verweisen darauf, dass die Angst vor Unsicherheit in diesem medizinischen Bereich, vor medizinrechtlichen Problemen, vor einem verzögerten Behandlungsbeginn und vor sprachlichen Schwierigkeiten viele davor abschreckt, Migranten medizinisch zu versorgen [1]. Allerdings können die Entwicklung einer positiven Einstellung zu neu angekommenen Menschen und ihren Familien, die Offenheit für verschiedene Sprachen, Kulturen und Religionen, die Konzentration auf zentrale medizinische Probleme dieser Population, die Arbeit in einem interdisziplinären Team und Leitlinien zur Gesundheitsversorgung, die Klarheit bezüglich des Umfangs von Screeninguntersuchungen schaffen, eine lästige Aufgabe in ein intellektuell und kulturell bereicherndes Arbeitsfeld verwandeln [1, 2].

Leitlinien zur Gesundheitsversorgung von Migranten geben Ärzten, anderen Beschäftigten im Gesundheitswesen und ihren ausländischen Patienten einen Überblick über Nutzen und Risiken von medizinischen Maßnahmen, über anfallende Kosten und darüber, was gesundheitliche Chancengleichheit beinhaltet [3]. Sie helfen Ärztinnen und Ärzten der medizinischen Grundversorgung, neu angekommene Menschen vor bestimmten vermeidbaren Krankheiten zu schützen und bestehende Krankheiten festzustellen und zu behandeln. Derartige Leitlinien gibt es bereits in Kanada (2011, 2016), den USA (2018), Australien (2017), Irland (2016) und in den Ländern der Europäischen Union/des Europäischen Wirtschaftsraums (EU/EWR) (2018). Sie unterstützen die Entwicklung eines globalen Netzwerkes zur Gesundheitsversorgung von Migranten [4].

12.2 ECDC-Leitlinien und ihre Entstehung

Die Leitlinien des Europäischen Zentrums für die Prävention und die Kontrolle von Krankheiten (European Centre for Disease Prevention and Control, ECDC) wurden auf der Grundlage der GRADE-Methode (Grading of Recommendations Assessment, Development and Evaluation) entwickelt, die es ermöglicht, die Qualität wissenschaftlicher Evidenz einzustufen und die Stärke von Handlungsempfehlungen festzulegen [5]. Dabei wird Evidenz in einer transparenten Art und Weise genutzt, um Entscheidungen, die im Kontext von Handlungsempfehlungen getroffen wurden, zu begründen [6]. Ein europäisches Komitee von Klinikern und Experten im Bereich der Gesundheit von Migranten hat sich auf bestimmte wichtige Infektionskrankheiten geeinigt, die einer Überprüfung und Entwicklung von Handlungsempfehlungen bedürfen. Diese Infektionskrankheiten sind aktive Tuberkulose (TB), latente Tuberkuloseinfektion (LTBI), HIV-Infektion, Hepatitis B, Hepatitis C, impfpräventable Erkrankungen (Masern, Mumps, Röteln, Diphtherie, Tetanus, Pertussis, Poliomyelitis, *Haemophilus influenzae* Typ B), Strongyloidiasis und Schistosomiasis [7, 8, 9, 10, 11, 12, 13, 14].

In diesem Kontext aufkommende zentrale Fragen waren:

- Sollte neu angekommenen Migranten ein Screening auf aktive TB, LTBI, HIV, Hepatitis B, Hepatitis C, Strongyloidiasis und Schistosomiasis angeboten werden und wenn ja, wem und wie?
- Sollte neu angekommenen Migranten eine Impfung gegen Masern, Mumps, Röteln, Diphtherie, Tetanus, Pertussis, Poliomyelitis und *Haemophilus influenzae* Typ B angeboten werden?
- Was ist bei der Implementierung dieser Maßnahmen in Ländern der EU/des EWR zu berücksichtigen?

Im Folgenden werden die Ergebnisse und Leitlinien bzw. Handlungsempfehlungen des ECDC vorgestellt (Tabelle 12-1).

Tabelle 12-1: Zusammenfassung evidenzbasierter Aussagen des ECDC zum Screening auf Infektionskrankheiten und zu entsprechenden Impfungen neu angekommener Migranten [5].

Erkrankung	Empfehlungen
aktive Tuberkulose	• Migrantenpopulationen aus Ländern mit hoher TB-Inzidenz sollte bald nach ihrer Ankunft ein Screening auf aktive TB durch Röntgen des Thorax angeboten werden • Personen mit auffälligem Röntgenbefund sollten zur Untersuchung auf aktive TB mit Anlage einer Sputumkultur auf *Mycobacterium tuberculosis* weitergeleitet werden
latente Tuberkulose-infektion (LTBI)[a]	• allen Migrantenpopulationen aus Ländern mit hoher TB-Inzidenz sollte bald nach ihrer Ankunft ein LTBI-Screening mit Tuberkulinhauttest (THT) oder Interferon-Gamma-Release-Assay (IGRA) angeboten werden • Personen mit positivem Befund werden zur Versorgung und Behandlung weitergeleitet
HIV-Infektion	• Migranten aus Populationen mit hoher HIV-Prävalenz (≥ 1 %) sollte ein HIV-Screening angeboten werden • allen jugendlichen und erwachsenen Migranten mit einem hohen HIV-Expositionsrisiko sollte ein HIV-Screening angeboten werden • Personen mit HIV-positivem Befund werden entsprechend den medizinischen Leitlinien zur Versorgung und Behandlung weitergeleitet
Hepatitis B	• Migranten aus Ländern mit intermediärer/hoher HBV-Prävalenz (≥ 2 % bis ≥ 5 % HBsAg) sollte ein Screening auf Hepatitis B (HBsAg, Anti-HBc, Anti-HBs) und bei positivem Befund eine Behandlung angeboten werden • allen Kindern und jugendlichen Migranten aus Ländern mit intermediärer/hoher HBV-Prävalenz (≥ 2 % bis ≥ 5 % HBsAg), die eine Impfung oder Immunität nicht nachweisen können, sollte eine Grundimmunisierung gegen Hepatitis B angeboten werden

Tabelle 12-1: Fortsetzung

Erkrankung	Empfehlungen
Hepatitis C	• Migrantenpopulationen aus Ländern, in denen HCV endemisch auftritt (≥ 2 %), sollte ein Hepatitis-C-Screening zur Feststellung von HCV-Antikörpern angeboten werden • bei positivem Antikörperbefund sollte HCV-RNA bestimmt werden • diejenigen mit Nachweis von HCV-RNA im Blut werden zur Versorgung und Behandlung weitergeleitet
Schistosomiasis	• allen Migranten aus hochendemischen Ländern südlich der Sahara und zentralen Übertragungsgebieten in Asien, Südamerika und Nordafrika sollte ein serologisches Screening auf Schistosomiasis angeboten werden • bei positivem Testbefund sollte eine Behandlung eingeleitet werden
Strongyloidiasis	• allen Migranten aus hochendemischen Ländern in Asien, Afrika, dem Nahen Osten, Ozeanien und Lateinamerika sollte ein serologisches Screening auf Strongyloidiasis angeboten werden • bei positivem Testbefund sollte eine Behandlung eingeleitet werden
impfpräventable Erkrankungen	• Masern, Mumps, Röteln – vor allem Kindern und Jugendlichen ohne Impfnachweis sollte eine Impfung gegen Masern/Mumps/Röteln (MMR) angeboten werden.[b, c] – allen erwachsenen Migranten ohne Impfnachweis sollte eine Impfung mit einer Dosis MMR-Impfstoff angeboten oder entsprechend dem Impfplan des Aufnahmelandes verfahren werden • Diphtherie, Pertussis, Tetanus, Poliomyelitis, *Haemophilus influenzae* Typ B – vor allem Kindern und Jugendlichen ohne Impfnachweis sollte eine Impfung gegen Diphtherie, Pertussis, Tetanus, Poliomyelitis, Haemophilus influenzae Typ B (DTaP-IPV-Hib)[b,c] angeboten werden – allen erwachsenen Migranten ohne Impfnachweis sollte eine Impfung entsprechend dem Impfplan des Aufnahmelandes angeboten werden; ist dies nicht möglich, sollten erwachsene Migranten eine vollständige Grundimmunisierung gegen Diphtherie, Tetanus und Polio erhalten • evidenzbasierte Aussage zur Impfung gegen Hepatitis B siehe Hepatitis B

[a] s. neue ECDC-Leitlinie zum programmatischen Management von LTBI in der Europäischen Union und zu weiteren Handlungsempfehlungen. Verfügbar unter: https://ecdc.europa.eu/sites/portal/files/documents/LTBI%20cost-effectiveness%20report.pdf

[b] Diphtherie, Tetanus, Pertussis, Polio und *Haemophilus influenzae* Typ B

[c] die Impfung gegen *Haemophilus influenzae* Typ B wird nur bei Kindern bis zu 5 Jahren empfohlen

Die ECDC-Leitlinien machen deutlich, wie wichtig es ist, die Qualität von Evidenz beurteilen und die Vorgehensweise bei vermeidbaren und behandlungsbedürftigen Krankheiten festlegen zu können. Eine geringere Qualität der Evidenz ist möglicherweise auf Studien zurückzuführen, in denen Population, Intervention oder Ergebnis von der zu prüfenden Frage abweichen. Bei früheren Bewertungen der Evidenz im Kontext von Migranten wurde Unterschieden in der Hautfarbe und in kulturellen Überzeugungen tendenziell zu viel Bedeutung beigemessen:

- Bei der HIV-Therapie könnte beispielsweise die Einleitung von HIV-Therapieprogrammen in Ländern südlich der Sahara verzögert worden sein, weil man der Evidenz in Industrieländern keinen Glauben schenken wollte [15].

- Auch scheint es zu Verzögerungen gekommen zu sein, was die Behandlung von Mammakarzinomen bei afroamerikanischen Frauen anbelangt [16]. Viele Faktoren haben zu einer verspäteten Diagnose und Therapie geführt, weil die Bereitschaft fehlte, die Evidenz zur Chemotherapie und Behandlung hellhäutiger Frauen zu nutzen.

Migranten sprechen auf eine Behandlung fast genauso an wie die Allgemeinbevölkerung im Aufnahmeland. Was sie jedoch unterscheidet, sind die Barrieren, mit denen sie konfrontiert sind und die ihnen den Zugang zur Gesundheitsversorgung erschweren.

Leitlinien zur Gesundheitsversorgung erfordern das Engagement von Patienten und anderen Akteuren, um sicherzustellen, dass sie in das gesellschaftliche Bewusstsein und die medizinische Praxis eines Gesundheitssystems eindringen. Die Entwicklung der ECDC-Leitlinien orientierte sich am Implementierungsmodell GRADE FACE (FACE = Feasibility, Acceptability, Cost, Equity bzw. Machbarkeit, Akzeptanz, Kosten und Gerechtigkeit), das als Gerüst diente [17]. In die Entwicklung wurden zudem verschiedene Akteure einbezogen, um falsche Vorstellungen, daraus folgende Versorgungsprobleme, den Nutzen für die Akteure und Möglichkeiten zur Implementierung von Maßnahmen zu ermitteln. Die Einbindung der Akteure diente dem Zweck, Barrieren zu identifizieren und das Bewusstsein von medizinischem Fachpersonal für dieses Thema zu schärfen.

Migrantenpopulationen sind in randomisierten kontrollierten und anderen Interventionsstudien unterrepräsentiert. In vorliegenden Studien zu diesen Populationen wurden Hochrisikogruppen priorisiert. Fehlten migrantenspezifische Studien, wurde indirekte Evidenz (d.h. Studien zu Interventionen bei allgemeinen Populationen, die auf Interventionen bei Migranten übertragen werden können) genutzt. Entsprechend der GRADE-Methode ist indirekte Evidenz zu Populationen oder Interventionen zwar gerechtfertigt, doch ist dabei die Qualität der Evidenz deutlich herabzustufen, sodass erhebliche Bedenken deutlich werden [6]. Dort, wo Evidenz von Nicht-Migranten-Populationen genutzt wurde, musste das Expertenkomitee bezüglich der Anwendbarkeit und Validität bei Migrantenpopulationen konsultiert werden. Zudem spiegelte sich die Qualität der Evidenz im Evidenzgrad wider.

Um die Implementierung dieser Leitlinien auf den Weg zu bringen und die Anwendbarkeit auf paneuropäische Migrantenkontexte sicherzustellen, führte das Team, das sie entwickelt hat, zunächst eine systematische Prüfung der qualitativen Studien durch, weil es verstehen wollte, ob die vorgeschlagenen Interventionen auf Akzeptanz stießen und welche Faktoren die Implementierung begünstigen bzw. behindern [14]. Des Weiteren führte es unter einer Gruppe von Experten aus Entscheidungsträgern und Personen, die an der medizinischen Versorgung beteiligt sind, eine FACE-Umfrage durch. Die Teilnehmer dieser Umfrage wurden erstens dazu befragt, welche Prioritätsstufe sie dem jeweiligen Problem zuordnen und zweitens, welche Faktoren evidenzbasierte Aussagen zu Machbarkeit, Akzeptanz, Kosten und Gerechtigkeit behindern oder begünstigen [17].

12.3 Evidenzbasierte Empfehlungen des ECDC zur Gesundheitsversorgung von Migranten

Die verfügbare Evidenz verweist darauf, dass es wahrscheinlich wirksam und kosteneffektiv und somit zu empfehlen ist, gefährdete Migranten aller Altersgruppen (Kinder, Jugendliche und Erwachsene) generell auf aktive TB, LTBI, HIV-Infektion, Hepatitis C, Hepatitis B, Strongyloidiasis und Schistosomiasis zu screenen und dass es von eindeutigem Nutzen ist, Migranten in Impfprogramme einzuschließen und, falls erforderlich, Nachholimpfungen sicherzustellen [5]. Allerdings hängt dies von der Krankheitslast in den Herkunftsländern ab. In Tabelle 12-1 sind die zentralen evidenzbasierten Aussagen zusammengefasst.

Die Übersichten zur Evidenz geben einen Überblick darüber, wie die für jede der genannten Krankheiten verfügbare Evidenz von den EU-/EWR-Ländern bewertet wird. Dabei gibt jede Übersicht Auskunft über:

- die auf Basis der Daten gezogenen Schlussfolgerungen zur Wirksamkeit und Kosteneffektivität
- die Stärke der Evidenz auf Grundlage ihrer systematischen Prüfung: Qualität der Evidenz (GRADE)
- Umfrageergebnisse zu Machbarkeit, Akzeptanz, Kosten und Gerechtigkeit (FACE = Feasibility, Acceptability, Cost, Equity)
- die Stärke der Empfehlungen
- Hinweise zur Implementierung

12.3.1 Aktive Tuberkulose [5]

Evidenzbasierte Empfehlungen

Migrantenpopulationen aus Ländern mit hoher TB-Inzidenz sollte bald nach ihrer Ankunft ein Screening auf aktive TB durch Röntgen des Thorax angeboten werden. Personen mit auffälligem Röntgenbefund sollten zur Untersuchung auf aktive TB mit Anlage einer Sputumkultur auf *Mycobacterium tuberculosis* weitergeleitet werden. (Qualität der Evidenz: gering)

Auswirkungen auf die Praxis

Diese evidenzbasierte Aussage stellt die Bedeutung von Thorax-Röntgenaufnahmen bei neu angekommenen Migranten aus endemischen Ländern mit einer hohen Tuberkulose-Inzidenz heraus. Diese Form des Screenings wird häufig von Gesundheitssystemen und im Rahmen von Migrationsprogrammen durchgeführt.

Übersicht zur Evidenz bezüglich des Screenings auf aktive Tuberkulose

Wirksamkeit

- Die in den Studien angegebenen Zahlen zu Fällen von aktiver Tuberkulose, die durch eine Thorax-Röntgenaufnahme diagnostiziert werden konnten, waren heterogen und variierten je nach Migrantentyp und Einrichtung, in der das Screening durchgeführt wurde; jedoch stiegen die Zahlen übereinstimmend bei gescreenten Migranten aus einem Herkunftsland mit höherer TB-Inzidenz.
- Thorax-Röntgenaufnahmen sind hochsensitiv zur Diagnose einer aktiven TB; jedoch muss die Spezifität erhöht und deshalb die Diagnose durch eine Sputumkultur bestätigt werden. Bestehende Symptome allein sind nicht ausreichend sensitiv oder spezifisch zur Diagnose einer aktiven TB.
- Die Behandlung einer aktiven TB ist sehr effektiv, doch treten bei einer signifikanten Zahl der behandelten Personen Nebenwirkungen auf, weshalb eine intensive Beobachtung der Patienten während der Therapie wichtig ist.
- Die optimale Zahl der im Herkunftsland aufgetretenen TB-Fälle, ab der ein Screening erfolgen sollte (Inzidenzschwelle), muss noch festgelegt werden.

Kosteneffektivität

- Bisher liegen nur sehr wenige Daten zur Kosteneffektivität des Screenings auf aktive TB bei Migrantenpopulationen vor.
- Eine höhere Kosteneffektivität war mit einer höheren TB-Inzidenz im Herkunftsland assoziiert, was darauf hindeutet, dass Screening-Programme kosteneffektiver sind, wenn die Zielgruppe aus Herkunftsländern mit intermediärer und hoher TB-Inzidenz kommt.

Qualität der Evidenz (GRADE)

gering

Ergebnisse der FACE-Umfrage
Ergebnisse der Bewertung von Screeninguntersuchungen auf aktive TB bei Migranten in EU-/EWR-Ländern durch den Ad-hoc-Expertenausschuss:
- hohe Priorität
- mäßige Zustimmung bezüglich Akzeptanz
- mäßige Zustimmung bezüglich Machbarkeit
- hohe Zustimmung bezüglich Gerechtigkeit

Stärke der Aussage
bedingte Handlungsempfehlung je nach Herkunftsland des Migranten (intermediäre bis hohe Inzidenz im Herkunftsland)

Hinweise zur Implementierung
- Migranten sind mit zahlreichen Barrieren konfrontiert, die ihnen den Zugang zur Gesundheitsversorgung erschweren. Sozioökonomische Faktoren, Stigmatisierung, sprachliche und kulturelle Hindernisse, ein nicht regulärer Status und eine fehlende Krankenversicherung führen zu einer verminderten Inanspruchnahme eines TB-Screenings und/oder einer TB-Behandlung.
- Entsprechende Programme sollten diese Barrieren abbauen, um sicherzustellen, dass viele Migranten Screeninguntersuchungen auf aktive TB in Anspruch nehmen und ggf. zur Versorgung und Behandlung weitergeleitet werden.

12.3.2 Latente Tuberkuloseinfektion [5]

Evidenzbasierte Aussage
Allen Migrantenpopulationen aus Ländern mit hoher TB-Inzidenz sollte bald nach ihrer Ankunft ein LTBI-Screening mit Tuberkulinhauttest (THT) oder Interferon-Gamma-Release-Assay (IGRA) angeboten werden. Personen mit positivem Befund werden zur Versorgung und Behandlung weitergeleitet.

Auswirkungen auf die Praxis
Diese Empfehlung richtet sich vor allem an Migranten aus Ländern mit hoher TB-Inzidenz. Das Screening wird häufig in einem Krankenhaus durchgeführt, weil eine medizinische Interpretation der Befunde, eine Beratung zu präventiver Behandlung und eine Überwachung der Therapie-Compliance erforderlich sind.

Übersicht zur Evidenz bezüglich des LTBI-Screenings

Wirksamkeit
- Beide Tests, THT und IGRA, sind hochsensitiv zur Diagnose einer LTBI; bei positivem Befund lässt sich daraus jedoch nur schwer ableiten, ob sich eine aktive TB entwickelt.
- Alle LTBI-Therapien sind gering bis mäßig wirksam; evtl. sind jedoch Rifampicin-basierte Therapien zu bevorzugen, weil sie weniger hepatotoxisch sind und häufiger vollständig durchgeführt werden.
- Die Rate der Migranten, die die gesamte LTBI-Versorgungskaskade durchlaufen, ist niedrig, da nur ein geringer Anteil (< 15 %) der für ein Screening geeigneten Personen die Behandlung vollständig durchführt.

Kosteneffektivität
- Die wenigen durchgeführten Wirtschaftlichkeitsanalysen deuten darauf hin, dass das Screening junger Migranten (< 35 Jahren) aus Ländern mit hoher TB-Inzidenz (> 150 Fälle/100.000 Einwohner) am kosteneffektivsten ist.
- Die Kosteneffektivität nahm zu, wenn die TB-Inzidenz im Herkunftsland höher war.

Qualität der Evidenz (GRADE)
gering

Ergebnisse der FACE-Umfrage
Ergebnisse der Bewertung von LTBI-Screeninguntersuchungen bei Migranten in EU-/EWR-Ländern durch den Ad-hoc-Expertenausschuss:

- hohe Priorität
- mäßige Zustimmung bezüglich Machbarkeit
- mäßige Zustimmung bezüglich Akzeptanz
- hohe Zustimmung bezüglich Gerechtigkeit

Stärke der Aussage
Bedingte Empfehlung je nach Herkunftsland des Migranten (intermediäre bis hohe TB-Inzidenz im Herkunftsland).

Hinweise zur Implementierung

- Migranten sind mit vielen Barrieren konfrontiert, die ihnen den Zugang zur Gesundheitsversorgung erschweren; dabei sind sozioökonomische, sprachliche und kulturelle Faktoren zu berücksichtigen.
- Die Stigmatisierung von Personen mit TB in Migrantengemeinschaften ist ein erhebliches Problem. Migranten mit nicht regulärem Status steht möglicherweise keine Gesundheitsversorgung zu.
- Die Herausforderungen bezüglich einer flächendeckenden Implementierung von Screening-Programmen für Migranten in den EU-/EWR-Ländern sind ein heterogenes TB-Risiko sowie ökonomische und operative Faktoren.

12.3.3 HIV-Infektion

Evidenzbasierte Aussagen

Migranten aus Populationen mit hoher HIV-Prävalenz (≥ 1 %) sollte ein HIV-Screening angeboten werden. Personen mit HIV-positivem Befund werden entsprechend den medizinischen Leitlinien zur Versorgung und Behandlung weitergeleitet. (Qualität der Evidenz: gering)

Allen jugendlichen und erwachsenen Migranten mit einem hohen HIV-Expositionsrisiko sollte ein HIV-Screening angeboten werden. Personen mit HIV-positivem Befund werden entsprechend den medizinischen Leitlinien zur Versorgung und Behandlung weitergeleitet. (Qualität der Evidenz: gering)

Auswirkungen auf die Praxis

Migranten kommen möglicherweise aus Ländern, in denen HIV-infizierte Personen stigmatisiert werden. In der ECDC-Leitlinie wird für ethnische Gruppen mit hoher HIV-Prävalenz ein HIV-Schnelltest und für andere gefährdete Erwachsene ein routinemäßiges HIV-Screening empfohlen.

Übersicht zur Evidenz bezüglich des HIV-Screenings

Wirksamkeit

- Sensitivität und Spezifität von Labortests auf HIV sind hoch (> 99 %). HIV-Schnelltests ermöglichen ein präzises HIV-Screening; Studien zur Wirksamkeit in der Zielgruppe (Community Effectiveness) und eine systematische Übersichtsarbeit haben gezeigt, dass diese Tests vor allem von Populationen mit moderaten bis hohen HIV-Prävalenzraten häufiger in Anspruch genommen werden.
- Antiretrovirale Therapien sind sehr effektiv, und die moderne Kombinationstherapie verringert nachweislich die Morbidität und Mortalität HIV-infizierter Personen.

Kosteneffektivität

- Bisher liegen nur sehr wenige Daten zur Kosteneffektivität des HIV-Screenings bei Migrantenpopulationen in den EU-/EWR-Ländern vor.
- Studien in den USA, Australien und Kanada haben gezeigt, dass Schnelltests und Zielgruppen-Screenings in Kombination mit einer HIV-Therapie in Populationen mit hoher HIV-Prävalenz (> 1 %) kosteneffektiv sind; laut einigen Studien sind Screening und Therapie schon bei einer HIV-Prävalenz von 0,1 % kosteneffektiv. Entsprechende Programme können sich an der Prävalenzrate im Herkunftsland orientieren.

Qualität der Evidenz (GRADE)
gering

Ergebnisse der FACE-Umfrage

Ergebnisse der Bewertung von HIV-Screeninguntersuchungen bei Migranten in EU-/EWR-Ländern durch den Ad-hoc-Expertenausschuss:

- hohe Priorität
- hohe Zustimmung bezüglich Machbarkeit
- hohe Zustimmung bezüglich Akzeptanz
- hohe Zustimmung bezüglich Gerechtigkeit

Stärke der Aussage

Bedingte Handlungsempfehlung je nach Prävalenz im Herkunftsland (> 1 %) und Prävalenz in der Migrantengemeinschaft im Aufnahmeland.

Hinweise zur Implementierung

- Das HIV-Screening-Angebot für Migranten in den EU-/EWR-Ländern ist lückenhaft; insbesondere Migranten mit irregulärem Status (nicht registrierte Personen) erhalten nur schwer Zugang zur Gesundheitsversorgung, und alle Migranten sind mit Barrieren bezüglich Screening und Behandlung konfrontiert.
- Strukturelle/organisatorische Hindernisse wie eine fehlende Finanzierung der Behandlung, nur begrenzt verfügbare ambulante Versorgungsangebote und ein eingeschränkter Anspruch auf Gesundheitsversorgung sollten beseitigt werden.

12.3.4 Hepatitis B [5]

Evidenzbasierte Aussagen

Migranten aus Ländern mit intermediärer/hoher HBV-Prävalenz (≥ 2 % bis ≥ 5 % HBsAg) sollte ein Screening auf Hepatitis B (HBsAg, Anti-HBc, Anti-HBs) und bei positivem Befund eine Behandlung angeboten werden. (Qualität der Evidenz: gering)

Allen Kindern und jugendlichen Migranten aus Ländern mit intermediärer/hoher HBV-Prävalenz (≥ 2 % bis ≥ 5 % HBsAg), die eine Impfung oder Immunität nicht nachweisen können, sollte eine Grundimmunisierung gegen Hepatitis B angeboten werden. (Qualität der Evidenz: gering)

Auswirkungen auf die Praxis

Hepatitis B ist eine Erkrankung, die durch eine Impfung verhindert werden kann. Sie wird durch Speichel, Blut und Sexualsekrete übertragen. Migranten, die nicht immun sind, profitieren von einer Impfung sowie von der Diagnose und Behandlung einer chronischen Hepatitis B.

Übersicht zur Evidenz bezüglich des Hepatitis-B-Screenings

Wirksamkeit

- In randomisierten kontrollierten Studien konnte HBV-Screening-Programmen kein Evidenzgrad zugewiesen werden. Direkte Evidenz für die Wirksamkeit von Hepatitis-B-Impfungen und Screening-Programmen bei Migranten lag nicht vor. Serologische Marker sind hochsensitiv und hochspezifisch zum Nachweis von Hepatitis-B-Oberflächenantigen (> 98 %). Die Wirksamkeit von antiviralen Wirkstoffen zur Verlangsamung der Progression einer Leberzirrhose oder eines Leberkarzinoms war nachweisbar.
- Studien zeigten, dass die Prävalenz von Hepatitis B sinkt, wenn Säuglinge, Kinder, Beschäftigte im Gesundheitswesen und die indigene Bevölkerung dagegen geimpft werden. Der Grad der Wirksamkeit variiert.

Kosteneffektivität

- Das HBV-Screening ist wahrscheinlich sogar bei Populationen mit niedriger HBV-Prävalenz (> 0,3 %) kosteneffektiv. Die Impfung von Erwachsenen ohne weitere Risikofaktoren bietet im Verhältnis zu den zusätzlichen Kosten wohl nur einen gering höheren Gesundheitsvorteil.
- Eine allgemeine Impfung gegenüber gar keiner Impfung von Populationen erwachsener Personen mit geringem Risiko scheint nicht kosteneffektiv zu sein.

Qualität der Evidenz (GRADE)

gering

Ergebnisse der FACE-Umfrage
Ergebnisse der Bewertung des HBV-Screenings bei Migranten in EU-/EWR-Ländern durch den Ad-hoc-Expertenausschuss:
- hohe Priorität
- mäßige Zustimmung bezüglich Akzeptanz
- hohe Zustimmung bezüglich Machbarkeit
- hohe Zustimmung bezüglich Gerechtigkeit

Stärke der Aussage
- bedingte Handlungsempfehlung zum Screening von Migranten aus Herkunftsländern mit intermediärer und hoher HBV-Prävalenz
- starke Empfehlung zur Impfung von Kindern und jugendlichen Migranten

Hinweise zur Implementierung
- Barrieren, die Migranten den Zugang zur Gesundheitsversorgung erschweren, tragen zu einer verminderten Inanspruchnahme eines HBV-Screenings und zu einer verminderten Bereitschaft, HBV-Befunde mitzuteilen, bei.
- Die Bereitschaft zum HBV-Screening ist dann am höchsten, wenn Screening-Programme angeboten werden, an denen andere der Gemeinschaft teilnehmen oder die von der Gruppe vor Ort befürwortet werden.
- Screening-Programme zum Nachweis einer chronischen Hepatitis B sollten beinhalten, dass Personen mit positivem Befund zur Versorgung und Behandlung weitergeleitet werden.
- Migrantinnen sollten im Rahmen von Schwangerenvorsorgeprogrammen gescreent werden.

12.3.5 Hepatitis C [5]

Evidenzbasierte Aussage
Migrantenpopulationen aus Ländern, in denen HCV endemisch auftritt (≥ 2 %), sollte ein Hepatitis-C-Screening zur Feststellung von HCV-Antikörpern angeboten werden. Bei positivem Antikörperbefund sollte die HCV-RNA bestimmt werden. Diejenigen mit Nachweis von HCV-RNA im Blut sollten zur Kontrolle und Behandlung weitergeleitet werden. (Qualität der Evidenz: moderat)

Auswirkungen auf die Praxis
Hepatitis C ist eine chronische, aber behandelbare Krankheit. Eventuell kam es durch eine unsachgemäße Impftechnik oder durch eine Transfusion von Blutprodukten zu einer Exposition gegenüber Hepatitis-C-Viren. Neue Medikamente sind wirksam und werden immer kostengünstiger. Bei wenigen Patienten klingt eine Hepatitis C auch ohne Behandlung ab, weshalb HCV-RNA vor einer Behandlung bestimmt werden sollte.

Übersicht zur Evidenz bezüglich des Hepatitis-C-Screenings

Wirksamkeit
- Enzymimmunassays (EIAs) zum Nachweis von Anti-HCV-Antikörpern sind hochsensitiv (98 %) und hochspezifisch (99 %).
- Vor Ort durchgeführte EIAs sind fast genauso sensitiv und spezifisch wie serologische Untersuchungen. Zudem sind sie für den Patienten angenehmer.
- Beide Testverfahren müssen durch einen Nukleinsäuretest bestätigt werden, um sicherzustellen, dass das aktive Virus vorhanden ist.
- Die Behandlung mit direkt antiviral wirkenden Substanzen (DAA) führt bei den meisten Patienten (> 95 %) zu einer Heilung und ist gut verträglich, jedoch sehr teuer.
- Trotz ausgezeichneter Test- und Therapieverfahren war vor Einführung der DAA-Therapie die Zahl der Patienten, die die gesamte Versorgungskaskade durchlaufen, niedrig, da nur bei etwa 35 % der Patienten HCV diagnostiziert wurde und nur 16 % eine Therapie angeboten wurde.

Kosteneffektivität
- In Frankreich war die DAA-Therapie mit 40.000–88.000 Euro pro QUALY (qualitätsbereinigtes Lebensjahr) zur Behandlung der

HCV-Genotypen 1 und 4 mäßig kosteneffektiv; hingegen war die Gabe von IFN/RBV (Kombination aus Interferon und Ribavirin) zur Behandlung der HCV-Genotypen 2 und 3 kosteneffektiver.
- Die allgemeine Einführung der DAA-Therapie hätte 3,5–7,2 Milliarden Euro des 2015 für Therapiekosten verfügbaren Budgets ausgemacht.
- Geringere DAA-Kosten machen ein HCV-Screening und eine DAA-Therapie kosteneffektiver als in den eingeschlossenen Studien angenommen.

Qualität der Evidenz (GRADE)
moderat

Ergebnisse der FACE-Umfrage
Ergebnisse der Bewertung des HCV-Screenings bei Migranten in EU-/EWR-Ländern durch den Ad-hoc-Expertenausschuss:
- mittlere Priorität
- geringe Zustimmung bezüglich Machbarkeit
- mäßige Zustimmung bezüglich Akzeptanz
- mäßige Zustimmung bezüglich Gerechtigkeit

Stärke der Aussage
Bedingte Handlungsempfehlung je nach HCV-Prävalenz im Herkunftsland (intermediäre bis hohe HCV-Prävalenz von ≥ 2 %).

Hinweise zur Implementierung
- Die Krankheitslast durch Hepatitis C ist bei Migranten in den EU-/EWR-Ländern überproportional hoch. Barrieren aufseiten der Patienten, des medizinischen Personals und des Gesundheitssystems müssen abgebaut werden, um sicherzustellen, dass viele Migranten die gesamte HCV-Versorgungskaskade durchlaufen.
- Auf Patientenebene ist es notwendig, die Stigmatisierung von Betroffenen zu beseitigen und kulturelle und sprachliche Barrieren abzubauen.
- Medizinisches Personal muss geschult werden, um das Bewusstsein für die Bedeutung von Screeninguntersuchungen für Migranten aus Herkunftsländern mit intermediärer und hoher HCV-Prävalenz zu schärfen.

12.3.6 Strongyloidiasis und Schistosomiasis

Evidenzbasierte Aussagen

Schistosomiasis
Allen Migranten aus hochendemischen Ländern südlich der Sahara und zentralen Übertragungsgebieten in Asien, Südamerika und Nordafrika sollte ein serologisches Screening auf Schistosomiasis mit nachfolgender Behandlung (bei positivem Testbefund) angeboten werden. (Qualität der Evidenz: gering)

Strongyloidiasis
Allen Migranten aus hochendemischen Ländern in Asien, Afrika, dem Nahen Osten, Ozeanien und Lateinamerika sollte ein serologisches Screening auf Strongyloidiasis mit nachfolgender Behandlung (bei positivem Testbefund) angeboten werden. (Qualität der Evidenz: gering)

Auswirkungen auf die Praxis
Serologische Untersuchungen auf 2 Parasiten, die zu einer chronischen Erkrankung führen und hohe Morbidität verursachen, haben sich als wirksame Screening-Methode für Migranten aus Ländern, in denen die Parasiten endemisch auftreten, erwiesen. Serologische Tests sind kostengünstig und präzise. Auch die Behandlung dieser Infektionskrankheiten ist kostengünstig, doch müssen manchmal zusätzliche Anstrengungen unternommen werden, um die erforderlichen Medikamente zu bekommen. Bei asymptomatischen Personen ist keine Stuhluntersuchung erforderlich.

Übersicht zur Evidenz bezüglich des Strongyloidiasis- und Schistosomiasis-Screenings

Wirksamkeit

- Serologische Screening-Tests zum Nachweis von Antikörpern gegen Strongyloidiasis und Schistosomiasis, die in eingeschlossenen Primärstudien verwendet wurden, wiesen eine höhere Sensitivität auf bei sehr hoher Post-Test-Wahrscheinlichkeit eines positiven und negativen Testergebnisses.
- In Hinblick auf die Schistosomiasis ist die erwünschte antizipierte Wirksamkeit eines serologischen Screenings aufgrund der unterschiedlichen Testmethoden und Infektionsarten moderat.
- Die optimale Zahl der im Herkunftsland aufgetretenen Fälle, ab der ein Screening erfolgen sollte (Inzidenzschwelle), muss noch festgelegt werden.

Kosteneffektivität

- Bisher liegen nur wenige Daten zur Kosteneffektivität von Screeninguntersuchungen auf Strongyloidiasis in Migrantenpopulationen vor.
- Daten zur Kosteneffektivität von Screeninguntersuchungen auf Schistosomiasis liegen nicht vor.
- Die begrenzt vorliegende Evidenz deutet darauf hin, dass eine Behandlung auf Verdacht die kosteneffektivste Strategie ist. Allerdings ist die Übertragbarkeit dieser Ergebnisse auf Migranten in den EU-/EWR-Ländern begrenzt, weil mehrere Modellparameter und die Machbarkeit kosteneffektiver Strategien aus verschiedenen Gründen unsicher sind.

Qualität der Evidenz (GRADE)

gering

Ergebnisse der FACE-Umfrage

Ergebnisse der Bewertung des Screenings auf Strongyloidiasis und Schistosomiasis bei Migranten in EU-/EWR-Ländern durch den Ad-hoc-Expertenausschuss:

- mittlere Priorität
- geringe Zustimmung bezüglich Akzeptanz
- mäßige Zustimmung bezüglich Machbarkeit
- mäßige Zustimmung bezüglich Gerechtigkeit

Stärke der Aussage

Bedingte Handlungsempfehlung je nach Herkunftsland des Migranten.

Hinweise zur Implementierung

- Bei immunsupprimierten Patienten mit einem erheblichen Risiko für eine Superinfektion oder eine disseminierte Erkrankungsform ist die Empfehlung zum Screening stärker, weil die Gefahr von schweren Komplikationen erheblich ist.
- Migranten sind mit zahlreichen Barrieren konfrontiert, die ihnen den Zugang zur Gesundheitsversorgung erschweren. Sozioökonomische Faktoren, Stigmatisierung, sprachliche und kulturelle Hindernisse, ein nicht regulärer Status und eine fehlende Krankenversicherung führen dazu, dass sie ein Screening auf Strongyloidiasis und Schistosomiasis und/oder eine Behandlung dieser Infektionen seltener in Anspruch nehmen.
- Entsprechende Programme sollten diese Barrieren abbauen, um sicherzustellen, dass viele Migranten Screeninguntersuchungen in Anspruch nehmen und ggf. zur Versorgung und Behandlung weitergeleitet werden.

12.3.7 Impfpräventable Erkrankungen [5]

Evidenzbasierte Aussagen

- Vor allem Kindern und Jugendlichen ohne Impfnachweis sollte eine Impfung gegen Masern/Mumps/Röteln (MMR) angeboten werden. (Qualität der Evidenz: gering)
- Allen erwachsenen Migranten ohne Impfnachweis sollte eine Impfung mit einer Dosis MMR-Impfstoff angeboten oder entspre-

chend dem Impfplan des Aufnahmelandes verfahren werden. (Qualität der Evidenz: sehr gering)
- Vor allem Kindern und Jugendlichen ohne Impfnachweis sollte eine Impfung gegen Diphtherie, Tetanus, Pertussis, Poliomyelitis und *Haemophilus influenzae* Typ B (DTaP-IPV-Hib; die Impfung gegen *Haemophilus influenzae* Typ B wird nur bei Kindern bis zu 5 Jahren empfohlen) angeboten werden. (Qualität der Evidenz: gering)
- Allen erwachsenen Migranten ohne Impfnachweis sollte eine Impfung entsprechend dem Impfplan des Aufnahmelandes angeboten werden. Ist dies nicht möglich, sollten erwachsene Migranten eine vollständige Grundimmunisierung gegen Diphtherie, Tetanus und Polio erhalten. (Qualität der Evidenz: sehr gering)

Auswirkungen auf die Praxis

Alle Migranten, die keinen zuverlässigen Impfnachweis vorlegen können, sollten geimpft werden. Keine Studie hat gezeigt, dass eine Überimpfung signifikante Schäden verursacht, wohingegen viele Studien auf den Nutzen einer Impfung von Migranten und der Gemeinschaften, in denen sie leben, verweisen. Die Akzeptanz der Impfungen ist hoch.

Übersicht zur Evidenz bezüglich Impfungen gegen impfpräventable Erkrankungen

Wirksamkeit
- In allen Leitlinien wird empfohlen, den Impfstatus eines Migranten zu prüfen und keine serologischen Untersuchungen zu veranlassen.
- Eine Impfung sollte gemäß den Impfleitlinien des Aufnahmelandes angeboten werden.
- Soziale Mobilisierung und Sensibilisierungsprogramme scheinen die Impfraten signifikant zu erhöhen.

Kosteneffektivität
- Bisher liegen nur wenige Daten zur Kosteneffektivität von Impfstrategien in Migrantenpopulationen vor.
- Bei international adoptierten Kindern waren serologische Untersuchungen weniger kosteneffektiv als Verdachtsimpfungen.
- Eine Impfung von Flüchtlingen vor ihrer Abreise war kostensparend und verringerte das Auftreten impfpräventabler Erkrankungen.

Qualität der Evidenz (GRADE)
sehr gering bis moderat

Ergebnisse der FACE-Umfrage
Ergebnisse der Bewertung von Impfungen gegen impfpräventable Erkrankungen bei Migranten in EU-/EWR-Ländern durch den Ad-hoc-Expertenausschuss:
- hohe Zustimmung bezüglich Priorität
- hohe Zustimmung bezüglich Akzeptanz
- hohe Zustimmung bezüglich Machbarkeit
- hohe Zustimmung bezüglich Gerechtigkeit

Stärke der Aussage
- starke Handlungsempfehlung für Kinder und Jugendliche
- bedingte Handlungsempfehlung für Erwachsene

Hinweise zur Implementierung
- Alle Kinder und jugendlichen Migranten sollten entsprechend dem Impfplan des Aufnahmelandes geimpft werden.
- Erwachsenen Migranten ohne Impfnachweis sollten Nachholimpfungen entsprechend dem Impfplan des Aufnahmelandes angeboten werden.
- Impfungen gegen Masern/Mumps/Röteln (MMR), Diphtherie, Tetanus und Polio sollten Priorität haben.
- Migranten sollte ein Nachweis über die erhaltenen Impfungen ausgehändigt werden, um Doppelimpfungen zu vermeiden.
- Soziale Mobilisierung trägt dazu bei, die Durchimpfungsraten zu erhöhen. Der Haus-

arzt (Primärversorger) ist weiterhin ein wichtiger Ansprechpartner, der den Impfstatus beurteilen und Impfungen anbieten kann.
- Informationen zu Impfungen sollten in verschiedenen Sprachen verfügbar sein. Dabei sind die Sprachen am wichtigsten, die von neu angekommenen Flüchtlingen am häufigsten gesprochenen werden.

12.4 Zusammenfassung

Dieses Kapitel gibt einen Überblick über die Implementierung von Leitlinien zur Gesundheitsversorgung von Migranten, die für Ärzte und anderes medizinisches Fachpersonal sowie für Entscheidungsträger wichtig sind. Sie basieren auf einer evidenzbasierten Medizin und auf bereits existierenden Leitlinien in den Ländern der Europäischen Union/des Europäischen Wirtschaftsraums (EU/EWR), Kanada, den USA und Australien. Auch wenn sich jede hier vorgestellte Leitlinie auf einen krankheitsspezifischen Kontext bezieht, ist insgesamt bereits eine klare und einheitliche Form erkennbar. Die meisten Tropenkrankheiten stellen keine Gefahr mehr dar, sobald Menschen das endemische Gebiet, in dem sie auftreten, verlassen haben. Bei anderen Krankheiten wie Tuberkulose ist dies nicht der Fall. Sie bleiben von Bedeutung, doch sind die Barrieren, mit denen Migranten im Aufnahmeland konfrontiert sind und die ihnen den Zugang zur Gesundheitsversorgung erschweren, hoch.

Die Leitlinien zur Gesundheitsversorgung von Migranten ermöglichen eine auf Evidenz basierende und einheitliche Vorgehensweise zur Prävention und Behandlung von Krankheiten in Migrantenpopulationen. Sie bieten zukünftigen Generationen von Beschäftigten im Gesundheitswesen Orientierung und Motivation und verbessern die Koordination der Patientenversorgung. Auf den ersten Blick scheinen die körperlichen und kulturellen Unterschiede zwischen Migrantenpopulationen und der Allgemeinbevölkerung im Aufnahmeland erheblich zu sein. Doch zeigen Studien, dass diese Unterschiede nicht so relevant sind und dass bessere Lebensbedingungen, Impfungen, relevante Screeninguntersuchungen und die Behandlung von Krankheiten auch die Gesundheit von neu angekommenen Menschen schnell verbessern und ihre Lebenserwartung steigen lassen.

Die in diesem Kapitel vorgestellten Leitlinien zur Gesundheitsversorgung von Migranten des Europäischen Zentrums für die Prävention und die Kontrolle von Krankheiten (ECDC) werden in Tabelle 12-2 mit den Leitlinien der USA (Centers for Diseases Prevention and Control, CDC) und Kanada (Canadian Collaboration Guidelines) verglichen.

12.5 Danksagung

Rachael Morton, David Ingleby, Chris Greenaway, Charles Hui, Ana Requena-Méndez, Eric Agbata, Tamara Lofti, Daniel Myran, Matthew Driedger, Alain Mayhew, Prinon Rahman, Peter Tugwell, Vivian Welch, Jessica Dunn, Tatum McLeod, Harneel Kaur, Christine Mathew, William Stauffer, Holger Schunemann, Elie Akl, Pablo Alonso-Coello, Robin Christensen und Joerg Meerpohl

Tabelle 12-2: Leitlinien von ECDC [5], CDC [18] und Kanada [2] zu Screeninguntersuchungen auf signifikante Infektionskrankheiten und Impfungen bei neu angekommenen Migranten.

ECDC	CDC der USA	Kanada
aktive Tuberkulose		
Migrantenpopulationen aus Ländern mit hoher TB-Inzidenz sollte bald nach ihrer Ankunft ein Screening auf aktive TB durch Röntgen des Thorax angeboten werden. Personen mit auffälligem Röntgenbefund sollten zur Untersuchung auf aktive TB mit Anlage einer Sputumkultur auf Mycobacterium tuberculosis weitergeleitet werden.	Staatsbürgerschafts- und Einwanderungsbehörden in den USA screenen alle Flüchtlinge und andere Migranten auf aktive TB durch Röntgen des Thorax.	Immigration, Refugees and Citizenship Canada (IRCC) screent alle Flüchtlinge und andere Migranten auf aktive TB durch Röntgen des Thorax.
LTBI		
Allen Migrantenpopulationen aus Ländern mit hoher TB-Inzidenz sollte bald nach ihrer Ankunft ein LTBI-Screening mit Tuberkulinhauttest (THT) oder Interferon-Gamma-Release-Assay (IGRA) angeboten werden. Personen mit positivem Befund werden zur Versorgung und Behandlung weitergeleitet.	Die meisten Migranten durchlaufen bereits vor ihrer Einreise in die USA ein TB-Screening mit Anamnese, körperlicher Untersuchung, Röntgen des Thorax und einem HIV-Verdachtsscreening mit Sputumabstrich auf *Mycobacterium tuberculosis*. Somit ist ein Screening in den USA selten erforderlich. Innerhalb der USA sollten ein Interferon-Gamma-Release-Assay und ein Tuberkulinhauttest durchgeführt werden.	Bei Kindern, Jugendlichen unter 20 Jahren und Erwachsenen zwischen 20 und 50 Jahren aus Ländern mit einer hohen TB-Inzidenz sollte ein Tuberkulinhauttest durchgeführt werden.

ECDC	CDC der USA	Kanada
HIV-Infektion		
Migranten aus Populationen mit hoher HIV-Prävalenz (≥ 1 %) sollte ein HIV-Screening angeboten werden. Personen mit HIV-positivem Befund werden entsprechend den medizinischen Leitlinien zur Versorgung und Behandlung weitergeleitet. Allen jugendlichen und erwachsenen Migranten mit einem hohen HIV-Expositionsrisiko sollte ein HIV-Screening angeboten werden. Personen mit HIV-positivem Befund werden entsprechend den medizinischen Leitlinien zur Versorgung und Behandlung weitergeleitet.	Allen Migranten sollte ein HIV-Screening angeboten werden; ein Opt-out-Screening (Patient wird lediglich über Test informiert) kann aufgrund des signifikanten Nutzens einer hochwirksamen antiretroviralen Therapie ebenfalls erwogen werden. Personen mit HIV-positivem Befund werden entsprechend den medizinischen Leitlinien zur Versorgung und Behandlung weitergeleitet. Konventionelle Antikörpertests, schnell durchführbare diagnostische Tests und Nukleinsäuretests sind die am häufigsten genutzten Testmethoden.	Bei allen Jugendlichen und Erwachsenen aus Ländern mit einer HIV-Prävalenz von > 1 % (Länder südlich der Sahara, Teile der Karibik und Thailand) sollte mit Einwilligung der jeweiligen Person ein HIV-Screening durchgeführt werden. Personen mit HIV-positivem Befund werden an hierfür spezialisierte Fachärzte weitergeleitet.
Hepatitis B		
Migranten aus Ländern mit intermediärer/hoher HBV-Prävalenz (≥ 2 % bis ≥ 5 % HBsAg) sollte ein Screening auf Hepatitis B (HBsAg, Anti-HBc, Anti-HBs) und bei positivem Befund eine Behandlung angeboten werden. Allen Kindern und jugendlichen Migranten aus Ländern mit intermediärer/hoher HBV-Prävalenz (≥ 2 % bis ≥ 5 % HBsAg), die eine Impfung oder Immunität nicht nachweisen können, sollte eine Grundimmunisierung gegen Hepatitis B angeboten werden.	Migranten einschließlich Säuglingen und Kindern, die in Ländern mit intermediärer (2–7 %) oder hoher (≥ 8 %) HBV-Prävalenz geboren wurden oder in einem solchen Land gelebt haben und eine Impfung erhalten haben, sollte ein Screening auf Hepatitis B (HBsAg, HBcAb und HBsAb) angeboten werden.	Bei Erwachsenen und Kindern aus Ländern, in denen die Seroprävalenz einer chronischen Hepatitis B bei > 2 % liegt (z. B. in Afrika und Osteuropa), sollte ein HBV-Screening auf Hepatitis-B-Oberflächenantigen (HBsAg), Hepatitis-B-core-Antikörper (HBcAk) und Hepatitis-B-Oberflächenantikörper (HBsAk) durchgeführt werden.

ECDC	CDC der USA	Kanada
Hepatitis C		
Migrantenpopulationen aus Ländern, in denen HCV endemisch auftritt (≥ 2 %), sollte ein Hepatitis-C-Screening zur Feststellung von HCV-Antikörpern angeboten werden. Bei positivem Antikörperbefund sollte HCV-RNA bestimmt werden. Diejenigen mit Nachweis von HCV-RNA im Blut werden zur Versorgung und Behandlung weitergeleitet.	Migranten ≥ 18 Jahren aus HCV-endemischen Ländern (≥ 2 %) und allen Migranten, die zwischen 1945 und 1965 geboren wurden oder bestimmte Risikofaktoren aufweisen (wie HIV-Infektion, Konsum injizierbarer Substanzen, Organtransplantation und Transfusion bestimmter Blutprodukte), sollte ein HCV-Screening zum Nachweis von HCV-Antikörpern angeboten werden. Das Screening erfolgt durch den serologischen Nachweis von anti-HCV, durch einen rekombinanten Immunoblot-Assay (RIBA) und durch eine HCV-RNA-Polymerase-Kettenreaktion.	Bei Migranten aus Regionen mit einer Hepatitis-C-Prävalenz von > 3 % (ausgenommen Südasien, Westeuropa, Nord-, Zentral- und Südamerika) sollte ein HCV-Antikörper-Screening durchgeführt werden. Personen mit HCV-positivem Befund werden an einen Facharzt für Hepatologie weitergeleitet.
Strongyloidiasis		
Allen Migranten aus hochendemischen Ländern südlich der Sahara und zentralen Übertragungsgebieten in Asien, Südamerika und Nordafrika sollte ein serologisches Screening auf Strongyloidiasis mit nachfolgender Behandlung (bei positivem Testbefund) angeboten werden.	Bei den meisten Flüchtlingspopulationen sollte vor der Einreise in die USA eine Verdachtsbehandlung mit Ivermectin erfolgen, wenn eine solche nicht kontraindiziert ist. Bei der Ankunft erfolgt entweder eine Verdachtsbehandlung oder eine Testung (auf IgG-Antikörper, Eier im Stuhl und Parasiten) und Behandlung.	Flüchtlinge aus Südostasien und Afrika sollten serologisch auf Strongyloidiasis getestet und bei positivem Befund mit Ivermectin behandelt werden.

ECDC	CDC der USA	Kanada
Schistosomiasis		
Allen Migranten aus hochendemischen Ländern südlich der Sahara und zentralen Übertragungsgebieten in Asien, Südamerika und Nordafrika sollte ein serologisches Screening auf Schistosomiasis mit nachfolgender Behandlung (bei positivem Testbefund) angeboten werden.	Den meisten Flüchtlingen aus Ländern südlich der Sahara wird vor der Einreise in die USA eine Verdachtsbehandlung angeboten, wenn eine solche nicht kontraindiziert ist. Erfolgte vor der Einreise in die USA keine Behandlung, sollte diese Population bei der Ankunft vorsorglich behandelt werden. Ist Praziquantel kontraindiziert, sollte die jeweilige Person getestet (auf IgG-Antikörper, Eier im Stuhl/Urin, rote Blutkörperchen im Urin) und entsprechend behandelt werden.	Flüchtlinge aus Afrika sollten serologisch auf Schistosomiasis getestet und bei positivem Befund mit Praziquantel behandelt werden.
Impfpräventable Erkrankungen		
Vor allem Kindern und Jugendlichen ohne Impfnachweis sollte eine Impfung gegen Masern/Mumps/Röteln (MMR) angeboten werden. Allen erwachsenen Migranten ohne Impfnachweis sollte eine Impfung mit einer Dosis MMR-Impfstoff angeboten oder entsprechend dem Impfplan des Aufnahmelandes verfahren werden.	Gültig sind nur im Impfpass erfasste Impfungen, mündliche Aussagen reichen nicht aus. Wenn die im Impfnachweis erfassten Angaben fraglich sind oder wenn ein Kind zum Zeitpunkt der Impfung gravierend unterernährt war, kann eine Nachimpfung erforderlich sein. Es wird dringend empfohlen, im Rahmen der in den USA stattfindenden Untersuchung ein HIV-Screening durchzuführen, da bestimmte Lebendimpfstoffe (wie die MMR- und Windpockenimpfstoffe) bei mäßig bis stark immunsupprimierten Personen nicht angewendet werden dürfen.	Alle erwachsenen Migranten ohne Impfnachweis sollten eine Dosis des Masern-Mumps-Röteln-Impfstoffs erhalten. Alle Kinder von Migranten ohne Impfnachweis oder mit unklarem Impfstatus sollten altersentsprechend gegen Masern, Mumps und Röteln geimpft werden. Alle erwachsenen Migranten ohne Impfnachweis sollten vollständig gegen Tetanus, Diphtherie und Polio (inaktivierter Polioimpfstoff) grundimmunisiert werden; sie erhalten 3 Impfdosen, von denen die erste den azellulären Pertussisimpfstoff beinhalten sollte. Alle Kinder von Migranten ohne Impfnachweis oder mit unklarem Impfstatus sollten altersentsprechend gegen Diphtherie, Pertussis, Tetanus und Polio geimpft werden.

ECDC	CDC der USA	Kanada
Vor allem Kindern und Jugendlichen ohne Impfnachweis sollte eine Impfung gegen Diphtherie, Pertussis, Tetanus, Poliomyelitis, *Haemophilus influenzae* Typ B (DTaP-IPV-Hib)[a,b] angeboten werden. Allen erwachsenen Migranten ohne Impfnachweis sollte eine Impfung entsprechend dem Impfplan des Aufnahmelandes angeboten werden. Ist dies nicht möglich, sollten erwachsene Migranten eine vollständige Grundimmunisierung gegen Diphtherie, Tetanus und Polio erhalten. Evidenzbasierte Aussage zur Impfung gegen Hepatitis B s. Hepatitis B.	Die Impfungen sollten entsprechend dem Impfplan des Aufnahmelandes durchgeführt werden. Kombinationsimpfstoffe können verwendet werden. Wenn ein Patient nicht mehrere Impfungen gleichzeitig erhalten möchte, sollten die Impfungen nach Priorität erfolgen. HBsAg-negative Patienten sollten gegen Hepatitis B geimpft werden. Patienten sollten jedoch nicht auf HBsAg getestet werden, wenn keine vollständige Grundimmunisierung gegen Hepatitis B stattgefunden hat. Vor der Impfung kann eine serologische Untersuchung auf Windpocken und Hepatitis A durchgeführt werden. Kinder, die im April 2016 oder danach eine Schluckimpfung gegen Polio erhalten haben, sollten mit dem inaktivierten Polioimpfstoff nachgeimpft werden.	Alle Kinder von Migranten < 13 Jahren sollten ohne vorherige serologische Untersuchung mit dem Impfstoff gegen Varizellen (Windpocken) geimpft werden. Alle Migranten aus tropischen Ländern, die ≥ 13 Jahre alt sind, sollten serologisch auf Antikörper gegen Varizellen getestet werden, und diejenigen mit seronegativem Befund sollten geimpft werden.

[a] Diphtherie, Tetanus, Pertussis, Poliomyelitis und *Haemophilus influenzae* Typ B
[b] die Impfung gegen *Haemophilus influenzae* Typ B wird nur bei Kindern bis zu 5 Jahren empfohlen
ECDC = European Centre for Disease Prevention and Control, CDC = Centers for Diseases Prevention and Control

Literatur

1. Mota L, Mayhew M, Grant KJ, et al. Rejecting and accepting international migrant patients into primary care practices: A mixed method study. International Journal of Migration, Health and Social Care. 2015;11:108–129. https://doi.org/10.1108/IJMHSC-04-2014-0013
2. Pottie K, Greenaway C, Feightner J, et al. Evidence-based clinical guidelines for immigrants and refugees. CMAJ: Canadian Medical Association journal = journal de l'Association medicale canadienne. 2011;183(12):E824–E925. https://doi.org/10.1503/cmaj.090313
3. Noori T, Hargreaves S, Greenaway C, et al. Strengthening screening for infectious diseases and vaccination among migrants in Europe: What is needed to close the implementation gaps? Travel Medicine and Infectious Disease. 2021;39:101715.
4. International Organiztaion for Migration (IOM). Migration Health and Development Research Initiative (MHADRI) Mission Statement. Grand-Saconnex: IOM; 2022 [abgerufen am 16.11.2022]. Verfügbar unter: https://migration healthresearch.iom.int/mhadri
5. European Centre for Disease Prevention and Control (ECDC). Public health guidance on screening and vaccination for infectious diseases in newly arrived migrants within the EU/EEA. Solna: ECDC; 05.12.2018 [abgerufen am 16.11.2022]. Verfügbar unter: https://www.ecdc.europa.eu/en/publications-data/public-health-guidance-screening-and-vaccination-infectious-diseases-newly
6. Alonso-Coello P, Oxman AD, Moberg J, et al. GRADE Evidence to Decision (EtD) frameworks: A systematic and transparent approach to making well informed healthcare choices. 2: Clinical practice guidelines. BMJ. 2016;353: i2089. https://doi.org/10.1136/bmj.i2089
7. Greenaway C, Pareek M, Abou Chakra CN, et al. The effectiveness and cost-effectiveness of screening for latent tuberculosis among migrants in the EU/EEA: a systematic review. Eurosurveillance. 2018;23(14):17-00543. https://doi.org/10.2807/1560-7917.ES.2018.23.14.17-00543
8. Greenaway C, Pareek M, Abou Chakra CN, et al. The effectiveness and cost-effectiveness of screening for active tuberculosis among migrants in the EU/EEA: A systematic review. Eurosurveillance. 2018;23(14):17-00542. https://doi.org/10.2807/1560-7917.ES.2018.23.14.17-00542
9. Pottie K, Lotfi T, Kilzar L, et al. The effectiveness and cost-effectiveness of screening for HIV in migrants in the EU/EEA: A systematic review. International journal of environmental research and public health. 2018;15(8):1700. https://doi.org/10.3390/ijerph15081700
10. Myran DT, Morton R, Biggs BA, et al. The effectiveness and cost-effectiveness of screening for and vaccination against hepatitis B virus among migrants in the EU/EEA: A systematic review. International Journal of Environmental Research and Public Health. 2018;15(9):1898.
11. Greenaway C, Makarenko I, Abou Chakra CN, et al. The effectiveness and cost-effectiveness of hepatitis c screening for migrants in the EU/EEA: A systematic review. International Journal of Environmental Research and Public Health. 2018;15(9):2013. https://doi.org/10.3390/ijerph15092013
12. Agbata EN, Morton RL, Bisoffi Z, et al. Effectiveness of screening and treatment approaches for schistosomiasis and strongyloidiasis in newly-arrived migrants from endemic countries in the EU/EEA: A systematic review. International Journal of Environmental Research and Public Health. 2019;16(1):11.
13. Hui C, Dunn J, Morton R, et al. Interventions to improve vaccination uptake and cost effectiveness of vaccination strategies in newly arrived migrants in the EU/EEA: A systematic review. International Journal of Environmental Research and Public Health. 2018;15(10):2065.
14. Driedger M, Mayhew A, Welch V, et al. Accessibility and acceptability of infectious disease interventions among migrants in the eu/eea: A cerqual systematic review. International Journal of Environmental Research and Public Health. 2018;15(11):2329. https://doi.org/10.3390/ijerph15112329
15. Chigwedere P, Seage GR, Gruskin S, et al. Estimating the lost benefits of antiretroviral drug use in South Africa. Journal of Acquired Immune Deficiency Syndromes. 2008;49(4):410–415. https://doi.org/10.1097/QAI.0b013e31818a6cd5
16. Foy KC, Fisher JL, Lustberg MB, et al. Disparities in breast cancer tumor characteristics, treatment, time to treatment, and survival pro-

bability among African American and white women. NPJ Breast Cancer. 2018;4:7. https://doi.org/10.1038/s41523-018-0059-5

17. Pottie K, Magwood O, Rahman P, et al. GRADE Guidelines: FACE framework to guide stakeholder engagement and implementation decisions for evidence based guidelines. Journal of Clinical Epidemiology [submitted for publication].

18. Centers for Disease Control and Prevention (CDC). Guidelines for the US domestic medical examination for newly arriving refugees (Stand: 03.02.2021). Georgia: CDC; 2018 [abgerufen am 27.07.2023]. Verfügbar unter: https://www.cdc.gov/immigrantrefugeehealth/guidelines/domestic-guidelines.html

13 Impfungen und Ausbrüche von impfpräventablen Erkrankungen im Asylkontext

Patricia Iseli, Philip Tarr, Daniel H. Paris, Cornelia Staehelin

13.1 Einführung

Die Frage nach der Priorität der Impfungen bei neuankommenden Asylgesuchsstellern (AGS) hat in verschiedenen Ländern Europas unterschiedliche Reaktionen ausgelöst und entsprechend unterschiedliche Programme zur Folge gehabt. In einer Analyse von Hargreaves et al. [1] für die ESGITM (ESCMID Study Group for Infections in Travellers and Migrants) offerierten 31 von 32 befragten Ländern eine Grundimmunisierung für Kinder, während nur ein Drittel Nachholimpfungen für Erwachsene in ihrem Programm aufgenommen hatten. Einige Länder impften die Erwachsenen nur gegen Bezahlung, während Kinder kostenfrei geimpft wurden. Varizellen- und Masernausbrüche in verschiedenen Asylunterkünften [2, 3, 4, 5] illustrierten das nicht zu unterschätzende epidemische Potenzial, das in Kollektivunterkünften entstehen konnte. Außer der individuellen Morbidität von Varizellen oder Masern, die häufig schwerere Verläufe bei erwachsenen Menschen auslösen, waren die Zentren rasch gefordert mit der Abklärung der Immunität der restlichen Bevölkerung in den Asylzentren, insbesondere der von schwangeren Frauen (inkl. ggf. Gabe von Immunglobulinen bei nicht immunen Frauen). Postexpositionelle Impfkampagnen bei noch nicht erkrankten AGS mussten durchgeführt werden, und schließlich musste auch über einen Aufnahmestopp für neue AGS in die betroffenen Asylunterkünfte bzw. einen Weiterleitungsstopp in regionale Zentren entschieden werden. Eine weitere Aufgabe – zusätzlich zu diesen unmittelbaren Auswirkungen eines lokalisierten Ausbruchs – war es, die Ausbreitung eines lokalisierten Ausbruchs in schlecht geimpfte Populationen Europas [5] (und umgekehrt) zu verhindern.

Impfungen sind vor allem bei Erregern mit hohem Ausbruchspotenzial relevant und präventiv sehr effizient – meist sind dies Erreger, die über Tröpfchen oder Aerosole übertragen werden, wie Varizellen, Masern, Mumps, Röteln, Diphtherie und Pertussis. Unter diesen

Tabelle 13-1: Kritische Durchimpfungsrate und Populationsimmunität (nach [8]).

Erkrankung	R_0	kritische Durchimpfungsrate (%)	Populationsimmunität durch natürliche Infektion (%)
Masern	11–18	96–99	91–94
Mumps	7–14	90–98	86–93
Röteln (Rubella)	6–14	87–99	83–94
Keuchhusten (Pertussis)	10–18	95–99	90–94
Diphtherie	4–5	79–84	75–80
Varizellen	7–11	84–90	80–86

weisen Masern und Varizellen eine speziell hohe Kontagiosität auf, die charakterisiert wird durch die Basisreproduktionszahl „R_0“. Diese Kennzahl definiert die mittlere Anzahl Sekundärinfektionen durch eine infizierte Person, wenn die Population noch nicht immun ist. Je höher „R_0“ ist, desto größer muss die Populationsimmunität sein, damit sich aus einem Indexfall keine Epidemie entwickelt [6, 7]. Diese Populationsimmunität versucht man mit einer hohen Impfrate zu erreichen, wobei auch die kritische Durchimpfungsrate („critical vaccination coverage“) in der Zielpopulation und die Impfeffektivität der jeweiligen Impfung essenziell sind. Da keine Impfung zu 100 % wirksam ist, muss die kritische Durchimpfungsrate höher sein als die durch natürliche Infektion erworbene Populationsimmunität (Tabelle 13-1).

13.2 Seroprävalenz impfpräventabler Erkrankungen bei neuen Asylgesuchsstellern

Aufgrund der instabilen Situation sowohl in den Herkunfts- als auch in den Durchgangsländern auf dem Weg nach Europa wird meist – vor allem bei Kindern – eine geringe Durchimpfungsrate beobachtet. Je nach Herkunftsland kann bei Erwachsenen eine etwas höhere Durchimpfungsrate angenommen werden. Allerdings sind die offiziellen Durchimpfungsraten gemäß den Statistiken von UNICEF (https://data.unicef.org/topic/child-health/immunization/#) und WHO mit Vorsicht zu betrachten. Nach diesen Statistiken betrug die Durchimpfungsrate 2016 in Eritrea für 3 Dosen Diphtherie/Tetanus/Pertussis und Polio 95 % sowie für 2 Dosen Masernimpfstoff 85 %. Eine Studie zur Durchimpfungsrate in Eritrea aus dem Jahr 2000 zeigte nur unwesentlich niedrigere Werte und sollte daher die Durchimpfung in der meist jungen Migrationsbevölkerung (mit Geburtsjahr um die Jahrtausendwende) aus diesem Land widerspiegeln. Eine serologische Analyse in der Schweiz ergab allerdings bei jungen Eritreern (über 16 Jahren) eine deutlich niedrigere Rate an protektiven Titern für die o.g. impfpräventablen und von Mensch zu Mensch übertragbaren Erkrankungen: Diphtherie 68,4 %, Masern 72,2 %, Mumps 75,9 %, Varizellen 87,2 % und Röteln bei Frauen 78,9 % [9]. Außer bei den Varizellen liegen diese Werte deutlich unter der kritischen Durchimpfungsrate. Ein weiterer Grund zur Vorsicht bei der Interpretation der Resultate dieser Studien ist, dass Antikörper falsch negativ sein können, wenn die Impfung mehrere Jahre zurückliegt. Entsprechend empfehlen z. B. die Schweizer Behörden keine Röteln-Antikörper-Messungen bei jungen Frauen vor einer geplanten Schwangerschaft. Als immun gilt, wer die Impfungen in korrekter Anzahl und Abstand im Impfausweis dokumentiert hat [10].

Verschiedene serologische Studien, in denen impfpräventable Erkrankungen bei neuankommenden AGS im europäischen und im Schweizer Kontext untersucht wurden, zeigten divergente Befunde. In einer holländischen Studie [11] war die Seroprävalenz für Masern mit 88 % zu niedrig, während die untersuchte Population aber für Varizellen, Röteln, Mumps, Diphtherie und Tetanus suffiziente Titer aufwies. Eine Studie aus Italien [12] wies bei afrikanischen AGS eine ungenügende Prävalenz von protektiven Maserntitern nach (< 90 %), während AGS aus Pakistan und Bangladesch zu 100 % protektive Maserntiter hatten. In Deutschland zeigten 2 Studien [13, 14] eine hohe Seroprävalenz für Varizellen (95,9 %), aber insuffiziente Populationsprävalenzen für Röteln (77,9 %), Masern (88,5 %), Tetanus (43,7 %) und Diphtherie (23,9 %).

Zusammenfassend zeigen diese Studien, dass die als kritisch postulierte Durchimpfungsrate in den untersuchten Bevölkerungsgruppen nicht für alle impfpräventable Erkrankungen erreicht wird. Analysen zu verschiedenen Strategien im Kontext neu ankommender AGS kamen wiederholt zum Schluss, dass eine primäre Durchimpfung neu ankommender AGS kosteneffizienter und schneller umsetzbar sei als eine

Zuerst-testen-dann-impfen-Strategie mit selektiver Impfung nur der nicht immunen Personen [2, 3, 5]. Darauf basierend werden AGS in der Regel als ungeimpft betrachtet, und die meisten Richtlinien sehen entsprechend eine erneute Grundimmunisierung vor, ohne anhand der Serologien auf individueller Basis einen Impfplan zu erstellen.

13.3 Wer soll wann geimpft werden und welche Impfungen haben Priorität?

Das Robert-Koch-Institut empfahl für deutsche Asyl-Gemeinschaftsunterkünfte [15] bereits 2015 eine möglichst frühzeitige Impfung. Die Schweiz verfolgte bis 2018 die Strategie, die AGS erst ab Zuteilung in die Zielkantone zu impfen, um eine möglichst systematische Impfung und Dokumentation gewährleisten zu können. Eine landesweite Analyse zeigte allerdings, dass diese Impfempfehlungen sehr heterogen und bisweilen gar nicht implementiert wurden. So gilt nun seit 2018 die allgemeine Empfehlung, mindestens die erste Dosis der Grundimmunisierungsimpfungen Kindern und Erwachsenen altersentsprechend bereits ab Ankunft in den Bundesasylzentren (BAZ) zu verabreichen (Abbildung 13-1, Tabelle 13-2) [16]. Primäres Ziel ist es, die AGS selbst zu schützen, Ausbrüche von impfpräventablen Erkrankungen zu verhindern und die Populationsimmunität für diese wie auch für die einheimische Bevölkerung aufrechtzuerhalten. In diesem Kontext hat der Bund ein ausführliches und möglichst praxisnahes Dokument ausgearbeitet, welches das Impfkonzept des Bundes und auch die Zuständigkeiten von Pflegenden und Ärzten im Fall eines Ausbruchs einer Infektionskrankheit ausleuchtet [17].

In einer für alle AGS obligatorischen medizinischen Erstinformation (MEI) werden AGS über das schweizerische Gesundheitswesen und den Zugang dazu sowie über ihr Recht auf eine Grundimmunisierung informiert. Die MEI ist ein computerbasiertes, animiertes und gesprochenes Informationstool, übersetzt in die gängigsten Sprachen der häufigsten Herkunftsländer. Gleichzeitig werden Grundinformationen zu HIV und andere sexuell übertragbare Krankheiten vermittelt. Allen AGS wird im Anschluss die freiwillige medizinische Erstkonsultation (MEK) angeboten. Dabei wird ein Anamnese-basierter Score bezüglich möglicher aktiver pulmonaler Tuberkulose erhoben und eine erste

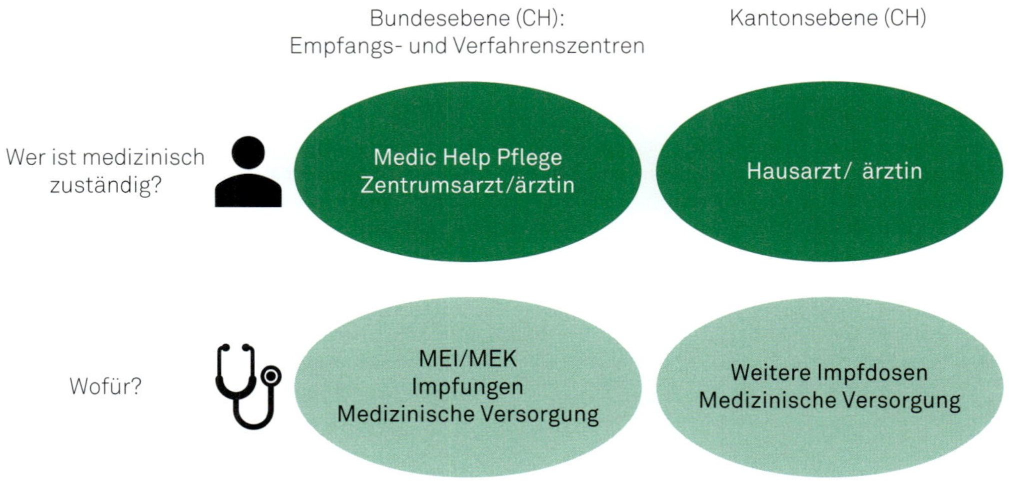

Abbildung 13-1: Zuständigkeiten auf Bundes- und Kantonsebene in der Schweiz.

Tabelle 13-2: Impfungen bei Erstkonsultation für ungeimpfte* AGS [17].

Altersgruppe	Impfung	Kommentar
2 Monate bis < 1 Jahr	DTP_a-IPV-Hib-HBV i.m. Pneumokokken i.m. MMR s.c. ab dem Alter von 9 Monaten**	
1–2 Jahre	DTP_a-IPV-Hib-HBV i.m. MMR s.c. Varizellen s.c. Pneumokokken i.m.	
3–4 Jahre	DTP_a-IPV-Hib-HBV i.m. MMR s.c. Varizellen s.c. Pneumokokken i.m.	
5–7 Jahre	DTP_a-IPV i.m. MMR s.c. Varizellen s.c.	
8–14 Jahre	dTp_a-IPV i.m. MMR s.c. Varizellen s.c.	
≥ 15 Jahre	dTp_a-IPV i.m. MMR s.c. Varizellen s.c.	• MMR nicht nötig für Personen, die vor 1964 geboren sind • Varizellen bei Personen < 40 Jahre
≥ 65 Jahre	dTp_a-IPV i.m. Influenza i.m. COVID-19-Impfung i.m. Herpes Zoster inaktiviert i.m.	
schwangere Frauen	dTp_a-IPV i.m.*** COVID-19-Impfung (mRNA-basiert)	• November–Februar: Influenza s.c. • HBV i.m. (falls seronegativ) • nach Entbindung: MMR und Varizellen • Nuvaxovid nicht empfohlen (Stand: 01/2023)

* AGS ohne schriftlich dokumentierte Impfungen werden als ungeimpft betrachtet

** bei Kontakt mit einem Masernfall, einem lokalen Ausbruch oder einer Epidemie in der Umgebung kann die 1. Dosis ab dem Alter von 6 Monaten gegeben werden; im Fall einer 1. Impfung zwischen 6 und 8 Monaten sollte eine 2. Dosis im Alter von 9 Monaten und eine 3. Dosis im Alter von 12 Monaten verabreicht werden

*** dTp_a für jede Schwangere ab dem 2. Trimenon unabhängig vom Pertussis-Impfstatus; das minimale Intervall zur letzten Tetanusimpfung beträgt 4 Wochen

DTP = Diphtherie/Tetanus/Pertussis (a = azellulär = nur Zellbestandteile mit inaktiviertem Pertussis-Toxin), dTp = Impfstoff mit reduzierten Anteilen von Diphtherie- und Pertussis-Impfstoff, IPV = inaktivierte Polio-Vakzine, Hib = *Haemophilus influenzae* Typ B, HBV = Hepatitis-B-Virus, MMR = Masern/Mumps/Röteln

Tabelle 13-3: Folge-Impfungen für ungeimpfte AGS nach Erstimpfungen gemäß Tabelle 13-2 [17].

Impfung	Alter bei Erstimpfung	totale Anzahl Dosen (Erstimpfung „0" und Folgeimpfungen) + Impfabstand (Monate)	Kommentar
Kinder-Sechsfach-Impfung	3–5 Monate	3 Dosen: 0, 2 sowie 3. Dosis nach 8 Monaten i.m.	Mindestabstand von 6 Monaten zwischen 2. und 3. Dosis
DTP$_a$-IPV-Hib-HBV	6–11 Monate	3 Dosen: 0, 1, 8 i.m.	
	1–3 Jahre	3 Dosen: 0, 2, 8 i.m.	
DTP$_a$-IPV-Hib**	4–7 Jahre	3 Dosen: 0, 2, 8 i.m.	Mindestabstand von 6 Monaten zwischen 2. und 3. Dosis
dT(p$_a$)-IPV	8–10 Jahre	3 Dosen: 0, 2 (dTp$_a$-IPV), 8 (dT-IPV) i.m.	
	ab 11 Jahre	3 Dosen: 0 (dTp$_a$-IPV), 2 und 8 (dT-IPV) i.m.	
MMR	9–11 Monate*	2 Dosen: 0, ≥ 1 s.c. (frühestens mit 12 Monaten)	• kontraindiziert bei Immungeschwächten und Schwangeren: Impfung nach Entbindung • beide Dosen können als Kombinationsimpfung MMRV gegeben werden
	≥ 12 Monate	2 Dosen: 0, ≥ 1 s.c.	
vor 1964 geboren keine Impfung			
Pneumokokken	3–5 Monate	3 Dosen: 0, 2, sowie 3. Dosis mit 12 Monaten i.m.	Mindestabstand von 6 Monaten zwischen 2. und 3. Dosis
	6–11 Monate	3 Dosen: 0, 1, 8 i.m.	
	12–23 Monate	2 Dosen: 0, 2 i.m.	
	24–59 Monate	1 Dosis i.m.	
Varizellen	12 Monate bis < 40 Jahre	2 Dosen: 0, ≥ 1 s.c.	• kontraindiziert bei Immungeschwächten und Schwangeren: Impfung nach Entbindung • beide Dosen können als Kombinationsimpfung MMRV gegeben werden
	ab 40 Jahre	keine Impfung außer bei Ausbruch	
Hepatitis B	4–10 Jahre	3 Dosen: 0, 1, ≥ 6 i.m.***	bei Kindern unter 4 Jahren ist Hepatitis B in Sechsfachimpfung enthalten
	11–15 Jahre	2 Dosen: 0, 4–6 i.m.****	
	ab 16 Jahre	3 Dosen: 0, 1, 6 i.m.****	

Tabelle 13-3: Fortsetzung

Impfung	Alter bei Erstimpfung	totale Anzahl Dosen (Erstimpfung „0" und Folgeimpfungen) + Impfabstand (Monate)	Kommentar
HPV	11–14 Jahre	2 Dosen: 0, 6 i.m.	Basisimpfung für Mädchen 11–14 Jahre, Nachholimpfung bis 19 Jahre; ergänzende Impfung für Frauen 20–26 Jahre sowie für Jungen und Männer 11–26 Jahre
	15–19 Jahre	3 Dosen: 0, 2, 6 i.m.	
Meningokokken ACWY	24 Monate (catch-up bis zum 5. Geburtstag)	1 Dosis i.m.	ergänzende Impfung gemäß Schweizerischem Impfplan; Konjugatimpfstoff verwenden
	11–15 Jahre (catch-up bis zum 20. Geburtstag)	1 Dosis i.m.	

* bei Kontakt mit einem Masernfall, einem lokalen Ausbruch oder einer Epidemie in der Umgebung kann die 1. Dosis ab dem Alter von 6 Monaten gegeben werden; im Fall einer 1. Impfung zwischen 6 und 8 Monaten sollte eine 2. Dosis im Alter von 9 Monaten und eine 3. Dosis im Alter von 12 Monaten verabreicht werden
** Nachholimpfungen gegen Hib sind bis einen Tag vor dem 5. Geburtstag empfohlen (1 Dosis)
*** monovalenter Kinder-Impfstoff (Engerix B 10 µg)
**** monovalenter Erwachsenen-Impfstoff (Engerix B 20 µg)
DTP = Diphtherie/Tetanus/Pertussis (a = azellulär = nur Zellbestandteile mit inaktiviertem Pertussis-Toxin), dTp = Impfstoff mit reduzierten Anteilen von Diphtherie- und Pertussis-Impfstoff, IPV = inaktivierte Polio-Vakzine, Hib = *Haemophilus influenzae* Typ B, HBV = Hepatitis-B-Virus, MMR = Masern/Mumps/Röteln, HPV = humanes Papillomavirus

Triage bezüglich aktueller Beschwerden vorgenommen. Den AGS wird auf freiwilliger Basis die erwähnte 1. Dosis (Tabelle 13-2) der Grundimmunisierung verabreicht. Seit der Einführung der allgemeinen Impfempfehlungen sind Varizellenausbrüche in den Bundesasylzentren mit hohen Impfraten praktisch verschwunden (persönliche Mitteilung P. Iseli und C. Staehelin). Die weiteren Impfdosen (Tabelle 13-3) werden je nach Aufenthaltsdauer noch im BAZ oder später auf kantonaler Ebene verabreicht.

13.4 Impfungen – praktische Prinzipien

13.4.1 Impfstoffe

Prinzipiell kommen 2 Arten von Impfstoffen zum Einsatz: attenuierte (abgeschwächte) Lebendimpfungen (Varizellen und Mumps/Masern/Röteln) und Totimpfstoffe (Diphtherie/Tetanus/Pertussis/Polio sowie die meisten anderen Impfstoffe wie Hepatitis B oder die Impfung gegen Pneumokokken, Meningokokken, Grippe, COVID-19 und gegen humane Papillomaviren.

13.4.2 Applikation

Lebendimpfstoffe sollten subkutan, Totimpfstoffe in der Regel intramuskulär verabreicht werden. Es können mehrere Impfungen (Faustregel: bis zu 6 „Spritzen“) zum gleichen Zeitpunkt verabreicht werden, vorgefertigte Impfampullen dürfen aber nicht mit einander gemischt werden, und der Impfabstand an der gleichen Extremität sollte mindestens 2,5 cm betragen (bis zu 3 pro Extremität).

13.4.3 Zeitliche Abstände

Lebendimpfstoffe sollten entweder gleichzeitig oder mit mindestens 1 Monat Abstand geimpft werden. Die empfohlenen Impfintervalle sind verbindlich einzuhaltende Minimalabstände. Wurden Zweit- oder Drittdosen nicht verabreicht, muss die Grundimmunisierung nicht wieder von vorne begonnen werden, sondern die noch verbleibenden Impfdosen sollen mit den entsprechenden Impfintervallen verabreicht werden – „jede Impfung zählt“.

13.4.4 Kontraindikationen

Allgemeine Kontraindikation ist eine schwere allergische Reaktion auf frühere Impfungen oder Impfbestandteile. Ansonsten gelten für Totimpfstoffe keine Einschränkungen.

Bei Lebendimpfungen gibt es die folgenden zusätzlichen Kontraindikationen:

- Schwangere Frauen – allerdings sind diese Kontraindikation eher theoretischer Natur; bisher sind keine Schädigungen des Fötus bekannt geworden, wenn schwangere Frauen unbeabsichtigt mit einem Lebendimpfstoff geimpft wurden. Eine Lebendimpfung während der Schwangerschaft ist somit keine Indikation für einen Schwangerschaftsabbruch [18, 19, 20].
- Personen unter einer Kortikosteroidtherapie (Prednison-Äquivalenzdosis von ≥ 20 mg/d für mindestens 2 Wochen und während mindestens einem Monat nach Beendigung dieser Therapie)
- Personen mit anderen Immunsuppressiva (Rücksprache nehmen mit jeweiligem Zentrumsarzt)
- HIV-Infektion, wenn CD4 < 200/µl bei Kindern ab 6. Lebensjahr und Erwachsenen oder < 15 % bei Kindern im Alter von 1–5 Jahren

Stillen ist keine Kontraindikation für die Gabe von Lebendimpfungen.

13.4.5 Schwangere Frauen

Schwangere Asylgesuchsstellerinnen sind eine besonders vulnerable Population. Eine Exposition gegenüber bestimmten Infektionskrankheiten kann zu ernsthaften fetalen Komplikationen führen – gut bekannt als Röteln-Embryopathiesyndrom oder kongenitales Varizellensyndrom. Eine Maserninfektion während der Schwangerschaft hat ein erhöhtes Risiko von Frühgeburtlichkeit oder verzögertem intrauterinem Wachstum. Impfungen mit attenuierten Lebendimpfstoffen sind während der Schwangerschaft kontraindiziert (s. o.). Deshalb wird empfohlen, die Immunität gegenüber Masern, Röteln und Varizellen bei jeder neu ankommenden Schwangeren in der Kollektivunterkunft serologisch zu erheben. Fehlt die Immunität gegenüber einem Erreger, wird die Schwangere entsprechend informiert und angehalten, sich umgehend an eine ärztliche Person zu wenden, sollte sie während der Schwangerschaft exponiert worden sein.

Im Fall eines Ausbruchs von Varizellen oder Masern im Zentrum sollten nicht immune Schwangere entsprechend eine passive Immunisierung [21] erhalten (spezifische Varizellen-Immunglobuline oder Standard-Immunglobuline im Fall von Masern) und in ein anderes Zentrum mit einem geringeren Expositionsrisiko verlegt werden. Im Fall einer Röteln-Exposition ist weder eine aktive noch eine passive

Immunisierung mit Immunglobulinen ein zuverlässiger Schutz gegen die eventuelle Entwicklung einer Röteln-Embryopathie [22].

Nach Niederkunft sollten die fehlenden Impfungen verabreicht werden.

13.5 Kurzporträts wichtiger impfpräventabler Erkrankungen

Im Folgenden werden 4 Krankheiten mit Potenzial zu rascher Übertragung in Gemeinschaftsunterkünften vorgestellt: Varizellen, Masern, Diphtherie und Meningokokken. Der Fokus liegt auf einer allgemeinen Information zum Erreger, Isolationsmaßnahmen bei Erkrankten und allgemeinen Maßnahmen bei Kontaktpersonen sowie auf Korrelaten der Immunität und Impfung. Im Wesentlichen beruhen die Angaben auf dem Manual „Empfehlungen für Impfungen sowie zur Verhütung und zum Ausbruchsmanagement von übertragbaren Krankheiten in den Asylzentren des Bundes und den Kollektivunterkünften der Kantone“ [17]. Spezifische Diagnostik und Therapie werden nicht thematisiert, diese sind von den jeweils zuständigen Ärzten im Kontext des zeitlichen Ablaufs der Infektion vorzunehmen und würden den Rahmen dieses Kapitels sprengen.

13.5.1 Varizellen (Varizella-Zoster-Virus)

Allgemeine Informationen

- Übertragung: Tröpfchen und Aerosole/Schmierinfektion
- R_0 = 7–11 (Tabelle 13-1)
- Symptome (Abbildung 13-2):
  - Bereits 2–3 Tage vor dem Exanthem treten meist allgemeine Symptome auf (Fieber, Kopfschmerzen, Myalgien).
  - Das Exanthem besteht aus kleinen Papeln bis Pusteln auf rotem Grund, die initial klare, dann trübe Flüssigkeit enthalten und stark jucken. Es beginnt an Kopf und Rumpf und breitet sich aus, Schleimhäute und Kopfhaut sind involviert. Typisch sind alle Stadien gleichzeitig vorhanden (von Papeln, Pusteln zu verkrusteten Läsionen) = „Sternenhimmel“. Die Läsionen verkrusten nach ca. 7 Tagen, die Krusten fallen innerhalb von 2–3 Wochen ab.
- Zeitraum, in dem der Erkrankte infektiös ist: 2 Tage vor Auftreten des Ausschlags bis alle Läsionen verkrustet sind (meist ca. 5–7 Tage)
- Epidemiologie: Alle Altersklassen können infiziert werden, wenn sie nicht immun sind. In der Schweiz sind vor allem Kinder betroffen. In den meisten Herkunftsländern der AGS ist die Seroprävalenz niedriger, sodass auch Adoleszente oder Erwachsene erkranken.

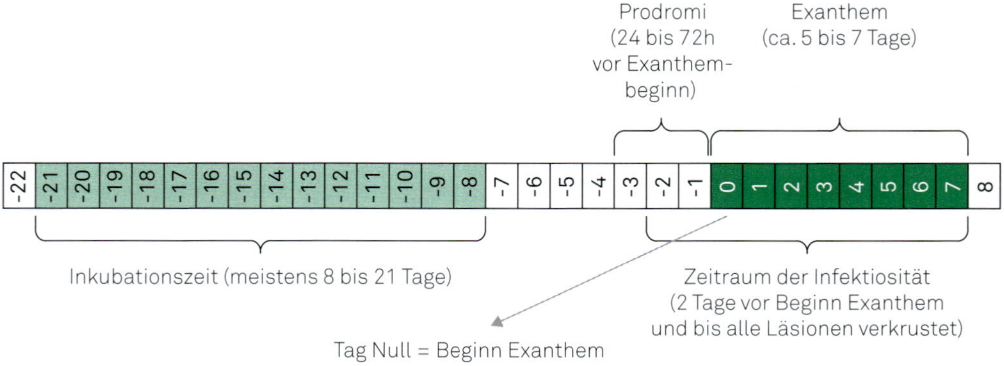

Abbildung 13-2: Zeitachse für Varizellen (eigene Darstellung basierend auf den Daten von [10]).

- Bevölkerungsgruppen mit erhöhter Komplikationsgefahr (Pneumonie/Meningoenzephalitis)
  - immunkompromittierte Personen (können ihre vorgängige Immunität verlieren unter der Immunsuppression/können postexpositionell keine aktive Immunisierung erhalten)
  - schwangere Frauen
  - Alter > 16 Jahre
- **Meldepflicht** an amtliche Stellen: keine

Immunität und Impfung

Impfung

- 2 Impfdosen im Abstand von mindestens 1 Monat schützen zu 98 %. Impfung bereits ab Alter > 12 Monate indiziert (Bemerkung: in der Schweiz bis 31.12.2022 Indikation für die Impfung bei der einheimischen Bevölkerung bei 11- bis 39-Jährigen, wenn keine Varizellen durchgemacht; seit 01.01.2023 allgemeine Empfehlung zur Impfung der 9- und 12-monatigen Kleinkinder)
- Populationsimmunität s. Tabelle 13-1
- Kontraindikation: Schwangerschaft, Immunsuppression, Kinder < 9 Monate, bekannte Allergie

Postexpositionell schützt eine Impfung, wenn verabreicht, innerhalb von 72 Stunden (max. bis 60 Stunden) nach letztem Kontakt mit dem Varizellenfall im Zeitraum von dessen Infektiosität.

Immunität

Als immun gilt, wer:

- 2 Impfdosen einer Varizellen-Impfung erhalten hat (mit mindestens 1 Monat Abstand)
- einen genügenden Varizellentiter hat

Als nicht immun gilt, wer:

- im Asylkontext anamnestische Angaben zur Impfung oder Krankheit macht – in diesem Kontext kann diese Angabe aufgrund sprachlicher Barrieren nicht genutzt werden [4] – im Gegensatz zur einheimischen Bevölkerung
- < 2 dokumentierte Impfdosen einer Varizellenimpung erhalten hat oder einen ungenügenden Varizellentiter aufweist

Isolation und Mundschutzmaßnahmen

- Der Patient wird bei Verdacht und spätestens ab Beginn des Exanthems in einem Einzelzimmer aerosol-isoliert oder zusammen mit der bereits exponierten Familie oder dem/den Zimmernachbarn untergebracht (eigenes WC, duschen oder baden nach allen anderen Heimbewohnern).
- Eine Entisolation ist frühestens möglich, wenn alle Läsionen verkrustet sind.
- Der Patient und mitisolierte Personen sollten bei Verlassen ihres Zimmers eine chirurgische Maske tragen.
- Nicht immune Personen (z. B. Personal, Besucher) sollten bei Betreten des Zimmers eine FFP2-Maske tragen. Bei Pflege des Erkrankten ist eine Schürze zu tragen.

Maßnahmen bei Kontaktpersonen

- Relevant sind nur Kontaktpersonen, die im Zeitraum der Infektiosität Kontakt mit dem Erkrankten hatten (≥ 1 Stunde im gleichen Raum gewesen).
- Serologie bei allen Kontaktpersonen (optional)
- Nicht immune Personen: postexpositionelle Impfung innerhalb von 72 Stunden (bis max 60 Stunden), wenn keine Kontraindikationen; Impfintervall s. o.
- Nicht immune Personen mit Kontraindikation zur Impfung: spezifische Varizellen- oder Standard-Immunglobuline max. 96 Stunden nach Exposition
- Isolation und Verlegungsstopp für 21 Tage (= Inkubationszeit) von nicht immunen Kontaktpersonen, wenn sie nicht innerhalb von 72 Stunden geimpft wurden oder innerhalb von 96 Stunden Immunglobuline erhalten haben.

13.5.2 Masern (Masernvirus)

Allgemeine Informationen

- Übertragung: Tröpfchen und Aerosole
- R_0 = 11–18 (Tabelle 13-1)
- Symptome (Abbildung 13-3):
  - Vor dem Exanthem treten meist bereits allgemeine Symptome auf (Fieber, Kopfschmerzen, Myalgien).
  - Das Exanthem beginnt mit kleinen Flecken (dominant makulär, aber auch makulopapulär) im Gesicht und am Stamm, breitet sich zentripetal aus und konfluiert (fließt zusammen). Typisch ist eine Konjunktivitis, Rhinitis, Husten, hohes Fieber sowie eine Rötung der Rachenhinterwand. Pathognomonisch, aber selten zu beobachten, ist eine fleckige Rötung der Mundschleimhaut (Koplik-Flecken).
- Epidemiologie: Alle Altersklassen können infiziert werden, wenn sie nicht immun sind.
- Bevölkerungsgruppen mit erhöhter Komplikationsgefahr:
  - immunkompromittierte Personen (können ihre vorgängige Immunität verlieren unter der Immunsuppression/können postexpositionell keine aktive Immunisierung erhalten)
  - schwangere Frauen
  - Kleinkinder < 3 Jahre
  - unterernährte Kinder (besonders ein Vitamin-A-Mangel ist assoziiert mit einer erhöhten Sterblichkeit)
- **Meldepflicht** an amtliche Stellen: innerhalb von 24 Stunden (in der Schweiz an Kantonsarzt)

Immunität und Impfung

Impfung

- 2 Impfdosen im Abstand von mindestens 1 Monat schützen zu 98 %.
- Populationsimmunität: wenn > 91–94 % der Bevölkerung immun sind (Tabelle 13-1)
- Kontraindikation: Schwangerschaft, Immunsuppression, Säuglinge < 6 Monate, bekannte Allergie

Postexpositionell schützt eine Impfung, wenn sie innerhalb von 72 Stunden nach Kontakt mit dem Masernverdachtsfall oder dem Auftreten des Hautausschlags beim Erkrankten verabreicht wurde.

Immunität

Als immun gilt, wer:

- 2 Impfdosen einer Masern-Impfung erhalten hat (mit mindestens 1 Monat Abstand)
- einen genügenden Maserntiter aufweist (in der Regel Masern-IgG > 500 IE/l)

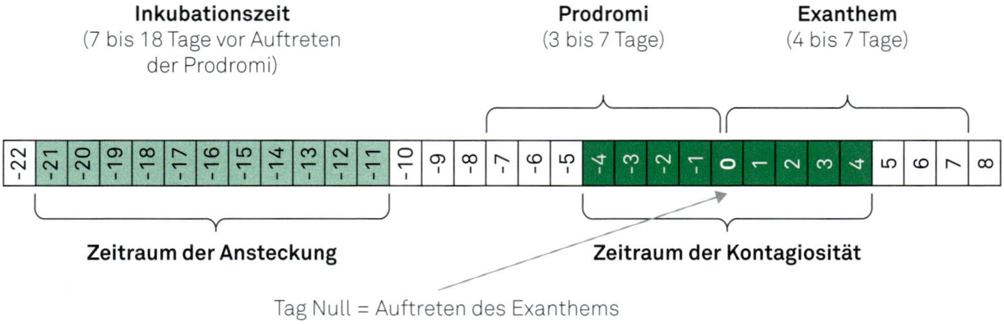

NB: Die angegebenen Zeitspannen gelten für die Mehrheit der Fälle; Ausnahmen sind allerdings möglich.

Abbildung 13-3: Zeitachse für Masern (eigene Darstellung basierend auf den Daten von [10]).

Als nicht immun gilt, wer:

- anamnestisch Masern gehabt hat, ohne dass dies sicher dokumentiert ist
- < 2 Impfdosen einer Masern-Impfung erhalten hat
- einen Masern-IgG-Titer < 500 IE/l hat

Isolation und Mundschutzmaßnahmen

- Der Patient muss bei Verdacht und spätestens ab Beginn des Exanthems in einem Einzelzimmer aerosol-isoliert oder zusammen mit seiner (bereits exponierten) Familie oder Zimmernachbarn untergebracht werden (eigenes WC, duschen oder baden nach allen anderen Heimbewohnern).
- Eine Entisolation ist frühestens ab dem 5. Tag nach Beginn des Exanthems möglich.
- Der Patient und mitisolierte Personen müssen bei Verlassen des Zimmers eine chirurgische Maske tragen.
- Nicht immune Personen (z. B. Personal, Besucher) müssen bei Betreten des Zimmers eine FFP2-Maske tragen.

Maßnahmen bei Kontaktpersonen

- Relevant sind nur Kontaktpersonen, die während 4 Tagen vor bis 4 Tagen nach Beginn des Exanthems Kontakt mit dem Erkrankten hatten (= im gleichen Raum gewesen zu sein genügt!)
- Serologie bei allen Kontaktpersonen (optional)
- Nicht immune Personen: postexpositionelle Impfung innerhalb von 72 Stunden (s. o.)
- Nicht immune Personen mit Kontraindikation zur Impfung: Standard-Immunglobuline innerhalb von 6 Tagen
- Isolation und Verlegungsstopp für 21 Tage (= Inkubationszeit) von nicht immunen Kontaktpersonen, wenn sie nicht innerhalb von 72 Stunden geimpft wurden oder innerhalb von 6 Tagen Immunglobuline erhalten haben

13.5.3 Diphtherie (*Corynebacterium diphtheriae*)

Allgemeine Informationen

- Übertragung: Tröpfchen (respiratorische Diphtherie) und Schmierinfektionen (Wunddiphtherie)
- R_0 = 4–5 (Tabelle 13-1)
- **wichtig: Toxin-Nachweis:**
- Bei einem *tox+* Nachweis in Rachen- oder Hautproben sollte eine antibiotische Therapie so schnell wie möglich begonnen und – bei Patienten mit respiratorischen Symptomen – im Krankenhaus eine Diphtherie-Antitoxingabe evaluiert werden (in der Schweiz über Armeeapotheke erhältlich). Außerdem müssen Kontaktpersonen untersucht und ggf. isoliert werden (s. u.).
  - Wenn *tox-negativ*, erübrigt sich die Evaluation einer Antitoxingabe.
- Symptome:
  - Die *respiratorische Diphtherie* tritt von der Nasen- bis zur Larynxschleimhaut auf mit einer Klinik wie eine schwere Angina. Auf den Tonsillen entwickeln sich weißlich-graue Beläge, die sich ausbreiten und als Komplikation zum Verschluss der Atemwege führen können. Typisch ist bellender Husten (Krupp) und eine starke Schwellung der zervikalen Lymphknoten mit teigigem Ödem des Halses (engl. „bull's neck").
  - Typisch für die *Hautdiphtherie* ist ein chronisches Ulkus mit sehr variabler Präsentation. Es ist, außer bei zusätzlicher Infektion mit anderen Erregern, wenig schmerzlos. Die Hautdiphtherie ist meist nicht assoziiert mit systemischen Symptomen.
  - Mögliche Komplikationen vor allem aufgrund der *Toxinwirkung* sind Myokarditis, Leber- und Nierenschädigung und Polyneuropathie. Sie sind bei respiratorischer und bei Hautdiphtherie möglich.
- Epidemiologie: weltweit. In der Schweiz ist seit Beginn der Impfung 1983 bis und mit

2012 nur ein Fall einer respiratorischen Diphtherie (2017) aufgetreten, sowie wenige Fälle kutaner Diphtherie bei AGS. In der zweiten Jahreshälfte 2022 kam es in den Asylstrukturen der Schweiz zu einer Häufung von toxinpositiven Haut- und Rachendiphtherie-Fällen sowie zu 4 Fällen von respiratorischer Diphtherie.
- Bevölkerungsgruppen mit erhöhter Komplikationsgefahr: ältere Personen, Kinder < 5 Jahre
- **Meldepflicht** an amtliche Stellen: innerhalb von 24 Stunden (in der Schweiz an Kantonsarzt)

Zeitachse

- Inkubationszeit 2–5 Tage (10–14 Tage bei respiratorischer Diphtherie)
- Beginn der Infektiosität: meist schon 7 Tage vor Auftreten der Symptome, kann evtl. Wochen dauern
- Ende der Infektiosität bei *tox*+ Stämmen: nach Beendigung der antibiotischen Therapie müssen 2 Abstriche im Abstand von 24 Stunden negativ sein

Impfung

- 3 bzw. 4 Grundimmunisierungsimpfungen in den ersten 12 Lebensmonaten, je nach nationalem Impfplan
- Boosterimpfungen:
  - 2 Dosen bis 15 Jahre
  - ab 25 Jahre alle 20 Jahre
  - ab 65 Jahre alle 10 Jahre
- Impfschutz nach Grundimmunisierung > 90 %, Schutzdauer 5–10 Jahre.
- Die Impfung schützt *nur* vor Toxinwirkung. Sie verhindert eine Kolonisation oder Infektion mit nicht toxigenen Diphtheriestämmen nicht.
- Populationsimmunität: wenn > 75–80 % der Bevölkerung immun sind (Tabelle 13-1)
- Kontraindikation: bekannte schwere Allergie auf frühere Impfungen

Eine postexpositionelle Impfung hat bei Diphtherie keinen prophylaktischen Effekt! Eine Booster-Impfung ist dennoch indiziert, wenn nach vollständiger Grundimmunisierung die letzte Impfung mehr als 10 Jahre zurückliegt. Grundimmunisierung komplettieren oder beginnen, wenn Kontaktpersonen nicht oder unvollständig geimpft sind.

Isolation und Mundschutzmaßnahmen (nur bei *tox*+ Indexfall!)

- Der Patient wird bei Verdacht oder spätestens ab Symptombeginn in einem Einzelzimmer oder zusammen mit (bereits exponierten) Familienmitgliedern oder Zimmernachbarn isoliert (eigenes WC, duschen oder baden nach allen anderen Heimbewohnern).
- Jeder Patient mit *tox*+ respiratorischer Diphtherie oder Toxin-Nachweis im Rachen bei Hautdiphtherie trägt bei Verlassen des Zimmers eine chirurgische Maske bis zum Ende der Infektiosität (s. o., Zeitachse).
- Nicht immune Personen (z. B. Personal, Besucher) tragen bei Betreten des Zimmers eine chirurgische Maske.

Maßnahmen bei Kontaktpersonen (nur bei *tox*+ Indexfall!)

- Wichtig sind nur Kontaktpersonen, die mit dem Indexfall relevanten Kontakt hatten ab 7 Tage vor dessen Symptombeginn und bis dieser wieder entisoliert werden konnte.
- Relevanter Kontakt bedeutet:
  - Kontaktperson ist mit dem Indexfall mit respiratorischer *tox*+ Diphtherie im gleichen Raum gewesen oder hat mit Indexfall gesprochen
  - Kontaktperson hat Kontakt mit Wunde des Indexfalls mit *tox*+ Hautdiphtherie gehabt (inkl. Wundpflege) oder wohnt im gleichen Zimmer
- bei allen Kontaktpersonen: Nasen-Rachen-Abstrich für *C. diphtheriae*

- bei *tox*+ respiratorischer Diphtherie beim Indexfall: Kontaktpersonen beginnen antibiotische Prophylaxe vor Kenntnis ihres Abstrichresultates
  - Kontaktperson ist asymptomatisch und wird *tox*+ getestet: antibiotische Prophylaxe; Kontaktperson wird ebenfalls isoliert, Kontrollabstriche nach Ende der antibiotischen Therapie, und ihre Kontaktpersonen müssen untersucht werden
  - kein Toxinnachweis: Prophylaxe zu Ende nehmen; keine weiteren Maßnahmen
- bei *tox*+ Hautdiphtherie beim Indexfall: antibiotische Prophylaxe nur beginnen, wenn Rachenabstrich von Kontaktperson *C. diphtheriae tox*+ ist
- Kontaktisolation nicht nötig, wenn Wunde ganz abgedeckt werden kann
- Verlegung von *tox*+ Patienten möglich, sobald Ende der Infektiosität (s.o., Zeitachse)
- Verlegung von Kontaktpersonen von *tox*+ Patienten 2 Tage nach Beginn der Chemoprophylaxe und bei negativem Abstrich

13.5.4 Meningokokken-Meningitis (*Neisseria meningitidis*)

Allgemeine Informationen

- Übertragung: Tröpfchen (ca. 10 % der Bevölkerung können Träger von *N. meningitidis* auf den Nasenschleimhäuten sein – altersabhängig niedriger bei kleinen Kindern, aber bis 25 % bei Teenagern)
- R_0 = 1–1,5 (Trotter; Am J Epidemiol 2005)
- Symptome: Sepsis (Meningokokkämie) kann fulminant zu hohem Fieber, Kreislaufversagen, Hautnekrosen, Koma führen. Die Meningitis (Hirnhautentzündung) verläuft meist ohne Sepsis und hat eine bessere Prognose. Allerdings ist auch die Meningitis ein sehr schweres Krankheitsbild mit hohem Fieber, Kopfschmerzen, Nackensteifigkeit, Wesensveränderungen, Koma, Krampfanfällen und Übelkeit.
- schnellstmögliche Einweisung bei Verdacht
- Epidemiologie:
  - weltweit: höchste Inzidenz mit epidemischem Auftreten in der Sahelzone, dem sog. Meningitisgürtel
  - in der Schweiz: höchste Inzidenz bei Kleinkindern < 12 Monate und bei Teenagern
- Bevölkerungsgruppen mit erhöhter Komplikationsgefahr: Personen nach Milzentfernung sowie Personen mit spezifischer Immunschwäche (z.B. Komplementstörungen)
- **Meldepflicht** an amtliche Stellen: innerhalb von 24 Stunden (in der Schweiz an Kantonsarzt)

Zeitachse

- Inkubationszeit 2–10 Tage (meist 3–4 Tage)
- Dauer der Infektiosität: Beginn 10 Tage vor Auftreten der Symptome bis 24 Stunden nach Start einer wirksamen antibiotischen Therapie

Immunität und Impfung

- Es gibt keine bleibende Immunität nach durchgemachter Meningokokkeninfektion, Personen können in ihrem Leben mehrmals daran erkranken.
- Impfung: Kombinationsimpfung gegen die 4 häufigsten der insgesamt 13 Serotypen
- empfohlene ergänzende Impfung auch für Personen ohne spezifisch erhöhtes Risiko in den folgenden Altersgruppen:
  - 2 Jahre: 1 Dosis MCV-ACWY (Nachholimpfung bis zum 5. Geburtstag)
  - 11–14/15 Jahre: 1 Dosis MCV-ACWY (Nachholimpfung bis zum 20. Geburtstag)
- Risikopersonen [17]: 2 Dosen im Abstand von 1 Monat und alle 5 Jahre bei weiter bestehendem Risiko

Isolation und Mundschutzmaßnahmen

- Tröpfchenisolation bei Verdacht
- Mundschutz bei Verlassen des Zimmers – grundsätzlich muss aber ein Patient mit Verdacht auf Meningokokkämie oder Meningitis stationär behandelt werden.

Maßnahmen bei Kontaktpersonen

- Nur enge Kontaktpersonen sind gefährdet nach Exposition auch zu erkranken = Familienmitglieder und andere Personen, die während der Dauer der Infektiosität mit dem Erkrankten im gleichen Haushalt lebten, im gleichen Zimmer geschlafen haben oder mit deren Nasen- oder Rachensekreten in Kontakt kamen (intimes Küssen, Reanimation, Intubation).
- Betreuungs- oder Pflege-/Medizinalpersonal gehört nicht zu engen Kontaktpersonen, außer nach Reanimation/Intubation ohne Tragen eines Mundschutzes.
- Enge Kontaktpersonen müssen nicht isoliert werden.
- Postexpositionelle Maßnahmen bei engen Kontaktpersonen:
  - Einnahme einer einmaligen Dosis eines Antibiotikums (Ciprofloxacin für Kinder und Erwachsene/Ceftriaxon bei schwangeren oder stillenden Frauen)
  - Impfung mit dem quadrivalenten Impfstoff MCV-ACWY (Menveo oder Nimenrix) altersadaptiert (s. Immunität und Impfung)

Literatur

1. Hargreaves S, Nellums LB, Ravensbergen SJ, et al. On Behalf Of The ESGITM Working Group On Vaccination In Migrants. Divergent approaches in the vaccination of recently arrived migrants to Europe: a survey of national experts from 32 countries, 2017. Euro surveillance: bulletin Europeen sur les maladies transmissibles = European communicable disease bulletin. 2018;23(41):1700772.
2. de Valliere S, Cani N, Grossenbacher M, et al. Comparison of two strategies to prevent varicella outbreaks in housing facilities for asylum seekers. International Journal of Infectious Diseases. 2011;15(10):e716–721. https://doi.org/10.1016/j.ijid.2011.06.001
3. Takla A, Barth A, Siedler A, et al. Measles outbreak in an asylum-seekers' shelter in Germany: comparison of the implemented with a hypothetical containment strategy. Epidemiology and infection. 2012;140(9):1589–1598. https://doi.org/10.1017/S0950268811002597
4. Vairo F, Di Bari V, Panella V, et al. An outbreak of chickenpox in an asylum seeker centre in Italy: outbreak investigation and validity of reported chickenpox history, December 2015–May 2016. Euro surveillance: bulletin Europeen sur les maladies transmissibles = European communicable disease bulletin. 2017;22(46):17-00020.
5. Werber D, Hoffmann A, Santibanez S, et al. Large measles outbreak introduced by asylum seekers and spread among the insufficiently vaccinated resident population, Berlin, October 2014 to August 2015. Euro surveillance: bulletin Europeen sur les maladies transmissibles = European communicable disease bulletin. 2017; 22(34):30599.
6. Fine P, Eames K, Heymann DL. „Herd immunity": a rough guide. Clinical infectious diseases: an official publication of the Infectious Diseases Society of America. 2011;52(7):911–916. https://doi.org/10.1093/cid/cir007
7. Fine P, Mulholland K. Community Protection. In: Orenstein WA, Offit PA, Edwards KM, Plotkin SA, editors. Plotkin's Vaccines. 7th ed. Amsterdam: Elsevier; 2017. Chapter 77.
8. Plans-Rubio P. Evaluation of the establishment of herd immunity in the population by means of serological surveys and vaccination coverage. Human vaccines & immunotherapeutics. 2012; 8(2):184–188. https://doi.org/10.4161/hv.18444
9. Staehelin C, Chernet A, Sydow V, et al. Seroprotection rates of vaccine-preventable diseases among newly arrived Eritrean asylum seekers in Switzerland: a cross-sectional study. Journal of Travel Medicine. 2019;26(6):taz035. https://doi.org/10.1093/jtm/taz035
10. Bundesamt für Gesundheit (BAG), Eidgenössische Kommission für Impffragen (EKIF), Schweizerische Gesellschaft für Gynäkologie und Geburtshilfe (SGGG). Impfung von Frauen im gebärfähigen Alter gegen Röteln, Masern, Mumps und Varizellen (Stand: März 2019). Bern, Sursee: BAG, EKIF, SGGG; 2006 [abgerufen am 27.07.2023]. Verfügbar unter: https://www.bag.admin.ch/dam/bag/de/dokumente/mt/i-und-b/richtlinien-empfehlungen/empfehlungen-risikogruppen-risikosituationen/mmr-varizellen-empfehlung-impfung-frauen-gebaerfaehigem-alter.pdf.download.pdf/mmr-vari

zellen-empfehlung-impfung-frauen-gebaerfaehigem-alter-de.pdf

11. Freidl GS, Tostmann A, Curvers M, et al. Immunity against measles, mumps, rubella, varicella, diphtheria, tetanus, polio, hepatitis A and hepatitis B among adult asylum seekers in the Netherlands, 2016. Vaccine. 2018;36(12):1664–1672. https://doi.org/10.1016/j.vaccine.2018.01.079
12. Ceccarelli G, Vita S, Riva E, et al. Susceptibility to measles in migrant population: implication for policy makers. Journal of Travel Medicine. 2018;25(1):10.1093/jtm/tax080. https://doi.org/10.1093/jtm/tax080
13. Jablonka A, Behrens GM, Stange M, et al. Tetanus and diphtheria immunity in refugees in Europe in 2015. Infection. 2017;45(2):157–164. https://doi.org/10.1007/s15010-016-0934-7
14. Jablonka A, Happle C, Wetzke M, et al. Measles, Rubella and Varicella IgG Seroprevalence in a Large Refugee Cohort in Germany in 2015: A Cross-Sectional Study. Infectious diseases and therapy. 2017;6(4):487–496. https://doi.org/10.1007/s40121-017-0169-7
15. Robert-Koch-Institut (RKI). Empfehlung des Robert-Koch-Instituts. Konzept zur Umsetzung frühzeitiger Impfungen bei Asylsuchenden nach Ankunft in Deutschland. Epidemiologisches Bulletin. 2015;41:439–444. Verfügbar unter:https://www.rki.de/DE/Content/Infekt/EpidBull/Archiv/2015/Ausgaben/41_15.pdf?__blob=publicationFile
16. Bundesamt für Gesundheit (BAG), Staatssekretariat für Migration (SEM). Gesundheitsversorgung für Asylsuchende in Asylzentren des Bundes und in den Kollektivunterkünften der Kantone. Bern: BAG, SEM; 2017 [abgerufen am 16.11.2022]. Verfügbar unter: https://www.bag.admin.ch/dam/bag/de/dokumente/mt/i-und-i/gesundheitsversorgung-asyl/konzept-bag-sem.pdf.download.pdf/konzept-bag-sem-de.pdf
17. Eidgenössische Kommission für Impffragen (EKIF), Bundesamt für Gesundheit (BAG). Schwiezerischer Impfplan (Stand: 22.02.2023). Bern: EKIF, BAG; 2023 [abgerufen am 27.07.2023]. Verfügbar unter: https://www.bag.admin.ch/dam/bag/de/dokumente/mt/i-und-b/richtlinien-empfehlungen/neue-empfehlungen/schweizerischer-impfplan.pdf.download.pdf/schweizerischer-impfplan-de.pdf
18. Bozzo P, Narducci A, Einarson A. Vaccination during pregnancy. Canadian family physician Medecin de famille canadien. 2011;57(5):555–557.
19. White SJ, Boldt KL, Holditch SJ, et al. Measles, mumps, and rubella. Clinical obstetrics and gynecology. 2012;55(2):550–559. https://doi.org/10.1097/GRF.0b013e31824df256
20. Wilson E, Goss MA, Marin M, et al. Varicella vaccine exposure during pregnancy: data from 10 Years of the pregnancy registry. Journal of Infectious Diseases. 2008;197 Suppl 2:S178–S184. https://doi.org/10.1086/522136
21. Bundesamt für Gesundheit (BAG), Eidgenössische Kommission für Impffragen (EKIF). Richtlinien und Empfehlungen. Empfehlungen zur Prävention von Masern, Mumps und Röteln (MMR). In: BAG, Hrsg. Bulletin März 2019 (Stand 16.11.2021). Bern: BAG; März 2019 [abgerufen am 27.07.2023]. Verfügbar unter: https://www.bag.admin.ch/dam/bag/de/dokumente/mt/i-und-b/richtlinien-empfehlungen/empfehlungen-spezifische-erreger-krankheiten/mmr-varizellen/praevention-masern-mumps-roeteln.pdf.download.pdf/praevention-masern-mumps-roeteln-de.pdf
22. Robert-Koch-Institut (RKI). Röteln. Präventive Maßnahmen bei Röteln. In: RKI, Hrsg. RKI-Ratgeber Röteln. Letzte Aktualisierung 20.03.2019. Berlin: RKI; 2019 [abgerufen am 16.11.2022]. Verfügbar unter: https://www.rki.de/DE/Content/Infekt/EpidBull/Merkblaetter/Ratgeber_Roeteln.html#doc2394074bodyText16

14 Chronische Krankheiten

14.1 Kardiovaskuläre Erkrankungen bei Flüchtlingen und Migranten

Susanna Grego, Matthias Wilhelm,
Stefanos Demertzis

Um kardiovaskuläre Erkrankungen bei Flüchtlingen und Migranten richtig behandeln zu können, ist der unterschiedliche Status dieser Population zu berücksichtigen. Oft war sie lebensbedrohlichen Bedingungen ausgesetzt und litt unter Hunger, einer fehlenden Gesundheitsversorgung und posttraumatischen Belastungsstörungen. Flüchtlinge sind tendenziell in einem schlechteren Gesundheitszustand, erhalten aber aufgrund internationaler Vereinbarungen oft eine umfassende medizinische Versorgung. Ähnlich sollte bei neu Eingewanderten vorgegangen werden. Ihre Gesundheitsversorgung unterliegt jedoch den unterschiedlichen Bestimmungen in den verschiedenen Aufnahmeländern, in denen je nach sozioökonomischem Status, örtlichen gesundheits- und allgemeinpolitischen Strategien große Unterschiede bezüglich des Zugangs zur Gesundheitsversorgung bestehen. Ein weiterer zu berücksichtigender Punkt ist, dass ein zuverlässiger Vergleich des Managements von Inzidenzen und Ergebnissen akuter kardiovaskulärer Erkrankungen zwischen Migranten und der einheimischen Bevölkerung europäischer Länder aufgrund von oft uneinheitlichen bzw. fehlenden adäquaten Datenregistern schwierig ist.

Ethnische Minderheiten machen einen zunehmenden Anteil der Bevölkerung in vielen einkommensstarken Ländern aus. Um kardiovaskuläre Erkrankungen (KVE) von Flüchtlingen und Migranten präziser analysieren zu können, sollten diese in 2 Gruppen unterteilt werden: Erkrankungen, die sich im Aufnahmeland entwickeln, und Erkrankungen, die aus dem Herkunftsland mitgebracht werden [1, 2].

14.1.1 Kardiovaskuläre Erkrankungen, die sich im Aufnahmeland entwickeln

Das Risikofaktorprofil für die Entwicklung einer kardiovaskulären Erkrankung in der Migrantenpopulation bestimmt ihr Risiko für die spätere Entwicklung einer atherosklerotischen kardiovaskulären Erkrankung im Aufnahmeland. Sowohl in Ländern mit einem niedrigen als auch in Ländern mit mittleren und hohen Einkommen sind neun potenziell veränderbare Verhaltensweisen und kardiovaskuläre Risikofaktoren für den größten Teil des bevölkerungsbezogenen Risikos eines Herzinfarktes oder Schlaganfalls verantwortlich, unabhängig von Geschlecht und Altersgruppe. Diese sind: Rauchen, Bewegungsmangel, ungesunde Ernährungsgewohnheiten, Alkoholmissbrauch, Adipositas, psychische Faktoren, Diabetes mellitus, Dyslipidämien und arterielle Hypertonie [3, 4].

Das kardiovaskuläre Risikoprofil von Migranten wird von weiteren Faktoren wie ethnischer Identität, genetischen Merkmalen und Aufenthaltsdauer im Aufnahmeland bestimmt. Junge Migranten aus Eritrea, die in die Schweiz kommen, haben in der Regel ein niedrigeres kardiovaskuläres Risikoprofil als die einheimische Bevölkerung [5], während die Belastung durch kardiovaskuläre Risikofaktoren und die Krankheitsprävalenz bei Migranten aus Syrien [6] und Südasien [7, 8] signifikant höher ist. Die Prävalenz der koronaren Herzkrankheit (KHK) ist bei Migranten aus Südasien 1,5- bis 2-mal höher als bei alters- und geschlechtsangepassten Europäern. Vermehrte abdominelle Adipositas, mehr Körperfett sowie eine erhöhte Belastung durch Typ-2-Diabetes und Dyslipidämien scheinen die primären Faktoren für die signifikante KHK-Belastung bei Südasiaten zu sein [7]. Es ist möglich, dass die kulturelle Anpassung an die Lebensweise im Aufnahmeland (Akkulturation) die KHK-Belastung von Migranten verändert. Bei der Gruppe japanischstämmiger US-Amerikaner, die sehr traditionell lebt, war die KHK-Prävalenz so niedrig wie in Japan. Bei der Gruppe jedoch, die sich am stärksten an die westliche Kultur angepasst hatte, war die KHK-Prävalenz 3- bis 5-mal so hoch [9]. Der sog. „Healthy Migrant“-Effekt [10] nimmt bei zunehmender Akkulturation möglicherweise ab, da die Kultur in einkommensstarken Aufnahmeländern eine ungesundere Ernährung, Gewichtszunahme und kardiometabolische Erkrankungen eher fördert als die Kultur im Herkunftsland. Dies scheint besonders für Männer zu gelten, wobei eine schnelle Umstellung der Ernährung und Bewegungsmangel wahrscheinlich dazu beitragen [11].

In vielen Studien wurden der Gesundheitszustand und die Krankheitshäufigkeit in Populationen verschiedener Länder verglichen; Kriterien waren Bildungschancen, Einkommensverteilung [1] oder Sterblichkeitsraten aufgrund von kardiovaskulären Erkrankungen in verschiedenen ethnischen Gruppen [2].

In Ontario, Kanada, wurde 2015 eine Studie zur Inzidenz von größeren kardiovaskulären Ereignissen bei Migranten (CANHEART-Studie) der ersten Generation im Alter von 30 bis 74 Jahren aus 8 größeren ethnischen Gruppen und 201 Herkunftsländern im Vergleich zur Inzidenz in einer Referenzgruppe von Langzeiteinwohnern Ontarios durchgeführt. Die 10-Jahres-Inzidenz bedeutender kardiovaskulärer Ereignisse war unter den Migranten um 30 % niedriger. Bei ostasiatischen Migranten war die Inzidenz insgesamt am niedrigsten, stieg aber, je länger sie in Kanada lebten. Bei südasiatischen Migranten und Einwanderern aus dem Irak und aus Afghanistan waren die Ereignisraten am höchsten. Die Berücksichtigung der üblichen Risikofaktoren verringerte zwar die Unterschiede im kardiovaskulären Risiko zwischen verschiedenen ethnischen Gruppen und den Langzeiteinwohnern, beseitigte sie aber nicht [12]. Auch in einer großen dänischen Kohortenstudie war die Inzidenz von kardiovaskulären Ereignissen und Schlaganfällen bei in Dänemark lebenden Migranten tendenziell niedriger als bei in Dänemark geborenen Menschen. Bei Migranten, deren Familien zusammengeführt worden waren, war die Inzidenz akuter Myokardinfarkte niedriger, bei Flüchtlingen hingegen nicht. Generell war die Überlebensrate bei allen Migranten höher als bei in Dänemark geborenen Patienten [13]. In einer 2009 veröffentlichten spanischen Studie waren die Sterblichkeitsraten durch kardiovaskuläre Erkrankungen bei in Nordafrika und Südamerika Geborenen niedriger, bei in Asien und der Karibik Geborenen höher und bei Migranten aus Sub-Sahara-Afrika besonders hoch im Vergleich zur Sterblichkeitsrate der in Spanien geborenen Bevölkerung [14]. Ein einheitlicherer Unterschied ist festzustellen, wenn zwischen Schlaganfällen und koronaren Herzkrankheiten differenziert wird. Im Fall des Schlaganfalls war bei in Großbritannien lebenden Migranten aus Westafrika, bei in den Niederlanden lebenden Migranten aus Suriname und den Antillen sowie bei Dunkelhäutigen in den USA übereinstimmend eine höhere Mortalität zu beobachten. Der wahrscheinlichste Grund hierfür ist eine Hypertonie aufgrund von genetischen oder umweltassoziierten Faktoren.

Eine neuere Studie verweist darauf, dass Daten von Kohorten immer häufiger dazu genutzt werden, um die Auswirkungen unterschiedlicher nationaler Integrationsstrategien zu beurteilen [15]. Dabei sind verschiedene Aspekte wie Migrationstrends (in Wellen verlaufend oder kontinuierlich), Auswirkungen des Aufenthalts im Aufnahmeland und Strategien der Rückmigration zu berücksichtigen, um zu vermeiden, dass die falschen Unterschiede in der Vorgehensweise des Aufnahmelandes in den Mittelpunkt gestellt werden.

Tatsächlich ist eine präzise Analyse des Überlebens und der Inzidenz einer sich entwickelnden kardiovaskulären Erkrankung bei Migranten äußerst komplex. Einbezogen werden müssen die unterschiedliche Art der Migration (Migranten oder Flüchtlinge), Aufnahmebedingungen, überlebte Jahre im Aufnahmeland und Sozialpolitik des Aufnahmelandes. Und schließlich sind die Politik der Zurückführung in das Herkunftsland und die Gründe dafür zu berücksichtigen. Die Entscheidung zur Rückkehr kann von der wiederhergestellten Stabilität im Herkunftsland, dem Wunsch nach einer Versorgung in der Heimat, aber auch von einer fehlgeschlagenen Integrationspolitik und einer daraus resultierenden unmöglichen Anpassung an das Leben im Aufnahmeland beeinflusst sein.

Aufgrund der komplexen und multifaktoriellen Gesundheitsprobleme von Flüchtlingen und Migranten werden sich Ärzte, Pflegende und andere im Gesundheitswesen Tätige primär auf akute Probleme wie Traumata, Schmerzen, Infektionen und psychische Erkrankungen konzentrieren [16]. Jedoch ist jeder Kontakt mit einem Migranten auch eine günstige Gelegenheit zur Bewertung des kardiovaskulären Risikos. Eine solche wird bei allen Menschen mit einem erhöhten kardiovaskulären Risiko empfohlen; dazu zählen Personen mit einer Familienanamnese für eine frühzeitig auftretende kardiovaskuläre Erkrankung oder familiäre Hypercholesterinämie, mit wesentlichen Risikofaktoren (wie Rauchen, hoher Blutdruck, Diabetes mellitus oder erhöhte Blutfettwerte) oder mit Begleiterkrankungen, die das kardiovaskuläre Risiko erhöhen [17]. Einzubeziehen ist evtl. auch das kardiovaskuläre Risiko von Männern > 40 und von Frauen > 50 Jahre bzw. nach der Menopause ohne bekannte kardiovaskuläre Risikofaktoren [17].

Die Beurteilung des kardiovaskulären Risikos insgesamt mithilfe eines Instruments zur Risikobewertung wird für Erwachsene ab 40 Jahren empfohlen, wenn sie nicht aufgrund einer dokumentierten kardiovaskulären Erkrankung, eines Diabetes mellitus, einer Nierenerkrankung oder eines stark erhöhten einzelnen Risikofaktors automatisch als Personen mit einem hohen oder sehr hohen Risiko eingestuft werden [17].

Instrumente zur Risikobewertung nutzen in der Regel eine Reihe leicht erfassbarer Variablen (z.B. Geschlecht, Alter, Rauchstatus, Blutdruck, Lipidprofil oder BMI), um das 10-Jahres-Risiko einer tödlichen und/oder nicht tödlichen kardiovaskulären Erkrankung zu berechnen. Der viel verwendete ESC-SCORE (in der Schweiz mit einer Grafik für Regionen mit niedrigem Risiko) [17] ist für Migranten außereuropäischer Herkunft nicht geeignet. Die Weltgesundheitsorganisation (WHO) hat Grafiken zur Vorhersage des Risikos für kardiovaskuläre Erkrankungen für 21 Regionen weltweit entwickelt, evaluiert und illustriert, die bereits aktualisiert und validiert wurden [18]. Die WHO-Risikografiken sind Teil des spezifischen Pakets HEARTS zum Management von kardiovaskulären Erkrankungen in der primären Gesundheitsversorgung [19]. Allerdings ist es möglich, dass die KVE-Risikografik der WHO das kardiovaskuläre Risiko von langfristig in Großbritannien lebenden Südasiaten unterschätzt, wenn man die Ergebnisse mit denen des Risikokalkulators für die britische Gesellschaft (auf der Basis des Risikokalkulators QRISK [20]) vergleicht, der die ethnische Zugehörigkeit mit einbezieht [21]. Dies macht deutlich, wie wichtig es ist, die Akkulturation bei der Bewertung des kardiovaskulären Risikos von Langzeitmigranten zu berücksichtigen [9, 11]. Wie bereits erwähnt, ist die Bestimmung des kardiovaskulären Risikos bei Migranten mit Diabetes mellitus nicht notwendig, da diese Personen automatisch als solche mit hohen oder sehr hohem Risiko eingestuft werden [17].

Tabelle 14-1 beinhaltet die Zusammenfassung der Empfehlungen zum Management des kardiovaskulären Risikos in der Primärversorgung.

14.1.2 Kardiovaskuläre Erkrankungen, die aus dem Herkunftsland mitgebracht wurden

Aufgrund ihrer niedrigen Inzidenz und den begrenzten Erfahrungen damit sind systemische Erkrankungen infektiöser Natur in hochentwickelten Ländern heute eher ein wenig beachtetes Spezialgebiet. Doch was in westlichen Ländern als selten oder fast eliminiert gilt, kann im Rest der Welt tatsächlich häufig sein. Migrationswellen und damit einhergehende mögliche kardiovaskuläre Komplikationen stellen uns nicht nur vor enorme wirtschaftliche Herausforderungen, sondern zwingen uns auch dazu, uns erneut mit ihnen und den damit verbundenen diagnostischen und therapeutischen Maßnahmen zu beschäftigen.

Tabelle 14-1: Empfehlungen zum Management des kardiovaskulären Risikos (übernommen und modifiziert nach WHO PEN Protocol 1) [19].

Kriterium	Details
Risikobewertung	Wählen Sie ein geeignetes Instrument zur Bewertung des kardiovaskulären Risikos unter Berücksichtigung des Herkunftslandes, der ethnischen Zugehörigkeit und der Aufenthaltsdauer im Aufnahmeland, z. B.: • regionsspezifische KVE-Risikografiken der WHO [18] für Migranten, die erst kürzlich im Aufnahmeland angekommen sind • Risikokalkulator QRISK3 [20] für Migranten, die schon mehrere Jahre im Aufnahmeland leben Beurteilen Sie das 10-Jahres-Risiko für nicht tödliche und tödliche KVE auf der Basis von multivariaten Modellen.
Risiko einer kardiovaskulären Erkrankung < 10 %	• Beraten Sie Ihre Patienten zu Ernährung, körperlicher Aktivität, Raucherentwöhnung und Vermeidung eines schädlichen Alkoholkonsums. • bei einem Risiko < 5 %: Nachkontrolle in 12 Monaten • bei einem Risiko von 5 % bis < 10 %: Nachkontrolle alle 3 Monate, bis die Ziele erfüllt sind, danach alle 6–9 Monate
Risiko einer kardiovaskulären Erkrankung 10–20 %	• Beraten Sie Ihre Patienten zu Ernährung, körperlicher Aktivität, Raucherentwöhnung und Vermeidung eines schädlichen Alkoholkonsums. • bei anhaltend erhöhtem Blutdruck ≥ 140/90 mmHg evtl. Gabe von Medikamenten (s. u.). • Nachkontrolle alle 3–6 Monate
Risiko einer kardiovaskulären Erkrankung > 20 %	• Beraten Sie Ihre Patienten zu Ernährung, körperlicher Aktivität, Raucherentwöhnung und Vermeidung eines schädlichen Alkoholkonsums. • bei anhaltend erhöhtem Blutdruck ≥ 130/80 mmHg evtl. Gabe von Medikamenten (s. u.) • erwägen Sie eine lipidsenkende Therapie (s. u.) • Nachkontrolle alle 3 Monate; wurde das KV-Risiko nach 6 Monaten Nachkontrolle nicht gesenkt, erfolgt die nächste Stufe

Tabelle 14-1: Fortsetzung

Kriterium	Details
Patienten-Management	Erwägen Sie eine medikamentöse Therapie für folgende Patientengruppen: • für alle Patienten mit manifestem Diabetes mellitus oder manifester KVE (koronare Herzkrankheit, Myokardinfarkt, transitorische ischämische Attacke, zerebrovaskuläre Erkrankung oder periphere Gefäßkrankheit), Nierenkrankheit und für Patienten mit nicht tödlichem und tödlichem KVE-Risiko von > 20 % • für alle Patienten mit Albuminurie, Retinopathie und linksventrikulärer Hypertrophie • für alle Patienten mit anhaltend erhöhtem Blutdruck ≥ 160/100 mmHg • für alle Patienten mit einem Gesamtcholesterinwert von ≥ 8 mmol/l (320 mg/dl)
	Maßnahmen bei den Nachkontrollen: • Fragen Sie nach neuen Symptomen, Befolgen der Ratschläge zu Tabak- und Alkoholkonsum, körperlicher Aktivität, gesunder Ernährung, Medikamenten etc. • körperliche Untersuchung • erneute Bewertung des KV-Risikos • Überweisung an einen Facharzt für KVE, falls erforderlich • Beratung und Behandlung gemäß Protokoll
	Konsultieren Sie die Leitlinien zum Management von Lebensweise, kardiovaskulären Risikofaktoren und vermuteter oder manifester KHK: • zum Management der Lebensweise siehe 2016 Europäische Leitlinien zur Prävention kardiovaskulärer Erkrankungen in der klinischen Praxis [11] (Update 2021) • zum Management einer Hypertonie siehe 2018 ESC/ESH-Leitlinien zum Management einer arteriellen Hypertonie [22] • zum Management von Dyslipidämien siehe 2019 ESC/EAS-Leitlinien zum Management von Dyslipidämien [23] • zum Management von Diabetes mellitus siehe 2019 ESC-Leitlinien zu Diabetes, Prädiabetes und kardiovaskulären Erkrankungen [24] • zum Management einer vermuteten oder manifesten koronaren Herzkrankheit siehe 2019 ESC-Leitlinien zu Diagnose und Management von chronischen Koronarsyndromen [25]

Rheumatische Herzkrankheiten

Rheumatische Herzkrankheiten sind erworbene chronische Erkrankungen, welche die Herzklappen betreffen und für Herzinsuffizienz, Schlaganfälle und Arrhythmien verantwortlich sind. Häufig erfordern sie einen herzchirurgischen Eingriff. Sie sind eine vermeidbare Folge des akuten rheumatischen Fiebers, einer Spätkomplikation der Pharyngitis durch β-hämolysierende Streptokokken der Gruppe A, die typischerweise im Jugendalter auftritt. Auch wenn Inzidenz und Prävalenz der akuten rheumatischen Erkrankung und des daraus folgenden rheumatischen Herzens seit den 1990er Jahren gesunken sind, hält sie sich in vulnerablen Gruppen wohlhabender Länder, wo sie weiterhin eine wichtige Ursache für Morbidität und Mortalität darstellt. Sie betrifft immer noch mindestens 33 Millionen Menschen [26] (0,4 % der Bevölkerung weltweit) und verursacht Schätzungen zufolge 275.000 Todesfälle pro Jahr [27]. Die rheumatische Herzkrankheit tritt vor allem in Ländern mit niedrigen und mittleren Einkommen und in vulnerablen und marginalisierten Gruppen, armen Bevölkerungsschichten und hier insbesondere bei Kindern, Jugendlichen und schwangeren Frauen auf. In entwickelten Ländern ist die rheumatische Herzkrankheit außerhalb von exponierten Bevölkerungsgruppen selten.

Der fehlende Zugang zu einer kontinuierlichen Gesundheitsversorgung im Herkunftsland macht es schwierig, die typischen Symptome zu erkennen und eine asymptomatische rheumatische Herzkrankheit im Frühstadium zu behandeln, wodurch eine übermäßige dadurch bedingte Morbidität und Mortalität verhindert werden könnte. Auf der anderen Seite sind Ärzte in entwickelten Ländern vielleicht nicht vertraut mit der Entstehung rheumatischer Erkrankungen, angefangen bei den frühen Symptomen über das akute rheumatische Fieber bis zur späteren Entwicklung einer rheumatischen Herzkrankheit. Mangelnde Erfahrung und das Unterschätzen einer möglichen Entwicklung können eine adäquate medizinische Vorgehensweise verhindern.

Außer bei einer Untergruppe von Kindern, bei denen eine Beteiligung des Herzens das erste, frühzeitig erkennbare gravierende Problem ist, kann eine solche über einen langen Zeitraum klinisch asymptomatisch und verborgen bleiben, bis sie sich im Erwachsenenalter manifestiert.

Streptokokkeninfektion

Das erste Stadium ist durch eine häufig als Streptokokkeninfektion im Hals-Rachen-Bereich oder als Streptokokken-Pharyngitis bezeichnete Erkrankung mit plötzlich einsetzenden, sehr starken Halsschmerzen, Fieber, Schüttelfrost und vergrößerten Lymphknoten im vorderen Halsbereich gekennzeichnet. In diesem Stadium ist die Diagnosestellung anhand eines Rachenabstrichs und einer gezielten antibiotischen Therapie unerlässlich, um die Infektion zu beseitigen und das akute rheumatische Fieber zu verhindern, das nach einigen Wochen auftreten kann.

Diagnostik

Die Konzeption diagnostischer Kriterien macht es möglich, die Diagnose des akuten rheumatischen Fiebers so früh wie möglich zu stellen, die Erkrankung richtig zu behandeln und eine nachfolgende chronische Herzerkrankung zu verhindern. Die Diagnose eines akuten rheumatischen Fiebers infolge einer Infektion mit β-hämolysierenden Streptokokken der Gruppe A (GABHS) wird gestellt, wenn 2 Hauptkriterien oder 1 Hauptkriterium und 2 Nebenkriterien erfüllt sind und eine kürzlich durchgemachte Streptokokkeninfektion erwiesen ist; der Nachweis ist anhand eines positiven Rachenabstrichs, eines positiven GABHS-Antigen-Schnelltests oder anhand von steigenden Antikörpertitern im Serum (Streptolysin-O-, Anti-DNase-B- oder Anti-Streptokinase-Titer) möglich [28].

Die 5 **Hauptkriterien** sind migratorische Polyarthritis, Chorea minor (Sydenham), Erythema marginatum, subkutane Knoten und Karditis:

- Die migratorische Polyarthritis ist durch eine Rötung, Schwellung und starke Schmerzen vorwiegend in den großen Gelenken gekennzeichnet, die bei fortschreitender Krankheit von einem Gelenk zum nächsten wandern können.
- Die Symptomatik der Chorea minor (sog. Veitstanz) zeichnet sich durch schnelle unkontrollierte Bewegungen von Gesicht und Extremitäten aus; möglicherweise kommt es zu Verhaltensänderungen und emotionaler Labilität.
- Das Erythema marginatum ist ein vorübergehender Hautausschlag mit blassen Arealen innerhalb von roten, schlangenförmig verlaufenden Rändern am Rumpf und an den Extremitäten.

- Die subkutanen Knoten sind schmerzlose, fleischfarbene Beulen, die in der Regel an den großen Flächen der Arme und Beine auftreten.
- Die kardiale Beteiligung zeigt sich meist in Form einer Herzklappenentzündung, die typischerweise durch ein hörbares neues Herzgeräusch, das auf eine Klappeninsuffizienz hindeutet, diagnostiziert wird; in den letzten Jahren wurde die Diagnose durch eine Echokardiografie bestätigt. Zudem kann eine Myokarditis oder Perikarditis auftreten.

Arthralgie, Fieber, erhöhte Akute-Phase-Reaktanten und ein AV-Block 1. Grades gelten als weniger spezifisch und sind **Nebenkriterien:**

- Eine Arthralgie sind Schmerzen, oft in mehreren Gelenken, ohne eine damit assoziierte Rötung oder Schwellung. Der Patient hat entweder eine Arthritis oder eine Arthralgie, nicht aber beides zusammen.
- Eine erhöhte Körpertemperatur von mindestens 39 °C ist bei akutem rheumatischem Fieber häufig.
- Der AV-Block 1. Grades wird durch ein verlängertes PR-Intervall im Elektrokardiogramm diagnostiziert. Ein manifester AV-Block 1. Grades sagt jedoch nicht voraus, ob der Patient eine rheumatische Herzkrankheit entwickelt oder nicht. Besonderes Augenmerk sollte in diesem Stadium auch dem möglichen Auftreten einer Glomerulonephritis gelten.

Pathophysiologie

Vermutet wird, dass die Symptome bei rheumatischem Fieber Folge einer **Autoimmunreaktion** auf die GABHS-Infektion sind, die auf der Kreuzreaktivität durch molekulare Mimikry basiert, bei der ein fremdes Antigen (das gesamte Antigen oder Teile davon) mindestens einem Teil des Wirtsgewebes gleicht. Zwei entscheidende Streptokokken-Antigene gelten als daran beteiligt. Eines von ihnen, das M-Protein, kreuzreagiert mit kardialem Myosin und induziert eine T-Zellen-vermittelte Attacke auf das Herzgewebe und die Klappen. Sobald das Klappengewebe geschädigt und entzündet ist, können Proteine, die sich normalerweise in der Zelle befinden, freigesetzt werden und in Immunzellen eindringen, was zur Entwicklung weiterer Autoantikörper führt, die sich direkt gegen verschiedene Proteine des Klappengewebes richten [29]. Dies führt zu weiterer Entzündung und Narbenbildung des Herzklappengewebes und dann zu einer chronisch rheumatischen Herzkrankheit. Eine neuere Theorie – die sog. **Neo-Antigen-Theorie** – verweist darauf, dass die Streptokokken Zugang zur subendothelialen Kollagenmatrix erhalten und ein neues Antigen bilden, das wiederum eine Autoimmunreaktion gegen das Kollagen selbst auslöst [30]. Beide Theorien gehen davon aus, dass die Hauptschädigung durch Autoantikörper erfolgt, die das Gewebe angreifen, wodurch neue Antigene freigesetzt werden, die zu einer weiteren Exposition führen und einen Heilungsprozess einleiten, der durch Gefäßneubildung und vermehrte Bindegewebsbildung gekennzeichnet ist [31].

Bei der rheumatischen Karditis können zwar alle 4 Herzklappen beteiligt sein, doch ist meist die Mitralklappe betroffen. Späte kardiovaskuläre Komplikationen zeigen sich vorwiegend bei Frauen und sind primär durch eine progressive Klappenstenose und/oder Klappeninsuffizienz, progressive Dilatation und Herzinsuffizienz gekennzeichnet.

Epidemiologie

Beide, das akute rheumatische Fieber und die rheumatische Herzkrankheit, sind bei Frauen häufiger als bei Männern. Um zu verstehen, wie sich eine GABHS-Infektion entwickelt und welche Auswirkungen sie hat, sollten 2 Konzepte von Geschlecht berücksichtigt werden: das biologische und das soziale Geschlecht:

- Das biologische Geschlecht bezieht sich – außer dass es definiert, ob es sich um einen Mann oder eine Frau handelt – auf die biologischen Unterschiede zwischen Menschen, Tieren, Geweben und Zellen.

- Das soziale Geschlecht ist nur auf Menschen anwendbar und umfasst die Identitäten, Rollen und Beziehungen in der Gesellschaft.

Zum einen leben Frauen aufgrund ihrer Geschlechterrolle und ihrer Funktion in der Familie meist eng mit ihren Kindern zusammen und sind zahlreichen Infektionskrankheiten ausgesetzt. Zum anderen wird vermutet, dass die Prävalenz einer daraus resultierenden GABHS-Infektion mit akutem rheumatischem Fieber und rheumatischer Herzkrankheit mit der Biologie der Frau und einer tendenziell stärkeren Immunreaktion assoziiert ist.

Prävention

Eine frühzeitige Diagnose der Erkrankung und eine gezielte medikamentöse Therapie sind unerlässlich, um weitere Komplikationen, Morbidität und Mortalität zu verhindern. Beides ist jedoch in Ländern mit niedrigen und mittleren Einkommen, in denen das jeweilige Gesundheitssystem oft strukturell schwach ist, keine Routine. Und genau das ist der Grund dafür, warum Migranten mit einer chronisch rheumatischen Erkrankung mit daraus folgenden kardialen Anomalien vorstellig werden können und warum Ärzte in entwickelten Ländern zuerst die Zeichen und Symptome von Krankheiten, die offensichtlich aus unseren Anamnesen verschwunden sind und neue Herausforderungen darstellen, lernen sollten.

Mehrere Vorgehensweisen sind möglich, um die Auswirkungen der akuten Phase zu mindern und die Entwicklung einer chronisch rheumatischen Erkrankung mit Herzkrankheit zu verhindern.

An erster Stelle steht die **Primärprävention** durch Feststellung einer GABHS-Pharyngitis, der häufigsten Streptokokkeninfektion im Hals-Rachen-Bereich. Eine Antibiotikatherapie, die innerhalb von 9 Tagen nach Beginn der Pharyngitis eingeleitet wird, ist effektiv, um ein akutes rheumatisches Fieber zu verhindern [32]. Bei Patienten, die nach einer GABHS-Infektion ein akutes rheumatisches Fieber entwickeln, ist das Risiko nachfolgender Schübe hoch, weshalb diese Population nach ihrem initialen Schub am besten prophylaktisch Antibiotika in Kombination mit nichtsteroidalen oder steroidalen Antirheumatika erhalten sollte. Bei Patienten mit rezidivierend auftretendem akutem rheumatischem Fieber besteht die Gefahr, dass es zu einer Karditis kommt – wenn eine solche nicht schon aufgetreten ist – oder zur Verschlechterung einer bestehenden Klappenschädigung.

An zweiter Stelle steht die **Sekundärprävention,** wenn die Infektion bereits aufgetreten ist – auch wenn sie asymptomatisch war – und eine Beteiligung des Herzens festgestellt wurde. Obwohl die Doppler-Echokardiografie bei akutem rheumatischem Fieber in der Vergangenheit kontrovers diskutiert wurde [33], ist diese Untersuchung hilfreich, um latente Formen von rheumatischer Herzkrankheit zu ermitteln, die sich verschiedenen Studien zufolge zurückbilden oder aber persistieren und in wenigen Fällen fortschreiten können [34]. Studien bestätigen, dass die Echokardiografie geeignet ist, um latente subklinische rheumatische Herzkrankheiten insbesondere in Hochrisiko- und Flüchtlingspopulationen zu diagnostizieren [35]. Die World Heart Federation (WHF) hat spezifische Echokardiografie-Leitlinien herausgegeben, um eine schnelle Diagnose der rheumatischen Herzkrankheit bei Patienten ohne anamnestisch bekanntes akutes rheumatisches Fieber zu ermöglichen. Diese Leitlinien helfen, manifeste rheumatische Herzkrankheiten und grenzwertige Zeichen/Symptome bei Personen ≤ 20 Jahren festzustellen, da sie von einer frühzeitigen Diagnose und Sekundärprävention am meisten profitieren [36].

Entsprechend dem Transmissionsmodell für Infektionskrankheiten sollten medizinische Maßnahmen jederzeit vor, während und nach einem Krankheitsausbruch erfolgen. Ziel dieser Maßnahmen ist es, die Vulnerabilität zu mindern, die Widerstandskraft zu erhöhen, die Exposition zu verringern und infizierte Personen zu behandeln. Dabei geht es darum, frühe Krankheitsstadien zu ermitteln und eine

Weiterentwicklung der Krankheit zu verhindern [37].

Streptokokkeninfektionen und ihre Entwicklung sind gerade in Hinblick auf ihre Bedeutung innerhalb der **Flüchtlingspopulation** gesondert zu betrachten:

- Der erste zu betrachtende Aspekt ist der, dass sie sich gerade an überfüllten Orten wie Schulen verbreiten und diese deshalb spezifisch überwacht werden sollten.
- Der zweite Aspekt, der besonders Migrantenpopulationen und Krankheiten mit einem langsamen und außergewöhnlichen Verlauf betrifft, ist der, dass in Ländern mit einem unzureichenden Gesundheitssystem oder einem solchen, das in der Gesellschaft nicht wirklich verankert ist, eine frühzeitige Diagnose und Behandlung nicht selbstverständlich stattfinden. Aus diesem Grund kann sich eine rheumatische Herzkrankheit ganz langsam bis zum Erwachsenenalter entwickeln. Doch dann ist die Krankheit selbst nicht mehr behandelbar, sondern nur noch ihre Folgen.

Krankheiten von Flüchtlingen und Migranten, die eine chirurgische Intervention erfordern

Neben den beschriebenen Unterschieden in den epidemiologischen Merkmalen kardiologischer Komplikationen können Migranten und Flüchtlinge mit Krankheiten vorstellig werden, die in ihrem Heimatland entweder gar nicht diagnostiziert wurden oder aber diagnostiziert, doch aus unterschiedlichen Gründen nicht chirurgisch behandelt wurden. Ein typisches Beispiel dafür ist die **Aortenisthmusstenose.** Sie ist schwierig zu diagnostizieren und kann jahrelang asymptomatisch bleiben. Auch andere vaskuläre Anomalien wie die **Arteria lusoria** können jahrelang asymptomatisch verlaufen und sogar noch schwieriger zu diagnostizieren sein. Angeborene **strukturelle Herzfehler** oder Herzsyndrome können ebenfalls lange Zeit unerkannt oder unbehandelt bleiben. Atriale oder ventrikuläre Septumdefekte, Fallot-Tetralogie, aortopulmonales Fenster, Truncus arteriosus oder persistierender Ductus Botalli, subvalvuläre Aortenstenose und andere angeborene Klappenerkrankungen können vorhanden sein, werden aber trotz einer Zyanose der Haut und der Schleimhäute – die sicherlich manchmal schwer zu erkennen ist – gar nicht oder falsch diagnostiziert.

Eine weitere Kategorie von Herzkrankheiten, die chirurgisch behandelt werden müssen, ist die **infektiöse Endokarditis.** Diese kann sich infolge von verzögert behandelten Infektionen oder Abszessen, eines schlechten Zahnstatus oder als Folge einer Viruserkrankung mit bakterieller Superinfektion in einem Wirt mit einer unzureichenden Immunreaktion entwickeln. Die erste Reaktion auf betroffene Patienten ist eine mentale: Nichts wird ausgeschlossen, bis es tatsächlich ausgeschlossen ist, und nichts gilt als sicher; alle Diagnosen sind insbesondere bei Kindern, Jugendlichen und jungen Erwachsenen möglich. Dies ist jedoch leichter gesagt als getan, weil unser diagnostischer Verstand aufgrund der gewissenhaften und manchmal aggressiven diagnostischen Maßnahmen, an die unsere Gesellschaft gewöhnt ist, leider an Schärfe eingebüßt hat. Eine sorgfältige und detaillierte körperliche Untersuchung mit einer präzisen visuellen Inspektion, einer sorgfältigen Auskultation des Herzens und einer hohen Wachsamkeit auch für ganz subtile physische Zeichen kann Vermutungen und Diagnosen bestätigen, die dann entsprechende Maßnahmen erfordern [32].

Literatur

1. Mackenbach JP, Stirbu I, Roskam A-JR, et al. Socioeconomic inequalities in health in 22 European countries. The New England Journal of Medicine. 2008;358(23):2468–2481. https://doi.org/10.1056/NEJMsa0707519
2. Bhopal RS, Rafnsson SB, Agyemang C, et al. Mortality from circulatory diseases by specific country of birth across six European countries. Test of concept. European Journal of Public

Health. 2012;22(3):353–359. https://doi.org/10.1093/eurpub/ckr062
3. O'Donnell MJ, Xavier D, Liu L, et al. Risk factors for ischaemic and intracerebral haemorrhagic stroke in 22 countries (the INTERSTROKE study): a case-control study. Lancet. 2010;376(9735):112–123. https://doi.org/10.1016/S0140-6736(10)60834-3
4. Yusuf S, Hawken S, Ounpuu S, et al. Effect of potentially modifiable risk factors associated with myocardial infarction in 52 countries (the INTERHEART study): case-control study. Lancet 2004;364(9438):937–952. https://doi.org/10.1016/S0140-6736(04)17018-9
5. Chernet A, Probst-Hensch N, Sydow V, et al. Cardiovascular diseases risk factors among recently arrived Eritrean refugees in Switzerland. BMC Research Notes. 2019;12(1):668. https://doi.org/10.1186/s13104-019-4715-0
6. Collins DRJ, Jobanputra K, Frost T, et al. Cardiovascular disease risk and prevention amongst Syrian refugees: mixed methods study of Medecins Sans Frontieres programme in Jordan. Conflict and Health. 2017;11:14. https://doi.org/10.1186/s13031-017-0115-z
7. Fernando E, Razak F, Lear SA, et al. Cardiovascular Disease in South Asian Migrants. The Canadian Journal of Cardiology. 2015;31(9):1139–1150. https://doi.org/10.1016/j.cjca.2015.06.008
8. Mishra SR, Ghimire S, Joshi C, et al. Cardio-metabolic disease risk factors among South Asian labour migrants to the Middle East: a scoping review and policy analysis. Global Health. 2019;15(1):33. https://doi.org/10.1186/s12992-019-0468-8
9. Marmot MG, Syme SL. Acculturation and coronary heart disease in Japanese-Americans. American Journal of Epidemiology. 1976;104(3):225–247. https://doi.org/10.1093/oxfordjournals.aje.a112296
10. Byberg S, Agyemang C, Zwisler AD, et al. Cardiovascular disease incidence and survival: Are migrants always worse off? European Journal of Epidemiology. 2016;31(7):667–677. https://doi.org/10.1007/s10654-015-0024-7
11. Delavari M, Sonderlund AL, Swinburn B, et al. Acculturation and obesity among migrant populations in high income countries--a systematic review. BMC Public Health. 2013;13:458. https://doi.org/10.1186/1471-2458-13-458
12. Tu JV, Chu A, Rezai MR, et al. Incidence of major cardiovascular events in immigrants to Ontario, Canada. The CANHEART Immigrant Study. Circulation. 2015;132(16):1549–1559. https://doi.org/10.1161/CIRCULATIONAHA.115.015345
13. Byberg S, Agyemang C, Zwisler AD, et al. Cardiovascular disease incidence and survival. Are migrants always worse. European Journal of Epidemiology. 2016;31(7):667–677. https://doi.org/10.1007/s10654-015-0024-7
14. Regidor E, Ronda E, Pascual C, et al. Mortality from cardiovascular diseases in immigrants residing in Madrid. Medicina Clinica. 2009;132(16):621–624. https://doi.org/10.1016/j.medcli.2008.06.025
15. Sauzer O, Razum O. Bias in cohort-based comparison of immigrants' health's outcomes between countries: a simulation study. BMC Public health. 2019;19(1):913. https://doi.org/10.1186/s12889-019-7267-2
16. Muller M, Khamis D, Srivastava D, et al. Understanding Refugees' Health. Seminars in Neurology. 2018;38(2):152–162. https://doi.org/10.1055/s-0038-1649337
17. AGLA, GSLA (Swiss Atherosclerosis Association). ESC SCORE2/SCORE2-OP Risikorechner. Verfügbar unter: https://agla.ch/de/rechner-und-tools/esc-score2-rechner
18. Group WCRCW. World Health Organization cardiovascular disease risk charts: revised models to estimate risk in 21 global regions. Lancet Global Health. 2019;7(10):e1332–e1345.
19. World Health Organization (WHO). HEARTS: technical package for cardiovascular disease management in primary health care: risk based CVD management. Genf: WHO; 2020 [abgerufen am 16.11.2022]. Verfügbar unter: https://www.who.int/publications/i/item/9789240001367
20. University of Nottingham and EMIS. QRISK®3-2018 risk calculator. Im Internet [abgerufen am 16.11.2022]. Verfügbar unter: https://qrisk.org/
21. Findlay SG, Kasliwal RR, Bansal M, et al. A comparison of cardiovascular risk scores in native and migrant South Asian populations. SSM Population Health. 2020;11:100594. https://doi.org/10.1016/j.ssmph.2020.100594
22. Williams B, Mancia G, Spiering W, et al. 2018 ESC/ESH Guidelines for the management of arterial hypertension. European Heart Journal.

2018;39(33):3021–3104. https://doi.org/10.1093/eurheartj/ehy339
23. Mach F, Baigent C, Catapano AL, et al. 2019 ESC/EAS Guidelines for the management of dyslipidaemias: lipid modification to reduce cardiovascular risk. European Heart Journal. 2020;41(1):111–188. https://doi.org/10.1093/eurheartj/ehz455
24. Cosentino F, Grant PJ, Aboyans V, et al. 2019 ESC Guidelines on diabetes, pre-diabetes, and cardiovascular diseases developed in collaboration with the EASD. European Heart Journal. 2020;41(2):255–323. https://doi.org/10.1093/eurheartj/ehz486
25. Knuuti J, Wijns W, Saraste A, et al. 2019 ESC Guidelines for the diagnosis and management of chronic coronary syndromes. European Heart Journal. 2020;41(3):407–477. https://doi.org/10.1093/eurheartj/ehz425
26. Watkins DA, Johnson CO, Colquhoun SM, et al. Global, regional, and national burden of rheumatic heart disease. New England Journal of Medicine. 2017;377(8):713–722. https://doi.org/10.1056/NEJMoa1603693
27. GBD 2013 Mortality and causes of Death Collaborators. Gloibal, eregional, and national agesex specific all-cause and cause-specific mortality for 240 causes of death, 1990–2013: a systematic anlysis for the Global Burden of disease Study 2013. Lancet. 2015;385(9963):117–171.
28. Seckeler MD, Hoke TR. The worldwide epidemiology of acute rheumatic fever and rheumatic heart disease. Clinical Epidemiology. 2011; 3:67–84.
29. Guilherme L, Kalil J. Rheumatic fever and rheumatic heart disease: cellular mechanisms leading autoimmune reactivity and disease. Journal of Clinical Immunology. 2010;30(1):17–23. https://doi.org/10.1007/s10875-009-9332-6
30. Tandom R, Sharma M, Chandrashekhar Y, et al. Revisiting the pathogenesis of rheumatic fever and carditis. Nature Reviews Cardiology. 2013; 10:171–177. https://doi.org/10.1038/nrcardio.2012.197
31. Martin W, Steer AC, Smeesters PR. Post-infectious group A streptococcal autoimmune syndromes and the heart. Autoimunity Reviews. 2015;14(8):710–725. https://doi.org/10.1016/j.autrev.2015.04.005
32. Gerber MA, Baltimore RS, Eaton CB, et al. Prevention of rheumatic fever and diagnosis and treatment of acute Streptococcal pharyngitis: a scientific statement from the American Heart Association Rheumatic Fever, Endocarditis, and Kawasaki Disease Committee of the Council on Cardiovascular Disease in the Young, the Interdisciplinary Council on Functional Genomics and Translational Biology, and the Interdisciplinary Council on Quality of Care and Outcomes Research: endorsed by the American Academy of Pediatrics. Circulation. 2009;119 (11):1541–1551.
33. Ramakrishnan S. Echocardiography in acute rheumatic fever. Annals of Pediatric Cardiology. 2009;2(1):61–64. https://doi.org/10.4103/0974-2069.52812
34. Zühlke L, Engel ME, Lemmer CE, et al. The natural history of latent rheumatic heart disease in a 5 year follow-up study: a prospective observational study. BMC Cardiovascular Disorders. 2016;16:46. https://doi.org/10.1186/s12872-016-0225-3
35. Condemi F, Rossi G, Lupiz M. Screening of asymptomaticrheumatic heart disease among refugee/migrant children and youths in Italy. Pediatric Rheumatology Online Journal. 2019; 17(1):12. https://doi.org/10.1186/s12969-019-0314-9
36. Reményi B, Wilson N, Steer A, et al. World Heart federation criteria for echocardiographic diagnosis of rheumatic heart disease. An evidence-based guideline. Nature Reviews cardiology. 2012;9(5):297–309. https://doi.org/10.1038/nrcardio.2012.7
37. Piepoli MF, Hoes AW, Agewall S, et al. 2016 European Guidelines on cardiovascular disease prevention in clinical practice: The Sixth Joint Task Force of the European Society of Cardiology and Other Societies on Cardiovascular Disease Prevention in Clinical Practice (constituted by representatives of 10 societies and by invited experts)Developed with the special contribution of the European Association for Cardiovascular Prevention & Rehabilitation (EACPR). European Heart Journal. 2016;37(29): 2315–2381.

14.2 Chronische Lungenerkrankungen

Gunar Günther

Umweltfaktoren und Luftverschmutzung sind wesentliche Risikofaktoren für die Entstehung chronischer Lungenerkrankungen, die im Folgenden kurz behandelt werden.

In den ärmeren Ländern dieser Welt, wo die wesentliche Quelle von Migration liegt, spielen diese Faktoren eine besonders große Rolle [38]. Letzte Berechnungen schätzen, dass ca. 44 % DALYs (DALY = Disability-Adjusted Life Years) bedingt durch Asthma, 35 % DALYs bedingt durch COPD und 17–45 % DALYs bedingt durch Lungenkrebs durch Umweltfaktoren verursacht werden [39]. Im Sinne der Prävention chronischer Lungenerkrankungen sind Interventionen zur Tabakkontrolle und Qualitätsverbesserung der Luft entscheidend.

14.2.1 COPD

Die Prävalenz von COPD wird auf 212 Millionen Betroffene im Jahr 2019 geschätzt. 3,3 Millionen versterben pro Jahr an COPD. Das entspricht etwa 6 % der globalen Mortalität, etwa 12 % mehr als im Jahr 1990. COPD ist die vierthäufigste Todesursache weltweit und trägt 2,6 % zu den globalen DALYs bei [39, 58].

Ätiologie

COPD wird durch die „global initiative of obstructive lung disease (GOLD)" definiert als „häufige, vermeidbare und behandelbare Erkrankung, die durch anhaltende respiratorische Symptome und Obstruktion der Atemwege charakterisiert ist, bedingt durch Veränderung der Atemwege und Alveolen. Ursache ist normalerweise „eine relevante Exposition von schädlichen Teilchen und Gasen" [40]. Die Verringerung des Atemluftflusses bei COPD ist überwiegend bedingt durch die chronische Entzündung der kleinen Atemwege und die Zerstörung des Lungenparenchyms (Empyhsem).

Der wesentliche Risikofaktor der COPD ist die Inhalation von Tabakrauch. Allerdings spielen auch die Luftverschmutzung der Umwelt und die Verschmutzung der Atemluft durch Biobrennstoffe im Haushalt, besonders in armen Regionen der Welt, eine wesentliche Rolle bei der COPD-Entstehung. Die kumulative Langzeitexposition gegenüber Gasen und Staubpartikeln, zusammen mit Wirtsfaktoren wie Genetik, Hypersensibilität der Atemwege und Beeinträchtigung der Lungenentwicklung in der Kindheit sind Ursachen der COPD [40].

Sowohl Rauchen als auch umweltbedingte Risikofaktoren der COPD sind sehr häufig in den Heimatländern der Migranten. Dabei ist die massive Luftverschmutzung in urbanen Räumen der häuslichen Anwendung von Biobrennstoffen in ländlichen Regionen gegenüberzustellen. Biobrennstoffe werden häufig im Zusammenhang mit Armut und Mangel an Elektrizität eingesetzt. Nahezu 3 Milliarden Menschen nutzen Biobrennstoffe als wesentliche Energiequelle für Kochen und Heizen etc. [41]. Die hohe Prävalenz des Rauchens in Entwicklungsländern zusammen mit anderen Faktoren führt zur Vorhersage, dass im Jahr 2030 4,5 Millionen Menschen pro Jahr an COPD versterben werden [42].

Klinik und Diagnostik

Kernsymptome der COPD sind chronische Dyspnoe, Husten, vermehrter Auswurf, häufige Atemwegsinfektionen und Exazerbationen.

Die Spirometrie ist die Standardmethode zur Diagnose der Obstruktion der Atemwege. Liegt das Verhältnis von FEV_1 zu FVC unter 0,7, definiert dies eine relevante Obstruktion. Die Normalwerte sind charakterisiert durch die Normalverteilung dieser Parameter in einer gesunden Population [43]. Die Global Lung Funktion Initiative hat die Referenzwerte neu definiert.

Spirometrie kann unter einfachen Bedingungen als Bedside-Test durchgeführt werden. Allerdings brauchen Patienten ein ausreichendes Verständnis des Untersuchungshergangs. Bei Migranten erschweren oft Sprachhindernisse die Erstellung valider Ergebnisse. Daher ist die Prüfung der Validitätskriterien der Spirometrie vor Interpretation dringend erforderlich.

Die GOLD-Initiative empfiehlt die Schweregradeinteilung der COPD auf der Basis der gemessenen Obstruktion sowie der Symptome, die per „COPD Assessement Test" (CAT), der Dyspnoe anhand der mMRC Dysnpoe Scala und der Anzahl der jährlichen Exazerbationen beurteilt werden [40].

Therapie

Behandelt wird die COPD überwiegend auf der Grundlage der chronischen Anwendung von Bronchodilatatoren, wie Betamimetika und Anticholinergika. Im Rahmen des Stufenkonzepts spielen inhalative Steroide eine zunehmend geringere Rolle. Der GOLD-Report aktualisiert jährlich die Empfehlungen anhand der neuesten Evidenz. Die Empfehlungen gelten im globalen Kontext, d.h. für die lokalen Populationen wie auch für Migranten. Besondere Beachtung sollte der korrekten Anwendung der Inhalationsdevices und der Compliance geschenkt werden (Kap. 14.2.2). Exazerbationen der COPD werden ebenfalls am besten entsprechend den Empfehlungen des GOLD-Reports behandelt [40].

Rauchentwöhnung sollte auch bei Migranten besondere Beachtung geschenkt werden. Dabei können bei entsprechenden Patientenwillen auch Nikotinersatzpräparate sowie Vareniciline und Buprion zum Einsatz kommen. Auch sollten Migranten, insbesondere aus den ärmsten Regionen der Welt, über den schädlichen Einfluss von Feinstaub und Gasen aus Biobrennstoffen auf die Lungengesundheit und die Rolle guter Ventilation aufgeklärt werden [44]. Generell wird die Influenzaimpfung jährlich und bei Patienten mit COPD über 60 Jahre die Impfung mit dem Pneumokokkenkonjugat-Impfstoff empfohlen [45].

Bei allen Patienten sollte auf die bedeutende Rolle der physischen Aktivität zur Prävention der Krankheitsprogression hingewiesen werden.

14.2.2 Asthma

Die Prävalenz von Asthma wird auf 461 Millionen Fälle im Jahr 2019 geschätzt (Kap. 14.2.1). Etwa 460.000 Menschen verstarben jährlich an Asthma, 51% weniger als 1990 [39, 58].

Asthma kann in den meisten Fällen effektiv behandelt werden. Daher ist die Zahl von 460.000 Todesfällen pro Jahr erschreckend. Überwiegend handelt es sich hier um Erkrankungen von Patienten mit unzureichendem Zugang zu effektiver Asthmatherapie.

Klinik und Diagnostik

Asthma ist charakterisiert durch eine chronische Entzündung der Atemwege, wobei klinisch Giemen, Husten und Luftnot in variabler Ausprägung im Vordergrund stehen. Die Lungenfunktionsdiagnostik zeigt eine variable Obstruktion besonders der kleinen Atemwege.

Die Diagnose des Asthmas basiert auf typischen klinischen Kriterien und der Dokumention einer variablen Obstruktion der Atemwege. Bei Anwendung der Spirometrie ist die Zunahme des FEV_1 von > 200 ml bzw. 12 % unter einmaliger Anwendung von Bronchodilatatoren, bzw. unter antiinflammatorischer Therapie nach 4 Wochen, ein wesentlicher diagnostischer Paramater. Peak-Flow-Schwankungen von mehr als 10 % pro Tag sind ebenfalls als diagnostischer Parameter akzeptiert [46].

Therapie

Basis der Asthmatherapie ist die Anwendung inhalativer Steroide (Controller-Therapie). Die Therapie ausschließlich mit kurzwirksamen Betamimetika wird seit 2019 als Monotherapie bei mildem Asthma nicht mehr empfohlen. Als Reliever-Therapie ist die Kombination aus einem schnell wirksamen Bronchodilatator und einem inhalatativen Steroid empfohlen. Über 90 % der Asthmapatienten können bei sachgemäßer Anwendung der Therapie gemäß den Therapieempfehlungen eine gute Asthmakontrolle erreichen [46]. Etwa 17 % werden als Difficult-to-treat-Asthma, ca. 4 % als schweres Asthma definiert [47]. Asthmakontrolle wird anhand von 4 Kriterien evaluiert:

- Symptome mehr als 2 × pro Woche tagsüber
- Symptome nachts
- Bedarf an kurzwirksamen Betamimetika
- Einschränkung der täglichen Aktivitäten durch Asthma

Die jährlich aktualisierten Guidelines der „Global Initiative for Asthma" (GINA) geben einen sehr guten Überlick über die aktuelle Evidenzlage und entsprechende Therapieempfehlungen [46].

Die Behandlung des Asthmas erfolgt als chronische Erkrankung durch die Einschätzung der Kontrolle, die Anpassung der Therapie und die erneute Einschätzung im Sinne eines dynamischen Prozesses. Entscheidend für den Erfolg der Asthmakontrolle sind folgende 2 Aspekte, die insbesondere bei Patienten, die aus Gesundheitssystemen mit geringen Ressourcen kommen, besondere Beachtung erfordern:

- **Aufklärung der Patienten:** Patienten müssen wissen, dass es sich um eine chronische Therapie handelt und die Besserung der Symptome nicht zum Sistieren der Behandlung führen darf. Ökonomische Zwänge und unzureichende Aufklärung sind in vielen Teilen der Welt ein wesentlicher Grund für unzureichende Asthmakontrolle. Gerade Migranten aus ressourcenlimitierten Gesundheitssystemen haben aus diesem Grund ein wesentlich höheres Risiko von Exazerbationen und assoziierter Mortalität.
- **Anwendung der inhalativen Medikamente:** Die unsachgemäße Anwendung von Inhalativa trägt im erheblichen Maß zu unzureichender Asthmakontrolle bei. Die Vielfalt der Devices erschwert die korrekte Anwendung. Die Videos der Deutschen Atemwegsliga geben einen exzellenten Überblick über die korrekte Anwendung von Inhalationssystemen und Devices und sollten bei Unklarheiten konsultiert werden (https://www.atemwegsliga.de/richtig-inhalieren.html).

Darüber hinaus sollte Wert auf die Evaluation modifizierbarer Risikofaktoren gelegt werden. Hier steht erneut Rauchen an erster Stelle. Aber auch bestätigte Allergien, Analgetika-bedingtes Asthma, Anwendung von Betablockern und expositionsbedingte Risikofaktoren sollten thematisiert werden.

14.2.3 Lungenkrebs

Lungenkrebs ist der häufigste Krebs bei Männern und der dritthäufigste Krebs bei Frauen. Im Jahr 2018 wurden 2 Millionen Fälle weltweit geschätzt. Leider sind die Krebsregister in vielen Ländern mangelhaft oder nicht existent, sodass genaue Zahlen aus vielen Herkunftsländern von Migranten fehlen. Rauchen bleibt der wesentliche Risikofaktor [48].

Diagnostik

Bei Migranten mit pulmonalen Raumforderungen ist das Lungenkarzinom eine wesentliche Differenzialdiagnose. Die radiologischen Kriterien der Fleischner-Gesellschaft geben klare Empfehlungen, wie man diagnostisch mit tumorverdächtigen Herden in der Thorax-CT verfahren soll [49]. Eine wichtige Differenzialdiagnose pulmonaler Raumforderungen, insbesondere bei Migranten, sind pulmonale Zysten von *Echinococcus granulosus*.

Therapie

Bei Zysten wird eine chirurgische Resektion empfohlen, aber auch eine Therapie mit Albendazol und „Watch-and wait"-Strategien sind denkbar [50]. Lungenkrebs unterliegt meist komplexen, multimodalen Therapiekonzepten.

14.2.4 Tuberkulose/mykobakterienbedingte postinfektiöse Lungenerkrankungen

Tuberkulose und nichttuberkulöse Mykobakteriosen führen in vielen Fällen zur Destruktion des Lungenparenchyms. Im Rahmen der Definitionen der Therapieergebnisse der Tuberkulose werden viele dieser Patienten zwar „mikrobiologisch" geheilt, leiden aber an den Konsequenzen der Erkrankungen. Verlässliche Daten dazu sind kaum verfügbar [51].

Tuberkulose

Morphologisch fallen Kavernen, Fibrosierungen und Bronchiektasen auf. Diese Veränderungen führen zu obstruktiven und restriktiven Ventilationsstörungen, zu Diffusionskapazitätsabnahme und zum Ventilations-Perfusions-Mismatch [52].

Patienten leiden u.a. an Bronchiektasen, COPD, chronischen Empyemen und Pleuraerkrankungen, chronischen Aspergillosen und hypoxieassoziierter pulmonaler Hypertension.

Migranten sind eine besondere Risikogruppe, da viele aus Ländern mit deutlich höherer Inzidenz der Tuberkulose stammen. Die strukturellen Lungenveränderungen werfen häufig auch die Frage der (Re-)Aktivierung einer Tuberkulose auf.

Das Ausmaß der TB-Folgeerkrankungen auf die Morbidität und Mortalität der Erkrankung wurde bislang kaum evaluiert und erfährt erst jüngst neue Aufmerksamkeit. Dieses Kapitel kann keinen umfassenden Überblick über diese Erkrankungen geben. Allerdings sollten nach Ausschluss einer aktiven, behandlungsbedürftigen Tuberkulose auch die Folgeerkrankungen evaluiert und behandelt werden:

- Obstruktive Ventilationsstörungen sollten gemäß den Guidelines der COPD-Therapie behandelt werden.
- Die chronisch pulmonale Aspergillose bzw. das Aspergillom sowie Bronchiektasen, die nicht mit der zystischen Fibrose assoziiert sind, sind ebenfalls wesentliche Folgeerkrankungen der TB. Guidelines der European Respiratory Society (ERS) sind verfügbar [54, 55].

TB-spezifische Guidelines thematisieren Folgeerkrankungen bislang kaum [56].

Nichttuberkulöse Mykobakterien

Die Kolonisation bzw. Infektion mit nichttuberkulösen Mykobakterien (NTM) ist eine wesentliche Differenzialdiagnose zur Lungen-TB. Daher sollten symptomatische Patienten entsprechend diagnostiziert werden. Wichtig ist zu erwähnen, dass oft PCR-Tests, z.B. der GenXpert, spezifisch für M.-tuberculosis-Komplex sind. Daher ist dieser Test nur Verbindung mit Mikroskopie und/oder Kultur diagnostisch für NTM-Infektionen. Aktuell fassen die Guidelines der European Respiratory Society und der American Thoracic Society die Evidenz zur NTM-Diagnostik und Therapie gut zusammen [53].

14.2.5 Chronische Lungenerkrankungen und HIV-Infektion

In vielen Ländern der Welt gibt es weiter hohe HIV-Neuinfektionsraten. 39 Millionen Menschen sind mit dem Virus infiziert, und 2022 gab es 1,3 Millionen Neuinfektionen. Die Tuberkulose ist weiterhin die wesentliche opportunistische Infektion.

Jenseits der Infektionen werden interstitielle Lungenerkrankungen, HIV-assoziierte pulmonale Hypertension, maligne Tumorerkrankungen und Atemwegserkrankungen mit der HIV-Infektion assoziiert [57].

Literatur

38. Schulz H, Karrasch S, Bölke G, Cyrys J, et al. Positionspapier Deutsche Gesellschaft für Pneumologie und Beatmungsmedizin e.V. Atmen: Luftschadstoffe und Gesundheit. Berlin: Deutsche Gesellschaft für Pneumologie und Beatmungsmedizin; 2018 [abgerufen am 27.07.2023]. Verfügbar unter: https://www.pneumologie.de/file-download/24 https://doi.org/10.1055/a-0920-6423
39. GBD 2015 Chronic Respiratory Disease Collaborators. Global, regional, and national deaths, prevalence, disability-adjusted life years, and years lived with disability for chronic obstructive pulmonary disease and asthma, 1990–2015: a systematic analysis for the Global Burden of Disease Study 2015. Lancet Respir Med. 2017 Sep;5(9):691–706.
40. GOLD. Global Strategy for the diagnosis, management, and prevention of chronic obstructive pulmonary disease. 2023. Im Internet [abgerufen am 16.11.2022]. Verfügbar unter: https://goldcopd.org
41. Sana A, Somda SMA, Meda N, et al. Chronic obstructive pulmonary disease associated with biomass fuel use in women: a systematic review and meta-analysis. BMJ Open Respiratory Research. 2018;5(1):e000246. https://doi.org/10.1136/bmjresp-2017-000246
42. World Health Organization (WHO). Projections of Mortality and causes of deaths 2016 to 2060. 2019.
43. Quanjer PH, Stanojevic S, Cole TJ, et al. Multiethnic reference values for spirometry for the 3-95-yr age range: the global lung function 2012 equations. The European Respiratory Journal. 2012;40(6):1324–1343. https://doi.org/10.1183/09031936.00080312
44. Liu S, Zhou Y, Wang X, et al. Biomass fuels are the probable risk factor for chronic obstructive pulmonary disease in rural South China. Thorax. 2007;62(10):889–897. https://doi.org/10.1136/thx.2006.061457
45. Bonten MJ, Huijts SM, Bolkenbaas M, et al. Polysaccharide conjugate vaccine against pneumococcal pneumonia in adults. The New England Journal of Medicine. 2015;372(12):1114–1125. https://doi.org/10.1056/NEJMoa1408544
46. Global Initiative for Asthma (GINA). Pocket Guide for Asthma Management and Prevention. A Pocket Guide for Health Professionals. Updated 2023. Fontana: GINA; 2020 [abgerufen am 27.07.2023]. Verfügbar unter: https://ginasthma.org/wp-content/uploads/2023/07/GINA-2023-Pocket-Guide-WMS.pdf
47. Global Initiative for Asthma (GINA). Difficult to treat & severe Asthma in adolescent and adult patients (diagnosis and management). Fontana: GINA; 2023 [abgerufen am 27.07.2023]. Verfügbar unter: https://ginasthma.org/wp-content/uploads/2023/09/GINA-Severe-Asthma-Guide-2023-WEB-WMS.pdf
48. World Health Organization (WHO). Fact Sheets Cancer. Im Internet [abgerufen am 16.11.2022]. Verfügbar unter: https://www.who.int/news-room/fact-sheets/detail/cancer
49. MacMahon H, Naidich DP, Goo JM, et al. Guidelines for Management of Incidental Pulmonary Nodules Detected on CT Images: From the Fleischner Society 2017. Radiology. 2017;284(1):228–243. https://doi.org/10.1148/radiol.2017161659
50. Sarkar M, Pathania R, Jhobta A, et al. Cystic pulmonary hydatidosis. Lung India: official organ of Indian Chest Society. 2016;33(2):179–191. https://doi.org/10.4103/0970-2113.177449
51. van Kampen SC, Jones R, Kisembo H, et al. Chronic Respiratory Symptoms and Lung Abnormalities Among People With a History of Tuberculosis in Uganda: A National Survey. Clinical infectious diseases : an official publication of the Infectious Diseases Society of America. 2019;68(11):1919–1925.
52. Ravimohan S, Kornfeld H, Weissman D et al. Tuberculosis and lung damage: from epidemiology to pathophysiology. European respiratory review : an official journal of the European Respiratory Society. 2018;27(147):170077. https://doi.org/10.1183/16000617.0077-2017
53. Daley CL, Iaccarino JM, Lange C, Cambau E, Wallace RJ, Andrejak C, Böttger EC, Brozek J, Griffith DE, Guglielmetti L, Huitt GA, Knight SL, Leitman P, Marras TK, Olivier KN, Santin M, Stout JE, Tortoli E, van Ingen J, Wagner D, Winthrop KL. Treatment of Nontuberculous Mycobacterial Pulmonary Disease: An Official ATS/ERS/ESCMID/IDSA Clinical Practice Guideline. Clin Infect Dis. 2020 Aug 14;71(4):905–913.
54. Polverino E, Goeminne PC, McDonnell MJ, et al. European Respiratory Society guidelines for the management of adult bronchiectasis. The European Respiratory Journal. 2017;50(3):170

0629. https://doi.org/10.1183/13993003.00629-2017
55. Denning DW, Cadranel J, Beigelman-Aubry C, et al. Chronic pulmonary aspergillosis: rationale and clinical guidelines for diagnosis and management. The European Respiratory Journal. 2016;47(1):45–68. https://doi.org/10.1183/13993003.00583-2015
56. van Kampen SC, Wanner A, Edwards M, et al. International research and guidelines on post-tuberculosis chronic lung disorders: a systematic scoping review. BMJ Global Health. 2018; 3(4):e000745. https://doi.org/10.1136/bmjgh-2018-000745
57. Olaru ID, Van Den Broucke S, Rosser AJ, et al. Pulmonary Diseases in Refugees and Migrants in Europe. Respiration; international review of thoracic diseases. 2018;95(4):273–286. https://doi.org/10.1159/000486451
58. GBD. Chronic Respiratory Diseases Collaborators. Global burden of chronic respiratory diseases and risk factors, 1990–2019: an update from the Global Burden of Disease Study 2019. EClinicalMedicine. 2023 May;59:101936.

14.3 Diabetes

Luciano Ruggia, Oscar Franco

Diabetes ist eine der häufigsten nicht übertragbaren Krankheiten weltweit. Laut WHO stieg die Zahl der Diabetiker weltweit von 108 Millionen Menschen im Jahr 1980 auf 422 Millionen im Jahr 2014, wobei die Zahlen in Ländern mit niedrigem und mittlerem Einkommen schneller anstiegen. Der globale Anteil erwachsener Menschen mit Diabetes ist seit 1980 von 4,7 % auf 8,5 % gestiegen und hat sich damit fast verdoppelt. Diese Zahlen spiegeln zudem eine Zunahme der damit verbundenen Risikofaktoren (ungesunde Ernährung, Bewegungsmangel, Adipositas u. a.) wider [58].

14.3.1 Diabetes weltweit

Schätzungen zufolge lag der Anteil der Diabetiker 2019 weltweit bei 9,3 % (463 Mio. Menschen); bis 2030 wird er auf 10,2 % (578 Mio. Menschen) und bis 2045 auf 10,9 % (700 Mio. Menschen) steigen. Dabei ist er in städtischen Regionen höher (10,8 %) als in ländlichen (7,2 %) und in Ländern mit hohem Einkommen höher (10,4 %) als in Ländern mit niedrigem Einkommen (4,0 %). Jede zweite Person mit Diabetes (50,1 %) weiß nicht, dass sie Diabetes hat. Der Anteil einer gestörten Glukosetoleranz lag Schätzungen zufolge 2019 weltweit bei 7,5 % (374 Mio. Menschen); bis 2030 steigt er voraussichtlich auf 8,0 % (454 Mio. Menschen) und bis 2045 auf 8,6 % (548 Mio. Menschen) [59].

Typ-2-Diabetes hat sich weltweit zu einem bedeutenden Problem für die Gesundheitssysteme entwickelt, von dem besonders die Entwicklungsländer betroffen sind. Die Zunahme von Diabetes steht mit einer veränderten Lebensweise in Zusammenhang, die in einer schnellen Ausbreitung städtischer Lebensformen mit anderen Ernährungsgewohnheiten und zunehmendem Bewegungsmangel begründet ist. Diese epidemische Entwicklung findet parallel zum weltweiten Anstieg von Adipositas statt [60].

14.3.2 Diabetes bei Migranten

Migration scheint, wie einige Studien verdeutlichen, das Risiko für Diabetes noch zu erhöhen. Bei afrikanischen Migranten in Frankreich entwickelt sich Diabetes früher als bei den in ihrer Heimat Zurückgebliebenen, da sie oft lokale Lebensgewohnheiten übernehmen, die ihrer Gesundheit abträglich sind [61]. In einigen Ländern wurde zudem vermehrt über Spätfolgen von Diabetes bei Migranten berichtet, da in dieser Population mikrovaskuläre Komplikationen wie diabetische Nephropathie, diabetische Retinopathie und periphere Neuropathie häufiger waren – eine Situation, die evtl. auf einen erschwerten Zugang zu Informationen und medizinischer Versorgung zurückzuführen ist [62, 63].

14.3.3 Diabeteshäufigkeit im Vergleich zum Aufnahmeland

Generell sind die Inzidenz-, Prävalenz- und Mortalitätsraten von Diabetes mellitus bei Migranten in europäischen Ländern höher als bei der Bevölkerung in den Aufnahmeländern [62, 64]. Die Krankheitslast durch nicht übertragbare Krankheiten (Non-Communicable Diseases, NCD) scheint bei Migranten davon abzuhängen, um welche Migrantengruppe, welches Aufnahmeland und welche NCD es sich handelt; einzige Ausnahme bildet Diabetes, da die Krankheitslast durch diese Erkrankung in allen Migrantengruppen höher ist als in der Bevölkerung der Aufnahmeländer [65]. Beispielsweise war die Inzidenz von Diabetes bei in Dänemark lebenden Flüchtlingen und anderen Migranten aus Afrika, Asien und dem Nahen Osten 2,5-mal höher als in der dänischen Bevölkerung [66]. Die Unterschiede zwischen der Bevölkerung im Aufnahmeland und Migranten könnten auf bessere Screening-Programme zur frühzeitigen Diagnose eines Diabetes in der WHO-Region Europa zurückzuführen sein [61], aber auch auf den genetischen Hintergrund, nicht erreichte Behandlungsziele, niedrige Screening-Raten, fehlende präventive Maßnahmen, sozioökonomische Faktoren und eine unzureichende Qualität der Diabetesversorgung [63].

14.3.4 Diabeteshäufigkeit je nach Herkunftsland

Diabetes ist in den einzelnen Migrantengruppen zudem sehr unterschiedlich verteilt. Studien aus Schweden verwiesen darauf, dass die Wahrscheinlichkeit, einen Typ-2-Diabetes zu entwickeln,

- bei Migranten aus Asien 3,2-mal so hoch,
- bei Migranten aus Ländern südlich der Sahara 2,5-mal so hoch und
- bei Migranten aus Nordafrika/dem Nahen Osten 2,1-mal so hoch ist

wie in der schwedischen Bevölkerung [67]. In den Niederlanden zeigte ein Vergleich der Prävalenz von Typ-2-Diabetes zwischen Migranten und der niederländischen Bevölkerung ein Odds-Ratio (Chancenverhältnis) von 5,8 für Frauen aus Ghana und von 6 für Frauen afrikanischer Herkunft aus Surinam. Zwar war die Prävalenz von Typ-2-Diabetes bei Männern dieser ethnischen Gruppen höher als bei niederländischen Männern, doch war sie niedriger als bei den weiblichen Migranten. Ein Grund für diese beobachteten Differenzen zwischen diesen 3 Gruppen könnten Unterschiede im Body Mass Index und in der Verteilung von Körperfett sein. Weitere Studien zum Beitrag von Faktoren, die den Lebensstil betreffen, und von genetischen und epigenetischen Faktoren wären erforderlich, um die Gründe für die beobachteten Differenzen zu ermitteln [68].

In Großbritannien liegt die Prävalenz von Diabetes bei Migranten aus Südasien bei etwa 20 % und ist damit fast 5-mal so hoch wie in der britischen Bevölkerung. Zudem beginnt die Erkrankung 5–10 Jahre früher als in der britischen Bevölkerung, und langfristige Komplikationen sind häufiger [69]. Eine in den Niederlanden durchgeführte Studie zeigte, dass Diabetes in den wichtigsten Migrantengruppen (aus der Türkei, Marokko, Surinam und den Antillen) doppelt so häufig auftritt wie in der niederländischen Bevölkerung. In derselben Studie waren die Mortalitätsraten durch Diabetes bei männlichen Migranten 3-mal und bei weiblichen Migranten 4-mal so hoch wie in der niederländischen Bevölkerung, was auch einen signifikanten Unterschied in der Geschlechterverteilung verdeutlicht, der berücksichtigt werden muss [70]. Eine höhere Mortalität und Unterschiede zwischen den Geschlechtern bestätigten sich auch in einer europäischen Studie, die in 7 Ländern unter Einschluss von 30 Migrantengruppen durchgeführt wurde; sie zeigte eine um 90 % höhere Mortalität von Männern und eine um 120 % höhere Mortalität von Frauen im Vergleich zur einheimischen Bevölkerung [71]. In der Schweiz fehlen relevante Daten für Migrantengruppen mit dem höchsten Risiko und für Flüchtlinge, was deutlich macht, wie notwendig es ist, diese Informationen zu sammeln, um Hilfsmaßnahmen besser vorbereiten und den Zugang zur Gesundheitsversorgung erleichtern zu können.

14.3.5 Diabeteshäufigkeit je nach Geschlecht

In verschiedenen europäischen Ländern wurde beobachtet, dass Diabetes zwischen den Geschlechtern unterschiedlich verteilt ist. Der Anteil weiblicher Migranten mit Diabetes war in der Regel höher als der Anteil männlicher Migranten, wobei Schwankungen zwischen verschiedenen ethnischen Gruppen feststellbar waren. Der höhere Anteil von Frauen mit Diabetes scheint mit der Länge des Aufenthalts im Aufnahmeland assoziiert zu sein. Die beobachteten Unterschiede zwischen den Geschlechtern plus das Ausmaß von Übergewicht und von

Störungen des Glukosestoffwechsels bei Kindern verweisen darauf, dass frauenorientierte Maßnahmen in Flüchtlings- und anderen Migrantenpopulationen notwendig sind, um die Entwicklung von Diabetes zu verhindern bzw. seine frühe Diagnose zu erleichtern [72, 73, 68].

14.3.6 Faktoren mit Einfluss auf das Diabetesrisiko

Bestimmte soziale Gesundheitsdeterminanten erhöhen das Diabetesrisiko. Nach ihrer Ankunft im Aufnahmeland sind Flüchtlinge und andere Migranten mit vielen sozioökonomischen Problemen konfrontiert. Vor allem ihr niedriger **sozioökonomischer Status** ist dafür verantwortlich, dass sie sich qualitativ tendenziell schlechter ernähren und mehr Zucker und Fett und weniger Ballaststoffe konsumieren. Einige Nahrungsmittel wie zuckerhaltige Getränke oder Fast Food gelten evtl. sogar als Statussymbol. Eltern aus einem sehr armen oder sozial schwachen Land möchten ihre Kinder vielleicht verwöhnen und kaufen ihnen viele Süßigkeiten, was zu frühzeitigem Übergewicht beiträgt. Qualitativ schlechte Nahrungsmittel sind oft im Überfluss vorhanden, und sie sind billiger und leichter zugänglich als qualitativ hochwertige Nahrungsmittel, was zu einem Dickleibigkeit fördernden Umfeld beiträgt. Hinzu kommt, dass sich Migranten körperlich weniger bewegen [74].

Bestimmte Vorstellungen von Krankheit und **Wissenslücken** können das Diabetesrisiko bei Migranten erhöhen. Um dieses Thema besser zu verstehen, wurde eine Studie durchgeführt, in der ghanaische Migranten in 3 europäischen Ländern und Ghanaer in ländlichen und städtischen Regionen Ghanas zu ihren Kenntnissen und Vorstellungen von Typ-2-Diabetes befragt wurden. Die Ergebnisse zeigten, dass Diabetes allgemein als eine schwere chronische Erkrankung mit lebensbedrohlichen Komplikationen wahrgenommen wurde und dass Wissen über biomedizinische Strategien zur Prävention von Diabetes und von Komplikationen vorhanden war. So wussten die Menschen, dass eine gesunde Ernährung und die konsequente Durchführung der Therapie wichtig waren. Allerdings war ihr Wissen über die Prävention von Diabetes und die Verringerung von Spätfolgen nicht umfassend. So hatten sie zwar theoretische Kenntnisse über Maßnahmen der Biomedizin, vertraten aber auch Thesen über psychosoziale und übernatürliche Ursachen von Diabetes und über die Wirksamkeit pflanzlicher und religiöser Therapien. Zudem wurden die Kenntnisse und Vorstellungen der ghanaischen Migranten sowohl von der ghanaischen als auch von der europäischen Gesellschaft beeinflusst, was auf eine Enkulturationsdynamik hindeutet [75].

Fehlende Informationen und ein erschwerter Zugang zur Gesundheitsversorgung sind Probleme, die nicht nur Migranten mittleren und höheren Alters (sie haben am häufigsten Typ-2-Diabetes) betreffen, sondern auch jüngere. Vor allem bei Frauen im gebärfähigen Alter kann der Glukosestoffwechsel gestört sein. Ursache hierfür sind physiologische Veränderungen während der Schwangerschaft.

Doch ist das **Diabetes-Screening** nicht nur bei schwangeren Frauen ein signifikantes Problem. Studien zeigen, dass sogar Migranten, die positiv auf Diabetes getestet wurden, nicht zwangsläufig etwas gegen die Krankheit unternehmen. Die Sprache sowie starke kulturelle und religiöse Überzeugungen können sowohl die Diagnose als auch die Behandlung eines Diabetes verhindern [76]. In der Schweiz wird bei 30 % der Typ-2-Diabetiker die Krankheit nicht diagnostiziert [77].

Selbst im Fall einer Diabetestherapie ist die Wahrscheinlichkeit, dass Migranten die Behandlung über längere Zeit durchführen oder den Wert des HbA_{1c} (glykiertes Hämoglobin) überprüfen lassen, geringer [72, 78]. Soziale Gesundheitsdeterminanten spielen auch beim **Selbstmanagement des Diabetes** eine Rolle, doch fehlen bisher wissenschaftliche Studien hierzu. Es wäre erforderlich, frühzeitiger Maßnahmen zu ergreifen, um ein korrektes Selbstmanagement zu gewährleisten. Zudem kann der Migrations- oder Flüchtlingsstatus die Art und Weise beeinflussen, wie Krankheit wahrgenommen wird. So nehmen Menschen verschiedener Populationen mit dem gleichen ethnischen Hintergrund Krankheit vielleicht unterschiedlich wahr. Es ist wichtig, diese Unterschiede zu verstehen, um die Bereitschaft von Migranten zur konsequenten Durchführung der Therapie zu verbessern. Die Aufklärung von Patienten über ihre Krankheit und Therapie sollte für jede Population gezielt und entsprechend ihrer Kultur, Tradition und Sprache erfolgen [79].

Schwangerschaftsdiabetes ist eine der häufigsten Komplikationen bei schwangeren Frauen. Ein Schwangerschaftsdiabetes erhöht die Gefahr für eine Präeklampsie, eine erschwerte Entbindung und die Entwicklung eines Typ-2-Diabetes im höheren Alter. In Australien stellen Chinesen die drittgrößte Gruppe von Migranten, und bei chinesischen Frauen ist die Wahrscheinlichkeit, einen Schwangerschaftsdiabetes zu entwickeln, höher als bei in Australien geborenen Frauen. Um das Wissen der Frauen über Schwangerschaftsdiabetes und das Selbstmanagement eines solchen zu verbessern, sind spezifische Maßnahmen erforderlich. In Australien kam man zu dem Schluss, dass Ärztinnen und Ärzte [76]:

- die Frauen effektiver über Diabetes informieren müssen, um sicherzustellen, dass die Prinzipien des Selbstmanagements verstanden wurden
- aktiv auf die Ängste und Sorgen der Frauen eingehen müssen
- den Frauen praktische Unterstützung bieten müssen und
- das eigene Bewusstsein für andere Kulturen schärfen müssen

Durch eine Änderung der **Ernährungs- und Lebensweise** ist die Entwicklung eines Typ-2-Diabetes in den meisten Fällen vermeidbar. Allerdings müssen Gesundheitssysteme dazu ihre Strategien und Maßnahmen zur Prävention von Diabetes an die verschiedenen Migrantenpopulationen anpassen. In der Schweiz hat sich bereits gezeigt, dass die präventive Gesundheitsversorgung für Migranten qualitativ deutlich schlechter ist als für die einheimische Bevölkerung [80]. Botschaften zur Prävention von Diabetes müssen wiederholt werden sowie kontextbezogen und auf die jeweilige Migrantenpopulation abgestimmt sein. Während eines Arztbesuchs einmalig auf das Risiko eines Diabetes hinzuweisen, reicht bei Weitem nicht aus, um Migranten mit geringer Gesundheitskompetenz die Gefahren durch diese Krankheit zu vermitteln und sie zur Änderung ihres Verhaltens zu bewegen. Beschäftigte im Gesundheitswesen sollten diese Botschaften stetig wiederholen und Migranten zum Screening auf Diabetes und zur Änderung ihres Lebensstils bewegen. Öffentliche Gesundheitskampagnen, die sich ganz gezielt an Flüchtlinge und andere Migranten wenden, sind selten. In der Deutschen Diabetes Gesellschaft (DDG) gibt es eine Arbeitsgruppe zum Thema „Diabetes und Migration". Diese hat einen Informationsflyer zur Prävention von Typ-2-Diabetes für Beschäftigte in Hilfsorganisationen und deutschen Behörden, die direkten Kontakt mit Flüchtlingen und anderen Migranten haben, entwickelt. Dieser Flyer bietet beispielsweise Hilfestellung dazu, wie man bestimmte Themen angeht (z.B. zur Ernährungs- und Lebensweise) und wie man kulturelle Barrieren abbaut [81].

Wie sich Migration zukünftig sowohl zahlenmäßig als auch in ihrer Zusammensetzung entwickelt, wird einen entscheidenden Einfluss auf die Zahl der Diabetiker in Migrantenpopulationen haben. Diese Entwicklung ist bei der Anpassung von Strategien zur Gesundheitsversorgung konsequent zu berücksichtigen. Im Umgang mit Migranten müssen geschlechtsspezifische Unterschiede, die vor allem für Frauen nachteilig sind, aufgedeckt und beseitigt werden. Dazu sind weitere Studien notwendig, und das Modell einer „Versorgungskaskade" (wie sie für HIV konzipiert wurde) wäre vielleicht besonders geeignet für die Ermittlung von Versorgungslücken, wenn es auf die Migrantenpopulationen mit dem höchsten Risiko angewendet würde [82].

Literatur

58. World Health Organization (WHO). Global report on diabetes. Geneva: WHO Press; 2016 [abgerufen am 28.07.2023]. Verfügbar unter: https://apps.who.int/iris/bitstream/handle/10665/204871/9789241565257_eng.pdf;jsessionid=E4DE4BCA00963AD6DA8C3E2029D2E846?sequence=1
59. Saeedi P, Petersohn I, Salpea P, et al. Global and regional diabetes prevalence estimates for 2019 and projections for 2030 and 2045: Results from the International Diabetes Federation Diabetes Atlas, 9th ed. Diabetes Research and Clinical Practice. 2019;157:107843. https://doi.org/10.1016/j.diabres.2019.107843
60. Hu FB. Globalization of diabetes: the role of diet, lifestyle, and genes. Diabetes Care. 2011;34(6):1249–1257. https://doi.org/10.2337/dc11-0442
61. Choukem SP, Fabreguettes C, Akwo E et al. Influence of migration on characteristics of type 2 diabetes in sub-Saharan Africans. Diabetes & Metabolism 2014;40(1):56–60. https://doi.org/10.1016/j.diabet.2013.07.004
62. Montesi L, Caletti MT, Marchesini G. Diabetes in migrants and ethnic minorities in a changing World. World Journal of Diabetes. 2016;7(3):34–44. https://doi.org/10.4239/wjd.v7.i3.34
63. Stirbu I, Kunst AE, Bos V, et al. Differences in avoidable mortality between migrants and the native Dutch in The Netherlands. BMC Public Health. 2006;6:78. https://doi.org/10.1186/1471-2458-6-78
64. WHO Europe. Report on the health of refugees and migrants in the WHO European Region: no public health without refugee and migrant health (2018). Genf: WHO; 2018. Verfügbar unter: https://www.who.int/publications/i/item/report-on-the-health-of-refugees-and-migrants-in-the-who-european-region-no-public-health-without-refugee-and-migrant-health
65. Agyemang C, van den Born B-J. Non-communicable diseases in migrants: an expert review. Journal of Travel Medicine. 2019;26(2):tay107. https://doi.org/10.1093/jtm/tay107
66. Andersen GS, Kamper-Jørgensen Z, Carstensen B, et al. Diabetes among migrants in Denmark: Incidence, mortality, and prevalence based on a longitudinal register study of the entire Danish population. Diabetes Research and Clinical Practice. 2016;122:9–16. https://doi.org/10.1016/j.diabres.2016.09.020
67. Bennet L, Groop L, Lindblad U, et al. Ethnicity is an independent risk indicator when estimating diabetes risk with FINDRISC scores: a cross sectional study comparing immigrants from the Middle East and native Swedes. Primary Care Diabetes. 2014;8(3):231–238. https://doi.org/10.1016/j.pcd.2014.01.002
68. Meeks K, Beune E, Snijder M, et al. I.5 Type II diabetes among Ghanaian residents in the Netherlands; how do they compare with other ethnic groups? The HELIUS study. Diabetes Research and Clinical Practice. 2014;110(2):137–146. https://doi.org/10.1016/j.diabres.2015.09.017
69. Gholap N, Davies M, Patel K et al. Type 2 diabetes and cardiovascular disease in South Asians. Primary Care Diabetes. 2011;5(1):45–56. https://doi.org/10.1016/j.pcd.2010.08.002
70. Stirbu I, Kunst AE, Vlems FA, et al. Cancer mortality rates among first and second generation migrants in the Netherlands: Convergence toward the rates of the native Dutch population. International Journal of Cancer. 2006;119(11):2665–2672. https://doi.org/10.1002/ijc.22200
71. Vandenheede H, Deboosere P, Stirbu I et al. Migrant mortality from diabetes mellitus across Europe: the importance of socio-economic change. European Journal of Epidemiology. 2012;27(2):109–117. https://doi.org/10.1007/s10654-011-9638-6
72. Ballotari P, Caroli S, Ferrari F, et al. Differences in diabetes prevalence and inequalities in disease management and glycaemic control by immigrant status: a population-based study (Italy). BMC Public Health. 2015;15:87. https://doi.org/10.1186/s12889-015-1403-4
73. Gele AA, Pettersen KS, Kumar B, et al. Diabetes Risk by Length of Residence among Somali Women in Oslo Area. Journal of Diabetes Research. 2016;2016:5423405. https://doi.org/10.1155/2016/5423405
74. Dogra S, Meisner BA, Ardern CI. Variation in mode of physical activity by ethnicity and time

since immigration: a cross-sectional analysis. The international journal of behavioral nutrition and physical activity. 2010;7:75. https://doi.org/10.1186/1479-5868-7-75
75. de-Graft Aikins A, Dodoo F, Awuah RB, et al. Knowledge and perceptions of type 2 diabetes among Ghanaian migrants in three European countries and Ghanaians in rural and urban Ghana: The RODAM qualitative study. PLoS ONE. 2019;14(4):e0214501. https://doi.org/10.1371/journal.pone.0214501
76. Andersson S, Karlsson V, Bennet L, et al. Attitudes Regarding Participation in a Diabetes Screening Test among an Assyrian Immigrant Population in Sweden. Nursing Research and Practice. 2016;2016:1504530. https://doi.org/10.1155/2016/1504530
77. Ammann L, Fäh D. Potential für Früherkennung von Diabetes mellitus Typ 2 in der Schweiz. Bulletin des Médicines Suisses. 2019;100(8):264–266
78. Seghieri G, Seghieri C, Policardo L, et al. Adherence to diabetes care process indicators in migrants as compared to non-migrants with diabetes: a retrospective cohort study. International Journal of Public Health. 2019;64:595–601. https://doi.org/10.1007/s00038-019-01220-5
79. Shahin W, Kennedy GA, Cockshaw W, et al. The role of refugee and migrant migration status on medication adherence: Mediation through illness perceptions. PLoS ONE 2020;15(1):e0227326. https://doi.org/10.1371/journal.pone.0227326
80. Martin Y, Collet T-H, Bodenmann P, et al. The lower quality of preventive care among forced migrants in a country with universal healthcare coverage. Preventive Medicine. 2014;59:19–24. https://doi.org/10.1016/j.ypmed.2013.11.006
81. Deutsche Diabetes Gesellschaft (DDG). INFOBLATT zum Thema Flüchtlinge und Prävention von Typ -2-Diabetes. Berlin: DDG; 2016 [abgerufen am 28.07.2023]. Verfügbar unter: https://migration.ddg.info/fileadmin/user_upload/01_Die_DDG/05_Arbeitsgemeinschaften/AG_Migranten/Microsite/Infoblatt-01-2016-AG_Diabetes_und_Migranten.pdf
82. Ali MK, Bullard KM, Gregg EW, et al. A cascade of care for diabetes in the United States: visualizing the gaps. Annals of Internal Medicine. 2014;161(10):681–689. https://doi.org/10.7326/M14-0019

14.4 Krebs und Migration

Luciano Ruggia, Oscar Franco

14.4.1 Krebs weltweit

Im Jahr 2018 erkrankten 18,1 Millionen Menschen neu an Krebs (17,0 Mio. ohne die Fälle von nichtmelanozytärem Hautkrebs), und 9,6 Millionen Menschen starben an Krebs (9,5 Mio. ohne die Fälle von nichtmelanozytärem Hautkrebs). Dabei war das Bronchialkarzinom die Krebsart, die bei Männern und Frauen am häufigsten diagnostiziert wurde (11,6 % aller Fälle) [83]. In die Suche nach einer Erklärung dafür, warum die Zahl der Krebsneuerkrankungen und Todesfälle, die Überlebensraten, die Lebensqualität nach einer Krebstherapie, die Screening-Raten und das Krebsstadium bei Diagnosestellung in einzelnen Populationen so unterschiedlich sind, werden mehr und mehr auch Faktoren einbezogen, die Einfluss auf die Gesundheit der Bevölkerung haben wie wirtschaftliche Stabilität, Bildung, Wohngegend, Gesundheitsversorgung und soziales Umfeld (soziale Gesundheitsdeterminanten) [84].

14.4.2 Krebs bei Migranten

Flüchtlinge und andere Migranten sind für die Entwicklung von Krankheiten stärker gefährdet als die Bevölkerung im Aufnahmeland, weil Vertreibung und Migration als soziale Gesundheitsdeterminanten gemeinsam mit anderen Faktoren die Lebens- und Arbeitsbedingungen und somit die Inzidenz von Krebserkrankungen beeinflussen [85].

14.4.3 Krebshäufigkeit im Vergleich zum Aufnahmeland

Im Allgemeinen sind die Morbiditäts- und Mortalitätsraten durch Krebs bei Migranten zunächst niedriger als in der Bevölkerung europäischer Aufnahmeländer [86]. Sie nähern sich jedoch im Lauf der Zeit tendenziell den Krebsraten im Aufnahmeland an, da die dort übliche Lebensweise übernommen und in das Alltagsleben integriert wird [85]. Teilweise lassen sich die anfänglich niedrigeren Krebsraten auch durch die Tatsache erklären, dass Migranten in der Regel jünger sind als die Bevölkerung des Aufnahmelandes. Auch könnte der „Healthy Migrant“-Effekt (auch als „Phänomen des gesunden Migranten“ bezeichnet) dabei eine Rolle spielen. Was jedoch ein signifikantes Problem darstellt, ist die Tatsache, dass Krebserkrankungen bei Migranten in der Europäischen Region der WHO häufiger in einem fortgeschrittenen Stadium diagnostiziert werden (aufgrund des erschwerten Zugangs zu Gesundheitsversorgung und Informationen), was zu deutlich schlechteren Gesundheitsergebnissen als bei der Bevölkerung des Aufnahmelandes führt [85]. Zudem sind Migranten im Vergleich zur Bevölkerung des europäischen Aufnahmelandes stärker von Krebserkrankungen durch Infektionen betroffen [86]. Hepatitis B ist weltweit die Hauptursache für Leberzellkarzinome, und laut WHO liegt die Prävalenz von Hepatitis B bei Erwachsenen in der WHO-Region Afrika bei 6,1 % gegenüber 1,6 % in der WHO-Region Europa.

Das **Krebsrisiko** von in Europa lebenden Migranten aus nicht westlichen Ländern ist unterschiedlich. Insgesamt sind die Morbiditäts- und Mortalitätsraten durch Krebs bei ihnen niedriger als in der Bevölkerung europäischer Aufnahmeländer, jedoch mit einem signifikanten Unterschied. Migranten aus nicht westlichen Ländern sind stärker für Krebsarten gefährdet, die mit Infektionen im Kindesalter assoziiert sind wie Leber-, Zervix- und Magenkarzinome. Auf der anderen Seite sind sie weniger für Krebsarten gefährdet, die mit einem westlichen Lebensstil assoziiert sind wie Darm-, Mamma- und Prostatakarzinome [87]. Studien mit Migranten haben Einblicke in das Krebsrisiko dieser Population gegeben. Beispielsweise haben sie gezeigt, welche Rolle die Umgebung spielt, da das Krebsrisiko von Migranten im Aufnahmeland mit dem Krebsrisiko der Menschen, die in der Heimat geblieben sind, verglichen [88, 89] und die Auswirkungen des Lebensstils auf das Krebsrisiko in verschiedenen Migrantengenerationen beurteilt wurden [90, 91].

Wichtig ist die Tatsache, dass Krebserkrankungen bei Migranten eher in einem **fortgeschrittenen Stadium** diagnostiziert werden als bei der Bevölkerung des Aufnahmelandes. Dafür sind oft Barrieren verantwortlich, die entsprechende Screeninguntersuchungen verhindern [92]. Ein erschwerter Zugang zur Gesundheitsversorgung, kulturelle Barrieren und sprachliche Isolation haben nachweislich einen Einfluss darauf, wie sich Migrantinnen gegenüber dem Mammakarzinom-Screening verhalten [92]. Die Mortalität durch Mammakarzinome kann durch ein gezieltes Screening, zu dem die Mammografie gehört, um etwa 20 % gesenkt werden [93]. Jedoch müssen die Frauen wissen, welche Untersuchungsmöglichkeiten sie haben und warum solche Untersuchungen durchgeführt werden.

14.4.4 Geschlechtsbezogene Krebsarten

Geschlechtsbezogene Krebsarten wie Zervix- oder Mammakarzinome bergen spezifische Herausforderungen. Europäische Studien verweisen darauf, dass Frauen mit Migrationshintergrund seltener an Mammografie-Screenings teilnehmen als einheimische Frauen im Aufnahmeland [87, 94, 95]. Gründe hierfür sind verschiedene Faktoren wie fehlendes Wissen über die Existenz von Zervixkarzinomen und eine daraus resultierende empfundene Bedeutungslosigkeit des Screenings, emotionale Barrieren wie Angst und Scham, praktische Probleme wie eine fehlende Kinderbetreuung, sprachliche Schwierigkeiten, Misstrauen sowie kulturelle und religiöse Faktoren, die sich auf Themen wie Anstand und Sexualität beziehen [96, 97, 98].

Spezifische Strategien zur Schulung und Aufklärung von Migrantinnen können bewirken, dass mehr von ihnen das Screening auf Mamma- und Zervixkarzinome in Anspruch nehmen. Flüchtlingsfrauen nutzen Vorsorgeuntersuchungen vielleicht deshalb so selten, weil sie Angst vor dem Untersuchungsergebnis und Bedenken wegen ihrer Sicherheit haben. Weitere Barrieren sind sprachliche Probleme, kulturelle Normen und wirtschaftliche Schwierigkeiten. Bei syrischen Flüchtlingsfrauen erhöhte die Vermittlung und Förderung von gesundheitsbezogenem Wissen und Verhalten (Gesundheitserziehung) in ihrer Muttersprache das Bewusstsein für Mamma- und Zervixkarzinome signifikant. Einstellung und Motivation werden jedoch nicht nur dadurch geprägt, dass die Frauen Informationen erhalten, sondern auch dadurch, dass eine kulturelle Veränderung innerhalb der Gemeinschaft stattfindet [99]. Erst in jüngerer Zeit wurden umfassende Studien dazu eingeleitet, was Frauen über Krebsvorsorge wissen und wie sie dazu eingestellt sind [100].

Selbst nach der Diagnose einer Krebserkrankung kann es schwierig sein, ausländische Patientinnen und Patienten davon zu überzeugen, ihren **Lebensstil** zu ändern. Migranten zeigen oft ein anderes Gesundheitsverhalten als Nichtmigranten, das in ihrem Herkunftsland begründet ist. So empfinden sie es beispielsweise nicht als schädlich, weiterhin zu rauchen, und es fehlt oft das Bewusstsein dafür, dass körperliche Aktivität wichtig ist. Deshalb kann es bei Migranten, die rauchen oder sich zu wenig bewegen, nach der Diagnose einer Krebserkrankung erforderlich sein, ein auf ihre Kultur abgestimmtes Beratungsgespräch zu führen [101].

Der für Migranten generell schwierige Zugang zur Gesundheitsversorgung kann noch wichtiger werden, wenn eine Krebserkrankung vorliegt [102]. Migranten mit einer Krebserkrankung sind kränker, sterben eher und sind psychisch stärker belastet, was vermutlich mit Sprach- und Kommunikationsproblemen in Verbindung steht. Studien haben gezeigt, dass sich Migrantengruppen in ihren demografischen Merkmalen, Kommunikationserfahrungen, Begegnungen mit medizinischen Versorgungsstrukturen und Präferenzen bezüglich Informationserhalt und Gesundheitsversorgung signifikant voneinander unterschieden. Sie haben unterschiedliche Erwartungen und Bedürfnisse in Hinblick auf die Kommunikation im Rahmen ihrer Gesundheitsversorgung. Einige beherrschen die im Aufnahmeland gesprochene Sprache, was die Kommunikation erleichtert, doch haben auch kulturelle und ethnologische Aspekte einen Einfluss darauf, wie man Gesundheit und Krankheit wahrnimmt; so wird das Thema Krebs in einigen Gruppen stärker tabuisiert als in anderen [103, 104, 105]. In einigen Gruppen sind evtl. auch ein niedriger Bildungsgrad und eine geringe Gesundheitskompetenz daran beteiligt, dass schlechtere Gesundheitsergebnisse erzielt werden. Maßnahmen und Hilfsangebote im Rahmen der Gesundheitsversorgung von Migranten sollten auf die spezifischen sprachlichen oder kulturellen Bedürfnisse und Eigenschaften der jeweiligen Gruppe zugeschnitten sein. Zukünftige Forschungsrichtungen werden diskutiert [106].

14.4.5 Faktoren mit Einfluss auf das Krebsrisiko

Verhaltensweisen, die nach der Migration angenommen werden, haben einen signifikanten Einfluss auf die Entstehung von Krebserkrankungen. So rauchen Migranten bei ihrer Ankunft im Aufnahmeland seltener als die einheimische Bevölkerung, was sich aber im Lauf der Zeit ändert. In Frankreich beispielsweise stieg die Zahl der **Raucher** bei Männern aus dem Maghreb im Laufe von 10 Jahren allmählich bis auf die Zahl der Raucher in der einheimischen Bevölkerung. Frauen aus Ländern südlich der Sahara rauchen bei ihrer Ankunft im Aufnahmeland extrem selten, doch stieg die Zahl der Raucherinnen unter ihnen fast bis auf die Zahl der Raucherinnen in der einheimischen Bevölkerung [107]. Allerdings ist die Situation je nach Migrantenpopulation unterschiedlich. So stieg die Rate bestimmter Krebsarten unter Russen, die sich in Deutschland ansiedelten, allmählich von einer niedrigeren Rate im Herkunftsland auf die Rate der Bevölkerung im Aufnahmeland, wohingegen die Rate anderer Krebsarten höher blieb und weiterhin der Rate im Herkunftsland entsprach [108].

Bei bestimmten Migrantengruppen und hier insbesondere bei Flüchtlingen aus Syrien ist die Problematik Krebs besonders gravierend. Nicht übertragbare Krankheiten, zu denen auch Krebserkrankungen zählen, sind bei den 5,6 Millionen syrischen Flüchtlingen, die derzeit in Ländern des Nahen Ostens leben, sehr häufig. Aufgrund ihrer Prävalenz als dritthäufigste Todesursache in Syrien ist die Krankheitslast durch Krebserkrankungen unter syrischen Flüchtlingen wahrscheinlich hoch [109]. Jedoch wird bei Flüchtlingen in Ländern mit niedrigem und mittlerem Einkommen die Behandlung von nicht übertragbaren Krankheiten wie einer Krebserkrankung vernachlässigt; sie ist aber von zunehmender Bedeutung, weil die Zahl der Flüchtlinge steigt [110]. Länder, die viele Flüchtlinge aufnehmen, haben oft nicht die Ressourcen, die notwendig sind, um die zusätzliche Krankheitslast durch Krebs in diesen spezifischen Populationen zu bewältigen [111].

Im Allgemeinen unterscheiden sich Leitlinien zum **Krebs-Screening** von neu angekommenen Migranten nicht von den Leitlinien für die Allgemeinbevölkerung im Aufnahmeland. Wie von den Centers for Disease Control angemerkt, ist die Erstuntersuchung bei der Ankunft von Migranten im Aufnahmeland nicht der ideale Zeitpunkt für die Durchführung invasiver Vorsorgeuntersuchungen (z. B. des Beckenraums), da viele Flüchtlinge sexuelle Übergriffe erlebt oder andere traumatische Erfahrungen gemacht haben, die der Grund für ihre Migration waren. Kann jedoch eine entsprechende Umgebung geschaffen werden, in der Vertrauen hergestellt, der kulturelle Hintergrund respektiert und die Gefahr einer weiteren Traumatisierung minimiert werden, bietet die Erstuntersuchung möglicherweise die Gelegenheit, invasivere Vorsorgeuntersuchungen zu besprechen und durchzuführen. Auch wenn invasive Screenings nicht möglich sind, können bei der Erstuntersuchung neu angekommener Migranten Maßnahmen durchgeführt werden, die den zukünftigen Zugang zur Gesundheitsversorgung erleichtern und kulturelle Barrieren abbauen, um die Zahl der Krebsvorsorgeuntersuchungen in Flüchtlingspopulationen zu erhöhen. Solche Maßnahmen sind die Bestimmung eines Hausarztes zur Primärversorgung, die Erklärung der Bedeutung jährlicher Vorsorgeuntersuchungen (mit der Botschaft, dass Gesundheitsversorgung auch der Prävention und nicht nur der Behandlung von Krankheiten dient) und der Einsatz professioneller Dolmetscher, um Migranten in einer kulturell einfühlsamen Art und Weise über den Nutzen von Vorsorgeuntersuchungen aufzuklären. Zudem kann auf riskante Verhaltensweisen wie den Konsum von Tabak, Alkohol und anderen Substanzen (z. B. Kath und Betelnuss) verwiesen werden, die die Gefahr einer Krebserkrankung erhöhen [112].

Insgesamt müssen der Einfluss, den soziale Gesundheitsdeterminanten auf die Entwicklung der verschiedenen Krebsarten haben, und die Verhaltensänderungen nach der Ankunft im Aufnahmeland besser erforscht werden, wobei die Unterschiede bezüglich kulturellem Hintergrund, Herkunftsland, Alter und Geschlecht zu berücksichtigen sind. Wissenschaftliche Evidenz hierzu wird dringend benötigt, um Strategien zur Prävention und Behandlung von Krankheiten entwickeln zu können, die auf Migranten zugeschnitten sind.

Insbesondere in der Primärversorgung von Migranten ist es wichtig, die Barrieren, mit denen ausländische Patienten im Bereich Krebsvorsorge und -behandlung konfrontiert sind, zu kennen. Zudem muss das Bewusstsein dafür, welchen Einfluss Sprache und Emotionen auf Beratungsgespräche mit Migranten zum Thema Krebs haben, erhöht werden [113].

Literatur

83. Bray F, Ferlay J, Soerjomataram I, et al. Global cancer statistics 2018: GLOBOCAN estimates of incidence and mortality worldwide for 36 cancers in 185 countries. CA: A Cancer Journal for Clinicians. 2018;68(6):394–424. https://doi.org/10.3322/caac.21492
84. Asare M, Flannery M, Kamen C. Social Determinants of Health: A Framework for Studying Cancer Health Disparities and Minority Participation in Research. Oncology Nursing Forum. 2017;44(1):20–23. https://doi.org/10.1188/17.ONF.20-23
85. World Health Organization (WHO). Report on the health of refugees and migrants in the WHO European Region: no public health without refugee and migrant health. Genf, Copenhagen: WHO; 2018 [abgerufen am 28.07.2023]. Verfügbar unter: https://apps.who.int/iris/bitstream/handle/10665/311347/9789289053846-eng.pdf?sequence=1&isAllowed=y
86. Agyemang C, van den Born B-J. Non-communicable diseases in migrants: an expert review. Journal of Travel Medicine. 2019;26(2):tay107. https://doi.org/10.1093/jtm/tay107
87. Arnold M, Razum O, Coebergh JW. Cancer risk diversity in non-western migrants to Europe: An overview of the literature. European Journal of Cancer. 2010;46(14):2647–2659. https://doi.org/10.1016/j.ejca.2010.07.050
88. Kolonel LN, Altshuler D, Henderson BE. The multiethnic cohort study: exploring genes, lifestyle and cancer risk. Nature Reviews Cancer. 2004;4(7):519–527. https://doi.org/10.1038/nrc1389
89. Yu WM, Hussain SSM. Incidence of nasopharyngeal carcinoma in Chinese immigrants, compared with Chinese in China and South East Asia: review. The Journal of Laryngology and Otology. 2009;123(10):1067–1074. https://doi.org/10.1017/S0022215109005623
90. Mousavi SM, Sundquist J, Hemminki K. Risk of transitional-cell carcinoma of the bladder in first- and second-generation immigrants to Sweden. European journal of cancer prevention: the official journal of the European Cancer Prevention Organisation (ECP). 2010;19(4): 275–279.
91. Stirbu I, Kunst AE, Vlems FA, et al. Cancer mortality rates among first and second generation migrants in the Netherlands: Convergence to-

ward the rates of the native Dutch population. International Journal of Cancer. 2006;119(11): 2665–2672. https://doi.org/10.1002/ijc.22200
92. Kwok C, White K. Cultural and linguistic isolation: the breast cancer experience of Chinese-Australian women – a qualitative study. Contemporary Nurse. 2011;39(1):85–94. https://doi.org/10.5172/conu.2011.39.1.85
93. Marmot MG, Altman DG, Cameron DA, et al. The benefits and harms of breast cancer screening: an independent review. British Journal of Cancer. 2013;108(11):2205–2240. https://doi.org/10.1038/bjc.2013.177
94. Harcourt N, Ghebre RG, Whembolua GL, et al. Factors associated with breast and cervical cancer screening behavior among African immigrant women in Minnesota. Journal of Immigrant and Minority Health. 2014;16(3):450–456. https://doi.org/10.1007/s10903-012-9766-4
95. Bianco A, Larosa E, Pileggi C, et al. Cervical and breast cancer screening participation and utilisation of maternal health services: a cross-sectional study among immigrant women in Southern Italy. BMJ Open. 2017;7(10):e016306. https://doi.org/10.1136/bmjopen-2017-016306
96. Abdullahi A, Copping J, Kessel A, et al. Cervical screening: Perceptions and barriers to uptake among Somali women in Camden. Public Health. 2009;123(10):680–685. https://doi.org/10.1016/j.puhe.2009.09.011
97. Grillo F, Vallée J, Chauvin P. Inequalities in cervical cancer screening for women with or without a regular consulting in primary care for gynaecological health, in Paris, France. Preventive Medicine. 2012;54(3-4):259–265. https://doi.org/10.1016/j.ypmed.2012.01.013
98. Addawe MN, Brux Mburu C, Madar A. Barriers to cervical cancer screening: A qualitative study among Somali women in Oslo Norway. Health and Primary Care. 2018;2(1):1-5. https://doi.org/10.15761/HPC.1000128
99. Erenoğlu R, Yaman Sözbir Ş. The Effect of Health Education Given to Syrian Refugee Women in Their Own Language on Awareness of Breast and Cervical Cancer, in Turkey: a Randomized Controlled Trial. Journal of cancer education : the official journal of the American Association for Cancer Education. 2020;35(2): 241–247.
100. Jassim G, Obeid A, Al Nasheet HA. Knowledge, attitudes, and practices regarding cervical cancer and screening among women visiting primary health care Centres in Bahrain. BMC Public Health. 2018;18(1):128. https://doi.org/10.1186/s12889-018-5023-7
101. Liu SY, Lu L, Pringle D et al. Impact of immigration status on health behaviors and perceptions in cancer survivors. Cancer Medicine. 2019; 8(5):2623–2635. https://doi.org/10.1002/cam4.2079
102. Graetz V, Rechel B, Groot W, et al. Utilization of health care services by migrants in Europe-a systematic literature review. British Medical Bulletin. 2017;121(1):5–18. https://doi.org/10.1093/bmb/ldw057
103. Cooper M, Harding S, Mullen K, et al. 'A chronic disease is a disease which keeps coming back ... it is like the flu': chronic disease risk perception and explanatory models among French- and Swahili-speaking African migrants. Ethnicity and Health. 2012;17(6):597–613. https://doi.org/10.1080/13557858.2012.740003
104. Ehiwe E, McGee P, Thomson K, et al. How black West African migrants perceive cancer. Diversity and Equality in Health and Care. 2013; 10(2):115–121.
105. Kruif AJ de, Chrifou R, Langeslag GL, et al. Perceptions of non-Western immigrant women on having breast cancer and their experiences with treatment-related changes in body weight and lifestyle: A qualitative study. PLoS ONE. 2020; 15(7):e0235662. https://doi.org/10.1371/journal.pone.0235662
106. Hyatt A, Lipson-Smith R, Schofield P, et al. Communication challenges experienced by migrants with cancer: A comparison of migrant and English-speaking Australian-born cancer patients. Health expectations : an international journal of public participation in health care and health policy. 2017;20:886–895.
107. Khlat M, Legleye S, Bricard D. Migration-related changes in smoking among non-Western immigrants in France. European Journal of Public Health. 2019;29(3):453–457. https://doi.org/10.1093/eurpub/cky230
108. Jaehn P, Kaucher S, Pikalova LV, et al. A cross-national perspective of migration and cancer: incidence of five major cancer types among resettlers from the former Soviet Union in Germany and ethnic Germans in Russia. BMC Cancer. 2019;19(1):869. https://doi.org/10.1186/s12885-019-6058-6
109. Marzouk M, Kelley M, Fadhil I, et al. „If I have a cancer, it is not my fault I am a refugee“: A

qualitative study with expert stakeholders on cancer care management for Syrian refugees in Jordan. PLoS ONE. 2019;14(9):e0222496. https://doi.org/10.1371/journal.pone.0222496

110. Spiegel P, Khalifa A, Mateen FJ. Cancer in refugees in Jordan and Syria between 2009 and 2012: challenges and the way forward in humanitarian emergencies. Lancet Oncology. 2014;15(7):e290–e297. https://doi.org/10.1016/S1470-2045(14)70067-1

111. Mansour A, Al-Omari A, Sultan I. Burden of Cancer Among Syrian Refugees in Jordan. Journal of Global Oncology. 2018;4:1–6. https://doi.org/10.1200/JGO.18.00132

112. Centers for Disease Control and Prevention (CDC). Refugees Health Guidelines: Cancer Screening. Atlanta: CDC; 2016 [abgerufen am 28.07.2023]. Verfügbar unter: https://www.cdc.gov/immigrantrefugeehealth/guidelines/domestic/general/cancer-screening.html

113. Aelbrecht K, de Maesschalck S. Cancer among migrant patients. In: Kumar BN, Diaz E, editors. Migrant health: A primary care perspective. Boca Raton, FL: CRC Press; 2019. 185–194. https://doi.org/10.1201/9781351017190-19

14.5 Chronischer Schmerz und seine Behandlung

Niklaus Egloff, Nina Bischoff

14.5.1 Einleitung

Dauert ein Schmerz mehr als 3 Monate an, wird er als chronisch bezeichnet. Hinter dieser zeitlichen Definition verbergen sich Veränderungsprozesse, die den chronischen Schmerz vom akuten Schmerz unterscheiden. Dauert ein Schmerzsignal über längere Zeit an, kommt es regelhaft zu neuronalen Veränderungen, die die Art und Stärke der Schmerzwahrnehmung – unabhängig vom ursprünglichen Auslöser – mitbestimmen. Entsprechend dieser neuronalen Veränderungen sprechen chronische Schmerzen oft nur ungenügend auf eine alleinige Behandlung mit konventionellen Schmerzmitteln an.

Es ist wichtig zu wissen, dass es auch chronische Schmerzen gibt, die *ohne* vorangegangene Schädigung von Gewebe entstanden sind. Anhaltende oder heftige Stressbelastungen vermögen über neurogen-neuroinflammatorische Prozesse direkt eine Schmerzerkrankung auszulösen. Chronische Spannungskopfschmerzen oder Fibromyalgie sind Beispiele hierfür.

Dauern Schmerzen längerfristig an, erhalten sie einen eigenständigen Krankheitswert und sind mit typischen Folgeerscheinungen wie Depression, Schlafstörungen, Konzentrations- und Gedächtnisproblemen, schädlichem Gebrauch von Medikamenten, Beeinträchtigung des Soziallebens und Einschränkung der Erwerbsfähigkeit assoziiert.

Unfreiwillige Migration geht mit einem erhöhten Risiko für die Entwicklung chronischer Schmerzen einher. Folgende Faktoren können hierfür eine maßgebliche Rolle spielen:

- ungenügende medizinische Versorgung vorangegangener Akutschmerzen
- übermäßige körperliche Belastungen im Rahmen der Flucht
- übermäßige körperliche Verausgabung bei der Arbeitstätigkeit
- übermäßige psychische Stressbelastung vor, während und nach der Migration
- ungenügender Behandlungszugang bei psychischen und sozialen Ko-Belastungen

14.5.2 Schmerzassessment

Das Schmerzassessment bei chronischem Schmerz erfordert viel Erfahrung. Die Untersuchung darf sich nicht auf den Nachweis oder Ausschluss einer Schädigung auf Organstufe beschränken. Nicht selten ist die körperliche Schädigung lediglich das Auslöseereignis einer nachfolgenden übergeordneten Schmerzerkrankung, die weit über das primäre Auslöseereignis hinausgeht.

Um eine Schmerzkrankheit umfassend beurteilen zu können, ist es erforderlich, den neuroperzeptiven Vorgang der Schmerzempfindung zu untersuchen. Neben der detaillierten Anamneseerhebung und der neurologisch-rheumatologisch fokussierten Körperuntersuchung kommen auch spezifische Skills wie die Schmerzempfindlichkeitstestung (Algometrie), die Schmerzverteilmusteranalyse (z. B. mittels Schmerzzeichnung) sowie die Erfassung des psychosozialen Belastungshintergrundes hinzu. Das Assessment bei chronischem Schmerz hat damit eine mehrdimensionale Ausrichtung, welche die allgemein-somatische, muskuloskelettale, schmerzphysiologische, psychologische wie auch kontextuelle Dimension des Leidens berücksichtigt.

Grundsätzlich unterscheidet sich das schmerzmedizinische Assessment bei Patienten mit Migrationshintergrund nicht vom üblichen Vorgehen. Folgende Faktoren hinsichtlich des Betreuungssettings verdienen indessen besondere Aufmerksamkeit:

- Sicherstellung einer suffizienten internistisch-klinischen Basisversorgung bei Patienten ohne hausärztliche Anbindung

- medizinische Kompetenzsicherung im Behandlungsteam hinsichtlich funktionell-somatoformer [114] oder traumassoziierter Schmerzanteile [115]
- Berücksichtigung eines erhöhten Zeitbedarfs bei sprachlich-kulturellen Unterschieden
- transkulturelle Qualifikation im Behandlungsteam hinsichtlich anderer Formen des Schmerzverhaltens und Schmerzumgangs

14.5.3 Störungsmechanismen und Subtypen chronischer Schmerzen

Unspezifische Mechanismen

Die folgende Zusammenstellung gibt eine Übersicht über das klinische Spektrum von Störungsmechanismen und Subtypen chronischer Schmerzen. Im Einzelfall können die genannten Subtypen und Mechanismen auch beliebig kombiniert vorkommen. Die Ausrichtung der Beispiele sind in dieser Zusammenstellung inhaltlich kontextualisiert hinsichtlich Patienten mit Migrationserfahrung, es handelt sich aber um allgemeingültige Mechanismen.

- Bei anhaltenden **chronisch nozizeptiven Schmerzen,** z.B. bei Patienten aus Herkunftsländern mit orthopädischer Unterversorgung – mit Leiden wie unkorrigierter Hüftdysplasie, Beinlängendifferenz, Skoliose, Spinalkanalstenose, fortgeschrittener Arthrose oder nicht erfassten rheumatologischen Erkrankungen – richtet sich die Therapie in erster Linie auf die Behebung der mechanischen oder entzündlichen Ursache des Leidens auf Organstufe. Bleibende anatomische Veränderungen infolge Gewalteinwirkung können ebenfalls eine solche muskuloskelettale Schmerzkomponente aufrechterhalten. In der Regel spricht diese Schmerzart auf interventionelle oder konventionell-analgetische Maßnahmen an.
- Bei **chronisch neuropathischen Schmerzen** liegt eine mechanische, toxische oder postinfektiöse Schädigung von Nervengewebe vor. Dabei kann das Nervengewebe in der Peripherie, auf Rückenmarksebene oder auch auf zerebraler Stufe beschädigt sein. Neuropathische Schmerzen sprechen nur ungenügend auf konventionelle Analgetika an. Chronische Fußsohlenschmerzen nach Geißelhieben (engl. „falanga") sowie andere Foltermethoden (z.B. durch Schulterhängung) können anhaltende neuropathische Schmerzzustände erzeugen [116].
- **Spannungs- und stressbedingte muskuläre Schmerzen** sind sehr häufig. Solche meist myofaszial bedingten Schmerzen kommen oft auch zusätzlich zu anderen Schmerzformen vor. Viele Patienten klagen vorab über myofasziale Schmerzen im Schulter-, Nacken- und seitlichen Kopf- sowie Stirnbereich. Einzelne Muskeln oder Muskelketten werden als verhärtet und druckempfindlich wahrgenommen, der Schmerzcharakter wird oft als ziehend, drückend und brennend beschrieben. Myofasziale Schmerzmuster lassen sich meist bereits aus den Schmerzzeichnungen („pain drawings") der Patienten herauslesen und durch die klinische Untersuchung bestätigen. Spezifische physiotherapeutische Maßnahmen (inkl. Triggerpunkttherapie), sportmedizinische Maßnahmen und Relaxationstraining sind hier die Therapiemittel der Wahl.
- Die Budapestkriterien sind Operationalisierungskriterien zur Erfassung und Beschreibung von **komplexen regionalen Schmerzsyndromen** (engl. „complex regional pain syndrome", CRPS). Hierbei handelt es sich um eine reaktive, lokale Schmerzerkrankung, wobei häufig ein Trauma an einer Extremität als Auslöser in der Anamnese auszumachen ist. Die Schmerzerkrankung geht oft einher mit neurovegetativen Veränderungen wie veränderter regionaler Durchblutung, vermehrtem Schwitzen, verändertem Haarwuchs und ödematösen Schwellungen. Autoimmunprozesse, neurovegetative Fehlsteuerung, periphere wie zentrale neurofunktionelle Veränderungen bestimmen den klinischen Verlauf dieser Schmerzerkran-

kung. Liegt eine schwergradigere CRPS-Erkrankung vor, ist oft eine multimodale Schmerztherapie erforderlich.

Bei etwa einem Drittel der CRPS breiten sich die Schmerzen auf die betroffene Körperhälfte aus [117]. Solche **halbseitigen Schmerzerkrankungen** kommen aber auch ohne CRPS vor. Meist liegt ein gleichseitiges, mechanisches Auslöseereignis vor. Im Gegensatz zum zerebrovaskulär bedingten Halbseitenschmerz erklärt der Auslöser dabei aber weder die Schmerzform noch die Schmerzausbreitung. Ursache und Disposition ist vielmehr die vorbestehende Dysregulation der zentralen Schmerzverarbeitung im Kontext vorangegangener, schwerer Stresserfahrung, welche jedoch erst *nach* Eintreten des nozizeptiven Auslöseereignisses als solche offensichtlich wird. Studien aus der Schweiz und Kanada bestätigen hierbei sowohl die erhöhte Betroffenheit von Patienten mit Migrationshintergrund wie auch die erhöhte Komorbiditität mit Traumafolgestörungen, Depression und Angsterkrankungen [118]. Regelhaft zeigt die seitenvergleichende neurologische Untersuchung funktionelle sensorische Defizite (engl. „nondermatomal somatosensory deficits“, NDSD) [118]. Die Therapie richtet sich hier wie beim CRPS nach einem multimodalen Schmerztherapiekonzept.

- Neben regionalen und unilateralen Schmerzerkrankungen gibt es auch **generalisierte Formen von Schmerzerkrankungen.** In Assoziation zum CRPS kann die **Fibromyalgie** als „complex generalized pain syndrome“ bezeichnet werden. Wie beim CRPS liegen bei der Fibromyalgie als pathophysiologische Hauptmechanismen ebenfalls eine Hyperalgesie und eine neurovegetative Dysregulation vor. Beide Mechanismen werden im Kontext von Fibromyalgie als Stressfolgereaktionen verstanden [119]. Neben genetischer Disposition, weiblichem Geschlecht und Alter ist Migrationsstress kein seltener Kontextfaktor. Die Therapie der Wahl ist die multimodale Schmerztherapie mit Schwerpunkt auf Stressreduktion, dosierter sportmedizinsicher Aktivierung und Behandlung der häufig komorbiden Angst- und Depressionserkrankungen.

Spezifische Mechanismen

Alle bisher beschriebenen Schmerztypen sind unspezifisch auch im Kontext von Traumatisierung denkbar. Im Folgenden wird nun noch auf einige spezifische traumaassoziierte Schmerzmechanismen eingegangen:

- Potenziell lebensbedrohliche Situationen hinterlassen regelhaft eine **erhöhte Reizempfindlichkeit** gegenüber Schmerz-, Stress- und Angstreizen. Neuronale Langzeitpotenzierungsmechanismen führen zudem zur Chronifizierung dieser Schmerz-, Stress- und Angstsymptome. Bei Folteropfern konnte eine Prävalenz von chronischem Schmerz in bis zu 75 % der Fälle nachgewiesen werden [120]. Verschiedene Studien ergaben außerdem, dass Traumatisierung per se auch ein Prädiktor chronischer Schmerzen ist [121].
- Als traumaspezifischer Mechanismus kommt zudem der Aspekt der **Hypermnesie** hinzu. Als Hypermnesie wird die übermäßig gedächtnisprägende Fixation von traumaassoziierten Kontexteindrücken (inkl. Schmerz) bezeichnet, die als Nachhallerinnerungen situativ reaktiviert werden können oder auch als konstante (Schmerz-)Empfindungen über Jahre bestehen bleiben können [122].
- Komplizierend kommen zudem bei traumaassoziierten Beschwerden **dissoziative Phänomene** hinzu: Situativ oder anhaltend können körperliche Funktionen, biografische Gedächtnisinhalte oder anderweitige Bewusstseinsfunktionen ausfallen. Im Kontext von chronischem Schmerz sind hierfür vorab dissoziativ bedingte sensomotorische Ausfälle und Bewusstseinsstörungen typisch.

Somatoforme Beschwerden

Körperbeschwerden und Schmerzen, die sich nicht mit einer Schädigung auf Organstufe erklären lassen, wurden im ICD 10 (10. Version des International Statistical Classification of Diseases and Related Health Problems) als somatoforme Beschwerden bezeichnet. Im Sinne eines psychodynamischem Menschenverständnis deutete ICD 10 diese Schmerzen als „psychogen“ bedingt. Das dahinterstehende dualistische Schmerzverständnis gilt heute als überholt. Es ist wichtig zu wissen, dass Schmerzen *immer* affektiv und mental moduliert werden, d.h. *immer* einer gewissen psychogenen Auslenkbarkeit unterliegen, sei dies z.B. durch angstvolle Interpretation, allgemeines Missbefinden oder Aufmerksamkeitsfokussierung. Rein psychogen-affektiv bedingte Schmerzen sind selten und dürfen nicht mit den vorangehend besprochenen Schmerztypen verwechselt werden. Hinweisend für maßgeblich affektiv bedingte Schmerzen sind sehr hohe Schmerzintensitäten, die kaum auf Bewegungstherapie und medikamentöse Maßnahmen ansprechen sowie ein psychosozialer Hintergrund, der oft von schwerer Verzweiflung und stattgehabten Extremsituationen gekennzeichnet ist. ICD 11 wird das Konzept der somatoformen Schmerzen zugunsten des neutraleren und heterogeneren Konstruktes des „chronischen Primärschmerzes“ verlassen [123].

Kommunikative Aspekte

Bei unerklärlichen Schmerzen sind differenzialdiagnostisch auch kommunikative Aspekte zu berücksichtigen: In gewissen Kulturen werden Störungen des Allgemeinbefindens oder psychische Leiden regelhaft mit Körpersymptomen chiffriert, die vom kulturell Verständigen auch als solche Signale und Hilfsapelle verstanden werden können. Diese kulturell codierten körperlichen Ausdrucksweisen können einerseits in einem nicht dualistischen Menschenverständnis eingebettet sein oder andererseits auch zur Vermeidung der Nennung des psychischen Leidensdrucks dienen. So können Depression und Traumatisierung aus Furcht vor „Psychiatrisierung“ vorab als Kopfschmerzen oder Rückenschmerzen kommuniziert werden. Dieser kommunikative Aspekt verlangt einerseits ein sehr nuanciertes Analysevermögen der Behandlungssituation und andererseits auch einen transkulturell geschulten Umgang der Behandler.

14.5.4 Therapie

Ziel der Therapie ist die Schmerzreduktion, die Limitation schmerzbedingter psychosozialer Folgen und der Erhalt der Alltagsfunktionen. Im Gegensatz zur Behandlung von akuten Schmerzformen greifen invasive (z.B. infiltrative) Maßnahmen oder konventionelle Analgetikatherapien in vielen Fällen zu kurz. Explizit soll vom nicht validierten Einsatz von Opioiden bei Nichttumorschmerzen gewarnt werden.

Die oben dargelegten Unterformen chronischer Schmerzen benötigen fachspezifisches Know-how, welches die perzeptiven, psychologischen und verhaltensmäßigen Aspekte des Schmerzgeschehens therapeutisch berücksichtigt. Die Therapie bei chronischem Schmerz ist entsprechend interdisziplinär und multimodal ausgerichtet. Die ärztlich koordinierte Therapie kann dabei wahlweise physiotherapeutische, sportmedizinische, psychologische, ergotherapeutische, pflegerische sowie sozialmedizinische Maßnahmen einbeziehen. Die Therapie ist umso erfolgreicher, wenn es dem Patienten dadurch gelingt, wieder selber die Kontrolle über sein Befinden und Verhalten zurückzugewinnen. Regelmäßige, aktivierende Gruppentherapien sind oft ein lohnendes Format, um aus dem schmerzbedingten passiven Rückzug wieder in eine gewisse Alltagsnormalität zurückzufinden. Tabelle 14-2 fasst mögliche Therapieansätze und Ziele zusammen.

Tabelle 14-2: Differenzielle Therapieansätze bei chronischen Schmerzen.

Störungs-mechanismus	Beispiele, Erläuterung	therapeutische Interventions-vorschläge
läsionaler Schmerzanteil	im Rahmen neuropathischer oder degenerativ-arthrotischer Strukturschädigungen	• ggf. ergänzende medizinische Diagnostik • konventionelle Analgetikatherapie
hyperperzeptiver Schmerzanteil	im Rahmen lokaler oder generalisierter Hyperalgesie (algometrische Erfassung)	• Informationstherapie zu Hypersensitivität und stressinduzierter Hyperalgesie • Aktivitätsdosierung und Pacing erlernen • Sensibilität auch als Ressource erkennen und nutzen
reaktiv-muskulärer Schmerzanteil	Verspannungen, Myogelosen, myofasziale Schmerzausweitungsmuster; Schon- und Fehlhaltungen	• passive Entspannungsmaßnahmen (Bad, Wärmeapplikation) • aktives Entspannungstraining (z. B. Basic Body Awareness, Yoga, etc.) • regelmäßiges, moderates Bewegungstraining • ggf. Triggerpunktbehandlung; physiotherapeutisches Haltungstraining
vegetative Dysregulation	regelhaftes Indiz bei stressassoziierten Schmerzerkrankungen	• Informationstherapie zu Stress und Stressregulation, ggf. Biofeedbacktraining • Stressorenanalyse; Stressbewältigungstraining, Problemlösetraining
Schlafproblematik	regelhaftes Symptom bei Schmerz- und Stresserkrankungen; häufig begleitet von Gedächtnis- und Konzentrationsstörungen	• Informationstherapie zu Schlafhygiene • schlaffördernde Maßnahmen (z. B. Bad, Wärmeapplikation) • Vermeidung von schlafhemmenden Substanzen • Bearbeitung der psychischen Stressoren • ggf. Evaluation von schlafbegünstigenden Antidepressiva
medikamentöse Problematik	Gefahr der Polypharmarmazie mit Gewöhnung, Abhängigkeit, Sucht, unerwünschten Interaktionen und Nebenwirkungen (z. B. analgetikainduzierte Kopfschmerzen)	• schrittweise medikamentöse Anpassung • ggf. Reduktion, Rochade oder Entzug • Training nichtmedikamentöser Schmerzbewältigungsmaßnahmen

Tabelle 14-2: Fortsetzung

Störungs-mechanismus	Beispiele, Erläuterung	therapeutische Interventions-vorschläge
physische Dekonditioniertheit	im Rahmen schmerz-bedingten Rückzugs-verhaltens, Kinesiophobie	• stufenweises Rekonditionieren nach individuellem Therapieplan • langfristiges regelmäßiges körperliches Training einplanen • natürliche Bewegungsmöglichkeiten im Alltag erkennen und nutzen
inadäquates Schmerz-verständnis	z. B. einseitig somatisch-läsional, monokausal (analog zum Akutschmerz)	• Informationstherapie zu Schmerz-entstehung • Differenzierung chronischer versus akuter Schmerzen • Erarbeitung von Zusammenhängen zw. Schmerz und Stresserfahrung • Abbau katastrophisierender Inter-pretationen
Erfassung von psychischen Komorbiditäten	oft Angsterkrankungen, Depression, Traumafolge-störungen, dissoziative Störungen	• störungsspezifische Behandlung unter spezieller Beachtung potenziell schmerzreduzierender Therapie-synergismen
dysfunktionale Emotionen	undifferenzierte Symptom- oder Emotionswahrnehmung, ungenügende Emotions-regulation, einseitige oder dominierende Emotionslage	• spezifische psychotherapeutische Verfahren (z. B. Focussing, emotions-fokussierte Psychotherapie) • Körperwahrnehmungstherapie, ggf. Kunst- und Ausdrucktherapie
psychosoziale Stressoren	Perspektiveprobleme, ökonomische Drucksituation, Beziehungsbelastungen (Trennung, Isolation); kontra-produktive Interaktionsmus-ter (z. B. durch krankheits-bedingte Zuwendung/Ablehnung); Arbeitsplatzpro-bleme, Wohnprobleme, etc.	• sozialmedizinische Problemanalyse; Veränderungsziele wertorientiert erarbeiten • Teilschritte zur Perspektiveschaffung definieren • Bezugspersonen einbeziehen (Partner, Angehörige, Arbeitgeber) • ggf. Zugang zu niederschwelligen, öffentlichen Angeboten schaffen

Literatur

114. Egloff N, Dungl C, Ott R. Update somatoforme Schmerzstörungen. Therapeutische Umschau. 2017;74(5):254–260. https://doi.org/10.1024/0040-5930/a000912
115. Egloff N, Hirschi A, von Känel R. Schmerzstörungen bei Traumatisierten – neurophysiologische Aspekte und klinische Phänomenologie. Praxis. 2012;101(2):87–97. https://doi.org/10.1024/1661-8157/a000816
116. Prip K, Persson AL. Clinical findings in men with chronic pain after falanga torture. The Clinical Journal of Pain. 2008;24(2):135–141. https://doi.org/10.1097/AJP.0b013e31815aac36
117. Rommel O, Gehling M, Dertwinkel R, et al. Hemisensory impairment in patients with complex regional pain syndrome. Pain. 1999;80(1-2):95–101. https://doi.org/10.1016/S0304-3959(98)00202-4
118. Egloff N, Sabbioni M, Salathé Ch, et al. Nondermatomal somatosensory deficits in patients with chronic pain disorder: Clinical findings and hypometabolic pattern in FDG-PET. Pain. 2009;145(1-2):252–258. https://doi.org/10.1016/j.pain.2009.04.016
119. Egloff N, Cámara R, von Känel R et al. Hypersensitivity and Hyperalgesia in Somatoform Pain Disorders. General Hospital Psychiatry. 2014;36(3):284–290. https://doi.org/10.1016/j.genhosppsych.2014.01.011
120. Olsen DR, Montgomery E, Boholm S, et al. Prevalence of pain in the head, back and feet in fegugees previously exposed to torture: a ten year follow-up study. Disability and Rehabilitation. 2007;29(2):163–171. https://doi.org/10.1080/09638280600747645
121. Dirkzwager AJ, van der Velden PG, Grievnik L, et al. Disasterrelated posttraumatic stress disorder and physical health. Psychosomatic Medicine. 2007;69(5):435–440. https://doi.org/10.1097/PSY.0b013e318052e20a
122. Morina N, Egloff N. The Complexity of Chronic Pain in Traumatized People – Diagnostic and Therapeutic Challenges. In: Schnyder U, Cloitre M, editors. Evidence Based Treatments for Trauma Related Psychological Disorders – A Practical Guide for Clinicians. Berlin: Springer; 2015. 347–360.
123. Treede RD, et al. A classification of chronic pain for ICD-11. Pain. 2015;156(6):1003–1007. https://doi.org/10.1097/j.pain.0000000000000160

14.6 Rheumatologische Probleme bei Reisenden und Migranten

Johannes Blum, Daniel H. Paris

Ein Artikel mit ähnlichem Inhalt, aber einer Fokussierung auf Reisende wurde unter dem Titel „Rheuma nach Tropenreise: was muss abgeklärt werden" in der Fachzeitschrift Rheuma Schweiz publiziert: Blum J. Rheuma nach Tropenreise: was muss abgeklärt werden. Fachzeitschrift Rheuma Schweiz. 2000;4/2020:20–30.

14.6.1 Einleitung

Arthralgien und Myalgien können häufig bei febrilen infektiösen Erkrankungen nach Aufenthalt in den Tropen und bei Migranten vorkommen, aber protrahierte rheumatologische Beschwerden sind selten. Insgesamt litten 14 von 4666 (0,3%) erkrankten Tropenrückkehrern an einer Arthritis oder einer schweren Arthralgie, die länger als 4 Wochen dauerten [124]. Knapp zwei Drittel dieser Patienten litt an einer viralen Erkrankung (Chikungunya-Fieber, oder Ross-River-Fieber), das letzte Drittel an einer reaktiven Arthritis.

Bei Migranten ist die Datenlage sehr limitiert, und es zeichnet sich eine Tendenz zu chronischen oder längerfristigen rheumatischen Problemen ab, wie rheumatoide Arthritis, Tuberkulose oder Borreliose-assoziierten Problemen.

In einem ersten Schritt sollten bei einer akuten fieberhaften Erkrankung mit Arthralgien die üblichen wesentlichen tropischen Erreger wie Malaria, Dengue, Abdominaltyphus oder Rickettsiose ausgeschlossen werden – bei diesen eher akuten Erkrankungen steht das Fieber im Vordergrund, ihr Management ist im Kap. 11.2 beschrieben. Die in Europa anzutreffenden rheumatologische Erkrankungen wie rheumatoide Arthritis, Gicht, Lyme-Borreliose sowie septische Arthritiden können bei Migranten und Flüchtlingen genauso auftreten (Tabelle 14-3).

Der Fokus dieses Kapitels liegt auf chronischen rheumatologischen Beschwerden im Zusammenhang mit einem Tropenaufenthalt oder Migration und umfasst die relativ häufigen viralen Erkrankungen, die reaktive Arthritis, die rheumatoide Arthritis, seltenere assoziierte Erreger und Anhaltspunkte zu den oft importierten Erkrankungen, die vor Beginn einer immunsuppressiven Therapie ausgeschlossen werden sollten.

Tabelle 14-3: Vorgehen bei akutem febrilem Zustand, Gelenk/Gliederbeschwerden und Fieber.

Schritt	Erläuterung
Ausschluss lebensbedrohlicher Infektionen	Malaria, Dengue, Sepsis etc. (evtl. Rücksprache mit Tropenmediziner)
bakterielle Arthritis	Gelenkpunktion und mikrobiologische Abklärungen
Ausschluss von Reise- und in der Schweiz üblichen Erkrankungen	Lyme-Borreliose, Parvovirus-Erkrankung, Arthrose – Vorgehen gemäß den fachärztlichen rheumatologischen Richtlinien
rheumatoide Arthitis, Lupus, Spondylitis ankylosans, rheumatisches Fieber, Gicht	Vorgehen gemäß den fachärztlichen rheumatologischen Richtlinien

14.6.2 Virale Arthritis

Das *Chikungunya-Virus* und das *Ross-River-Virus* sind die häufigsten „importierten" Viren, die zu lang andauernden Gelenkbeschwerden führen können.

Chikungunya-Virus

Das *Chikungunya-Virus* ist ein Alphavirus und gehört zur Familie der Togaviren. Es wird durch Aedes-Mücken tagsüber übertragen, und ist prävalent in Südostasien, Sub-Sahara-Afrika und Lateinamerika. Der Überträger, *Aedes albopictus,* hat sich kürzlich in den südeuropäischen Ländern etabliert, und Chikungunya-Ausbrüche wurden in Italien, Frankreich und Portugal beobachtet [125].

Klinik

Nach einer Inkubationszeit von 2–12 Tagen kommt es meist zu einer Trias mit Fieber, Hautausschlag und Arthralgie. Das Fieber ist häufig hoch und geht innerhalb von 5 bis 7 Tagen zurück. Der Hautausschlag tritt in ca. 50 % auf, ist typischerweise makulopapulär und dauert wenige Tage. Weitere Symptome wie Übelkeit, Erbrechen, Durchfall und Kopfschmerzen kommen vor und in seltenen Fällen wurden eine neurologische, kardiale oder renale Beteiligung beobachtet [126]. Eine Polyarthralgie/Polyarthritis tritt 2–5 Tage nach dem Fieber auf, ist symmetrisch, betrifft vorwiegend die distalen Gelenke (Fuß, Hand, Finger), kann aber auch Knie und Schultern befallen. Die Schmerzen können verheerend sein und den Patienten praktisch immobilisieren [127, 128, 129]. Die Schmerzen, Schwellungen und Gelenksteifigkeit treten im Rahmen von Synovitiden und Tenosynovitiden auf, eine Gelenksdestruktion ist selten. Taubheitsgefühl und Parästhesien können im Bereich der befallenen Gelenke auftreten.

Eine Chikungunya-Infektion ist in der Regel selbstlimitierend [127], aber in bis zu 40 % der Fälle kommt es zu persistierenden oder rezidivierenden Schmerzen über Monate oder gar Jahre. Es ist unklar, weshalb die Angaben über Häufigkeit chronischer Arthralgien und Arthritiden so sehr schwanken. Eine hohe Viruslast und eine ausgeprägte immunologische Antwort in der Initialphase sowie ein Alter über 45 Jahre, weibliches Geschlecht, Diabetes, Dyslipidämie, arterielle Hypertonie und eine vorbestehende rheumatologische Erkrankung sind Prädiktoren für eine chronische Erkrankung [126, 129].

Die rheumatologischen Symptome umfassen Polyarthralgie, Polyarthritis, Morgensteifigkeit, Gelenködem und Gelenkrötung und können sich wie eine seronegative Spondylarthritis, eine rheumatoide Arthritis, eine Fibromyalgie oder eine undifferenzierte Polyarthritis präsentieren. Sie können auch die diagnostischen Kriterien für eine rheumatoide Arthritis oder eine Spondylarthritis erfüllen. Möglicherweise triggert Chikungunya Schübe der rheumatoiden Arthritis oder anderer rheumatologischen Erkrankungen. Die Beschwerden können sehr stark oder gar invalidisierend sein [126].

Diagnostik

Die Diagnose wird in den ersten 5 Tagen durch den Virusnachweis im Blut mittels PCR und ab dem 7. Tag durch den Nachweis von IgG- und IgM-Antikörpern gestellt. Sowohl Rheumafaktoren als auch Anti-CCP-Antikörper können manchmal nachgewiesen werden. Anti-CCP-Antikörper, auch ACPA genannt, sind gegen das zyklische citrullinierte Peptid (CCP) gerichtet und spielen eine wichtige Rolle in der Labordiagnostik der rheumatoiden Arthritis.

Das initiale Röntgenbild ist oft normal, aber in der MRT oder auf späteren Röntgenbildern (nach 8–24 Monaten) können u. a. entzündliche Veränderungen, Gelenkergüsse, Erosionen oder Gelenkspaltverschmälerungen gesehen werden [130].

Therapie

Obwohl mehrere antivirale Substanzen geprüft werden, wurde bis anhin keines zur Behandlung registriert [126]. Im Anfangsstadium werden eine gute Rehydrierung, Paracetamol, NSAR und milde Opiate empfohlen. Die kurz dauernde Gabe von niedrig dosierten Kortikosteroiden (5–10 mg) zusätzlich zu Analgetika bringt eine bessere Schmerzlinderung als Analgetika alleine, vor allem beim Vorliegen einer Synovitis oder Tenosynovitis [129, 131].

Bei einer chronischen Chikungunya Infektion kommt nebst Analgetika und Prednison vor allem Methotrexat in der Dosis 10–25 mg pro Woche infrage. Die anfängliche Befürchtung, dass die Immunsuppression durch Methotrexat eine Reaktivierung des Virus auslöst, ist zum Glück unbegründet [126]. Eine Kombination von Methotrexat 15 mg/Woche, Sulfosalazin 1 g/Tag und Hydroxychloroquin 400 mg/Tag ist einer Monotherapie mit Hydroxchloroquin signifikant überlegen. Weitere unkontrollierte Studien unterstützen die Gabe von Methotrexat. Obwohl eine qualitativ hochstehende Studie fehlt, empfehlen die französischen und die brasilianischen Guidelines die Anwendung von Methotrexat, meist zusätzlich zu Sulfosalazin und Leflunomid oder zu Chloroquin und Prednison [129]. Chloroquin war einem Placebo nicht überlegen, aber ein geringer Effekt kann nicht ausgeschlossen werden [131]. Antidepressiva und Antikonvulsiva wie Amitriptylin und Pregabalin werden auch eingesetzt.

Cave

Falls eine Chikungunya-Arthritis länger als 3 Monate dauert, muss eine zusätzliche rheumatologische Erkrankung (wie eine rheumatoide Arthritis oder eine Spondylarthritis) gesucht und gemäß den entsprechenden Richtlinien behandelt werden [129].

Ross-River-Virus

Das *Ross-River-Virus* ist ein von Mücken übertragenes arthritogenes Alphavirus, das zur Familie der Togaviridae gehört. Es kommt in Australien, Papua-Neuguinea und im Südpazifik vor und ist mit Ausbrüchen von Polyarthritis und Arthralgie beim Menschen assoziiert.

Klinik

Die Klinik ist ähnlich derjenigen des Chikungunya-Virus. Es manifestiert sich durch Fieber, einen makulopapulären Hautausschlag, Arthralgien, Arthritiden und Myalgien. Die Arthritis ist häufig symmetrisch und akut und befällt am häufigsten periphere Gelenke wie Handgelenke, Finger, Knöchel und Knie. Die Symptome klingen im Allgemeinen innerhalb von Tagen bis Wochen ab. Rezidivierende oder anhaltende Arthralgien und intermittierende Gelenksymptome und vor allem vorbestehenden rheumatologischen Zuständen und Depressionen können schwere rheumatologische Beschwerden und Depression bis zu 12 Monaten anhalten.

Therapie

Die Behandlung ist symptomatisch [132].

Weitere Viren

Neben den bei in der Schweiz üblichen viralen Arthritiden wie bei einer Infektion durch Parvovirus B19, HIV, Röteln, Masern, Hepatitis B und C kommen bei Reisenden – allerdings nur sehr selten – weitere tropische Viren mit Gelenkbefall infrage, z. B. *Barmah-Forest-Virus* (Australien), *Mayaro-Virus* (Südamerika), *O'nyong nyong* (Afrika) und *Sindbis* (weltweit).

14.6.3 Reaktive Arthritis

Die zweithäufigste „importierte" Ursache für persistierende Arthritiden (> 4 Wochen) ist die postinfektiöse reaktive Arthritis.

Epidemiologie und Ätiologie

Die Angaben über die **Häufigkeit einer reaktiven Arthritis** nach einer gastrointestinalen Infektion schwanken zwischen 1 und 62 %. Meist sind Bakterien wie Campylobacter, Salmonellen, Shigellen oder Yersinien involviert. Parasiten wie *Giardia lamblia, Amoeba histolytica, Cyclospora spp.* oder Clostridien führen eher zu einem länger dauernden Durchfall, sind seltener und wurden vorwiegend in Fallbeschreibungen dokumentiert [133].

Risikofaktoren für eine reaktive Arthritis können genetische Veranlagungen sein; so wurde HLA-B27 bei 50 % bei Patienten mit einer durch enteropathogene Erreger verursachten reaktiven Arthritis, aber nur bei 6 % der Normalbevölkerung gefunden [133], und eine genetische Variante des Toll-like-Rezeptors 2 wurde mit einer Salmonellen-assoziierten reaktiven Arthritis in Zusammenhang gebracht [133].

Klinik

Etwa 1–6 Wochen nach einer urogenitalen oder gastrointestinalen Infektion kommt es zu folgendem klinischen Beschwerdebild: Oligoarthritis, vor allem der unteren Extremitäten, Enthesitis (Achillessehene, Fascia plantaris), Sakroileitis, Daktylitis, lumbale Rückenschmerzen oder Manifestationen außerhalb der Gelenke wie Hauterscheinungen, Augenentzündungen (Konjunktivits, Uveitis) und urogenitale Symptome.

Tabelle 14-4: Vorgehen bei chronischen, d. h. über 4 Wochen anhaltenden rheumatologischen Beschwerden.

Untersuchung	Details
Häufige Erkrankungen	
reaktive Arthritis	• venerische Exposition erfragen, übliche Abklärung sexuell übertragbarer Krankheiten: PCR Chlamydien, Gonorrhö, Mycoplasma in gynäkologischem Abstrich oder Urin • Anamnese von Durchfallerkrankung erheben, inkl. – Stuhluntersuchung auf Bakterien (nur bei aktivem Durchfall) – Stuhluntersuchung auf Parasiten (bei Durchfall von länger als 10 Tagen)
virale Genese	• Abklärung auf Chikungunya mittels PCR und Serologie • Abklärung auf Ross-River-Virus nur bei Australien-Reisenden • weitere Abklärungen auf Viren (sind selten indiziert, evtl. Rückfrage mit Tropenmediziner)
Seltene Erkrankungen	
Tuberkulose	• bei Migranten immer daran denken: Tuberkulosetest (Erregernachweis in Sputum/Gewebeproben durch Kultur [Goldstandard] sowie Mikroskopie und Nukleinsäureamplifikationstests • QuantiFERON, Xpert MTB/Rif und bildgebende Verfahren) berücksichtigen: • Befall: – BWS: Röntgen, MRT – Hüftgelenk: Röntgen, MRT, evtl. PCR Synoviaflüssigkeit – Kniegelenk: PCR Synoviaflüssigkeit
Brucellose	• Naher und Mittlerer Osten, Tierkontakt, Einnahme nicht pasteurisierter Milchprodukte • Radiologie (Pons-Zeichen = stufenartige Erosion des anterosuperioren Wirbelrandes), Blutkultur, evtl. Kultur von Gewebe, Serologie
Melioidose	• oft vorhergehender Südostasien- oder Australienaufenthalt, Diabetes mellitus ist ein Risikofaktor • Diabetes mellitus abklären bei Bedarf • meist mehrere Organe betroffen (abszedierende Herde) • Blutkulturen, Abszesspunktate
Mykosen	• sehr selten, meist bei Multiorganbefall • bei Touristen am ehesten Histoplasmose

Diagnostik

Reisende und Migranten sollten bei Verdacht auf eine reaktive Arthritis nach einer venerischen oder Durchfallerkrankung gefragt werden; im Fall einer venerischen Exposition sind die häufigen sexuell übertragbaren Erkrankungen wie Chlamydien, Mykoplasmen oder Gonorrhö zu suchen, bei Durchfallerkrankungen (nur bei vorliegender Symptomatik) sind entsprechende Stuhluntersuchungen durchzuführen (Tabelle 14-4).

Es gibt keine spezifischen Labortests und die Diagnostik einer reaktiven Arthritis stützt sich auf die Klinik, den Nachweis einer triggernden Infektion, erhöhte Entzündungszeichen, den Nachweis von HLAB-27 und den Ausschluss anderer rheumatischer Erkrankungen.

Therapie

Bei der Behandlung der reaktiven Arthritis kommen grundsätzlich Antibiotika zur Elimination der triggernden Infektion, NSAR und Sulfasalazin infrage, während Kortikosteroide und Biologika nur sehr zurückhaltend eingesetzt werden.

Die Gabe von Antibiotika zur Behandlung einer venerischen Erkrankung ist unumstritten – jedoch ist dies bei enteralen Erregern nicht immer der Fall. Eine Fluorchinolontherapie bei einer *Salmonella-enteritidis*-Infektion kann das Risiko für eine reaktive Arthritis erhöhen. Mögliche Ursachen dafür sind Veränderungen des Erregers, ein prolongiertes Trägertum oder schwergradige Infektionen, die eher zur Antibiotikatherapie führten. Allerdings konnte in einer anderen Studie eine Risikoverminderung durch Antibiotika nachgewiesen werden [133]. Bei einer chronischen Diarrhö sind Parasiten zu suchen, die meist behandlungsbedürftig sind. Obwohl in den letzten Jahren Biologika zur Behandlung gegen die reaktive Arthritis entwickelt wurden, gibt es zurzeit zu wenig Evidenz für deren Einsatz [134].

14.6.4 Seltenere Infektionen im Zusammenhang mit rheumatischen Beschwerden

Tuberkulose

Ungefähr 10 Millionen Menschen erkrankten 2018 an Tuberkulose und 1,5 Millionen starben daran (Kap. 11.3). Während bei Reisenden nur sehr selten eine Tuberkulose auftritt, gilt bei jeder Krankheit eines Migranten: „TB or not TB ... that's the question". 15–20 % der Tuberkulosepatienten haben eine extrapulmonale Manifestation, und davon 10–35 % eine Knochentuberkulose. Dies manifestiert sich meist als Spondylitis, als chronische Arthritis oder als Osteomyelitis.

Die **Spondylitis tuberculosa** ist häufig im unteren BWS- oder oberen LWS-Bereich lokalisiert und führt zu langsam progredienten Schmerzen. Ein umliegender Abszess kann die Nervenwurzeln komprimieren und zu Schmerzen im entsprechenden Dermatom führen. In Spätstadien kommt es zu einer Gibbusbildung oder einer spastischen Paraplegie. Bei der klinischen Untersuchung fallen eine Klopfdolenz der befallenen Wirbel, eine Verstärkung der Schmerzen bei Rotation oder Inklination im Bereich der Wirbelsäule, manchmal mit Ausstrahlung gemäß dem betroffenen Nerv. Interessanterweise sind die systemischen Tuberkulosesymptome wie Fieber, Nachtschweiß, Asthenie, Gewichtsverlust oder Erhöhung der Entzündungszeichen im Blut nicht immer vorhanden. Die Bildgebung zeigt zuerst einen Befall der Zwischenwirbel mit Gelenkspaltverschmälerung und Verminderung der Mineralisierung der Endplatten an angrenzenden Wirbelkörpern. Später sind die Wirbel befallen und können zerstört werden. In Biopsiematerial kann die Diagnose mittels Kultivierung oder PCR-Nachweis bestätigt werden [135].

Die **tuberkulöse Arthritis** befällt vor allem Knie und Hüfte, hat einen chronischen Verlauf und kann bei verspätetem Einsatz einer Behandlung zu schweren Destruktionen führen. Die Analyse des Gelenkpunktats zeigt eine erhöhte Zellzahl und ist meist wenig spezifisch. Die Sensitivität der PCR-Untersuchung lag in einer Studie zwar bei über 90 %, in unklaren Fällen ist jedoch eine Analyse einer Synoviabiopsie vorzuziehen [136].

Brucellose

Die Brucellose ist eine granulomatöse Infektion und wird meist durch den Verzehr von ungekochten oder nicht sterilisierten Milchprodukten von Tieren auf den Menschen übertragen. Die Krankheit kommt vor allem im Nahen und Mittleren Osten vor, aber auch im Mittelmeerraum, Lateinamerika und Afrika [137, 138].

Die **Klinik** der Brucellose ist variabel und unspezifisch. Meist sind Fieber, vermehrtes Schwitzen und Allgemeinsymptome wie Schwäche, Anorexie oder Gewichtsverlust vorhanden und in ungefähr einem Drittel der Fälle findet sich eine Hepato- oder Splenomegalie. Es können die meisten Organe befallen werden: Gelenke, Urogenitalsystem, Lungen, Herz, Leber, Nervensystem, Haut und Augen. Bei einem Drittel der Fälle sind osteoartikuläre Komplikationen vorhanden und manifestieren sich als periphere Arthritis, Sakroileitis oder Spondylitis. Das Pons-Zeichen (eine stufenartige Erosion des anterosuperioren Wirbelrandes) ist ein typisches Charakteristikum der Brucellose-Spondylitis [137, 138].

Die **Diagnose** kann durch Kultur, serologische Tests und Molekulardiagnostik gestellt werden. Moderne automatisierte Blutkultursysteme ermöglichen den Nachweis akuter Brucellose-Fälle innerhalb von 5 bis7 Tagen. Die Sensitivität liegt im akuten Stadium bei 70 bis über 90 %, im chronischen jedoch nur bei < 50–70 %. Knochenmarkskulturen gelten als der Goldstandard und haben eine etwas höhere Sensitivität [137, 138]. Serologische Tests sind nicht spezifisch und können bei Kreuzreaktionen oder früherer Exposition falsch positiv oder falsch negativ sein. Nukleinsäureamplifikationstests (NAATs) kombinieren exquisite Sensitivität, Spezifität und Sicherheit und ermöglichen eine schnelle Diagnose der Krankheit. Solange es jedoch keine ausreichend validierten kommerziellen Tests gibt, die eine ausreichende Reproduzierbarkeit der verschiedenen hausgemachten PCR-Assays im Labor belegen, bleiben Kulturen und serologische Methoden die Hauptinstrumente für die Diagnose [137, 139].

Melioidose

Die Melioidosis *(Burkholderia pseudomallei)* ist in Südostasien und Australien endemisch und wird zunehmend in West- und Zentralafrika beschrieben. Melioidose kommt vor allem bei Diabetikern vor und kann bei diesen einen schweren Verlauf nehmen. Das klinische Spektrum ist von multiplen abszedierenden Herden gezeichnet – und reicht von lokalisierten Infektionen zu lebensbedrohlichen systemischen Infektionen mit Sepsis und Pneumonie – was neben dem Befall des urogenitalen und des Nervensystems auch Arthritiden und Osteomyelitiden umfasst.

Mykosen

Mykosen sind bei Reisenden und bei Migranten selten. Sie können akut oder chronisch verlaufen. Im Rahmen einer allgemeinen Streuung kann es bei verschiedenen Mykosen in seltenen Fällen auch zu einem Knochen- und Gelenkbefall kommen, vor allem bei Vorliegen einer Immunsuppression. In Europa finden sich vor allem Berichte über Histoplasmose bei Reisenden und Migranten, die vorwiegend aus Lateinamerika oder den USA kommen. Bei Reisenden mit einer akuten Histoplasmose dominieren Fieber und Lungensymptome, aber bei 18 % fanden sich auch rheumatologische Beschwerden [140].

Die Diagnose erfolgt durch die Serologie, die in zwei Drittel der Fälle positiv ausfällt, einem Antigentest in Urin und Serum sowie dem Direktnachweis aus Blutkulturen, respiratorischen Proben oder Biopsien. Bei immunkompetenten Patienten ist die Serologie dem Direktnachweis mittels Kulturen oder PCR überlegen und vorzuziehen, bei immunkompromittierten (meist HIV-positiven) Patienten ist es jedoch umgekehrt [140, 141].

Parasiten

Malaria

Gelenk-, Glieder und Rückenschmerzen kommen bei praktisch jeder febrilen Infektion bei Tropenrückkehrern und Migranten vor. Hier ist die Malaria (Kap. 11.8) als bedrohlichste Erkrankung sofort mittels Blutausstrich und Antigentest („Schnelltest") auszuschließen. Eine deutliche Zunahme der *Plasmodium-vivax*-Malaria in den letzten 10 Jahren ist auf die zunehmende Migration aus Afrika zurückzuführen, und der Einsatz von Primaquin zur Behandlung der Hypnozoiten neben der üblichen Malariabehandlung muss berücksichtigt werden.

Bilharziose (Schistosomiasis)

Bei der Schistosomiasis (Kap. 11.7) kommt es 4–8 Wochen nach der Infektion zu einer verzögerten Hypersensitivitätsreaktion, die sich durch Fieber, Arthralgien, Myalgien, Husten, Kopf- und Bauchschmerzen manifestiert (Katayama-Fieber). Eine Eosinophilie ist wegweisend. Die Diagnose umfasst einen PCR-Test im Blut, den Nachweis zirkulierender Antigene (CCA, CAA), die Serologie und wenige Wochen nach Krankheitsbeginn den Nachweis von Eiern in Stuhl oder Urin (siehe auch Kapitel 11.7.4 „Diagnostik der Schistosomiasis"). In seltenen Fällen werden eine reaktive oder eine chronische Arthritis beobachtet. Eine nachgewiesene Schistosomiasis sollte mit Praziquantel behandelt werden (Cave: Neurozystizerkose zuvor ausschließen oder Tropenmediziner konsultieren!); bei starken Symptomen im Anfangsstadium sollten evtl. Steroide erwogen werden.

Filariosen

Das klinische Spektrum der Filarien ist breit und umfasst Urtikaria, papulomatöse Hauterscheinungen, Juckreiz, rezidivierende Schwellungen im Bereich der Extremitiäten oder Hoden, Wurmpassagen unter der Haut und im Auge, Hodenschwellungen und in seltenen Fällen auch Arthralgien und Arthritiden. Meist liegt eine Eosinophilie vor und die Serologie gegen Filarien ist positiv. Durch groß angelegte Kampagnen und die Gabe von Ivermectin in den Endemiegebieten ist die Häufigkeit auch bei Reisenden und Migranten deutlich zurückgegangen. Bei rheumatischen Beschwerden, die von Juckreiz, Hauterscheinungen oder Ödemen begleitet sind, ist es sinnvoll, eine Eosinophilie im Blutbild zu suchen und bei lang dauernder Exposition im Endemiegebiet serologische Abklärungen durchzuführen und ggf. den Erreger nachzuweisen.

Weitere Parasiten

Parasiten können die Ursache einer reaktiven Arthritis oder von Arthralgien sein. Stuhluntersuchungen auf Helminthen und Protozoen sind bei gastrointestinalen Beschwerden empfohlen. Ein Eosinophilie im Blutbild kann wegweisend sein. Serologische Abklärungen sind nur bei einer lang dauernden Exposition oder beim Vorliegen einer Eosinophilie empfohlen. Bei Verkalkungen in den Muskeln ist eine Zystizerkose möglich, bei Fieber, Muskelschmerzen und Eosinophilie eine Trichinellose, oder bei reaktiver Arthritis kann auch eine Strongyloidesinfektion vorliegen.

14.6.5 Rheumatologische Erkrankungen bei Migranten

Die Häufigkeit rheumatologischer Erkrankungen ist in vielen Ländern schwer zu beurteilen, da die nötigen diagnostischen Mittel fehlen, wenige Daten vorliegen und diese wenigen Studien häufig nur in urbanen Zentren an einem nicht global repräsentativen Kollektiv gemacht wurden.

Lupus erythematodes

Eine Metaanalyse zeigte eine Prävalenz für systemischen Lupus erythematodes bei Afrikanern von ungefähr 200/100.000, bei Asiaten von 40–100(–190)/100.000 und bei Kaukasiern von 20–36(–135)/100.000 in englischen Kliniken [142].

Spondylitis ankylosans

Gemäß einer systematischen Literatursuche liegt die Spondylitis-ankylosans-Prävalenz in Europa bei 24/10.000, in Asien bei 17/10.000 und in Nordamerika bei 32/10.000. In Asien ist sie mit 10/10.000 und in Afrika mit 7/10.000 deutlich niedriger. Bei einer starken Streuung der Prävalenzen und uneinheitlichen Diagnosekriterien sind diese Daten zurückhaltend zu interpretieren [143]. Innerhalb von Afrika gibt es auch große Unterschiede in der Häufigkeit von HLA-B27 (Süd- und Zentralafrika < 1 %, in Westafrika bis zu 10 %) [144].

Rheumatoide Arthritis, Gicht

Die Prävalenz der rheumatoiden Arthritis beträgt weltweit 0,1–1 % [145]. Die derzeitige Prävalenz der Gicht beträgt 3–6 % bei Männern und 1–2 % bei Frauen in westlichen Industrieländern. In Entwicklungsländern wurden niedrigere Prävalenzen gemeldet – typischerweise weniger als 1 % [146].

Familiäres Mittelmeerfieber

Das familiäre Mittelmeerfieber tritt am häufigsten bei Personen türkischer, armenischer, nordafrikanischer, jüdischer und arabischer Abstammung auf. Die Prävalenz liegt bei Türken und Armerniern bei 1/400 bis 1/1000 und ist in vielen Ländern häufig unbekannt [147].

Morbus Behçet

Das Behçet-Syndrom ist in der Türkei besonders häufig (80–370 Fälle pro 100.000), während die Prävalenzen in Japan, Korea, China, Iran, Irak und Saudi-Arabien zwischen 13,5 und 35 pro 100.000 liegen [148].

14.6.6 Abklärungen und Maßnahmen vor einer Immunsuppression

Vor allem bei Migranten müssen Abklärungen vor Beginn einer immunsupprimierenden Therapie oder Immunmodulation durch Biologika erwogen werden, da latent schlummernde Infektionen aktiviert werden können – mit lebensbedrohlichen Konsequenzen.

Abklärungen

Die Abklärung (Tabelle 14-5) auf **Tuberkulose** sowie die präventive Behandlung mit INH und oder Rifampicin ist in der Schweiz Routine. Da eine **Hepatitis B** unter einer Immunsuppression reaktiviert werden kann, sollten eine aktive chronische Infektion ausgeschlossen und vorgängige Impfungen erwogen werden. Die Abklärungen auf Hepatitis C, EBV, CMV und Echinokokkosen werden kontrovers diskutiert.

Asymptomatische Träger einer **Leishmaniose** können im Rahmen einer Immunsuppression eine klinisch manifeste Leishmaniose entwickeln. Diese kann sich entweder als viszerale Leishmaniose mit Fieber, Hepatosplenomegalie und Panzytopenie oder zu einer kutanen Leishmaniose mit Papeln, Ulzera oder Plaques entwickeln. Eine viszerale Leishmaniose kann serologisch oder durch eine PCR-Untersuchung im Blut diagnostiziert werden, eine kutane Leishmaniose durch den Erregernachweis mit PCR in einer Hautbiopsie. Eine asymptomatische viszerale Leishmaniose ist keine absolute Kontraindikation für eine Immunsuppression und verlangt keine antiparasitäre Behandlung, jedoch ein klinisches Monitoring und eine Behandlung bei Auftreten von Symptomen [149].

Eine **Chagas-Erkrankung** kann im intermediären Stadium vollkommen asymptomatisch sein, aber bei Immunsuppression zu schweren Verlaufsformen mit Karditis, Hirnbefall, Hauterscheinungen und Fieber führen. Bei Migranten aus Lateinamerika wird ein Screening mittels Serologie und PCR empfohlen. Wie bei der Leishmaniose ist eine asymptomatische Chagasinfektion keine absolute Kontraindikation für eine Immunsuppression, sondern verlangt ein engmaschiges klinisches Monitoring und Blutuntersuchungen mittels PCR [150].

Die **Strongyloidiasis** kommt weltweit vor, ist besonders häufig bei Migranten aus Ostasien und Afrika (15–17 % der Migranten), kann über Jahrzehnte asymptomatisch verlaufen und

Tabelle 14-5: Abklärung bei Migranten oder Personen mit Langzeitaufenthalt vor einer medikamentösen Immunsuppression oder Immunmodulation

Krankheit/Maßnahme	Abklärung/Vorgehen
Tuberkulose	• TB Spot oder IGRA • wenn positiv, präventive Behandlung
Hepatitis B	Serologie
Chagas	• Serologie und PCR bei Lateinamerikanern • wenn positiv, Monitoring • Behandlung nur bei Symptomen
viszerale Leishmaniose	• Serologie und PCR bei Personen aus den Mittelmeerländern, vom Horn von Afrika, aus Indien und aus Lateinamerika • klinisches Monitoring • Behandlung nur bei Beschwerden
Strongyloidiasis	• Serologie sowie PCR und Spezialuntersuchung auf Strongyloides im Stuhl • wenn eine Untersuchung positiv, Behandlung mit Ivermectin
Blutbild	bei Eosinophilie entsprechende Serologie und Stuhluntersuchungen auf Helminthen (vor allem Schistosomiasis, Strongyloidiasis, Filarien, Trichinellen bedenken)
Diarrhö	Stuhlabklärungen (evtl. Rücksprache mit Tropenmediziner)

kann unter Immunsuppression zum gefürchteten, oft letalen Hyperinfektionssyndrom führen [151]. Da die Sensitivität aller diagnostischen Methoden limitiert ist, empfehlen wir eine Serologie sowie eine Stuhlabklärung mittels PCR und Spezialmethoden auf Strongyloides – falls diese positiv ausfallen, ist eine Behandlung mit Ivermectin empfohlen.

Zusätzlich sollte immer ein Blutbild und bei vorhandener **Eosinophilie** oder Stuhlunregelmäßigkeiten serologische Abklärungen auf Helminthen und Stuhluntersuchungen durchgeführt werden.

Impfstatus

Vor dem Beginn einer Immunsuppression/Immunmodulation ist der Impfstatus zu überprüfen, da die Impfantwort auf alle Impfstoffe unter Immunsuppression geringer ist, mit möglicherweise ungenügendem Impfschutz – und vor allem bei Lebendimpfstoffen kann es zusätzlich zu schweren Nebenwirkungen kommen. Dabei ist vor allem an Masern/Mumps/Röteln sowie Varizellen und bei Reisewilligen an die Gelbfieberimpfung zu denken. Zusätzlich wird eine Pneumokokkenimpfung mit dem konjugierten Impfstoff PCV13 empfohlen.

14.6.7 Weitere Infos

Weitere Informationen finden sich:

- für Deutschland:
  - https://dgrh.de/Start/Publikationen/Leitlinien/DGRh-Leitlinien-(federf%C3%BChrend).html
  - https://www.tropmed-hamburg.de/reisende-patienten/
- für die Schweiz:
  - https://www.rheuma-net.ch/de/fachinformationen/behandlungsempfehlungen
  - https://www.medix.ch/wissen/guidelines/bewegungsapparat/entzuendlich-rheumatische-gelenkerkrankungen/

  - https://www.swisstph.ch/en/travelclinic/
- für Österreich
  - https://rheumatologie.at/storage/app/media/pdf/OeGR_Pocket_Guide_Rheuma_2021.pdf
  - https://rheumatologie.at/aerzte/leitlinien/

Literatur

124. Kivity S, Meltzer E, Bin H, et al. Protracted rheumatic manifestations in travelers. Journal of clinical rheumatology: practical reports on rheumatic & musculoskeletal diseases. 2011;17(2): 55–58. https://doi.org/10.1097/RHU.0b013e3182108187
125. Gossner CM, Ducheyne E, Schaffner F. Increased risk for autochthonous vector-borne infections transmitted by Aedes albopictus in continental Europe. Euro surveillance : bulletin Europeen sur les maladies transmissibles = European communicable disease bulletin. 2018;23(24):1800268.
126. Amaral JK, Taylor PC, Teixeira MM, et al. The Clinical Features, Pathogenesis and Methotrexate Therapy of Chronic Chikungunya Arthritis. Viruses. 2019;11(3):289. https://doi.org/10.3390/v11030289
127. Paul BJ, Sadanand S. Chikungunya Infection: A Re-emerging Epidemic. Rheumatology and Therapy. 2018;5(2):317–326. https://doi.org/10.1007/s40744-018-0121-7
128. Weaver SC, Lecuit M. Chikungunya virus and the global spread of a mosquito-borne disease. New England Journal of Medicine. 2015;372(13):1231–1239. https://doi.org/10.1056/NEJMra1406035
129. Pathak H, Mohan MC, Ravindran V. Chikungunya arthritis. Clinical Medicine (London, England). 2019;19(5):381–385. https://doi.org/10.7861/clinmed.2019-0035
130. Goupil BA, McNulty MA, Martin MJ, et al. Novel Lesions of Bones and Joints Associated with Chikungunya Virus Infection in Two Mouse Models of Disease: New Insights into Disease Pathogenesis. PLoS One. 2016;11(5):e0155243. https://doi.org/10.1371/journal.pone.0155243
131. Sutaria RB, Amaral JK, Schoen RT. Emergence and treatment of chikungunya arthritis. Current opinion in rheumatology. 2018;30(3):256–263. https://doi.org/10.1097/BOR.0000000000000486
132. Liu X, Tharmarajah K, Taylor A. Ross River virus disease clinical presentation, pathogenesis and current therapeutic strategies. Microbes and Infection. 2017;19(11):496–504. https://doi.org/10.1016/j.micinf.2017.07.001
133. Connor BA, Riddle MS. Post-infectious sequelae of travelers' diarrhea. Journal of Travel Medicine. 2013;20(5):303–312. https://doi.org/10.1111/jtm.12049
134. Zeng H, Luo B, Zhang Y, et al. Treatment of reactive arthritis with biological agents: a review. Bioscience Reports. 2020;40(2):BSR20191927. https://doi.org/10.1042/BSR20191927
135. Blum A, Mudji J, Blum J. Extrapulmonary Tuberculosis Presenting With Double Vision in a Resource-Limited Tropical Setting. American Journal of Tropical Medicine and Hygiene. 2019;100(1):7–8. https://doi.org/10.4269/ajtmh.18-0473
136. Kohli M, Schiller I, Dendukuri N, et al. Xpert((R)) MTB/RIF assay for extrapulmonary tuberculosis and rifampicin resistance. The Cochrane database of systematic reviews. 2018; 8:CD012768. https://doi.org/10.1002/14651858.CD012768.pub2
137. Pappas G, Akritidis N, Bosilkovski M, et al. Brucellosis. The New England Journal of Medicine. 2005;352(22):2325–2336. https://doi.org/10.1056/NEJMra050570
138. Franco MP, Mulder M, Gilman RH, et al. Human brucellosis. Lancet Infectious Diseases. 2007;7(12):775–786. https://doi.org/10.1016/S1473-3099(07)70286-4
139. Yagupsky P, Morata P, Colmenero JD. Laboratory Diagnosis of Human Brucellosis. Clinical Microbiology Reviews. 2019;33(1):e00073-19. https://doi.org/10.1128/CMR.00073-19
140. Staffolani S, Buonfrate D, Angheben A, et al. Acute histoplasmosis in immunocompetent travelers: a systematic review of literature. BMC infectious diseases. 2018;18(1):673. https://doi.org/10.1186/s12879-018-3476-z
141. Buitrago MJ, Bernal-Martinez L, Castelli MV, et al. Histoplasmosis and paracoccidioidomycosis in a non-endemic area: a review of cases and diagnosis. Journal of Travel Medicine. 2011; 18(1):26–33. https://doi.org/10.1111/j.1708-8305.2010.00477.x
142. Rees F, Doherty M, Grainge MJ, et al. The worldwide incidence and prevalence of systemic lu-

pus erythematosus: a systematic review of epidemiological studies. Rheumatology (Oxford, England). 2017;56(11):1945–1961. https://doi.org/10.1093/rheumatology/kex260

143. Dean LE, Jones GT, MacDonald AG, Downham C, Sturrock RD, Macfarlane GJ. Global prevalence of ankylosing spondylitis. Rheumatology (Oxford, England). 2014;53(4):650–657. https://doi.org/10.1093/rheumatology/ket387

144. Tikly M, Njobvu P, McGill P. Spondyloarthritis in sub-Saharan Africa. Current Rheumatology Reports. 2014;16(6):421. https://doi.org/10.1007/s11926-014-0421-z

145. Oton T, Carmona L. The epidemiology of established rheumatoid arthritis. Best Practice and Research. Clin Rheumatology. 2020;33(5):101477.

146. Dalbeth N, Merriman TR, Stamp LK. Gout. Lancet 2016;388(10055):2039–2052. https://doi.org/10.1016/S0140-6736(16)00346-9

147. Ben-Chetrit E, Touitou I. Familial mediterranean Fever in the world. Arthritis and Rheumatism. 2009;61(10):1447–1453. https://doi.org/10.1002/art.24458

148. Yurdakul S, Hamuryudan V, Yazici H. Behcet syndrome. Current Opinion in Rheumatology. 2004;16(1):38–42. https://doi.org/10.1097/00002281-200401000-00008

149. Aronson N, Herwaldt BL, Libman M, et al. Diagnosis and Treatment of Leishmaniasis: Clinical Practice Guidelines by the Infectious Diseases Society of America (IDSA) and the American Society of Tropical Medicine and Hygiene (ASTMH). Clinical infectious diseases : an official publication of the Infectious Diseases Society of America. 2016;63(12):e202-e64.

150. Pierrotti LC, Carvalho NB, Amorin JP, et al. Chagas Disease Recommendations for Solid-Organ Transplant Recipients and Donors. Transplantation. 2018;102 (2S Suppl 2):S1–S7. https://doi.org/10.1097/TP.0000000000002019

151. Asundi A, Beliavsky A, Liu XJ, et al. Prevalence of strongyloidiasis and schistosomiasis among migrants: a systematic review and meta-analysis. Lancet Global Health. 2019;7(2):e236-e48. https://doi.org/10.1016/S2214-109X(18)30490-X

14.7 Ernährungsstörungen bei Flüchtlingen

Pascale Vonaesch, Daniel H. Paris, Charles Abongomera

14.7.1 Einführung

In den letzten Jahren hat die politische und ökonomische Situation in Syrien und in Teilen Afrikas zu einem Zustrom von Flüchtlingen nach Europa geführt. Diese Menschen sind auf ihrem Migrationsweg mit vielen Schwierigkeiten konfrontiert wie einer unsicheren Ernährungslage, nicht mehr praktikablen Essgewohnheiten, fehlender Kinderbetreuung, Exposition gegenüber Infektionskrankheiten und einem fehlenden Zugang zu sauberem Wasser, adäquaten sanitären Einrichtungen und grundlegenden Gesundheitsversorgungsstrukturen. All diese Faktoren können zur Entwicklung von Ernährungsstörungen beitragen [152, 153, 154]. Gerade Säuglinge, Kinder, Jugendliche und Frauen – und hier besonders schwangere und stillende Frauen – sind dafür aufgrund ihres erhöhten physiologischen Bedarfs gefährdet [152].

Flüchtlinge sind vulnerabel, weshalb ihr Risiko für Ernährungsstörungen höher ist als das der Bevölkerung des Aufnahmelandes [152]. Einige der wichtigsten Ernährungsdefizite, über die berichtet wurde, sind Unterernährung (Abmagerung, Unterentwicklung, Untergewicht) und eine unzureichende Aufnahme von Mikronährstoffen (Vitamine, Mineralien), die zu Eisenmangelzuständen und Anämien sowie zu einem Mangel an den Vitaminen A, B, C, D und Jod führen [154]. Unterernährung zeigt sich häufiger bei Kindern, während ein Mangel an Mikronährstoffen vorwiegend bei Erwachsenen festgestellt wird und bei Frauen im gebärfähigen Alter sehr bedenklich ist [155, 156].

Ernährungsstörungen sind ein signifikantes Problem für die öffentliche Gesundheit und mit Morbidität, Mortalität, einer unzureichenden kognitiven Entwicklung, einer gestörten Immunfunktion und einem erhöhten Risiko für Infektionskrankheiten und ernährungsbedingten nichtübertragbaren Krankheiten assoziiert [155]. Bei Frauen im gebärfähigen Alter stehen sie in Zusammenhang mit Komplikationen bei der Geburt (z. B. Blutungen, Sepsis), intrauteriner Wachstumsretardierung und Frühgeburten [154, 155]. Eine im Fetalstadium oder Säuglings- und Kindesalter deutlich werdende Mangelernährung ist langfristig mit Gesundheitsproblemen verbunden [155, 157], weshalb eine optimale Ernährung von der Konzeption bis zum 2. Lebensjahr lebenslang positive Auswirkungen auf die Gesundheit hat [157, 158].

Ernährungszustand von Flüchtlingen

Laut dem schweizerischen Staatssekretariat für Migration, dem deutschen Bundesamt für Migration und Flüchtlinge und dem österreichischen Bundesministerium für Inneres kommen die meisten Flüchtlinge in der Schweiz, in Deutschland und in Österreich aus Afghanistan, Eritrea, Syrien und dem Irak, gefolgt von der Türkei und dem Iran. Zum Ernährungszustand dieser Flüchtlinge liegen nur begrenzt Daten vor. In einem Artikel über eritreische Flüchtlinge in der Schweiz wurde berichtet, dass 86 % einen Vitamin-D-Mangel aufweisen, der etwa bei der Hälfte von ihnen gravierend ist [159]. Ähnlich hohe Raten eines Vitamin-D-Mangels zeigten sich bei Müttern und ihren Neugeborenen in Norditalien [160] und anderen Ländern [161, 162, 164]. In einer Studie aus der Westschweiz traten Eisenmangelanämien bei Erwachsenen eher selten auf, jedoch waren damit assoziierte Risikofaktoren der sozioökonomische Status und eine kürzlich erfolgte Immigration [165]. Bei Kindern von Migranten scheint eine Anämie häufiger zu sein als bei gleichaltrigen, in der Schweiz geborenen Kindern [166]. Eine Genfer Studie zeigte, dass arterielle Hypertonie, Adipositas bzw. Übergewicht, Magenerkrankungen und Hypercholesterinämie die häufigsten gesundheitlichen Probleme von nicht gemeldeten Migranten sind – was die Bedeutung von nicht übertragbaren Krankheiten verdeutlicht [167].

Neuere Daten der Schweiz verweisen darauf, dass die Ernährungsgewohnheiten von Kindern, die erst vor Kurzem in der Schweiz angekommen sind, durch einen unzureichenden Verzehr von Gemüse, Obst und Milchprodukten und einem übermäßigen Konsum von zuckerhaltigen Getränken gekennzeichnet sind. Dies verdeutlicht die grundlegenden Schwierigkeiten von Familien, sich gesund zu ernähren und die schon früher beobachtete Tendenz, dass Menschen, die sich in der Vergangenheit nur eingeschränkt ernähren konnten, an ihrem neuen Wohnort zum Konsum von ungesunden Nahrungsmitteln neigen [168, 169]. Grund hierfür ist wahrscheinlich ein Überangebot an begehrenswerten, aber ungesunden Lebensmitteln, die im jeweiligen Herkunftsland nur schwer zu bekommen sind, und der hohe Preis für gesunde gegenüber ungesunderen Lebensmitteln [170, 171].

Zur Versorgung mit Mikronährstoffen von Migranten in Österreich, Deutschland und der Schweiz liegen nur begrenzt Informationen vor, jedoch sind Daten aus anderen Ländern der westlichen Welt verfügbar. In Australien waren die wichtigsten ernährungsbedingten Gesundheitsprobleme neu angekommener Flüchtlinge aus Afghanistan ein Mangel an Vitamin B_{12} (18 %) und Vitamin D (50 %), wobei Letzterer vor allem Frauen betraf [162, 172]. Eine norwegische Studie zeigte, dass ein Vitamin-D-Mangel vorwiegend bei Flüchtlingen aus dem Irak, Afghanistan, Somalia und Eritrea auftritt [164], und eine andere Studie verwies auf ähnliche Tendenzen bei Flüchtlingen in Neuseeland [163]. In einer Studie zu kürzlich in Australien angekommenen Flüchtlingen aus Afghanistan waren 12 % von ihnen untergewichtig, 30 % übergewichtig und über ein Viertel hatte eine Dyslipidämie [173]. In den USA waren die wichtigsten ernährungsbedingten Probleme von kürzlich angekommenen Flüchtlingskindern Anämien und Ernährungsstörungen und hier insbesondere Unterernährung, Adipositas und Dyslipidämie [173, 174, 175]. Daten zu Migranten in anderen Ländern der westlichen Welt verweisen auf das erhöhte Risiko dieser Populationen für Adipositas und Typ-2-Diabetes [170]. Die wichtigsten dazu beitragenden Faktoren sind das Leben in Städten, der verstärkte Einsatz von Maschinen für die Arbeit und ein verändertes Verhalten bezüglich Ernährung und Lebensweise [170, 176].

Ernährungsstörungen in den Herkunftsländern

Insgesamt liegen nur begrenzt Daten zum Ernährungszustand von Menschen vor, die gerade erst in einem Aufnahmeland angekommen sind. Daher ist es wichtig, auch die häufigsten Ernährungsstörungen in den Herkunftsländern der Migrantengruppen zu betrachten und zu berücksichtigen, dass die dadurch bedingte Krankheitslast bei der Ankunft im neuen Aufnahmeland etwa der des Herkunftslandes entspricht.

Die häufigsten Ernährungsstörungen in den wichtigsten Herkunftsländern von Flüchtlingen (Afghanistan, Eritrea, Syrien und Irak), die in der Schweiz, in Deutschland und in Österreich leben, sind Unterernährung sowie ein Mangel an Vitamin D, Vitamin B_{12}, Vitamin A, Vitamin C, Vitamin B_9, Jod sowie Eisenmangel und Anämie [159, 177, 178, 179, 180, 181, 182, 183, 184, 185, 186, 187, 188].

Im Folgenden soll ein kurzer Überblick über die wichtigsten Untersuchungen, diagnostischen Maßnahmen und Präventions- bzw. Behandlungsoptionen bei Flüchtlingen gegeben werden, die gerade erst in der Schweiz, in Österreich und in Deutschland angekommen sind.

14.7.2 Klinische Beurteilung des Gesundheitszustands

Die klinische Beurteilung des Gesundheitszustands ist entscheidend für eine frühzeitige Diagnose und eine adäquate Behandlung von Ernährungsstörungen und einer damit assoziierten Verringerung von Morbidität und Mortalität. Da bei Flüchtlingen ein hohes Risiko für Ernährungsstörungen besteht [152], muss die Ermittlung des Ernährungsstatus Teil der routinemäßigen Beurteilung des Gesundheitszustands sein.

Anamnese

Bei der Anamnese sollten Alter, Geschlecht, ethnische Zugehörigkeit, Herkunftsland, Migrationsgeschichte/-route(n) und die Dauer des Aufenthalts im Aufnahmeland (Schweiz, Deutschland, Österreich) erfasst werden. Bei Frauen ist zu erfragen, ob sie schwanger sind oder stillen [152]. Die ethnische Gruppe, das Herkunftsland sowie die Route und Dauer der Migration liefern evtl. Informationen über potenzielle Ernährungsdefizite und eine Exposition gegenüber Infektionskrankheiten.

Gesunde Personen sollten nach ihrem normalen Körpergewicht gefragt werden, Kranke, was ihr Normalgewicht vor Beginn einer Krankheit war und ob sie Gewichtsveränderungen bemerkt haben. Im Fall einer Gewichtsabnahme sollte ermittelt werden, wann diese begonnen hat, wie viel abgenommen wurde und ob dies gewollt oder ungewollt war [189, 190]. Zu erfassen sind zudem eine verminderte Nahrungsaufnahme aufgrund von Appetitlosigkeit, Schwierigkeiten beim Schlucken oder Essen, einem vorzeitigen Sättigungsgefühl, Schmerzen, Durchfall, Erbrechen, Obstipation oder Begleiterkrankungen. Infektionen und andere Krankheiten (z.B. maligne Erkrankungen, Nieren- und Herzprobleme), Zahnprobleme, psychische Störungen sowie Drogen- und Alkoholmissbrauch können zu Appetitlosigkeit führen und bedürfen weiterer Abklärung [189, 190].

Erfragt werden sollte zudem, ob Medikamente eingenommen werden, um mögliche Wechselwirkungen mit Nahrungsmitteln und Nebenwirkungen mit Auswirkungen auf die Ernährung (z.B. Appetitlosigkeit, Übelkeit, Erbrechen, Diarrhö) festzustellen [190]. Durchzuführen ist eine einfache ernährungsbezogene Anamnese zu Menge und Auswahl der Nahrungsmittel, Ernährungspräferenzen (aufgrund von kulturellen, religiösen und sozialen Überzeugungen), ernährungsassoziierten Beschränkungen (aus sozialen, kulturellen, religiösen oder finanziellen Gründen), Lebensmittelallergien oder -unverträglichkeiten und speziellen, aus medizinischen Gründen verordneten Diäten [189, 190]. Falls erforderlich, sollte eine ernährungsbezogene Anamnese durch eine Diätologin/einen Diätologen erfolgen [189, 190].

Die Patienten sollten nach den Symptomen der wichtigsten Ernährungsstörungen gefragt werden (Tabelle 14-6). Ein Vitamin-D-Mangel ist zu vermuten bei Flüchtlingen mit dunkler Hautfarbe (afrikanischer, indischer oder hispanischer Herkunft), bei geringer Exposition gegenüber Sonnenlicht (z.B. durch Tragen eines Schleiers, Immobilität im Rollstuhl, Aufenthalt in einer Einrichtung), bei fehlender Substitution von Vitamin D (während einer Schwangerschaft, im Säuglings-, Kindes- und Erwachsenenalter), bei verlängerter ausschließlicher Aufnahme von Muttermilch sowie bei Knochenerkrankungen, Adipositas, Nahrungsmitteln mit einem hohen Gehalt an Phytinsäure, einem Alter von < 3 oder ≥ 60 Jahren, medikamentöser Therapie mit Antiepileptika oder Glukokortikoiden, Eisenmangel, chronischer Nierenerkrankung, Malabsorptionssyndrom und Leberinsuffizienz [191, 192].

Ein Vitamin-B_{12}-Mangel sollte bei Erwachsenen, die sich vegan oder vegetarisch ernähren oder wenig Fleisch und Milchprodukte verzehren, in Erwägung gezogen werden, außerdem bei Säuglingen von Müttern mit Vitamin-B_{12}-Mangel und bei Patienten mit Malabsorption [193].

Eisenmangel und Anämie sollten bei Patienten mit strikt veganer oder vegetarischer Ernährung und mit Malabsorption oder chronischem Blutverlust aufgrund einer starken Menstruation vermutet werden [194].

Körperliche Untersuchung

Die körperliche Untersuchung sollte so umfassend sein, dass die häufigsten Zeichen/Symptome von Ernährungsstörungen festgestellt werden können (Tabelle 14-6). Zudem sind die Vitalzeichen zu erfassen und die Blutwerte zu bestimmen, um eine Anämie feststellen zu kön-

Tabelle 14-6: Fünf wichtige Ernährungsstörungen bei Flüchtlingen, die in der Schweiz, in Deutschland und in Österreich ankommen.

Symptome und Zeichen	Diagnostik	Prävention und Behandlung
Vitamin-D-Mangel		
• **Rachitis bei Kindern:** – *skelettale Merkmale:* verlangsamtes lineares Wachstum, aufgetriebene Metaphysen der Röhrenknochen, rachitischer Rosenkranz, rachitische Deformitäten der langen Röhrenknochen (gebogene Extremitäten), vorgewölbte Stirn, Schädelerweichung (Kraniotabes), nicht geschlossene vordere Fontanelle, Harrison-Furche [191] – *nicht skelettale Merkmale:* Krämpfe und Herzinsuffizienz infolge Hypokalzämie, Hypotonie, verzögerte motorische Entwicklung, Karpopedalspasmen, Zahnschmelzhypoplasie, verzögerte Zahnung, fehlende Entwicklung, mürrisches und gereiztes Verhalten, Knochenschmerzen [191] • **Osteomalazie bei Erwachsenen:** Schmerzen in Muskeln und Knochen, schlechte körperliche Leistungsfähigkeit, erhöhtes Sturz- und Frakturrisiko [195, 196]	• **Vitamin-D-Mangel:** 25-Hydroxy-Vitamin-D-Konzentrationen (25-OHD_3-Konzentrationen) im Serum < 50 nmol/l (< 20 ng/ml) [192] • **Assays:** Radioimmunoassay, Hochleistungsflüssigkeitschromatografie und Flüssigchromatografie mit Massenspektrometrie-Kopplung [192] • **Rachitis:** – *biochemisches Labor:* Parathormon, 25(OH)D, alkalische Phosphatase, Kalzium+Phosphat im Serum und Urin, niedermolekulares Protein [191] – *Radiologie:* Röntgen des Handgelenks [191] • **Osteomalazie:** Parathormon, 25(OH)D, alkalische Phosphatase, Knochenbiopsie [196]	• **Prävention:** – Sonnenbestrahlung [192, 195] – Nahrungsmittel: fettreicher Fisch, Innereien (z. B. Leber), Fleisch und Eigelb [192, 195] • **Vitamin-D-Substitution:** – bei Kindern im 1. Lebensjahr – bei Erwachsenen ≥ 60 Jahre, bei unzureichender Sonnenbestrahlung [192] • **Behandlung:** – Substitution von Vitamin D; Anpassung der Dosis entsprechend dem Alter, dem Schweregrad des Vitamin-D-Mangels und dem Zustand der Patientinnen (Schwangerschaft, Stillzeit) [192] – Rachitis/Osteomalazie: Substitution von Vitamin D und Kalzium [192]

Symptome und Zeichen	Diagnostik	Prävention und Behandlung
Vitamin-B_{12}-Mangel		
• **allgemein:** Anämie (makrozytär, megaloblastär), Malabsorption verursachende Erkrankungen und neurologische Symptome (symmetrische Parästhesien oder Taubheitsgefühle und Gangstörungen) [193], Ödeme, Pigmentstörungen, Ikterus oder gestörtes Vibrations-, Körperhaltungs- und Hautempfinden, Ataxie und Schwäche [193] • **Säuglings- und Kindesalter:** mangelnde allgemeine und zerebrale Entwicklung, fehlendes Wachstum, Entwicklungsregression, Hypotonie, problematische Nahrungsaufnahme, Lethargie, Tremor, übermäßige Reizbarkeit, Koma [193]	• **Vitamin-B_{12}-Mangel:** Vitamin-B_{12}-Spiegel im Serum < 150 pg/ml (111 pmol/l) [197] • **Assays:** – immunoenzymatische Tests [198], vollständiges Blutbild [197] – Test auf perniziöse Anämie: bei allen Patienten mit Vitamin-B_{12}-Mangel ohne offenkundige ernährungs- oder Malabsorptions-assoziierte Störungen [197] • **Radiologie:** Darstellung des Gehirns (erkennbare Atrophie und verzögerte Myelinisation)	• **Prävention:** Nahrungsmittel: tierische Produkte (Fleisch, Fisch, Milchprodukte, Eier, Leber) [198] • **Vitamin-B_{12}-Substitution:** bei Erwachsenen > 50 Jahre, bei veganer oder streng vegetarischer Ernährung [197] • **Behandlung:** – intramuskuläre Injektionen von Cyanocobalamin oder orale Gabe von Vitamin B_{12} [197] – keine neurologischen Defizite: 2 Wochen lang 3-mal wöchentlich Injektionen – neurologische Defizite: 3 Wochen lang oder bis zur Besserung alle 2 Tage Injektionen [197]

Symptome und Zeichen	Diagnostik	Prävention und Behandlung
Vitamin-A-Mangel		
Xerophthalmie: Nachtblindheit (Nyktalopie), keratinisierende Metaplasie (Bitot-Flecken), gestörte Tränenproduktion, konjunktivale oder korneale Xerose sowie Ulzeration der Kornea mit Narbenbildung und möglicher Erblindung [199]	• **Retinolspiegel im Serum:** die Spezifität wird von mehreren Vitamin-A-Spiegel-unabhängigen Faktoren beeinflusst; Blutwerte < 200 µg/l (0,7 µmol/l) entsprechen einer inadäquaten Vitamin-A-Versorgung in einer Population [199] • **Assays:** Hochleistungs-flüssigkeitschromatografie [199] Die Diagnose basiert klinisch auf den Zeichen/Symptomen einer Xerophthalmie, treten jedoch nicht sehr häufig auf [199, 200].	• **Prävention:** – retinolreiche Nahrungsmittel: Innereien und Fleisch, Butter, mit Retinol angereicherte Margarine, Milchprodukte und Eier [199] – Provitamin-A-Carotinoid-reiche Nahrungsmittel: Obst und Gemüse wie Süßkartoffeln, Karotten, Kürbis, Blattgemüse, rote Paprika, Mangos und Melonen [199] • **Vitamin-A-Substitution:** bei Säuglingen und Kindern von 6–59 Monaten, die in Regionen leben, in denen Vitamin-A-Mangel ein Problem für die öffentliche Gesundheit ist [201] • **Behandlung:** – Substitution von Vitamin A oral oder per Injektion (bei nicht möglicher oraler Gabe oder bei schwerer Malabsorption wie zystischer Fibrose) – bei Beteiligung der Kornea Behandlung der Augen mit Breitbandantibiotika [200]

Symptome und Zeichen	Diagnostik	Prävention und Behandlung
Eisenmangel und Anämie		
Koilonychie (Hohl- oder Löffelnägel), weiche Nägel, Glossitis, Cheilitis (Dermatitis in einem Mundwinkel), Stimmungsschwankungen, Muskelschwäche, Immunschwäche, Erschöpfung, Konzentrationsschwierigkeiten, mangelnde körperliche Leistungsfähigkeit [194, 202]	Die Ergebnisse variieren je nach vorhandener oder fehlender Anämie. • Normalwerte: – Eisen im Serum (10–30 µmol/l) [194] – Transferrinsättigung (> 16 bis < 45 %) [194] – Ferritin (Männer 40–300 µg/l; Frauen 20–200 µg/l) [194] – Hämoglobin (Männer > 13 g/dl; Frauen > 12 g/dl) [194] – mittleres korpuskuläres Volumen (80–95 fl) [194] – mittleres korpuskuläres Hämoglobin (27–34 pg) [194] • Stuhluntersuchung (auf Hakenwürmer) [194]	• **Prävention:** Nahrungsmittel: Fleisch, Fisch, Getreide, Bohnen, Nüsse, Eigelb, Blattgemüse, Kartoffeln und mit Eisen angereicherte Nahrungsmittel [202] • **Eisensubstitution:** bei Patienten mit Eisenmangelanämie [194] • **Behandlung:** Eisengabe oral (bei stabilen Patienten) und parenteral (bei Malabsorption, genetisch bedingtem eisenrefraktärem Eisenmangel und bei Nichtansprechen auf orale Substitution) [194]

Symptome und Zeichen	Diagnostik	Prävention und Behandlung
Unterernährung		
• Abmagerung (Gewicht im Verhältnis zur Größe zu niedrig), Unterentwicklung (Größe im Verhältnis zum Alter zu niedrig) und Untergewicht (Gewicht im Verhältnis zum Alter zu niedrig), beidseitige periphere Ödeme, und zu niedriger BMI bei ≥ 5-Jährigen [203] • **Kwashiorkor** (Mondgesicht, ein dem Alter entsprechend fast normales Gewicht, generalisierte Ödeme, Dermatosen, hypopigmentiertes Haar, aufgetriebenes Abdomen und Hepatomegalie) [204] • **Marasmus** (affenartiges Gesicht, Verlust an subkutanem Fett, Abmagerung, fehlende Ödembildung) [204] • **marasmischer Kwashiorkor** (Abmagerung, Ödeme, häufig Unterentwicklung, leichte Haar- und Hautveränderungen, Hepatomegalie) [204] Bradykardie, Hypotonie, Verlust der Knie- und Knöchelreflexe, Gedächtnisstörungen, Blässe, Lethargie, Apathie und Reizbarkeit [204] • **0–5 Monate:** verdächtige Zeichen: Unfähigkeit zu trinken oder an der Mutterbrust zu trinken, starkes Erbrechen, Krämpfe, Lethargie oder Bewusstlosigkeit [203]	• **0–5 Monate:** Verhältnis von Gewicht zu Größe/Länge < −2 Z-Wert [203] • **6–59 Monate:** – mittlerer Oberarmumfang (MUAC) < 115 mm – Verhältnis von Gewicht zu Größe/Länge < −2 Z-Wert [203] • **> 5 Jahre:** – altersentsprechender BMI (5–19 Jahre); Verhältnis von Größe zu Alter (5–19 Jahre); Verhältnis von Gewicht zu Alter (5–10 Jahre) [205] • **Erwachsene:** BMI < 18,5 kg/m² [206]	• **Prävention:** – Stillen (Säuglinge, Kleinkinder) und eine ausgewogene Ernährung [207] – Überwachung des Wachstums von Kindern [203] • **Substitution** von Vitamin A bei unterernährten Patienten [203] • **Behandlung:** – Zufuhr von therapeutischer Zusatznahrung (F-75, F-100 etc.) – unterstützende Behandlung mit Antibiotika (Infektionen), Rehydratation (ReSoMal etc.), antiretrovirale Therapie (HIV-Infektion) etc. [203]

nen; des Weiteren sind die Faktoren Verteilung des Körperfetts, Muskelmasse, Ödembildung (ja/nein), orthostatische Hypotonie (ja/nein), Aussehen der Zunge (normal, trocken oder rissig) und Körper-/Kopfbehaarung (normal oder Haarausfall) zu beurteilen [189, 190].

Ein wesentlicher Teil der Untersuchung ist die Erfassung anthropometrischer Daten. Die wichtigsten sind: Body Mass Index (BMI), mittlerer Oberarmumfang (MUAC), Verhältnis von Gewicht zu Größe/Länge, Größe zu Alter und Gewicht zu Alter (Tabelle 14-6). Falls die Größe nicht bestimmt werden kann, sind Kniehöhe oder halbe Armspannweite zu ermitteln [189, 190].

Ergänzend sollten spezifische Untersuchungen durchgeführt werden, um Zeichen von Unterernährung und einen Mangel an Mikronährstoffen festzustellen (Tabelle 14-6). Des Weiteren sollten Faktoren, die den Erfolg einer unterstützenden Nährstoffsubstitution beeinträchtigen, wie Komorbidität, psychische Erkrankungen, aufgetriebenes Abdomen, Erbrechen, Durchfälle etc., ermittelt werden [189, 190].

Elementare Untersuchungen

Dazu zählen die wichtigsten anthropometrischen Messungen (0–5 Monate: Verhältnis von Gewicht zu Größe/Länge; 6–59 Monate: mittlerer Oberarmumfang [MUAC], Verhältnis von Gewicht zu Größe/Länge; ≥ 5 Jahre: BMI und MUAC), vollständiges Blutbild sowie serologische Bestimmung von 25-Hydroxy-Vitamin-D (25(OH)D), Vitamin B_{12} und Ferritin.

Empfehlungen für eine gesunde Ernährung

Die Schweiz hat ihre Ernährungsleitlinien 2011 aktualisiert. Sie richten sich an gesunde Erwachsene und basieren auf der sog. **Ernährungspyramide,** welche die täglich pro Mahlzeit zu verzehrende Menge der wichtigsten 6 Nahrungsmittelgruppen anzeigt:

- Die Basis der Pyramide bilden die Nahrungsmittel, die wir reichlich zu uns nehmen sollten, wie Wasser und andere zuckerfreie Getränke.
- Auf der 2. Stufe stehen Obst und Gemüse.
- Die 3. Stufe beinhaltet Getreide, Kartoffeln und Hülsenfrüchte, die wir ebenfalls reichlich verzehren sollten.
- Auf der 4. Stufe stehen tierische Produkte und Tofu.
- Auf der 5. Stufe finden sich Fette und Nüsse, die wir moderat zu uns nehmen sollten.
- Auf der obersten Stufe versammeln sich die Produkte, die wir nur eingeschränkt konsumieren sollten. Dazu zählen verarbeitete Lebensmittel wie gesüßte oder alkoholische Getränke, Süßigkeiten und salzreiche Snacks.

Allgemein wird in den schweizerischen **Ernährungsleitlinien** für gesunde Erwachsene empfohlen:

- zucker- und salzreiche Snacks und Alkohol nur in geringen Mengen konsumieren
- Öle und Nüsse in geringer und Butter/Margarine nur in sehr geringer Menge konsumieren
- pro Tag 3 Portionen Milchprodukte sowie eine Portion Fleisch/Fisch/Eier/Tofu verzehren und zwischen diesen proteinreichen Nahrungsmitteln wechseln
- pro Tag 3 Portionen Getreide (vorzugsweise Vollkorn), Kartoffeln und Hülsenfrüchte (Bohnen, Linsen, Erbsen) verzehren
- pro Tag mindestens 3 Portionen Gemüse und 2 Portionen Obst verzehren
- pro Tag 1–2 Liter ungesüßte Getränke (vorzugsweise Wasser) trinken

Ähnliche Ernährungspyramiden werden in Österreich und in Deutschland – hier in Form eines Kreises – verwendet. Österreich hat eine spezifische Ernährungspyramide für schwangere Frauen entwickelt, und alle 3 Länder geben gesonderte Empfehlungen zum Ernährungsbedarf von Säuglingen und Kindern. Zudem empfehlen alle 3 Länder, in Ruhe und mit Genuss zu essen, auf das Gewicht zu achten und ein aktives Leben zu führen.

Eine Zusammenfassung der offiziellen Ernährungsempfehlungen für jedes Land findet sich zudem auf der Homepage der Ernährungs- und Landwirtschaftsorganisation der Vereinten Nationen (Food and Agricultural Organization, FAO) (s. u.).

14.7.3 Weitere Infos

Weitere Informationen finden sich:

- für Deutschland: https://www.dge.de/index.php?id=1
- für die Schweiz: https://www.sge-ssn.ch
- für Österreich: https://www.oege.at/index.php/ueber-uns

Bei der WHO sind zu finden:

- https://www.who.int/health-topics/malnutrition
- https://www.who.int/health-topics/micronutrients

Die FAO hat Leitlinien herausgebracht: http://www.fao.org/nutrition/education/food-dietary-guidelines/en/

Literatur

152. WHO. Promoting the health of refugees and migrants. 23.05.2019. Genf: WHO; 2019 [abgerufen am 16.11.2022]. Verfügbar unter: https://www.who.int/publications/i/item/WHA72-2019-REC-1
153. Abubakar I, Aldridge RW, Devakumar D, et al. The UCL-Lancet Commission on Migration and Health: the health of a world on the move. Lancet. 2018;392(10164):2606–2654. https://doi.org/10.1016/S0140-6736(18)32114-7
154. United Nations High Commissioner for Refugees (UNHCR), World Food Programme (WFP). Malnutrition in Protracted Refugee Situations: A Global Strategy UNHCR/WFP. Genf, Rom: UNHCR, WFP; 2006 [abgerufen am 16.11.2022]. Verfügbar unter: https://www.unhcr.org/publications/operations/45fe62642/malnutrition-protracted-refugee-situations-global-strategy-joint-unhcr.html
155. Wells JC, Sawaya AL, Wibaek R, et al. The double burden of malnutrition: aetiological pathways and consequences for health. Lancet. 2020;395(10217):75–88. https://doi.org/10.1016/S0140-6736(19)32472-9
156. Harika R, Faber M, Samuel F, et al. Micronutrient Status and Dietary Intake of Iron, Vitamin A, Iodine, Folate and Zinc in Women of Reproductive Age and Pregnant Women in Ethiopia, Kenya, Nigeria and South Africa: A Systematic Review of Data from 2005 to 2015. Nutrients. 2017;9(10):1096.
157. Victora CG, Adair L, Fall C, et al. Maternal and child undernutrition: consequences for adult health and human capital. Lancet. 2008;371(9609):340–357. https://doi.org/10.1016/S0140-6736(07)61692-4
158. Adair LS, Fall CHD, Osmond C, et al. Associations of linear growth and relative weight gain during early life with adult health and human capital in countries of low and middle income: findings from five birth cohort studies. Lancet. 2013;382(9891):525–534. https://doi.org/10.1016/S0140-6736(13)60103-8
159. Chernet A, Hensch NP, Kling K, et al. Serum 25-hydroxyvitamin D levels and intramuscular vitamin D3 supplementation among Eritrean migrants recently arrived in Switzerland. Swiss Medical Weekly. 2017;147:w14568. https://doi.org/10.4414/smw.2017.14568
160. Cadario F, Savastio S, Magnani C, et al. High Prevalence of Vitamin D Deficiency in Native versus Migrant Mothers and Newborns in the North of Italy: A Call to Act with a Stronger Prevention Program. PLoS One. 2015;10(6):e0129586. https://doi.org/10.1371/journal.pone.0129586
161. Benitez-Aguirre PZ, Wood NJ, Biesheuvel C, et al. The natural history of vitamin D deficiency in African refugees living in Sydney. The Medical Journal of Australia. 2009;190(8):426–428. https://doi.org/10.5694/j.1326-5377.2009.tb02490.x
162. Benson J, Maldari T, Turnbull T. Vitamin B_{12} deficiency – why refugee patients are at high risk. Australian Family Physician. 2010;39(4):215–217.
163. Wishart HD, Reeve AM, Grant CC. Vitamin D deficiency in a multinational refugee population. Internal Medicine Journal. 2007;37(12):792–

797. https://doi.org/10.1111/j.1445-5994.2007.01385.x
164. Eggemoen AR, Knutsen KV, Dalen I, et al. Vitamin D status in recently arrived immigrants from Africa and Asia: a cross-sectional study from Norway of children, adolescents and adults. BMJ Open. 2013;3(10):e003293. https://doi.org/10.1136/bmjopen-2013-003293
165. Verga ME, Widmeier-Pasche V, Beck-Popovic M, et al. Iron deficiency in infancy: is an immigrant more at risk? Swiss Medical Weekly. 2014;144(5152):w14065. https://doi.org/10.4414/smw.2014.14065
166. Gehri M, Heiniger S, Depallens S, et al. Migrantenkinder in der Kinderarztpraxis. Swiss Medical Forum. 2017;17(50):1124–1132. https://doi.org/10.4414/smf.2017.03135
167. Jackson Y, Paignon A, Wolff H, et al. Health of undocumented migrants in primary care in Switzerland. PLoS One. 2018;13(7):e0201313. https://doi.org/10.1371/journal.pone.0201313
168. Kruseman M, Barandereka NA, Hudelson P, et al. Post-migration dietary changes among african refugees in Geneva: a rapid assessment study to inform nutritional interventions. Sozial- und Praventivmedizin. 2005;50(3):161–165. https://doi.org/10.1007/s00038-005-4006-5
169. Lane G, Farag M, White J, et al. Chronic health disparities among refugee and immigrant children in Canada. Applied Physiology, Nutrition and Metabolism. 2018;43(10):1043–1058. https://doi.org/10.1139/apnm-2017-0407
170. Wang Y, Min J, Harris K, et al. A Systematic Examination of Food Intake and Adaptation to the Food Environment by Refugees Settled in the United States. Advances in nutrition (Bethesda, Md.). 2016;7(6):1066–1079.
171. Addo IY, Brener L, Asante AD, et al. Determinants of post-migration changes in dietary and physical activity behaviours and implications for health promotion: Evidence from Australian residents of sub-Saharan African ancestry. Health promotion journal of Australia: official journal of Australian Association of Health Promotion Professionals. 2019;30 (Suppl 1):62–71.
172. Benson J, Phillips C, Kay M, et al. Low levels of vitamin B_{12} can persist in the early resettlement of refugees: symptoms, screening and monitoring. Australian Family Physician. 2015;44(9):668–673.
173. Sanati Pour M, Kumble S, Hanieh S, et al. Prevalence of dyslipidaemia and micronutrient deficiencies among newly arrived Afghan refugees in rural Australia: a cross-sectional study. BMC Public Health. 2014;14:896. https://doi.org/10.1186/1471-2458-14-896
174. Dawson-Hahn EE, Pak-Gorstein S, Hoopes AJ, et al. Comparison of the Nutritional Status of Overseas Refugee Children with Low Income Children in Washington State. PLoS One. 2016;11(1):e0147854. https://doi.org/10.1371/journal.pone.0147854
175. Meropol SB. Health status of pediatric refugees in Buffalo, NY. Archives of pediatrics & adolescent medicine. 1995;149(8):887–892. https://doi.org/10.1001/archpedi.1995.02170210061011
176. Misra A, Ganda OP. Migration and its impact on adiposity and type 2 diabetes. Nutrition. 2007;23(9):696–708. https://doi.org/10.1016/j.nut.2007.06.008
177. Ahmed T, Hossain M, Mahfuz M, et al. Severe acute malnutrition in Asia. Food and nutrition bulletin. 2014; 35(2 Suppl):S14–S26. https://doi.org/10.1177/15648265140352S103
178. Ford N, Davis A. Chaos in Afghanistan: famine, aid, and bombs. Lancet. 2001;358(9292):1543–1544. https://doi.org/10.1016/S0140-6736(01)06588-6
179. Ahmad K. Scurvy outbreak in Afghanistan prompts food aid concerns. Lancet. 2002;359(9311):1044. https://doi.org/10.1016/S0140-6736(02)08119-9
180. Beukeboom C, Arya N. Prevalence of Nutritional Deficiencies Among Populations of Newly Arriving Government Assisted Refugee Children to Kitchener/Waterloo, Ontario, Canada. Journal of immigrant and minority health. 2018;20(6):1317–1323. https://doi.org/10.1007/s10903-018-0730-9
181. Chotard S, Mason JB, Oliphant NP, et al. Fluctuations in wasting in vulnerable child populations in the Greater Horn of Africa. Food and nutrition bulletin. 2010;31 (3 Suppl):S219–S233. https://doi.org/10.1177/15648265100313S302
182. Şimşek Z, Yentur Doni N, Gül Hilali N, et al. A community-based survey on Syrian refugee women's health and its predictors in Şanliurfa, Turkey. Women & health. 2018;58(6):617–631. https://doi.org/10.1080/03630242.2017.1321609
183. El Taguri A, Besmar F, Abdel Monem A, et al. Stunting is a major risk factor for overweight: results from national surveys in 5 Arab countries.

Eastern Mediterranean health journal. 2009; 15(3):549–562. https://doi.org/10.26719/2009.15.3.549

184. Sayed-Hassan R, Abazid N, Alourfi Z. Relationship between 25-hydroxyvitamin D concentrations, serum calcium, and parathyroid hormone in apparently healthy Syrian people. Archives of osteoporosis. 2014;9:176. https://doi.org/10.1007/s11657-014-0176-1
185. Amin NM, Zeki JM. Infantile tremor syndrome in Iraqi Kurdistan. Indian journal of pediatrics. 2005;72:839–842. https://doi.org/10.1007/BF02731110
186. Khatib IM, Samrah SM, Zghol FM. Nutritional interventions in refugee camps on Jordan's eastern border: assessment of status of vulnerable groups. Eastern Mediterranean health journal. 2010;16(2):187–193. https://doi.org/10.26719/2010.16.2.187
187. Fields J, Trivedi NJ, Horton E, et al. Vitamin D in the Persian Gulf: integrative physiology and socioeconomic factors. Current osteoporosis reports. 2011;9(4):243–250. https://doi.org/10.1007/s11914-011-0071-2
188. Caughey JE, Follis RH Jr. Endemic goitre and iodine malnutrition in Iraq. Lancet. 1965;1(7394):1032–1034.
189. Glynn M, Drake WM. Hutchison's Clinical Methods: An Integrated Approach to Clinical Practice (Hutchinson's Clinical Methods). 24th ed. Edinburgh, London: Elsevier; 2017.
190. Reber E, Gomes F, Vasiloglou MF, et al. Nutritional Risk Screening and Assessment. Journal of Clinical Medicine. 2019;8(7):1065. https://doi.org/10.3390/jcm8071065
191. Elder CJ, Bishop NJ. Rickets. Lancet. 2014;383(9929):1665–1676. https://doi.org/10.1016/S0140-6736(13)61650-5
192. Federal Commission for Nutrition (FCN). Vitamin D deficiency: Evidence, safety, and recommendations for the Swiss Population. Zurich: FCN; 2012 [abgerufen am 16.11.2022]. Verfügbar unter: https://www.blv.admin.ch/blv/en/home/das-blv/organisation/kommissionen/eek/vitamin-d-mangel.html
193. Stabler SP. Clinical practice. Vitamin B_{12} deficiency. New England Journal of Medicine. 2013; 368(2):149–160. https://doi.org/10.1056/NEJMcp1113996
194. Camaschella C. Iron-deficiency anemia. New England Journal of Medicine. 2015;372(19): 1832–1843. https://doi.org/10.1056/NEJMra1401038
195. European Food Safety Authority (EFSA). Dietary reference values for vitamin D. Parma: EFSA; 28.10.2016 [abgerufen am 16.11.2022]. Verfügbar unter: https://www.efsa.europa.eu/en/efsajournal/pub/4547
196. Uday S, Hogler W. Spot the silent sufferers: A call for clinical diagnostic criteria for solar and nutritional osteomalacia. The Journal of steroid biochemistry and molecular biology. 2019; 188:141–146. https://doi.org/10.1016/j.jsbmb.2019.01.004
197. Langan RC, Goodbred AJ. Vitamin B_{12} Deficiency: Recognition and Management. American Family Physician. 2017;96(6):384–389.
198. European Food Safety Authority (EFSA). Scientific Opinion on Dietary Reference Values for cobalamin (vitamin B_{12}). Parma: EFSA; 09.07.2015 [abgerufen am 16.11.2022]. Verfügbar unter: https://www.efsa.europa.eu/en/efsajournal/pub/4150
199. European Food Safety Authority (EFSA). Scientific Opinion on Dietary Reference Values for vitamin A. Parma: EFSA; 05.03.2015 [abgerufen am 16.11.2022]. Verfügbar unter: https://www.efsa.europa.eu/en/efsajournal/pub/4028 https://doi.org/10.2903/j.efsa.2015.4028
200. Sommer A & World Health Organization. Vitamin A deficiency and its consequences: a field guide to detection and control. 3rd ed. Genf: WHO; 1995 [abgerufen am 16.11.2022]. Verfügbar unter: https://apps.who.int/iris/handle/10665/40535
201. WHO. Guideline: Vitamin A supplementation in infants and children 6–59 months of age. Genf: WHO; 25.07.2011 [abgerufen am 16.11.2022]. Verfügbar unter: https://www.who.int/publications/i/item/9789241501767
202. European Food Safety Authority (EFSA). Scientific Opinion on Dietary Reference Values for iron. Parma: EFSA; 21.10.2015 [abgerufen am 16.11.2022]. Verfügbar unter: https://www.efsa.europa.eu/en/efsajournal/pub/4254 https://doi.org/10.2903/j.efsa.2015.4254
203. WHO. Guideline: Updates on the management of severe acute malnutrition in infants and children. Genf: WHO; 09.08.2013 [abgerufen am 16.11.2022]. Verfügbar unter: https://www.who.int/publications/i/item/9789241506328
204. Grover Z, Ee LC. Protein energy malnutrition. Pediatric Clinics of North America. 2009;56(5):

1055–1068. https://doi.org/10.1016/j.pcl.2009.07.001
205. de Onis M, Onyango AW, Borghi E, et al. Development of a WHO growth reference for school-aged children and adolescents. Bulletin of the World Health Organization. 2007;85(9): 660–667. https://doi.org/10.2471/BLT.07.043497
206. WHO. Physical status: The use and interpretation of anthropometry. Genf: WHO; 1995 [abgerufen am 16.11.2022]. Verfügbar unter: https://apps.who.int/iris/handle/10665/37003
207. WHO. Fact Sheets Healthy diet. Genf: WHO, 2020 [abgerufen am 16.11.2022]. Verfügbar unter: https://www.who.int/news-room/fact-sheets/detail/healthy-diet

15 Gesundheitliches Risikoverhalten

Cristina Mesa Vieira, Luciano Ruggia, Oscar Franco

15.1 Hintergrund

Riskantes Verhalten erfolgt bewusst oder unbewusst, wobei die schädlichen Folgen, die dieses Verhalten für die Person selbst oder für andere haben kann, nicht bedacht werden [1]. Zwar gelten einige riskante Verhaltensweisen wie der Missbrauch von Substanzen als gesellschaftlich unakzeptabel, doch werden andere wie Rauchen und Alkoholkonsum trotz ihrer bekannten negativen Folgen [2] toleriert. Menschen, die in Gesundheitsberufen tätig sind, sollten riskantes Verhalten erkennen können, um negative Gesundheitsergebnisse vorhersagen und präventive Strategien sowohl für den Einzelnen als auch für die gesamte Bevölkerung entwickeln zu können [3].

Einige der häufigsten riskanten Verhaltensweisen sind Fahren unter Alkoholeinfluss, Geschwindigkeitsüberschreitungen, Drogenmissbrauch und ungeschützter Geschlechtsverkehr, die vor allem Jugendliche oder Menschen mit einer risikobereiten oder sensationsfokussierten Persönlichkeit betreffen [4]. In diesem Kapitel geht es jedoch um Alkoholkonsum, Mangel- oder Fehlernährung, Bewegungsmangel, Rauchen und Substanzmissbrauch bei Migrantenpopulationen in Österreich, Deutschland und der Schweiz. Des Weiteren werden die zentralen Probleme bei der Entwicklung effektiver Strategien zur Prävention von riskanten Verhaltensweisen erläutert.

Zwar wurde der sog. „Healthy Migrant"-Effekt (auch als „Phänomen des gesunden Migranten" bezeichnet) umfassend beschrieben, doch erklärt er nicht, warum der Gesundheitszustand der Migranten in den einzelnen europäischen Ländern unterschiedlich ist [5] und warum riskante Verhaltensweisen angenommen oder aufgegeben werden. Ein weiterer, zu berücksichtigender Aspekt ist der, dass viele der Migranten aus Ländern mit niedrigen und mittleren Einkommen, die in einkommensstarke Länder kommen, nicht freiwillig ihr Herkunftsland verlassen haben, sondern aus sozioökonomischen oder politischen Gründen oder aufgrund von Gewalt oder bewaffneten Konflikten dazu gezwungen wurden. Dieser Aspekt in Kombination mit den Belastungen durch die Reise trägt nicht positiv zur Ankunft gesunder Migranten bei, sondern birgt Risikofaktoren, die zu einem eingeschränkten Gesundheitszustand führen können [6]. So zeigte eine vom Schweizer Bundesamt für Gesundheit veröffentlichte Studie, dass Zuwanderer (vor allem Frauen und ältere Menschen) einen schlechteren Gesundheitszustand aufweisen als Schweizer Staatsbürger [7]. Allerdings hängt die Gesundheit von Migranten nicht nur von den Bedingungen in ihrem Herkunftsland und ihren Erfahrungen auf der Reise ab, sondern auch vom rechtlichen Status im Aufnahmeland und daraus folgend vom Zugang zu Gesundheitsdienstleistungen. Während einige Flüchtlinge und hier vor allem Kinder in den meisten europäischen Ländern Zugang zu Gesundheitsdienstleistungen haben, ist dies bei Asylsuchenden in anderen Ländern nur teilweise der Fall [6].

Die kulturelle Anpassung an eine fremde Gesellschaft (Akkulturation) ist mit der Aneignung oder Aufgabe riskanter Verhaltensweisen assoziiert. Das bedeutet, dass die Werte, Sitten, Einstellungen und Verhaltensweisen durch die Interaktion mit der neuen Umgebung geformt werden [8]. Der Grad der Akkulturation kann mithilfe einer Multiple-Item-Skala (z. B. Fragebogen) ermittelt werden, doch wird er am häufigsten anhand der Kriterien „Aufenthaltsdauer im Aufnahmeland“ oder „Sprachkenntnisse“ beurteilt. Einige Studien haben gezeigt, dass eine stärkere Akkulturation mit einer Zunahme von ungesunden Verhaltensweisen wie ungesunder Ernährung oder Rauchen bei Frauen assoziiert ist, was als „Einwanderungsparadoxon“ bezeichnet wird [9]. Das operante Modell der Akkulturation verweist darauf, dass häufige riskante Verhaltensweisen unter anfangs gering akkulturierten Migranten mit zunehmender Akkulturation abnehmen und eher seltene riskante Verhaltensweisen unter gering akkulturierten Migranten mit steigender Akkulturation zunehmen können. Dieses Schema kann auf einige der in diesem Kapitel behandelten riskanten Verhaltensweisen wie Rauchen, Alkoholkonsum, Mangel- oder Fehlernährung und Bewegungsmangel angewendet werden [10].

15.2 Riskante Verhaltensweisen

Im Folgenden werden diese riskanten Verhaltensweisen bei Migranten in Österreich, Deutschland und der Schweiz beschrieben. Es ist jedoch wichtig anzumerken, dass es sich hier nur um Beispiele dazu handelt, wie sich riskante Verhaltensweisen in diesen Ländern darstellen, und dass Tendenzen und Gepflogenheiten von Migrantenpopulationen je nach Aufnahme- und Herkunftsland variieren können.

15.2.1 Mangel- oder Fehlernährung

Auch wenn Migranten vielleicht aufgrund des Healthy-Migrant-Effekts oder der Ernährungsgepflogenheiten im Herkunftsland zu Beginn ihres Aufenthalts ein idealeres Körpergewicht aufweisen als die Staatsbürger des Aufnahmelandes, so ist ihr Risiko für Übergewicht und Adipositas tendenziell höher als das der Staatsbürger des Aufnahmelandes [11]. Dieses Phänomen ist auch bei in der Schweiz lebenden Zuwanderern aus anderen europäischen Ländern wie Portugal, Spanien und Italien feststellbar, wobei das Risiko bei Zuwanderern aus Ländern mit niedrigen oder mittleren Einkommen wie dem ehemaligen Jugoslawien [12], Nordafrika [13] und der Türkei höher ist [14]. Diese Entwicklung ist für die Gesundheitsbehörden besorgniserregend, weil die Diabetesraten steigen und sich bei Erwachsenen in den letzten 20 Jahren fast vervierfacht haben [15], was wiederum zu einer höheren Krankheitslast durch kardiovaskuläre und kardiometabolische Erkrankungen beiträgt.

Einflussfaktoren auf die Ernährung

Das Ernährungsverhalten wird in der Regel von Faktoren wie Kultur, Religion, Essgewohnheiten, Alter, gesellschaftliche Normen, Beruf, Herkunftsland oder -region, Verfügbarkeit von Nahrungsmitteln, Vorstellungen von einer guten Figur sowie Einkommen oder sozioökonomischer Status geprägt [16]. Volken et al. fanden heraus, dass der Konsum von Obst und Gemüse bei in der Schweiz lebenden Migranten aus Deutschland, Italien, Serbien, Türkei, Kosovo und Portugal von ihrem Alter, Geschlecht, sozioökonomischen Status und Wohnort (ländlicher oder städtischer Raum) bestimmt wird [17]. Auch die Akkulturation spielt eine wichtige – positive oder negative – Rolle bei der Veränderung der Ernährungsgewohnheiten von Zuwanderern in Ländern mit hohen Einkommen. Die meisten Studien deuten darauf hin, dass das Risiko für Übergewicht oder Adipositas umso höher ist, je stärker die Menschen kulturell angepasst sind (definiert nach Aufenthaltsdauer oder Sprachkenntnis) [18]. Bei der Neuansiedlung ändern offensichtlich gesunde Migranten ihre Essgewohnheiten, und im Lauf von 10 bis 15 Jahren erreichen sie das Risiko der Einwohner im Aufnahmeland und übertreffen es sogar, wodurch das Morbiditäts- und Mortalitätsrisiko durch Krankheiten wie Diabetes steigt [16]. Dieses Phänomen ist bei Migranten in den USA gut dokumentiert [19, 20]. Wie stark sich die Ernährungsgewohnheiten ändern, ist je nach Generation unterschiedlich [18], wobei die Jüngsten schneller neue Ernährungsgewohnheiten annehmen, was je nach Esskultur im Aufnahmeland zur Verbesserung oder Verschlechterung ihres Ernährungszustands führt [16]. Bei Frauen kommen ergänzend Faktoren wie Vorstellungen von einer guten Figur und Schönheitsstandards hinzu, die das Essverhalten beeinflussen [18].

Bedingungen des Migrationsweges

Ein weiterer Aspekt, der bei der Beurteilung des Ernährungszustands von Zuwanderern zu berücksichtigen ist, sind die Bedingungen auf ihrer Reise bis zum Erreichen des Aufnahmelandes. Eine Studie mit unbegleiteten syrischen Jugendlichen, die in Deutschland Asyl suchen, zeigte, dass 27,5 % eine Ernährungsstörung oder einen Eisenmangel aufwiesen und 16,7 % untergewichtig waren. Betroffen waren vor allem Frauen, was jedoch nicht mit ihren Ausgangsbedingungen in Syrien in Verbindung gebracht werden konnte. Vielmehr waren diese Ergebnisse der Erschöpfung aufgrund der Migrationsbedingungen, des fehlenden Zugangs zu ausgewogenen Mahlzeiten auf ihrem Weg nach Europa und dem Prozess der Anpassung an die neue Kultur zuzuordnen [21].

Nach der Überprüfung der verschiedenen Aspekte, die das Ernährungs- und Essverhalten von Migranten beeinflussen, sollten Tätige in Gesundheitsberufen die Risiken anhand der Faktoren Akkulturationsgrad, Länge des Aufenthalts im Aufnahmeland, Wahrscheinlichkeit des Healthy-Migrant-Effekts, Geschlecht, Alter, Herkunftsland, ethnische Zugehörigkeit und sozioökonomischer Status beurteilen [18]. Außerdem sollte eine transkulturelle Anamnese in Erwägung gezogen werden, wie sie beispielsweise von migesplus, dem Schweizer Portal für gesundheitliche Chancengleichheit, vorgeschlagen wird, wobei auch die Migrationsrouten einbezogen werden [22].

15.2.2 Bewegungsmangel

Auch wenn Bewegungsmangel bei Migranten wenig belegt ist, gilt er als ein Hauptfaktor für die höhere Prävalenz von Herz-Kreislauf-Erkrankungen innerhalb dieser Population im Vergleich zu gebürtigen Europäern [22].

Aufgrund ihrer Lebensbedingungen und ihrem eingeschränkten Zugang zu Sport- oder Freizeitanlagen sind Asylsuchende und Flüchtlinge stark gefährdet für kardiovaskuläre und andere nicht übertragbare Krankheiten, und die fehlende Integration in Gemeinschaften im Aufnahmeland behindert ihre Möglichkeiten, sich körperlich zu betätigen [23]. Doch gibt es daneben auch noch andere kulturelle Faktoren, die sich auf das Bewegungsverhalten von Migranten auswirken wie Geschlechterrolle, Alter, soziales Netz und religiöse Überzeugungen. Insbesondere bei muslimischen Frauen spielt es eine entscheidende Rolle, ob sie ihre Kleidungsregeln einhalten können und ob ihnen separate Räumlichkeiten zur Verfügung stehen, in denen sie sich ohne die Anwesenheit von Männern körperlich betätigen können [24]. Des Weiteren ist erwiesen, dass Migranten, die kulturell stärker angepasst sind und die Sprache des Aufnahmelandes besser beherrschen, tendenziell körperlich aktiver sind. Körperliche Aktivität wird außerdem dadurch verhindert, dass die Strategien zur Prävention von Herz-Kreislauf-Erkrankungen durch Förderung von Bewegung ihren Zweck verfehlen, weil Migranten in der Schweiz die von der Krankenversicherung angebotenen Präventionsprogramme nicht nutzen, obwohl auch für sie die Mitgliedschaft in einer Krankenversicherung bzw. im Gesundheitssystem verpflichtend ist [24].

15.2.3 Rauchen

Migranten in Österreich, Deutschland und der Schweiz konsumieren tendenziell mehr Tabakprodukte als ihre Mitbürger im Herkunftsland [25]. Der Tabakkonsum von Migranten steht in deutlichem Zusammenhang damit, in welchem Umfang das jeweilige Herkunftsland Maßnahmen zur Kontrolle des Tabakkonsums vorangetrieben hat. Die Maßnahmen zur Eindämmung des Tabakkonsums sind in einigen afrikanischen und asiatischen Ländern wie Guinea, Äthiopien, Lesotho [26], Laos und Myanmar [27] weniger streng, weshalb viele Migranten aus diesen Ländern auf etliche Verbote treffen, wenn sie in ein europäisches Land mit strengeren Regeln zur Bekämpfung der „Tabakepidemie" kommen [9]. Es besteht eine interessante Beziehung zwischen dem Akkulturations-/Bildungsgrad und dem Konsum von Tabakprodukten: Männer mit niedrigerem Akkulturationsgrad und geringerer Bildung rauchen eher, ebenso wie Frauen mit höherem Akkulturationsgrad und besserer Bildung [9]. Eine in Deutschland durchgeführte Studie zeigte, dass die Variablen „nicht lange zurückliegende Migration" und „kurze Aufenthaltsdauer im Aufnahmeland" den Tabakkonsum von Migranten prognostizieren. Ebenso konnte nachgewiesen werden, dass Migranten in der Schweiz, die die Sprache nicht beherrschen, die negativen Auswirkungen des Rauchens kaum verstehen [25]. Die Beziehung zwischen fehlenden Sprachkenntnissen und mangelndem Verständnis für die Folgen des Tabakkonsums ist stärker ausgeprägt bei Migranten der ersten Generation oder bei jungen Migranten, wird aber mit zunehmendem Alter schwächer [8, 25]. Zudem sind in Deutschland höhere Raucherraten bei türkischen und osteuropäischen Männern mit einer kürzeren Aufenthaltsdauer, bei den Frauen jedoch mit einer längeren Aufenthaltsdauer assoziiert [8, 25]. In einigen Ländern herrschende gesellschaftliche Normen bezüglich der Geschlechterrolle von Frauen und Vorstellungen davon, wie sie sich zu verhalten haben, tragen zusätzlich dazu bei, dass die Raucherraten bei Frauen, die nach Europa kommen, höher sind [8]. Eine in Deutschland durchgeführte Studie zeigte, dass migrierte Frauen zu Beginn ihres Aufenthalts im Aufnahmeland weniger rauchen als deutsche Frauen, dass die Tendenz zum Rauchen aber mit zunehmender Aufenthaltsdauer steigt, wohingegen migrierte Männer zu Beginn mehr rauchen als deutsche Männer, diese Tendenz aber nach einer Weile sinkt [8]. Nach einer längeren Aufenthaltsdauer gleicht sich die Prävalenz des Rauchens von Männern und Frauen an. Die Autoren der Studie verweisen darauf, dass sich Präventionsprogramme an migrierte Frauen aus Ländern, in denen die Bekämpfung der Tabakepidemie noch nicht weit fortgeschritten ist, richten sollten, um zu verhindern, dass sie sich das Rauchen überhaupt erst angewöhnen [8]. Dieses Beispiel veranschaulicht sehr deutlich, welche Rolle die Faktoren Akkulturation und Geschlechterrolle bei der Entwicklung des Tabakkonsums spielen.

15.2.4 Alkoholkonsum

In Deutschland trinken Jugendliche in ländlichen Regionen mehr Alkohol als Jugendliche in städtischen Regionen (93 % versus 86 % in großen Städten), wobei Bier das bevorzugte alkoholische Getränk ist. Obwohl in der muslimischen Kultur beispielsweise der Konsum von Alkohol nicht gebilligt wird, trinken etliche Migranten aus islamischen Ländern in einem diesbezüglich toleranteren Umfeld Alkohol [28]. Betrachtet man das gesamte Spektrum der Migranten, die in einkommensstarken Ländern leben (wie Asylsuchende, Flüchtlinge und andere, zur Migration gezwungene Menschen), darf man nicht vergessen, dass einige von ihnen mit bewaffneten Konflikten und Gewalt konfrontiert wurden, was die Prävalenz psychischer Erkrankungen, die letztlich zu einem als Bewältigungsstrategie dienenden schädlichen Alkoholkonsum führen, erhöhen könnte [29, 30]. Zudem kann der Prozess der Akkulturation, der sozioökonomische Status im Aufnahmeland und die Bedingungen nach dem Verlassen des Herkunftslandes zu einer höheren Rate psychischer Belastung und psychischer Erkrankungen führen [31]. Jedoch wird dieser Trend in den meisten Studien nicht nur mit dem Migrationsstatus in Verbindung gebracht, sondern auch damit, inwieweit die kulturellen Gepflogenheiten und Geschlechterrollen [21] im Herkunftsland mit denen im Aufnahmeland übereinstimmen [32]. Eine in 3 größeren europäischen Metropolen durchgeführte Studie mit Migranten aus Ghana machte deutlich, dass diejenigen, die in Amsterdam und Berlin leben, mehr Alkohol trinken als ihre Landsleute in Afrika [33]. Diejenigen, die häufiger Gottesdienste besuchen, trinken weniger oder gar keinen Alkohol. Zudem sind die Rate und die Wahrscheinlichkeit des Alkoholkonsums bei Rauchern höher. In Hinblick auf den Alkoholkonsum ghanaischer Frauen in Europa zeigte sich, dass mehr ältere als jüngere Frauen Alkohol trinken, dass aber der Unterschied zwischen den Geschlechtern bei in Europa lebenden Ghanaern geringer ist [33]. Eine andere Studie verwies darauf, dass das Alkoholverhalten von der Kultur und den Werten im Herkunftsland bestimmt wird und nicht von der Übernahme der Trinkgewohnheiten im Aufnahmeland. In dieser Studie stand die Trunkenheit von Migranten der ersten Generation nicht mit ihrem sozialen und kulturellen Hintergrund in Zusammenhang, sondern war Ausdruck von psychischer Belastung durch den Anpassungsprozess, durch Ablehnung und durch den sozioökonomischen Status. Dieses Ergebnis zeigt die Bedeutung der Familienkultur, die eine wichtige Funktion beim Schutz von Jugendlichen vor dem Konsum von Alkohol einnimmt [34].

15.2.5 Substanzmissbrauch

Ähnlich wie beim Alkoholkonsum von Migranten ist es auch beim Substanzmissbrauch wichtig zu wissen, um welche Art von Migrant es sich handelt und was dieser vielleicht vor, während und nach dem Migrationsprozess erlebt hat. Stärker gefährdet für den Missbrauch von Substanzen sind Asylsuchende, Zwangsmigrierte und Flüchtlinge, weil ihre psychische Gesundheit beeinträchtigt ist und sie unter psychischen Erkrankungen wie einer posttraumatischen Belastungsstörung leiden – beides bekannte Risikofaktoren für Substanzmissbrauch [35]. In solchen Fällen sollten sich die Maßnahmen nicht nur an das riskante Verhalten richten, sondern auch an die Erkrankung, die es auslöst [30, 35]. Substanzmissbrauch bei Migranten könnte mit einer Reaktion auf Stress assoziiert sein, der nicht nur den Migrationsprozess betrifft, sondern auch durch die sozioökonomischen Bedingungen im Aufnahmeland, durch Diskriminierung und Ungleichheit beeinflusst wird.

Bisher beschäftigen sich allerdings erst relativ wenige Studien zu Substanzmissbrauch mit dem Gesundheitsverhalten von Migranten. Die Schweizer Studie ANSWER untersuchte das sexuelle Gesundheitsverhalten von in der Schweiz lebenden Migranten aus Ländern südlich der Sahara, in der 3,7 % der Befragten angaben, in der Vergangenheit intravenös Drogen konsumiert zu haben [36]. Zudem könnte die Verfügbarkeit verschiedener Arten von Substanzen zu einer höheren Missbrauchsrate bei Migranten führen [30].

15.3 Strategien zur Prävention und Aufgabe riskanter Verhaltensweisen von Migranten

Wie bereits zuvor beschrieben, werden riskante Verhaltensweisen bei Migranten durch viele Faktoren wie Alter, Geschlecht, Akkulturation, Länge des Aufenthalts, Herkunfts- und Aufnahmeland, sozioökonomischer Status und Einkommen, Bildung, kulturelle Unterschiede und Benachteiligung beeinflusst [37]. Deshalb ist es wichtig, sie bei der Entwicklung von präventiven Strategien zu berücksichtigen.

Zunächst ist zu untersuchen, inwieweit Migranten in das Gesundheitssystem integriert sind. Zwar ist für jeden Einwohner der Schweiz eine Krankenversicherung verpflichtend, doch hat sich gezeigt, dass Migranten Gesundheitsdienstleistungen vorwiegend zu Behandlungszwecken in Anspruch nehmen, was darauf hindeutet, dass Präventionsmaßnahmen diese Population nicht erreichen und dass der Gesundheitszustand dann, wenn sie zur Behandlung kommen, schlechter ist [38]. Es ist eine Tatsache, dass Migranten keine Gesundheitsdienstleistungen nutzen, wenn sie nicht wissen, was diese beinhalten [39]. Außerdem ist das Bestehen kultureller und sprachlicher Barrieren eines der von Migranten am häufigsten angeführten Hindernisse für die Nutzung von Gesundheitsdienstleistungen [40]. Viele Präventionskampagnen sind für Migranten, welche die Sprache des Aufnahmelandes nicht beherrschen oder bisher wenig akkulturiert sind, selbst dann nicht verständlich, wenn sie über die Medien verbreitet werden. Eine österreichische Studie mit türkischen Frauen zeigte, dass diese kein Fernsehen in deutscher Sprache schauen, weshalb Kampagnen zur Aufklärung über kardiovaskuläre Risikofaktoren die Lebensweise dieser Population nicht beeinflussen [41].

15.3.1 Informationsvermittlung

Videos von Migranten für Migranten, die den Informations- und Aufklärungsbedarf von Migrantengemeinschaften erfüllen, könnten eine wirksame Methode sein, um das Bewusstsein für wichtige Gesundheitsthemen zu wecken und hier insbesondere für nicht übertragbare Krankheiten, über die sie bisher nicht ausreichend informiert wurden. Strategien zur Informationsvermittlung sind jedoch nicht effektiv, wenn sie nicht Teil eines größer angelegten Programms sind. Das vom Schweizer Bundesamt für Gesundheit (BAG) eingeführte Programm „Migration und Gesundheit" (2014–2017) hat hier viel erreicht wie einen gleichberechtigten Zugang zu Präventions- und Fördermaßnahmen, Schulungen für medizinisches Personal zum Umgang mit Vielfalt und ein besseres Verständnis zwischen medizinischem Personal und ausländischen Patienten. Einige der Aktivitäten, die bei der Durchführung des Programms auf den Weg gebracht wurden, gehören heute zu den normalen Aufgaben des BAG; dazu zählt beispielsweise die Verbesserung der Gesundheitskompetenz und der Informationsvermittlung, um Migranten und anderen benachteiligten Gruppen den Zugang zum Gesundheitssystem zu erleichtern [42].

15.3.2 Strategien

Zu den Sprachbarrieren kommen außerdem die kulturellen Unterschiede zwischen Migranten und medizinischem Personal. Ein Bericht des Schweizer Staatssekretariats für Migration macht deutlich, dass Tätige in Gesundheitsberufen ihre interkulturellen Fähigkeiten verbessern sollten [39]. Studien zeigen zudem, dass Programme zur Prävention von riskanten Verhaltensweisen nicht nur von Tätigen in Gesundheitsberufen durchgeführt werden sollten, sondern auch von Führungspersönlichkeiten innerhalb der Migrantengemeinschaften, die sowohl die Kultur im Herkunftsland als auch die Kultur im Aufnahmeland verstehen [8]. Des Weiteren ist es von Vorteil, Präventionsprogramme von Einrichtungen der Gesundheitsversorgung abzukoppeln und sie an Orte zu verlegen, die Migranten vertrauter und für sie leichter zu erreichen sind wie Kirchen und Moscheen. In einer Studie wurde berichtet, dass in Österreich lebende türkische und bosnische Migranten lieber in Gruppen, in ihrer Sprache und in ihren religiösen Zentren über Maßnahmen zur Raucherentwöhnung informiert werden wollen. Außerdem kritisieren sie, dass die Programme meist auf österreichische Staatsbürger zugeschnitten seien [25]. Flüchtlinge, Asylsuchende oder unbegleitete asylsuchende Jugendliche dürfen sich oft nicht frei bewegen und können deshalb nicht an Programmen zur Prävention von Bewegungsmangel, Rauchen und Substanzmissbrauch teilnehmen, was letztlich zu dem Vorschlag geführt hat, Initiativen vor Ort umzusetzen [21]. Das Schweizer Projekt „Together – Fußball vereint" wurde auf den Weg gebracht, um Flüchtlinge und Personen mit vorläufigem Aufnahmestatus mit örtlichen Fußballverbänden zusammenzubringen und dadurch körperliche Bewegung und Integration in der Gemeinschaft zu ermöglichen [39].

15.3.3 Berücksichtigung der Zielgruppe

Bei der Entwicklung von Programmen zur Prävention von riskanten Verhaltensweisen ist es wichtig, das Interesse und den Bildungsgrad der Migranten zu berücksichtigen. Informationen über diese Programme werden in der Regel über Flyer oder Broschüren verbreitet – häufig in der Sprache des Aufnahmelandes, die Migranten nur schlecht oder gar nicht beherrschen, und gespickt mit Fachbegriffen, die sie mit ihrem geringen Maß an Gesundheitskompetenz nicht verstehen. In ihrer Studie berichteten Urban et al., dass Migranten in Österreich eher auf Informationen ansprechen, die ihnen visuell und mündlich vermittelt werden [25]; und Sankange-Zee et al. berichteten über die Einführung einer Smartphone-basierten Plattform für türkische Migranten. Dies zeigt, dass andere Mittel und Strategien vonnöten sind, um Migrationspopulationen über riskantes Verhalten aufzuklären, und dass dabei bestimmte Aspekte ihrer Kultur zu berücksichtigen sind [40].

Literatur

1. Trimpop RM. The psychology of risk taking behavior. Amsterdam: North Holland; 1994. 416.
2. Turner C, McClure R, Pirozzo S. Injury and risk-taking behavior-a systematic review. Accident Analysis Prevention. 2004;36(1):93–101. https://doi.org/10.1016/S0001-4575(02)00131-8
3. Killianova T. Risky Behavior. In: Gellman MD, Turner JR, editors. Encyclopedia of Behavioral Medicine. New York: Springer; 2013. 1692–1693.
4. Jonah BA. Sensation seeking and risky driving: a review and synthesis of the literature. Accident Analysis and Prevention. 1997;29(5):651–665. https://doi.org/10.1016/S0001-4575(97)00017-1
5. Moullan Y, Jusot F. Why is the ‚healthy immigrant effect' different between European countries? European Journal of Public Health. 2014;24 (Suppl 1):80–86. https://doi.org/10.1093/eurpub/cku112
6. World Health Organization. Report on the Health of refugees and migrants in the WHO European Region. Genf: World Health Organization; 2018 [abgerufen am 03.08.2023]. Verfügbar unter: https://apps.who.int/iris/rest/bitstreams/1237468/retrieve
7. Novák M. Migration und Gesundheit. Übersicht über ausgewählte Fachliteratur 2010 und 2011. Bern: BAG; 2012 [abgerufen am 03.08.2023]. Verfügbar unter: https://www.bag.admin.ch/dam/bag/de/dokumente/nat-gesundheitsstrategien/nat-programm-migration-und-gesundheit/forschung-migration-und-gesundheit/literatur-migration-und-gesundheit-2011.pdf.download.pdf/literatur-migration-und-gesundheit-2011.pdf
8. Reiss K, Schunck R, Razum O. Effect of Length of Stay on Smoking among Turkish and Eastern European Immigrants in Germany--Interpretation in the Light of the Smoking Epidemic Model and the Acculturation Theory. International journal of environmental research and public health. 2015;12(12):15925–15936.
9. Reiss K, Lehnhardt J, Razum O. Factors associated with smoking in immigrants from non-western to western countries – what role does acculturation play? A systematic review. Tobacco induced diseases. 2015;13(1):11. https://doi.org/10.1186/s12971-015-0036-9
10. Corral I, Landrine H. Acculturation and ethnic-minority health behavior: a test of the operant model. Health psychology: official journal of the Division of Health Psychology, American Psychological Association. 2008;27(6):737–745. https://doi.org/10.1037/0278-6133.27.6.737
11. Zhang Q, Liu R, Diggs LA, et al. Does acculturation affect the dietary intakes and body weight status of children of immigrants in the U.S. and other developed countries? A systematic review. Ethnicity & Health. 2019;24(1):73–93. https://doi.org/10.1080/13557858.2017.1315365
12. Marques-Vidal P, Vollenweider P, Waeber G, et al. Prevalence of overweight and obesity among migrants in Switzerland: association with country of origin. Public health nutrition. 2011;14(7):

1148–1156. https://doi.org/10.1017/S1368980011000103
13. Toselli S, Gualdi-Russo E, Boulos DN, et al. Prevalence of overweight and obesity in adults from North Africa. European journal of public health. 2014;24 (Suppl 1):31–39. https://doi.org/10.1093/eurpub/cku103
14. Daryani A, Berglund L, Andersson A. Risk factors for coronary heart disease among immigrant women from Iran and Turkey, compared to women of Swedish ethnicity. Ethnicity & Disease. 2005;15(2):213–220.
15. WHO. Global report on diabetes. Geneva: WHO Press World Health Organization; 2016 [abgerufen am 03.08.2023]. Verfügbar unter: https://apps.who.int/iris/rest/bitstreams/909883/retrieve
16. Gilbert PA, Khokhar S. Changing dietary habits of ethnic groups in Europe and implications for health. Nutrition Reviews. 2008;66(4):203–215. https://doi.org/10.1111/j.1753-4887.2008.00025.x
17. Volken T, Ruesch P, Guggisberg J. Fruit and vegetable consumption among migrants in Switzerland. Public health nutrition. 2013;16(1):156–163. https://doi.org/10.1017/S1368980012001292
18. Delavari M, Sonderlund AL, Swinburn B, et al. Acculturation and obesity among migrant populations in high income countries – a systematic review. BMC public health. 2013;13:458. https://doi.org/10.1186/1471-2458-13-458
19. Goel MS, McCarthy EP, Phillips RS, et al. Obesity among US immigrant subgroups by duration of residence. JAMA. 2004;292(23):2860–2867. https://doi.org/10.1001/jama.292.23.2860
20. Singh GK, Siahpush M, Hiatt RA, et al. Dramatic increases in obesity and overweight prevalence and body mass index among ethnic-immigrant and social class groups in the United States, 1976–2008. Journal of Community Health. 2011;36(1):94–110. https://doi.org/10.1007/s10900-010-9287-9
21. Laukamp A, Prufer-Kramer L, Fischer F, et al. Health of Syrian unaccompanied asylum seeking adolescents (UASA) at first medical examination in Germany in comparison to UASA from other world regions. BMC international health and human rights. 2019;19(1):5. https://doi.org/10.1186/s12914-019-0192-8
22. Schweizerisches Rotes Kreuz (SRK). Transkulturelle Anamnese. Bern: SRK; 2019 [abgerufen am 03.08.2023]. Verfügbar unter: https://assets.ctfassets.net/fclxf7o732gj/4olq2yi9NBVN6Ru9uRV1lF/98ac3cc55eb1108925282f4760b1dbf6/Transkulturelle_Anamnese_Fragekatalog_DE.pdf
23. WHO, Regional Office for Europe. Migration and Health: Key Issues. Copenhagen: WHO; 2017 [abgerufen am 16.11.2022].
24. WHO Regional Office for Europe. How health systems can address health inequities linked to migration and ethnicity. Copenhagen: WHO; 2010 [abgerufen am 16.11.2022]. Verfügbar unter: https://www.who.int/docs/default-source/documents/publications/how-health-systems-can-address-ethnicity.pdf?sfvrsn=2c7cba14_1
25. Langøien LJ, Terragni L, Rugseth G et al. Systematic mapping review of the factors influencing physical activity and sedentary behaviour in ethnic minority groups in Europe: a DEDIPAC study. The international journal of behavioral nutrition and physical activity. 2017;14(1):99.
26. Urban M, Burghuber OC, Dereci C, et al. Tobacco addiction and smoking cessation in Austrian migrants: a cross-sectional study. BMJ open 2015; 5: e006510 https://doi.org/10.1136/bmjopen-2014-006510
27. WHO Framework Vonvention on Tobacco Control (FCTC). FCTC Implementation Database Geneva: World Health Organization; 2019. Im Internet [abgerufen am 16.11.2022].
28. Amul GGH, Pang TP. The State of Tobacco Control in ASEAN: Framing the Implementation of the FCTC from a Health Systems Perspective. Asia & the Pacific Policy Studies 2018; 5: 47–64 https://doi.org/10.1002/app5.218
29. Donath C, Grassel E, Baier D, et al. Alcohol consumption and binge drinking in adolescents: comparison of different migration backgrounds and rural vs. urban residence – a representative study. BMC public health. 2011;11:84. https://doi.org/10.1186/1471-2458-11-84
30. Stewart S. Alcohol Abuse in Individuals Exposed to Trauma: A Critical Review. Psychological Bulletin. 1996;120(1):83–112. https://doi.org/10.1037/0033-2909.120.1.83
31. Horyniak D, Melo JS, Farrell RM, et al. Epidemiology of Substance Use among Forced Migrants: A Global Systematic Review. Plos One.

2016;11(7):e0159134. https://doi.org/10.1371/journal.pone.0159134
32. Porter M, Haslam N. Predisplacement and postdisplacement factors associated with mental health of refugees and internally displaced persons: a meta-analysis. JAMA. 2005;294(5):602–612. https://doi.org/10.1001/jama.294.5.602
33. Weaver H, Roberts B. Drinking and displacement: a systematic review of the influence of forced displacement on harmful alcohol use. Substance Use & Misuse. 2010;45(13):2340–2355. https://doi.org/10.3109/10826081003793920
34. Addo J, Cook S, Galbete C, et al. Differences in alcohol consumption and drinking patterns in Ghanaians in Europe and Africa: The RODAM Study. Plos One. 2018;13(11):e0206286. https://doi.org/10.1371/journal.pone.0206286
35. Barsties LS, Walsh SD, Huijts T, et al. Alcohol consumption among first- and second-generation immigrant and native adolescents in 23 countries: Testing the importance of origin and receiving country alcohol prevalence rates. Drug and Alcohol Review. 2017;36(6):769–778.
36. Swendsen J, Conway KP, Degenhardt L, et al. Mental disorders as risk factors for substance use, abuse and dependence: results from the 10-year follow-up of the National Comorbidity Survey. Addiction. 2010;105(6):1117–1128. https://doi.org/10.1111/j.1360-0443.2010.02902.x
37. Simonson T D-AF, Jeannin A, Bodenmann P, et al. Comportements face au VIH/sida parmi les migrants originaires d'Afrique subsaharienne en Suisse. Enquête ANSWER 2013–2014. Lausanne: Raisons de santé; 2015. 248.
38.. Grossmann FF, Leventhal ME, Auer-Boer B, et al. Self-reported cardiovascular risk factors in immigrants and Swiss nationals. Public health nursing (Boston, Mass). 2011;28(2):129–139. https://doi.org/10.1111/j.1525-1446.2010.00896.x
39. Bundesamt für Gesundheit (BAG). Migration und Gesundheit. Strategische Ausrichtung des Bundes 2002–2006. Bern: BAG; 2002 [abgerufen am 03.08.2023]. Verfügbar unter: https://www.bag.admin.ch/dam/bag/de/dokumente/nat-gesundheitsstrategien/nat-programm-migration-und-gesundheit/programm-migration-und-gesundheit-2014-2017/migration-und-gesundheit-2002-06.pdf.download.pdf/migration-gesundheit-2002-06.pdf
40. State Secretariat for Migration (SEM). Migration Report 2017. Bern, Wabern: SEM; 2018 [abgerufen am 16.11.2022]. Verfügbar unter: https://www.sem.admin.ch/dam/sem/en/data/publiservice/berichte/migration/migrationsbericht-2017-e.pdf.download.pdf/migrationsbericht-2017-e.pdf
41. Samkange-Zeeb F, Ernst SA, Klein-Ellinghaus F, et al. Assessing the Acceptability and Usability of an Internet-Based Intelligent Health Assistant Developed for Use among Turkish Migrants: Results of a Study Conducted in Bremen, Germany. International journal of environmental research and public health. 2015;12(12):15339–15351.
42. Bader A, Musshauser D, Sahin F, et al. The Mosque Campaign: a cardiovascular prevention program for female Turkish immigrants. Wiener klinische Wochenschrift. 2006;118(7–8):217–223. https://doi.org/10.1007/s00508-006-0587-0
43. Federal Office of Public Health (FOPH). Programme on Migration and Health 2002–2017. Last modification: 16/12/2019. Liebefeld: FOPH; 2019 [abgerufen am 16.11.2022]. Verfügbar unter: https://www.bag.admin.ch/bag/en/home/strategie-und-politik/nationale-gesundheitsstrategien/gesundheitliche-chancengleichheit/programm-migration-und-gesundheit-2002-2017.html

Medizinischer Hintergrund bei verschiedenen Gesundheitsaspekten – psychische Gesundheit

16 Psychische Gesundheit

Birgitte Sylta, Kendall Pfeffer, Julia Superka, Adam D. Brown

16.1 Einleitung

Psychische Störungen in Zusammenhang mit Flucht und Vertreibung sind in einem komplexen Geflecht aus biologischen, psychischen, sozialen und kontextuellen Prozessen begründet, die sich wechselseitig beeinflussen. Aufgrund der Stressfaktoren, die mit Flucht und Vertreibung einhergehen, leiden etliche Betroffene über lange Zeit unter Ängsten, Beklemmungen, Stress, traumatischen Erfahrungen, Schuld, Scham und Hoffnungslosigkeit [1]. Dass psychische Probleme ein wichtiger Faktor sind, der bei der Erfüllung der grundlegenden Bedürfnisse von Flüchtlingen und Migranten berücksichtigt werden muss, wird heute zunehmend anerkannt. So meinte ein Schulungsleiter im jordanischen Flüchtlingslager Zaatri, der die dort lebenden Menschen über die biologischen und psychischen Prozesse in Zusammenhang mit Flucht und Vertreibung aufklärt: „Wenn deine Seele gebrochen ist, wenn du alles verloren hast, dann ist es ziemlich egal, wohin du gehst. Deine Seele wird zu deinem Gefängnis. Was also passiert, wenn du dein Gefängnis mitnimmst?“ (Creating a New Narrative of Mental Health section, para. 3) [1].

Allerdings reagieren Menschen auf die signifikanten Stressfaktoren und Schwierigkeiten, denen viele auf ihrem Weg in ein anderes Leben ausgesetzt waren, ganz unterschiedlich. So betonte Santino Severoni, Koordinator für öffentliche Gesundheit und Migration im WHO-Regionalbüro Europa, dass die Tatsache allein, Flüchtling zu sein, nicht das wichtigste Kriterium für die Entwicklung psychischer Probleme ist [2]. Viele Migranten und Flüchtlinge zeigen ein hohes Maß an Resilienz und haben es geschafft, sich ein starkes soziales Netz aufzubauen und Anpassungsstrategien für die Bewältigung ihres Lebens in einem neuen Land zu entwickeln [3, 4]. Somit sind die psychischen Reaktionen auf Migration und Vertreibung sehr heterogen – doch welche Faktoren tragen zu dieser Heterogenität bei?

Die Prävalenzraten psychischer Erkrankungen wurden mit spezifischen Schwierigkeiten in Verbindung gebracht, mit denen die Menschen in verschiedenen Phasen des Migrationsverlaufs – vor, während und nach der Migration – konfrontiert waren [5]. Golchert et al. [6] erläutern, warum Stressfaktoren vor, während und nach einer humanitären Krise in Beziehung zur psychischen Gesundheit von Flüchtlingen und Migranten gesetzt werden müssen. So beschreiben sie beispielsweise die Situation von syrischen Flüchtlingen in Deutschland wie folgt:

Die meisten syrischen Flüchtlinge haben verschiedene potenziell traumatisierende Situationen erlebt. Erstens waren sie in Syrien möglicherweise mit Kriegsereignissen wie Bombenangriffen und anderen Kampfhandlungen konfrontiert. Zweitens war die Flucht selbst, die Monate, manchmal sogar Jahre (z. B. bei dem Wunsch, ein europäisches Land zu erreichen) dauern kann, vielleicht existenziell bedrohlich, beispielsweise durch eine gefährliche Überquerung des Mittelmeers. Drittens sind Flüchtlinge bei ihrer Ankunft im Aufnahmeland häufig mit sog. Postmigrationsstressoren wie Diskriminierung und sogar körperlicher Gewalt konfrontiert. Außerdem müssen sich Flüchtlinge in

Deutschland mit zeitintensiven Asylverfahren, längeren Wartezeiten und unklarem Aufenthaltsstatus auseinandersetzen, wodurch das Risiko für psychische Störungen zusätzlich steigt. Formale Anhörungen als Teil des Asylverfahrens, bei denen die Gründe für die Flucht offengelegt werden, können ein weiterer Stressfaktor nach der Migration sein. In der Tat deuten aktuelle Studien darauf hin, dass die Fälle, in denen Menschen über ein unsensibles Verhalten in Asylinterviews berichten, zunehmen. All diese Erlebnisse erhöhen das Risiko für die Entwicklung eines damit assoziierten Traumas und anderer Störungen signifikant (Background section, para. 2).

16.2 Schutz- und Risikofaktoren bei Erwachsenen

Auch wenn bei Migranten und Flüchtlingen ein sehr hohes Risiko für gravierende Lebensbedingungen, Gewalt und Trauma in der Vergangenheit besteht, sind diese Populationen heterogen. Die in einzelnen Studien genannten Angaben zur Prävalenz psychischer Störungen sind sehr unterschiedlich, und es ist schwierig vorherzusagen, wie groß das Risiko einzelner Gruppen ist [7, 4]. Jedoch gibt es eine bedeutende Ausnahme: Die Prävalenzraten steigen bei langfristiger Ansiedlung [4]. Zudem wird die höhere Prävalenz psychischer Störungen bei Langzeitflüchtlingen mit fehlender sozialer Integration und insbesondere mit Arbeitslosigkeit in Verbindung gebracht [4].

Abbildung 16-1 zeigt Faktoren, die das Risiko für psychische Störungen bei Migranten und Flüchtlingen beeinflussen und ggf. im Rahmen einer medizinischen Untersuchung erfasst werden sollten [5, 4, 8].

Schutzfaktoren sind:

- hoher Bildungsgrad
- Entwicklung von Resilienz gegenüber Stressfaktoren
- neue Entwicklungschancen und Verfügbarkeit materieller und finanzieller Ressourcen

Risikofaktoren sind:

- traumatische Erfahrungen durch Krieg, Gewalt, Folter oder Verfolgung (zu berücksichtigen sind Art, Schwere, empfundener Bedrohungsgrad und Anzahl der Erfahrungen)
- schlechte Lebensbedingungen (z.B. Abschiebehaft und Flüchtlingslager mit katastrophalen Bedingungen)
- Akkulturationsschwierigkeiten (z.B. Erlernen einer Sprache und kulturelle Anpassung)
- soziale und wirtschaftliche Notlagen (z.B. mangelnde Beschäftigung oder Arbeitslosigkeit, soziale Isolation und Entfremdung, Stigmatisierung, Diskriminierung, Statusverlust sowie Zerbrechen des sozialen Netzes, der sozialen Rolle, der Familie und der Gemeinschaft)
- Ungewissheit über den Zuwanderungs- oder Flüchtlingsstatus (z.B. Probleme mit der Bewilligung von Ansprüchen, Internierung, Aussicht auf Abschiebung)

Wichtig ist festzustellen, dass der Einfluss dieser Faktoren auf das Risiko für psychische Störungen je nach Gewicht und Bedeutung für die spezifische Person und je nach Kontext stark variiert, weshalb es nicht möglich ist, Prävalenzraten für Gruppen oder Personen ausschließlich auf dieser Basis zu prognostizieren [5, 4].

16.3 Schutz- und Risikofaktoren bei Kindern und Jugendlichen

Die Faktoren, die die psychische Gesundheit von vertriebenen Kindern und Jugendlichen beeinflussen, werden nur selten von denen Erwachsener unterschieden, wobei eine Verbesserung der psychischen Verfassung mit einer stabilen Neuansiedlung und sozialer Unterstützung insbesondere bei unbegleiteten Minderjährigen korreliert [9]. Vielen Kindern und Jugendlichen geht es bei ihrer Ankunft gut, und einige schaffen es, einheimische Gleichaltrige in puncto Strebsamkeit und schulischer Leis-

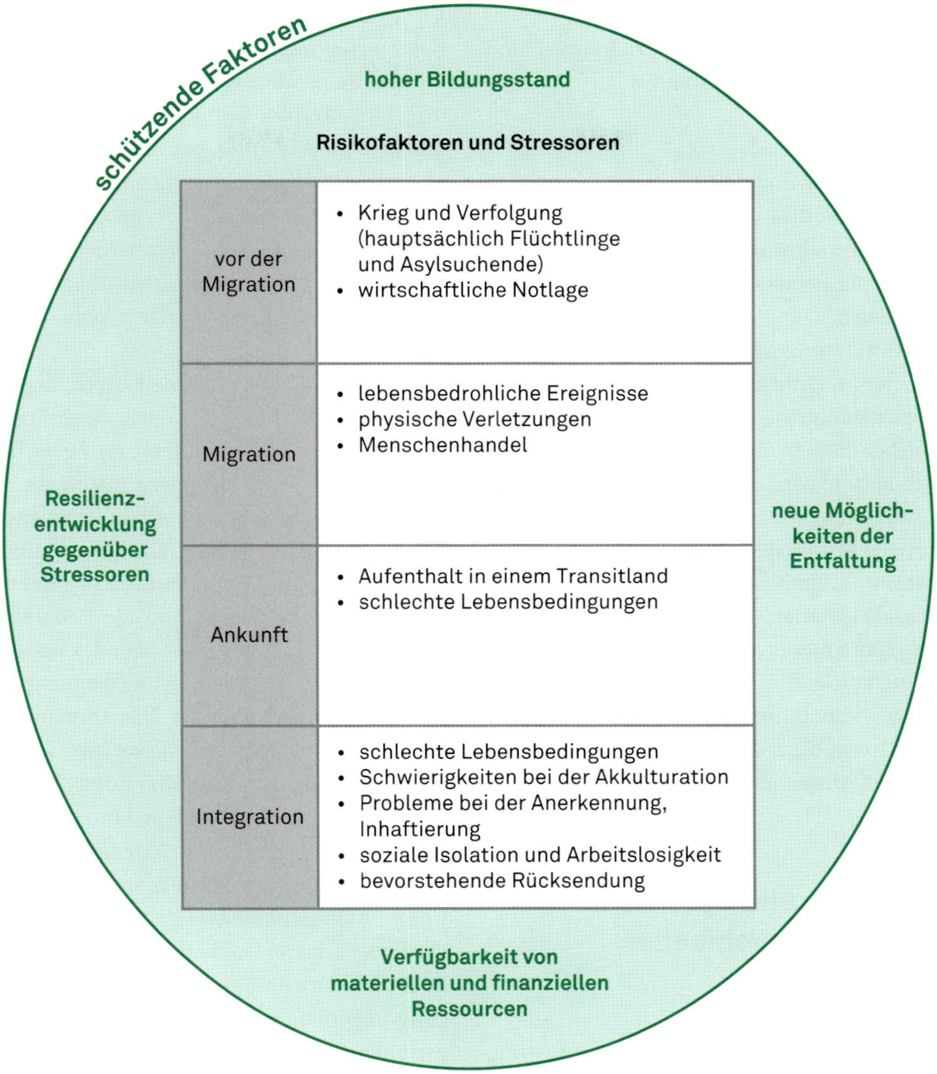

Abbildung 16-1: Schutz- und Risikofaktoren für die psychische Gesundheit von Migranten und Flüchtlingen. Quelle: World Health Organization, Regional Office for Europe (WHO/Europe). Mental health promotion and mental health care in refugees and migrants: Technical guidance. Copenhagen: WHO/Europe; 2018. 4. Abgedruckt mit freundlicher Genehmigung von WHO/Europe [4].

tung zu überholen. Die in einzelnen Studien angeführten Angaben zur Prävalenz psychischer Störungen variieren erheblich [5]. Sie hängen von etlichen Faktoren ab, weshalb in einigen Studien erhöhte Raten von psychischen und Verhaltensproblemen bei Flüchtlings- und Migrantenkindern festgestellt wurden (z.B. [10]).

Etliche Faktoren beeinflussen das Risiko für psychische Störungen bei Kindern [9, 11, 5, 12].

Schutzfaktoren sind:

- stabile Neuansiedlung und soziale Unterstützung (z.B. Teilnahme am Schulunterricht, Freunde vor Ort und Sprachkenntnisse)

- ein Gefühl der Zugehörigkeit, positive Perspektive, gute familiäre Beziehungen und Verbindung zur Heimatkultur

Risikofaktoren sind:
- Gewalterfahrungen (z.B. organisierte Gewalt und Verlust von Angehörigen)
- Mangelernährung
- schlechte Lebensbedingungen (z.B. Flüchtlingslager)
- Akkulturationsschwierigkeiten (z.B. Sprachbarrieren, ethnische und religiöse Identität, Geschlechterrollenkonflikte oder Generationskonflikte innerhalb der Familie)
- soziale und wirtschaftliche Notlage (z.B. Unterbrechung der Schulzeit/Ausbildung, materielle Armut, niedriger sozioökonomischer Status, Stigmatisierung, Diskriminierung, soziale Isolation oder Trennung von Betreuungspersonen, von der Familie und von Gleichaltrigen)
- Ungewissheit über die Zukunft (z.B. häufiger Ortswechsel und Unsicherheit bezüglich Aufenthaltsgenehmigung)

16.4 Kulturelle Unterschiede und Risiko psychischer Störungen

Bei der Beurteilung der psychischen Verfassung von Migranten und Flüchtlingen müssen kulturelle Unterschiede berücksichtigt werden, da die in Europa verwendeten standardmäßigen diagnostischen Instrumente zur Über- oder Unterschätzung der Prävalenz psychischer Störungen bei Migranten und Flüchtlingen führen können, was wiederum die diesbezüglich großen Unterschiede erklären könnte [4]. Die Vorstellungen davon, was psychische Gesundheit ist, sind eingebettet in die Kultur, weshalb zu beachten ist, wie psychische Störungen im jeweiligen sozialen und kulturellen Kontext definiert und zum Ausdruck gebracht werden [13]. Ein Sozialarbeiter beschrieb dies wie folgt:

Ich versuche, mir bewusst zu machen, dass die Situation eventuell vollkommen anders verstanden wird, als ich sie verstanden habe. Ich versuche wirklich, mich zu öffnen für das, wie jemand die Situation sieht ... Ich könnte sagen, sie haben so was wie akustische Halluzinationen oder was auch immer. Aber für sie heißt das: „Ich höre die Geister meiner Ahnen zu mir sprechen." Verstehen Sie, was ich meine? Ist das dann was Negatives für sie? (Appreciating cultural differences section, para. 2) [13].

Außerdem können kulturelle Unterschiede das Risiko psychischer Störungen beeinflussen, weil Migranten und Flüchtlinge Barrieren überwinden müssen, um Zugang zu entsprechenden Versorgungsleistungen zu erhalten. Nachweislich sind eine mangelnde Kompetenz im Bereich psychische Gesundheit (d.h. fehlendes Wissen über das Wesen und die Behandlung psychischer Störungen und fehlendes Verständnis dafür) sowie Stigmatisierung (ist mit psychischen Störungen und der Inanspruchnahme von Versorgungsleistungen assoziiert) wichtige Faktoren dafür, dass sich Migranten nur selten und ungenügend behandeln lassen [13, 14]. Andere Barrieren, die den Zugang zu Versorgungsleistungen erschweren, sind Sprach- und Kommunikationsschwierigkeiten, begrenzte Verfügbarkeit von Dolmetschern und mangelnde Kompetenz im Bereich Gesundheitsversorgung allgemein (d.h. fehlendes Wissen über verfügbare Gesundheitsdienstleistungen; [15].

Literatur

1. Beyond Conflict. Creating a New Narrative of Mental Health section, para. Boston: Beyond Conflict; 2018 [abgerufen am 16.11.2022]. Verfügbar unter: https://beyondconflictint.org/the-field-guide-for-barefoot-psychologists/
2. Hunter P. The refugee crisis challenges national health care systems: Countries accepting large numbers of refugees are struggling to meet their health care needs, which range from infectious to chronic diseases to mental illnesses. EMBO

reports. 2016;17(4):492–495. https://doi.org/10.15252/embr.201642171
3. The British Psychological Society. Guidelines for psychologists working with refugees and asylum seekers in the UK: Extended version. February 2018. Leicester: The Britisth Psychological Society; 2018 [abgerufen am 16.11.2022]. Verfügbar unter: https://www.infocoponline.es/pdf/GuideRefugees.pdf
4. World Health Organization, Regional Office for Europe (WHO/Europe). Mental health promotion and mental health care in refugees and migrants: Technical guidance. Copenhagen: WHO/Europe; 2018 [abgerufen am 12.07.2023]. Verfügbar unter: https://apps.who.int/iris/bitstream/handle/10665/342277/9789289053747-eng.pdf?sequence=1&isAllowed=y
5. Kirmayer LJ, Narasiah L, Munoz M. Canadian Collaboration for Immigrant and Refugee Health (CCIRH). Common mental health problems in immigrants and refugees: general approach in primary care. CMAJ, Canadian Medical Association journal. 2011;183(12):E959–E967. https://doi.org/10.1503/cmaj.090292
6. Golchert J, Roehr S, Berg F, et al. HELP@APP: development and evaluation of a self-help app for traumatized Syrian refugees in Germany – a study protocol of a randomized controlled trial. BMC psychiatry. 2019;19(1):131. https://doi.org/10.1186/s12888-019-2110-y
7. Pottie K, Greenaway C, Feightner J, et al. Coauthors of the Canadian Collaboration for Immigrant and Refugee Health. Evidence-based clinical guidelines for immigrants and refugees. CMAJ, Canadian Medical Association Journal. 2011;183(12):E824–E925. https://doi.org/10.1503/cmaj.090313
8. Schouler-Ocak M, Aichberger M, Penka S, et al. Psychische Störungen bei Menschen mit Migrationshintergrund in Deutschland. Bundesgesundheitsblatt – Gesundheitsforschung – Gesundheitsschutz. 2015;58:527–532. https://doi.org/10.1007/s00103-015-2143-4
9. Bradby H, Humphris R, Newall D, et al. Public health aspects of migrant health: a review of the evidence on health status for refugees and asylum seekers in the European Region. Health Evidence Network synthesis report 44. Copenhagen: WHO Regional Office for Europe; 2015 [abgerufen am 16.11.2022]. Verfügbar unter: https://www.who.int/publications/i/item/public-health-aspects-of-migrant-health-a-review-of-the-evidence-on-health-status-for-refugees-and-asylum-seekers-in-the-european-region
10. Frounfelker RL, Miconi D, Farrar J, et al. Mental health of refugee children and youth: Epidemiology, interventions, and future directions. Annual Review of Public Health. 2020;41:159–176. https://doi.org/10.1146/annurev-publhealth-040119-094230
11. Pieloch K, Mccullough MB, Marks AK. Resilience of children with refugee statuses: A research review. Canadian Psycholohy/Psychologie canadienne. 2016;57(4):330–339. https://doi.org/10.1037/cap0000073
12. Buchmüller T, Lembcke H, Busch J, et al. Exploring Mental Health Status and Syndrome Patterns Among Young Refugee Children in Germany. Frontiers in psychiatry. 2018;9:212. https://doi.org/10.3389/fpsyt.2018.00212
13. Wylie L, Van Meyel R, Harder H, et al. Assessing trauma in a transcultural context: challenges in mental health care with immigrants and refugees. Public health reviews. 2018;39:22. https://doi.org/10.1186/s40985-018-0102-y
14. Slewa-Younan S, Mond J, Bussion E, et al. Mental health literacy of resettled Iraqi refugees in Australia: knowledge about posttraumatic stress disorder and beliefs about helpfulness of interventions. BMC Psychiatry. 2014;14:320. https://doi.org/10.1186/s12888-014-0320-x
15. Mangrio E, Sjögren Forss K. Refugees' experiences of healthcare in the host country: a scoping review. BMC health services research. 2017;17(1):814. https://doi.org/10.1186/s12913-017-2731-0

17 Screening auf psychische Störungen

Birgitte Sylta, Kendall Pfeffer, Julia Superka, Adam D. Brown

Ein Screening auf psychische Störungen kann aus verschiedenen Gründen hilfreich sein. Es erleichtert die Erstellung eines Programms zur Behandlung psychischer und physischer Probleme, die Antizipation des Belastungsgrads durch Traumaerfahrungen und Neuansiedlung, die Ermittlung der Dringlichkeit psychischer Unterstützung oder Behandlung und die Überprüfung der Auswirkungen psychischer Probleme auf die körperliche Gesundheit [1]. Im Allgemeinen sind die Methoden, die bei der Diagnostik und Behandlung häufiger psychischer Störungen in der Primärversorgung wirksam sind, auch für Migranten und Flüchtlinge wirksam; jedoch sollten Ärzte und andere, die sie durchführen, an kontextuelle Probleme denken, die das Krankheitsverhalten, die Kommunikation und das interkulturelle Verständnis beeinflussen können [2]. Das im Folgende vorgestellte Protokoll zur Beurteilung der psychischen Gesundheit (Abbildung 17-1) basiert auf dem Protokoll zur Beurteilung der Gesundheit von Flüchtlingen und Migranten in den EU-/EWR-Ländern [3].

17.1 Protokoll zur Beurteilung der psychischen Gesundheit

17.1.1 Kurzbeschreibung des Verfahrens

Das Verfahren wird im Protokoll zur Beurteilung der psychischen Gesundheit (Abbildung 17-1) erläutert und beginnt mit der Erfassung der personenbezogenen Daten des Patienten und des Gesundheitsdienstleisters sowie der Anamnese. Hatte der Patient in der Vergangenheit bereits psychische Probleme, sollte die Person, die das Verfahren durchführt, den Leitfaden zur interkulturellen Sensibilisierung (Cultural Assessment Tool) verwenden, damit sie besser versteht, wie der Patient selbst seine Probleme wahrnimmt [4]. Anschließend erfolgt die eigentliche Beurteilung der psychischen Gesundheit, die mithilfe des erweiterten Protokolls oder anderer spezifischer Instrumente vervollständigt werden kann, um akute psychische Störungen auszuschließen [5]. Möglicherweise wird der Patient bereits während der Beurteilung zur weiteren Abklärung und Behandlung an die entsprechende Stelle überwiesen. In den Anmerkungen des Gesundheitsdienstleisters sollte sich irgendein Hinweis finden, dass weitere Kontrollbesuche oder Untersuchungen erforderlich sind [3].

17.1.2 Verschiedene Szenarien der Durchführung des Verfahrens

Typische Szenarien sind [3]:

- der Arzt/die Ärztin führt die gesamte Untersuchung durch
- Arzt/Ärztin, Pflegeperson und andere assistierende Personen teilen sich die Untersuchung
- der Arzt/die Ärztin überweist den Patienten/die Patientin zur weiteren Diagnostik oder Behandlung an die entsprechende Stelle

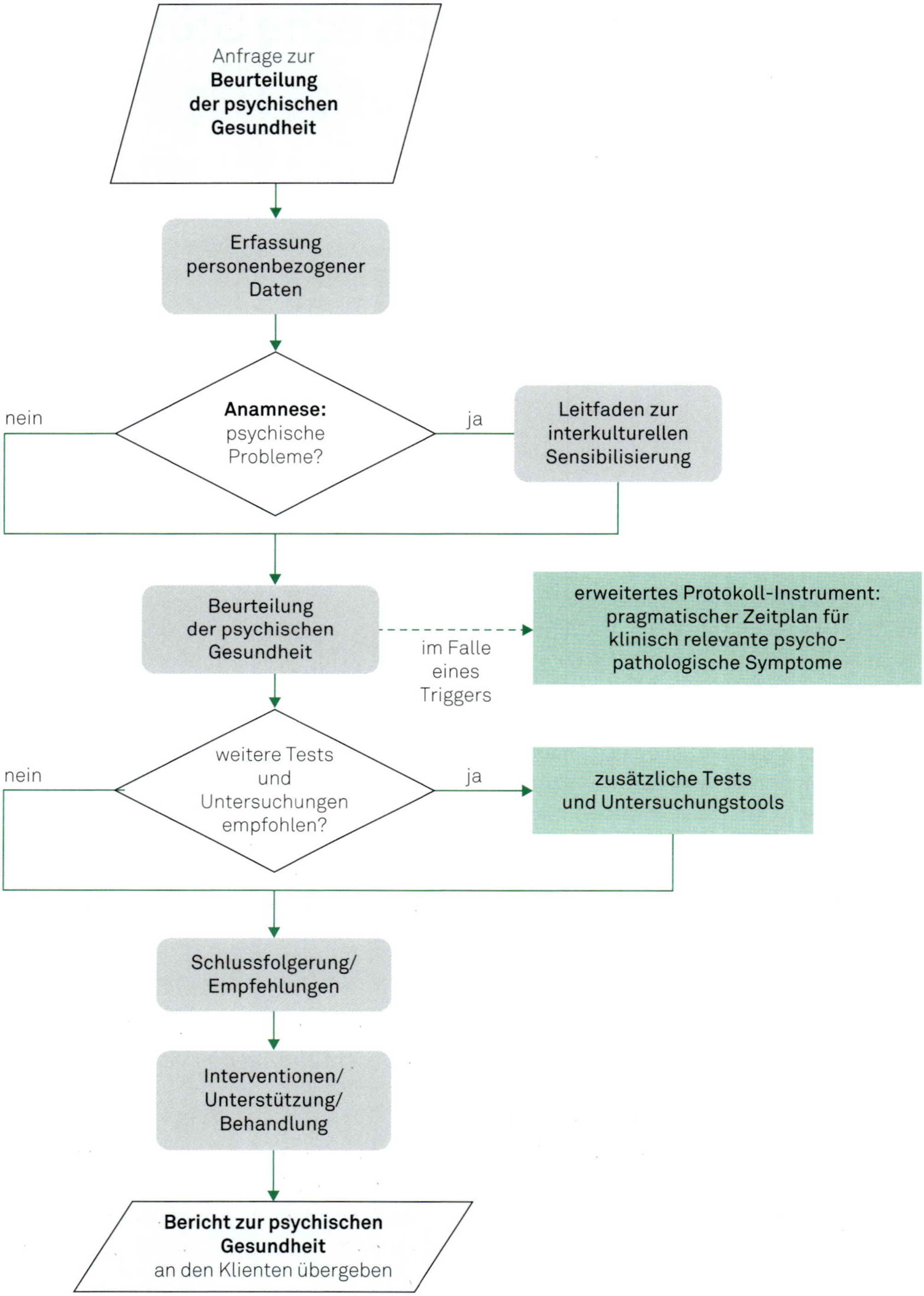

Abbildung 17-1: Kurzbeschreibung des Protokolls zur Beurteilung der psychischen Gesundheit. Diese Abbildung zeigt die Elemente, die Bestandteil des Verfahrens sind [3].

- der Arzt/die Ärztin verweist auf die Notwendigkeit weiterer Kontrollbesuche oder fortlaufender Maßnahmen
- je nach individuellem Kontext, Aufenthaltsort und Bedarf kann die Untersuchung wiederholt werden

17.2 Inhalt des Fragebogens zur psychischen Gesundheit

17.2.1 Erfassung personenbezogener Daten

Die Erfassung der personenbezogenen Daten dient dem Zweck, Informationen über den Patienten und den Gesundheitsdienstleister zu erhalten. Die zu erfassenden **Informationen über den Patienten** und seine Kontaktdaten dienen dazu, um bei Bedarf wichtige Informationen weitergeben zu können [3]:

- Name des Patienten
- Vorname des Patienten
- Geburtsdatum (DD/MM/JJJJ)
- biologisches/soziales Geschlecht (Sex/Gender)
- Geburtsland/Aufenthalts-/Transitländer
- Schulabschluss/Ausbildung
- Telefon- oder Mobiltelefonnummer
- E-Mail-Adresse
- Aufenthaltsdauer außerhalb des Heimatlandes (präzise Angabe)
- Familienstand (z. B. verheiratet/getrennt lebend/alleinstehend)
- Anzahl der mitreisenden Familienmitglieder
- Anzahl der mitreisenden Familienmitglieder unter 10 Jahren

Kriterien, die ergänzt werden können, sind [6]:

- Migrationsgeschichte (z. B. Gründe für das Verlassen der Heimat, Akte des Flüchtlingslagers oder der Abschiebehaftanstalt)
- Migrationsstatus (z. B. asylsuchend)
- Familienkonstellation (z. B. Familie im Ausland zurückgelassen)
- Aufenthaltserfahrungen
- soziale Kontakte
- Ressourcen und Unterstützung

Die zu erfassenden **Informationen über den Gesundheitsdienstleister** und seine Kontaktdaten dienen dazu, um ihn bei Bedarf kontaktieren zu können [3]:

- Name des Gesundheitsdienstleisters
- Vorname des Gesundheitsdienstleisters
- Telefon- oder Mobiltelefonnummer
- E-Mail-Adresse
- Name der medizinischen Einrichtung (z. B. Praxis/Krankenhaus)
- Stadt, Land
- Werden Dolmetsch-/Mediationsdienste in Anspruch genommen?

17.2.2 Anamnese: Liegen psychische Störungen vor?

Tabelle 17-1 beinhaltet zu erfassende anamnestisch relevante Informationen über den Patienten einschließlich derzeitiger oder früherer bekannter psychischer Störungen. Empfohlen wird, diesen Teil der Anamnese in Abwesenheit anderer Familienmitglieder durchzuführen [1], um Vertraulichkeit zu gewährleisten, falls es um Erfahrungen von Trauma oder geschlechtsspezifischer Gewalt geht [7].

17.2.3 Trauma und Folter

Generell wird davon abgeraten, direkt nach Erfahrungen von Trauma oder Folter zu fragen, da sich Personen, denen es sonst gut geht, dazu gedrängt fühlen können, über traumatische Erlebnisse zu berichten, was letztlich eher nachteilig als förderlich sein kann [6, 7]. Jedoch sollten die möglichen Auswirkungen einer traumatischen Geschichte auf die psychische Gesundheit beurteilt werden; zudem könnte es hilfreich sein, nach körperlichen Problemen zu fragen, die mit früheren Erfahrungen in Zusammenhang stehen [6].

Tabelle 17-1: Informationen zur psychischen Gesundheit des Patienten [3].

Nr.	Frage	ja/nein	Bemerkung
1	Wurde eine Patientenakte vorgelegt/ ist sie verfügbar?	ja/nein	
2	Wurden in der Vergangenheit psychische Erkrankungen festgestellt?	ja/nein	wenn ja [8]: • frühere und aktuelle psychiatrische Diagnose(n) • frühere psychiatrische Behandlungen (Art, Dauer und, falls möglich, Medikamentendosierungen) • Compliance und Wirksamkeit früherer und aktueller pharmakologischer und nicht pharmakologischer psychiatrischer Behandlungen • frühere Aufenthalte in einer psychiatrischen Klinik und Notaufnahmebesuche wegen psychischer Störungen
3	Sind in der Familie psychische Erkrankungen bekannt? (nähere Angaben)	ja/nein	
4	Derzeitige medikamentöse Behandlungen? (nähere Angaben)	ja/nein	
5	Sind Allergien (auch gegen Medikamente) bekannt?	ja/nein	
6	Rauchen Sie oder haben Sie früher geraucht?	ja/nein	
7	Trinken Sie Alkohol oder haben Sie früher Alkohol getrunken?	ja/nein	
8	Sind Sie schwanger?	ja/nein	
9	Hinweis: keine routinemäßige Untersuchung auf:		
9.1	Erfahrungen von Trauma oder Folter*		
9.2	Erfahrungen von sexueller und geschlechtsspezifischer Gewalt*		
9.3	Kindesmisshandlung*		

* Achten Sie auf Zeichen und Symptome von Trauma, Folter, sexueller und geschlechtsspezifischer Gewalt, Gewalt in der Partnerschaft und Kindesmisshandlung. Stellen Sie im Fall eines berechtigten Verdachts weitere Nachforschungen an [6, 7].

17.2.4 Sexuelle und geschlechtsspezifische Gewalt

Bedenken Sie die Möglichkeit von sexueller Gewalt und/oder sexuellem Missbrauch und damit assoziierten psychischen/physischen Folgen sowie von Gewalt in der Partnerschaft [6]. Generell wird davon abgeraten, Patienten routinemäßig auf Anzeichen von Gewalt in der Partnerschaft zu untersuchen, da dadurch Schaden verursacht werden kann (z. B. Verlust des Migrationsstatus oder gestörte Beziehung zwischen Arzt und Patient) [7]. Jedoch sollte auf mögliche Zeichen und Symptome von Gewalt in der Partnerschaft geachtet und im Fall eines berechtigten Verdachts weiter nachgeforscht werden [7]. Es kann hilfreich sein, Fragen zur Beziehung, zu Auseinandersetzungen und zum Sicherheitsgefühl im häuslichen Umfeld zu stellen [6]. Wichtig ist, die Sicherheit zu beurteilen und gefährdete Frauen und Kinder bei der Entwicklung einer Strategie zum Schutz ihrer Sicherheit zu unterstützen [6].

17.2.5 Kindesmisshandlung

Generell wird davon abgeraten, Kinder routinemäßig auf Anzeichen von Misshandlung zu untersuchen, weil falsch positive Ergebnisse Schaden verursachen können (z. B. unberechtigte Trennung der Familie oder gestörte Beziehung zwischen Arzt und Patient); jedoch sollte auf mögliche Zeichen und Symptome von Kindesmisshandlung geachtet werden und im Falle eines berechtigten Verdachts weiter nachgeforscht werden [7]. Bedingungen, die ein hohes Risiko für Kindesmisshandlung darstellen, sind Mutterschaft Minderjähriger, alleinerziehender Elternteil, soziale Isolation, niedriger sozioökonomischer Status, psychische Probleme oder Substanzmissbrauch [7].

17.2.6 Cultural Awareness Tool

Das Cultural Awareness Tool, ein Fragebogen zur interkulturellen Sensibilisierung (Tabelle 17-2), sollte verwendet werden, um besser zu verstehen, wie der Patient selbst seine psychischen Probleme wahrnimmt [4]. Er ist von ent-

Tabelle 17-2: Cultural Awareness Tool: Instrument zur Verbesserung des Verständnisses dafür, wie der Patient selbst seine Probleme wahrnimmt [4].

Nr.	Frage
1	Was, glauben Sie, hat Ihr Problem verursacht? (verwenden Sie die Worte des Patienten zur Beschreibung des Problems *)
2	Warum hat (*) Ihrer Meinung nach genau zu dem Zeitpunkt begonnen?
3	Was, glauben Sie, macht (*) mit Ihnen?
4	Welches sind die Hauptprobleme, die Ihnen (*) macht?
5	Wie schwerwiegend ist Ihr (*)?
6	Was macht Ihnen dabei am meisten Angst?
7	Welche Behandlung/Hilfe sollten Sie Ihrer Meinung nach erhalten?
8	Wie würde Ihr (*) innerhalb Ihrer eigenen Kultur behandelt?
9	Wie unterstützt Sie Ihre Gemeinschaft bei der Bewältigung Ihres (*)?
10	Was haben Sie bisher wegen Ihres (*) unternommen?
11	Was erhoffen Sie sich von der Behandlung?

scheidender Bedeutung dafür, soziale Konflikte aus unterschiedlichen Perspektiven betrachten und die Bedeutung eines Symptoms innerhalb des gegebenen kulturellen Kontextes verstehen und interpretieren zu können [5]. Die Kultur kann alle Aspekte des Krankheitserlebens und des Ausdrucks von Leid beeinflussen; deshalb sollten Gesundheitsdienstleister kommunizieren, warum Informationen hierzu hilfreich für die Untersuchung und Behandlung eines Patienten sind [9].

17.2.7 Beurteilung der psychischen Gesundheit

Empfohlen wird, folgende Bereiche abzufragen: Appetit, Energie, tägliche Aktivitäten, Gedächtnis, Konzentrationsvermögen, Schlaf, Sorgen über die Zukunft, Pläne für die Zukunft, Methoden zum Umgang mit Stress und Bewältigungsstrategien [1]. Dieses Abfragen eher allgemeiner Bereiche ist für Patienten mit Erfahrungen von Trauma und Folter akzeptabel und kann als Einstieg genutzt werden, um mehr über spezifische psychische Probleme in Erfahrung zu bringen [6]. Die in Tabelle 17-3 aufgeführten zu beurteilenden Kriterien basieren auf der Mental Status Examination (MSE) von Trzepacz & Baker [10] und entsprechen denen, die bei einer körperlichen Untersuchung aus medizinischen Gründen beurteilt werden [11]. Die Buchstabenabfolge „ABC STAMP LOCKER" dient als Erinnerungshilfe für die Abfrage dieser Kriterien. Wird ein Kriterium als „nicht normal" gekennzeichnet, ist dies evtl. eine Indikation für die Durchführung weiterer Tests. Andere Auffälligkeiten sollten ebenfalls vermerkt werden. Entscheidungen, die aufgrund dieser Informationen gefällt werden, basieren auf den Fachkenntnissen des Gesundheitsdienstleisters und liegen in seinem Ermessen [3].

Tabelle 17-3: Kriterien, die bei der Beurteilung der psychischen Gesundheit erfasst werden sollten.

Kriterium	Bedeutung	Hinweise	Beurteilung
A Appearance	äußeres Erscheinungsbild	Achten Sie auf Kleidung, Körperpflege, Haltung.	normal/nicht normal/ nicht beurteilt
B Behavior	Auftreten	Achten Sie auf nonverbale Zeichen, psychomotorische Aktivität.	normal/nicht normal/ nicht beurteilt
C Cooperation/attitude	Kooperation/Verhalten	Achten Sie auf Mitwirken, Freundlichkeit.	normal/nicht normal/ nicht beurteilt Apathie*
S Speech	Sprache	Achten Sie auf Schnelligkeit, Rhythmus, Lautstärke.	normal/nicht normal/ nicht beurteilt
T Thought process/content	Denkprozesse/Inhalte	Achten Sie auf z. B. Logik, Wahnvorstellungen. Stellen Sie Fragen: • Was geht Ihnen in letzter Zeit durch den Kopf?**	normal/nicht normal/ nicht beurteilt Wahnvorstellungen*
A Affect	Affekt	Achten Sie auf emotionales Spektrum, Intensität.	normal/nicht normal/ nicht beurteilt

Tabelle 17-3: Fortsetzung

Kriterium	Bedeutung	Hinweise	Beurteilung
M Mood	Stimmungslage	Achten Sie auf depressive oder manische Stimmungslage, Lust- und Freudlosigkeit. Stellen Sie Fragen: • Wie ist Ihre Stimmung?**	normal/nicht normal/ nicht beurteilt Depression/Manie/ Anhedonie*
P Perception	Wahr-nehmungs-vermögen	Stellen Sie Fragen zu Halluzinationen, Illusionen: • Sehen oder hören Sie Dinge, die nicht da sind?** • Haben z. B. Geräusche oder Schatten für Sie eine andere Bedeutung?**	normal/nicht normal/ nicht beurteilt Halluzinationen*
L Level of conscious-ness	Bewusstseins-lage	Achten Sie auf z. B. Schläfrigkeit, erhöhte Aufmerksamkeit, übermäßige Wachsamkeit.	normal/nicht normal/ nicht beurteilt
O Orientation	Orientiertheit	Stellen Sie Fragen zu Zeit, Person, Ort: • Welches Datum haben wir heute?** • Wie heißen Sie (Vorname, Name)?** • Wo sind Sie?**	normal/nicht normal/ nicht beurteilt Desorientiertheit*
C Cognitive functioning	kognitive Funktion	Achten Sie auf Urteilsfähigkeit, Überblick, Aufmerksamkeit, Konzentration, Gedächtnis. Stellen Sie Fragen: • Glauben Sie, dass diese Gedanken/ Stimmungen/Wahrnehmungen nicht normal sind?**	normal/nicht normal/ nicht beurteilt Konzentrations-/ Gedächtnis-störungen*
K Knowledge	Wissen/ Intelligenz	Achten Sie auf intellektuelle Fähigkeiten.	normal/nicht normal/ nicht beurteilt
E Endings	Einstellung zu Tod und Gewalt	Stellen Sie Fragen zu Suizidalität, Gemeingefährlichkeit: • Denken Sie manchmal, dass es keinen Wert hat, zu leben?** • Haben Sie manchmal den Drang, andere zu verletzen?**	normal/nicht normal/ nicht beurteilt
R Reliability	Zuverlässigkeit	Achten Sie auf die Präzision der Selbsteinschätzung.	normal/nicht normal/ nicht beurteilt

* Indikation für die Verwendung des erweiterten Protokolls

** mögliche Fragen an die Person (Mental Health Interpreter Training, ohne Jahresangabe)

17.2.8 Beurteilung des Suizidrisikos

Bei Personen, die offensichtlich eine psychische Erkrankung haben oder bei denen eine solche vermutet wird, sollte eine Beurteilung des Suizidrisikos in Erwägung gezogen werden [6].

17.2.9 Ausschluss einer akuten psychischen Erkrankung

Bei Orientierungs-, Konzentrations- oder Gedächtnisstörungen, die schon normale Aktivitäten beeinträchtigen, oder bei Apathie, Depression, Anhedonie, Manie, Wahnvorstellungen oder Halluzinationen sollte das erweiterte Protokoll (s.u.) ausgefüllt werden, um eine akute psychische Erkrankung auszuschließen (wie Delir, Demenz, schwere psychotische und affektive Störung) [3, 5].

17.2.10 Kinder und Jugendliche

Bei Kindern und Jugendlichen sollten folgende Bereiche abgefragt werden, um ihre psychische und emotionale Gesundheit bzw. ihr Wohlbefinden zu beurteilen: Schlaf, Appetit, Stimmungslage, Ängste, Verhalten, Freunde, schulische Leistungen, Bettnässen, Albträume, psychische Symptome, funktionelle Störungen, Verhaltensstörungen (z. B. Reizbarkeit oder Aggression), Entwicklungsverzögerungen (fehlende Fortschritte oder Rückschritte), Bindungsstörungen oder Auswirkungen der psychischen Verfassung der Eltern auf das Wohlbefinden des Kindes [6].

17.2.11 Erweitertes Protokoll

Das erweiterte Protokoll kann verwendet werden, um eine akute psychische Erkrankung auszuschließen und beinhaltet eine kurze, aber klinisch relevante Liste mit Klassifikationen [5]. Tabelle 17-4 zeigt eine praxisbezogene Eingruppierung psychischer Störungen wie

- akute und chronische exogene Psychosen (z. B. Delir und Demenz als Beispiele für kognitive Störungen mit „hirnorganischem" Hintergrund sowie Syndrome, die mit einer Drogenabhängigkeit assoziiert sind)
- endogene Psychosen und schwere affektive Störungen (z. B. Schizophrenie und bipolare Störungen sowie schwere Manie oder Depression)
- psychoreaktive und Anpassungsstörungen (Neurosen) sowie
- Persönlichkeitsstörungen.

Sie kann hilfreich sein bei der Entscheidung, ob eine somatische Diagnostik dringend erforderlich ist, ob bestimmte Medikamente helfen können und wie dringend eine psychotherapeutische und psychosoziale Beratung ist [5].

Abbildung 17-2 zeigt eine praxisbezogene Liste klinisch relevanter Kriterien zum Ausschluss psychopathologischer Prozesse und kann helfen, die gravierendsten akuten hirnorganischen Erkrankungen (mit potenziell tödlichem Ausgang innerhalb von wenigen Stunden, z. B. akutes Delir) von chronischen neurodegenerativen Erkrankungen sowie von Psychosen und schweren affektiven Störungen zu unterscheiden [5].

Tabelle 17-4: Praxisbezogene Eingruppierung psychischer Störungen [5].

exogene Psychosen	endogene Psychosen	Varianten
• Delir	• schizophrene Psychosen	• Neurosen
• Demenz	• bipolare Störungen	• Persönlichkeitsstörungen

1. Ausschluss eines Delirs („akute hirnorganische Störung“)

- Bewusstseinszustand (wach, somnolent, komatös)
- Orientierung (zu Person/Ort/Zeit)
- Verstehen einer einfachen Kommunikation

ohne pathologischen Befund → kein Delir

↓

2. Ausschluss einer Demenz („chronische hirnorganische Störung“)

- Konzentration (z.B. für einfache Wiederholungsaufgaben wie mehrfache Subtraktionen)
- Kurzzeitgedächtnis (kürzer als 10 Minuten)
- Langzeitgedächtnis

ohne pathologischen Befund → keine Demenz

↓

3. Ausschluss einer schweren psychotischen Störung (inkl. Schizophrenie)

- Denkstörung
  – formal (Geschwindigkeit, Kohärenz)
  – Inhalt: Wahnwahrnehmung*, Verfolgungswahn, Größenwahn u.a.
- Halluzinationen (z.B. kommentierende Stimmen*, dialogische Stimmen*, befehlende Stimmen, andere) Fremdbeeinflussungserleben (z.B. Gedankeneingebung*, Gedankenausbreitung*, Gedankenentzug*)

ohne pathologischen Befund → keine schizophrene Psychose

↓

4. Ausschluss einer schweren affektiven Störung (inkl. bipolare Störung)

- Störung der Stimmung (z.B. depressiv, manisch)
- Störung der Motivation (z.B. Apathie)
- Anhedonie (Unmöglichkeit, Vergnügen zu empfinden)

ohne pathologischen Befund → keine schwere affektive Störung

* Symptome ersten Ranges nach Schneider

Abbildung 17-2: Praxisbezogene Liste klinisch relevanter Kriterien zum Ausschluss psychopathologischer Erkrankungen. Quelle: Missmahl I, Kluge U, Bromand Z, Heinz A. Teaching psychiatry and establishing psychosocial services – lessons from Afghanistan. European Psychiatry. 2012;27(Supplement 2):S76–S80. Abgedruckt mit freundlicher Genehmigung von Cambridge University Press [5].

17.2.12 Optionale Tests und Diagnostikinstrumente

In Tabelle 17-5 sind potenziell hilfreiche Instrumente aufgeführt, die die klinische Diagnostik und Entscheidungsfindung erleichtern. Sie bilden jedoch nicht die einzige Grundlage für das Erstellen einer klinischen Diagnose. Liegt eine signifikante Persönlichkeitsstörung vor oder handelt es sich um Substanzmissbrauch, ist wahrscheinlich ein fachärztliches Gutachten erforderlich [12].

Ergänzende Tests oder Untersuchungen sind auch in Kap. 24 zusammengefasst, u.a. mit einem Verzeichnis mit möglichen Tests/Untersuchungen und einer Beschreibung möglicher

Tabelle 17-5: Optionale Tests und Diagnostikinstrumente, die vom Gesundheitsdienstleister empfohlen werden können [3].

Nr.	Kriterium	Test/Instrument	ja/nein
1	Angstzustände	Hopkins-Symptom-Checkliste-25 (HSCL-25)	ja/nein
2	Depression		ja/nein
3	PTBS	PTBS-Checkliste für Zivilpersonen (PLC-C)	ja/nein
4	Demenz	Mini-Mental-Status-Test zum Screening auf Demenz (MMSE)	ja/nein
5	Trauma/Folter	Harvard Trauma Questionnaire (HTQ)	ja/nein
6	Schwangerschaft	Edinburgh Depressionsfragebogen nach der Geburt (EPDS)	ja/nein
7	funktionelle Fähigkeiten	WHO Disability Assessment Schedule (WHODAS 2.0)	ja/nein
8	soziokultureller Kontext	Cultural-Formulation-Interview (CFI)	ja/nein
Kinder und Jugendliche			
9	Entwicklung	Chart of Early Childhood Development (CECD)	ja/nein
10	Verhalten	Strengths and Difficulties Questionnaire (SDQ)	ja/nein
11	Verhalten	NICHQ Vanderbilt Assessment Scales	ja/nein
12	Trauma	Children's Revised Impact of Event Scale (CRIES)	ja/nein
13	Angstzustände	Spence Children's Anxiety Scale (SCAS)	ja/nein

Instrumente, die in ein standardmäßiges Verfahren zur Beurteilung der psychischen Gesundheit neuer Patienten integriert werden können. Mögliche diagnostische Maßnahmen sollten, falls erforderlich, aufgeführt werden.

17.2.13 Zusammenfassung/Empfehlung

In Tabelle 17-6 sind mögliche Ergebnisse einer Beurteilung der psychischen Gesundheit zusammengefasst. Diese sollten ggf. in Form des entsprechenden ICD 10- oder ICD-11-Codes angegeben werden, um Vertraulichkeit zu wahren und den Patienten zu schützen (ICD-11-Codes Version 04/2019) [13, 14].

17.2.14 Maßnahmen/Unterstützung/Behandlung

Fragen im Zusammenhang mit den Behandlungsempfehlungen sind [3]:

- Behandlung erforderlich?
- Behandlung erforderlich wegen schwerer affektiver Störung (z. B. bipolare Störung)?
- Behandlung erforderlich wegen Angststörung?
- Behandlung erforderlich wegen Belastungsstörung (z. B. PTBS)?
- Behandlung erforderlich wegen körperlichem Unwohlsein/körperlicher Erfahrungen (z. B. Schmerzsyndrome)?
- Behandlung erforderlich wegen Substanzmissbrauch?
- Behandlung erforderlich wegen Schizophrenie?

Tabelle 17-6: Zusammenfassung möglicher Ergebnisse einer Beurteilung der psychischen Gesundheit [3].

Störung	ICD 10	ICD 11
affektive Störung (z.B. bipolare Störung/Depression)	ICD F30-F39	6A60-6A8Z
Angststörung	ICD F40-F41	6B00-6B0Z
mit Belastungen assoziierte Störung (z.B. PTBS)	ICD F43-F44	6B40-4B4Z
Störung körperlichen Unwohlseins oder körperlicher Erfahrungen (chronische und regionale Schmerz-syndrome, z.B. Somatisierung)	ICD F44-F45	6C20-6C2Z
Störung aufgrund von Substanzmissbrauch oder Suchtverhalten	ICD F10-F19	6C40-6C5Z
Schizophrenie oder primäre psychotische Störung	ICD F20-F29	6A20-6A2Z
Neurokognitive Störung (z.B. Delir/Demenz)	ICD F00-F09	6D70-6E0Z
Entwicklungsstörung des Nervensystems (z.B. Entwicklungsverzögerungen oder Lernstörungen von Kindern und Jugendlichen)	ICD F80-89	6A00-6A0Z
Beziehungsstörung (z.B. Gewalt in der Familie/Erziehungsprobleme)	• andere Misshandlung: ICD Y07 • andere Erziehungs-probleme: ICD Z62	• andere Misshandlung: PJ20-PJ2Z • andere Erziehungs-probleme: IQE90-QE9Z

- Behandlung erforderlich wegen Delir?
- Behandlung erforderlich wegen Demenz?
- Besondere schulische Bedürfnisse?
- Auswirkungen auf Aktivitäten des täglichen Lebens (Unterstützung erforderlich)?
- Angepasste/geeignete Unterkunft (spezielle Unterbringung) erforderlich?
- Unterstützung erforderlich wegen Beziehungsproblemen?
- Behandlung erforderlich wegen akuter Erkrankung?
- Behandlung erforderlich wegen chronischer Erkrankung?
- Stationärer Aufenthalt erforderlich (sofort)?
- Stationärer Aufenthalt erforderlich (innerhalb von einigen Monaten)?
- Verlaufskontrolle durch Hausarzt erforderlich (innerhalb von 1 Woche/1 Monat/6 Monaten)?
- Verlaufskontrolle durch Facharzt erforderlich (innerhalb von 1 Woche/1 Monat/6 Monaten)?
- Andere Behandlung erforderlich (nähere Angaben)?

Zu durchgeführten Behandlungen sind jeweils nähere Angaben zur Art und Dauer der Behandlung und zur Dosierung der verabreichten Medikamente z.B. in den folgenden Fällen sinnvoll [3]:
- Durchführung der Behandlung wegen schwerer affektiver Störung (Angabe der Art der affektiven Störung)
- Durchführung der Behandlung wegen Schizophrenie
- Durchführung der Behandlung wegen Delir
- Durchführung der Behandlung wegen Demenz

- Durchführung der Behandlung wegen anderer Erkrankungen (Angabe der Art der Erkrankung)

Literatur

1. Foundation House. Promoting Refugee Health: A guide for doctors, nurses and other health care providers caring for people from refugee backgrounds. 3rd edition. Brunswick: Foundation House; 2012 [abgerufen am 16.11.2022].
2. Kirmayer LJ, Narasiah L, Munoz M. Canadian Collaboration for Immigrant and Refugee Health (CCIRH). Common mental health problems in immigrants and refugees: general approach in primary care. CMAJ, Canadian Medical Association journal. 2011;183(12):E959–E967. https://doi.org/10.1503/cmaj.090292
3. European Commission. Handbook for Health professionals: Health assessment of refugees and migrants in the EU/EEA. Brussels: European Commission; 2015 [abgerufen am 03.08.2023]. Verfügbar unter: https://health.ec.europa.eu/system/files/2016-11/handbook_healthprofessionals_en_0.pdf
4. Seah E, Tilbury F, Wright B, et al. Cultural Awarenes Tool: understanding cultural diversity in mental health. Parramatta: Multicultural Mental Health Australia; 2002.
5. Missmahl I, Kluge U, Bromand Z, Heinz A. Teaching psychiatry and establishing psychosocial services – lessons from Afghanistan. European Psychiatry. 2012;27(Supplement 2):S76–S80. https://doi.org/10.1016/S0924-9338(12)75712-7
6. Chaves NJ, Paxton G, Biggs BA, et al. et al. on behalf of the Australasian Society for Infectious Diseases and Refugee Health Network of Australia Guidelines writing group. Recommendations for comprehensive post-arrival health assessment for people from refugee-like backgrounds. Surry Hills: Australasian Society for Infectious Diseases; 2016 [abgerufen am 03.08.2023]. Verfügbar unter: https://asid.au/documents/item/1225
7. Pottie K, Greenaway C, Feightner J, coauthors of the Canadian Collaboration for Immigrant and Refugee Health. Evidence-based clinical guidelines for immigrants and refugees. CMAJ, Canadian Medical Association journal. 2011; 183(12):E824–E925. https://doi.org/10.1503/cmaj.090313
8. American Psychiatric Association (APA). Committee on Nomenclature and Statistics. Diagnostic and Statistical Manual of Mental Disorders, 4th ed. Washington, DC: American Psychiatric Association; 1994.
9. Kronick R. Mental Health of Refugees and Asylum Seekers: Assessment and Intervention. The Canadian Journal of Psychiatry. 2018;63(5): 290–296. https://doi.org/10.1177/0706743717746665
10. Trzepacz PT, Baker RW. The psychiatric mental status examination. New York, NY: Oxford University Press; 1993.
11. Daniel MS, Crider CJ. Mental Status Examination. In: Hersen M, Turner SM, editors. Diagnostic Interviewing. Bosten, MA: Spring; 2003. https://doi.org/10.1007/978-1-4757-4963-2_2
12. WHO Regional Office for Europe. Mental health promotion and mental health care in refugees and migrants: Technical guidance on refugee and migrant health. Copenhagen: WHO; 2018 [abgerufen am 16.11.2022]. Verfügbar unter: https://apps.who.int/iris/bitstream/handle/10665/342277/9789289053747-eng.pdf?sequence=1&isAllowed=y
13. WHO. The ICD-10 classification of mental and behavioural disorders: Clinical descriptions and diagnostic guidelines. Geneva: World Health Organization; 1992.
14. WHO. International statistical classification of diseases and related health problems (11th Revision). Geneva: World Health Organization; 2018 [abgerufen am 16.11.2022]. Verfügbar unter: https://icd.who.int/browse11/l-m/en

18 Häufige psychische Störungen

Birgitte Sylta, Kendall Pfeffer, Julia Superka, Adam D. Brown

Ähnlich wie bei der Bevölkerung europäischer Länder auch, sind die häufigsten psychischen Störungen bei Migranten und Flüchtlingen leichte bis mittelschwere Depression und Angststörungen; nur wenige leiden unter einer PTBS [1].

Die 3 genannten Störungen sind durch eindeutige **Symptome** gekennzeichnet:

- die Depression durch eine depressive Stimmungslage (z. B. traurig, reizbar, Gefühl von Leere) oder die Unfähigkeit zur Empfindung positiver Emotionen (z. B. Freude, Lust) und durch andere Symptome, die die Funktionsfähigkeit der Person beeinträchtigen (z. B. Energielosigkeit, Mutlosigkeit)
- Angststörungen durch übermäßige Angst und Sorge und damit assoziierte Verhaltensstörungen, die Leiden verursachen oder die Funktionsfähigkeit der Person beeinträchtigen
- die PTBS durch ein erneutes Durchleben des traumatischen Ereignisses, durch Vermeidung von Gedanken und Erinnerungen an das Durchlebte und ein permanentes Empfinden von erhöhter oder aktueller Bedrohung

Allerdings treten diese 3 Störungen sowie somatische Symptome wie Schmerzen, Erschöpfung oder andere unspezifische Symptome und Substanzmissbrauch häufig in Kombination mit anderen Erkrankungen auf (Komorbidität), was ihre Diagnose und Behandlung erschwert [3, 2].

Medikamentöse und psychologische **Therapien** zur Behandlung häufiger psychischer Störungen wurden bei Migranten und Flüchtlingen bisher nicht getestet, sind aber wahrscheinlich durchführbar [1]. Zur Behandlung der PTBS wurde eine spezifische psychologische Therapie entwickelt, die folgende Elemente umfasst:

- traumafokussierte kognitive Verhaltenstherapie (Tf-KVT) mit dem Ziel, das durch traumatische Erinnerungen bedingte Leid zu lindern
- narrative Expositionstherapie (NET), bei der Patienten ihre Lebensgeschichte chronologisch schildern und dadurch verarbeiten können
- KIDNET, die für Kinder adaptierte Version der NET

Diese Therapien werden eher in spezialisierten Zentren für psychische Gesundheit durchgeführt, weshalb Patienten mit traumabedingten psychischen Störungen an eine darauf spezialisierte Einrichtung überwiesen werden sollten; bei nicht traumabedingten Störungen können die Patienten an ein allgemeines Zentrum für psychische Gesundheit überwiesen werden [1, 2].

Maßnahmen zur **Unterstützung der psychischen Gesundheit** von Migranten und Flüchtlingen sind soziale Integration, ein erleichterter Zugang zu Gesundheitsdienstleistungen und eine bessere Einbindung in die Gesundheitsversorgung (z. B. durch gute Dolmetscherdienste, kulturelle Mediation und Schulungen in kultureller Kompetenz für medizinisches Personal; [1]). Feingefühl im Umgang mit Migranten und Flüchtlingen, eine systematische Befragung und der Aufbau einer guten Beziehung sind entscheidende Kriterien für die Diagnose und Behandlung psychischer

Störungen in der Primärversorgung; empfohlen wird ein Therapieprogramm, das die Elemente Patientenschulung, Versorgungskontinuität, engmaschige Verlaufskontrolle, die Erstellung eines Fallregisters, psychiatrische Betreuung (falls erforderlich) und einen Plan zur Vermeidung von Rückfällen umfasst, sowie ein gestuftes Vorgehen (Stepped-Care) mit Psychoedukation und/oder Behandlung mit Antidepressiva, kontinuierlicher Betreuung und kulturell adäquater Beratung [3].

Literatur

1. WHO, Regional Office for Europe. Mental health promotion and mental health care in refugees and migrants: Technical guidance on refugee and migrant health. Copenhagen: WHO; 2018 [abgerufen am 16.11.2022]. Verfügbar unter: https://apps.who.int/iris/bitstream/handle/10665/342277/9789289053747-eng.pdf?sequence=1&isAllowed=y
2. Chaves NJ, Paxton G, Biggs BA, et al. on behalf of the Australasian Society for Infectious Diseases and Refugee Health Network of Australia Guidelines writing group. Recommendations for comprehensive post-arrival health assessment for people from refugee-like backgrounds. Surry Hills: Australasian Society for Infectious Diseases; 2016 [abgerufen am 03.08.2023]. Verfügbar unter: https://asid.au/documents/item/1225
3. Pottie K, Greenaway C, Feightner J, et al., coauthors of the Canadian Collaboration for Immigrant and Refugee Health. Evidence-based clinical guidelines for immigrants and refugees. CMAJ, Canadian Medical Association journal. 2011;183(12):E824–E925. https://doi.org/10.1503/cmaj.090313

19 Folter- und Traumaerfahrungen im hausärztlichen Umfeld

Heinrich Kläui, Angelo Lottaz

19.1 Psychische Traumafolgen

Jeder Mensch auf der Flucht trägt viele Geschichten mit sich: Geschichten des Lebens im Heimatland und der Fluchtgründe (Krieg, Folter, Elend), Geschichten der Flucht (Misshandlungen, Gewalt und Zwang, Gefahren) und des Erlebens im Aufnahmeland (Zuwendung, aber auch Diskriminierung, Unsicherheiten und Ängste). Viele Flüchtlinge haben schwere Traumata erlitten und erfüllen die Kriterien für eine psychische Traumafolgestörung.

Eine Literaturrecherche zeigt, dass in der hausärztlichen Grundversorgung oft Flüchtlinge mit Traumafolgestörungen anzutreffen sind. Beispielsweise wurde in einer irischen Untersuchung bei 63 % der Asylsuchenden eine posttraumatische Belastungsstörung (PTBS) gefunden; Depression und Angsterkrankungen waren mit 73 % noch häufiger. Interessanterweise fielen die Prävalenzen auf 21 % für PTBS und 23 % für Depression/Angst bei den anerkannten Flüchtlingen [1]. Medici senza frontiere MSF Italia fanden bei einem Mental-Health-Screening ankommender Flüchtlinge in Sizilien eine PTBS in 31 % und Depressionen in 20 % der Fälle [2]; eine ähnliche Prävalenz der PTBS zeigten Untersuchungen bei Asylsuchenden in Holland (28 %) [3] und der Schweiz (24 %) [4]. Bei unselektierten syrischen Patienten in einer Schweizer Notfallstation erfüllten 29 % die Kriterien einer PTBS [5].

Es ist davon auszugehen, dass rund ein Viertel der hausärztlich betreuten Flüchtlinge an einer PTBS leiden; die Prävalenz der Depression ist in allen Studien höher als die der PTBS. Mit der Anerkennung als Flüchtling und mit der vergehenden Zeit nimmt die Prävalenz der PTBS ab, bleibt jedoch dauerhaft erhöht im Vergleich zur Normalbevölkerung, während Depressionen/Angsterkrankungen mit dem Älterwerden sogar zunehmen. Bei beiden Diagnosegruppen beträgt die Prävalenz ein Mehrfaches der durchschnittlichen globalen Krankheitslast („global burden of disease“) [6].

Flüchtlinge im Asylverfahren müssen sich bei Gesundheitsproblemen an die zuständige erstversorgende Praxis wenden; die freie Arztwahl ist in den meisten Ländern durch die Krankenversicherung eingeschränkt. Neben der zuständigen Praxis steht ihnen nur die Notfallstation offen; der freie Zugang zu Spezialisten ist ihnen verwehrt. Dies kann Diskriminierungsängste wecken, insbesondere bei Menschen, die in ihrer Heimat keine qualitativ gute Grundversorgung kennengelernt haben und darauf drängen, sofort zum Spezialisten überwiesen zu werden.

19.2 Erkennen traumatisierter Flüchtlinge in der Sprechstunde

Die häufigsten Konsultationsgründe von Flüchtlingen sind Schmerzen, Magenprobleme und Schlafstörungen. Diese können eine spezifische Ursache haben, sie können mit dem Lebensstil zusammenhängen oder Ausdruck eines seelischen Leidens sein. Manchmal sind es aber auch medizinische Banalitäten, die eine Person in die Sprechstunde führen: eine leichte Akne, ein harmloses Exanthem, ein stressbedingter Haarausfall. Solche scheinbar banalen Probleme können Ausdruck tiefsitzender Ängste vor einer bleibenden Schädigung durch Folter und Trauma sein. Konzentrationsprobleme und Schlafstörungen (durch Intrusionen) stehen oft im Vordergrund, da sie zu Schwierigkeiten bei der Arbeit oder beim Spracherwerb führen (Tabelle 19-1).

Eine erste Herausforderung ist es, eine gemeinsame Sprache zu finden. Ist dies nicht möglich, gibt es verschiedene Lösungen:

- Dolmetschpersonen vor Ort, telefonisch oder per Video: www.inter-pret.ch
- Übersetzungsapplikationen fürs Smartphone
- Zuschaltung von Bekannten/Freunden/Verwandten des Patienten über ein Mobiltelefon
- Familienangehörige

Grundlegend ist, eine tragfähige gemeinsame Vertrauensbasis zu finden. Die Übersetzung durch Kinder sollte unterlassen werden, da dies die Kinder gravierenden Belastungen und Loyalitätskonflikten aussetzen kann.

Es hat sich bewährt, zuerst nur zuzuhören und einzelne, oberflächliche Fragen zu stellen (*„Wie schlafen Sie?“, „Fühlen Sie sich sehr gestresst/nervös?“*). Dies knüpft an die Bezeichnungen an, die Flüchtlinge gerne für ihren Zustand verwenden („thinking a lot“, „worry attacks“, Stress, Ärger, Nervosität, Angst und Traurigkeit [7, 8, 9]). Oft spürt man den inneren Druck, unter dem die traumatisierten Menschen stehen; man empfindet Misstrauen und Ärger und fühlt sich im Sinne einer Gegenübertragung unwohl, gestresst, ärgerlich oder misstrauisch.

Daneben gibt es einzelne Symptome, die durchgemachte Folter vermuten lassen:

- chronische Schmerzen von wechselndem Verlauf mit hohem Leidensdruck (häufige Notfallkonsultationen)
- sichtbare Folgen von Misshandlungen (Narben, Trommelfellperforationen, Fußdeformitäten)
- chronische Schlafstörungen mit Albträumen
- dissoziative Zustände („flashbacks“)
- Nervosität, motorische Unruhe, Ungeduld, starkes Schwitzen (vegetative Übererregtheit)

19.2.1 Hinweise zur Gesprächsführung

Setting
Gespräche mit traumatisierten Flüchtlingen erfordern ein behutsames Vorgehen ohne Zeitdruck. Eine vertrauensvolle Atmosphäre und eine sichere Umgebung sind wichtig. Dazu gehören Ruhe, eine Sitzordnung, die das Bedürfnis nach Fluchtwegen einbezieht, Transparenz, wie auch Informationen zu Arztgeheimnis, Patientenrechten und über die zu behandelnden Themen. Eventuelle Trigger sind zu beachten (langes Warten ohne Erklärung, Alleinsein in einem geschlossenen Raum, polizeiähnliches Befragen).

Behutsamkeit
Flüchtlinge sind aufgrund ihrer Erfahrungen oft durch Misstrauen geprägt; eine psychosoziale Anamnese trifft häufig auf Unverständnis oder erinnert die Flüchtlinge an die Interviews im Asylverfahren oder an ein Verhör. Routinemäßiges Erfragen der Erfahrungen vor und während der Flucht sollte unterlassen werden. Manchmal reicht die Frage nach einem Gefängnisaufenthalt im Heimatland, um durchgemachte Folter und Misshandlung zu vermuten, die dann zu einem späteren Zeitpunkt angesprochen werden können.

Zeit
Bei traumatisierten Menschen ist Geduld sehr wichtig. Manches kann nur in Andeutungen zur Sprache kommen; Dissoziationen unterbrechen die Erzählung; Konzentrations- und Gedächtnisstörungen resultieren in fragmentarischen Erinnerungen. Je solider die Vertrauensbasis ist, desto mehr kann angesprochen werden.

Empathie und Vertrauen
Die zentralen Elemente in der ärztlichen Beziehung zu traumatisierten Menschen sind Vertrauen und Empathie. Ist einmal eine Vertrauensbasis aufgebaut, können das Erlebte und die psychische Situation vorsichtig exploriert werden. Die Grundregel ist: Der Patient bestimmt, wann und worüber gesprochen wird.

Selbstreflexion
Das Gespräch über Traumata ist für beide Seiten schwierig. Auf Patientenseite erschweren es Scham, Schuldgefühle und die Furcht, das Gegenüber zu überfordern – auf ärztlicher Seite sind es Angst vor dem zu Hörenden, Angst vor Überforderung und fehlender Kompetenz. Die eigene Reaktion auf bestimmte Themen oder Situationen gibt Hinweise, dass man sich in der Nähe des Traumas befindet.

Interesse
Eine empathische Beziehung ist auch eine interessierte Beziehung: Persönliche, familiäre und politische Hintergründe können nach und nach angesprochen werden. Die Patienten schätzen das hausärztliche Interesse an ihrer Lebenssituation: vor der Flucht, jetzt, und auch an ihren Zukunftsplänen.

Patientenagenda
Interesse bedeutet auch, sich für die Vorstellungen, Konzepte und Ängste des Patienten zu interessieren: Welche Krankheitsvorstellungen hat das Gegenüber? Was hat die Krankheit ausgelöst? Was könnte nach seiner Meinung hilfreich sein? Welche Gefahren sieht der Patient auf sich zukommen? („Werde ich im Rollstuhl leben müssen?", fragte ein Patient, nachdem er eine TV-Sendung auf dem heimatlichen Sender gesehen hatte, in der ein paraplegischer Patient mit den „genau gleichen vorgängigen Beschwerden" vorgestellt wurde). Hilfsmittel wie das Erklärungsmodell nach Kleinmann oder das Cultural Awareness Tool (Kap. 17.2) können nützlich sein, sollten aber das genuine Interesse am kranken Menschen nicht ersetzen [10].

Suizidalität
Das Suizidrisiko ist erhöht [11], Suizidalität sollte daher angesprochen werden. Fragen nach suizidalen Gedanken und eventuellen Suizidversuchen sind einfühlsam zu stellen; es lohnt sich, auch religiöse Kriterien – je nach religiöser Grundhaltung – zu diskutieren (Suizidverbot in verschiedenen Religionen).

Hoffnung
Flüchtlinge setzen große Hoffnungen in die ärztliche Betreuung [4]; sie wünschen sich Zeit vom Arzt/der Ärztin; sie möchten sich „comfortable" fühlen; sie suchen Information (Psychoedukation), Interesse am politischen und historischen Kontext und ein situationsgerechtes Erfragen ihrer psychischen Symptome [12].

Resilienz
Vielen Patienten nimmt die Information, dass die Traumareaktion grundsätzlich ein normaler seelischer Schutzmechanismus ist, Druck und Ängste weg. Flashbacks, Schlafstörungen und sozialer Rückzug sind normale Reaktionen und treten bei den meisten Menschen nach einer Traumatisierung auf. Erst wenn die Symptome anhalten, der Leidensdruck groß und keine Rückbildung festzustellen ist, kann die Diagnose einer posttraumatischen Belastungsstörung gestellt werden. Psychiatrische Diagnosen werden leider oft als stigmatisierend erfahren. In der Praxis kann als psychoedukative Richtlinie in dieser Situation der Satz verwendet werden: „Nicht Sie sind psychisch krank, sondern die Umstände, die Folter zuließen, sind anormal". Ressourcen sollen gefördert werden, bisherige Erfolge im Überleben des Schrecklichen gewürdigt werden. Unrecht zu benennen und die Schuldigen zu ahnden, wie dies am Internationalen Strafgerichtshof geschieht, ist von großer Bedeutung.

Unterstützende Materialien
Es existieren gute Materialien in verschiedenen Sprachen (Übersicht auf der webseite migesplus.ch des SRK); hilfreich und gut ver-

ständlich ist auch der Ratgeber des IKRK „Humanitarian Action and Armed Conflict: Coping with Stress“, der für humanitäre Einsätze entwickelt wurde.

19.3 Körperliche Folterfolgen

Die Arten der Folter sind leider vielfältig und Folter hat eine lange, düstere Geschichte.

Fallbeispiel

Herr AB kommt wegen starker lumbaler Rückenschmerzen in die Praxis; er möchte sofort von diesen Schmerzen erlöst werden. Es stellt sich heraus, dass er bereits mehrfach andernorts untersucht und auch in Notfallstationen vorstellig geworden war; er wurde mehrfach den einschlägigen bildgebenden Untersuchungen unterzogen, ohne konklusives Resultat. Er befürchtet, er erhalte als Flüchtling keinen Zugang zur Spitzenmedizin. Bei der Aufarbeitung zeigt sich, dass die Schmerzattacken in ihm Rückerinnerungen an die durchgemachte schwere Folter auslösen und deshalb derart unerträglich sind. Unter einer psychotherapeutischen Behandlung, verbunden mit physiotherapeutischen Übungen, kommt es zur langsamen Besserung.

Chronische Schmerzen sind bei traumatisierten Menschen oft mit Flashbacks verbunden bzw. entsprechen Flashbacks und ziehen daraus ihre Intensität und Unerträglichkeit. Rückerinnerungen an das Geschehene lassen die Schmerzen ins Unermessliche steigen, führen zu (frustranen) Notfallbesuchen und zu großem Leiden. Liegt keine ersichtliche spezifische Ursache eines Schmerzzustandes vor, so sollten unnötige Abklärungen unterlassen werden und das Gespräch mit dem Patienten gesucht werden (Erinnert er Flashbacks? Wie sind die zeitlichen Zusammenhänge: Wann begannen die Schmerzen ursprünglich, bestehen Zusammenhänge mit Misshandlungen?). „Stress“ ist ein guter Start in die Diskussion, da der Zusammenhang zwischen Stress und Verspannung meist sogleich erkannt wird. Es sei erwähnt, dass manchmal eine bildgebende Untersuchung durchaus angezeigt sein kann, um klarzumachen, dass wir die Schmerzen anerkennen und um eine bessere Basis für die Erörterung der psychosomatischen Zusammenhänge zu schaffen.

Weitere körperliche Folterfolgen können Narben, Amputationen, Trommelfellperforationen, chronische urogenitale Schmerzzustände, chronische Schulterbeschwerden nach Aufhängen (manchmal mit Plexusschädigung) oder chronische Fußbeschwerden nach Falakka sein (Tabelle 19-1) [13, 17]. Diese sind in Zusammenarbeit mit den entsprechenden Spezialisten anzugehen; Physiotherapie wird in der Regel als sehr hilfreich empfunden. Auch chiropraktische Therapien sind vielen Flüchtlingen aus der Heimat (Hammam) bekannt. Leider wird die hilfreiche Wirkung des (Thermal-)Wassers in unserem Versicherungssystem nur unzureichend anerkannt und vergütet (viele Flüchtlinge kennen und erhoffen sich Badekuren).

19.4 Postmigratorische Lebensschwierigkeiten

Zum traumatisierenden Erlebten der Flüchtlinge gesellen sich die Schwierigkeiten, im Aufnahmeland ein neues Leben aufzubauen. Einsamkeit, Trennung von den Familienangehörigen und Sorge um ihr Wohlergehen, Heimweh (im Wort steckt – wie in Nostalgie – Schmerz), Angst vor einem negativen Asylentscheid oder vor einer Rückführung; Schwierigkeiten, die lokale Sprache zu lernen, eine Arbeit und eine Wohnung zu finden; Konflikte mit den Hilfswerken, den Sozialdiensten, den Versicherungen – all dies wird als erhebliche Belastung erlebt. Hans Keilson entwickelte in seinen Arbeiten über jüdische Kriegswaisen den Begriff der sequenziellen Traumatisierung [14]; er beschrieb damit den ungünstigen prognostischen Einfluss wiederholter Traumatisierungen nach dem Ersttrauma.

Tabelle 19-1: Übersicht über die wichtigsten Symptome bei traumatisierten Menschen (siehe auch [17]).

Merkmal	Wie/was fragen?	Was tun?
Nervosität, Unruhe, Schwitzen	Waren Sie im Gefängnis? Wie schlafen Sie?	• Psychopharmakotherapie diskutieren • psychotherapeutischeÜberweisung diskutieren
chronische Schmerzen unklarer Ätiologie	Waren Sie im Gefängnis?	• gründliche Untersuchung; ggf. weitere Abklärungen; ggf. Hinzuziehung eines Spezialisten • bei PTBS ggf. psychiatrische Überweisung
chronische Fußschmerzen	Hinweise auf Falakka?	• Besprechen • Physiotherapie • Schuhwerk anpassen
Narben	Wurden Sie misshandelt?	• gründliche Untersuchung • ggf. weitere Abklärungen • ggf. Hinzuziehung eines Spezialisten
Misstrauen, Angst (auch als Gegenübertragung)	Transparenz und Sicherheit gewährleisten/ besprechen	• Vertrauensaufbau, sich Zeit geben • Hinweise auf eine andauernde Persönlichkeitsänderung nach Extremtraumatisierung?
Vergesslichkeit, Konzentrationsstörungen	Schweifen Ihre Gedanken manchmal ab? Hören oder sehen Sie manchmal Dinge, die andere nicht wahrnehmen?	• Liegt eine PTBS vor? • Dissoziationen? • Halluzinationen? • ggf. psychiatrische Überweisung
Vergesslichkeit, Konzentrationsstörungen	Hatten Sie einen Hungerstreik gemacht?	• Mangelzustände (Vitamin B_1, Vitamin B_{12})?
Ohnmacht, Resignation (auch als Gegenübertragung)	Was hält Sie am Leben? Suizidalität abklären	• psychosoziale und Familiensituation abklären • Angehörige einbeziehen • ggf. psychiatrische Überweisung
Schlafstörung, Albträume, Flashbacks tagsüber	Intrusionen? Rückerinnerungen?	• Liegt eine PTBS vor? • ggf. psychiatrische Überweisung

Es hat sich gezeigt, dass die postmigratorischen Lebensschwierigkeiten einen erheblichen Anteil am Gesundheitszustand der Flüchtlinge haben; in der Sprechstunde sind sie häufig Thema, manchmal häufiger als die erlebten Traumata [15]. Die Erfahrung zeigt, dass eine geglückte Integration mit einer geringeren Krankheitslast einhergeht (insbesondere an Depression, aber auch an PTBS), während ein Misslingen der Integration mit Arbeitslosigkeit und Einsamkeit gehäuft mit Depression und chronischen Schmerzzuständen verbunden ist.

19.5 Vorgehen in der Praxis

Es gibt keine grundsätzlichen Unterschiede in der Behandlung von Flüchtlingen mit Traumafolgestörungen zum Vorgehen bei der einheimischen Bevölkerung – die gleichen Kriterien sind anzuwenden.

- Ein verlässliches gegenseitiges Vertrauen ist aufzubauen; erst danach kann das Geschehene besprochen werden.
- Der Patient bestimmt, was und wie viel ausgesprochen werden soll.
- Bei Patienten mit schwerem Leiden (Schlaflosigkeit, Albträume, häufige Flashbacks und starke Erregung) ist eine zeitnahe Überweisung an eine kompetente psychotherapeutische Stelle angebracht. Dies kann eines der Ambulatorien für Folter- und Kriegsopfer SRK sein, eine spezialisierte psychiatrische Sprechstunde oder erfahrene psychotherapeutisch tätige Kollegen und Kolleginnen.

Dabei ist zu beachten, dass bei offenem Asylentscheid keine aufarbeitende, längerfristige Psychotherapie möglich ist; Stabilisierung ist das erste Ziel. Ist der legale Status einmal geklärt, so ist die Psychotherapie die Basis jeder Behandlung [16]. Dabei kommen verschiedene Verfahren zur Anwendung, ohne dass eine spezifische Technik den Vorrang hätte. Medikamente können unterstützend hilfreich sein (meist schlafanstoßende Antidepressiva wie z.B. Mirtazapin und niedrig dosierte Neuroleptika). Es besteht bei vielen Flüchtlingen ein großes Misstrauen gegen eine psychopharmakologische Behandlung aus verschiedenen Gründen (Angst vor Kontrollverlust, Angst vor Abhängigkeit, frühere Erfahrungen mit Psychopharmaka im Zusammenhang mit Folter). Eine gute gemeinsame Besprechung des Stellenwertes einer medikamentösen Behandlung, der medikamentösen Möglichkeiten und der zu erwartenden Nebenwirkungen ist zentral.

Die Überweisung zu einer psychotherapeutischen Behandlung benötigt oft einen erheblichen, aber notwendigen Besprechungsaufwand. In vielen Ländern dieser Welt ist die psychotherapeutische Behandlung unbekannt; Psychiatrie wird mit der stationären Behandlung schwerster psychischer Erkrankungen identifiziert und stigmatisiert. Derartige Vorstellungen sind mit dem Patienten zu besprechen; erfahrungsgemäß willigen die meisten Patienten in eine psychotherapeutische Behandlung ein, wenn sie gut informiert wurden. Hilfreich sind dabei alltagssprachliche Formulierungen: „Ihre Seele hat sehr gelitten"; „geteiltes Leid wird leichter – schon darüber sprechen macht die Last leichter"; „es müsste einmal in Ruhe erzählt werden können, was Sie alles erlitten und überlebt haben"; „was macht man in Ihrer Kultur, wenn es jemandem sehr schlecht geht oder wenn jemand etwas ganz Schweres erlitten hat?".

19.6 Psychotherapie mit traumatisierten Menschen

Traumatisierte Flüchtlinge sind in einer sehr komplexen Situation. Sie müssen fertig werden mit **posttraumatischen Symptomen:**

- Flashbacks und Überschwemmtwerden durch Erinnerungen an das traumatische Geschehen (meist in Mehrzahl), die durch harmlos erscheinende Situationen und Reize getriggert werden
- dissoziatives Erleben wie Gefühlstaubheit, Motivationslosigkeit, Fluchtimpulse
- erhöhte Vigilanz, Schreckhaftigkeit, Misstrauen, dauernde Anspannung

Dazu kommen die Unsicherheit des neuen Status als Flüchtling, die damit verbundene, zuweilen stark spürbare gesellschaftliche Abwehr und die Belastung durch das Asylverfahren.

Oft wird übersehen, dass sich Flüchtlinge in einem komplizierten **Trauerprozess** befinden, da sie alle wesentlichen Lebensbezüge verloren haben: Heimat, Kultur, Familie und Angehörige, Besitz, Status und Ansehen. Das Leidvolle dieser Situation lässt sich nicht einfach psychotherapeutisch auflösen – mögen das im momentanen Hype der Psychotraumatologie noch so viele Methoden versprechen – und man darf sich fragen, inwieweit die technisch zentrierten Therapieverfahren der existenziellen Tiefe des Leides dieser Menschen gerecht werden.

Traumatisierte Flüchtlinge brauchen in erster Linie ein echtes menschliches Gegenüber, das sie respektiert, ihr Leiden würdigt (und nicht einfach wegbehandeln will), das sich auf ihr Erleben einlässt und ihnen vermitteln kann, dass sie (wieder) zur menschlichen Gemeinschaft dazu gehören. Sie haben Anrecht auf eine psychotherapeutische Hilfe, die sorgfältig und adäquat ihrer komplexen Situation gerecht wird. Was bedeutet diese Ausgangssituation für Indikation, Therapieziel und Therapeuten/Therapeutinnenwahl?

Info für die Praxis

Es ist empfehlenswert, sich in Erinnerung zu rufen, was sich in der Psychotherapieforschung der letzten Jahre als zentral erwiesen hat: Entscheidend für den Erfolg einer Psychotherapie ist die therapeutische Beziehung – und nicht die Methode oder Technik (die verschiedenen geprüften und anerkannten Methoden erzielen alle in etwa die gleichen Effekte).

Das heißt, dass die psychotherapeutische Person vor der gleichen Herausforderung steht wie die hausärztliche Person: Wege zu finden, um überhaupt mit den Patienten eine positive Beziehung einzugehen. Die Beziehung wird sich, so die Forschungsergebnisse, heilsam auswirken. Die Frage ist nicht, was tun und machen, wie intervenieren, welche Techniken anwenden, sondern: Wie lässt sich eine **vertrauensvolle Beziehung** aufbauen? Im Rahmen einer verlässlichen Beziehung sind psychoedukative Informationen und Anregungen durchaus sinnvoll: Erkennen des eigenen Erlebens als Trauma-Symptom und nicht als Verrücktheit, Schlafhygiene, Distanzierungsmöglichkeiten bei Gefühlsüberschwemmungen, Umgang mit Panikgefühlen etc. – hier sind solide Behandlungserfolge zu erwarten. Die Betroffenen sollen verstehen, dass ihr Leiden und ihre Symptome normal sind, d. h. dass ihr Erleben, so fremd und unverständlich es ihnen selbst erscheinen mag, ein Hinweis auf psychische Gesundheit und nicht auf Verrücktheit ist. Verrückt ist die Welt, in welcher Menschen gefoltert und misshandelt werden. Es ist sowohl für Therapeuten wie für Patienten nicht leicht mit dem Paradoxon umzugehen, dass die Symptome und ihr Leid Ausdruck normaler Reaktionen auf abnorme Verhältnisse sind.

Eine vertrauensvolle Beziehung wird aber vor allem das Gefühl für die eigene Werthaftigkeit wieder erstarken lassen, ebenso das Vertrauen in die eigenen Ressourcen. Doch die leidauslösende gesellschaftliche Situation besteht weiterhin – die Betroffenen sind noch immer hochtoxischen Zuständen ausgeliefert. Wer mit traumatisierten Flüchtlingen arbeiten will, muss aushalten können, dass sich nichts ändert. So reagierte ein gefolterter Flüchtling, dem der Therapeut vorschlug, die Therapie abzubrechen, weil kein Erfolg sichtbar sei, mit Entsetzen und gab folgendes Bild: Er befinde sich noch immer im reißenden Fluss und halte sich am Seil zum Therapeuten fest, um nicht unterzugehen. Es ging immer noch um das nackte Überleben – und dieses Überleben wurde in der menschlichen Verbundenheit gesichert.

Sind sich Hausarzt und Psychotherapeut in dieser Haltung einig, werden sie als Behandlungsteam den traumatisierten Menschen ein großes Maß an Sicherheit und Vertrauen vermitteln können. Vertrauen und Sicherheit sind zentral für den Behandlungserfolg. Dazu ist ein großes gegenseitiges Vertrauen unter den Behandelnden wesentlich. Sie können in der Art ihrer Zusammenarbeit vermitteln, dass Körper und Psyche untrennbar zusammenwirken – und sie können erfahrbar machen, dass die große Trauer und die Traumata ertragbar werden, wenn sie mitgetragen werden.

19.7 Konklusion

Viele Flüchtlinge in der hausärztlichen Praxis haben traumatische Erlebnisse durchgemacht; rund ein Viertel der Flüchtlinge erfüllt die Kriterien einer PTBS, rund ein Drittel leidet unter Depressionen und Angstzuständen.

Die hausärztliche Betreuung beinhaltet zuallererst einen Vertrauensaufbau; vielfach ist die hausärztliche Betreuung ausreichend; bei schwer leidenden Patienten ist der Einbezug psychotherapeutisch tätiger KollegInnen indiziert.

Es hat sich bewährt, vorsichtig die traumatisierenden Erlebnisse anzusprechen; der Patient bestimmt, wann wie viel besprochen wird. Als Screening-Fragen eignen sich Fragen nach der Schlafqualität und nach Gefängnisaufenthalten im Heimatland. Bei Asylsuchenden ist psychische Stabilisierung vorrangig. Die Prognose ist nicht ungünstig; auch hier gilt, dass Zeit (manchmal) Wunden heilt.

Psychosoziale Faktoren beeinflussen den Verlauf entscheidend: Der gelungene Aufbau eines neuen Lebens verbessert die Prognose erheblich.

Der Hausarzt/die Hausärztin soll sich seiner/ihrer Grenzen bewusst bleiben: Sie sind wichtige Vertrauenspersonen, sollen aber nicht zögern, Hilfe bei erfahrenen Kollegen und Kolleginnen und Stellen zu suchen, nicht zuletzt auch in Qualitätszirkeln, Balint- oder Intervisionsgruppen.

19.8 Weitere Infos

Hilfreiche Informationen sind bei den folgenden Institutionen zu finden für

- Deutschland:
  - Bundesweite Arbeitsgemeinschaft der psychosozialen Zentren für Flüchtlinge und Folteropfer
  - Zentrum Überleben Berlin
  - Dachverband der transkulturellen Psychiatrie, Psychotherapie und Psychosomatik dtppp
- die Schweiz:
  - Verbund der Ambulatorien für Folter- und Kriegsopfer: torturevictims.ch
  - Schweizerisches Rotes Kreuz: Wissen zu Traumatisierung, Wissen zu Dolmetschen
  - Interpret, Kompetenzzentrum für interkulturelles Dolmetschen und Vermitteln; www.inter-pret.ch
- Österreich:
  - Verein Hemayat Wien
  - Österreichisches Rotes Kreuz: Traumahilfezentrum Salzburg

Literatur

1. Toar M, O'Brien KK, Fahey T. Comparison of self-reported health & healthcare utilisation between asylum seekers and refugees: An observational study. BMC Public Health. 2009;9: 214. https://doi.org/10.1186/1471-2458-9-214
2. Crepet A, Rita F, Reid A, et al. Mental health and trauma in asylum seekers landing in Sicily in 2015: A descriptive study of neglected invisible wounds. Conflict and Health. 2017;11:1. https://doi.org/10.1186/s13031-017-0103-3
3. van Melle MA, Lamkaddem M, Stuiver MM, et al. Quality of primary care for resettled refugees in the Netherlands with chronic mental and physical health problems: A cross-sectional analysis of medical records and interview data. BMC Family Practice. 2014;15:160-67. https://doi.org/10.1186/1471-2296-15-160
4. Maier T, Schmidt M, Mueller J. Mental health and healthcare utilisation in adult asylum seekers. Swiss Medical Weekly. 2010;140:w13110. https://doi.org/10.4414/smw.2010.13110
5. Pfortmueller C, Schwetlick M, Mueller T, et al. Adult asylum seekers from the middle east including Syria in central Europe: What are their health care problems? PloS one. 2016;11(2): e0148196. https://doi.org/10.1371/journal.pone.0148196
6. Charlson F, van Ommeren M, Flaxman A, et al. New WHO prevalence estimates of mental disorders in conflict setting: a systematic review and meta-analysis. Lancet. 2019;394:240.

https://doi.org/10.1016/S0140-6736(19)30934-1

7. Eisenman DP, Meredith LS, Rhodes H, et al. PTSD in Latino patients: Illness beliefs, treatment preferences, and implications for care. Journal of General Internal Medicine. 2008;23(9):1386-92. https://doi.org/10.1007/s11606-008-0677-y
8. Hinton DE, Nickerson A, Bryant RA. Worry, worry attacks, and PTSD among Cambodian refugees: A path analysis investigation. Social Science & Medicine. 2011;72(11):1817–1825. https://doi.org/10.1016/j.socscimed.2011.03.045
9. Hinton DE, Reis R, Jong J. The „thinking a lot" idiom of distress and PTSD: An examination of their relationship among traumatized Cambodian refugees using the „Thinking a Lot" Questionnaire. Medical Anthropology Quarterly. 2015;29(3):357–380. https://doi.org/10.1111/maq.12204
10. Kleinmann A, Benson P. Anthropology in the Clinic: The Problem of Cultural Competency and How to Fix It. PLoS Medicine. 2006;3(10):1673–1676. https://doi.org/10.1371/journal.pmed.0030294
11. Küchenhoff B. Migration und Suizidalität. Psychiatrie & Neurologie. 2013;4:12–15.
12. Shannon PJ. Refugees' advice to physicians: How to ask about mental health. Family Practice. 2014;31(4):462–466. https://doi.org/10.1093/fampra/cmu017
13. Kläui H. Allgemeinmedizinische und hausärztliche Behandlung von Flüchtlingen und Asylsuchenden. In: Maier T, Morina N, Schick M, Schnyder U, Hrsg. Trauma – Flucht – Asyl. Ein interdisziplinäres Handbuch für Beratung, Betreuung und Behandlung. Bern: Hogrefe; 2019. 211–227.
14. Keilson H. Sequentielle Traumatisierung bei Kindern. Deskriptiv-klinische u. quantifizierend-statistische follow-up Untersuchung zum Schicksal der jüdischen Kriegswaisen in den Niederlanden. Stuttgart: Enke; 1979.
15. Schick M. Postmigratorischer Stress und soziale Integration. In: Maier T, Morina N, Schick M, Schnyder U, Hrsg. Trauma – Flucht – Asyl. Ein interdisziplinäres Handbuch für Beratung, Betreuung und Behandlung. Bern: Hogrefe; 2019. 93–107.
16. Maier T, Morina N, Schick M, Schnyder U. Prinzipien und Besonderheiten der Psychotherapie traumatisierter Geflüchteter. In: Maier T, Morina N, Schick M, Schnyder U, Hrsg. Trauma – Flucht – Asyl. Ein interdisziplinäres Handbuch für Beratung, Betreuung und Behandlung. Bern: Hogrefe; 2019. 297–317.
17. Kläui H, Frey C. Knochenszintigraphie bei Folteropfern: ein Beweisstück? Schweiz Med Wschr. 1999;129:1305.

Flüchtlinge in besonderen Lebensabschnitten

20 Sexuelle und reproduktive Gesundheit

Sylvie Schuster, Jessica Laue

20.1 Einleitung

Unabhängig davon, ob es sich um eine Verhütungsberatung, eine ungeplante Schwangerschaft, eine Schwangerenvorsorge und Geburt, dem Vorliegen sexualisierter Gewalt oder beispielsweise einer Genitalbeschneidung Typ III (siehe Kap. 21) handelt: die Gesundheitsversorgung von geflüchteten, asylsuchenden Frauen oder bspw. Arbeitsmigrantinnen wird von einem komplexen Zusammenspiel verschiedener, häufig „nicht-medizinischer“ Faktoren mitbestimmt, auf die nachfolgend näher eingegangen wird.

2017 waren mehr als die Hälfte der 90 Millionen internationalen Migrant*innen (nachfolgend unter dem Begriff MARs, „migrants, asylum seekers, refugees“, zusammengefasst) innerhalb Europas Frauen im reproduktiven Alter [1]. Die Gründe für die Migration bestimmen wesentlich die politisch-sozialen Rahmenbedingungen wie Aufenthalts- und Krankenversicherungsstatus und somit den Zugang zur Gesundheitsversorgung. Daneben sind Faktoren wie Bildungshintergrund, das bestehende Gesundheitssystem im Herkunftsland der einzelnen Personen sowie die individuelle Gesundheits- und Sprachkompetenz sehr variabel. Vor diesem Hintergrund ist es hilfreich und notwendig, sogenannte nicht-medizinische Faktoren auf Seiten der Patientin in ihrer Variabilität und Diversität zu identifizieren und gleichzeitig die Fertigkeiten auf Seiten des medizinischen Fachpersonals zu fördern, diese „nicht-medizinischen“ Faktoren wahrzunehmen und kompetent zu adressieren.

So garantiert beispielsweise das Hinzuziehen von Dolmetschenden nicht zwangsläufig ein gegenseitiges Verstehen. Neben der Qualität der Übersetzung durch die dolmetschende Person [2], hängt die Qualität des Verstehens auch davon ab, inwieweit die Informationen durch die Fachperson in einer sprachlich verständlichen Form (z. B. durch Vermeiden von Fachbegriffen), die sich zudem an der Gesundheitskompetenz der Patientin orientiert (z. B. einfache Sprache), wiedergegeben werden. Der Zugang zur Patientenperspektive, das Verhalten von Patientinnen und ihre reproduktiven Entscheidungen können zudem von einem komplexen Gefüge aus sozial und kulturell determinierten Haltungen und Perzeptionen, Informationen durch informelle soziale Netzwerke und Gefühle wie Vertrauen oder Misstrauen mitbestimmt werden. Dies spiegelt die Komplexität wider, wie sie in diesen Behandlungskonstellationen für Patientinnen wie Fachpersonen auftreten können (siehe dazu z. B. die Arbeiten von Würth et al. [3, 4, 5]).

Dieses Buchkapitel ist *nicht* als eine gynäkologisch-geburtshilfliche Anleitung in der Betreuung von Frauen zu verstehen, fokussiert oder gar reduziert auf „Kategorien“ wie einen Flüchtlingsstatus oder einen so genannten Migrationshintergrund. Vielmehr werden über diese „Kategorien“ hinweg entlang verschiedener medizinischer Schwerpunkte Aspekte aufgenommen, die in der Praxis gehäuft anzutreffen sind und anhand derer veranschaulicht wird, wie hilfreich das Identifizieren und Adressieren „nicht-medizinischer“ Faktoren für die gynäkologisch-geburtshilfliche Betreuung sein kann. Abgerundet werden die Empfehlungen für die Praxis durch Hinweise auf bspw. verfügbares Informationsmaterial. Medizinische Aspekte können in der entsprechenden Fachliteratur nachgelesen werden.

20.2 Kontrazeption

In der Schweiz gaben im Jahr 2017 78 % der sexuell aktiven Personen zwischen 15 und 49 Jahren an, dass sie oder ihre Partnerin bzw. ihr Partner ein Verhütungsmittel verwenden [6]. Während Frauen/Paare aus Nachbarstaaten der Schweiz ein ähnliches Verhütungsverhalten wie Schweizer*innen zeigen, verwenden Frauen/Paare z. B. aus afrikanischen Ländern am seltensten kombinierte hormonelle Verhütungsmethoden [7].

Der Zugang zu Kontrazeptiva in der Schweiz, Österreich oder Deutschland wird durch Angebote wie kostenlose Beratungsmöglichkeiten und Informationsmaterial zu Verhütungsmethoden in verschiedenen Sprachen erleichtert (siehe unten). Daneben stellt eine Beratung zu Kontrazeptiva (wie nach der Geburt oder im Rahmen eines Schwangerschaftsabbruches) einen festen Bestandteil in der Betreuung *aller* Patientinnen dar. Dennoch werden mit diesen Maßnahmen nicht alle Frauen/Paare gleichermaßen erreicht. Nachfolgend werden einige Beispiele von Themen und Hilfestellungen aufgeführt, die mit der zunehmenden Diversität unter Klient*innen heutzutage in der Verhütungsberatung zum Tragen kommen können.

Die Basis, um Informationen zur Wirkungsweise und möglichen Nebenwirkungen von Kontrazeptiva zu verstehen, ist das vorhandene Wissen über Körper und Reproduktion, um Informationen zu verarbeiten und daraus eine für die eigene Person angemessene Entscheidung treffen zu können. Um Frauen eine informierte, selbstbestimmte Kontrazeptionswahl zu ermöglichen, ist es wichtig, die jeweiligen Bedürfnisse und die Ausgangslage des Gegenübers zu erfassen und zu berücksichtigen. So kann es hilfreich sein, der Patientin anhand einer schematischen Zeichnung oder eines Modells den Aufbau der äußeren und inneren Geschlechtsorgane sowie die Funktionsweise des reproduktiven Zyklus näher zu erläutern. Darauf aufbauend kann anschließend erklärt werden, wie eine Spirale in der Gebärmutter eingelegt wird und ihre Wirkung entfaltet.

Die Sicherheit einer Methode stellt nicht das einzige oder wichtigste Kriterium für die Wahl einer Methode dar [8, 9]. Frauen können sehr unterschiedliche Präferenzen haben. Dies kann vom Wunsch nach einer hormonfreien Verhütung und/oder einer regelmäßigen Menstruation bis hin zu Bedenken über potenziell negative Auswirkungen von Methoden auf den weiblichen Körper reichen (z. B. Angst, dass die zukünftige Fertilität beeinträchtigt wird) [8, 10]. Aus diesem Grund werden bestimmte Verhütungsmittel (z. B. Depotgestagene) von manchen Frauen erst dann angewendet, wenn die Familienplanung abgeschlossen ist [10, 11].

Von besonderer Bedeutsamkeit im Kontext der Kontrazeption ist die Menstruation. Während manche Frauen eine sekundäre Amenorrhoe infolge einer Verhütungsmethode (z. B. Hormonspirale) positiv empfinden, erleben andere Frauen dies als beunruhigend (z. B. Amenorrhoe als Zeichen einer vorliegenden Schwangerschaft) [8, 9]. Ein Ausbleiben der Regelblutung ist häufig mit der Vorstellung verbunden, dass sich Menstrualblut im Körper ansammelt und zu Beschwerden führt. Angesichts dessen empfiehlt es sich, die Haltung der Frau gegenüber einer möglichen sekundären Amenorrhoe in einem Beratungsgespräch explizit im Vorfeld abzuklären.

Die Informationen zu Verhütungsmethoden, welche in den informellen sozialen Netzwerken der Frauen zirkulieren, können wesentlich die Wahl der Verhütungsmethode von Frauen beeinflussen. Das Wissen, die Haltung und/oder Erfahrungen dieses sozialen Umfeldes kann ein größeres Gewicht in der Entscheidungsfindung haben als die Ausführungen seitens des medizinischen Fachpersonals. Um Zugang zu diesen

Informationen zu erhalten, sollte im Gespräch eruiert werden, welche Kenntnisse Frauen/ Paare bereits durch bspw. mündliche Wissens- und Erfahrungsübermittlung aus ihrem sozialen Umfeld besitzen. Hilfreiche Fragen sind beispielsweise:

- Was haben Sie von anderen zu dieser Methode gehört?
- Kennen Sie jemanden, die diese Methode verwendet? Wie sind deren Erfahrungen? [8].

Durch die beschriebene Vorgehensweise können die Präferenzen der Frauen aufgenommen und adressiert werden. Mithilfe einer wertfreien Haltung sollte der Raum geöffnet werden, um den Frauen zu ermöglichen, auch Vorstellungen anzusprechen, die nicht gängigem medizinischem Wissen entsprechen. Wenn hierbei Körpervorstellungen und Perzeptionen zu Kontrazeptiva formuliert werden, die nicht dem medizinischen Verständnis entsprechen, sollten diese aufgenommen und angemessen adressiert werden. Die medizinische Fachperson sollte ein Bewusstsein dafür haben, wie ausgeprägt Frauen die Informationen zu gelebten Erfahrungen mit Kontrazeptiva aus ihren sozialen Netzwerken wertschätzen und diesen vertrauen können [8].

Manchen Paaren fällt es schwer, über Verhütung zu sprechen. Daher wird empfohlen, sich ein Bild über die Gesprächsoffenheit oder -zurückhaltung der Partner zu diesem Thema zu machen. Die Annahme, dass die Kommunikation erschwert sein kann, ist als Hilfestellung zu verstehen, diesen Sachverhalt über eine offene Frage abzuklären. Unter Umständen kann die Frau den Wunsch äußern, Rücksprache mit dem Ehemann zu halten oder eine Verhütungsmethode anzuwenden, welche sie vor ihrem Partner oder der Familie geheim halten kann. Neben einer angepassten Sprech- und Ausdrucksweise, sollte besonderes Augenmerk darauf gerichtet werden, inwieweit das Gegenüber die übermittelten Informationen versteht und diese bspw. in entsprechende Handlungen umsetzen kann.

Dies kann durch die „Teach back"-Methode überprüft werden. Hierbei werden Patient*innen gebeten, die besprochenen Inhalte kurz in eigenen Worten zu wiederholen. So kann sichergestellt werden, inwieweit die wesentlichen Botschaften verstanden und auch umgesetzt werden können. So wird bei der Erstverschreibung von oralen Kontrazeptiva regelmäßig über Verhaltensmaßnahmen beim Vergessen der Pille informiert. Das für die praktische Umsetzung der Verhaltensmaßnahmen notwendige Errechnen der Stunden zwischen der Einnahme der letzten Pille und dem Zeitpunkt, wann die vergessene Einnahme realisiert wurde, kann an unerwartete Grenzen stoßen. Eine sich am Alltag der Frau orientierende Berechnung der Stundenzahl zwischen vergessener Pilleneinnahme (z. B. vor dem Schlafengehen) und dem Zeitpunkt der erfolgten Einnahme (z. B. am Folgetag) ist hier sehr hilfreich und kann bei entsprechenden Hürden als Argument gegen den Entscheid von oralen Kontrazeptiva gelten. Inzwischen gibt es viele Anwendungssoftwares (Apps) in verschiedenen Sprachen, welche an die Pilleneinnahme erinnern und somit als wertvolles Hilfsmittel herangezogen werden können.

Eine Beratung sollte jeweils in einer Sprache und unter Verwendung von Begrifflichkeiten erfolgen, die dem Bildungshintergrund der Patientin/des Paares entsprechen. In Abhängigkeit von der Sprachkompetenz des Gegenübers und dem Schwierigkeitsgehalt des Beratungsinhaltes (z. B. Aufklärung zu einer Tubensterilisation) ist eine Dolmetscherin hinzuzuziehen. Schriftliche Informationen zu Verhütungsmethoden sind in verschiedenen Sprachen (bspw. unter [12, 13] mit Audio) abrufbar. Damit schriftliche Materialien in verschiedenen Sprachen adäquat und zielgruppengerecht genutzt werden können, wird empfohlen, die Unterlagen aktiv an die Frauen abzugeben.

20.2.1 Finanzielle Aspekte der Kontrazeption

In der Schweiz werden Kosten für den Schwangerschaftsabbruch zwar von der Krankenkasse übernommen, nicht jedoch für die Verhütung. Für Letzteres muss die Frau bzw. das Paar selbst aufkommen, auch in Österreich und Deutschland. Dieser finanzielle Aufwand kann ggf. eine Zugangsbarriere darstellen. Eine einfache Möglichkeit besteht darin, z. B. bei der Verschreibung oraler Kontrazeptiva auch auf Generika oder die unterschiedlichen Preise oraler Antikonzeptiva zu achten. Zudem können gewisse Verhütungsmittel (z. B. die Spirale) von der Sozialhilfe übernommen werden. Idealerweise wird dies im Vorfeld abgeklärt. In Krankenhäusern sind teilweise Fonds vorhanden, über welche die Kosten (z. B. Spiraleeinlage) abgedeckt werden können. In Deutschland werden „bis zum 22. Geburtstag die Kosten für verschreibungspflichtige Verhütungsmittel von den gesetzlichen Krankenkassen übernommen" [14]. Zudem gibt es ein Netz von Beratungsstellen (siehe z. B. [15]), welche Verhütungsberatung kostenlos anbieten.

20.2.2 Notfallkontrazeption

Laut dem *European Consortium for Emergency Contraception* (ECEC) ist Notfallkontrazeption (NFK) in 95 Ländern in einem Geschäft oder über eine Apotheke rezeptfrei zu erhalten, eingeschlossen Österreich, Deutschland und der Schweiz [16]. Doch ein erleichterter Zugang zur NFK weltweit bedeutet nicht zwangsläufig, dass ein entsprechendes Wissen bei Betroffenen vorhanden ist. Bislang gibt es kaum Studien zum Wissen und Anwendung von NFK, insbesondere zu MARs. Eine Ausnahme bildet die Arbeit von Wolff et al. [17] zu „Sans Papiers", d. h. Personen ohne Aufenthaltsberechtigung, in welcher er aufzeigte, dass 61 % von 161 der befragten Frauen die Option einer NFK nicht bekannt war.

Die Weitergabe von Informationen zur NFK sollte stets Bestandteil der Verhütungsberatung sein. Ob und welches Wissen zur NFK besteht, kann beispielsweise durch Fragen wie die folgenden exploriert werden:

- Haben Sie schon von einer „Notfallkontrazeption/Pille danach" gehört?
- Was genau haben Sie hierzu gehört?

Die praktische Erfahrung zur NFK zeigt, dass die Indikation und der Zugang (z. B. zeitnahe Einnahme der „Pille danach", rezeptfreie und kostengünstige Abgabe) möglichst nahe am Alltagsgeschehen thematisiert werden sollten. Weiterführende Informationsunterlagen zur NFK sind ebenfalls in verschiedenen Sprachen verfügbar (siehe auch [18, 19]). Für interessierte Fachpersonen gibt es zudem eine Online-Schulung zur NFK von der interdisziplinären Expert*innengruppe Notfallkontrazeption, kurz IENK [20].

20.3 Schwangerschaftsabbruch

Die Schweiz hat verglichen mit anderen europäischen Ländern eine tiefe Rate an Schwangerschaftsabbrüchen [21]. Daten des Bundesamts für Statistik aus dem Jahr 2014 veranschaulichen die Schwangerschaftsabbruchrate von in der Schweiz wohnhaften Frauen differenziert nach Staatsangehörigkeit. Die Schwangerschaftsabbruchrate pro 1000 Frauen zwischen 15 und 44 Jahren beträgt bei den Schweizerinnen 4,4; im Vergleich dazu wurde bei Frauen aus afrikanischen Ländern eine nahezu achtfach höhere Rate festgestellt (35,1) [21]. In einer Statistik aus dem Jahr 2020 lag die Rate der Schwangerschaftsabbrüche pro 1000 Frauen zwischen 15 und 44 Jahren bei Ausländerinnen insgesamt ebenfalls höher (8,7) als bei Schweizerinnen (5,4) [22].

Eine Genfer Studie [23] untersuchte das sexuelle und reproduktive Gesundheitsverhalten von sogenannten Sans Papiers. Die 241 Studienteilnehmenden waren überwiegend jung, ledig, gut gebildet und stammten mehrheitlich aus Lateinamerika. Von den 241 Teilnehmenden waren 178 Frauen. Etwa ein Drittel aller befragten Frauen berichtete, dass sie beim letzten Geschlechtsverkehr keine Verhütungsmethoden verwendeten und knapp die Hälfte der weiblichen Teilnehmenden hatte bis dato mindestens einen Schwangerschaftsabbruch. Während in der Studie präventive Maßnahmen gefordert und Behandlungskosten als Zugangsbarriere genannt werden, soll an dieser Stelle darauf hingewiesen werden, dass Frauen im Rahmen der Beratung rund um einen Schwangerschaftsabbruch unter Umständen erstmalig Zugang zu einer ausführlichen Verhütungsberatung erhalten und hierbei z. B. zu Möglichkeiten der finanziellen Unterstützung informiert werden können.

In der Schweiz liegt ein Schwangerschaftsabbruch bis zur 12. Schwangerschaftswoche (SSW) im Entscheid der Frau. Bei Vorliegen eines Schwangerschaftskonfliktes, beziehungsweise eines Wunsches nach Schwangerschaftsabbruch, sollte eine entsprechende Beratungsstelle oder ein/e Ärzt*in möglichst frühzeitig aufgesucht werden. Hierdurch besteht u. a. die Möglichkeit den für die Frau schonenderen medikamentösen Schwangerschaftsabbruch anstelle der chirurgischen Abruptio durchzuführen. Im Zugang, und anderem, gibt es länderspezifische Unterschiede (siehe [24]).

Nachfolgend werden einige Aspekte aufgelistet, die in der Betreuung von MARs im Rahmen eines Schwangerschaftsabbruches von Bedeutung sein können.

20.3.1 Wunsch nach Geheimhaltung der Schwangerschaft und Abruptio

Dies kann beispielsweise der Fall bei jungen, unverheirateten Frauen sein, deren Familie und/oder soziales Umfeld keinen vorehelichen Sexualkontakt erlauben. Diese Frauen fürchten daher mögliche Konsequenzen bei Bekanntwerden der Schwangerschaft bzw. des Schwangerschaftsabbruches (z. B. Ausgrenzung aus der Familie). Die Betreuung kann hier von der Klärung administrativer Prozesse reichen (z. B. wohin wird die Rechnung versandt, wenn Patientin noch zuhause wohnt), bis hin zum Antizipieren mit der Patientin, wie ein mögliches Gespräch über die Schwangerschaft mit einem Familienmitglied/den Eltern geführt werden könnte.

20.3.2 Einfluss von Begleitperson(en) auf den Verlauf der Schwangerschaftskonfliktberatung

Wenn die Patientin eine Begleitperson mitbringt, ist es sinnvoll kurz zu erfragen, in welcher Beziehung sie zur Patientin steht. Beispielsweise kann bei bestehender Sprachbarriere ein Familienmitglied bestimmt werden, welches die Frau zur Konsultation begleitet und als Dolmetscher*in dient. Dies kann zum Hintergrund haben, dass eine Person des Vertrauens übersetzt, doch kann hierdurch auch versucht werden, eine Kontrolle über das Gespräch bzw. die Frau auszuüben (z. B. Begleitperson ist Schwägerin der Patientin). Je nach Situation kann es sinnvoll sein, bei einer nachfolgenden Konsultation eine/n Dolmetscher*in hinzuzuziehen oder zum Beispiel eine Gesprächssituation allein mit der Patientin zu schaffen, welche es ihr ermöglicht, gegebenenfalls offen über ihre Situation zu sprechen.

20.3.3 Aufklärung für einen Schwangerschaftsabbruch bei bestehender Sprachbarriere

Wenn der Entscheid zum Schwangerschaftsabbruch gefallen ist, können verschiedene Maßnahmen bei der Umsetzung dafür hilfreich sein.

Die Sprachbarriere kann durch das Hinzuziehen eines Dolmetschenden überwunden und die konkreten Verhaltensmaßnahmen können angemessen erklärt werden, da erläuternde, schriftliche Merkblätter meist nur in wenigen anderen Sprachen verfügbar sind. Unabhängig von der Sprache ist sicherzustellen, dass die Patientin die vermittelten Informationen versteht und auf der Basis des Vermittelten die entsprechenden Entscheidungen treffen kann (z. B. bei welcher Blutungsstärke die Frau medizinische Hilfe aufsuchen muss). Wenn Unsicherheiten bestehen, sollte bspw. eine teilstationäre Durchführung des medikamentösen Schwangerschaftsabbruches mit der Patientin erwogen werden.

Sowohl auf der Website der Fachgesellschaften für Gynäkologie und Geburtshilfe als auch ggf. die Aufklärungsbögen für operative Eingriffe von externen Anbietern (z. B. Thieme Compliance), wie sie in manchen Krankenhäusern verfügbar sind, werden regelmäßige Eingriffe wie der chirurgische Schwangerschaftsabbruch in verschiedenen Sprachen erläutert und stehen zum Download zur Verfügung. Die schriftliche Information ersetzt jedoch nicht die mündliche Aufklärung. Der Patientin sollte zudem die Möglichkeit gegeben werden, Fragen zu stellen, sodass eine selbstbestimmte und informierte Entscheidung sichergestellt werden kann.

Abschließend ist festzuhalten, dass oben erwähnte Beratungsstellen zur Verhütungsberatung auch kostenlose Schwangerschaftskonfliktberatungen anbieten, und somit auch für ein Klientel mit geringen finanziellen Mitteln gut zugänglich ist.

20.4 Sexualisierte Gewalt und *Trauma Informed Care*

Grundsätzlich können alle Menschen – Frauen, Männer, Jugendliche und Kinder, unabhängig von Herkunftsland, Geschlechtsidentität, der sozialen Schicht, Bildung, Aufenthaltsstatus, Kultur und/oder anderen Faktoren – von sexualisierter Gewalt betroffen sein. Weltweit wird geschätzt, dass 35 % aller Frauen mindestens einmal in ihrem Leben mit physischer und/oder sexualisierter Gewalt durch ihren Intimpartner oder einem ‚Nicht-Partner' konfrontiert sind [25]. Bezogen auf MARs lassen bisherige Daten vermuten, dass diese Gruppe vulnerabler für sexualisierte Gewalt ist als die Allgemeinbevölkerung [26, 27]. Festzuhalten ist, dass MARs sexualisierte Gewalt, sowohl vor und während der Migration als auch nach ihrer Ankunft in Europa erfahren können [26].

Sexualisierte Gewalt – und andere Formen der Gewalt – werden meist anamnestisch nicht systematisch erfasst. Daneben können oder wollen von Gewalt betroffene Frauen aus den unterschiedlichsten Gründen nicht darüber sprechen (z. B. Scham, Sorge mit dem Gesetz in Kontakt zu kommen). Erlebte sexualisierte Gewalt kann unter Umständen auch somatische Beschwerden hervorrufen (z. B. Unterbauchschmerzen). Wenn ein solcher Verdacht vorliegt, ist ein behutsamer Umgang damit sehr wichtig; ein „invasiv-konfrontatives" Vorgehen ist zu vermeiden. Stattdessen gilt es über mögliche Betreuungsangebote mit geschultem Fachpersonal zu informieren, und anzusprechen, wie diese aufgesucht werden können (z. B. Informationsbroschüre zu Hilfsangeboten). Die Entscheidung, das Angebot anzunehmen, ist der Betroffenen zu überlassen. Grundsätzlich ist zu vermeiden, dass durch die Anamneseerhebung oder die körperliche Untersuchung eine Re-Traumatisierung gewaltbetroffener Frauen erfolgt.

20.4.1 Wie kann *Trauma Informed Care* erfolgen?

Durch die Herangehensweise einer *Tauma Informed Care* [28] wird anerkannt, dass viele Menschen traumatische Erlebnisse selbst erfahren oder miterlebt haben. Diese Erfahrungen haben ihr Leben beeinflusst, aber auch die Art und Weise, wie sie medizinische Hilfe aufsuchen und erleben. Das Konzept von *Trauma Informed Care* kann an dieser Stelle nur angerissen werden, doch ein zentraler Aspekt ist die Grundhaltung von medizinischem Fachpersonal, jede körperliche Untersuchung so durchzuführen, als ob eine traumatische Erfahrung beim Gegenüber vorliegt. Wichtig hierbei ist, der Patientin ein hohes Maß an Selbstbestimmung zu geben, d.h. der Führung der Patientin zu folgen, ihr die Möglichkeit geben, eigene Entscheidungen zu treffen und ihr die Kontrolle über das, was geschieht oder eben nicht geschieht, zu überlassen.

Beispiele für die Umsetzung in der Praxis

- Bevor Fragen gestellt werden, sollte der Frau zuerst kurz erklärt werden, weshalb ihre Umstände eruiert werden (z.B. „Nachfolgende Fragen zu Ihrer Geschichte sollen helfen herauszufinden, welche Untersuchungen durchgeführt werden sollten").
- Vor Beginn der körperlichen Untersuchung sollten die genaue Vorgehensweise, die Art der Untersuchungen sowie die Gründe dafür erläutert werden (z.B. Chlamydien-Abstrich). Mögliche unterstützende Maßnahmen können z.B. das Bedecken des Genitals mit einem Tuch, die Anwesenheit einer Vertrauensperson oder die Gabe bspw. eines Anxiolytikums sein.
- Vor der vaginalen Untersuchung wird festgehalten, dass jeder Schritt zuerst angekündigt wird und die Umsetzung erst erfolgt, wenn die Patientin ihre Zustimmung gegeben hat (z.B. Einführen des Scheidenspekulums). Zudem wird die Patientin informiert, dass sie die Untersuchung jederzeit abbrechen kann. Was absolut zu vermeiden ist: die Untersuchung zu forcieren oder sich entgegen der Vereinbarung zu verhalten, was eine Re-Traumatisierung der Patientin zur Folge haben kann.
- Vor und während der Untersuchung sollte die Körpersprache der Patientin beobachtet und darauf reagiert werden (z.B. im steten verbalen Kontakt mit der Patientin bleiben). Wenn die Patientin bei der Untersuchung „getriggert" wird, sollte die Untersuchung sistiert sowie Ruhe und Sicherheit vermittelt werden. Je nach Ausgangslage kann es hilfreich sein, die Patientin aufzufordern, mit Ihnen Blickkontakt aufzunehmen.
- Vaginale Untersuchungen sind auf ein Minimum zu reduzieren.

Grundsätzlich sollte bei aktuellem Vorliegen eines Falles von sexualisierter Gewalt die Betroffene einer entsprechenden gynäkologischen Untersuchung zugewiesen werden, damit eine ganzheitliche Betreuung der Patientin durch enge interdisziplinäre Zusammenarbeit erfolgen kann, wie beispielsweise im Rahmen des Berner Modells. Nach dem Berner Modell kann eine Frau unter Einbezug der Rechtsmedizin untersucht und behandelt werden, ohne dass eine Anzeige erstattet wird. Diese Handhabung ist in der Schweiz kantonal unterschiedlich geregelt. Zu beachten ist, dass das Schweizer Opferhilfegesetz nicht in Kraft tritt, sollte die sexualisierte Gewalt im Ausland erfolgt sein [29]. Mögliche Hilfestellungen bilden bspw. das Buch von Schön und Wolf „Medizinische Akutversorgung nach sexualisierter Gewalt" oder von Büttner „Sexualität und Trauma" [30, 31].

20.5 Schwangerschaft und Geburt

Schwangerschaft und Geburt stellen häufig einen Erstkontakt für Frauen mit dem Gesundheitssystem des Einwanderungslandes dar. Die Geburtshilfe ist zudem ein medizinisches Fachgebiet, in dem junge, oft gesunde Frauen und ihr ungeborenes Kind bzw. Neugeborenes akut gefährlichen bis lebensbedrohlichen Situationen ausgesetzt sein können (z.B. vorzeitige Plazentalösung). Dies kann sich über einen längeren Zeitraum anbahnen, aber auch relativ unvermittelt erfolgen und in diesem Fall rasches Handeln erforderlich machen. In diesem Kontext sind das Adressieren von Sprachbarrieren und das Erkennen eines unterschiedlichen Verstehens und Wissens zur Schwangerschaft und Geburt essenziell, um einen möglichen

Handlungsbedarf frühzeitig erkennen und entsprechende medizinische Maßnahmen einleiten zu können.

So gingen von 2021 bis 2023 knapp ein Drittel aller Geburten in der Schweiz[1] auf Frauen ohne Schweizer Nationalität zurück, sprich rund 24.000 Geburten pro Jahr [32]. Während in der Schweiz insgesamt eine sehr tiefe Morbiditäts- und Mortalitätsrate besteht, weisen bspw. Frauen aus Sub-Sahara-Afrika in der Schweiz die höchste Morbiditäts-, als auch die höchste Müttersterblichkeits- sowie Totgeburtenrate pro 1000 Lebendgeburten auf [33]. Während Studien vielfach eine erhöhte perinatale Morbidität und Mortalität von Frauen mit Migrationserfahrung gegenüber Frauen ohne Migrationserfahrung zeigen [34, 35], liefern vorliegende Kenntnisse bisher „insgesamt ein uneinheitliches Bild und die internationale Vergleichbarkeit ist meist begrenzt" [36]. Dies hängt u. a. mit den Kriterien zusammen, mit denen der Begriff Migrantin definiert wird (z. B. Geburtsort im Ausland; sowohl Menschen, die im Ausland geboren wurden, als auch deren Nachkommen; ethnische Zugehörigkeit, Aufenthaltsstatus) und bspw. aufgrund von unterschiedlich definierten Subgruppen mit unterschiedlichen Herkunftsländern (z. B. Mittlerer Osten) [36, 37].

20.5.1 Schwangerenvorsorge

Länder wie Österreich, Deutschland und die Schweiz verfügen über ein qualitativ hochstehendes Gesundheitssystem. Medizinische Dienstleistungen, wie die Schwangerschaftsvorsorge, stehen allen Frauen offen. Doch der Zugang, die Nutzung und die Akzeptanz der Schwangerenvorsorge wird von vielfältigen, nicht-medizinischen Faktoren beeinflusst.

Um frühzeitig die Diagnose behandlungsbedürftiger Befunde in der Schwangerschaft sowie Risikoschwangerschaften zu erkennen, ist ein frühes und regelmäßiges Wahrnehmen der Vorsorgeuntersuchungen essenziell [38]. Um das Gesundheitsverhalten von MARs zu verstehen, kann es hilfreich sein, die Situation im Herkunftsland als Referenz heranzuziehen. Beispielsweise zeigen Studien einen Zusammenhang zwischen dem Pro-Kopf-Einkommen des Herkunftslandes der Frauen und dem Zeitpunkt der Erstkonsultation in der Schwangerenvorsorge. Während bei Frauen aus einkommensstarken Ländern in 80 % der Fälle eine Erstkonsultation innerhalb der ersten 12 Wochen der Schwangerschaft stattfindet, erfolgt dies bei Frauen aus einkommensschwachen Ländern lediglich in 24 % der Fälle [39].

Doch die Schwangerenvorsorge ist der Zeitpunkt, in dem relevante Aspekte aufgenommen und prospektiv angegangen werden können. Sie kann zudem genutzt werden, um eine Vertrauensbasis aufzubauen, idealerweise einhergehend mit einer Betreuungskonstanz. Ziel ist es, über die verschiedenen Versorgungsschritte hinweg ein gemeinsames Verstehen und Handeln in der medizinischen Versorgung sicherzustellen.

Beispiele für die Umsetzung in der Praxis

- Eine häufig angeführte Zugangsbarriere (z. B. für ein spätes Aufsuchen medizinischer Hilfe) ist eine mangelnde Kenntnis des Gesundheitssystems. Frauen sind sich häufig ihrer Möglichkeiten und Rechte nicht bewusst, insbesondere wenn sich diese deutlich von ihrem Herkunftsland unterscheiden [40, 41]. Oft besteht ein Informationsdefizit darüber, welche Dienstleistungsangebote verfügbar sind, ob diese kostenlos angeboten werden oder wie man einen Untersuchungstermin vereinbart [41, 42]. Frauen sind teilweise auf die Hilfe von Bekannten

1 Hier und nachfolgend werden hauptsächlich die Statistiken der Schweiz herangezogen, da hierdurch eine Vergleichbarkeit der unterschiedlichen Daten innerhalb eines Landes ermöglicht und gleichzeitig die umfangreiche nationale Datenlage der Schweiz genutzt wird.

oder Familienmitgliedern vor Ort angewiesen, um sich im Gesundheitssystem zurechtzufinden [41]. Bei diesen Patientinnen ist die Vermittlung von Informationen, die meist als selbstverständlich vorausgesetzt werden, sehr wichtig.

- Die besondere Vulnerabilität von sogenannten „Sans Papiers" wird bspw. durch spezifisch auf diese Klientel ausgerichtete Anlaufstellen (z.B. „Programme Santé Migrants" des Universitätsspitals Genf) adressiert. Machen Sie sich mit möglichen klinikinternen Hilfestellungen vertraut.
- Bei Asylsuchenden kann sich der Aufenthaltsort schnell ändern und dadurch die Behandlungskontinuität und der Wissenstransfer medizinischer Daten zum Nächstbehandelnden gefährdet sein. Daher sollte frühzeitig ein entsprechender Informationstransfer sichergestellt werden (z.B. Abgeben von Kopien wichtiger Untersuchungsbefunde).
- Ein bedeutsamer, doch bislang wenig beachteter Faktor sind finanzielle Gründe. Obwohl z.B. in der Schweiz eine Krankenversicherung obligatorisch ist, kann eine hohe Franchise gewählt werden, um die monatlichen Beiträge zu senken. In der Folge können hohe Kosten für beanspruchte medizinische Leistungen anfallen, die von der Frau/Familie selbst aufgebracht werden müssen. So können die Kosten gegenüber der Notwendigkeit für einen Arztbesuch abgewogen werden [41]. Bei knappen finanziellen Mitteln können bereits Aspekte wie Transportkosten, insbesondere bei langen Anfahrtswegen, eine Rolle spielen [40, 41, 43]. Im Allgemeinen werden versicherungstechnische Informationen nicht primär vom Gesundheitspersonal abgegeben. Patientinnen sollten somit darüber aufgeklärt werden, welche Leistungen von der Krankenkasse vollumfänglich übernommen werden und welche finanziellen Hilfsangebote (z.B. Sozialberatung) bei Bedarf zur Verfügung stehen.
- Frauen können den Nutzen und die Notwendigkeit die Schwangerenvorsorge gegeneinander abwägen [40, 41, 43]. Insbesondere präventive Maßnahmen können daher unterlassen werden [41, 44]. Vor diesem Hintergrund ist wichtig, die Patientinnen darüber zu informieren, welche Untersuchungen jeweils geplant sind sowie deren Ziel und Nutzen zu benennen (siehe z.B. „Checkliste für schwangere Migrantinnen für die Zeit vor, während und nach der Geburt" [45]).
- Seitens der Frauen wird häufig die Wichtigkeit betont, mit welcher Haltung ihnen begegnet wird [3]. Ein besonderes Anliegen ist ihnen der respektvolle Umgang und die Offenheit gegenüber ihren Bedenken sowie das Ernstnehmen ihrer Anliegen [41]. Viele Frauen haben den Eindruck, dass ihre Gewohnheiten und ihre Kultur nicht von den Betreuungspersonen verstanden werden [41]. Vorurteile und Stereotypen seitens medizinischer Fachpersonen lassen diese mit dem Gefühl zurück, dass ihre Bedürfnisse übersehen werden [41]. Andere medizinische Fachpersonen werden wiederum dahingehend wahrgenommen, dass sie sich übermäßig auf kulturelle und psychosoziale Faktoren fokussieren und dabei potenziell schwerwiegende medizinische Aspekte übersehen [41].

In der Schwangerenvorsorge kann unter günstigen Bedingungen auf die individuelle Situation der Frau eingegangen und Sachverhalte erklärt werden, die für den weiteren Schwangerschaftsverlauf und die Geburt relevant sind. Dabei kann hilfreich sein, z.B. einen Termin mit einer Dolmetschenden zu vereinbaren und den Termin so zu koordinieren, dass die verschiedenen Fachpersonen, die in die Betreuung der Frau involviert sind, diesen Termin gemeinsam nutzen können und gleichzeitig die Dolmetscherkosten optimal genutzt werden.

20.5.2 Geburtsvorbereitungskurse

Ein Geburtsvorbereitungskurs stellt den Rahmen für Informationen rund um die Geburt und praktische Anleitungen dar. Heutzutage werden vielerorts Geburtsvorbereitungskurse für MARs angeboten, die insbesondere die Sprachbarriere adressieren. Erfahrungen haben gezeigt, dass es sinnvoll ist, die Angebote auf die Bedürfnisse der Frauen/Paare abzustimmen und Aspekte aufzunehmen, die in bestimmten *Communities* gehäuft anzutreffen sind (z.B. Angst vor Periduralanästhesie). Letzteres kann unter anderem aus den Informationen resultieren, die in informellen, sozialen Netzwerken zirkulieren. Obwohl Praxiserfahrungen und Forschungsdaten die Notwendigkeit eines solchen Angebotes unterstreichen, werden Geburtsvorbereitungskurse oft nur eingeschränkt von der Zielgruppe wahrgenommen (siehe bspw. David et al. [46]).

Hinweise für die Praxis

- Stellen sie sicher, dass Sie die Angebote hierzu in Ihrem Einzugsgebiet kennen. Häufig bieten Universitätskliniken oder Nichtregierungsorganisationen, kurz NGO's (z.B. Mamamundo), spezifische Geburtsvorbereitungskurse für MARs an.
- Während schriftliche Informationsbroschüren zu Kursen in den jeweiligen Sprachen hilfreich sind, ist ein aktives, beziehungsgeleitetes Ansprechen und Erklären des Angebotes für dessen Wahrnehmung essenziell.
- Zunehmend werden auch Videos und Apps eingesetzt (z.B. Midwife Refugee Kit).

20.5.3 Analgesie unter der Geburt – Beispiel Periduralanästhesie

Die Periduralanästhesie (PDA) bildet einen zentralen Bestandteil der Schmerzbehandlung unter der Geburt. Anhand der PDA wird nachfolgend beispielhaft ausgeführt, wie nicht-medizinische Faktoren sowohl die Entscheidung von Frauen, als auch die von Fachpersonen für oder gegen eine PDA beeinflussen können.

Eine Berliner Studie [47] zeigt, dass bei einer vaginalen Geburt 44,4 % der Frauen ohne Migrationserfahrung und 28,2 % der Frauen mit Migrationserfahrung eine PDA oder eine komb. PDA/SPA erhalten haben. Studien wie aus Kanada [48], den USA [49, 50, 51], Spanien [52], Schweden [53] und Österreich [54] zeigen ähnliche Resultate [55]. Während die Verteilung einer PDA unter der Geburt in europäischen Studien insbesondere entlang der Kategorie von nationaler Zugehörigkeit/Migrationshintergrund und in US-Studien entlang von *Ethnicity/Race* aufgezeigt wird, sind andere Faktoren (z.B. Einfluss des Bildungshintergrundes) bislang wenig untersucht [38, 56, 57]. Razum et al. [57] zeigen beispielsweise eine Unterversorgung mit allen drei Formen (PDA, SPA und in Kombination) unter der Geburt von Migrantinnen der Erstgeneration und bei Frauen mit geringen Deutschkenntnissen auf, jedoch insbesondere auch bei Frauen mit geringem Bildungsstand ungeachtet eines sogenannten Migrationshintergrundes. Was heißt das für den klinischen Alltag?

Hinweise für die Praxis

Das Adressieren einer bestehenden Sprachbarriere sowie eine an die Gesundheitskompetenz angemessene Informationsvermittlung sind zentral, damit eine informierte Entscheidung getroffen werden kann, insbesondere hinsichtlich eines *Informed Consent* bei einer geplanten Intervention. Hilfreich hierbei können bspw. sein:

- Videos zur PDA unter der Geburt in verschiedenen Sprachen; sie sind bspw. unter [58] verfügbar.
- Für einen ungeplanten Kurzeinsatz unter der Geburt kann bspw. ein rasch verfügbarer Telefondolmetscherdienst genutzt werden.

- Ein möglicher Einsatz von „Übersetzungs-Apps“ und Produkten (z. B. Pocketalk), wenn Dolmetscherdienste nicht verfügbar sind, ist intern zu klären.

Die Haltung zum Schmerz und Formen der Schmerzbehandlung (z. B. PDA) unter der Geburt werden idealerweise im Vorfeld thematisiert, sodass die individuelle Haltung und Vorstellungen der Patientin unter bestmöglichen Bedingungen erfasst und adressiert werden können. In einem solchem Rahmen können auch beispielswiese Missverständnisse bezüglich der Intervention und damit verbundenen Risiken angesprochen werden, welche das Entscheidungsverhalten der Frauen mitbestimmen. Hier zeigen qualitative Forschungsarbeiten zur Perspektive der Frauen u. a. Folgendes:

Schmerzen werden als ein natürlicher, normaler und/oder notwendiger Bestandteil einer Geburt betrachtet [55, 56, 59]. Daher können Patientinnen eine Analgesie unter der Geburt ablehnen [56].

Bedenken vor möglichen Komplikationen durch eine PDA können eine wichtige Rolle spielen [55, 56]. Zum Beispiel lehnte die Mehrheit der Frauen türkischer Herkunft eine PDA aus Angst vor langfristigen Komplikationen wie Rückenschmerzen oder einer Parese ab [56].

Ähnlich hierzu haben in einer Umfrage medizinische Fachpersonen die Angst der Frauen (64 %) als Hauptgrund für die geringere PDA-Rate bei MARs angegeben [59]. Um die Präferenzen der Frauen zu erfahren und Zugang zu möglichen Vorbehalten und Informationen aus informellen Netzwerken zu erhalten [55], können folgende Fragen hilfreich sein:

- Wenn Sie starke Schmerzen unter der Geburt haben, möchten Sie eine Art Spritze in den Rücken bekommen, damit Sie weniger Schmerzen haben?
- Was haben Sie dazu von anderen Frauen gehört? Was waren deren Erfahrungen?

Daneben beeinflussen, wie bereits erwähnt, sozio-kulturell determinierte Faktoren wie die individuelle Schmerzpräsentation, aber auch Faktoren wie die Haltung von medizinischem Personal gegenüber MARs den Entscheid für oder gegen eine PDA [38, 56]. Der Einfluss von *Implicit Bias* und Stereotypen seitens des Fachpersonals kann klinische Entscheidungen zur Schmerzbehandlung kritisch beeinflussen und zu einer unzureichenden Analgesie und Ungleichbehandlung führen [60, 61]. Erschwerend kommt hinzu, dass die Schmerzpräsentation und wie das gezeigte Schmerzverhalten einer Patientin interpretiert wird, (sozio-)kulturell beeinflusst sein kann (z. B. Schmerzintensität wird unterschätzt), was wiederum die Entscheidungen des Fachpersonals beeinflusst [38]. Jedoch ist eine Beurteilung der Schmerzintensität nah am Erleben der Patientin unter der Geburt relevant. Unterstützend hierbei kann sein:

Hinweise für die Praxis

- Für die Beurteilung der Schmerzintensität kann die Verwendung von Hilfsmitteln wie der Smiley-Analog-Skala oder das Hinzuziehen eines Telefondolmetscherdienstes (Kurzeinsatz) hilfreich sein, um den Schmerzscore und das weitere Procedere zu bestimmen.
- Kritische Selbstreflexion seitens des Fachpersonals ist wichtig, um die Schmerzintensität einer Patientin angemessen zu beurteilen (z. B. beim Interpretieren von non-verbalen Schmerzäußerungen).

Durch Beachten dieser Hinweise aus der Praxis können möglichst günstige Bedingungen für einen selbstbestimmten und informierten Entscheid der Patientin geschaffen und schriftlich fixiert werden, sodass der Informationsfluss im weiteren Verlauf sichergestellt ist. Gleichzeitig wird hierdurch eine bestmögliche Behandlungsqualität, die sich an den Präferenzen der Patientin orientiert, ermöglicht. Zudem wird so das Personal entlastet, ein solches Gespräch nicht unter erschwerten Rahmenbedingungen (z.B. nachts unter der Geburt) durchführen zu müssen.

20.5.4 Kaiserschnittentbindung

Weltweit zeigt sich in Ländern mit hohem Einkommen wie den USA, Kanada, Australien und in Teilen Europas, aber auch in Ländern mit mittlerem Einkommen wie in Lateinamerika, eine Zunahme der Entbindungen per Kaiserschnitt [35, 62, 63]. In der Schweiz kamen 2021 nahezu ein Drittel aller Säuglinge (33,1%) mittels Sectio caesarea zur Welt [64]. Somit zählt die Schweiz in Europa gefolgt von Deutschland, zu den Ländern mit der höchsten Kaiserschnittrate [65]. Österreich liegt darunter mit 30% [66]. Zwar liegt die Kaiserschnittrate in der Schweiz bei Frauen ohne und mit Migrationserfahrung bei 32,0 versus 33,2%, doch zeigen sich bei Letzterem je nach länderbezogener Subgruppe deutliche Unterschiede. Beispielsweise liegt die Sectiorate bei Frauen aus Lateinamerika (41,4%) und Subsahara-Afrika (36%) deutlich über dem nationalen Durchschnitt für Frauen mit Migrationserfahrung [33]. Während sich im globalen Vergleich Lateinamerika (eingeschlossen der Karibik) mit der höchsten Sectiorate (42,8%) und sub-Sahara mit den niedrigsten Sectiorate (5%) [63] diametral gegenüberstehen.

Ähnlich zu den nationalen Daten der Schweiz zeigt eine deutsche Studie keine signifikanten Unterschiede bei der Kaiserschnittrate zwischen Frauen mit und ohne Migrationserfahrung [36]. Eine differenzierte Analyse nach Herkunftsland zeigte jedoch ebenfalls deutliche Abweichungen. Beispielsweise hatten Frauen ohne Migrationserfahrung weniger häufig eine vaginale Entbindung (60,8%) als Frauen aus der Türkei (78,1%). Wie Borde et al. [36] formuliert, ist die hohe Rate an vaginalen Entbindungen bei Frauen aus der Türkei in der Studie überraschend, da die Türkei weltweit zu den Ländern mit den höchsten Kaiserschnittraten zählt. Um mögliche Erklärungsfaktoren für diese Unterschiede zu erfassen, empfehlen Borde et al. qualitative Forschung durchzuführen [36]. Wie qualitative Daten oben aufgeführte Statistiken erhellen können, wird nachfolgend exemplarisch am Beispiel von Somalia aufgezeigt.

Während die Sectiorate für Frauen aus Somalia in Ländern wie Deutschland und der Schweiz um ein Vielfaches höher liegt als in Somalia mit 2%, geht diese niedrige Sectiorate in Somalia gleichzeitig mit einer hohen Müttersterblichkeit einher [67, 68] bedingt bspw. durch einen erschwerten Zugang zu einem medizinisch indizierten Kaiserschnitt oder dessen unsachgemäße Durchführung [63]. Wie sich solche Bedingungen im Herkunftsland in den Perzeptionen von Frauen widerspiegeln können, wird in qualitativen Arbeiten aufgezeigt [69, 70, 71, 72]. Eine qualitative Studie von Essén et al. (2011) [72] hat die Sicht von somalischen Frauen und Geburtshelfer*innen an fünf Londoner Kliniken erfasst und aufgezeigt, wie die Haltung und Perzeptionen von Frauen und Geburtshelfer*innen sich konträr gegenüberstehen und den Austausch über die Geburt und Planung des weiteren Vorgehens erschweren können. Während beispielsweise für die Geburtshelfer*innen die Sectio eine präventive Maßnahme darstellte, um das Leben der Mutter und Kindes zu schützen, war für die Mehrheit der somalischen Frauen eine Sectio eng mit Müttersterblichkeit und somit mit einer konkreten Angst zu sterben assoziiert [72]. In den Darstellungen der Frauen wird dabei häufig Bezug auf die Situation im Herkunftsland Somalia und Informationen aus ihren sozialen Netzwerken genommen. Eine Patientin formuliert es so:

„Wenn du lange leidest, wird das Kind per Kaiserschnitt entbunden. Deshalb habe ich Angst davor, zu früh im Spital zu erscheinen. Es ist besser zu warten. Andere, welche bereits geboren haben, haben es mir geraten" [72].

Die Schwierigkeiten auf der Seite der Geburtshelfer*innen dahingegen sind wie ein Arzt beispielsweise formuliert, dass ein erhöhtes Risiko für Komplikationen in der Schwangerschaft und notwendige präventive Maßnahmen nur schwer zu vermitteln sind [72], wodurch das Einleiten von medizinisch als sinnvoll bzw. als notwendig erachteten Maßnahmen eingeschränkt sein kann. Die beschriebene Konstellation zwischen Geburtshelfern und somalischen Frauen führt zu der paradoxen Situation, dass diese Patientengruppe – trotz ihrer ablehnenden Haltung gegenüber einer Sectio – eine erhöhte Rate genau derselben aufweist [72]. Insgesamt wird für Frauen aus Sub-Sahara-Afrika innerhalb europäischer Studien nicht nur eine erhöhte Sectiorate, sondern eine signifikant erhöhte Rate an Notfallsectiones beschrieben [73].

Andere qualitative Arbeiten betonen hingegen, wie die Angst vor der vaginalen Geburt und die damit verbundenen Schmerzen oder Komplikationen einen zentralen Faktor für den Entscheid zur elektiven Sectio darstellen können bspw. in Ländern wie der Türkei, dem Iran und Brasilien, die jeweils eine hohe Sectiorate aufweisen [74, 75, 76]. Während diese Ausführungen einen Eindruck von der Komplexität der Thematik über Länder hinweg aufzeigen und den Bedarf an qualitativer Forschung zur Patientenperspektive [36, 73] verdeutlichen, wird die Notwendigkeit, Ansichten, Ängste und Überzeugungen von Frauen einzubeziehen, durch die Guidelines der Weltgesundheitsorganisation (WHO) zur Reduzierung von Kaiserschnittentbindungen unterstrichen [77].

Hinweise für die Praxis

Was heißt das für die Versorgung rund um die Geburt im Praxisalltag?

- Stets die individuelle Patientenperspektive zu Aspekten rund um die Geburt erfassen, sodass diese adressiert werden kann. Bestehende qualitative Studien können wichtige Hinweise auf die Bedürfnisse der Patientin und ihre Situation geben.
- Einbeziehen des „Maternal migration effect", dass insbesondere Frauen aus einkommensschwachen Ländern mit hoher mütterlicher Morbidität und Mortalität von den dortigen negativen Erfahrungen in der Schwangerschaft und rund um die Geburt weiterhin beeinflusst bleiben können, und hierdurch die gegenwärtige Versorgung beeinflusst wird [69, 70, 71, 72].
- Frühzeitiges Erfassen der Vorstellungen zum Kaiserschnitt der Patientinnen (z. B. erfragen, ob es etwas gibt, das ihnen bei der Geburt Sorge bereitet), und welche Informationen sie hierzu aus ihren sozialen Netzwerken erhalten haben, sodass diese adressiert werden können.
- Ggf. „interkulturelle Vermittler" nutzen bzw. Ansprechen möglicher „kultureller" Aspekte mit Dolmetschenden im Rahmen des Vor-/Nachgesprächs.

Neben dem Erfassen der Patientenperspektive kann rund um die Geburt hilfreich sein:

- Kontinuierliche Betreuung während der Geburt (ggf. durch eine enge Familienangehörige oder sogenannte community-based, zweisprachige Doulas [79, 80])
- Ergänzend ist, neben bereits genannten Optionen bei bestehender Sprachbarriere, auf den möglichen Einsatz von Piktogrammen oder Bild-Text-Karten (z. B. [81]) hinzuweisen.

Literatur

1. World Health Organization. Report on the health of refugees and migrants in the WHO European Region: No PUBLIC HEALTH without REFUGEE and MIGRANT HEALTH. Geneva: World Health Organization, 2018. Verfügbar unter: https://www.jstor.org/stable/resrep27935.1
2. Sleptsova M, Weber H, Schöpf AC, Nübling M, Morina N, Hofer G, et al. Using interpreters in medical consultations: What is said and what is translated-A descriptive analysis using RIAS. Patient Educ Couns. 2017 Sep;100(9):1667–71.

3. Würth K, Schuster S. „Some of them shut the door with a single word, but she was different“ – A migrant patient's culture, a physician's narrative humility and a researcher's bias. Patient Educ Couns. 2017 Sep;100(9):1772–73.
4. Würth KM, Reiter-Theil S, Langewitz W, Schuster S. „Getting by“ in a Swiss tertiary hospital: the inconspicuous complexity of decision-making around patients' limited language proficiency. J Gen Intern Med. 2018 Nov;33(11):1885–91.
5. Würth K, Langewitz W, Reiter-Theil S, Schuster S. Their view: difficulties and challenges of patients and physicians in cross-cultural encounters and a medical ethics perspective. BMC Med Ethics. 2018 Jul;19(1):70.
6. Bundesamt für Statistik Schweiz. Hrsg. Medienmitteilung. Schweizerische Gesundheitsbefragung 1992-2017: Verhütung in der Schweiz. Frauen nutzen Pille zur Empfängnisverhütung immer weniger [Internet]. 22.02.2021. Verfügbar unter: https://www.bfs.admin.ch/asset/de/15844487
7. Merten S, Tschudin S. Verhütung: Fokus Migration und Lebensstil. Obsan Bericht. Juni 2023. Neuchâtel: Schweizerisches Gesundheitsobservatorium.
8. Dehlendorf C. Contraception: Counseling and selection. Alphen aan den Rijn: Wolters Kluwer/UpToDate; 2022. Verfügbar unter: www.uptodate.com/contents/contraception-counseling-and-selection
9. Dehlendorf C, Krajewski C, Borrero S. Contraceptive counseling: best practices to ensure quality communication and enable effective contraceptive use. Clin Obstet Gynecol. 2014 Dec; 57(4):659-73.
10. Schuster S. Der Schwangerschaftsabbruch im Grasland Kameruns, Medizin, Kultur und Praxis. Bern u. a.: Peter Lang Verlag; 2004.
11. Russell A, Thompson M, Sobo E, editors. Contraception across cultures. Technology, choices, constraints. Milton Park: Routledge; 2000.
12. Sexuelle Gesundheit Schweiz. Sex and Facts. Schwangerschaftsverhütung. Bern: Sexuelle Gesundheit Schweiz; 2023. Verfügbar unter: https://sexandfacts.ch/de/schwangerschaftsverhuetung
13. Bundeszentrale für gesundheitliche Aufklärung (BZgA). Zanzu. Familienplanung und Schwangerschaft. Köln: BZgA; 2023. Verfügbar unter: https://www.zanzu.de/de/familienplanung-und-schwangerschaft/
14. Bundeszentrale für gesundheitliche Aufklärung (BZgA). Familienplanung.de. Rezeptpflicht und Kostenübernahme bei Verhütungsmitteln. Köln: BZgA; 2023. Verfügbar unter: https://www.familienplanung.de/verhuetung/rezeptpflicht-und-kostenuebernahme/
15. Sexuelle Gesundheit Schweiz. Verzeichnis der Fachstellen sexuelle Gesundheit. Bern: Sexuelle Gesundheit Schweiz; 2023. Verfügbar unter: https://www.sexuelle-gesundheit.ch/beratungsstellen
16. European Consortium For Emergency Contraception (ECEC). Country-by-Country- Information. Tirgu Mures: ECEC; 2023. Verfügbar unter: https://www.ec-ec.org/emergency-contraception-in-europe/country-by-country-information/
17. Wolff H, Lourenço A, Bodenmann P, Epiney M, Uny M, Andreoli N, et al. Chlamydia trachomatis prevalence in undocumented migrants undergoing voluntary termination of pregnancy: a prospective cohort study. BMC Public Health. 2008 Nov 24;8:391.
18. Sexuelle Gesundheit Schweiz. Sex and Facts. Die Notfallverhütung. Bern: Sexuelle Gesundheit Schweiz; 2023. Verfügbar unter: https://sexandfacts.ch/de/schwangerschaftsverhuetung/die-notfallverhuetung
19. Bundeszentrale für gesundheitliche Aufklärung (BZgA). Zanzu. Familienplanung und Schwangerschaft. Notfallverhütung. Köln: BZgA; 2023. Verfügbar unter: https://www.zanzu.de/de/familienplanung-und-schwangerschaft/verhuetung/notfallverhuetung/
20. Spinatsch E, Franz E. Notfallkontrazeption 2016. Teil 1: Grundwissen zu Menstruationszyklus und Notfallkontrazeption. Basel: Universität Basel/IENK; 2016. Verfügbar unter: https://www.sexuelle-gesundheit.ch/assets/docs/Schulungsunterlagen-pdf.pdf
21. Bundesamt für Statistik Schweiz. Bestandsaufnahme der Schwangerschaftsabbrüche in der Schweiz. [Internet]. Neuenburg: BFS; 2015. Verfügbar unter: https://www.bfs.admin.ch/bfs/de/home/statistiken/kataloge-datenbanken/publikationen.assetdetail.350139.html
22. Bundesamt für Statistik Schweiz. [Internet]. 2021. Verfügbar unter: https://www.bfs.admin.ch/bfs/de/home.assetdetail.20164059.html
23. Sebo P, Jackson Y, Haller DM, Gaspoz JM, Wolff H. Sexual and reproductive health behaviors of undocumented migrants in Geneva: a cross sec-

tional study. J Immigr Minor Health. 2011 Jun;13(3):510–7.
24. Deutsche Gesellschaft für Gynäkologie und Geburtshilfe. Leitlinienprogramm Schwangerschaftsabbruch im ersten Trimenon. [Internet]. 2023. Verfügbar unter: https://register.awmf.org/assets/guidelines/015-094l_S2k_Schwangerschaftsabbruch-im-ersten-Trimenon_2023-01.pdf
25. UN Women. Facts and figures: Ending violence against women. New York: UN Women; 2023. Verfügbar unter: https://www.unwomen.org/en/what-we-do/ending-violence-against-women/facts-and-figures
26. De Schrijver L, Vander Beken T, Krahé B, Keygnaert I. Prevalence of sexual violence in migrants, applicants for international protection, and refugees in Europe: A critical interpretive synthesis of the evidence. Int J Environ Res Public Health. 2018 Sep 11;15(9):1979.
27. Keygnaert I, Vettenburg N, Temmerman M. Hidden violence is silent rape: sexual and gender-based violence in refugees, asylum seekers and undocumented migrants in Belgium and the Netherlands. Cult Health Sex. 2012;14(5): 505-20.
28. Harvard Health Blog. Trauma-informed care: What it is, ad why it is important. [Internet]. 2018. Verfügbar unter: https://www.health.harvard.edu/blog/trauma-informed-care-what-it-is-and-why-its-important-2018101613562
29. Cignacco E, Berger A, Sénac C, Wyssmüller D, Hurni A,zu Sayn-Wittgenstein F. Sexuelle und reproduktive Gesundheitsversorgung von Frauen und ihren Säuglingen in Asylunterkünften in der Schweiz (REFUGEE). Eine Situationsanalyse und Empfehlungen [Internet]. Bern: Berner Fachhochschule Departement Gesundheit; 2017. Verfügbar unter: https://www.fachdialognetz.de/index.php?id=66&lsUid=148
30. Schön C, Wolf K, Hrsg. Medizinische Akutversorgung nach sexualisierter Gewalt. Ein forensisch-klinischer Praxisleitfaden. 1. Auflage. Berlin, Heidelberg: Springer; 2019.
31. Büttner M, Hrsg. Sexualität und Trauma. Grundlagen und Therapie traumaassoziierter sexueller Störungen. 1. Auflage. Stuttgart: Schattauer; 2018.
32. Bundesamt für Statistik BFS. Geburten. Neuchâtel: BFS; 2023. Verfügbar unter: https://www.bfs.admin.ch/bfs/de/home/statistiken/bevoelkerung/geburten-todesfaelle/geburten.html
33. Bundesamt für Statistik BFS. Gesundheit von Müttern und Neugeborenen in der Migrationsbevölkerung. Neuchâtel: BFS; September 2014. Verfügbar unter: https://www.bfs.admin.ch/asset/de/350827
34. Behboudi-Gandevani S, Bidhendi-Yarandi R, Panahi MH, Mardani A, Paal P, Prinds C, et al. Adverse pregnancy outcomes and international immigration status: A systematic review and meta-analysis. Ann Glob Health. 2022 Jun 28; 88(1):44.
35. Merry L, Small R, Blondel B, Gagnon AJ. International migration and caesarean birth: a systematic review and meta-analysis. BMC Pregnancy Childbirth. 2013 Jan 30;13:27.
36. Borde T, David. M. Gesundheitsversorgung von Frauen und Männern mit Migrationserfahrung. In: Domenig D, Hrsg. Transkulturelle und transkategoriale Kompetenz. Lehrbuch zum Umgang mit Vielfalt, Verschiedenheit und Diversity für Pflege-, Gesundheits- und Sozialberufe. 3, vollständig überarbeitete und erweiterte Auflage. Bern: Hogrefe; 2021. 455–78.
37. Eslier M, Azria E, Chatzistergiou K, Stewart Z, Dechartres A, Deneux-Tharaux C. Association between migration and severe maternal outcomes in high-income countries: Systematic review and meta-analysis. PLoS Med. 2023 Jun 22;20(6):e1004257.
38. Hayes I, Enohumah K, McCaul C. Care of the migrant obstetric population. Int J Obstet Anesth. 2011 Oct;20(4):321–9.
39. Razum O. Breckenkamp J. Borde T. David M. Bozrgmehr K. Early antenatal care visit as indicator for health equity monitoring. Lancet Glob Health. 2018 Jan;6(1):e35.
40. Phillimore J. Migrant maternity in an era of superdiversity: New migrants' access to, and experience of, antenatal care in the West Midlands, UK. Soc Sci & Med 2016; 148:152–9.
41. Fair F, Raben L, Watson H, Vivilaki V, van den Muijsenbergh M, Soltani H, et al. Migrant women's experiences of pregnancy, childbirth and maternity care in European countries: A systematic review. PLoS One. 2020 Feb 11;15(2): e0228378.
42. Sami J, Quack Lötscher K, Eperon I, Gonik L, Martinez de Tejada B, Epiney M, et al. Giving birth in Switzerland: a qualitative study exploring migrant women's experiences during pregnancy and childbirth in Geneva and Zurich using focus groups. Reprod Health. 2019;16:112.

43. Phillimore J. Delivering maternity services in an era of superdiversity: The challenges of novelty and newness. Ethnic and Racial Studies. 2015; 38(4):568–82.
44. Schmidt NC, Fargnoli V, Epiney M, Irion O. Barriers to reproductive health care for migrant women in Geneva: a qualitative study. Reprod Health. 2018;15:43.
45. Pro familia Bundesverband, Hrsg. Checkliste für schwangere Migrantinnen für die Zeit vor, während und nach der Geburt. Frankfurt: pro familia; 2019. Verfügbar unter: https://www.fachdialognetz.de/fileadmin/pfm/data/Spielmaterial/Fachdialognetz_Checkliste_f%C3%BCr_schwangere_Migrantinnen_dt-en.pdf
46. David M, Borde T, Brenne S, Ramsauer B, Henrich W, Breckenkamp J, et al. Obstetric and perinatal outcomes among immigrant and non-immigrant women in Berlin, Germany. Arch Gynecol Obstet. 2017 Oct;296(4):745–62.
47. David M, Borde T, Brenne S, Ramsauer B, Henrich W, Breckenkamp J, et al. Comparison of perinatal data of immigrant women of Turkish origin and German women - Results of a prospective study in Berlin. Geburtsh Frauenheilkd. 2014 May;74(5):441–8.
48. Liu N, Wen SW, Manual DG et al. Social disparity and the use of intrapartum epidural analgesia in a publicly funded health care system. AmJ Obstet Gynecol. 2010 March;202(3):273.e1–273.e87
49. Glance LG, Wissler R, Glantz C et al. Racial differences in the use of epidural analgesia for labor. Anesthesiology 2007 Jan;106(1):19–25.
50. Rust G, Nembhard WN, Nichols M, et al. Racial and ethnic disparities in the provision of epidural analgesia to Georgia Medicaid beneficiaries during labor and delivery. Am J Obstet Gynecol 2004 Aug; 191(2):456–62.
51. Toledo P, Sun J, Grobman WA, Wong C, Feinglass J, Hasnain-Wynia R. Racial and ethnic disparities in neuraxial labor analgesia. Anesth Analg 2012 Jan;114(1):172–8.
52. Jiménez-Puente A, Benítez-Parejo N, Del Diego-Salas J, Rivas-Ruiz F, Maañón-Di Leo C. Ethnic differences in the use of intrapartum epidural analgesia. BMC Health Serv Res. 2012 Jul;12:207.
53. Ekéus C, Cnattingius S, Hjern A. Epidural analgesia during labor among immigrant women in Sweden. Acta Obstet Gynecol Scand. 2010;89(2):243–9.
54. Oberaigner W, Leitner H, Oberaigner K, Marth C, Pinzger G, Concin H, et al. Migrants and obstetrics in Austria–applying a new questionnaire shows differences in obstetric care and outcome. Wien Klin Wochenschr. 2013 Jan;125(1-2):34–40.
55. Petruschke I, Ramsauer B, Borde,T, David M. Differences in the frequency of use of epidural analgesia between immigrant women of Turkish origin and non-immigrant women in Germany – explanatory approaches and conclusions of a qualitative study. Geburtsh Frauenheilk 2016 Sep;76(9):972–7.
56. Gonzalez B, Gonzalez SR, Rojo M, Mhyre J. Neuraxial analgesia in pregnant hispanic women: An assessment of their beliefs and expectations. Int J Womens Health. 2021 Jan 13;13:87–94.
57. Razum O, Reiss K, Breckenkamp J, Kaufner L, Brenne S, Bozorgmehr K, et al. Comparing provision and appropriateness of health care between immigrants and non-immigrants in Germany using the example of neuraxial anaesthesia during labour: cross-sectional study. BMJ Open. 2017 Aug 21;7(8):e015913.
58. Labour Pains. Epidural advice and information. London: Labour Pains; 2016. Verfügbar unter: https://www.labourpains.org/during-labour/epidural-advice-and-information
59. Seidel V, Großkreutz C, Gürbüz B, Henrich W, Rancourt RC, Borde T, et al. Reasons for a lower rate of epidural anesthesia during birth for immigrant women in the eyes of medical staff: A mixed-methods analysis. J Immigr Minor Health. 2022 Dec;24(6):1501–7.
60. Hirsch A, Hollingshead N, Ashburn-Nardo L, Kroenke K. The interaction of patient race, provider bias, and clinical ambiguity on pain management decisions. J Pain. 2015 Jun; 16(6): 558–68.
61. Burgess DJ, van Ryn M, Crowles-Matoka M, Malat J. Understanding provider contribution to race/ethnicity disparities in pain treatment: Insights from dual process models of stereotyping. Pain Med 2006. Mar-April;7(2):119–34.
62. David M, Borde T, Brenne S, Henrich W, Breckenkamp J, Razum O. Caesarean section frequency among Immigrants, second- and third-generation women, and non-immigrants: Prospective study in Berlin/Germany. PLoS One. 2015 May 18;10(5):e0127489.
63. Bertran AP, Jiangfeng Y, Moller A-B, Souza JP, Zhang J. Trends and projections of caesarean

section rates: global and regional estimates. BMJ Global Health 2021;6:e005671.
64. Bundesamt für Statistik BFS. Reproduktive Gesundheit. [Internet]. Neuchâtel: BFS; 2024. Verfügbar unter: https://www.bfs.admin.ch/bfs/de/home/statistiken/gesundheit/gesundheitszustand/reproduktive.html
65. Bundesamt für Statistik Schweiz. Entbindungen und Gesundheit der Mütter im Jahr 2017. [Internet]. Neuchâtel: BFS; Mai 2019. Verfügbar unter: https://www.bfs.admin.ch/asset/de/8369420
66. Euro Peristat. European Perinatal Health Support. Core indicators of the health and care of pregnant women and babies in Europe from 2015 to 2019. Paris: Euro Peristat; 2022. Verfügbar unter: https://www.europeristat.com/images/Euro-Peristat_Fact_sheets_2022_for_upload.pdf
67. Somali National Bureau of Statistics. Benadir Regional Report 2020, Somali Health and Demographic Survey (SHDS). Mogadischu: Somalia; 2020. Verfügbar unter: https://nbs.gov.so/wp-content/uploads/2023/07/SHDS-Benadir-Report-2020-.pdf
68. Hussein A, Kurtay S, Omar A, Yusuf A, Mohamud R. An analysis of the rate, indications and associated maternal mortality for cesarean sections at a tertiary care hospital, first report from Somalia. Int J Womens Health 2023 Feb 11;15 225–33.
69. Binder P, Borné Y, Johnsdotter S, Essén B. Shared language is essential: communication in a multiethnic obstetric care setting. J Health Commun. 2012;17(10):1171–86.
70. Essén B, Johnsdotter S, Hovelius B, Gudmundsson S, Sjöberg NO, Friedman J, et al. Qualitative study of pregnancy and childbirth experiences in Somalian women resident in Sweden. BJOG. 2000 Dec;107(12):1507–12.
71. Essén B, Bödker B, Sjöberg NO, Langhoff-Roos J, Greisen G, Gudmundsson S, et al. Are some perinatal deaths in immigrant groups linked to linked to suboptimal perinatal care services? BJOG. 2002 Jun;109(6):677–82.
72. Essén B, Binder P, Johnsdotter S. An anthropological analysis of the perspectives of Somali women in the West and their obstetric care providers on caesarean birth. J Psychosom Obstet Gynaecol. 2011 Mar;32(1):10–8.
73. Cadman V. Soltani H, Spencer R, Marvin-Dowle K, Harrop D. Cesarean birth rates among migrants in Europe: A systematic review. Birth. 2023 Dec;50(4):657–71.
74. Serçekuş P, Vardar O, Özkan S. Fear of childbirth among pregnant women and their partners in Turkey. Sex Reprod Healthc. 2020 Jun:24:100501.
75. Faisal I, Matinnia N, Hejar AR, Khodakarami Z. Why do primigravidae request caesarean section in a normal pregnancy? A qualitative study in Iran. Midwifery. 2014 Feb;30(2):227–33.
76. Kasai K, Nomura R, Benute G, de Lucia M, Zugaib M. Women's opinions about mode of birth in Brazil: a qualitative study in a public teaching hospital. Midwifery. 2010 Jun;26(3):319-26.
77. WHO. WHO recommendations non-clinical interventions to reduce unnecessary caesarean sections. Geneva: World Health Organization; 2018.
78. Binder P, Johnsdotter S, Essén B. Conceptualising the prevention of adverse obstetric outcomes among immigrants using the 'three delays' framework in a high-income context. Soc Sci Med. 2012 Dec;75(11):2028-36.
79. Merry L, Vangen S, Small R. Caesarean births among migrant women in high-income countries. Best Pract Res Clin Obstet Gynaecol. 2016 Apr;32:88–99.
80. Byrskog U, Small R, Schytt E. Commubity-based bilingual doulas for migrant women in labour and birth – findings from a Swedish register-based cohort study. BMC Pregnancy Childbirth. 2020 Nov 23;20(1):721.
81. Stupka-Gerber E. Ohne Deutsch im Kreißsaal. Bild-Text-Karten zur Verständigung mit Migrantinnen. Hippokrates; 2014.

21 Beschneidung weiblicher Genitalien (FGM/C)

Fabienne N. Jäger, Daniel H. Paris

Die Beschneidung der weiblichen Genitalien, auch als Mädchenbeschneidung oder international als „Female Genital Mutilation/Cutting (FGM/C)“ bezeichnet, umfasst gemäß der WHO alle Praktiken, bei denen die äußeren weiblichen Geschlechtsorgane aus nichtmedizinischen Gründen teilweise oder vollständig entfernt bzw. verletzt werden [1]. Sie ist durch die Migration betroffener Mädchen und Frauen zunehmend für Grundversorger in deutschsprachigen Ländern relevant geworden [2].

> **Info für die Praxis**
>
> Wichtig sind das Erkennen und das Management von Komplikationen der Beschneidung, aber auch ihre Prävention, damit die nächste Generation verschont bleibt [3, 4, 5, 6].

Als Personen des Vertrauens und Referenzperson für medizinische Fragen können Grundversorger hier eine wichtige Rolle spielen [6].

Von FGM/C sind insbesondere Migrantinnen aus Ländern wie Somalia, Ägypten, den Sahelländern, Westafrika, aber auch Südostasien (insbesondere Malaysia) und aus gewissen Gebieten im Nahen Osten (z. B. Nordirak) betroffen [1, 7]. Die Prävalenz und der Typ FGM/C können je nach Ethnie auch innerhalb eines Landes stark variieren. Eine Abnahme der Prävalenz, u. a. durch Aufklärungskampagnen, sozialen Wandel und bessere Bildung, ist in gewissen Heimatländern zu verzeichnen [8, 9]. Insbesondere in städtischen Regionen und bei besserem Ausbildungsstatus ist oft eine Tendenz zu „milderen“ Formen oder die Aufgabe von FGM/C zu beobachten [8, 9]. Die Migration kann eine Chance darstellen, diese „harmful tradition“ aufzugeben und die gesundheitsförderlichen Traditionen zu bewahren [6].

21.1 Formen der Genitalbeschneidung

Neben den 4 Hauptformen der Beschneidung weiblicher Genitalien (Tabelle 21-1) [1, 10] bestehen zahlreiche Zwischenformen, wobei die Variabilität groß ist und sich die Befunde nicht immer einfach klassifizieren lassen. Es ist daher meist sinnvoll, den Befund zu beschreiben.

21.2 Komplikationen der FGM/C

Die Komplikationen sind bedingt durch:

- die Verletzung entweder der direkt betroffenen oder der angrenzenden Strukturen
- die Umstände (Beschneidung durch traditionelle Beschneider oder Beschneiderinnen in Gruppen vs. mit Analgesie unter aseptischen Bedingungen in einer medizinischen Einrichtung)
- das Ausmaß der Beschneidung

Akute Komplikationen sind Schmerzen, Blutungen, lokale und sekundär generalisierte Infektionen, Harnwegskomplikationen (Dysurie, Harnretention, Harnwegsinfekt, Verletzung der Urethra), Schock und gar Tod. Außerdem besteht ein Risiko für z. B. Tetanus- oder HIV-In-

Tabelle 21-1: Hauptformen der Beschneidung weiblicher Genitalien [3].

Typ	Beschreibung
I	**Klitoridektomie:** teilweise oder vollständige Entfernung der äußeren Klitoris (Glans clitoridis und evtl. Teil des Klitoriskörpers) und/oder der Klitorisvorhaut (Preputium clitoridis)
Ia	Entfernung der Klitorisvorhaut (Preputium clitoridis)
Ib	Entfernung der äußeren Klitoris (Glans clitoridis und evtl. Teil des Klitoriskörpers) und/oder der Klitorisvorhaut (Preputium clitoridis)
II	**Exzision Klitoris und Labien:** teilweise oder vollständige Entfernung der äußeren Klitoris (Glans clitoridis und evtl. Teil des Klitoriskörpers) und der inneren Labien und/oder Entfernung der äußeren Labien
IIa	ausschließliche Entfernung der inneren Labien
IIb	teilweise oder vollständige Entfernung der äußeren Klitoris (Glans clitoridis und evtl. Teil des Klitoriskörpers) und der inneren Labien
IIc	teilweise oder vollständige Entfernung der äußeren Klitoris (Glans clitoridis und evtl. Teil des Klitoriskörpers) und der inneren und äußeren Labien
III	**Infibulation:** Verengung der Vaginalöffnung durch Herstellung eines bedeckenden Hautverschlusses. Dieser Hautverschluss kommt zustande, indem die inneren und/oder äußeren Labien entfernt (mit oder ohne Entfernung der äußeren Klitoris) und die Wundränder anschließend zusammengefügt werden*
IIIa	Entfernen und Zusammenfügung der kleinen Labien (mit oder ohne Entfernung der äußeren Klitoris und/oder der Klitorisvorhaut)
IIIb	Entfernen und Zusammenfügung der großen Labien (mit oder ohne Entfernung der äußeren Klitoris und/oder der Klitorisvorhaut)
IV	**Andere Formen:** alle weiteren Praktiken, welche die weiblichen Genitalien schädigen und keinem medizinischen Zweck dienen, wie das Einstechen (Punktion), Durchbohren (Piercing), Einschneiden, Scheuern und Verätzen des Genitalbereichs Beim „Pricking", einem Durchstechen/Einstechen der Vorhaut oder der Glans clitoridis, das zwar zu Blutungen und Infektionen führen kann, aber langfristig i.d.R. nicht sichtbar ist, kommt es zu keiner Gewebeabtragung (wird von der WHO als Typ IV klassifiziert).

* die Infibulation ist insbesondere am Horn von Afrika weiterhin verbreitet

fektionen. Auch Frakturen durch Verletzung anderer Strukturen bei sich wehrenden Mädchen werden berichtet [1, 3, 10].

Nicht zu unterschätzen ist die **psychologische Komponente,** die für Mädchen, die in Ländern aufwachsen, wo FGM/C nicht praktiziert wird, noch verstärkt sein kann. Neben posttraumatischen Belastungsstörungen (PTSD) können auch heftige Loyalitäts- und Identitätskonflikte entstehen und das Vertrauen z.B. in der Familie leiden.

Langfristige Komplikationen werden beeinflusst von Ausmaß und Erleben der Beschneidung sowie von den initialen Komplikationen, die u.a. die Abheilung beeinträchtigen können (Tabelle 21-2). Obwohl es sich manchmal um große Eingriffe handelt, gibt es Frauen, die keine somatischen Beschwerden haben und

Info für die Praxis

Rückzug, Verhaltensänderungen, Bauchschmerzen, verlängerte Zeit für den Toilettengang und Schlafstörungen können Zeichen einer frischen FGM/C sein, insbesondere, aber nicht nur, wenn vorher eine Reise stattgefunden hat [1, 3, 10].

von einer erfüllten Sexualität berichten [11, 12]. Andere wiederum haben Beschwerden, die auch bei nicht beschnittenen Frauen auftreten können, sodass die Beurteilung, wie stark die Beschneidung für die Beschwerden verantwortlich ist, nicht immer einfach ist. Da die Beschneidung in den Gemeinschaften in den Heimatländern oft die Norm ist, werden gewisse Komplikationen und Folgeprobleme erst gar nicht als solche erkannt, sondern als Teil des Frauseins akzeptiert (z. B. geburtshilfliche Probleme, verlängerte Miktion bei Infibulation).

21.3 Vorgehen, Therapie

Es empfiehlt sich, Mädchen und Frauen mit Status nach Infibulation, mit Beschwerden, die potenziell durch den Status nach FGM/C erklärbar sind, und Frauen mit Fragen zu FGM/C umgehend an erfahrene Gynäkologen oder Gynäkologinnen zu überweisen. Auch beschnittene Mädchen sollten spätestens bei Einsetzen der Pubertät bei einer mit FGM/C vertrauten Kindergynäkologin vorgestellt werden [3].

Besteht ein Eröffnungsbedarf wegen einer Infibulation (Defibulation) vor dem ersten Geschlechtsverkehr oder wegen Komplikationen, sollte dies nur durch eine mit FGM/C erfahrene Gynäkologin oder Gynäkologen durchgeführt werden, wobei die Patientin bei der Wahl der Analgesie/Anästhesie miteinbezogen werden soll, um Re-Traumatisierungen wenn möglich zu vermeiden [3]. Ein medizinisches Attest über medizinische Notwendigkeit der Defibulation kann hilfreich sein. Auch muss die Patientin vorgängig über zu erwartenden Änderungen aufgeklärt sein [3]. Bei Minderjährigen sollte i. d. R. zugewartet werden, bis die Patientin den Eingriff selbst wünscht. Insbesondere bei infibulierten Frauen kann eine Konsultation bei einer spezialisierten Gynäkologin helfen, unnötige Ängste vor einer Geburt in einem Land, indem ihr Genitalstatus nicht der Norm entspricht, abzubauen. Manche Frauen wünschen auch eine Rekonstruktionsoperation, deren Indikation sorgfältig mit Spezialisten zu diskutieren ist [3].

Tabelle 21-2: Mögliche Langzeitfolgen einer FGM/C [3, 11, 13, 14].

körperliche Folgen	psychische Folgen
• Geburtskomplikationen (protrahierte Geburt inkl. Folgekomplikationen wie Hämorrhagie, vermehrt Geburtsverletzungen, erhöhte peripartale Morbidität und Mortalität, schlechteres kindliches Outcome) • Keloid/Neurinome/Vernarbungen • Harnwegsinfektionen, prolongierte Miktion, Inkontinenz, Harnwegsstenosen • Dysmenorrhö, rezidivierende Infekte • Schwierigkeiten bei der Vorsorge	• Angst vor Interventionen/Berührung im Genitalbereich • Vertrauensverlust • Identitätsprobleme • Loyalitätskonflikte • Depression • Gefühl der Versehrtheit • Ängste • Somatisierungen
• sexuelle Schwierigkeiten, Dyspareunie (insbesondere bei Typ III), Reproduktionsschwierigkeiten	

Bei Schwangeren mit Status nach Infibulation ist eine vollständige Defibulation im 2. Trimenon (insbesondere, wenn während der Schwangerschaft Harnwegs- oder Vaginalentzündungen aufgetreten sind [3]) oder während der Geburt möglich. Der Wunsch der Frau darf Indikation für einen Kaiserschnitt sein – nicht aber eine Infibulation. Die Möglichkeit einer Defibluation während einer (Not-)Sektio sollte besprochen und potenziell veranlasst werden. Eine Re-Infibulation, also ein Wiedervernähen, soll nicht durchgeführt werden [3, 10].

21.4 Prävention

Um junge Mädchen zu schützen, empfehlen sich wiederholte Präventionsgespräche (Tabelle 21-3). Geeignete Zeitpunkte sind [3, 6]:

- die Behandlung möglicher FGM/C-Komplikationen
- Schwangerschaft/Geburt
- Vorsorgeuntersuchungen von Mädchen
- vor Reisen ins Heimatland

Insbesondere um die Geburt herum kann es sich lohnen, sich mit anderen Akteuren abzusprechen, damit die geeignetste Person die Gelegenheit nutzt und das Gespräch führt. In manchen Regionen wird die Beschneidung teils bereits an jungen Säuglingen durchgeführt (z. T. in Eritrea) [7].

Präventionsgespräche sind erfolgreicher, wenn zuvor ein **Vertrauensaufbau,** u. U. über mehrere Konsultationen, hat stattfinden können. Eine Notfallkonsultation ist hierfür i. d. R. nicht geeignet. Bei Bedarf sollte eine Übersetzerin hinzugezogen werden, wobei es hilfreich ist, sich zum einen zu vergewissern, dass die Betroffene sich vor der übersetzenden Person und anderen Anwesenden frei äußern kann, und dass die **übersetzende Person** korrekt über-

Tabelle 21-3: Inhalte des Präventionsgesprächs [3, 6].

Inhalt	Details
Einstellung	die Einstellung bei Mädchen, auch jene der Eltern und anderer (einflussreicher) Familienmitglieder erfragen
Gründe/Motivation	• welche Gründe für oder gegen FGM/C, welche Motivation liegt bei den Eltern bzw. der Familie vor • welche Ängste bestehen, wenn auf die FGM/C verzichtet wird
medizinische Folgen	• mögliche Folgen generell erklären • Komplikationen bei Familienmitgliedern/Bekannten erfragen
juristische Situation	• strafbar, auch bei Durchführung im Ausland (D, CH, AT), sofern das Mädchen die jeweilige Nationalität hat oder in besagtem Land wohnhaft ist [3, 4, 5] • Verlust der Aufenthaltsbewilligung (D) • strafbar auch in vielen Herkunftsländern (wobei die Gesetze nicht immer umgesetzt werden [15])
Ressourcen und Unterstützungsbedarf	• Ressourcen erfragen • Unterstützungsbedarf klären, um die Tradition aufgeben zu können (z. B. Schutzbrief/Ressourcen vermitteln)
Identifizierung von gefährdeten Mädchen	

setzt und nicht für FMG/C plädiert. Je nach kulturellem Hintergrund ist es hilfreich, direkt mit der Betroffenen reden zu können, damit sie ihre Meinung frei kundtun kann [3, 6].

Entscheidend ist eine **neutrale, respektvolle Einstellung,** genug Zeit und Ruhe. Ist der Status nicht bekannt, kann nach FGM/C gefragt werden: *„Manche Menschen in Ihrem Herkunftsland sind genital-beschnitten: Sind Sie/ Frauen in ihrer Familie betroffen?"* Der Begriff „Verstümmelung" ist zu vermeiden. Familien beschnittener Mädchen und Frauen haben diese in der Meinung durchgeführt, etwas Gutes zu tun [3, 6].

Sich vorgängig **gut zu informieren,** kann sehr hilfreich sein [6]. Nationale Guidelines und NGOs können nützliche Informationen (s. Unterkapitel 21.5.5) für Fachpersonen und Betroffene liefern (z.B. Hintergrundinformationen, Juristisches, Medizinisches, Adressen). Die Schweizerischen Guidelines [3] z.B. führen auch Gegenargumente gegen die häufigsten für FGM/C hervorgebrachten Argumente auf. Spezifische Informationen für das Herkunftsland sind den UNICEF Country Profiles [7] zu entnehmen (inkl. Alter bei Beschneidung). Respektvoll kann das Thema von Ärztinnen und Ärzten erfolgversprechend diskutiert werden.

Hauptgründe für FGM/C, die oft angegeben werden, sind [1, 10]:

- Tradition („schon immer so gemacht")
- Kontrolle der weiblichen Lust
- Jungfräulichkeit und Treue
- Steigerung der sexuellen Befriedigung des Mannes
- Religion
- Hygiene
- Ästhetik

Mögliche hilfreiche Argumente und Erklärungen gegen sind [3, 6]:

- die Erklärung der weiblichen Sexualität (die durch eine Beschneidung nicht verhindert wird)
- die Erklärung des Stellenwerts der Erziehung
- der Verweis, dass auch unter jungen Männern ihrer Gemeinschaften, insbesondere in der Diaspora, ein Sinneswandel weg vom Wunsch nach einer beschnittenen Frau besteht
- der Hinweis auf Beschwerden und Komplikationen, welche die Reproduktion tangieren
- der Hinweis auf den unnötigen Schmerz
- die Erklärung, dass FGM/C keine medizinischen Vorteile hat
- der Verweis auf das Risiko einer Negativbewertung der Herkunftskultur durch die beschnittenen, hier aufwachsenden Mädchen

Selbst weniger ausgedehnte Formen, „medikalisiert" durchgeführt, bergen unnötige Risiken für das Kind [6, 10].

Info für die Praxis

Tatsächlich empfiehlt keine Religion die Mädchenbeschneidung [10]!

Obwohl von einigen muslimischen Gruppen im Sahel und in Malaysia praktiziert, kennen viele Muslime FGM/C nicht als Teil ihres Brauchtums und lehnen die Praxis ab. Allerdings kommt es vor, dass die milderen Formen von FGM/C in gewissen Gebieten dennoch als Sunna, d.h. als eine (empfohlene) religiöse muslimische Praxis, bezeichnet werden. Diese Bezeichnung ist jedoch missverständlich und falsch, da es sich bei FGM/C nicht um eine muslimische Sunna handelt und FGM/C in den betroffenen Regionen auch von Nichtmuslimen praktiziert wird.

FGM/C ist in Deutschland, der Schweiz und Österreich strafbar, auch wenn im Ausland durchgeführt worden, sofern das betroffene Mädchen/die betroffene Frau eine der Nationalitäten der drei genannten Länder hat oder dort wohnhaft ist [3, 4, 5]. Betreffend Gefährdungsmeldung und Aufheben der Schweigepflicht/ Anzeigepflicht geben die im Unterkapitel „Weitere Infos" aufgeführten Informationsstellen und Richtlinien wertvolle Hinweise. Kinderschutzgruppen von Krankenhäusern können ebenfalls hilfreich sein [3]. Auch in vielen Ländern und Regionen, in denen FGM/C praktiziert wird, ist FGM/C mittlerweile zu einem Strafbestand erhoben worden, wobei die Gesetze vor Ort nicht immer umgesetzt werden [15].

21.5 Weitere Infos

Weitere Informationen zu FGM/C finden sich

- für Deutschland:
  - Empfehlungen zum Umgang mit Patientinnen nach weiblicher Genitalverstümmelung (female genital mutilation Abk.: FGM), 2016, Bundesärztekammer
  - Schutzbrief mit Erklärung der juristischen Situation https://www.bmfsfj.de/bmfsfj/service/publikationen/schutzbrief-gegen-weibliche-genitalverstuemmelung-179280
  - Hilfstelefon Gewalt gegen Frauen 08000 116 016 (Betroffene und Fachpersonen)
  - Bundesministerium für Gesundheit: https://www.bundesgesundheitsministerium.de/service/begriffe-von-a-z/g/genitalverstuemmelung.html
- für die Schweiz:
  - Interdisziplinäre Empfehlungen: Weibliche Gentialbeschneidung (Female Genital Mutilation/Cutting FGM/C): Empfehlung für Gesundheitsfachpersonen, 2023
  - Netzwerk gegen Mädchenbeschneidung https://www.maedchenbeschneidung.ch/ (Webpage für Fachpersonen und Betroffene mit nützlichen Links)
  - Nationale Anlaufstelle: Caritas Schweiz: 041 419 23 55 (Beratung/Vermittlung, z. B. Mediatorinnen, Fachpersonen, Schutzbrief)
- für Österreich:
  - Weibliche Genitalverstümmelung: Leitfaden zum Umgang mit betroffenen Mädchen und Frauen, Ärztekammer Wien (Medizinisches und Juristisches)
  - Bundeskanzleramt Zwangsheirat und weibliche Genitalverstümmelung: https://www.bundeskanzleramt.gv.at/agenda/frauen-und-gleichstellung/gewalt-gegen-frauen/gewaltformen/zwangsheirat-und-fgm.html
- international:
  - WHO health topic FGM: https://www.who.int/health-topics/female-genital-mutilation#tab=tab_1
  - Female Genital Mutilation/Cutting Country Profiles: https://data.unicef.org/resources/fgm-country-profiles/
  - D/CH/Ö Leitlinienprogramm AWMF: Rekonstruktive und Ästhetische Operationen des weiblichen Genitals 009/019 - Rekonstruktive und Ästhetische Operationen des weiblichen Genitale (awmf.org)
  - WHO, Care of girls & women living with female genital mutilation, a clinical handbook, 2018 https://apps.who.int/iris/bitstream/handle/10665/272429/9789241513913-eng.pdf?ua=1
  - Übersicht der Leitlinien der Gynäkologie und Geburtshilfe (von der Genfer Stiftung für Medizinische Ausbildung und Forschung): https://www.gfmer.ch/Guidelines/Weibliche_Genitalverstuemmelung_d/Weibliche_Genitalverstuemmelung.htm

Literatur

1. World Health Organization (WHO). Eliminating female genital mutilation: an interagency statement. OHCHR, UNAIDS, UNDP, UNECA, UNESCO, UNFPA, UNHCR, UNICEF, UNIFEM, WHO. Geneva: World Health Organization; 2008. Im Internet (Stand: 28.06.2023): https://www.who.int/publications/i/item/9789241596442
2. Jäger F, Schulze S, Hohlfeld P. Female genital mutilation in Switzerland: a survey among gynaecologists. Swiss Medical Weekly. 2002;132: 259–264. https://doi.org/10.4414/smw.2002.09912

3. Netzwerk gegen Mädchenbeschneidung Schweiz, Hrsg. Weibliche Genitalbeschneidung und Kindesschutz. Ein Leitfaden für Fachpersonen. Netzwerk gegen Mädchenbeschneidung Schweiz: Bern u. a.: Netzwerk gegen Mädchenbeschneidung; 2020. Im Internet (Stand: 28.06.2023): https://www.maedchenbeschneidung.ch/public/user_upload/2020_Leitfaden_FGM_Kindesschutz_DE.pdf
4. Institut für Frauen- und Männergesundheit/FEM Süd, Hrsg. Weibliche Genitalverstümmelung: Leitfaden zum Umgang mit betroffenen Mädchen und Frauen. Medizinisches Basiswissen. Wien: FEM Süd; 2020. Im Internet (Stand: 28.06.2023): https://www.aekwien.at/documents/263869/411179/210218_FGM-Broschuere-2020.pdf/ffc72fc4-ddc9-7b3c-afbe-ba16308f4af7
5. Bundesärztekammer. Empfehlungen zum Umgang mit Patientinnen nach weiblicher Genitalverstümmelung (female genital mutilation Abk.: FGM). Berlin: Bundesärztekammer; 2016. Im Internet (Stand: 28.06.2023): https://www.bundesaerztekammer.de/fileadmin/user_upload/_old-files/downloads/pdf-Ordner/Empfehlungen/2016-04_Empfehlungen-zum-Umgang-mit-Patientinnen-nach-weiblicher-Genitalverstuemmelung.pdf
6. Jaeger F, Caflisch M, Hohlfeld P. Female genital mutilation and its prevention: a challenge for paediatricians. European journal of pediatrics. 2009;168(1):27–33. https://doi.org/10.1007/s00431-008-0702-5
7. UNICEF. Female Genital Mutilation Country Profiles. New York: UNICEF; 2020. Im Internet (Stand: 28.06.2023): https://data.unicef.org/resources/fgm-country-profiles/
8. Farouki L, El-Dirani Z, Abdulrahim S et al. The global prevalence of female genital mutilation/cutting: A systematic review and meta-analysis of national, regional, facility, and school-based studies. PLoS Medicine. 2022;19:e1004061. https://doi.org/10.1371/journal.pmed.1004061
9. Mariam AG, Hailemariam A, Belachew T, et al. SUPPORT FOR THE CONTINUATION OF FEMALE GENITAL MUTILATION AMONG ADOLESCENTS IN JIMMA ZONE, SOUTH-WEST ETHIOPIA. Ethiopian Journal of Health Sciences. 2009;19(2):10.4314/ejhs.v19i2.69419. https://doi.org/10.4314/ejhs.v19i2.69419
10. World Health Organizaton (WHO). WHO guidelines on the management of health complications from female genital mutilation. Geneva: World Health Organization; 2016 [abgerufen am 03.08.2023]. Verfügbar unter: https://www.who.int/publications/i/item/WHO-RHR-16.04
11. Berg RC, Denison E. Does Female Genital Mutilation/Cutting (FGM/C) Affect Women's Sexual Functioning? A Systematic Review of the Sexual Consequences of FGM/C. Sexuality Research and Social Policy. 2012;9:41–56. https://doi.org/10.1007/s13178-011-0048-z
12. Catania L, Abdulcadir O, Puppo V, et al. Pleasure and Orgasm in Women with Female Genital Mutilation/Cutting (FGM/C). The Journal of Sexual Medicine. 2007;4(6):1666–1678. https://doi.org/10.1111/j.1743-6109.2007.00620.x
13. WHO study group on female genital mutilation and obstetric outcome, Banks E, Meirik O, Farley T, et al. Female genital mutilation and obstetric outcome: WHO collaborative prospective study in six African countries. Lancet (London, England). 2006;367:1835–1841. Verfügbar unter: https://www.afro.who.int/sites/default/files/2017-06/gwh%20FGM%20and%20Obstetric%20Outcomes-%20Lancet%20June%202006.pdf https://doi.org/10.1016/S0140-6736(06)68805-3
14. Wuest S, Raio L, Wyssmueller D et al. Effects of female genital mutilation on birth outcomes in Switzerland. BJOG: an international journal of obstetrics and gynaecology. 2009;116(9):1204–1209. https://doi.org/10.1111/j.1471-0528.2009.02215.x
15. Muthumbi J, Svanemyr J, Scolaro E, et al. Female Genital Mutilation: A Literature Review of the Current Status of Legislation and Policies in 27 African Countries and Yemen. African Journal of Reproductive Health. 2015;19(3):32–40.

22 Gesundheitliche Probleme bei Flüchtlingskindern

Daniel Garcia

Von 2015 bis 2017 wurden in den Ländern der Europäischen Union etwa 1 Million asylsuchende Kinder registriert. Ein Fünftel bzw. 200.000 von ihnen kamen unbegleitet im jeweiligen Gastland an. In den verschiedenen Phasen der Migration sind Kinder etlichen Risikofaktoren für gesundheitliche Probleme und ein schlechtes Wohlbefinden ausgesetzt [1].

Die Schweiz hat – wie die meisten Lander der Welt – die UN-Kinderrechtskonvention von 1997 unterschrieben. Diese Konvention und deren Ratifizierung durch die Schweiz verpflichtet, das Recht des Kindes auf den bestmöglichen Gesundheitsstand und den Zugang zu ärztlicher Betreuung anzuerkennen. Zudem sollte jedes Kind, das um den Flüchtlingsstatus nachsucht oder als Flüchtling anerkannt wird, angemessenen Schutz und humanitäre Hilfeleistung erhalten. Kindern und Jugendlichen auf der Flucht sollen dieselben Rechte und die gleiche Gesundheitsversorgung gewährt werden wie der einheimischen Bevölkerung.

Bei der Einreise in sichere Gebiete sollte die körperliche und psychische Gesundheit aller Kinder und Jugendlicher umfassend begutachtet werden, um ihren Bedarf an präventiver und kurativer Versorgung zu ermitteln [2].

Der Entwicklungsstand von Jugendlichen sollte primär dazu herangezogen werden, um über eine Unterbringung zu entscheiden, die für ihre körperliche und psychische Gesundheit und ihr Wohlbefinden erforderlich ist. Die Bestimmung des biologischen Alters aus nicht therapeutischer Indikation zur Bestimmung des chronologischen Alters (z. B. zwecks behördlicher Einteilung in minder- und volljährig) ist aus deontologischer Sicht abzulehnen. Außerdem sind die dafür verwendeten Methoden (z. B. körperliche Merkmale, Knochenalter, Zahnentwicklung) zu ungenau und wissenschaftlich nicht für diesen Zweck validiert [3].

Die Betreuung von Kindern und Jugendlichen auf der Flucht erfordert kulturelle und sprachliche Kompetenz sowie die Kenntnisse von traumainformierter Versorgung.

Flüchtlingskinder werden meist von erwachsenen Flüchtlingen, im Idealfall von Familienmitgliedern begleitet. Damit können sich bei einer (Erst-)Konsultation sowohl pädiatrische als auch erwachsenmedizinische Gesundheitsprobleme manifestieren. Die medizinischen Fachpersonen sollten deshalb die wichtigsten „red flags" unabhängig von Alter oder Entwicklungsstand der Patienten kennen.

Im Vorfeld einer Konsultation und bei auftretenden Kooperations- oder Compliance-Problemen lohnt es sich, die folgenden Punkte zu berücksichtigen und evtl. anzusprechen. Denn diese können als Hindernisse aufseiten der Flüchtlinge einer erfolgreichen medizinischen Allianz zwischen Patient, Familie und Fachpersonen im Wege stehen:

- ungenügende Kenntnisse und Informationen zum hiesigen Gesundheitssystem und Bezugnahme auf das meist sehr verschiedene System im Herkunftsland
- fehlendes Vertrauen in das Gesundheitssystem und/oder Behörden, oft aufgrund vorangehender schmerzlicher Erfahrungen
- fehlende Gesundheitserziehung
- persönliches Krankheitsverständnis, das u. a. von Kultur und Gebräuchen des Herkunfts-

landes geprägt ist und sich vom hiesigen Narrativ unterscheiden kann
- finanzielle Schwierigkeiten
- Furcht vor Anzeige

22.1 Gesundheitsprobleme ausschließen

Es ist auszuschließen, dass das Kind oder ein Familienmitglied ein Gesundheitsrisiko für die Gemeinschaft darstellt. Das gilt insbesondere für die Tuberkulose. Die ist zwar selten, aber da an der Grenze keine medizinische Untersuchung mehr stattfindet und es sich um eine Population mit hohem Risiko handelt und eine frühzeitige Diagnose wichtig ist, sollte gemäß der nationalen Strategie gescreent werden (z.B. in der Schweiz)

- alle: Erstuntersuchung durch Pflegefachperson mittels https://www.tb-screen.ch/app/intro.php
- Kinder < 5 Jahre und alle Kinder und Jugendliche, die kürzlich mit einem Tuberkulose-Indexfall Kontakt hatten oder eine Immunschwäche haben, erhalten unabhängig vom Herkunftsland ein Screening mittels immundiagnostischen Tests (Tuberkulinhauttest [bevorzugt] oder Interferon-γ release assay (IGRA).

Außerdem müssen Epidemien im Ursprungsland (z.B. Ebola, Masern usw.) in Betracht gezogen werden.

Des Weiteren ist auszuschließen, dass das Kind an einem Gesundheitsproblem leidet, das unmittelbare Maßnahmen erfordert, und dass beim Kind eindeutige psychische Gesundheitsprobleme oder psychosoziale Risikosituationen bestehen, die unmittelbare Schutz- und Betreuungsmaßnahmen erfordern (z.B. unbegleitete Minderjährige, frische Hinweise auf „non accidental injury" usw.).

Tabelle 22-1: Anamnestische und klinische Orientierungshilfen, nach Altersklassen [4].

Alter	Untersuchungen
Neugeborene und Säuglinge	• durch Mutter übertragene Infektion (HBs, HIV, Syphilis) • anthropometrische Daten
Vorschulalter	• klinische Zeichen von Unter- und Mangelernährung (Haare, Nägel, Haut, Augen) sowie einer Rachitis • Zahnuntersuchung (Milch- und Dauerzähne) • Leber- und/oder Milzvergrößerung • Anämie (Handflächen, Konjunktiven) • Ikterus • BCG-Narbe • anthropometrische Daten
Schulalter	• Folgeschäden eines akuten rheumatischen Fiebers (Herzgeräusch) • Zeichen einer Tuberkuloseinfektion (chronischer Husten, Gewichtsverlust) • Hepato-/Splenomegalie • psychosomatische Krankheitszeichen • psychiatrische Krankheitszeichen, Risikoverhalten („Strassenkind", Drogen-, Alkoholkonsum usw.) • Schulbildung des Kindes im Ursprungsland erfragen • anthropometrische Daten
Jugendliche	• Pubertätsstadien

Häufigste Gesundheitsprobleme von Flüchtlingskindern sind mittels Anamnese und klinischer Untersuchung zu erfassen. Ein altersabhängiger Ansatz ist sinnvoll. Hierzu bieten die Vorsorgeuntersuchungsempfehlungen der einzelnen Länder bzw. pädiatrischen Gesellschaften wertvolle Hilfe [5]. Allerdings gilt es zu beachten, dass das Flüchtlingskind wahrscheinlich keine oder nur unvollständige Vorsorgeuntersuchungen erhalten hat und dass die Vorsorgeuntersuchungen aufbauend sind, d. h. gewisse Untersuchungen sind bei älteren Kindern nicht mehr vorgesehen, weil sie im regulären Programm bereits vorher berücksichtigt wurden. Eine rudimentäre altersabhängige Orientierungshilfe ist in Tabelle 22-1 dargestellt.

22.2 Weiterführende Erstabklärung

Eine ausführliche Anleitung zur Erstabklärung wird im Folgenden vorgestellt. Sie wird von der Canadian Paediatric Society zur Verfügung gestellt. Auf ihrer sehr umfangreichen Webseite https://www.kidsnewtocanada.ca finden sich neben dieser Anleitung für die Erstabklärung zahlreiche andere hilfreiche Instrumente und Empfehlungen für die medizinische Betreuung von Flüchtlingskindern.

22.2.1 Anamnese

Die erste medizinische Begutachtung beinhaltet die Erhebung der Anamnese, bei der wichtige Informationen über jedes Kind und die gesamte Familie erfragt werden. Wahrscheinlich sind dazu mehrere Besuche der Familie erforderlich. Im Folgenden werden die wichtigsten Bereiche, die bei einer Anamnese erfasst werden sollten, aufgeführt. Weitere Informationen zur Erhebung einer Anamnese finden Sie auf den Seiten zur kulturellen Kompetenz.

Wichtigste Probleme und Beschwerden

Der Schwerpunkt liegt zunächst auf den wichtigsten Anliegen, Beschwerden, gesundheitlichen Problemen oder Erkrankungen des Kindes oder der Familie. Bitten Sie die Familie, Fragen zu stellen. Finden Sie heraus, was sie sich von dem Besuch erhofft.

Familienanamnese

- Überprüfen Sie den vollständigen Namen des Kindes, indem Sie ihn buchstabieren. Manchmal kommt es zu Fehlern – insbesondere, was die Reihenfolge der Namen betrifft oder wenn der Familienname des Kindes von dem der Eltern abweicht.
- Klären Sie, wer die leiblichen Eltern des Kindes sind und wer das Kind in der Regel betreut.
- Eine vollständige Familienanamnese unter Einschluss der Eltern, Geschwister und weiterer Familienmitglieder beinhaltet das Erfassen folgender Kriterien:
  - Alter (soweit bekannt), berufliche Tätigkeiten oder Ausbildungen im Herkunfts- und Aufnahmeland, gesundheitliche Probleme und Besonderheiten, die mit den Beschwerden des Kindes in Zusammenhang stehen könnten
  - frühere Krankheiten, Krankenhausaufenthalte, Operationen, Unfälle und Tropenkrankheiten
  - frühere spezifische Erkrankungen wie Tuberkulose, Hepatitis, Lepra und HIV/AIDS.

Familiäre Beziehungen

- Fragen Sie nach der derzeitigen Lebenssituation der Familie und danach, ob sich diese ändern wird. Beispielsweise: Ist die gesamte Familie zusammen? Wird die Familie von anderen Personen oder von weiteren Verwandten unterstützt?
- Fragen Sie danach, ob weitere Familienmitglieder nachziehen werden.
- Fragen Sie, ob eine Rückkehr in das Herkunftsland geplant ist und wenn ja, wann.

Geburtsort, Aufenthaltsorte, Migrationsroute

- Wo wurde das Kind geboren und wo ist es aufgewachsen (falls vom Geburtsort abweichend)? Erfragen Sie vor allem folgende Kriterien:
  - Umgebung (ländlich oder städtisch)
  - Unterbringung, Wasser- und Nahrungsquellen
  - vorwiegend vorkommende Insekten und Tiere (zur Ermittlung des Risikos für Infektionen durch Arthropoden und Zoonosen)
- Aufenthalt in einem Flüchtlingslager (wenn ja, wo und wie lange)
- Migrationsroute ab dem Herkunftsland
- Länder, in denen die Familie gelebt hat.

Alter des Kindes

Das Alter eines Kindes kann in der Regel anhand der Einwanderungsunterlagen festgestellt werden. Allerdings ist dabei zu berücksichtigen, dass das Alter in einigen Kulturen anders berechnet wird. Zudem wissen neu angekommene Familien vielleicht nicht genau, wann ihr Kind geboren wurde.

Informationen zur Geburt

Fragen Sie nach dem Verlauf von Schwangerschaft und Perinatalperiode einschließlich:

- Gewicht und Größe des Kindes bei Geburt, falls bekannt
- Gestationsalter, falls bekannt
- Komplikationen beim Neugeborenen.

Blutsverwandtschaft

In Ländern südlich der Sahara ist eine Blutsverwandtschaft eher unüblich, im Nahen Osten und Vorderasien (z. B. Pakistan) jedoch häufiger. Bei einem Patienten mit Entwicklungsverzögerung, Dysmorphie oder neurologischen Symptomen wie Krampfanfällen sollte eine Blutsverwandtschaft in Betracht gezogen werden.

Ernährung, Wachstum und Entwicklung

Die frühere Ernährungsweise und der aktuelle Ernährungszustand liefern wichtige Informationen zu Wachstum und Entwicklung eines Kindes. Fragen Sie nach:

- Ernährung und Ernährungssicherheit vor und nach der Ankunft im Aufnahmeland
- auffälligen Essgewohnheiten (z. B. Pica-Syndrom) oder dem Verzehr von nicht pasteurisierter Milch

Denken Sie daran, dass bei Flüchtlingen und international adoptierten Kindern Mangelernährung und eine Unterversorgung mit Mikronährstoffen weitverbreitet sind.

Impfstatus

Überprüfen Sie den Impfstatus des Kindes anhand des Impfpasses (z. B. BCG-Impfung), falls verfügbar. Denken Sie daran, dass der Impfpass nicht immer genau geführt wurde und aktuell ist. Akzeptieren Sie nur Informationen aus zuverlässigen Quellen. Verlassen Sie sich nicht auf die Anamnese allein. Ermitteln Sie die erforderlichen regulären und nicht regulären Impfungen (Nachhol- oder komplette Neuimpfung?).

Frühere Krankheiten

- Fragen Sie nach früheren Krankheiten, Krankenhausaufenthalten, Operationen, Unfällen, Tropenkrankheiten (soweit angemessen) und nach Allergien in der Familie.
- Fragen Sie nach Würmern oder Blut im Stuhl des Kindes.
- Ermitteln Sie das Risiko für eine HIV-Infektion und andere sexuell übertragbare Infektionen:
  - Wurden beim Kind oder einem Elternteil schon einmal Operationen durchgeführt, Bluttransfusionen verabreicht oder gebrauchte Kanülen für intramuskuläre Injektionen verwendet?
  - Befragen Sie ältere Kinder und Jugendliche danach, ob sie sexuell aktiv waren oder sind.

- Fragen Sie behutsam nach spezifischen Krankheiten (z.B. HIV-Infektion, Tuberkulose). Denken Sie daran, dass ein Elternteil aus Angst davor, die Versorgung der Familie und das Bleiberecht zu gefährden, evtl. nicht wahrheitsgemäß antwortet.

Bisherige medizinische Versorgung

- Fragen Sie danach, was die Familie bei einer Erkrankung ihres Kindes unternimmt.
- Wurde im Herkunftsland ein Arzt konsultiert oder wurden traditionelle Behandlungsformen angewendet?

Medikamente

Fragen Sie danach, ob das Kind derzeit Medikamente erhält oder früher erhalten hat (z.B. Antimalariamittel, Antibiotika, Naturheilmittel, rezeptfreie Produkte).

Begutachtung der Körpersysteme

Dies kann eine Befragung zur Funktion des gesamten Körpers beinhalten, um nicht behandelte Symptome oder Beschwerden zu ermitteln.

Jugendliche

Eventuell kann ein modifizierter HEADSS-Fragebogen genutzt werden, der die Bereiche Zuhause, Schule/Arbeit, Aktivitäten, Drogen/Alkohol, Sexualität, Rauchen, Suizidrisiko und Depression umfasst. Dabei ist jedoch zu berücksichtigen, dass die meisten jugendlichen Migranten oder Flüchtlinge andere Erfahrungen haben als europäische Jugendliche und evtl. in Gegenwart eines Elternteils oder Dolmetschers nicht wahrheitsgemäß antworten.

Psychosoziale Situation

Migrantenfamilien verlassen ihr Heimatland in der Hoffnung auf ein besseres Leben, doch sind die Gründe für die Migration und die Migrationsrouten unterschiedlich. Neuankömmlinge haben vielleicht aufgrund von Krieg, Trauma, dem frühzeitigen Tod von Familienmitgliedern oder Freunden und Vernachlässigung schlimme Erfahrungen gemacht und Gewalt, extremen Hunger, körperliche Entbehrungen, emotionale Verluste, Missbrauch und kulturelle Entwurzelung erlebt. Ärzte sollten auf psychische Störungen achten. Dazu zählen:

- posttraumatische Belastungsstörung
- Depression
- reaktive Bindungsstörung
- quasi-autistische Verhaltensmuster
- sensorische Verarbeitungsstörung.

Eine psychosoziale Anamnese sollte erst dann erhoben werden, wenn eine positive und vertrauensvolle Beziehung zum Kind und zur Familie hergestellt wurde. Ermitteln Sie bei jeder neu angekommenen Familie, inwieweit sie Unterstützung erhält. Eventuell muss sie an lokale Organisationen, religiöse Einrichtungen oder Selbsthilfegruppen, die Unterstützung bieten, verwiesen werden. Oft ist auch das Hinzuziehen sozialer Dienste oder eines Sozialarbeiters hilfreich.

22.2.2 Körperliche Untersuchung

Eine körperliche Untersuchung sollte ruhig und behutsam durchgeführt werden. Erklären Sie, was Sie tun, auch wenn das Kind Sie nicht versteht, und verlegen Sie unangenehme Maßnahmen ans Ende der Untersuchung. Im Folgenden werden wichtige Elemente und klinische Zeichen, die bei einer körperlichen Untersuchung beurteilt werden sollten, aufgeführt:

Allgemeine Begutachtung

- Sieht das Kind gesund oder akut/chronisch krank aus?
- Wie verhält sich das Kind? Wirkt es z.B. glücklich, deprimiert oder ängstlich?
- Beginnen Sie mit der Begutachtung der Entwicklung.
- Achten Sie auf Zeichen angeborener Infektionen.

Vitalzeichen

Erfasst werden folgende Parameter: Temperatur, Herzfrequenz, Atemfrequenz und Blutdruck.

Wachstum und Ernährung

Überprüft werden:

- Größe, Gewicht und BMI
- Kopfumfang (insbesondere bei Kindern < 2 Jahren)
- Wachstum: Orientieren Sie sich dabei an einer standardmäßigen Wachstumskurve, wobei zu berücksichtigen ist, dass das richtige Alter des Kindes nicht immer bekannt ist.
- Ernährungszustand: Achten Sie auf Dehydratation, Anämie, Ödeme, aufgetriebenen Bauch, Muskelschwund und Zeichen einer Rachitis wie geschwollene Handgelenke und Füße.

Kopf

Inspiziert werden Größe und Form des Kopfes, Haare und Kopfhaut. Achten Sie auf Verletzungen, Pilzinfektionen oder Läuse.

Augen

- Nicht diagnostizierte Augenkrankheiten und Sehstörungen sind bei neu angekommenen Migranten und Flüchtlingen aus Entwicklungsländern häufiger. Überprüfen Sie die Sehschärfe bei allen neu angekommenen Migranten- und Flüchtlingskindern.
- Achten Sie auf Strabismus, Konjunktivitis, Uveitis, Chorioretinitis und Sehstörungen.

Hals, Nase und Ohren

- Achten Sie auf Verletzungen, eitrige oder chronische Otitis media, orale Candidose, Herpesgeschwüre, nasale Polypen (möglicherweise aufgrund einer Mukoviszidose) und Hörstörungen.
- Vor der Einschulung oder bei Bedenken bezüglich der Hörfähigkeit oder Sprachentwicklung sollte das Hörvermögen des Kindes geprüft werden. Zudem sollte das Hörvermögen bei älteren Kindern und Jugendlichen mit Lernschwierigkeiten getestet werden.
- Besteht Unklarheit bezüglich des Hörvermögens, sollte eine fachärztliche Beurteilung des Gehörs angeordnet werden.

Zähne

Achten Sie bei der Untersuchung der Zähne vor allem auf die Zahnpflege und auf Karies.

Lymphknoten

Achten Sie auf eine Lymphadenopathie. Sind die Lymphknoten schmerzlos, berührungsempfindlich, weich, fest oder hart?

Herz und Gefäße

Prüfen Sie eine eventuelle Herzvergrößerung, Pulse (insbesondere Femoralispulse) und Herztöne. Achten Sie auf Zyanose, Trommelschlägelfinger, Rhythmusstörungen und Herzgeräusche.

Atemwege

Achten Sie auf Atemprobleme oder Dyspnoe, Trommelschlägelfinger, Rassel- oder Pfeifgeräusche.

Abdomen

Achten Sie auf folgende Zeichen: aufgetriebener Bauch, Ikterus, Druckschmerz, Schonhaltung, Hepatosplenomegalie oder Tumoren.

Urogenitaltrakt

- Gehen Sie bei älteren Kindern besonders behutsam vor. Sie sind vielleicht schüchtern oder wurden angewiesen, sich nicht berühren zu lassen. Möglicherweise liegt auch Missbrauch vor.
- Ermitteln Sie, ob das Kind bei dieser Untersuchung die Anwesenheit eines Elternteils oder einer anderen Person wünscht. In einigen Kulturen ist es wichtig, die Eltern um ihr Einverständnis zu bitten.
- Bestimmen Sie ggf. das Tannerstadium.
- Untersuchen Sie bei Jungen die Hoden.
- Achten Sie auf Ausfluss aus der Harnröhre, genitale Geschwüre und eine inguinale Adenopathie insbesondere bei bereits sexuell aktiven Jugendlichen.

- Achten Sie auf Zeichen einer Genitalverstümmelung/-beschneidung.

Schwangerschaft

- Achten Sie bei jungen Mädchen auf Zeichen einer Schwangerschaft.
- Sorgen Sie ggf. für eine adäquate Schwangerschaftsbetreuung.

Bewegungsapparat

- Achten Sie auf Zeichen von Muskelschwund oder Muskelschwäche.
- Untersuchen Sie die Wirbelsäule, Hüften und Füße. Achten Sie auf eine Skoliose, Kyphose oder Zeichen einer Spina bifida occulta (Grübchen oder Haarbüschel über dem Spaltwirbel).

Neurologischer Status

Achten Sie auf fokale neurologische Zeichen und einen vergrößerten Kopfumfang (aufgrund eines Hydrozephalus). Untersuchen Sie die Fontanellen (aufgrund einer schlaffen Lähmung und der Gefahr einer Poliomyelitis). Prüfen Sie Muskelkraft, Muskeltonus, Muskelmasse, Muskelkoordination und Muskeleigenreflexe.

Hautläsionen

- Achten Sie auf Geschwüre, hypo- oder hyperpigmentierte Bereiche, Impetigo, Skabies, Hämatome, subkutane Knötchen oder Hautausschläge.
- Denken Sie daran, dass Narben und Male kulturell bedingt oder durch eine traditionelle Behandlung verursacht sein können. Ein traditioneller Heiler behandelt den Krankheitsherd möglicherweise mit der Methode des Gua Sha, bei der mit einer Münze über die Haut geschabt wird, bis sich subkutane Blutungen in einem bestimmten Muster zeigen. Andere traditionelle Methoden führen zu Hautritzungen oder Vernarbungen am Ort der körperlichen Beschwerden. Solche Male können als Zeichen von Kindesmisshandlung fehlinterpretiert werden.
- Achten Sie auf Zeichen einer BCG-Impfung, die manchmal am Unterarm, in der Schulter-/Oberarmregion, an der Fußsohle oder oben am Schulterblatt sichtbar sind.

22.3 Sachbezogene Weiterabklärung

Nach der orientierenden Erstabklärung soll zusammen mit der Familie eine sachbezogene Weiterabklärung besprochen werden und evtl. eine Nachbetreuung von Kind und Familie vorgeschlagen werden. Dazu gehört insbesondere die Planung des vollständigen Impfstatus (s. u.). Manchmal ist die Zuweisung an einen pädiatrischen Spezialarzt notwendig. Nach einigen Monaten empfiehlt es sich, die schulische und soziale Integration der Kinder und ihrer Familie zu evaluieren.

22.3.1 Komplettierung des Impfstatus

„Empfohlene Impfungen variieren stark von Land zu Land. Spezifische landesbezogene Empfehlungen können auf der WHO-Webseite http://apps.who.int/immunization_monitoring/globalsummary/schedules eingesehen werden, und als Orientierung bezüglich in den verschiedenen Ländern routinemäßig verabreichten Impfungen dienen“ [6].

Impfungen werden im Allgemeinen aber nur als gültig betrachtet, wenn eine schriftliche Bestätigung der Impfung verfügbar ist. Somit sind anamnestische Aussagen von Patient oder Familie bei fehlendem Impfpass von geringem Nutzen.

Auch serologische Untersuchungen zur Bestimmung einer spezifischen Immunität sollen nicht routinemäßig durchgeführt werden, da deren Zuverlässigkeit ungenügend ist, um die Kosten zu rechtfertigen (als Ausnahme gilt die Bestimmung des Anti-Tetanustoxin-Antikörperspiegels 4 Wochen nach einer Tetanustoxoid enthaltenden Impfung, um die Notwendigkeit einer weiteren Nachimpfung zu prüfen. Wird der Anti-Tetanustoxin-Antikörperspiegel bestimmt, werden folgende Werte als Entscheidungsgrundlage verwendet:

- > 1000 IE/l: Es ist keine weitere Nachimpfung notwendig.
- ≥ 500 und ≤ 1000 IE/l: Eine einzige zusätzliche Dosis 6 Monate nach der ersten.
- < 500 IE/l: Zwei weitere Dosen 2 und 6 Monate nach der ersten Dosis Anti-Tetanustoxin-Antikörperspiegel dienen stellvertretend auch für eine genügende Immunisierung gegen Diphtherie und Pertussis, da diese Impfungen prinzipiell immer als Kombination verabreicht werden).

Ziel ist es, die Serien der empfohlenen Impfungen gemäß den nationalen Empfehlungen für Ungeimpfte oder unvollständig Geimpfte auf den Stand des jeweiligen Patientenalters zu bringen. Dokumentierte Impfungen werden berücksichtigt, um die Serien zu vervollständigen. Zur Komplettierung jeder Impfserie zählt jede bisherige Impfung unabhängig vom Überschreiten des empfohlenen Intervalls (nur das Unterschreiten der Intervalle mindert die Impfwirkung). Nur fehlende oder fragliche Impfungen werden somit nachgeholt, um die Serien zu komplettieren [6].

22.3.2 Psychische Gesundheit von Kindern

Es ist hinreichend erwiesen, dass neu angekommene Migrantenkinder aufgrund ihrer Erfahrungen mit organisierter Gewalt und Migrationsstress für psychische und psychosoziale Probleme und hier vor allem für internalisierende Störungen (posttraumatische Belastungsstörung, Depression, Angststörung) stark gefährdet sind. Externalisierende Störungen scheinen bei ihnen jedoch nicht häufiger zu sein als bei Kindern in der Mehrheitsbevölkerung des Aufnahmelandes. Längsschnittstudien zu Flüchtlingskindern in Skandinavien, die in den 1990er Jahren durchgeführt wurden, zeigten, dass die hohe Rate internalisierender Störungen bei der Ankunft im Zielland im Lauf der Zeit tendenziell sank und die posttraumatische Belastungsstörung 6–7 Jahre nach der Ankunft selten war. Bei Verlaufskontrollen wurden Risikofaktoren in Zusammenhang mit dem Leben im Zielland wie sozioökonomische Entbehrungen, Scheidung der Eltern und Mobbing als wichtige Determinanten für psychische Gesundheit ermittelt.

Migrantenkinder müssen häufig mit Eltern zurechtkommen, die selbst unter psychischen Störungen aufgrund von traumatischen Erfahrungen und Migrationsstress leiden. Für Eltern mit psychischen Störungen ist es vielleicht schwierig, ihren Kindern ein Gefühl von Sicherheit zu vermitteln und sie psychisch zu unterstützen, wie Studien mit Familien von Holocaustüberlebenden zeigen. In Kombination mit sozioökonomischen Entbehrungen erhöhen diese Schwierigkeiten zudem die Gefahr von Kindesmisshandlung [7].

Auswirkungen traumatischer Erfahrungen auf Kinder und Jugendliche

Zunehmend liegen Hinweise dafür vor, dass Kinder und Jugendliche auf traumatische Erfahrungen psychisch ähnlich reagieren wie Erwachsene. Die Reaktion selbst kann ganz unterschiedlich sein. Symptome sind:

- Rückzug, Desinteresse und Lethargie
- Aggression, Wut und Launenhaftigkeit
- Anspannung und Reizbarkeit
- Konzentrationsstörungen
- wiederkehrende Gedanken über traumatische Ereignisse
- körperliche Symptome wie Appetitlosigkeit, Essanfälle
- Atembeschwerden, Schmerzen und Schwindel
- Regression (z. B. wieder auftretendes Bettnässen)
- Albträume und Schlafstörungen
- Weinen

- Nervosität, Ängstlichkeit und Schreckhaftigkeit
- schlechte Beziehungen zu anderen Kindern und Erwachsenen
- Misstrauen gegenüber Erwachsenen
- übermäßige Anhänglichkeit und Schulverweigerung
- Hyperaktivität und übermäßige Wachsamkeit
- repetitives, stereotypes Spielen
- selektiver Mutismus.

Unterstützung von Eltern mit traumatisierten Kindern

Vergewissern Sie sich, dass die Eltern fähig und bereit sind, ihre Kinder zu unterstützen und zu begleiten. Nutzen Sie geeignete Hilfsangebote. Raten Sie den Eltern eventuell:

- ihre Kinder zu ermutigen, ihre Gefühle zu zeigen.
- ihre Kinder zu unterstützen, wenn sie traurig sind.
- ihren Kindern Fragen zu stellen, um herauszufinden, was sie denken und fühlen.
- ihre Kinder hinsichtlich der Zukunft zu beruhigen und zu bestärken: Die kleinen Dinge ihres Lebens sind wichtig und wertvoll.
- ihre Kinder zu ermutigen, Kinder zu sein und zu spielen, die Welt zu erkunden, zu lachen und das zu tun, was in ihrem Alter normal ist.
- normale Tagesabläufe aufrechtzuerhalten, da dies Kindern ein Gefühl von Sicherheit und Vorhersehbarkeit vermittelt.
- fürsorgliche, aber feste Grenzen zu setzen. Die meisten Kinder, die in einem inneren Chaos leben, zeigen ihr Bedürfnis nach klaren Grenzen.
- Veränderungen auf ein Mindestmaß zu beschränken und, falls diese erforderlich sind, sich Zeit zu nehmen, um ihre Kinder darauf vorzubereiten.
- ihren Kindern Rückmeldung zu ihrer Entwicklung zu geben.
- Rückmeldung nicht dazu zu nutzen, um schlechte Angewohnheiten zu korrigieren.
- auf schwieriges Verhalten nicht überzureagieren, da das Kind damit evtl. Spannungen abbaut.
- dem Kind Zeit zu geben, sich an die neue Situation zu gewöhnen.
- sich Zeit zu nehmen, um zusammen zu sein.

22.3.3 Öffentliche Gesundheitsstrategie

Die öffentliche Gesundheitsstrategie zur Förderung von Wohlbefinden und psychischer Gesundheit bei Migrantenkindern sollte ganzheitlich und auf die Risikofaktoren für Einzelpersonen, ihre Familien und die Gemeinschaft ausgerichtet sein. Dazu sollte sie eine Mischung aus politikbasierten und spezifischeren Maßnahmen nutzen. Risikofaktoren für Einzelpersonen werden vorwiegend durch die spezifischeren, im Folgenden beschriebenen Maßnahmen angegangen.

Eltern sind die wichtigste psychologische Stütze für Kinder – vorausgesetzt, sie werden nicht von ihnen getrennt. Der Zugang zu einer adäquaten psychologischen Unterstützung für Eltern mit psychischen Störungen ist deshalb wesentlich, um Kindern zu helfen. Zudem vermitteln Schulen und Kinderbetreuungseinrichtungen ein Gefühl von Sicherheit und helfen Kindern, sich ein soziales Netz aufzubauen. Es hat sich gezeigt, dass schon wenige Stunden Schule pro Tag positive Auswirkungen auf Kinder haben.

Auf der Kontextebene bestimmt die Regierungspolitik viele Aspekte der sozioökonomischen Lebensbedingungen für Asylsuchende (z. B. materielle Ressourcen, Art der Unterbringung). Sie sind generell wichtige soziale Gesundheitsdeterminanten, die auch für Migrantenkinder gelten. Die Belastungen in Zusammenhang mit dem Asylverfahren sind erheblich. Sie nehmen bei längerer Wartezeit noch zu, was effektive administrative Maßnahmen für Kinder besonders wichtig macht.

Literatur

1. World Health Organization (WHO). Health of refugee and migrant children. Geneva: WHO; 2018.
2. Heller Y. Zusammenfassung der Stellungnahme der International Society for Social Pediatrics and Child Health (ISSOP) zur Gesundheit von Kindern mit Migrationshintergrund. Paediatrica Spezialnummer Migranten. 2017;28(3):37.
3. Depallens S, Jäger F, Pellaud N. Altersbestimmung junger Migranten. Stellungnahme der Schweizerischen Gesellschaft für Pädiatrie. Paediatrica Standespolitik. 2017;28(2):3–4.
4. Gehri M, Jäger F, Wagner N, Gehri M. Klinische Betreuung von Migranten. Fokus Pädiatrie. Paediatrica Spezialnummer Migranten. 2016:11–18. 3–10.
5. Schweizerische Gesellschaft für Pädiatrie (SGP). Checklisten für die Vorsorgeuntersuchungen nach den Empfehlungen der Schweizerischen Gesellschaft für Pädiatrie (4. Aufl.). SSP; 2011
6. Bernhard S, Büttcher M, Heininger U, Ratnam S, Relly C, Trück J, et al. Leitlinie zur Abklärung und Vorbeugung von Infektionskrankheiten und Aktualisierung des Impfschutzes bei asymptomatischen asylsuchenden Kindern und Jugendlichen in der Schweiz. Paediatrica Spezialnummer Migranten. 2016:11–18.
7. Ministry of Health. Refugee Health Care: A Handbook for Health Professionals. Wellington: Ministry of Health; 2012.

23 Gesundheitliche Probleme älterer Flüchtlinge

Ourania Kotsiou

Die Flüchtlingskrise hat zu verzweifelten Reisen nach und durch Europa geführt [1]. Dabei wurde der Population der älteren Flüchtlinge wenig Aufmerksamkeit geschenkt. Im Allgemeinen bezieht sich die Definition des Begriffs „älterer Mensch" auf das Alter, ab dem man Rentenleistungen bezieht, weshalb sie sich auch von Land zu Land und von Organisation zu Organisation unterscheidet [2]. Für die Vereinten Nationen gilt die Grenze 60 Jahre und darüber. Ab dem Alter ist eine Person „älter" oder zählt zu den „älteren Menschen", da die meisten, die dieses Alter erreichen, gesundheitlichen Risiken ausgesetzt sind und deshalb Gegenstand bioethischer Debatten und Regelungen sind [2].

23.1 Problematik älterer Flüchtlinge

Der Anteil der älteren Menschen innerhalb der Flüchtlingspopulation insgesamt, für die *der Hohe Flüchtlingskommissar der Vereinten Nationen (UNHCR)* zuständig ist, liegt immerhin bei 8,5 % und in einigen Regionen sogar bei über 30 % [3, 4]. Von 2005 bis 2010 wuchs die Population der über Sechzigjährigen doppelt so schnell wie die der anderen Altersgruppen, weil die Geburtenrate gesunken ist und die Menschen länger leben [5]. Bis 2050 werden weltweit mehr Menschen über 60 als unter 12 Jahre alt sein [6]. 2018 waren in den Ländern der Europäischen Union 4735 Asylbewerber über 65 Jahre alt (2720 Frauen). Dies entsprach 0,7 % der Gesamtzahl der Menschen, die internationalen Schutz beantragten (645.725 Asylsuchende). 91 % (4310 Personen) der Flüchtlinge über 65 Jahre (2495 Frauen) beantragten diesen zum ersten Mal [9].

Gemäß dem britischen Centre for Policy on Ageing (CPA) sind die Hauptprobleme älterer Flüchtlinge Sprachbarrieren, Einsamkeit, fehlendes soziales Netz, niedriges Einkommen und Verlust der gesellschaftlichen Stellung [10]. Möglicherweise haben sie ihre Altersbezüge und ihre Investitionen in eigene Immobilien verloren [11].

Ältere Flüchtlinge werden zudem mit Verletzlichkeit und Gebrechlichkeit assoziiert – unabhängig von ihrem Herkunftsland, ihren Erfahrungen und ihrem Hintergrund. Zusätzlich zur Flucht sind sie durch den Alterungsprozess und durch mögliche chronische Erkrankungen belastet. Sie werden schwach und gebrechlich, weil altersbedingt verschiedene Körperfunktionen nachlassen, was wiederum zu Anfälligkeit und plötzlicher Veränderung des Gesundheitszustands oder zum Tod führt, wobei die Gründe hierfür oft relativ geringfügige belastende Ereignisse sind [12]. Bemerkenswerterweise berichten viele ältere Menschen über mehr als eine körperliche Beeinträchtigung oder Behinderung [11]. Die Auswirkungen des Alterns auf die Mobilität und Funktionsfähigkeit beeinträchtigen das Leben älterer Flüchtlinge und daraus folgend den Zugang zu sprachlich und kulturell adäquaten Gesundheitsdienstleistungen, die irgendwie schwer zu finden sind.

Beeinträchtigungen in den Bereichen Seh- und Hörvermögen, Mobilität, Gedächtnis und Kognition verstärken die Abhängigkeit von anderen, obwohl das soziale Netz, die Unterstützung durch die Familie und die Wertschätzung, die man einst in der Herkunftsgemeinschaft erfuhr, evtl. nicht mehr vorhanden sind [11]. Mit anderen Worten können, aus gesundheitlicher Perspektive, die Prozesse von Migration und Alterung gemeinsam eine sog. Doppelbelastung darstellen [13, 14].

Die Unterschiede im Gesundheitszustand der älteren Flüchtlingspopulation sind ein bisher vernachlässigtes Thema. Studien zum Gesundheitsverhalten älterer Migranten – sowohl neu angekommener als auch schon länger in europäischen Ländern lebender Menschen – liegen bisher nur begrenzt vor. Es ist jedoch notwendig, einen Überblick über den Gesundheitszustand und die Gesundheitsbedürfnisse älterer Flüchtlinge und Migranten zu gewinnen, um adäquate politische und praktische Strategien im Bereich Altern und Migration entwickeln zu können.

23.2 Gesundheitszustand und Gesundheitsbedürfnisse älterer Flüchtlinge

Ältere Flüchtlinge sind in 2 Gruppen unterteilt [15, 16]:

- diejenigen, die erst vor Kurzem nach Europa gekommen sind und keine Gelegenheit hatten, die Sprache und Kultur ihrer neuen Heimat kennenzulernen und viel Unterstützung bei ihrer Ansiedlung benötigen, und
- diejenigen, die in jüngeren Jahren nach Europa gekommen und im Aufnahmeland älter geworden sind.

Es wurde darüber berichtet, dass Flüchtlinge bei ihrer Ankunft tendenziell etwas gesünder sind als die Durchschnittsbürger im Aufnahmeland und die zurückgebliebene Bevölkerung im Herkunftsland [16]. Nichtsdestotrotz scheint dieser „Healthy Migrant"-Effekt (auch als „Phänomen des gesunden Migranten" bezeichnet) allmählich verloren zu gehen und sich Morbidität und Mortalität im Lauf der Zeit der des Aufnahmelandes anzupassen [17]. Des Weiteren wurde darüber berichtet, dass Migranten trotz ihrer oft nachteiligen sozioökonomischen Bedingungen tendenziell eine niedrigere Gesamtmortalität aufweisen als die vergleichbare Mehrheitsbevölkerung im Aufnahmeland [17, 18, 19, 20]. Jedoch zeigten Studien, dass diejenigen, die in höherem Alter migrieren, bei ihrer Ankunft gesundheitlich tendenziell schlechter dastehen, ein höheres Risiko für die Entwicklung gesundheitlicher Probleme im Aufnahmeland haben und sich ihr Gesundheitszustand im späteren Leben dramatischer verschlechtert [21, 22].

Innerhalb der Population älterer Flüchtlinge unterscheiden sich Gesundheitsverhalten und Krankheitsmuster signifikant. Verschiedene Risikofaktoren spielen eine wichtige Rolle dabei, wie sich ihr Gesundheitszustand darstellt [16]. Etliche Umstände, die sich im Lauf des Lebens einer Person wechselseitig beeinflussen, bestimmen das Gesundheitsverhalten und den Gesundheitszustand älterer Flüchtlinge; dazu zählen Risikofaktoren im Herkunftsland, Risikofaktoren vor, während und nach der Migration sowie Risikofaktoren im Aufnahmeland [16].

Festgestellt wurde zudem, dass die unterschiedlichen Mortalitätsmuster darauf zurückzuführen sind, dass die Menschen verschiedenen Risikofaktoren im Herkunftsland ausgesetzt waren. Außerdem wird das Gesundheitsverhalten von Männern und Frauen im Lauf ihres Lebens bis ins hohe Alter von ihrem Geschlecht, von komplexen Verantwortungsstrukturen und von Normen und Werten geprägt [23, 24]. Dies spiegelt sich beispielsweise bei einigen männlichen Flüchtlingen aus Ländern des Nahen Ostens wider, die seltener Alkohol trinken, und bei älteren Migrantinnen, die seltener rauchen als die Mehrheitsbevölkerung [25, 26]. Die genannten Verhaltensweisen sind ein Gesundheitsvorteil. Jedoch ist das Gesundheitsverhalten insgesamt unterschiedlich. Einige Migranten beispielsweise nehmen selten Gesundheitsdienstleistungen in Anspruch – möglicherweise wegen sprachlicher Barrieren, die von den Gesundheitsdienstleistern nicht bedacht wurden, oder wegen einer anderen Wahrnehmung von Risiken –, während andere dies sehr häufig tun [27].

Die langfristigen Auswirkungen traumatischer Erfahrungen sind in der Population der älteren Flüchtlinge von besonderer Bedeutung. Während ihrer Zeit in Flüchtlingsunterkünften leiden sie verstärkt unter sozialer Isolation, den Auswirkungen von sozialer Ungleichheit und einer chronischen Abhängigkeit von den Ressourcen. Generell sind Zuwanderung, Integration und soziale Transformation Prozesse einer erheblichen sozialen Veränderung, die ältere Flüchtlinge besonders belasten. Sie prägen die Erfahrung des Älterwerdens insgesamt und haben einen Einfluss auf Bereiche wie die Fähigkeit zur Erhaltung der Funktionsfähigkeit, der Gesundheit, der Lebensqualität und des Zugangs zu qualitativ guten Langzeitversorgungsstrukturen im hohen Alter [13, 14].

Bei den meisten älteren syrischen Flüchtlingen im Libanon besteht zudem das Risiko zu sterben, weil sie sich keine Gesundheitsversorgung leisten können; Gründe hierfür sind finanzielle Schwierigkeiten (79 %), fehlende Kenntnis, wo man medizinische Unterstützung erhält (12 %) und körperliche Unfähigkeit, eine medizinische Einrichtung zu erreichen (4 %), weil in den Flüchtlingslagern keine altersgerechten Versorgungsstrukturen vorhanden sind [11, 28].

23.3 Chronische Erkrankungen älterer Flüchtlinge

Bisher haben sich wenige Studien explizit mit chronischen Erkrankungen älterer Flüchtlinge beschäftigt – mit widersprüchlichen Ergebnissen je nach Land, Studientyp, gewählten Gesundheitsergebnissen und Zusammensetzung der untersuchten Flüchtlingspopulationen [17, 18]. Einige Studien zeigen, dass eine ungünstige Exposition im Herkunfts- und Aufnahmeland zu einem früheren Beginn und zu potenziell schwererer chronischer Krankheit mit daraus folgender Mortalität im Alter führen kann als bei der Bevölkerung im Aufnahmeland [17, 29, 30]. Zudem geben gesundheitsassoziierte Unterschiede zwischen Populationen Anlass zur Sorge, dass ältere Flüchtlinge nicht in gleichem Maße von einer zunehmenden Morbiditätskompression (These, dass die Morbidität bei steigender Lebenserwartung abnimmt und die Zeitspanne zwischen dem Alter, in dem erstmalig eine chronisch irreversible Erkrankung auftritt, und dem späteren Sterbezeitpunkt kleiner wird) im hohen Alter profitieren wie die Mehrheitsbevölkerung, wobei mehr Studien in diesem Bereich erforderlich sind [31].

In der Tat weisen ältere Flüchtlinge auch nach Abzug der sozioökonomischen Nachteile und der Gesundheitsunterschiede zwischen Flüchtlingen und der Mehrheitsbevölkerung oft einen schlechteren Gesundheitszustand auf, der sich sowohl bei Männern als auch bei Frauen mit zunehmendem Alter weiter verschlechtert [32]. Ältere Flüchtlinge bewerten ihren Gesundheitszustand tendenziell schlechter als die Mehrheitsbevölkerung, wobei sich die Werte nach längerer Zeit im Aufnahmeland weiter verschlechtern; hinzu kommen nicht erfüllte Bedürfnisse, die sich vervielfachen, wenn Menschen älter werden [11]. Beispielsweise leiden etwa die Hälfte der älteren syrischen Flüchtlinge im Libanon unter chronischen Krankheiten [11].

Was die Krankheitslast durch **kardiovaskuläre Erkrankungen** bei älteren Flüchtlingen betrifft, so sind die Ergebnisse heterogen je nach den Gesundheitsrisiken im Herkunftsland und den veränderbaren Risikofaktoren bezüglich Ernährung, körperlicher Aktivität und Rauchen [16, 33, 34, 35]. Insbesondere Flüchtlinge aus Südasien haben ein höheres Risiko für kardiovaskuläre Erkrankungen und Diabetes, was hauptsächlich in ihrer Exposition gegenüber veränderbaren Risikofaktoren begründet ist [16, 34, 36, 37, 38]. Zudem haben ältere Flüchtlinge, die vormals Zugang zu Medikamenten für chronische Krankheiten wie Hypertonie und ischämische Herzerkrankung hatten, plötzlich nur beschränkt Zugang dazu, was dazu führt, dass die Medikamente seltener oder gar nicht eingenommen werden und das Geld für andere lebensnotwendige Bedarfsgüter ausgegeben wird [4]. Das Weglassen von Medikamenten zur Behandlung chronischer Krankheiten führt zu einem höheren Risiko für Komplikationen [11]. Von besonderer Bedeutung für das Gesundheitsverhalten und das Management von Krankheiten sind die miteinander konkurrierenden Anforderungen, denen sich ältere Migranten im täglichen Leben stellen müssen und die es schwer machen, der eigenen Gesundheit Priorität einzuräumen. Verantwortung für das Wohlbefinden der Großfamilie, Präferenzen hinsichtlich der Versorgung der Familie und finanzielle Verpflichtungen können die Fähigkeit, die Gesundheit zu erhalten oder bei auftretenden Symptomen Hilfe zu suchen, beeinträchtigen [16, 39].

In einigen Flüchtlingsgruppen gibt es höhere Raten für **gastrointestinale Erkrankungen** (wie Ösophagitis, Gallensteinleiden, Pankreatitis, Crohn-Krankheit) und Infektionskrankheiten (wie Tuberkulose, Hepatitis C) sowie ein höheres Risiko für **Atemwegserkrankungen** im Vergleich zur Bevölkerung im Aufnahmeland [16, 40].

Auch wenn **Krebserkrankungen** bei Flüchtlingen aus Niedriglohnländern generell seltener sind, treten in einigen Gruppen Magen- und Leberkarzinome häufiger auf; Gründe hierfür sind schlechte Hygiene [13] und Infektionen mit *Helicobacter pylori* und Hepatitis-B- oder -C-Viren im Herkunftsland [16, 41].

Innerhalb der Gruppe der älteren Flüchtlinge in Europa ist **Multimorbidität** häufig [16, 42, 43]. Bei älteren Flüchtlingen und Migranten ist der Prozess des Alterns durch das Erleben einer eingeschränkten Funktionsfähigkeit geprägt, was bei multimorbiden Frauen mit geringer sozialer Unterstützung von großer Bedeutung ist, deren Gesundheit bereits ab 40 schlechter werden kann und die keine Möglichkeiten haben, dem entgegenzutreten [16, 39, 44]. Bei älteren Männern und hier insbesondere bei Alleinstehenden oder Verwitweten kann der Übergang aus dem Arbeitsleben in den Ruhestand und der Verlust von sozialer Identität, die an das Arbeitsleben und an den diesbezüglichen Freundeskreis gebunden war, durch Multimorbidität und Gebrechlichkeit gekennzeichnet sein [16, 45].

Ein weiteres Problem bei älteren Flüchtlingen ist **Mangelernährung**, wobei die Prävalenz variiert, je nachdem, wo die Menschen leben. Eine Metaanalyse von 240 Studien, in denen der Ernährungszustand älterer Flüchtlinge in verschiedenen Umgebungen untersucht wurde, ergab, dass 3 % der selbstständig lebenden Personen, 6 % der in ambulanten Einrichtungen betreuten Personen und 8,7 % der von ambulanten Sozialdiensten versorgten Personen schlecht ernährt waren, wobei die Studien sehr heterogen waren [46]. Die Fähigkeit älterer Flüchtlinge, ihre Grundbedürfnisse (Wasser, Nahrung, Obdach) zu erfüllen, kann durch körperliche, psychische oder soziale Beeinträchtigung und den Verlust an Unterstützungsmechanismen gefährdet sein [4]. Mangelernährung wird durch Risikofaktoren begünstigt, die direkt oder indirekt die Nahrungsaufnahme gefährden. Ein indirekter Risikofaktor ist beispielsweise, dass die ältere Person ein geringes Einkommen hat und deshalb vielleicht nicht genug Nahrung kaufen kann. Ein direkter Risikofaktor hingegen ist beispielsweise, dass die ältere Person Arthritis hat und vielleicht deshalb nicht in der Lage ist, sich eine Mahlzeit zuzubereiten und diese zu essen [47]. Andere Gründe, die Mangelernährung begünstigen, sind Zahnprobleme, Einsamkeit und daraus resultierende fehlende Lust zu essen, Vergesslichkeit oder Depressionen. Weitere Faktoren, die für ältere Flüchtlinge ein großes Problem darstellen, sind eine unsichere Ernährungslage und schlechte Qualität der Nahrungsmittel [11]. Erschwerend kommt hinzu, dass es bei den häufig auftretenden chronischen Erkrankungen wie Hypertonie und Diabetes wichtig ist, bestimmte Ernährungsregeln zu beachten [11]. Ältere Flüchtlinge scheinen auch anfälliger für die Auswirkungen einer schlechten Mundgesundheit zu sein [48].

Des Weiteren wurde im Jahr 2015 über hohe Raten von **Anämien** in einer großen westeuropäischen Flüchtlingskohorte berichtet; betroffen waren hauptsächlich weibliche und ältere Flüchtlinge, was die Notwendigkeit einer Anpassung der Versorgungsstrategien in der Flüchtlingsmedizin deutlich machte [49].

In der Zukunft werden Studien zu Ernährung, körperlicher Aktivität und Rauchverhalten bestimmter Flüchtlingsgruppen benötigt, um ein vollständiges Bild der hier beschriebenen gesundheitlichen Probleme zu erhalten. Außerdem sind kulturell wirksame Maßnahmen zur Unterstützung eines gesundheitsfördernden Verhaltens sowohl dann, wenn die Menschen ankommen, als auch dann, wenn sie schon länger in einem Aufnahmeland der EU leben, von entscheidender Bedeutung.

23.4 Psychische und psychosoziale Gesundheit älterer Flüchtlinge

Studien deuten darauf hin, dass innerhalb der wenig erforschten Population der älteren Flüchtlinge erhebliche psychische Probleme bestehen [50]. Das Alter, in dem Flüchtlinge im Aufnahmeland ankommen, spielt eine entscheidende Rolle bei der Untersuchung ihrer Erfahrungen in der neuen Umgebung [51], da ältere Menschen nach ihrer Flucht stärker unter dem Verlust der Heimat leiden, mit der sie sich sehr verbunden fühlen [4].

Migrationsbedingter Schmerz und fehlende soziale Unterstützung sind signifikante Prädiktoren für die Entwicklung einer Depression, und eine schwere psychische Traumatisierung kann auch viele Jahre nach dem eigentlichen traumatischen Ereignis noch bestehen [52, 53]. Zudem können es in der Vergangenheit gemachte negative Erfahrungen schwierig machen, das Vertrauen zu entwickeln, das für den Umgang mit großen Institutionen erforderlich ist. In Kombination mit den negativen Ereignissen, die mit einer Zwangsmigration assoziiert sind, sind ältere Flüchtlinge oft finanziell benachteiligt im Vergleich zu älteren Menschen in der Mehrheitspopulation; Gründe hierfür sind Stressfaktoren nach der Migration wie belastende Lebensereignisse, schlechte körperliche Gesundheit, niedriges Einkommen, höhere Arbeitslosenraten und eine geringere Altersvorsorge, die im Lauf des Lebens angespart wurde [16].

Diese Faktoren sind ein Risiko für die Entwicklung psychischer Erkrankungen wie Angststörungen, posttraumatisches Belastungssyndrom (PTBS) und Depression, die eine Beurteilung der psychischen Gesundheit erforderlich machen [1, 54]. Zudem besteht ein erhöhtes Risiko für psychopathologische Symptome und suizidale Gedanken [1]. Ältere Flüchtlinge bewerten den Zustand ihrer psychischen Gesundheit tendenziell schlechter als die Mehrheitsbevölkerung [11].

Schwerere Depressionen treten überproportional häufig bei weiblichen Flüchtlingen und in Großfamilien auf und stehen mit einem langen Asylverfahren in Zusammenhang [55]. Außerdem zeigen verschiedene Studien, dass Zuwanderer mit geringem Einkommen und begrenzten Aussichten auf Beschäftigung unter stärkeren Depressionen leiden. Depressive Gefühle sind deutlich häufiger bei älteren Flüchtlingen mit höherer Bildung und bei Hochbetagten [11]. Ein Drittel der älteren syrischen Flüchtlinge im Libanon gaben an, dass negative Gefühle ihre Funktionsfähigkeit in erheblichem Maße einschränken und dass sie noch nicht einmal die Hälfte dessen leisten können, was eine gesunde Person im gleichen Alter erwartungsgemäß leisten würde [11, 52].

Psychosoziale Bedingungen wie soziale Isolation, Gefühle des Vertriebenwordenseins oder miteinander konkurrierende Prioritäten innerhalb des Netzwerks der Großfamilie können bei älteren Migranten zu einem verminderten Engagement in gesundheitsfördernden Aktivitäten führen und ihre Fähigkeit im Umgang mit einer Erkrankung beeinträchtigen [16, 52, 56]. Zudem leiden ältere Flüchtlinge oft unter Schlafstörungen [16, 52]. Angstgefühle beziehen sich auf Freunde oder Angehörige, von denen erwartet wird, dass sie sich im Notfall um sie kümmern. Der Zugang zu Gesundheitsdienstleistungen wird für Ältere oftmals dadurch erschwert, dass sie von ihren Kindern versorgt werden, was als deren Pflicht und Verantwortung und als Fortführung der Familieneinheit betrachtet wird [52, 57, 58]. Deshalb kommen sie möglicherweise nur dann in den Genuss von altersgerechten Versorgungsleistungen, wenn sie komplexe Gesundheitsbedürfnisse haben [51, 52, 58]. Daraus folgt, dass Gesundheitsdienstleister älteren Flüchtlingen mehr Aufmerksamkeit schenken sollten [59].

23.5 Kommunale Initiativen für eine verbesserte Versorgung älterer Flüchtlinge

In Flüchtlingskrisen wird der Beurteilung altersspezifischer Bedürfnisse sehr wenig Aufmerksamkeit geschenkt. Während das Alter in einigen Kulturen mit einem hohen Status und Respekt innerhalb der Familie und Gemeinschaft verbunden ist, ist dies in den Aufnahmeländern häufig nicht der Fall, was zu einem Verlust der gesellschaftlichen Stellung und der sozialen Aufgaben führt, mit dem ältere Flüchtlinge nur schwer umgehen können [4].

Der Hohe Flüchtlingskommissar der Vereinten Nationen (UNHCR) hat die wichtige Rolle älterer Flüchtlinge erkannt und im Jahr 2001 eine Richtlinie erlassen, um sie zu unterstützen. Darin wird hervorgehoben, dass ältere Flüchtlinge nicht nur als passive, abhängige Empfänger von Hilfeleistungen zu betrachten sind, sondern auch als wertvolle menschliche Ressource, die einen wesentlichen Beitrag zur Stabilisierung ihrer Familien leisten kann [4].

Trotz ihrer besonderen Bedürfnisse sind ältere Menschen unerlässlich bei der Bewahrung und Weitergabe von traditionellen kulturellen Werten, Bräuchen und praktischen Fähigkeiten an die jüngere Generation. Dies ist wichtig in einer langfristig stagnierenden Flüchtlingssituation, in der Kinder leben, die ihre Heimat vielleicht kaum oder gar nicht kennen. Ältere Flüchtlinge sorgen oft dafür, dass lebenswichtige Grundlagen und Kenntnisse (z.B. in der Landwirtschaft) in der Gemeinschaft erhalten bleiben [4]. In den meisten Kulturen genießen ältere Erwachsene hohes Ansehen und besetzen eine Führungsrolle sowohl innerhalb ihrer Familie als auch innerhalb ihrer Gemeinschaft, und sie sind wichtig bei der Lösung von Konflikten oder bei der Ausübung von Recht und Ordnung. Außerdem haben sie in einigen Teilen der Welt Notsituationen erlebt, sodass sie Strategien zur Bewältigung solcher Situationen kennen, von denen andere profitieren können [4]. Zeichnet man ein Gesamtbild, fühlen sich viele ältere Migranten heute wohler, verfügen über viele Ressourcen und sind wirtschaftlich und sozial aktive Mitglieder ihrer Familien und Gemeinschaften [13, 14, 16, 60, 61].

Die wachsende Population älterer Flüchtlinge, die nach Europa kommen, stellt eine enorme Herausforderung an die Gesundheitssysteme dar und erfordert effektive Präventionsprogramme auf der Basis zuverlässiger epidemiologischer Daten [49]. Der entscheidende Punkt dafür, positive Ergebnisse im Bereich Gesundheit und Lebensqualität älterer Flüchtlinge zu erzielen, ist eine interdisziplinäre, kulturübergreifende und sensible Kommunikation im Rahmen kultureller Sicherheit [62]. Wenn es um das Angebot von Hilfsmaßnahmen für ältere Flüchtlinge geht, dann sollte in jedem Fall untersucht werden, welchen Trauerprozess diese Gruppe vielleicht durchlebt bei der Anpassung an ein Leben außerhalb des Heimatlandes. Hilfsmaßnahmen sollten sich auf die Wiederherstellung eines Gefühls von Sicherheit, Alltag, Vertrauen und Würde konzentrieren [4]. Wichtig ist zu erkennen, dass Gesundheit und Wohlbefinden in den verschiedenen Phasen des Alterns unterschiedlich sind und dass vor allem bei den Hochbetagten das Risiko für Gebrechlichkeit,

Multimorbidität und Abhängigkeit besteht. Älteren Menschen wird zudem helfen, ihre Familien wieder zusammenzuführen, denn sie sind das traditionelle Unterstützungssystem, das sie in ihrer Fähigkeit zur Bewältigung der Situation stärkt. Stärker in den Fokus rücken sollten die Möglichkeiten zu innovativen einkommensgenerierenden Tätigkeiten, beruflicher Ausbildung oder nicht formellen Bildungsangeboten anstelle von Maßnahmen, die Abhängigkeit fördern [63].

Abschließend ist festzustellen, dass sich ältere Flüchtlinge oft weniger gut an eine neue Umgebung und schwierige Lebensbedingungen anpassen können. Gründe hierfür können körperliche Probleme, aber auch psychischer Stress und altersbedingte Verletzlichkeit und Anfälligkeit sein. Erzwungene Veränderungen, keine Möglichkeiten zur Kontrolle der Situation und Verlust der eigenen Rolle sind Faktoren, die die emotionale und körperliche Gesundheit älterer Menschen stärker beeinträchtigen können als die jüngerer Menschen [64]. Aufgrund der größeren sozioökonomisch nachteiligen Auswirkungen von Flucht und Vertreibung kann Multimorbidität im Lauf der Zeit schneller zunehmen. Außerdem sind ältere Flüchtlinge vielleicht nicht in der Lage, sich so gut zu regenerieren wie jüngere, wenn man berücksichtigt, dass ihre Möglichkeiten für die Zukunft begrenzt sind und dass sie weniger Spielraum und geringere Chancen haben, ihr Leben neu zu gestalten [4]. Ein zielgerichteter, kulturell sensibler Blickwinkel und die Untersuchung der Verletzlichkeit von Populationen sind von entscheidender Bedeutung bei der Beurteilung der Bedürfnisse dieser spezifischen Personengruppe. Der Schwerpunkt sollte auf der Förderung einer personzentrierten, interdisziplinären und biopsychosozialen Betreuung und Versorgung liegen in einem Klima, das kulturelle Sicherheit und Vertrauen fördert, denn diese beiden Aspekte sind es nachweislich, die die Ergebnisse von Flüchtlingen im Bereich Gesundheit und Lebensqualität am meisten beeinflussen.

Literatur

1. Kotsiou OS, Kotsios P, Srivastava DS, et al. Impact of the Refugee Crisis on the Greek Healthcare System: A Long Road to Ithaca. International journal of environmental research and public health. 2018;15(8):1790. https://doi.org/10.3390/ijerph15081790
2. WHO. Proposed working definition of an older person in Africa for the MDS Project. Im Internet (Stand: 04.06.2019): https://www.who.int/healthinfo/survey/ageingdefnolder/en/
3. United Nations High Commissioner for Refugees (UNHCR). UNHCRs policy on older refugees. 19 April 2000. EC/50/SC/CRP.13, Annex II. Im Internet (Stand: 16.11.2022): http://www.refworld.org/docid/47036b502.html
4. Burton A, Breen C. Older refugees in humanitarian emergencies. Lancet. 2002;360 (Suppl): S47–48. https://doi.org/10.1016/S0140-6736(02)11819-8
5. United Nations Department of Economic and Social Affairs. World population aging 2009. 19.12.2009. Im Internet (Stand: 16.112022): https://www.un.org/en/development/desa/publications/world-population-ageing-2009.html
6. United Nations High Commissioner for Refugees (UNHCR). Older people. Im Internet (Stand: 16.112022): https://www.unhcr.org/older-persons
7. European Parliamentary Research Service. The global compact on refugees Strengthening international cooperation to ease the plight of refugees in the world. Im Internet (Stand: 16.11.2022): https://www.europarl.europa.eu/RegData/etudes/BRIE/2018/623550/EPRS_BRI(2018)623550_EN.pdf
8. United Nations High Commissioner for Refugees (UNHCR). Global Trends, Forced displacement in 2017. Im Internet (Stand: 16.112022): https://www.unhcr.org/5b27be547.pdf
9. Eurostat. Asylum and first time asylum applicants by citizenship, age and sex. Annual aggregated data.
10. Centre for Policy on Ageing. Diversity in older age – Older refugees and asylum seekers. Im Internet (Stand: 16.112022): http://www.cpa.org.uk/information/reviews/CPA-Rapid-Review-Diversity-in-Older-Age-Refugees-and-Asylum-Seekers.pdf

11. Strong J, Varady C, Chahda N et al. Health status and health needs of older refugees from Syria in Lebanon. Confl Health. 2015;9:12. https://doi.org/10.1186/s13031-014-0029-y
12. Clegg A, Young J, Iliffe S, et al. Frailty in elderly people. Lancet. 2013;381(9868):752–762. https://doi.org/10.1016/S0140-6736(12)62167-9
13. Kristiansen M, Razum O, Tezcan-Güntekin H, et al. Aging and health among migrants in a European perspective. Public Health Reviews. 2016;37:20. https://doi.org/10.1186/s40985-016-0036-1
14. King R, Lulle A, Sampaio D, et al. Unpacking the ageing – migration nexus and challenging the vulnerability trope. Journal of Ethnic and Migration Studies. 2017;43(2):182–198. https://doi.org/10.1080/1369183X.2016.1238904
15. Bartolome L, Hugman R, Pittway E. You never stop being a refugee: The special needs of older refugees. Sydney: Centre for Refugee Research, The University of New South Wales; 2002.
16. WHO. Health of older refugees and migrants. Im Internet (Stand: 16.112022): https://apps.who.int/iris/bitstream/handle/10665/342275/9789289053730-eng.pdf?sequence=1
17. de Valk H, Fokkema T. Health among older populations of migrant origin. In: Apt W, editor. Demographic change and migration. Final report. The Hague: JPI MYBL; 2017. 40–52
18. Bhopal R, Steiner M, Cezard G, et al. Risk of respiratory hospitalization and death, readmission and subsequent mortality: Scottish health and ethnicity linkage study. European Journal of Public Health. 2015;25(5):769–774. https://doi.org/10.1093/eurpub/ckv064
19. Millard A, Raab G, Lewsey J, et al. Mortality differences and inequalities within and between "protected characteristics" groups in a Scottish cohort, 1991–2009. International Journal for Equity in Health. 2015;14:142. https://doi.org/10.1186/s12939-015-0274-8
20. Vandenheede H, Willaert D, De Grande H et al. Mortality in adult immigrants in the 2000s in Belgium: a test of the "healthy-migrant" and the "migration-as-rapid-health-transition" hypotheses. Tropical medicine & international health: TM & IH. 2015;20(12):1821–1845. https://doi.org/10.1111/tmi.12610
21. van den Heuevel WJ. Health status of refugees from former Yugoslavia: descriptive study of the refugees in the Netherlands. Croatian Medical Journal. 1998;39(3):356–360.
22. Wångdahl J, Lytsy P, Mårtensson L, et al. Health literacy among refugees in Sweden – a cross-sectional study. BMC Public Health. 2014;14:1030. https://doi.org/10.1186/1471-2458-14-1030
23. Napier A, Depledge M, Knipper M, et al. Culture matters: using a cultural contexts of health approach to enhance policymaking. Copenhagen: WHO Regional Office for Europe; 2017. Im Internet (Stand: 2017): https://apps.who.int/iris/bitstream/handle/10665/344101/9789289052337-eng.pdf?sequence=1&isAllowed=y
24. WHO. Department of Gender, Women and Health. Gender, health and ageing. Geneva: World Health Organization; 2003 [abgerufen am 16.11.2022]. Verfügbar unter: https://apps.who.int/iris/bitstream/handle/10665/68893/a85586.%20pdf;jsessionid=F33EA2EFA12290B5AB2676AD266C3F96?sequence=1
25. Reiss K, Schunck R, Razum O. Effect of length of stay on smoking among Turkish and Eastern European immigrants in Germany: interpretation in the light of the smoking epidemic model and the acculturation theory. International journal of environmental research and public health. 2015;12(12):15925–15936.
26. Rao R, Schofield P, Ashworth M. Alcohol use, socioeconomic deprivation and ethnicity in older people. BMJ Open. 2015;5(8):e007525. https://doi.org/10.1136/bmjopen-2014-007525
27. Berens E, Stahl L, Yilmaz-Aslan Y, et al. Participation in breast cancer screening among women of Turkish origin in Germany: a registerbased study. BMC Womens Health. 2014;14:24. https://doi.org/10.1186/1472-6874-14-24
28. Coutts A, Fouad FM, Batniji R. Assessing the Syrian health crisis: the case of Lebanon. Lancet. 2013;381:9. https://doi.org/10.1016/S0140-6736(13)60863-6
29. Apt W, editor. Demographic change and migration. Final report. The Hague: JPI MYBL; 2017. Verfügbar unter: https://www.jp-demographic.eu/wp-content/uploads/2015/06/full-report-fast-track-migration.pdf
30. Malmusi D, Borrell C, Benach J. Migration-related health inequalities: showing the complex interactions between gender, social class and place of origin. Social science & medicine (1982). 2010;71(9):1610–1619. https://doi.org/10.1016/j.socscimed.2010.07.043

31. Fries J, Bruce B, Chakravarty E. Compression of morbidity 1980–2011: a focused review of paradigms and progress. Journal of Aging Research. 2011;261702. https://doi.org/10.4061/2011/261702
32. Evandrou M, Falkingham J, Feng Z, et al. Ethnic inequalities in limiting health and self-reported health in later life revisited. Journal of Epidemiology & Community Health. 2016;70(7):653–662. https://doi.org/10.1136/jech-2015-206074
33. Bhopal R, Steiner M, Cezard G, et al. Risk of respiratory hospitalization and death, readmission and subsequent mortality: Scottish health and ethnicity linkage study. European journal of public health. 2015;25(5):769–774. https://doi.org/10.1093/eurpub/ckv064
34. Malik M, Govan L, Petrie J, et al. Ethnicity and risk of cardiovascular disease (CVD): 4.8 year follow-up of patients with type 2 diabetes living in Scotland. Diabetologia. 2015;58:716–725. https://doi.org/10.1007/s00125-015-3492-0
35. Byberg S, Agyemang C, Zwisler A, et al. Cardiovascular disease incidence and survival: are migrants always worse off? European Journal of Epidemiology. 2016;31(7):667–677. https://doi.org/10.1007/s10654-015-0024-7
36. Bansal N, Fischbacher CM, Bhopal R, et al. Myocardial infarction incidence and survival by ethnic group: Scottish Health and Ethnicity Linkage retrospective cohort study. BMJ Open. 2013;3(9):e003415. https://doi.org/10.1136/bmjopen-2013-003415
37. Bhopal R. Migration, ethnicity, race, and health in multicultural societies, 2nd ed. Inequalities, inequities, and disparities in health and health care by migration status, race, and ethnicity. Oxford: Oxford University Press; 2013. 163–195. https://doi.org/10.1093/med/9780199667864.003.0006
38. Ikram U, Mackenbach J, Harding S, et al. All-cause and cause-specific mortality of different migrant populations in Europe. European Journal of Epidemiology. 2016;31(7):655–665. https://doi.org/10.1007/s10654-015-0083-9
39. Kristiansen M, Kessing L, Norredam M, et al. Migrants perceptions of aging in Denmark and attitudes towards remigration: findings from a qualitative study. BMC Health Services Research. 2015;15(1):225. https://doi.org/10.1186/s12913-015-0901-5
40. Bhopal R, Cezard G, Bansal N, et al. Ethnic variations in five lower gastrointestinal diseases: Scottish Health and Ethnicity Linkage Study. BMJ Open. 2014;4(10):e006120. https://doi.org/10.1136/bmjopen-2014-006120
41. Berman RS, Smock L, Bair-Merritt MH, et al. Giving It Our Best Shot? Human Papillomavirus and Hepatitis B Virus Immunization Among Refugees, Massachusetts, 2011–2013. Prevention Chronic Disease. 2017;14:E50. https://doi.org/10.5888/pcd14.160442
42. Bhopal R. Migration, ethnicity, race, and health in multicultural societies, 2nd ed. Chapter 6: Inequalities, inequities, and disparities in health and health care by migration status, race, and ethnicity. Oxford: Oxford University Press; 2013. 163–195. https://doi.org/10.1093/med/9780199667864.003.0006
43. Barnett K, Mercer S, Norbury M, et al. Epidemiology of multimorbidity and implications for health care, research, and medical education: a cross-sectional study. Lancet. 2012;380(9836):37–43. https://doi.org/10.1016/S0140-6736(12)60240-2
44. Michaëlis C, Kristiansen M, Norredam M. Quality of life and coping strategies among immigrant women living with pain in Denmark: a qualitative study. BMJ Open. 2015;5(7):e008075. https://doi.org/10.1136/bmjopen-2015-008075
45. Kristiansen M, Irshad T, Worth A, et al. The practice of hope: a longitudinal, multi-perspective qualitative study among south Asian Sikhs and Muslims with life-limiting illness in Scotland. Ethnicity & Health. 2014;19(1):19. https://doi.org/10.1080/13557858.2013.858108
46. Cereda E, Pedrolli C, Klersy C, et al. Nutritional status in older persons according to healthcare setting: A systematic review and meta-analysis of prevalence data using MNA((R)). Clinical Nutrition. 2016;35(6):1282–1290. https://doi.org/10.1016/j.clnu.2016.03.008
47. Food Research & Action Center (FRAC). The Impact of Poverty, Food Insecurity, and Poor Nutrition on Health and Well-Being, 2007. Washington, D.C.: FRAC; 2007 [abgerufen am 16.11.2022]. Verfügbar unter: https://frac.org/research/resource-library/hunger-health-impact-poverty-food-insecurity-poor-nutrition-health-well
48. Abu-Awwad M, Al-Omoush S, Shqaidef A, et al. Oral health-related quality of life among Syrian refugees in Jordan: a cross-sectional study. In-

ternational Dental Journal. 2020;70(1):45–52. https://doi.org/10.1111/idj.12521
49. Jablonka A, Wetzke M, Sogkas G, et al. Prevalence and Types of Anemia in a Large Refugee Cohort in Western Europe in 2015. Journal of Immigrant and Minority Health. 2018;20(6): 1332–1338. https://doi.org/10.1007/s10903-018-0725-6
50. Cummings S, Sull L, Davis C, Worley N. Correlates of depression among older Kurdish refugees. Social Work. 2011;56(2):159–168. https://doi.org/10.1093/sw/56.2.159
51. New South Wales (NSW) Refugee Health Service. Caring for older refugees in New South Wales: a discussion paper. Sydney: NSW Refugee Health Service; 2006.
52. Slewa-Younan S, Santalucia Y, McDonald R, et al. Enhancing the lives of older refugees: an evaluation of a training resource. International Journal of Mental Health Systems. 2016;10:36. https://doi.org/10.1186/s13033-016-0067-5
53. Teshuva K. Caring for older survivors of genocide and mass trauma. Melbourne: Australian Institute for Primary Care and Ageing, La Trobe University; 2010.
54. Ben Farhat J, Blanchet K, Juul Bjertrup P, et al. Syrian refugees in Greece: Experience with violence, mental health status, and access to information during the journey and while in Greece. BMC Med. 2018;16(1):40. https://doi.org/10.1186/s12916-018-1028-4
55. Poole DN, Hedt-Gauthier B, Liao S, et al. Major depressive disorder prevalence and risk factors among Syrian asylum seekers in Greece. BMC Public Health. 2018;18(1):908. https://doi.org/10.1186/s12889-018-5822-x
56. Kessing L, Norredam M, Kvernrod A, et al. Contextualising migrants health behaviour: a qualitative study of transnational ties and their implications for participation in mammography screening. BMC Public Health. 2013;13:431. https://doi.org/10.1186/1471-2458-13-431
57. Centre Social Policy Research. Supporting older people from culturally and linguistically diverse backgrounds Research to Practice Briefing 4. Sydney: The Benevolent Society and SPRC; 2013.
58. New South Wales (NSW) Refugee Health Service. Forum on the health and settlement needs of older refugees: outcomes paper. Sydney: NSW Refugee Health Service; 2003.
59. Al-Smadi AM, Tawalbeh LI, Gammoh OS, et al. The prevalence and the predictors of insomnia among refugees. Journal of Health Psychology. 2019;24(8):1125–1133. https://doi.org/10.1177/1359105316687631
60. Ciobanu R, Fokkema T, Nedelcu M. Ageing as a migrant: vulnerabilities, agency and policy implications. Journal of Ethnice and Migration Studies. 2017;43(2):164–181. https://doi.org/10.1080/1369183X.2016.1238903
61. Warnes A, Williams A. Older migrants in Europe: a new focus for migration studies. Journal of Ethnic and Migration Studies. 2006;32:1257–1281. https://doi.org/10.1080/13691830600927617
62. Nies MA, Febles C, Fanning K, et al. A Conceptual Model for Home Based Primary Care of Older Refugees. Journal of Immigrnt and Minority Health. 2018;20(2):485–491. https://doi.org/10.1007/s10903-017-0610-8
63. Madi F, Ismail H, Fouad FM, et al. Death, Dying, and End-of-Life Experiences Among Refugees: A Scoping Review. Journal of Palliative Care. 2019;34(2):139–144. https://doi.org/10.1177/0825859718812770
64. Pieterse S, Ismail S. Nutritional risk factors for older refugees. Disasters. 2003;27(1):16–36. https://doi.org/10.1111/1467-7717.00217

Zusätzliche Informationen

24 Hilfsmittel für die Betreuung und Behandlung von Patientinnen und Patienten mit Migrationshintergrund

Mariana Marti, Martin Wälchli

In diesem Kapitel werden praxisnahe Tools für Fachpersonen aus dem Gesundheitsbereich vorgestellt. Hilfsmittel wie Apps, Websites, Checklisten und Broschüren bieten Unterstützung, um Diversität zu berücksichtigen, Verständigungsbarrieren zu überwinden und eine angemessene Versorgung für Migrant*innen zu gewährleisten.

Die Sammlung finden Sie auch auf der Webseite des Schweizerischen Roten Kreuzes. Sie wird laufend aktualisiert und erweitert. Mit untenstehendem Link oder QR-Code gelangen Sie auf die Webseite: www.migesplus.ch/tools

Tabelle 24-1: Legende für die Icons

Icon	Bedeutung
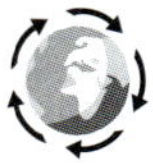	migrationsspezifisch
	Buch
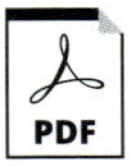	PDF
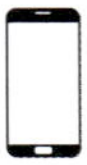	App
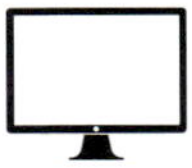	Desktop
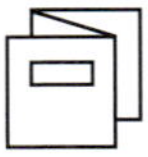	Broschüre
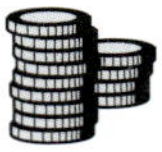	zahlungspflichtig
	gratis

24.1 Hilfsmittel für Gesundheitsfachpersonen

24.1.1 Allgmeine Guidelines und Informationsquellen

Tabelle 24-2: Allgemeine Guidelines und Informationsquellen

Art der Verfügbarkeit (Icons)	Informationsquelle kurz erklärt
Migesplus-Webseite 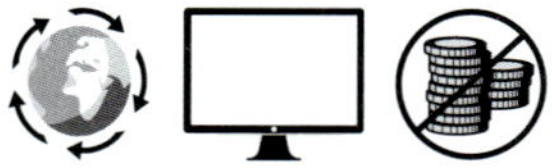	Migesplus.ch ist das Gesundheits-Infoportal des Schweizerischen Roten Kreuzes. Es unterstützt Fachpersonen in ihrer Arbeit mit sozioökonomisch benachteiligten Zielgruppen. Angebote: • leicht verständliche Gesundheitsinformationen in 50 Sprachen • Fachinformationen für Health Professionals, Sozialarbeitende und Betreuende • Beratung www.migesplus.ch
Empowerment von Personen mit geringer Gesundheitskompetenz 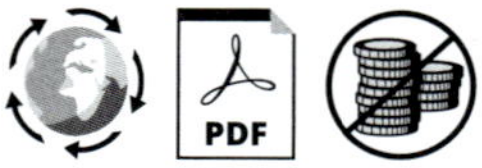	Das Dokument listet Handlungsmöglichkeiten für Fachpersonen des Gesundheitswesens, um die Gesundheitskompetenz von sozioökonomisch Benachteiligten zu stärken. Der Parcours visualisiert Schlüsselmomente, in denen sich Patientinnen und Patienten im Gesundheitssystem orientieren oder Entscheidungen treffen müssen. Es werden mögliche Maßnahmen und Interventionen vorgeschlagen, die zur Entwicklung einer interaktiven und kritischen Gesundheitskompetenz bei sozioökonomisch benachteiligten Personen beitragen. → gute Übersicht über Schlüsselmomente in der Interaktion zwischen Health Professionals und benachteiligten Personen www.migesplus.ch/gesundheitskompetenz
UpToDate 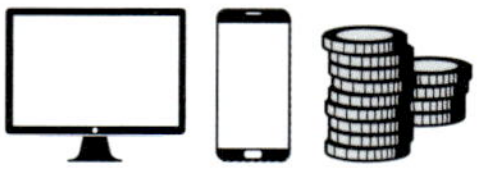	UpToDate ist eines der führenden evidenzbasierten und entscheidungsunterstützenden Systeme für den klinischen Alltag. Geboten werden fundierte Inhalte für Ärztinnen und Ärzte sowie Informationen für Patientinnen und Patienten. Der Inhalt wird laufend aktualisiert. www.migesplus.ch/uptodate

Art der Verfügbarkeit (Icons)	Informationsquelle kurz erklärt
AMBOSS 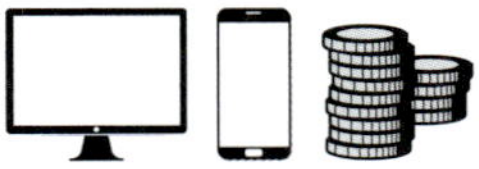	AMBOSS ist ein digitales Nachschlagewerk und Lernprogramm für Medizinerinnen und Mediziner. Es enthält umfangreiche und hochwertige Informationen zu Krankheitsbildern sowie Diagnostik- und Therapiemöglichkeiten. Die Informationen werden von einem Team aus Ärztinnen und Ärzten regelmäßig gemäß aktuellen Leitlinien, Forschungsstand und Fachliteratur überarbeitet und ergänzt. → Je nach Ausbildungsstand können verschiedene Modi gewählt werden. www.amboss.com
VisualDx 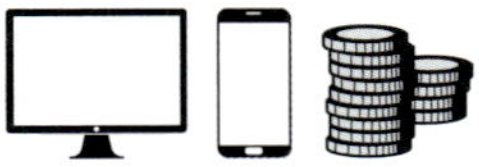	VisualDx ist ein Entscheidungs-Unterstützungssystem für Differenzialdiagnosen von visuell identifizierbaren Krankheiten. Die App verknüpft medizinisches Fachwissen mit einer umfangreichen Bilddatenbank. VisualDX unterstützt die Diagnostik und kann zum Selbststudium und für die Patienten-/Patientinnenaufklärung genutzt werden. → große Bilddatenbank www.visualdx.com
Medbox 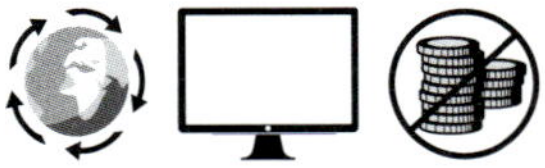	Medbox ist eine Open-Source-Bibliothek zur Förderung der Qualität in der internationalen medizinischen Nothilfe. Medbox bündelt relevante, praxisorientierte und qualitativ hochwertige Dokumente, Richtlinien und Trainingsmaterialien. → Refugee-Toolbox mit Informationen zur Gesundheitsversorgung von Geflüchteten, Migrantinnen und Migranten www.medbox.org
MediX 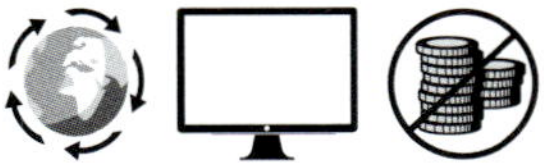	Auf MediX sind praxisbezogene Guidelines für Diagnostik und Therapie und zu Themen der Migrationsmedizin zu finden. Die evidenzbasierten Guidelines werden auch von Ärztinnen und Ärzten außerhalb des Medix-Netzwerks genutzt. → Guidelines zum Thema Migrationsmedizin www.medix.ch/wissen/guidelines

24.1.2 Spezifische Guidelines und Informationsquellen

Tabelle 24-3: Spezifische Guidelines und Informationsquellen

Art der Verfügbarkeit (Icons)	Informationsquelle kurz erklärt
Infektiologie und Impfungen	
European Centre for Disease Prevention and Control (ECDC) 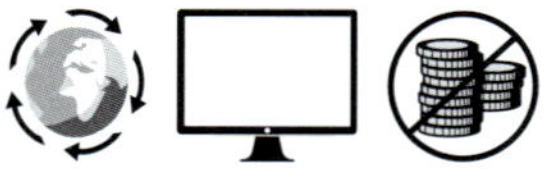	Das „European Centre for Disease Prevention and Control" (ECDC) informiert über Infektionskrankheiten im EU-Raum und vermittelt auch aktuelle Daten zu Infektionserkrankungen bei Migrantinnen und Migranten. www.ecdc.europa.eu
Empfehlungen für Impfungen und zum Ausbruchsmanagement von übertragbaren Krankheiten 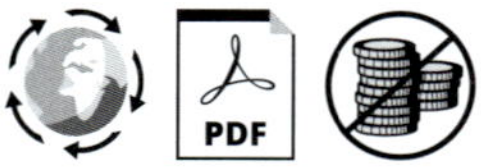	Hier sind Empfehlungen für Impfungen sowie zur Verhütung und zum Ausbruchsmanagement von übertragbaren Krankheiten in den Asylzentren des Bundes und den Kollektivunterkünften der Kantone nachzulesen. Die Leitlinien beschäftigen sich mit Infektionskrankheiten und Impfungen von asymptomatischen, asylsuchenden Kindern und Jugendlichen in der Schweiz. www.migesplus.ch/uebertragbare-krankheiten
Dermatologie	
Dermatology Information System (DermIS) 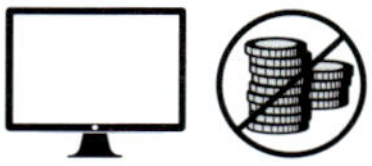	DermIS ist eine umfangreiche Bilddatenbank für dermatologische Erkrankungen. DermIS enthält Krankheitsdefinitionen mit Bildern und Differenzialdiagnosen. Zu ausgewählten Hautkrankheiten werden Therapiemöglichkeiten und Pflegetipps vorgeschlagen. → Körperatlant mit anklickbaren Hautarealen und entsprechenden Differenzialdiagnosen https://www.dermis.net
Psychische Gesundheit	
Mental health promotion and mental health care in refugees and migrants 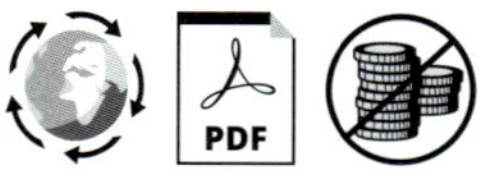	Dieser Leitfaden gibt einen Überblick über die Prävalenz von psychischen Störungen wie der Posttraumatischen Belastungsstörung (PTBS), Depression und Angststörungen. Auf dieser Basis werden Aktionsbereiche identifiziert, um die psychische Gesundheit von Geflüchteten und Migrantinnen und Migranten zu verbessern. www.migesplus.ch/who-mental-health

Art der Verfügbarkeit (Icons)	Informationsquelle kurz erklärt
PROTECT-Fragebogen	„PROTECT“ ist ein Fragebogen zur Früherkennung von Traumafolgestörungen bei Asylsuchenden. Der Fragebogen ist unspezifisch und dient hauptsächlich der Sensibilisierung von Fachpersonen. → Bei einer positiven Testung muss eine anschließende, vertiefte Diagnostik und Betreuung durch Spezialisten sichergestellt werden. www.migesplus.ch/protect
Refugee Health Screener **(RHS 15)**	Der RHS 15 ist ein empirisch entwickeltes Screening-Instrument zur Erkennung von psychischen Belastungen und Erkrankungen bei Geflüchteten. Das Instrument berücksichtigt die Lebenswelten von Zugewanderten und wurde durch mehrere Studien validiert. → Bei einer positiven Testung muss eine anschließende, vertiefte Diagnostik und Betreuung durch Spezialisten sichergestellt werden. www.migesplus.ch/RHS15
Vulnerability Screening Tool: Identifying and Addressing vulnerability: a tool for asylum and migration systems	Dieses Screening-Tool hilft bei der Identifizierung von besonders vulnerablen Asylsuchenden. Das Tool wurde vom UNHCR und dem IDC entwickelt. Es sensibilisiert für Vulnerabilitätsfaktoren und unterstützt bei der Abwägung von migrationsbezogenen Entscheidungen. https://www.migesplus.ch/publikationen/vulnerability-screening-tool
Broschüre „Mehr wissen, besser verstehen, bewusster handeln“: Informationen für Fachpersonen und Freiwillige, die mit traumatisierten Geflüchteten zusammentreffen	Die Broschüre enthält Informationen für die Arbeit mit traumatisierten Geflüchteten. In einer verständlichen Sprache werden die Entstehung von Traumafolgestörungen erklärt und Tipps und Hinweise zum Umgang mit traumatisierten Geflüchteten gegeben. Die Broschüre sensibilisiert dafür, Anzeichen einer Traumatisierung zu erkennen und adäquate Maßnahmen zu treffen. www.migesplus.ch/mehr-wissen

24.1.3 Verständigung und Kommunikation

Tabelle 24-4: Verständigung und Kommunikation

Art der Verfügbarkeit (Icons)	Informationsquelle kurz erklärt
INTERPRET: Interkulturelles Dolmetschen und Vermitteln in der Schweiz 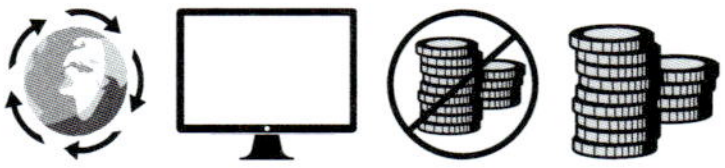	Eine gute Verständigung erhöht die Qualität der Behandlung. Interkulturell Dolmetschende beherrschen mindestens zwei Sprachen, kennen das lokale Gesundheitssystem, sind entsprechend geschult und teilweise zertifiziert. Qualifizierte Dolmetschende • Interkulturell Dolmetschende vor Ort • Interkulturell Dolmetschende per Telefon Private Übersetzungshilfen • oft Familienangehörige oder Bekannte; die Qualität der Übersetzung kann nicht garantiert werden • vom Heranziehen von Kindern und Jugendlichen für die Übersetzungsarbeit wird dringend abgeraten https://www.inter-pret.ch
Allgemeine Übersetzer	
Microsoft Translator 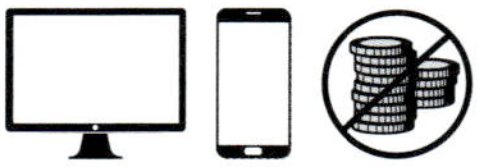	Beim Microsoft Translator handelt es sich um eine Übersetzungs-Applikation, die Sprache, Text und Unterhaltungen on- und offline übersetzt. Es ist zu beachten, dass Übersetzungen teilweise unpräzise oder falsch ausfallen. https://www.microsoft.com/de-de/translator/
Google-Übersetzer 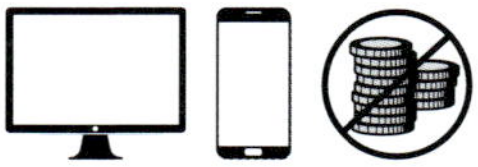	Der Google-Übersetzer ist ebenfalls eine Übersetzungs-Applikation, der Sprache, Text und Unterhaltungen on- und offline übersetzt. Es ist zu beachten, dass Übersetzungen teilweise unpräzise oder falsch ausfallen. https://translate.google.com
DeepL 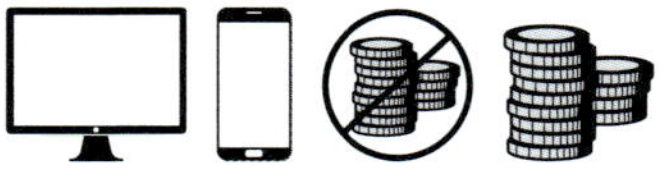	DeepL basiert auf Übersetzungen, die von Menschen gemacht worden sind. → ein hochwertiges Tool für schriftliche Übersetzungen www.deepl.com

Art der Verfügbarkeit (Icons)	Informationsquelle kurz erklärt
Language-Tool: Leichte Sprache prüfen 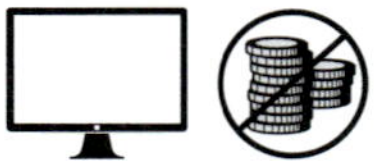	Das Tool überprüft einen Text auf leichte Sprache. Die leichte Sprache orientiert sich an einem Regelwerk und unterstützt die niederschwellige Verständlichkeit von Texten. Die Web-App prüft die die Komplexität von Texten und gibt Hinweise für verständliche(re) Formulierungen. → Das Tool ist hilfreich für die Entwicklung von Patienteninformationen. www.languagetool.org/de/leichte-sprache
Medizinische Übersetzer	
tip doc 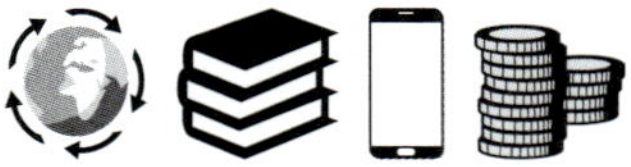	tip doc kombiniert Bilder mit kurzen, mehrsprachigen Untertiteln und bietet multilinguale Patientengespräche in Wort und Bild. Die tip doc Reihe unterstützt Health Professionals mit vielfältigen, professionell illustrierten Verständigungshilfen. Sie umfasst mobile Apps, Bücher, Bildkarten, Infoblätter und Anamnesebögen. www.setzer-verlag.com
Universal Doctor Speaker 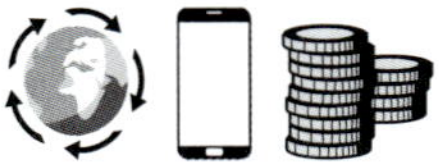	Diese Dolmetsch-App erleichtert die Kommunikation zwischen Nutzenden des Gesundheitswesens und Gesundheitspersonal. Sie verfügt über eine umfangreiche und gut strukturierte Datenbank mit Wörtern, Sätzen und Kommunikationsblöcken in mehr als zehn Sprachen. www.universaldoctor.com
MM-Check 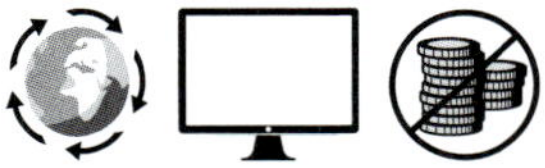	Bei Verdacht auf eine Lungentuberkulose unterstützt dieses Hilfsmittel die Anamneseerhebung, wenn die gegenseitige Verständigung nicht gewährleistet ist. Das illustrierte Screening-Tool ist in mehr als dreißig Sprachen verfügbar. Es wird im Beisein der Patientin bzw. des Patienten am Bildschirm durchlaufen. www.mmcheck.ch

24.2 Hilfsmittel für Patientinnen und Patienten

24.2.1 Allgemeine Informationen

Tabelle 24-5: Allgemeine Informationen

Art der Verfügbarkeit (Icons)	Informationsquelle kurz erklärt
Gesundheits-Infoportal migesplus 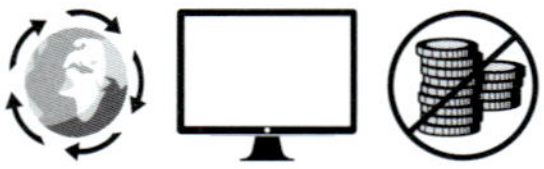	Die Website migesplus.ch enthält mehr als tausend leicht verständliche Gesundheitsinformationen in 50 Sprachen. Die umfangreiche Bibliothek enthält Filme, Broschüren, und Merkblätter zum Download. Gedrucktes Infomaterial kann meist kostenlos bezogen werden. → häufig bestellte Publikationen sind etwa der „Gesundheitswegweiser Schweiz" oder „Wenn das Vergessen nicht gelingt" www.migesplus.ch
Gesundheitswegweiser Schweiz 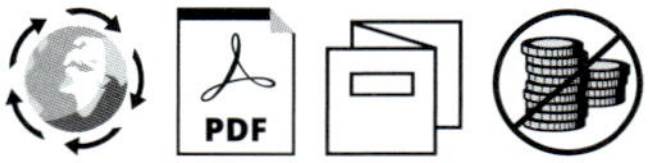	Der Gesundheitswegweiser hilft Zugewandwerten, sich im komplexen schweizerischen Gesundheitswesen zurechtzufinden. Er bietet umfassende und leicht verständliche Informationen rund um das Thema Gesundheit in der Schweiz. Er gibt Auskunft über Prävention, Krankenkasse und die medizinische Versorgung. Er erklärt Rechte und Pflichten sowie gesetzliche Grundlagen. Zudem enthält er Hinweise für wichtige Anlaufstellen und Angaben zur Gesundheitsversorgung für Asylsuchende und Sans-Papiers. Die Broschüre wird in 19 Sprachen angeboten. → PDF oder Printbroschüre (kostenlos) www.migesplus.ch/gww
MedicHelp Asyl 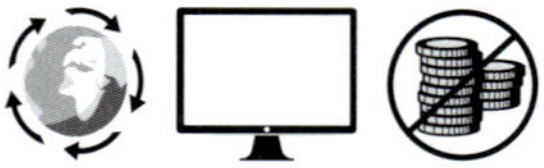	Die Webseite bietet Gesundheitsinformationen für Asylsuchende in vierzig Sprachen. Auf „Medic-Help Asyl" informiert das Bundesamt für Gesundheit über Krankheiten, psychische Gesundheit und die medizinische Versorgung in der Schweiz. Die Informationen richten sich an Asylsuchende und stehen in rund 40 Sprachen zur Verfügung. www.medic-help.ch

Art der Verfügbarkeit (Icons)	Informationsquelle kurz erklärt
Ada – Deine Gesundheitshelferin	Diese App hilft Nutzerinnen und Nutzern bei der Einschätzung ihrer Symptome. Basierend auf den eingegebenen Symptomen und dem interaktiven Dialog gibt die App eine vorläufige Bewertung und mögliche Ursachen der Symptome aus. Die App wird mittels künstlicher Intelligenz trainiert und von einem internationalen Netzwerk aus Ärztinnen und Ärzten sowie Forschenden betreut. Ada kennt mehr als tausend Krankheiten mit mehreren Milliarden Symptomkombinationen. → Die App kann als initiale Hilfestellung dienen, ersetzt einen Arztbesuch jedoch meistens nicht. www.ada.com

22.2.2 Befunde verstehen

Tabelle 1-6: Befunde verstehen

Art der Verfügbarkeit (Icons)	Informationsquelle kurz erklärt
Befunddolmetscher	Der Befunddolmetscher erklärt mehr als 10 000 medizinische Fachbegriffe in einer verständlichen Sprache. Die Fachbegriffe werden von Ärztinnen und Ärzten übersetzt. www.befunddolmetscher.de
Was hab' ich?	Befunde werden in eine für Patientinnen und Patienten leicht verständliche Sprache übersetzt. Ehrenamtlich tätige Ärztinnen und Ärzte unterstützen Patientinnen und Patienten beim Verstehen ihrer Befunde und befähigen sie damit, informierte Entscheidungen zu treffen. www.washabich.ch
Checkliste für den Besuch einer Ärztin/eines Arztes	Es ist sinnvoll, dass sich Patientinnen und Patienten auf eine medizinische Konsultation vorbereiten. Online sind diverse Checklisten mit Tipps und möglichen Fragen an den Arzt bzw. die Ärztin erhältlich. www.migesplus.ch/arztbesuch

24.2.3 Spezifische Themen

Tabelle 24-6: Spezifische Themen

Art der Verfügbarkeit (Icons)	Informationsquelle kurz erklärt
Schweizer Lebensmittelpyramide	Empfehlungen zu ausgewogener und genussvoller Ernährung. Die Schweizer Lebensmittelpyramide ist eine visuelle Orientierungshilfe. Sie ist in mehr als zehn Sprachen erhältlich. www.migesplus.ch/lebensmittelpyramide
Richtig-ist-wichtig	Die Website informiert über die richtige und sorgfältige Einnahme von Antibiotika. www.richtig-ist-wichtig.ch
ExplainTB	Die App Explain TB bringt wichtige medizinische Informationen über Tuberkulose und deren Behandlung auf das Smartphone. Die App kann in mehr als dreissig Sprachen genutzt werden. Die Textsequenzen können vorgelesen und ausgedruckt werden. www.explaintb.org
Mädchenbeschneidung.ch	Die Plattform bietet Informationen und Unterstützung in zwei Bereichen an: auf einer „Fachwebsite" für Fachleute und auf einer „Community-Site" für Gefährdete und Betroffene. www.maedchenbeschneidung.ch
Broschüre „Wenn das Vergessen nicht gelingt": Informationsbroschüre zur Posttraumatischen Belastungsstörung	Diese Broschüre richtet sich an Frauen, Männer und Kinder, die Traumatisches erlebt haben, und an Angehörige. Die Broschüre informiert anhand konkreter Beispiele über Entstehung, Folgen und Bewältigung der Posttraumatischen Belastungsstörung. www.migesplus.ch/ptsd
SUI SRK – Selbsthilfe, Unterstützung und Informationen für Geflüchtete	Die App „Sui SRK" unterstützt geflüchtete Menschen in der Schweiz mit Informationen, psychosozialer Selbsthilfe und Peer-Beratung: • Informationen zum Gesundheitssystem und zu weiteren Alltagsthemen. • Psychologische Selbsthilfe, z. B. Atem- und Entspannungs-Übungen • Individuelle, psychosoziale Unterstützung per Chat www.migesplus.ch/sui

Anhang

Abkürzungen

AIDS „aquired immuno deficiency syndrome"
AnkER An(kunft), k(ommunale Verteilung), E(ntscheidung) und R(ückkehr)
ART antiretrovirale Therapie
BAfF Bundesweite Arbeitsgemeinschaft der psychosozialen Zentren für Flüchtlinge und Folteropfer
BAG Schweizer Bundesamt für Gesundheit
BAMF Deutsches Bundesamt für Migration und Flüchtlinge
BAZ Bundesasylzentrum
BCG Bacillus Calmette-Guerin
BFA Österreichisches Bundesamt für Fremdenwesen und Asyl
CCT kraniale Computertomografie
CFI Cultural-Formulation-Interview
CT Computertomografie
DiPCare Deprivation in Primary Care
DSM Diagnostic and Statistical Manual of Mental Disorders
DTP Diphtherie/Tetanus/Pertussis
ECDC European Center of Disease Control
EKM Eidgenössische Migrations-kommission
FAR Frameworks for Assessing Resilience
GIZ Deutsche Gesellschaft für Inter-nationale Zusammenarbeit
HBsAg Hepatitis-B-Oberflächenantigen
HBV Hepatitis-B-Virus
HCV Hepatitis-C-Virus
HIS Health Information System
HIV humanes Immundefizienzvirus
IAP Institut für Angewandte Psychologie
ICRC International Committee of the Red Cross
IFRC International Federation of the Red Cross
IGRA Interferon-Gamma-Release-Assay
IOM International Organization for Migration
KKF Kirchliche Kontaktstelle für Flüchtlingsfragen
MILSA Unterstützungsplattform für Migration und Gesundheit
MMR Masern/Mumps/Röteln
NATO North Atlantic Treaty Organization
NCD Non-communicable Diseases
NGO Non-Governmental Organization
NKVF Nationale Kommission zur Verhütung von Folter
NTD Neglected tropical Diseases, vernachlässigte Tropenkrankheiten
OECD Organisation für wirtschaftliche Zusammenarbeit und Entwicklung
PAB Protection at Birth, Impfschutz bei Geburt
PCV Pneumococcal conjugate Vaccine
PWAG Peace Women Across The Globe
SCHR Swiss Center of Expertise on Human Rights
SEM State Secretariat on Migration
SRK Schweizerisches Rotes Kreuz
UNHCR United Nations High Commissioner for Refugees, Hochkommissar der Vereinten Nationen für Flüchtlinge
WHO Weltgesundheitsorganisation

Autorinnen und Autoren

Herr Dr. med. Charles Abongomera, MD, MPH, PhD
Swiss Tropical and Public Health Institute (Swiss TPH)
Kreuzstrasse 2
CH-4123 Allschwil
E-Mail: charles.abongomera@swisstph.ch

Frau Dr. med. Nina Bischoff
Universitätsklinik für Neurologie
Inselspital
Freiburgstrasse
CH-3010 Bern
E-Mail: nina.bischoff@insel.ch

Herr. Prof. Dr. med. Johannes Blum
Swiss Tropical and Public Health Institute (Swiss TPH)
FMH Innere Medizin und Tropen- und Reisemedizin
Kreuzstrasse 2
CH-4123 Allschwil
E-Mail: johannes.blum@swisstph.ch

Herr Prof. Patrick Bodenmann
Université de Lausanne
Centre universitaire de médecine générale et santé publique
Département Vulnérabilités et médecine sociale
Rue du Bugnon 44
CH-1011 Lausanne
E-Mail: patrick.bodenmann@unisante.ch

Herr Prof. Adam D. Brown
The New School
66 West 12th Street
G-80 Fifth Avenue
US-New York
E-Mail: brownad@newschool.edu

Dr. med. Anne-Valérie Burgener-Gasser
Division of Clinical Epidemiology, Department of Clinical Research
University Hospital Basel
University of Basel
Totengässlein 3
CH-4051 Basel
E-Mail: AnneValerie.Burgener-Gasser@usb.ch

Herr Dr. Afona Chernet, MSC, PhD
Swiss Tropical and Public Health Institute (Swiss TPH)
Kreuzstrasse 2
CH-4123 Allschwil
E-Mail: afona.chernet@swisstph.ch

Herr Prof. Dr. med. Stefanos Demertzis
Istituto Cardiocentro Ticino
Via Tesserete 48
CH-6900 Lugano
E-Mail: stefanos.demertzis@cardiocentro.org

Frau Dr. med. Melissa Dominicé Dao
HÔPITAUX UNIVERSITAIRES GENÈVE
Service de médecine de premier recours
Département de médecine de premier recours
Rue Gabrielle-Perret-Gentil 4
CH-1205 Genève
E-Mail: melissa.dominice@hcuge.ch

Herr PD Dr. med. Niklaus Egloff
Schweizerische Akademie für Psychosomatische und Psychosoziale Medizin SAPPM
Postfach 521
CH-6260 Reiden
E-Mail: niklaus.egloff@sappm.ch

Herr Prof. Dr. med. Aristomenis Exadaktylos
Inselspital, Universitätsspital Bern
Universitätsklinik für Notfallmedizin
Freiburgstrasse 16C
CH-3010 Bern
E-Mail: aristomenis.exadaktylos@insel.ch

Herr Prof. Dr. med. Oscar Franco, MD, PhD, FESC, FFPH
Julius Center for Health Sciences and Primary Care
Huispost Nr. STR 6.131
P.O. Box 85500
NL-3508 GA Utrecht
E-Mail: O.H.Franco@umcutrecht.nl

Herr Dr. med. Daniel Garcia
KinderPraxis Neuhegi
Sulzerallee 75
CH-8404 Winterthur
E-Mail: kinderpraxisneuhegi@hin.ch

Frau Dr. med. Susanna Grego
Clinica Sant'Anna
Via Sant'Anna 1
CH-6924 Sorengo
E-Mail: sgrego@clinicasantanna.ch

Frau Andrea Grossenbacher
swisspeace
Kasernenhof 8
4058 Basel
E-Mail: Andrea.Grossenbacher@swisspeace.ch

PD Dr. med. Gunar Günther
Universitätsspital Bern
Anna-Seiler-Haus
Freiburgstrasse 20
CH-3010 Bern
E-Mail: gunar.guenther@insel.ch

Frau Dr. med. Patricia Iseli
Inselspital Bern
Julie-von-Jenner-Haus
Freiburgstrasse 15
CH-3010 Bern
E-Mail: patricia.iseli@insel.ch

Frau Dr. med. Anne Jachmann
Inselspital, Universitätsspital Bern
Universitätsklinik für Notfallmedizin
Freiburgstrasse 16 C
CH-3010 Bern
E-Mail: anne.jachmann@insel.ch

Swiss Tropical and Public Health Institute (Swiss TPH)
Kreuzstrasse 2
CH-4123 Allschwil
E-Mail: anne.jachmann@swisstph.ch

Herr Prof. Dr. med. Yves Jackson
Geneva University Hospital and University of Geneva
Rue Gabrielle Perret-Gentil 6
CH-1211 Geneva 14
Yves.jackson@hcuge.ch

Frau Dr. med. Fabienne Jäger
Swiss Tropical and Public Health Institute (Swiss TPH)
Kreuzstrasse 2
CH-4123 Allschwil
E-Mail: fabienne.jaeger@swisstph.ch

Dr. Osnat Keidar, MPH (†)
Senior Research Associate
Department of Emergency Medicine
Inselspital, Bern University Hospital

Herr Dr. med. Heinrich Kläui
Innere Medizin FMH
Brügglerweg 7
CH-3006 Bern
E-Mail: h.klaeui@hin.ch

Frau Prof. Dr. Orania Kotsiou
University of Thessaly
Department of Nursing
Gaiopolis Campus
Larissa-Trikala Ring-Road
GR-41500 Larissa
E-Mail: okotsiou@uth.gr

Herr Prof. Dr. med. Niklaus Labhardt
Universität Basel
Department of Clinical Research
Division of Clinical Epidemiology
Spitalstrasse 12
CH-4056 Basel
E-Mail: niklaus.labhardt@usb.ch

Frau Dr. med. Jessica Laue
Universitätsklinik für Frauenheilkunde
Theodor-Kocher-Haus
Friedbühlstrasse 19
CH-3010 Bern
E-Mail: jessica.laue@insel.ch

Frau Anna Leissing, M. A.
(ehemals SwissPeace)

Herr Angelo Lottaz, lic. sc. rel.
Fachpsychologe für Psychotherapie FSP
Seidenweg 75
CH-3012 Bern
E-Mail: angelo.lottaz@bluewin.ch

Frau Olivia Magwood
Bruyere Research Institute
85 Primrose Avenue
CA-Ottawa, Ontario
E-Mail: omagwood@bruyere.org

Frau Dr. med. Mariana Marti
FMH Allgemeine Innere Medizin, MPH
Leiterin Medizinische Versorgung
Domicil Bern AG
Engehaldenstrasse 22
CH-3012 Bern
E-Mail: mariana.marti@insel.ch

Frau Dr. Cristina Mesa Vieira
University of Lucerne
Faculty of Health Sciences and Medicine
Alpenquai 4
CH-6005 Lucerne
cristina.mesa@unilu.ch

Frau Dr. Maude Montani
E-Mail: maude.montani@outlook.com

Herr Teymur Noori
European Centre for Disease Prevention and Control (ECDC)
Unit of Surveillance and Response Support (SRS)
SE-171 83 Stockholm
E-Mail: teymur.noori@ecdc.europa.eu

Frau Prof. Dr. em. Brigit Obrist van Eeuwijk
Philosophisch-Historische Fakultät
Departement Gesellschaftswissenschaften
Fachbereich Ethnologie
Ethnologisches Seminar
Münsterplatz 19
CH-4051 Basel
E-Mail: brigit.obrist@unibas.ch

Herr Prof. Dr. med. Daniel H. Paris, MD, PhD, DTM&H
Swiss Tropical and Public Health Institute (Swiss TPH)
Kreuzstrasse 2
CH-4123 Allschwil
E-Mail: daniel.paris@swisstph.ch

Frau Kendall Pfeffer, MEd, MA
US-New York
E-Mail: kendall.pfeffer@gmail.com

Herr Prof. Dr. med. Kevin Pottie, MD, MCISc, CCFP
Center for Studies in Family Medicine
Western Centre for Public Health and Family Medicine
CA-London, Ontario, Canada, N6G 2M1
E-Mail: kpottie@uottawa.ca

Herr Luciano Ruggia, lic.ès rel. int., MPH
Swiss Association for Tobacco Control
Haslerstrasse 30
CH-3008 Bern
E-Mail: luciano.ruggia@at-schweiz.ch

University of Bern
Institute of Social and Preventive Medicine (ISPM)
Mittelstrasse 43
CH-3012 Bern

Frau Dr. med. Sylvie Schuster, M.A.
Universitätsklinik für Frauenheilkunde
Theodor-Kocher-Haus
Friedbühlstrasse 19
CH-3010 Bern
E-Mail: sylvie.schuster@insel.ch

PD Dr. med. David Srivastava
Solothurner Spitäler AG
Bürgerspital Solothurn
Schöngrünstrasse 42
CH-4500 Solothurn
E-Mail: david.srivastava@spital.so.ch

PD Dr. med. Cornelia Staehelin
Inselspital, Universitätsspital Bern
Universitätsklinik für Infektiologie
Anna-Seiler-Haus, Geschoss J
Freiburgstrasse 20
CH-3010 Bern
E-Mail: cornelia.staehelin@insel.ch

Frau Julia Superka
The City College of New York
160 Convent Avenue New York
US-NY 10031
E-Mail: jsuperka@ccny.cuny.edu

Frau Dr. med. Véronique Sydow
Swiss Tropical and Public Health Institute (Swiss TPH)
Kreuzstrasse 2
CH-4123 Allschwil
E-Mail: veronique.sydow@swisstph.ch

Frau Birgitte Sylta
The New School for Social Research
Department of Psychology
80 Fifth Avenue
NY 10003
US-New York
E-Mail: birgitte.sylta@gmail.com

Herr Prof. Dr. med. Philip Tarr
Kantonsspital Baselland
CH-4101 Bruderholz
E-Mail: philip.tarr@ksbl.ch

Frau Prof. Dr. Pascale Vonaesch, MSc MPH PhD
University of Lausanne
Department of Fundamental Microbiology
Quartier UNIL Sorge
Biophore Building
CH-1015 Lausanne
E-Mail: pascale.vonaesch@unil.ch

Herr Dr. Francis Vu
Rue du Bugnon 44
CH-1011 Lausanne
E-Mail: Francis.Vu@unil.ch

Herr Martin Wälchli
Schweizerisches Rotes Kreuz
Gesundheitliche Chancengleichheit
Werkstrasse 18
CH-3084 Wabern
E-Mail: martin.waelchli@redcross.ch

Herr Prof. Dr. med. Matthias Wilhelm
Inselspital, Universitätsspital Bern
Universitätsklinik für Kardiologie
Herz-Gefäss-Zentrum
Freiburgstrasse 20
CH-3010 Bern
E-Mail: Matthias.Wilhelm@insel.ch

Herr Dr. med. Frank Wösten
Klinikum Bremen-Nord
Hammersbecker Strasse 228
D-28775 Bremen
E-Mail: frank.woesten@gesundheitnord.de

Sachwortverzeichnis

B

C

D

I

M

R

S

T

U

V

W

X

Z